NIC

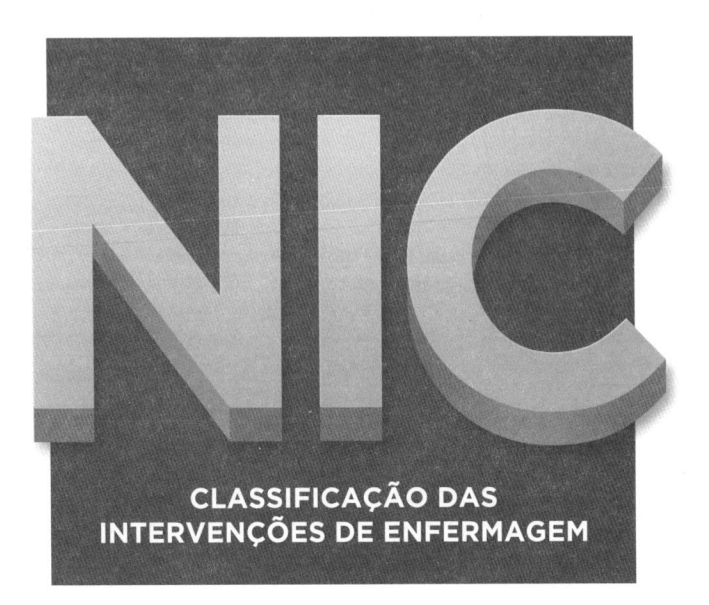

CLASSIFICAÇÃO DAS INTERVENÇÕES DE ENFERMAGEM

CB063663

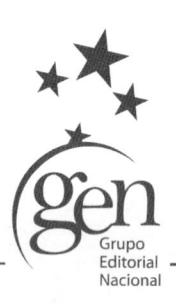

O GEN | Grupo Editorial Nacional – maior plataforma editorial brasileira no segmento científico, técnico e profissional – publica conteúdos nas áreas de ciências da saúde, exatas, humanas, jurídicas e sociais aplicadas, além de prover serviços direcionados à educação continuada e à preparação para concursos.

As editoras que integram o GEN, das mais respeitadas no mercado editorial, construíram catálogos inigualáveis, com obras decisivas para a formação acadêmica e o aperfeiçoamento de várias gerações de profissionais e estudantes, tendo se tornado sinônimo de qualidade e seriedade.

A missão do GEN e dos núcleos de conteúdo que o compõem é prover a melhor informação científica e distribuí-la de maneira flexível e conveniente, a preços justos, gerando benefícios e servindo a autores, docentes, livreiros, funcionários, colaboradores e acionistas.

Nosso comportamento ético incondicional e nossa responsabilidade social e ambiental são reforçados pela natureza educacional de nossa atividade e dão sustentabilidade ao crescimento contínuo e à rentabilidade do grupo.

NIC

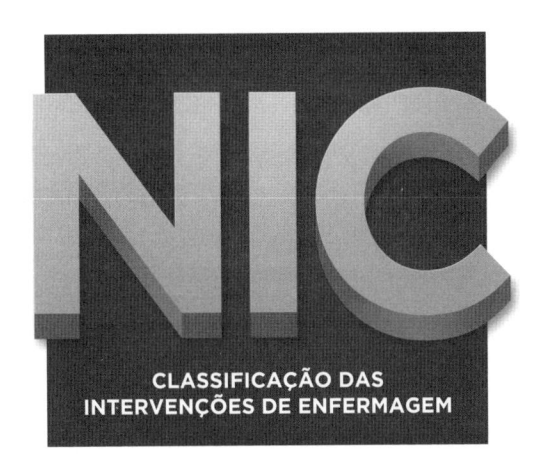

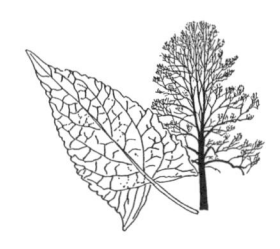

CLASSIFICAÇÃO DAS INTERVENÇÕES DE ENFERMAGEM

Editores

Cheryl M. Wagner, PhD, MBA/MSN, RN
Adjunct Assistant Professor
The University of Iowa
College of Nursing
Iowa City, Iowa
Adjunct Associate Professor, DNP Program
Chatham University
Pittsburgh, Pennsylvania

Howard K. Butcher, PhD, RN, FAAN
Professor and Director of PhD Program
Christine E. Lynn College of Nursing
Florida Atlantic University
Boca Raton, Florida
Associate Professor Emeritus
The University of Iowa
College of Nursing
Iowa City, Iowa

Mary F. Clarke, PhD, RN-BC, NE-BC
Adjunct Assistant Professor
The University of Iowa
College of Nursing
Iowa City, Iowa
Vice President of Nursing Excellence
HealthLinx
Columbus, Ohio

8ª edição

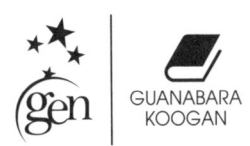

GUANABARA KOOGAN

- Os autores deste livro e a editora empenharam seus melhores esforços para assegurar que as informações e os procedimentos apresentados no texto estejam em acordo com os padrões aceitos à época da publicação. Entretanto, tendo em conta a evolução das ciências, as atualizações legislativas, as mudanças regulamentares governamentais e o constante fluxo de novas informações sobre os temas que constam do livro, recomendamos enfaticamente que os leitores consultem sempre outras fontes fidedignas, de modo a se certificarem de que as informações contidas no texto estão corretas e de que não houve alterações nas recomendações ou na legislação regulamentadora.
- Data do fechamento do livro: 23/05/2025
- Os autores e a editora se empenharam para citar adequadamente e dar o devido crédito a todos os detentores de direitos autorais de qualquer material utilizado neste livro, dispondo-se a possíveis acertos posteriores caso, inadvertida e involuntariamente, a identificação de algum deles tenha sido omitida.
- **Atendimento ao cliente: (11) 5080-0751 | faleconosco@grupogen.com.br**
- Traduzido de
NURSING INTERVENTIONS CLASSIFICATION (NIC), EIGHTH EDITION
Copyright © 2024 by Elsevier, Inc. All rights reserved, including those for text and data mining, AI training, and similar technologies.
Publisher's note: Elsevier takes a neutral position with respect to territorial disputes or jurisdictional claims in its published content, including in maps and institutional affiliations.
Previous editions copyrighted © 2018, 2013, 2008, 2004, 2000, 1996, 1992
This edition of *Nursing Interventions Classification (NIC), 8th Edition,* by Cheryl M. Wagner, Howard K. Butcher and Mary F. Clarke is published by arrangement with Elsevier, Inc.
ISBN: 978-0-323-88251-4
Esta edição de *Nursing Interventions Classification (NIC), 8ª edição*, de Cheryl M. Wagner, Howard K. Butcher e Mary F. Clarke é publicada por acordo com a Elsevier, Inc.
- Direitos exclusivos para a língua portuguesa
Copyright © 2025 by
GEN | Grupo Editorial Nacional S.A.
Publicado pelo selo Editora Guanabara Koogan Ltda.
Travessa do Ouvidor, 11
Rio de Janeiro – RJ – 20040-040
www.grupogen.com.br
- Reservados todos os direitos. É proibida a duplicação ou reprodução deste volume, no todo ou em parte, em quaisquer formas ou por quaisquer meios (eletrônico, mecânico, gravação, fotocópia, distribuição pela Internet ou outros), sem permissão, por escrito, do GEN | Grupo Editorial Nacional Participações S/A.
- Capa: Bruno Gomes
- Imagem de capa: iStock (© Drazen Zigic)
- Editoração eletrônica: Anthares

Nota
Esta obra foi produzida por GEN | Grupo Editorial Nacional sob sua exclusiva responsabilidade. Médicos e pesquisadores devem sempre fundamentar-se em sua experiência e no próprio conhecimento para avaliar e empregar quaisquer informações, métodos, substâncias ou experimentos descritos nesta publicação. Devido ao rápido avanço nas ciências médicas, particularmente, os diagnósticos e a posologia de medicamentos precisam ser verificados de maneira independente. Para todos os efeitos legais, a Elsevier, os autores, os editores ou colaboradores relacionados a esta obra não assumem responsabilidade por qualquer dano/ou prejuízo causado a pessoas ou propriedades envolvendo responsabilidade pelo produto, negligência ou outros, ou advindos de qualquer uso ou aplicação de quaisquer métodos, produtos, instruções ou ideias contidos no conteúdo aqui publicado.

- Ficha catalográfica

CIP-BRASIL. CATALOGAÇÃO NA PUBLICAÇÃO
SINDICATO NACIONAL DOS EDITORES DE LIVROS, RJ

C551
8. ed.

Classificação das intervenções de enfermagem (NIC) / editores Cheryl M. Wagner, Howard K. Butcher, Mary F. Clarke ; coordenação da revisão técnica Amália de Fátima Lucena, Miriam de Abreu Almeida ; revisão técnica Carla Argenta ... [et al.] ; tradução Angela Satie Nishikaku, Denise Costa Rodrigues. - 8. ed. - Rio de Janeiro : Guanabara Koogan, 2025.
24 cm.

Tradução de: Nursing interventions classification (NIC)
Apêndice
Inclui bibliografia e índice
ISBN 9786561110273

1. Enfermagem - Classificação. I. Wagner, Cheryl M. II. Butcher, Howard K. III. Clarke, Mary F. IV. Lucena, Amália de Fátima. V. Almeida, Miriam de Abreu. VI. Argenta, Carla. VII. Nishikaku, Angela Satie. VIII. Rodrigues, Denise Costa.

25-97088.0
CDD: 610.73012
CDU: 616-083(083.7)

Meri Gleice Rodrigues de Souza - Bibliotecária - CRB-7/6439

Revisão Técnica e Tradução

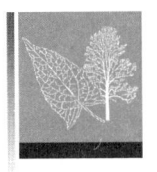

Coordenação de Revisão Técnica

Amália de Fátima Lucena
Enfermeira graduada pela Universidade de Caxias do Sul. Mestre pela Escola de Enfermagem da Universidade Federal do Rio Grande do Sul (UFRGS). Doutora pela Escola de Enfermagem da Universidade Federal de São Paulo (UNIFESP). Pós-doutora pela Universidade de Iowa. Professora titular da Escola de Enfermagem da UFRGS. Docente Permanente do Programa de Pós-Graduação em Enfermagem da UFRGS. Professora do Programa de Residência Integrada Multiprofissional em Saúde do Hospital de Clínicas de Porto Alegre (HCPA) – Núcleo de Enfermagem. *Adjunct Associate Professor* do College of Nursing da Universidade de Iowa/EUA. *Fellow* do Center for Nursing Classification & Clinical Effectiveness (CNC) do College of Nursing da Universidade de Iowa/EUA. Pesquisadora em Produtividade em Pesquisa do Conselho Nacional de Desenvolvimento Científico e Tecnológico (CNPq). Pesquisadora do Grupo de Estudo e Pesquisa em Enfermagem no Cuidado ao Adulto e Idoso (GEPECADI-CNPq). Membro fundadora da Rede de Pesquisa em Processo de Enfermagem (RePPE). Membro da Comissão Permanente de Sistematização da Prática de Enfermagem, da Associação Brasileira de Enfermagem (ABEn) – Seção Rio Grande do Sul. Membro da Comissão do Processo de Enfermagem do HCPA.

Miriam de Abreu Almeida
Enfermeira graduada pela Universidade Federal do Rio Grande do Sul (UFRGS). Mestre e Doutora em Educação pela Pontifícia Universidade Católica do Rio Grande do Sul (PUCRS). Pós-doutora pela Universidade de Iowa. Professora Titular da Escola de Enfermagem da UFRGS. Docente Permanente do Programa de Pós-Graduação em Enfermagem da UFRGS. *Adjunct Associate Professor* do College of Nursing da Universidade de Iowa/USA. *Fellow* da NANDA International (NANDA-I). *Fellow* do Center for Nursing Classification & Clinical Effectiveness (CNC) do College of Nursing da Universidade de Iowa/EUA. Pesquisadora em Produtividade em Pesquisa do CNPq. Pesquisadora do Grupo de Estudo e Pesquisa em Enfermagem no Cuidado ao Adulto e Idoso (GEPECADI-CNPq). Membro fundadora da Rede de Pesquisa em Processo de Enfermagem (RePPE). Membro da Comissão Permanente de Sistematização da Prática de Enfermagem (COMSISTE) da Associação Brasileira de Enfermagem (ABEn) – Seção Rio Grande do Sul. Membro da Comissão do Processo de Enfermagem do HCPA.

Revisão Técnica

Carla Argenta
Enfermeira graduada pela Universidade Regional do Noroeste do Estado do Rio Grande do Sul (UNIJUÍ). Mestre pela Escola de Enfermagem da Universidade Federal do Rio Grande do Sul (UFRGS). Doutora pela Escola de Enfermagem da UFRGS. Professora Associada da Universidade do Estado de Santa Catarina (UDESC). Professora Permanente do Programa de Pós-Graduação Profissional em Enfermagem na Atenção Primária à Saúde da UDESC. Pesquisadora do Grupo de Estudos sobre Tecnologias e Práticas do Cuidado em Enfermagem e Saúde (GETECS). Membro da Comissão Permanente de Sistematização da Prática de Enfermagem, da Associação Brasileira de Enfermagem (ABEn) – Seção Santa Catarina. Membro da Rede de Pesquisa em Processo de Enfermagem (RePPE).

Cássia Teixeira dos Santos
Enfermeira graduada pela Universidade Federal do Rio Grande do Sul (UFRGS). Mestre e Doutora pela Escola de Enfermagem da UFRGS. Professora Adjunta da Escola de Enfermagem da UFRGS. Professora do Programa de Residência Integrada Multiprofissional em Saúde do Hospital de Clínicas de Porto Alegre (HCPA) – Núcleo de Enfermagem. Vice-diretora de Práticas Profissionais e do Trabalho (2022 a 2025) da Associação Brasileira de Enfermagem (ABEn) – Seção Rio Grande do Sul. Membro da Comissão Permanente de Sistematização da Prática de Enfermagem (COMSISTE) – ABEn-RS. Membro do Grupo de Estudo e Pesquisa em Enfermagem no Cuidado ao Adulto e Idoso (GEPECADI-CNPq). Membro da Comissão do Processo de Enfermagem do HCPA.

Karina de Oliveira Azzolin
Enfermeira graduada pela Universidade Federal de Santa Maria. Mestre em Ciências da Saúde (Cardiologia) pelo Instituto de Cardiologia – Fundação Universitária de Cardiologia do Rio Grande do Sul. Doutora em Enfermagem pela Universidade Federal do Rio Grande do Sul (UFRGS). Professora Associada da Escola de Enfermagem da UFRGS. Professora Permanente do Programa de Pós-Graduação em Enfermagem da UFRGS. Tutora do Programa de Residência Integrada Multiprofissional em Saúde do Hospital de Clínicas de Porto Alegre (HCPA) – Adulto Crítico. Membro da Rede de Pesquisa em Processo de Enfermagem (RePPE). Membro do Grupo de Estudo e Pesquisa em Enfermagem no Cuidado ao Adulto e Idoso (GEPECADI-CNPq).

Marcos Barragan da Silva
Enfermeiro graduado pela Universidade Regional Integrada do Alto Uruguai e das Missões – *Campus* Santo Ângelo/RS. Mestre e Doutor em Enfermagem pela Escola de Enfermagem da Universidade Federal do Rio Grande do Sul (UFRGS). Enfermeiro do Hospital de Clínicas de Porto Alegre (HCPA), Serviço de Emergência adulto. Membro do Education and Clinical Innovation Committee da NANDA International. Coordenador da Comissão Permanente de Sistematização da Prática de Enfermagem, da Associação Brasileira de Enfermagem (ABEn) – Seção Rio Grande do Sul. Membro da Rede de Pesquisa em Processo de Enfermagem (RePPE). Membro do Grupo de Estudo e Pesquisa em Enfermagem no Cuidado ao Adulto e Idoso (GEPECADI-CNPq). Membro da Comissão do Processo de Enfermagem do HCPA.

Murilo dos Santos Graeff
Enfermeiro graduado pela Universidade de Santa Cruz do Sul (UNISC). Especialista em Enfermagem em Cardiologia (IC-FUC) pelo Instituto de Cardiologia do Rio Grande do Sul. Doutor e Mestre em Enfermagem pela Escola de Enfermagem da Universidade Federal do Rio Grande do Sul (UFRGS). Pós-doutor em Informática em Saúde, pela Pontifícia Universidade Católica do Paraná (PUC-PR), e em Modelos Clínicos e Gestão de Cuidados para Pessoas com Necessidades Complexas, pela Universidade de Sevilha (Espanha). Professor dos cursos de Pós-Graduação *Lato Sensu* de Enfermagem Clínica de Alta Complexidade e Enfermagem em Terapia Intensiva Adulto da Universidade de Santa Cruz do Sul (UNISC). Membro do Grupo de Estudos e Pesquisa em Enfermagem no Cuidado ao Adulto e Idoso (GEPECADI). Membro da Comissão Permanente de Sistematização da Prática de Enfermagem, da Associação Brasileira de Enfermagem (ABEn) – Seção Rio Grande do Sul. Coordenador de Ensino e Pesquisa da Rede de Saúde da Divina Providência.

Rafaella Pessoa Moreira
Enfermeira graduada pela Universidade Federal do Ceará (UFC). Especialista em Diabetes e Hipertensão pela Escola de Saúde Pública do Ceará. Mestre e Doutora em Enfermagem pela UFC. Pós-doutora pela Universidade de La Laguna-Espanha. Professora Associada do Instituto de Ciências da Saúde da Universidade da Integração Internacional da Lusofonia Afro-Brasileira (UNILAB) – sede Redenção/Ceará. Professora Efetiva do Programa de Pós-Graduação em Enfermagem da Unilab. Membro da Climate Change Task Force, da NANDA International. Membro da Associação Brasileira de Enfermagem (ABEn). Membro da Rede de Pesquisa em Processo de Enfermagem (RePPE).

Taline Bavaresco
Enfermeira graduada pela Universidade de Caxias do Sul. Mestre e Doutora pela Escola de Enfermagem da Universidade Federal do Rio Grande do Sul (UFRGS). Professora Adjunta da Escola de Enfermagem da UFRGS. Professora do Programa de Residência Integrada Multiprofissional em Saúde do Hospital de Clínicas de Porto Alegre (HCPA) – Núcleo de Enfermagem. Membro do Grupo de Estudo e Pesquisa em Enfermagem no Cuidado ao Adulto e Idoso (GEPECADI-CNPq). Membro da Rede de Pesquisa em Processo de Enfermagem (RePPE). Diretora de Práticas Profissionais e do Trabalho da Associação Brasileira de Enfermagem (ABEn) – Seção Rio Grande do Sul. Vice-coordenadora da Comissão Permanente de Sistematização da Prática de Enfermagem da ABEn – Seção Rio Grande do Sul. Membro da Comissão do Processo de Enfermagem do HCPA.

Tradução

Angela Satie Nishikaku
Denise Costa Rodrigues

O LOGOTIPO DA NIC

O logotipo da NIC, uma folha e uma árvore, aparece abaixo e na capa deste livro. A folha é uma réplica exata da que se encontra em uma árvore no Jardim Botânico Linnaeus em Uppsala, Suécia. A folha foi apanhada por uma artista que morava ao lado do jardim para fazer uma impressão em um vaso que estava fazendo. O vaso foi um presente a um membro da equipe em 1990, exatamente quando a equipe de Pesquisa NIC estava procurando por um logotipo. Uma vez que a folha veio do jardim de Linnaeus, a equipe pensou ser um logotipo significativo. Carl Linnaeus (1707-1778) foi o grande classificador que trouxe ordem aos reinos botânico e animal. No logo, a folha se une à árvore, símbolo universal de taxonomia.

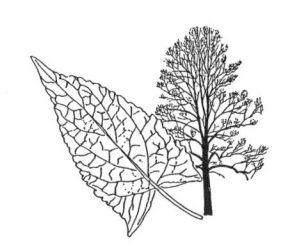

Permissão e Licenciamento

O uso de qualquer parte da NIC em publicações impressas ou folhetos requer permissão por escrito da editora.

Quaisquer solicitações de permissão devem ser enviadas por meio do formulário de solicitação *online*: https://www.elsevier.com/authors/permission-request-form

Se você tiver uma dúvida geral, envie-a aqui: https://service.elsevier.com/app/contact/supporthub/permissions-helpdesk/ e a equipe de permissões responderá diretamente a você fornecendo orientação.

Mais informações sobre permissões também estão disponíveis aqui: http://www.elsevier.com/permissions

Favor aguardar 10 dias para o processamento.

Qualquer uso eletrônico da NIC requer autorização. As informações sobre licenciamento podem ser obtidas enviando uma solicitação por escrito a: Licensing Department, Elsevier, 1600 JFK Blvd., Suite 1600, Philadelphia, PA 19103 ou H.Licensing@elsevier.com.

Prefácio

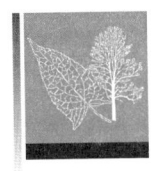

Em 2022, comemoramos o 30º aniversário da NIC e o 25º aniversário da NOC. Desde que foi conceituada pela primeira vez em 1987, a NIC cresceu e evoluiu continuamente. Esta é a oitava edição da Classificação das Intervenções de Enfermagem (NIC), com edições anteriores publicadas em 1992, 1996, 2000, 2004, 2008, 2013 e 2018. Joanne M. Dochterman atuou como primeira editora nas quatro primeiras edições e Gloria M. Bulechek na quinta e na sexta edições. Howard K. Butcher se juntou formalmente à equipe da NIC, começando na quinta edição, e atuou como primeiro editor na sétima. Com esta nova edição, Cheryl M. Wagner atua como primeira editora, tendo trabalhado em edições anteriores desde 2004 e se juntado formalmente à equipe da NIC na sexta edição. Desejamos as boas-vindas à Mary F. Clarke como editora nesta edição. A Dra. Clarke foi membro da equipe original da NIC em 1992 e contribuiu para o CNC desde sua criação. A Dra. Dochterman e a Dra. Bulechek se aposentaram formalmente da equipe da NIC, mas continuam a atuar quando necessário como consultoras (ver *Sobre as Fundadoras*).

A NIC é uma classificação abrangente que organiza sistematicamente os tratamentos realizados pelos enfermeiros. Os sistemas de classificação são necessários para organizar o conhecimento, de modo que ele possa ser gerenciado e recuperado para a construção do conhecimento, identificando relações úteis de conhecimento, gerenciando a complexidade e facilitando a tomada de decisões. O trabalho de classificação leva à criação de uma taxonomia, um arranjo e uma ordenação de coisas, ideias, tempos ou lugares. Carl Linnaeus, amplamente considerado o fundador das classificações científicas, criou uma taxonomia de plantas, animais e minerais. Notavelmente, em 1745, Linnaeus também criou um jardim botânico na *Uppsala Universitet* na Suécia, onde cultivou 1.300 espécies de plantas organizadas de acordo com sua taxonomia de plantas vivas. O Jardim de Linnaeus serve como uma metáfora da natureza orgânica de um sistema de classificação em constante crescimento. A folha que faz parte do logotipo da NIC é uma réplica de uma árvore do Jardim de Linnaeus.

Nesta oitava edição da NIC, expandimos e revisamos a Classificação com esforços contínuos de pesquisa e contribuições da comunidade profissional. Os recursos desta edição são os seguintes:

- Existe um total de 614 intervenções nesta edição. Sessenta das intervenções são novas e 231 das intervenções anteriormente incluídas foram revisadas para esta edição (ver Apêndice A, que contém a lista de intervenções novas, revisadas e retiradas). Muitas das novas intervenções foram criadas quando surgiu a necessidade de padrões únicos de cuidados de enfermagem em uma pandemia. As intervenções revisadas incorporam mudanças nos padrões de cuidados, terminologia de enfermagem, atividades e leituras sugeridas atualizadas, que agora identificamos como "Leituras sugeridas". As leituras não incluem, de forma alguma, uma lista de referência completa para qualquer intervenção, mas representam fontes que foram utilizadas para atualizar a definição e as atividades da intervenção, bem como evidências de pesquisa que apoiam o uso da intervenção na prática. Fizemos um esforço concentrado para incluir estudos de pesquisa, particularmente metanálises e revisões sistemáticas, nas "Leituras sugeridas" para as intervenções novas ou revisadas. Cada intervenção tem um código numérico exclusivo para auxiliar na informatização da NIC e facilitar o reembolso aos enfermeiros. As páginas introdutórias contêm uma página com dicas sobre abordagens para encontrar uma intervenção
- Com esta edição, podemos oferecer o uso da NIC em projetos de pesquisa sem incorrer em taxas de licenciamento, em conjunto com o Center for Nursing Classification and Clinical Effectiveness, College of Nursing (Centro de Classificação de Enfermagem e Eficácia Clínica, Faculdade de Enfermagem), Iowa City, Iowa. A aprovação do uso na pesquisa deve ser obtida primeiramente por meio do Centro
- Para esta edição, revisamos e atualizamos as intervenções usando uma abordagem para garantir exclusividade e similaridades das atividades, quando indicado. Por exemplo, toda a seção das NICs de "Administração de medicamentos" (2300–2395) foi revisada para incluir as mesmas atividades iniciais que ocorreriam quando os medicamentos são administrados por enfermeiros
- A classe "Educação do paciente" (S) foi renomeada para "Educação em saúde", em concordância com nossa crença de que a educação fornecida pelos enfermeiros não se limita aos pacientes
- Uma característica essencial desta edição é nossa inspiração no relatório *Future of nursing 2020-2030: charting a path to achieve health equity* (*O futuro da enfermagem 2020-2030: traçando um caminho*

para alcançar a equidade em saúde), ao direcionar a criação de novas NICs e revisar as NICs atuais, para refletir a necessidade de alcançar a justiça social. A pandemia da covid-19 expôs a amplitude e a profundidade da desigualdade em saúde e seu efeito na saúde e bem-estar das populações. Houve fortes indícios de que os Determinantes Sociais de Saúde (DSS) impactam desproporcionalmente pessoas negras, pessoas com baixa renda, idosos, crianças e indivíduos que vivem em áreas rurais. A pandemia revelou não apenas vulnerabilidades em sistemas hospitalares, mas as enormes desigualdades e disparidades de saúde que sempre estiveram presentes. Além das crises criadas pela pandemia e o trauma que ela causou para a sociedade em geral, décadas de injustiça racial culminaram em trágicos eventos para pessoas negras. As mortes de George Floyd, Breonna Taylor e inúmeros outros desencadearam demonstrações da frustração e da raiva reprimidas em relação ao estado de desigualdade nos EUA e ao redor do mundo. Afirmamos que todas as intervenções da NIC devem ser implementadas dentro de uma perspectiva para promover a equidade em saúde. Além disso, incluímos uma nova NIC, *Facilitação da justiça social*, bem como outras NICs socialmente responsáveis, para abordar desigualdades e preocupações sociais (p. ex., *Colaboração com prestadores de cuidados de saúde*, *Detecção de tráfico humano*, *Assistência para acesso ao prontuário eletrônico de saúde*, *Prevenção de readmissão*, *Prevenção de recaídas*, *Promoção da resiliência: comunidade*, *Terapia hormonal para transgênero*). Ainda, refletimos isso em nossas revisões, mudando a *Intermediação cultural* para *Negociação de cuidados culturais*, atualizando a *Promoção da resiliência* para incluir atividades que "fortaleçam estratégias de enfrentamento para estressores sociais" e redesenhando o *Desenvolvimento de saúde comunitária* para focar nas necessidades maiores da família e comunidade

- Nas páginas iniciais deste livro há uma curta seção que descreve o que nossos editores anteriores estão fazendo atualmente (ver *Sobre as Fundadoras*)
- A seção *Definições de Termos* foi atualizada para incluir definições-chave úteis no atual ambiente de assistência à saúde. Em nossas definições e nas NICs novas e revisadas, começamos a substituir o uso do termo "paciente" pelo termo "pessoa", pois o cuidado de enfermagem pode se aplicar a qualquer pessoa em qualquer área de necessidade. Também substituímos o uso do termo "médico" por "profissional de saúde" para refletir com mais precisão a prática atual
- A *Lista de reconhecimento* também nas páginas iniciais do livro relaciona indivíduos que auxiliaram na atualização das intervenções. Ficamos felizes em receber sugestões de novas intervenções de indivíduos de vários países. O Apêndice B contém as diretrizes para a submissão de uma intervenção nova ou revisada
- Nesta edição, a *Parte 1 – Visão Geral e Aplicação da NIC à Prática, à Educação e à Pesquisa*, foi atualizada para refletir novas informações e publicações, enquanto as *Perguntas frequentes* permanecem como uma seção separada nas páginas iniciais. Cada uma dessas seções será de interesse tanto para usuários iniciantes quanto para usuários experientes na NIC
- A taxonomia da NIC, que foi incluída pela primeira vez na segunda edição, foi atualizada para incluir todas as 60 novas intervenções. A taxonomia nesta edição, como nas cinco edições anteriores, inclui 7 domínios e 30 classes. A taxonomia, que aparece na Parte 2, ajuda os enfermeiros a localizarem e escolherem uma intervenção e fornece estrutura que pode auxiliar na concepção curricular (mais detalhes são encontrados na visão geral da taxonomia da NIC na p. 32)
- O formato para cada uma das intervenções é o mesmo das edições anteriores. Cada intervenção tem um título, uma definição, uma lista de atividades que o enfermeiro pode realizar para executar a intervenção na ordem lógica, uma linha de fatos da publicação e uma pequena lista de leituras sugeridas. A linguagem é padronizada no título e na definição que o acompanha. As atividades podem ser selecionadas ou modificadas conforme necessário para atender às necessidades específicas da população ou do indivíduo. Desse modo, a NIC pode ser utilizada para comunicar um significado comum em todos os contextos, mas ainda proporcionar uma maneira para os enfermeiros individualizarem o cuidado
- A seção de intervenções essenciais para as áreas de especialidades, Parte 4, que ajuda a definir a natureza da especialidade, foi atualizada e expandida com o acréscimo de quatro especialidades: "Enfermagem em catástrofes", "Enfermagem em informática, "Enfermagem legal" e "Enfermagem em saúde em viagens". Atualmente, há um total de 57 especialidades com intervenções essenciais. Além disso, renomeamos várias áreas de especialidades para refletir as mudanças nos títulos das organizações de especialidades: "Enfermagem ambulatorial" passou a ser *Enfermagem em cuidados ambulatoriais*, "Enfermagem em anestesia" passou a ser *Enfermagem em anestesiologia e cuidados pós-anestesia*, "Enfermagem em cuidados de queimados" agora é intitulada de *Enfermagem em queimaduras*, "Enfermagem em oncologia pediátrica" passou a ser *Enfermagem em hematologia e oncologia e pediátrica* e "Enfermagem em estomaterapia" passou a ser *Enfermagem em feridas, estomias e continências* (mais informações podem

ser encontradas na introdução às intervenções essenciais na p. 426)
- A Parte 5 desta edição contém a estimativa de tempo para realizar uma intervenção e o nível mínimo de formação de que um profissional precisa para realizar a intervenção de modo seguro e competente. Os níveis de formação foram redefinidos para refletir mais de perto os padrões atuais de educação e prática. O tempo e o nível de formação estão incluídos em todas as 614 intervenções desta edição (mais informações podem ser obtidas na introdução ao tempo estimado e nível de formação na p. 456)
- Esta edição contém um novo recurso, a Parte 6, que inclui as ligações da NIC e NOC a seis condições clínicas. As condições incluem alguns dos problemas de saúde mais dispendiosos e comuns. Elas são *Câncer de pulmão, Colite ulcerativa/doença de Crohn, Doença arterial coronariana, Doença por coronavírus 2019, Hiperlipidemia* e *Transtorno por uso de substâncias*. Esperamos que as ligações das condições clínicas sejam uma seção constante das futuras edições da NIC e aceitamos sugestões para futuras ligações
- Edições anteriores incluíam uma bibliografia com muitas publicações sobre a NIC; no entanto, o número crescente de publicações de vários países tornou difícil a tarefa de compilar uma bibliografia abrangente. Publicações com enfoque na NIC podem ser facilmente acessadas por meio de uma busca nas bases/banco de dados Cumulative Index to Nursing and Allied Health Literature (CINAHL), MedlinePlus ou PubMed.

Em resumo, a NIC capta as intervenções realizadas por todos os enfermeiros. Como no passado, todas as intervenções incluídas na NIC devem ser clinicamente úteis, embora algumas sejam mais gerais do que outras. Como as intervenções englobam uma ampla variedade de práticas de enfermagem, não se pode esperar que algum enfermeiro realize todas as intervenções listadas aqui, nem mesmo a maior parte delas. Muitas das intervenções exigem treinamento especializado ou licença adequada e algumas não podem ser realizadas sem a devida certificação. Outras intervenções descrevem medidas básicas de higiene e conforto que, em alguns casos, podem ser delegadas a auxiliares, mas ainda precisam ser planejadas e avaliadas pelos enfermeiros. O uso da NIC:

- Ajuda a demonstrar o impacto que os enfermeiros têm no sistema de atenção à saúde
- Padroniza e define a base de conhecimentos para currículos e práticas de enfermagem
- Facilita a seleção apropriada de uma intervenção de enfermagem
- Facilita a comunicação de tratamentos de enfermagem a outros enfermeiros e profissionais de saúde
- Permite que pesquisadores examinem a efetividade e o custo dos cuidados de enfermagem
- Auxilia os educadores a desenvolverem currículos que se alinhem melhor com a prática clínica
- Facilita o ensino da tomada de decisão clínica a enfermeiros iniciantes
- Auxilia os administradores no planejamento mais efetivo quanto às necessidades da equipe e de equipamentos
- Promove o desenvolvimento de um sistema de reembolso para os serviços de enfermagem
- Facilita o desenvolvimento e o uso de sistemas de informação em enfermagem
- Comunica a natureza da enfermagem ao público.

Quando a linguagem padronizada é utilizada para documentar a prática, podemos comparar e avaliar a efetividade dos cuidados prestados em múltiplos contextos por diferentes profissionais. O uso de linguagem padronizada não inibe nossa prática; em vez disso, comunica a essência dos cuidados de enfermagem a outros e nos ajuda a melhorar nossa prática por meio de pesquisas. O desenvolvimento e o uso da classificação ajudam a avançar os conhecimentos de enfermagem, facilitando os testes clínicos de intervenções de enfermagem. Acreditamos que o desenvolvimento e o uso continuados desta classificação ajudem no avanço do conhecimento de enfermagem e nos esforços da enfermagem no sentido de ganhar mais voz no cenário da política de saúde. Continuamos a acolher seu *feedback* e aguardamos futuras contribuições.

Cheryl M. Wagner
Howard K. Butcher
Mary F. Clarke

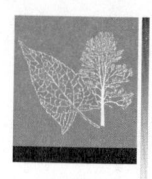

Sobre as Fundadoras

Gloria M. Bulechek

A Dra. Bulechek está aproveitando os anos de aposentadoria com seu marido de longa data, pois eles comemoraram seus 81ºˢ aniversários e o 58º aniversário de casamento em 2022. Eles gostam de viajar e dividem seu tempo entre sua casa à beira do lago em Iowa e sua casa de inverno no Arizona. Eles têm filhos e netos que os visitam com frequência e os ajudam a trabalhar em suas diversas propriedades. Gloria relata que eles têm uma família extensa e amigos de longa data que moram nas proximidades e, portanto, estão sempre ocupados com eventos sociais. Ela relata que a saúde deles é boa, embora as mudanças relacionadas ao envelhecimento estejam lhes afetando. Às vezes, as questões de mobilidade são um problema, mas os exercícios regulares a mantêm em forma. Ela continua a dar sua contribuição conforme necessário para o desenvolvimento contínuo da NIC.

Joanne M. Dochterman

A Dra. Dochterman, seu marido Bruce e o *cocker spaniel* Wesson vivem uma vida tranquila na aposentadoria. Embora ambos tenham contraído covid-19 em outubro de 2021, o que desacelerou um pouco suas atividades, ela relata uma boa recuperação. As mudanças relacionadas ao envelhecimento também a estão afetando, mas ela defende a hidroginástica e pratica a modalidade três vezes por semana para ajudar a se manter em movimento. Eles venderam uma cabana de férias no ano passado, pois a demanda de cuidar de duas casas estava ficando muito grande. Em determinado momento, Joanne foi mediadora voluntária em um tribunal de pequenas causas, o que ela adorava, mas a covid-19 e a dificuldade para caminhar acabaram com essa experiência. Eles ajudam com a entrega do *Meals on Wheels* uma vez por semana e gostam de assistir séries, filmes e esportes na televisão. Joanne gosta de dançar quadrilha, tricotar, fazer ponto-cruz contado e quebra-cabeças. Eles visitam os quatro filhos e netos sempre que possível. Fizeram um pequeno cruzeiro em 2021 com amigos e vão para o norte para uma semana de pesca todos os anos. Ela relata que eles são gratos por poderem aproveitar cada dia. Ela continua a dar sua contribuição conforme necessário para o desenvolvimento contínuo da NIC.

Pontos Fortes da Classificação das Intervenções de Enfermagem

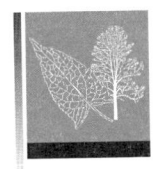

- *Abrangente* – a NIC inclui a gama completa de intervenções de enfermagem para a prática geral, bem como para as áreas de especialidades. As intervenções incluem as seguintes áreas: fisiológica e psicossocial; tratamento e prevenção de doenças; promoção de saúde; intervenções para indivíduos, famílias e comunidades; e cuidados indiretos. Tanto intervenções independentes como colaborativas estão incluídas, podendo ser utilizadas em qualquer cenário da prática, independente da orientação filosófica, incluindo áreas de interesse social
- *Baseada em pesquisas* – as pesquisas para desenvolver a NIC usaram abordagem por múltiplos métodos; os métodos incluíram análise de conteúdo, aplicação de questionários a especialistas, revisão por grupo focal, análise de similaridade, agrupamento hierárquico, escalonamento multidimensional e testes em campos clínicos. A pesquisa inicial foi parcialmente financiada pelo National Institutes of Health e pelo National Institute of Nursing Research. O trabalho constante para atualizar a classificação se baseia em desenvolvimentos contemporâneos baseados em evidências no campo da enfermagem, na opinião de especialistas e em publicações baseadas em pesquisas
- *Desenvolvida de maneira indutiva, com base na prática existente* – as fontes originais incluem livros-texto atuais, guias de planejamento de cuidados e sistemas de informações em enfermagem a partir da prática clínica, acrescidos da *expertise* clínica de membros das equipes e *experts* em áreas especializadas da prática. Os novos acréscimos e refinamentos são resultado da literatura atual de enfermagem e de saúde, de sugestões de usuários e de revisões por pares
- *Reflete a prática clínica e pesquisa atuais* – todas as intervenções são acompanhadas por uma lista de leituras sugeridas que dão suporte ao desenvolvimento e à comprovação científica da intervenção. Todas as intervenções foram revisadas por *experts* da prática clínica e muitas por relevantes organizações de especialidades da prática clínica. Utiliza-se um processo de *feedback* para incorporar sugestões de usuários à prática
- *Tem uma estrutura de organização fácil de usar* (domínios, classes, intervenções, atividades) – todos os domínios, classes e intervenções têm definições. Foram desenvolvidos princípios para manter a consistência e a coesão na Classificação; as intervenções são codificadas numericamente
- *Utiliza linguagem clara e clinicamente significativa* – em toda a obra, escolhe-se a linguagem mais útil à prática clínica. A linguagem é intuitiva e reflete clareza em questões conceituais, como inclusão apenas de intervenções, não de diagnósticos ou resultados
- *Tem processo e estrutura estabelecidos para refinamento continuado* – as sugestões para refinamento vindas de usuários do mundo todo são aceitas. O refinamento continuado da NIC é facilitado pelo Center for Nursing Classification and Clinical Effectiveness, estabelecido no College of Nursing na University of Iowa em 1995 pelo Iowa Board of Regents
- *Passou por testes de campo* – o processo de implementação foi inicialmente estudado em cinco campos que representam os vários locais nos quais os cuidados de enfermagem ocorrem; centenas de outras instituições clínicas e de ensino também estão implementando a Classificação. As etapas para implementação foram desenvolvidas para auxiliar no processo de mudança
- *Acessível por meio de numerosas publicações e mídia* – Além da própria classificação, têm sido publicados inúmeros artigos e capítulos desde 1990. Revisões de livros e artigos e publicações sobre o uso e o valor da NIC atestam a significância da obra
- *Ligada a outras classificações de enfermagem* – a NIC foi ligada aos diagnósticos da NANDA International (NANDA-I) na sexta edição deste livro para auxiliar na tomada de decisões clínicas. Edições anteriores da NIC foram ligadas a problemas do sistema Omaha, resultados da NOC, *Resident Assessment Protocols* (RAP) para cuidados de longo prazo e ao *Outcome and Assessment Information Set* (OASIS) para cuidados de saúde domiciliares
- *Reconhecida nacionalmente nos EUA* – a NIC é reconhecida pela American Nurses Association, está incluída no *Metathesaurus for a Unified Medical Language* da National Library of Medicine e nos índices do CINAHL, é mapeada no SNOMED CT (*Systemized Nomenclature of Medicine Clinical Terms*) e está registrada no HL7 (*Health Level Seven International*)
- *Desenvolvida no mesmo local da classificação de resultados* – a classificação NOC de resultados dos pacientes sensíveis à prática da enfermagem também foi desenvolvida na University of Iowa College of Nursing; NIC e NOC situam-se no Center for

Nursing Classification and Clinical Effectiveness (https://nursing.uiowa.edu/center-for-nursing-classification-and-clinical-effectiveness)

- *Incluída em um número crescente de fornecedores de* softwares *de sistemas de informações clínicas* – a SNOMED CT incluiu a NIC em seu sistema multidisciplinar de registro. Vários fornecedores têm licença da NIC para inclusão em seus *softwares*, voltados tanto para contextos hospitalares quanto comunitários, para profissionais generalistas ou especialistas. A NIC é usada em muitos livros-texto de enfermagem, dicionários eletrônicos e instrumentos de busca clínica utilizados para definir e planejar tratamentos para várias condições nos pacientes
- *Uso mundial* – a NIC é uma classificação de intervenções de enfermagem estabelecida, com 20 anos de uso em múltiplos países. As traduções estão concluídas, ou em andamento, nos seguintes idiomas: chinês, holandês, francês, alemão, indonésio, italiano, japonês, coreano, norueguês, português, espanhol e turco.

Agradecimentos

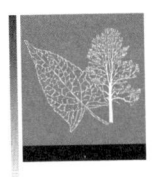

A Classificação é continuamente aprimorada para refletir melhor a prática clínica e as melhores práticas por meio da participação de muitas pessoas. Como nas edições passadas, pessoas e grupos do mundo todo apresentaram sugestões para novas intervenções. Além disso, há profissionais que analisaram e revisaram as intervenções para esta edição e os nomes desses colaboradores aparecem na *Lista de Reconhecimento*, mais adiante.

Agradecemos à University of Iowa College of Nursing pelo apoio do Center for Nursing Classification and Clinical Effectiveness (Centro de Classificação de Enfermagem e Eficácia Clínica), fundado em 1995, para facilitar o desenvolvimento constante da Classificação das Intervenções de Enfermagem (NIC) e da Classificação dos Resultados de Enfermagem (NOC). Somos gratos aos doadores individuais por suas doações à University of Iowa Foundation, que oferece suporte permanente para o avanço continuado e manutenção da Classificação.

Nossa editora, Sandra Clark, orientou a classificação nesta edição, bem como nas três anteriores. Agradecemos à Kathleen Nahm, nossa especialista sênior em desenvolvimento de conteúdo, e Anne Collett, nossa gerente sênior de projetos, que nos ajudaram a colocar a classificação em seu formato final. Agradecemos à Bonita Allen, nossa especialista em licenciamento, por todo o trabalho árduo com os fornecedores e as instituições que estão implementando a NIC no mundo eletrônico. Também agradecemos todos os esforços feitos por muitos profissionais da Elsevier por suas estratégias de *marketing* de longo alcance destinadas a informar a comunidade profissional sobre o conteúdo e o valor desta obra para o avanço nos conhecimentos e na qualidade do cuidado de enfermagem.

A assistência de Noriko Abe, MSN, Coordenadora do Center for Nursing Classification and Clinical Effectiveness (CNC) na University of Iowa College of Nursing, tem sido inestimável nas reuniões da equipe da NIC, elaborando atas detalhadas, rastreando todas as revisões, mantendo os documentos eletrônicos e preparando os originais para apresentação. Esse é um trabalho demorado e complexo que ela tem gerenciado bem.

A NANDA International e os pesquisadores da Classificação de Resultados de Enfermagem continuam a ser inestimáveis para nós por meio de seu contínuo suporte enquanto trabalhamos juntos para facilitar as ligações entre os diagnósticos da NANDA-I, os resultados da NOC e as intervenções da NIC, com a finalidade de implementar uma padronização terminológica de enfermagem na educação e na prática. Também agradecemos a outros autores que incorporaram a NIC a múltiplos livros-texto de atenção à saúde.

Acima de tudo, agradecemos aos enfermeiros do mundo todo que entusiasticamente abraçaram a Classificação de vários modos: documentando seus cuidados na prática; ajudando os estudantes a aprender a planejar e implementar a atenção em enfermagem; envolvendo-se em pesquisas destinadas a validar intervenções e a demonstrar a efetividade das intervenções de enfermagem; e esforçando-se por integrar a NIC aos sistemas de informação eletrônicos de atenção à saúde para planejamento, implementação, documentação e avaliação dos cuidados que os enfermeiros prestam a todos.

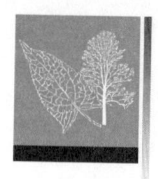

Lista de Reconhecimento

As pessoas listadas a seguir contribuíram para esta edição da NIC de várias maneiras. Algumas submeteram novas intervenções para consideração ou sugeriram revisões às intervenções existentes. Outras auxiliaram na análise dos acréscimos ou revisões da Classificação. Outras, ainda, apresentaram exemplos de como implementaram a NIC na prática ou na educação. Todas contribuíram de maneira valiosa aos usuários da NIC.

Miriam de Abreu Almeida, PhD, RN, Professor, School of Nursing, Graduate Program in Nursing, Universidade Federal do Rio Grande do Sul (UFRGS), Porto Alegre, Brasil

Fernanda de Souza Freitas Abbud, RN, Obstetrics and Gynecology Nurse Practitioner, Member of Research Group on Women's and Newborn Health, School of Nursing, University of Campinas (UNICAMP), São Paulo, Brasil

Nahid Aghebati, PhD, MSc, BSc, Assistant Professor, Department of Medical Surgical Nursing, School of Nursing and Midwifery, Mashhad University of Medical Sciences, Mashhad, Iran

Priscilla Alfradique de Souza, PhD, RN, Assistant Professor, Universidade Federal do Rio de Janeiro (UFRJ), Rio de Janeiro, Brasil

Regina Allande-Cusso, PhD, RN, Associate Professor, Nursing Department, Universidad de Sevilla, Research Group PAIDI-CTS, Seville, Spain

Maria Milagros Amundarain-Lejarza, RN, Mental Health Nurse, Osakidetza Basque Health Service, Bizkaia Mental Health Network, Durango Mental health Center, Basque Country, Spain

Leslie Arends, DNP, ARNP, CPNP, Assistant Professor (Clinical), College of Nursing, University of Iowa, Iowa City, Iowa

Amaia Arzubia-Aroma, RN, Nursing Supervisor of Barrualde, Osakidetza Basque Health Service, Bizkaia Mental Health Network, Basque Country, Spain

Graziele R. Bitencourt, PhD, RN, Adjunct Professor, Universidade Federal do Rio de Janeiro (UFRJ), Rio de Janeiro, Brasil

Maria Teresa Del Campo-Gonzalo, RN, Mental Health Nurse, Osakidetza Basque Health Service, Bizkaia Mental Health Network, Santurtzi Mental health Center, Basque Country, Spain

Gregory M. Clancy, DNP, MSN, BSN, RN, Iowa City, Iowa

Erin Cullen, DNP, FNP-C, University of Iowa Hospital and Clinics, Department of Family Medicine, Muscatine Family Care center, Muscatine, Iowa

Alyssa Davis, BSN, RN, Staff Nurse, University of Iowa Health Care, Iowa City, Iowa

Maria Teresa Del Campo-Gonzalo, RN, Mental Health Nurse, Osakidetza Basque Health Service, Bizkaia Mental Health Network, Santurtzi Mental health Center, Basque Country, Spain

Patrizia Di Giacomo, PhD, MSN, RN, Nursing Tutor, University of Bologna, Bologna, Italy

Suellen Cristina Dias Emidio, PhD, Assistant Professor at Federal University of Tocantins, Nursing Department, Master in Science, Nurse Specialist in Pediatrics and Neonatology, Tocantins, Brasil

Karen Dunn Lopez, PhD, MPH, RN, FAAN, Associate Professor, Director for the Center for Nursing Classification & Clinical Effectiveness, College of Nursing, University of Iowa, Iowa City, Iowa

Maria Izaskun Eraña-Aranaga, RN, Deputy Head of Nursing of Community, Osakidetza Basque Health Service, Bizkaia Mental Health Network, Basque Country, Spain

Özüm Erkin Geyiktepe, PhD, RN, Associate Professor, İzmir Demokrasi University, Faculty of Health Sciences, Department of Nursing, Turkey

Zahra Fekri, MSc of Elderly Nursing, Department of Medical Surgical Nursing, School of Nursing and Midwifery, Mashhad University of Medical Sciences, Mashhad, Iran

Leire Fentanes-Hernandez, RN, Nursing Supervisor of Acute Psychiatric Unit, Osakidetza Basque Health Service Ezkerraldea-Enkarterri-Cruces Integrated Health Organization, Basque Country, Spain

Fritz Frauenfelder, PhD, RN Deputy Director of Nursing, Therapy, and Social Work Psychiatric University Hospital Zürich, Switzerland

Clara Fróes de Oliveira Sanfelice, PhD, RN, Obstetrics and Gynecology Nurse Practitioner, Assistant Professor and Vice Leader of Research Group on Women's and Newborn Health, School of Nursing, University of Campinas (UNICAMP), São Paulo, Brasil

Amalia Gedney-Lose, DNP, ARNP, FNP-C, Assistant Professor (Clinical), Assistant Director, DNP-FNP Program, College of Nursing, University of Iowa, Iowa City, Iowa

Farneti Giulia, RN, Clinical Nurse, Hospital of Rimini, Rimini, Italy

Ana Manzanas Gutiérrez, Asociación Española de Enfermería en Cuidados Paliativos (AECPAL), Madrid, Spain

Sonia Herrera-Anaya, Nursing Supervisor of Bilbao, Osakidetza Basque Health Service, Bizkaia Mental Health Network, Basque Country, Spain

Brenda Krogh Duree, PhD, RN, Associate Professor (Instructional), University of Iowa, College of Nursing, Iowa City, Iowa

Mary Jahrsdoerfer, PhD, RN, Chief Nursing Information Officer, Bernoulli Health, Milford, Connecticut, and Director of Graduate Studies Healthcare Informatics, Assist. Clinical Professor of Healthcare Informatics, College of Nursing and Public Health, Adelphi University, Garden City, New York

M. Lindell Joseph, PhD, RN, FAAN, FAONL, Professor (Clinical), Director, Health Systems/Administration Program, College of Nursing, University of Iowa, Iowa City, Iowa

Elem Kocacal, PhD, RN, Associate Professor, İzmir Demokrasi University, Faculty of Health Sciences, Department of Nursing, Turkey

Maria del Puy Lopez-Zabarte, RN, Mental Health Nurse of Osasun Eskola, Osakidetza Basque Health Service, Subdirectorate of Coordination of Primary Care, Directorate General, Basque Country, Spain

Pilar Lozano, PhD, RN, Therapeutic Community of Mental Health, Cádiz, School of Nursing and Physiotherapy, University Hospital of Puerto Real University of Cádiz, Cádiz, Spain

Juana Macias-Seda, PhD, RN, Associate Professor, Nursing Department, Universidad de Sevilla/ University of Seville, Research Group PAIDI-CTS, Seville, Spain

María del Pilar Vallés Martínez, Asociación Española de Enfermería en Cuidados Paliativos (AECPAL), Madrid,Spain

Özlem Metreş PhD, RN, The Turkısh Republıc of Demiroglu Bilim University, Faculty of Health Sciences, İstanbul, Turkey

Janice Miller, MSN, RN, Lecturer (Instructional), University of Iowa, College of Nursing, Iowa City, Iowa

Vanessa Monteiro Mantovani, PhD, MSc. RN, Social Projects Nurse, Hospital Moinhos de Vento, Porto Alegre, Rio Grande do Sul, Brasil

Vítor Monteiro Moraes, RN, Critical Care Nursing Specialist, Master's degree student in Nursing, School of Nursing, Universidade Federal do Rio Grande do Sul (UFRGS), Brasil

Elizabeth Moore, BSN, RN, MBA, Associate Director, Heart and Vascular Center, University of Iowa Health Care, Iowa City, Iowa

Sue Moorhead, PhD, FAAN, RN, Associate Professor Emerita, University of Iowa, College of Nursing, Iowa City, Iowa

Begoña Morales-Domaica, Deputy Head of Nursing of Zamudio Hospital, Osakidetza Basque Health Service, Bizkaia Mental Health Network, Basque Country, Spain

Maria Concepcion Moreno-Calvete, RN, Deputy Director of Research and Innovation, Biocruces Bizkaia Health Research Institute, Osakidetza Basque Health Service, Bizkaia Mental Health Network, Basque Country, Spain

Megyn L. Moser, RN, BSN, Labor and Delivery Nurse, Davenport, IA

Maritza Barroso Niño, Docente, Escuela de Enfermería, Fundación Universitaria Juan N Copras, Bogota, Columbia

Maria Antonina Roman Ochoa, Dean, Escuela de Enfermería, Fundacion Unviersitaria Juan N Corpas, Bogota, Columbia

Aurora Oña-Garcia, RN, Nursing Supervisor of Uribe, Osakidetza Basque Health Service, Bizkaia Mental Health Network, Basque Country, Spain

Nilüfer Özgürbüz, PhD, RN, Assistant Professor, İzmir Tınaztepe University, Faculty of Health Sciences, Department of Nursing, Turkey

Ana María Porcel-Gálvez, PhD, RN Associate Professor, Nursing Department, Universidad de Sevilla/ University of Seville, Research Group PAIDI-CTS, Seville, Spain

Luisa Anna Rigon, MSN, RN, President and CEO of Formazione in Agorà – Scuola di Formazione alla Salute-Padua, Padua, Italy

Luciane Cristina Rodrigues Fernandes, Obstetrics and Gynecology Nurse Practitioner, Doctoral Student and Member of Research Group on Women's and Newborn Health, School of Nursing, University of Campinas-UNICAMP, São Paulo, Brasil

Ana Isabel Rodriguez-Iturrizar, RN, Director of Nursing, Osakidetza Basque Health Service, Bizkaia Mental Health Network, Basque Country, Spain

Isidro Garcia Salvador, Asociación Española de Enfermería en Cuidados Paliativos (AECPAL), Madrid, Spain

Cristina Santin, Doctoral student, MSN, RN, Nursing Tutor, University of Padua, Padua, Italy

Clarissa Shaw, PhD, RN, Assistant Professor, University of Iowa College of Nursing, Iowa City, Iowa

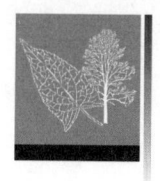

Definições de Termos

TERMOS DA CLASSIFICAÇÃO
Intervenção de enfermagem
Qualquer tratamento baseado no julgamento clínico e no conhecimento que um enfermeiro realiza para melhorar os resultados em saúde. As intervenções de enfermagem incluem tanto os cuidados diretos quanto os indiretos; os cuidados direcionados aos indivíduos, às famílias e à comunidade; e os cuidados iniciados pelo enfermeiro, médico ou outros profissionais.

A *intervenção de cuidado direto* é um tratamento realizado por meio de interação direta com o indivíduo (pessoa) ou grupo de pessoas. As intervenções de cuidado direto incluem tanto ações de enfermagem fisiológicas e psicossociais, como ações manuais e as de natureza mais de apoio e aconselhamento.

A *intervenção de cuidado indireto* é um tratamento realizado a distância da pessoa, mas favorecendo a pessoa ou o grupo de pessoas. As intervenções de cuidado indireto incluem ações de enfermagem destinadas ao controle do ambiente de cuidado do paciente e colaboração multidisciplinar. Essas ações apoiam a efetividade das intervenções de cuidados diretos.

A *intervenção comunitária (ou de saúde pública)* tem como alvo promover e preservar a saúde das populações. As intervenções comunitárias enfatizam a promoção, a manutenção da saúde e a prevenção de doenças populacionais, incluindo estratégias para abordar o ambiente político e social em que determinada população reside.

O *tratamento iniciado pelo enfermeiro* consiste em uma intervenção iniciada em resposta a um diagnóstico de enfermagem. É uma ação autônoma baseada em fundamentação científica, executada para beneficiar a pessoa de uma forma prevista pelo diagnóstico de enfermagem e resultados projetados. Essas ações incluem os tratamentos iniciados pelos profissionais com prática avançada de enfermagem.

O *tratamento iniciado pelo prestador de cuidados de saúde* é uma intervenção iniciada por um profissional de saúde em resposta a um diagnóstico clínico, porém, é efetuada por um enfermeiro em resposta à "prescrição médica". Os enfermeiros também podem implementar tratamentos iniciados por outros profissionais, tais como enfermeiros de prática avançada, farmacêuticos, terapeutas respiratórios ou assistentes médicos.

Atividades de enfermagem
Comportamentos ou as ações específicas que os enfermeiros realizam para implementar uma intervenção e que auxiliam as pessoas a progredirem em direção a um resultado desejado. As atividades de enfermagem estão no nível concreto de ação. Uma série de atividades é necessária para implementar uma intervenção.

Classificação das intervenções de enfermagem
Ordenação ou organização das atividades de enfermagem em grupos ou conjuntos com base em suas relações e a atribuição de títulos/rótulos de intervenção a esses grupos de atividades.

Taxonomia das intervenções de enfermagem
Organização sistemática das intervenções com base em similaridades dentro de uma estrutura conceitual. A estrutura da taxonomia da NIC apresenta três níveis: domínios, classes e intervenções.

OUTROS TERMOS
Cuidador
Membro da família, outra pessoa significativa, amigo ou qualquer pessoa que cuide ou atue em benefício de outro.

Comunidade
População interativa com relacionamentos que surgem e os relacionamentos que desenvolvem entre si ao compartilharem um ambiente físico; algumas agências e instituições (p. ex., escola, corpo de bombeiros, local de votação).

Família
Dois ou mais indivíduos relacionados biologicamente, legalmente ou por escolha, que têm uma expectativa da sociedade de socializar, adquirir cultura e cuidar de seus membros.

Prestadores de cuidados de saúde
Equipe profissional e de assistência, que é reembolsada por fornecer serviços de cuidados de saúde.

Pais

Mãe, pai ou outro indivíduo que assume o papel de criação dos filhos.

Pessoa ou paciente

Uma pessoa é qualquer indivíduo, grupo, família ou comunidade que seja o foco da intervenção de enfermagem. Os termos *paciente, indivíduo, consumidor de cuidados de saúde, receptor de cuidados de saúde* e *pessoa* são utilizados neste livro, mas, em alguns cenários, *cliente* ou outro vocábulo pode ser a palavra de escolha. Nosso termo de preferência é *pessoa*. Os usuários devem se sentir livres para usar aquele que seja mais relevante ao seu ambiente de cuidados.

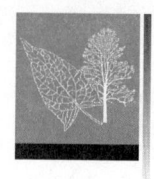

Como Encontrar uma Intervenção

Esta edição da Classificação contém 614 intervenções. Há vários métodos disponíveis para encontrar a intervenção desejada.

Escolha em **ordem alfabética** se conhecer o nome da intervenção e desejar ver a lista inteira de atividades e as leituras sugeridas (Parte 3).

Use a **Taxonomia da NIC** se desejar identificar intervenções relacionadas a áreas de tópicos específicos (Parte 2).

Analise as **Intervenções Essenciais da NIC por Especialidade** se estiver planejando um curso ou sistema de informações para um grupo de especialidade em particular (Parte 4).

Selecione as **Ligações de Condições Clínicas** se estiver interessado em uma condição listada (Parte 6).

As pessoas não devem se sentir sobrecarregadas pelo tamanho da Classificação, pois ela pretende ser abrangente para todas as especialidades e disciplinas. Não requer muito tempo familiarizar-se com a Classificação e localizar as intervenções mais relevantes para prática específica de cada profissional. A escolha de uma intervenção de enfermagem para um paciente em particular faz parte da tomada de decisão clínica do enfermeiro.

Seis fatores devem ser considerados ao escolher uma intervenção: (1) resultados desejados, (2) características do diagnóstico de enfermagem, (3) base de investigação para a intervenção, (4) viabilidade de realizar a intervenção, (5) aceitabilidade e (6) capacidade do enfermeiro. Isso é explicado na Parte 1.

Perguntas Frequentes

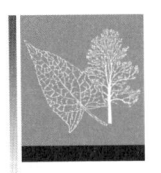

Compreender as razões pelas quais as coisas foram feitas de determinada maneira ajudará no melhor uso da Classificação. Aqui, agrupamos as perguntas que as pessoas podem ter em cinco tópicos: (1) tipos de intervenções, (2) como escolher uma intervenção, (3) atividades, (4) implementação ou informatização da NIC e (5) outras.

TIPOS DE INTERVENÇÕES

1. A NIC abrange tratamentos usados pelos enfermeiros cuja prática se dê em áreas de especialidade e prática avançada? Definitivamente, sim. A Parte 4 contém uma relação de 57 áreas de especialidades de enfermagem e, em cada área, estão listadas as intervenções essenciais (ou mais comuns) da NIC que seriam utilizadas por enfermeiros na prática especializada. Além disso, muitas especialidades, como "Enfermagem em anestesiologia" e "Cuidados pós-anestesia", "Enfermagem no parto" e "Enfermagem em oncologia", exigem licença para a prática avançada, certificação ou experiência avançada na área de especialidade clínica com um grau de mestrado ou doutorado em prática de enfermagem (DNP, em inglês). Por exemplo, as seguintes intervenções podem refletir a prática de um enfermeiro certificado em obstetrícia: *Amnioinfusão, Parto, Monitoração eletrônica do feto: Pré-parto, Cuidados na gravidez de alto risco, Indução do trabalho de parto, Controle da dor no trabalho de parto, Supressão do trabalho de parto, Controle da tecnologia reprodutiva* e *Ultrassonografia: obstétrica e ginecológica.* Pode-se identificar uma lista semelhante para a maioria das especialidades. Também há intervenções que exigem uma licença de prática avançada, como *Prescrição: testes diagnósticos, Prescrição de medicamentos, Suspensão de medicamentos* e *Administração de anestesia.*

2. A NIC inclui as importantes funções de monitoração realizadas pelos enfermeiros? Definitivamente, sim. A NIC inclui muitas intervenções de monitoração (*Monitoração acidobásica, Monitoração eletrônica do feto: pré-parto, Monitoração de políticas de saúde, Monitoração da pressão intracraniana [PIC], Monitoração hemodinâmica invasiva, Monitoração neurológica, Supervisão, Supervisão: gravidez tardia, Supervisão: monitoração remota* e *Monitoração de sinais vitais*). Essas intervenções consistem, principalmente, em atividades de monitoração, mas também incluem algumas atividades que refletem o processo de julgamento clínico, ou o que os enfermeiros estão pensando e antecipando quando monitoram. Essas intervenções definem o que procurar e o que fazer quando ocorre o evento antecipado. Além disso, todas as intervenções na NIC incluem atividades de monitoração quando essas são feitas como parte da intervenção. Utilizamos as palavras *monitorar* e *identificar* com o significado de atividades de coleta de dados que fazem parte de uma intervenção. Temos tentado empregar essas palavras em vez da expressão *coleta de dados* nesta classificação de intervenções, porque *coleta de dados* é o termo usado no processo de enfermagem referindo-se àquelas atividades que ocorrem antes do diagnóstico e, portanto, antes da intervenção.

3. A NIC inclui intervenções que seriam utilizadas por um profissional da atenção básica, especialmente intervenções destinadas a promover saúde? De fato, sim. Há uma classe inteira de intervenções de *Educação em saúde*, com enfoque na promoção da saúde, o que inclui intervenções como *Educação em saúde, Ensino: indivíduo* e *Ensino: processo de doença.* Muitas outras intervenções de promoção da saúde são incluídas entre as classes. Os exemplos incluem *Cuidado ao adolescente, Orientação antecipada, Cuidado infantil, Apoio à tomada de decisão, Promoção do exercício, Coaching em saúde, Avaliação de saúde, Facilitação da aprendizagem, Controle nutricional, Promoção da saúde oral, Orientação aos pais: adolescente, Orientação aos pais: cuidados com os filhos, Orientação aos pais: lactente, Identificação de risco, Assistência para parar de fumar, Prevenção do uso de substâncias* e *Facilitação da autorresponsabilidade, Controle da vacinação* e *Controle do peso. Prescrição de medicamentos, Suspensão de medicamentos* e *Prescrição: testes diagnósticos* são intervenções usadas por muitos enfermeiros de prática avançada que trabalham na atenção primária.

4. A NIC inclui terapias alternativas? Pressupomos que essa pergunta se refira aos tratamentos que não façam parte da atenção à saúde convencional nos EUA, mas podem ser mais comuns em outros países. As intervenções da NIC que poderiam ser listadas como terapias alternativas incluem *Acupressão, Aromaterapia, Treinamento de autossugestão, Biofeedback, Dançaterapia, Terapia de jardinagem, Imaginação guiada, Toque curativo, Hipnose, Ioga do riso, Massagem, Facilitação da meditação, Fitoterapia, Reiki, Terapia de relaxamento, Toque terapêutico* e *Ioga.* Muitas dessas intervenções se localizam na classe *Promoção do* *conforto psicológico*. Outras terapias alternativas serão acrescentadas à NIC ao se tornarem parte da prática de enfermagem aceita.

5. A Classificação inclui intervenções administrativas? A Classificação inclui intervenções de atenção indireta feitas pela equipe de primeira linha ou enfermeiros de prática avançada, mas não inclui, em sua maior parte, comportamentos de natureza administrativa. Uma intervenção de cuidado indireto é um tratamento realizado a distância, mas em benefício de uma pessoa ou de um grupo de pessoas, enquanto uma intervenção administrativa é uma ação realizada por um administrador de enfermagem (gerente de enfermagem ou similar) para melhorar o desempenho dos membros da equipe em promover melhores resultados para os pacientes. Algumas das intervenções da NIC, quando usadas por um administrador para melhorar o desempenho da equipe, seriam, então, intervenções administrativas. A maioria delas se localiza na taxonomia no domínio "Sistemas de saúde", por exemplo, *Gestão por competências, Delegação, Revisão por pares, Controle de qualidade, Huddle de segurança, Supervisão de funcionários* e *Controle da cadeia de suprimentos*. Deve-se notar que os limites entre intervenções diretas, indiretas e administrativas não são rígidos, e algumas intervenções da NIC podem ser usadas em vários contextos. Por exemplo, o enfermeiro no hospital pode oferecer *Apoio ao cuidador* como intervenção indireta implementada a um parente da pessoa que esteja sendo cuidada, mas o enfermeiro domiciliar, tratando a família toda, pode realizar essa intervenção como um cuidado direto. Também incluímos intervenções para comunidades, como *Desenvolvimento de saúde comunitária, Desenvolvimento de programa de saúde* e *Marketing social*. No entanto, essas intervenções são frequentemente realizadas pelo enfermeiro da atenção primária no ambiente comunitário ou pelo gerente do caso.

COMO ESCOLHER UMA INTERVENÇÃO

6. Como encontro as intervenções que uso, quando há tantas intervenções na NIC? À primeira vista, a NIC, com 614 intervenções, pode parecer muito pesada. Lembre-se, contudo, de que a NIC cobre o domínio da prática de todos os enfermeiros. Um enfermeiro em específico usará regularmente apenas uma parte das intervenções na NIC. Estas podem ser identificadas analisando-se as classes na taxonomia que sejam mais relevantes para a área de prática individual ou analisando-se a lista de intervenções essenciais para a especialidade de interesse (Parte 4). Nas instituições com sistemas de informações de enfermagem, as intervenções podem ser agrupadas ou reunidas por classe da taxonomia, diagnóstico de enfermagem, vários tipos de populações (queimados, cardiopatas, maternidade), área de especialidade de enfermagem ou unidade. Muitos sistemas computacionais também permitirão que enfermeiros individuais criem e mantenham uma biblioteca pessoal das intervenções mais utilizadas. Enfermeiros que usam a Classificação nos informaram que identificam rapidamente um número relativamente pequeno de intervenções que refletem a essência de sua prática.

7. Como decido qual intervenção usar quando uma intervenção incluir uma atividade que se refere a outra intervenção? Em algumas intervenções da NIC, existe referência a outra intervenção na lista de atividades. Por exemplo, a intervenção de *Controle de vias aéreas* contém uma atividade que diz, "Remover as secreções por meios apropriados (p. ex., tosse, aspiração: orofaringe, nasofaringe, traqueal, endotraqueal)". Há mais uma intervenção na NIC, *Aspiração de vias aéreas*, que é definida como "Remoção de secreções das vias aéreas por meio da inserção de um cateter de aspiração na via aérea oral, nasofaríngea ou traqueal do paciente" e tem mais de 20 atividades listadas. Outro exemplo é a intervenção *Controle de dor: crônica*, que contém uma atividade que diz: "Encorajar o uso apropriado de técnicas não farmacológicas (p. ex., *biofeedback*, TENS, hipnose, relaxamento, imaginação guiada, musicoterapia, distração, ludoterapia, terapia com jogos, acupressão, aplicação de calor e frio e massagem) e opções farmacológicas como medidas de controle de dor." Quase todas as técnicas listadas entre parênteses nessa atividade estão listadas na NIC como intervenções, cada uma das quais com uma definição e um conjunto de atividades definidoras. Os dois exemplos demonstram que as intervenções mais abstratas e mais globais algumas vezes encaminham a outras intervenções. Algumas vezes, a intervenção mais global é necessária, outras vezes, a mais específica e, eventualmente, ambas. A seleção das intervenções de enfermagem para uso com um paciente individual faz parte do processo de tomada de decisão clínica do enfermeiro. A NIC reflete todas as possibilidades. O enfermeiro deve escolher a(s) intervenção(ões) a ser(em) usada(s) para uma pessoa em particular valendo-se dos seis fatores discutidos em *Uso da NIC na prática: seleção de uma intervenção*, na Parte 1.

8. Quando é desenvolvida uma nova intervenção? Acreditamos que cada uma de nossas intervenções seja diferente das outras na Classificação. Desenvolvemos o princípio de orientação de que uma nova intervenção é acrescentada se 50% ou mais das atividades forem diferentes de outra intervenção relacionada. Desse modo, a cada vez que se propõe uma nova intervenção, esta é comparada a outras intervenções existentes. Se 50% ou mais das atividades forem diferentes, será vista como significativamente diferente e, portanto, acrescentada à Classificação.

Com intervenções que sejam tipos de uma intervenção mais geral (p. ex., *Aconselhamento sexual* é um tipo de *Aconselhamento*; *Cuidados com cateteres: Gastrintestinal* é um tipo de *Cuidados com cateteres/drenos*), as atividades mais pertinentes são incluídas na intervenção mais concreta para que essa intervenção funcione de modo autônomo. A intervenção mais concreta não deve listar todas as atividades da intervenção mais geral, apenas aquelas que sejam essenciais para executar a intervenção. Além disso, a nova intervenção precisa ter pelo menos 50% de novas atividades.

Com esta edição, implementamos um processo de revisão de classes de intervenções intimamente relacionadas à medida que novas intervenções são enviadas, para garantir ainda mais a exclusividade. Por exemplo, ao considerar a nova NIC *Supervisão: monitoração por vídeo*, revisamos todas as NICs de supervisão existentes para confirmar que o novo conteúdo não estava contido em nenhuma NIC existente. Esse processo gerou uma atualização para todas as NICs de supervisão.

9. Ao iniciar um plano de cuidados, qual é a estrutura para NIC e NOC? Qual se escolhe e considera primeiro? A resposta a isso reflete a tomada de decisão clínica do profissional que esteja planejando e implementando o cuidado. As pessoas têm diferentes abordagens para planejar o cuidado, refletir o que aprenderam na escola, refinado pelo que acham que funcione melhor para eles e sua típica população de pessoas. Como abordagem geral, sugerimos primeiramente fazer o diagnóstico (ou diagnósticos) e depois selecionar resultados e indicadores, classificando a pessoa neles e depois selecionar as intervenções e atividades apropriadas, implementando-as, e depois classificar os resultados novamente. Se for desejável estabelecer metas, elas podem ser derivadas dos resultados da NOC (p. ex., a pessoa está em 2 no resultado X e, na alta, deverá estar no nível 4). Em algumas situações, esse processo não é possível ou nem desejável e o profissional gostaria de usar uma ordem diferente. Por exemplo, em uma crise, o profissional iria direto para a implementação da intervenção, sendo que o diagnóstico e o resultado são deixados para mais tarde. A vantagem das classificações padronizadas é que oferecem uma linguagem para a base do conhecimento de enfermagem. Os educadores e outros agora podem se concentrar em ensinar e praticar as habilidades na tomada de decisão clínica; os pesquisadores podem se concentrar na avaliação dos efeitos das intervenções sobre os resultados dos pacientes em situações de prática real. O modelo na Parte 1 mostra como a linguagem padronizada pode ser utilizada no nível individual, no nível de unidade/organizacional e no nível de rede/estado/país.

ATIVIDADES

10. Por que certas atividades básicas são incluídas na lista de atividades para algumas intervenções, mas não para outras? Por exemplo, por que uma atividade relacionada à documentação deveria ser incluída em *Planejamento de alta* e *Encaminhamento* e não em todas as intervenções? Ou, por que uma atividade relacionada à avaliação de resultados deveria ser incluída em *Planejamento de alta* e não em todas as intervenções? Ou por que uma atividade sobre estabelecer a confiança deveria ser incluída em *Terapia de recordações* ou *Grupo de apoio*, mas não em outras intervenções?

As atividades básicas são incluídas quando são críticas para a implementação daquela intervenção (absolutamente essenciais para comunicar a essência da intervenção). Elas não são incluídas quando fazem parte das ações de rotina do enfermeiro, mas não são parte crítica da intervenção. Por exemplo, a lavagem das mãos é uma rotina de muitas intervenções físicas, mas não é crítica para intervenções como *Banho* ou *Cuidados da pele: tratamentos tópicos* (não estamos dizendo que a lavagem das mãos não deva ser feita para essas intervenções, apenas que essa não é uma atividade crítica). A lavagem das mãos é parte crítica, contudo, de intervenções como *Controle de infecção* e *Cuidados com lentes de contato*. Algumas atividades são de tal importância, que também podem ser intervenções NIC. Por exemplo, a *Identificação do paciente* é atividade crítica para a maioria das intervenções; entretanto, a importância da identificação da pessoa para as iniciativas de segurança e o uso de muitas novas técnicas e dispositivos eletrônicos eleva essa atividade ao *status* de intervenção.

11. Posso mudar as atividades de uma intervenção quando a uso na prática? Sim. A linguagem padronizada é o título e a definição e estes devem permanecer os mesmos para todas as pessoas e todas as situações. A individualização dos cuidados é um valor central da enfermagem. As atividades da NIC ajudam os enfermeiros a individualizarem os cuidados, selecionando atividades que reflitam as necessidades da situação em particular. Essas são as vantagens da NIC: oferece uma linguagem padronizada que ajudará os enfermeiros a se comunicarem em diferentes contextos a respeito das nossas intervenções e permite cuidados individualizados. As atividades da NIC usam os modificadores *conforme apropriado*, *conforme necessário* e *conforme indicado* para refletir diferentes abordagens. As atividades da NIC incluem todas as idades das pessoas; entretanto, quando usadas com adultos, algumas das atividades direcionadas a crianças podem não ser apropriadas (e vice-versa) e, nesse caso, podem ser omitidas de uma lista de atividades da instituição. De igual modo, as intervenções da NIC não estão no nível de procedimento de especificidade e algumas instituições podem desejar ser mais específicas para refletir protocolos particulares desenvolvidos para suas populações. As atividades podem ser facilmente modificadas para refletir isso. Ao mesmo tempo, acreditamos que as atividades possam e devam ser modificadas para atender a necessidades individuais, mas advertimos que as atividades não devem ser modificadas a ponto de que a lista original da NIC fique irreconhecível. Se isso for feito, então a intervenção poderá, de fato, não ser mais a mesma. Qualquer atividade modificada ou nova deve se encaixar na definição da intervenção. Além disso, quando uma atividade está sendo acrescentada consistentemente para a maioria das pessoas e populações, então pode ser necessária na listagem de atividades gerais da NIC. Nesse caso, insistiríamos para que o clínico apresentasse a atividade proposta como acréscimo ou mudança. Desse modo, a lista de atividades continua a refletir o melhor da prática corrente e é mais útil para ensinar as intervenções a novos profissionais.

12. Por que as atividades não são padronizadas? Cada vez mais, à medida que a NIC entra nos sistemas computacionais, fazem-nos essa pergunta. Os que projetam sistemas computacionais gostariam que atividades similares listadas sob diferentes intervenções fossem enunciadas da mesma maneira para que fosse mais fácil criar e aplicar bases de dados. Lançamos um projeto para avaliar sistematicamente a viabilidade da padronização das atividades, utilizando a quarta edição (2004). Foram utilizadas duas abordagens. Primeiramente, todas as quase 13.000 atividades na NIC foram impressas alfabeticamente usando a primeira palavra (um verbo) nas atividades. Um dos membros da equipe analisou tudo isso e trouxe uma amostra à equipe da NIC para análise. Essa abordagem revelou um pequeno número de preocupações editoriais (vírgulas faltando antes de "conforme apropriado" ou "conforme a necessidade") e um número muito limitado de atividades cujo texto poderia ser tornar idêntico a atividades similares sem mudar o significado.

A segunda abordagem foi identificar tópicos frequentemente abordados (substantivos), como encaminhamento, efeitos colaterais da medicação, ambiente, procedimento ou tratamento, ingestão e excreção, privacidade, abordagem, confiança, ouvinte, relacionamento, apoio e sinais vitais. Utilizando um programa de busca em um computador, imprimiram-se as atividades que incluíam o tópico identificado (p. ex., encaminhamento). Essas buscas de tópicos resultaram em listas compostas por entre 100 e várias centenas de atividades. Um dos membros da equipe analisou as listagens de tópicos e duas delas foram levadas à equipe da NIC para discussão. Foram propostas várias abordagens para padronização, mas os membros da equipe concordaram que refazer o texto das atividades resultaria em perda de significado e conteúdo. Depois dessa análise sistemática e da deliberação, decidiu-se não buscar mais a padronização das atividades.

As razões pelas quais as atividades da NIC não são padronizadas estão relacionadas a seguir:

a. Como já enfatizamos no passado, o foco e a padronização da NIC estão no nível do título da intervenção. As atividades podem ser acrescentadas, deletadas ou modificadas para cada intervenção, conforme a situação exija. Maior padronização das atividades frustraria o valor da enfermagem de cuidados individualizados.
b. Cada atividade foi escrita para uma intervenção específica e tem significado para o contexto da intervenção específica.
c. As atividades já têm um formato padrão e seguem regras para desenvolvimento (começam com um verbo, listam em ordem de o que fazer, cumprem a definição da intervenção, usam uma atividade já formulada a partir de uma intervenção relacionada se a atividade for daquele tipo que também se encaixa na nova intervenção). Na verdade, muitas atividades já estão formuladas da mesma maneira entre intervenções similares.

IMPLEMENTAÇÃO OU INFORMATIZAÇÃO DA NIC

13. Minha instituição de saúde precisa ser informatizada para usar a NIC? Não, a NIC pode ser usada em um planejamento de cuidado e sistema de documentação do tipo manual. Se o sistema for manual, os enfermeiros não familiarizados com a NIC precisarão de pronto acesso ao livro da NIC. Este também deve ficar disponível aos enfermeiros que trabalham em instituições que têm NIC informatizada (acreditamos que todas as unidades devem ter um livro e incentivar os enfermeiros a terem suas cópias individuais); com um computador, contudo, a NIC pode ser armazenada e acessada eletronicamente. Os aparelhos portáteis, como *smartphones* e *tablets*, também podem ser usados para acesso à versão eletrônica da NIC para planejamento e documentação. De maneira ideal, essas versões portáteis e informatizadas da NIC devem ser integradas ao sistema eletrônico de atenção à saúde do estabelecimento. Os computadores tornam fácil o acesso às intervenções da NIC de vários modos (por enquanto, por classes taxonômicas e diagnósticos de enfermagem, mas também é possível pelo tipo de população, o tipo de unidade, resultado, trajetória clínica etc.). Os computadores podem acomodar facilmente várias telas de suporte a decisões clínicas para os enfermeiros. Documentar o que fazemos para as pessoas usando uma linguagem padronizada no computador torna possível para a enfermagem construir bases de dados da instituição, do estado, regionais e nacionais para fazer pesquisa de efetividade. Se a instituição não for informatizada, ajude-a a se informatizar, mas não espere um computador antes de utilizar a NIC. A NIC é útil para comunicação dos cuidados de enfermagem com ou sem um computador.

14. Como a NIC deve ser incluída em meu sistema computacional? Insistimos que os sistemas informatizados sejam construídos utilizando o título da intervenção padronizado, com a lista de atividades de enfermagem para cada intervenção específica sob o título da intervenção. As atividades frequentemente são mais acessadas como um menu ligado ao título da intervenção. Os enfermeiros devem planejar, documentar e comunicar os cuidados nesse nível de intervenção. Se alguém também desejar documentar as atividades, isso, naturalmente, poderá ser feito indicando-se aquelas atividades que foram implementadas ou registrando por exceção aquelas atividades não implementadas. Algumas instituições só desejam documentar uma lista curta daquelas atividades essenciais para finalidade legais ou aquelas que precisam de acompanhamento posterior, como prescrições para auxiliares de enfermagem. De um modo geral, contudo, precisamos começar a reconhecer que o padrão de cuidado para a implementação de uma intervenção em particular inclui que o enfermeiro realize as atividades listadas conforme apropriado para a pessoa e para a situação em particular.

15. Qual seria o melhor modo de implementar a NIC em minha instituição? Outras perguntas relacionadas incluem as seguintes: Devo implementar NIC e NOC juntas? Devo implementar a NIC ao mesmo tempo em que oriento os enfermeiros quanto a um novo sistema computacional? Devemos fazer isso apenas em uma unidade piloto primeiro ou colocar em prática para todos ao mesmo tempo? A Parte 1 lista etapas úteis para implementação pelas instituições de prática (Boxe 1.2), bem como etapas para implementação pelas instituições educacionais (Boxe 1.6).

Quanto às perguntas relacionadas a quanto fazer de uma só vez, não há um modo certo; de fato, depende da situação e da quantidade e natureza das alterações, dos recursos e do suporte disponível, bem como dos limites de tempo. O livro da NOC tem muitas sugestões úteis sobre implementação da NOC. Advertiríamos para não fazerem muitas mudanças de uma só vez, pois isso costuma ser mais do que a maioria pode manejar. Em contrapartida, pode não ser sábio adiar a mudança, fazendo apenas pequenas porções durante um tempo prolongado. Não se incentiva duplicar os registros (registrar a mesma coisa em mais de um lugar). Usar um esquema piloto é a chance de resolver os problemas (digamos, começar em uma unidade onde o gerente de enfermagem e a equipe sejam solidários) e é sempre uma boa ideia. É importante ter tempo para o treinamento e ter uma equipe de suporte disponível quando a mudança for feita pela primeira vez. Também é importante, no começo, pensar nos usos dos dados no futuro, além do planejamento de cuidados inicial ou das finalidades de documentação. A Parte 1 abrange a ideia de estabelecer uma base de dados abrangente para pesquisa de efetividade no futuro.

16. Quando preciso obter uma licença? Outras perguntas relacionadas seriam: Por que preciso de uma licença? Por que a NIC não é de domínio público? Por que o direito autoral para a NIC é mantido por uma editora? É necessária uma licença se a NIC é colocada como sistema de informações de enfermagem ou se alguém vai usar uma parte substancial da Classificação para fins comerciais ou lucro. A NIC é publicada e os direitos são reservados à Elsevier e essa organização processa as solicitações de permissões para uso da Classificação. Na página vii deste caderno inicial, são encontradas as orientações sobre quem contatar para permissão de uso ou licenciamento.

Quando começamos a trabalhar com a classificação NIC, tínhamos pouca ideia da magnitude do trabalho ou de seu uso generalizado atual ou que seria seguida pela NOC. Estamos procurando um modo de imprimir a obra e de disseminá-la rapidamente. Como acadêmicos, estamos familiarizados com o mundo editorial de livros e, depois de uma análise muito séria de mecanismos alternativos e conversas com outras editoras, selecionamos a Mosby (agora Elsevier) como editora. A publicação com a Elsevier tem muitas vantagens. Em primeiro lugar, eles têm os recursos e os contatos para produzir um livro, comercializá-lo e vendê-lo. Além disso, têm a equipe e os recursos jurídicos para processar pedidos de permissão e proteger os direitos autorais. Isso é especialmente importante com linguagem padronizada, na qual a alteração de termos impedirá o objetivo da comunicação entre enfermeiros entre especialidades e entre instituições. Vemos nosso relacionamento com a Elsevier como uma parceria.

O direito autoral não restringe o uso justo. De acordo com as diretrizes da American Library Association, o uso justo permite que materiais sejam copiados se: (1) a parte copiada for seletiva e modesta, em comparação com a obra toda; (2) os materiais não forem usados repetidamente; (3) não se fizer mais do que uma cópia para cada pessoa; (4) o aviso de fonte e de *copyright* estiver incluído em cada cópia; e (5) não se cobrar uma taxa de cópia além do custo real da reprodução. A determinação da quantidade que pode ser copiada sob as políticas de uso justo tem a ver com o efeito de colocar à venda cópias do material original. A American Library Association afirma que não deve ser copiado mais do que 10% de uma obra.

Quando alguém coloca a NIC em um sistema de informação que será usado por múltiplos usuários, os direitos autorais são violados (um livro está agora sendo "copiado" para uso por centenas de enfermeiros), de modo que é necessário um acordo de licenciamento. Escolas de enfermagem e instituições de atenção à saúde que queiram usar a NIC em suas próprias organizações e não tenham intenção de vender um produto resultante estão liberadas para fazê-lo. Existem políticas de uso justo, entretanto. Por exemplo, a NIC e a NOC não devem ser fotocopiadas e usadas em currículos de ensino semestre após semestre; em vez disso, os livros de classificação devem ser adotados para uso. De modo semelhante, as instituições de atenção à saúde devem comprar um número razoável de livros (digamos, um por unidade) e não copiar as intervenções e colocá-las em algum manual de procedimentos.

Com esta edição, temos a capacidade de oferecer o uso da NIC em projetos de pesquisa sem incorrer em taxas de licenciamento, em conjunto com o Center for Nursing Classification and Clinical Effectiveness (Centro de Classificação de Enfermagem e Eficácia Clínica – CNC), College of Nursing (Faculdade de Enfermagem), cidade de Iowa, Iowa. A aprovação do uso na pesquisa deve ser obtida primeiramente por meio do Center.

Os pedidos para uso da NIC e da NOC devem ser enviados ao departamento de permissões da Elsevier. Muitos pedidos para permissão de uso não violam os direitos autorais e a permissão é concedida sem cobrança de taxas. As taxas para uso em um livro dependem da quantidade de material usado. As taxas para uso em sistemas de informação dependem do número de usuários. Existe uma taxa fixa para incorporar a NIC a uma base de dados de fornecedor e depois uma taxa de sublicença para cada sublicença aceita, com base no número de usuários. As taxas são razoáveis e uma parte substancial delas está sendo remetida ao Center for Nursing Classification and Clinical Effectiveness para ajudar a apoiar o desenvolvimento contínuo e o uso da NIC. A Classificação só é útil se refletir a prática atual; a manutenção é demorada e cara e as taxas geradas pelo uso apoiam esse trabalho.

17. Como eu explico ao administrador de minha instituição que é necessária uma licença? Em primeiro lugar, deve-se repetir que somente o uso em um sistema de informação exige licença e uma taxa; se você quiser usar a NIC manualmente ou para um projeto particular que não viole os direitos autorais, vá em frente. Em nossa experiência, são os enfermeiros, não os administradores de atenção à saúde, que não estão familiarizados com licenças e taxas. A maioria das outras classificações de atenção à saúde têm direitos reservados, sendo necessário o pagamento de taxas para seu uso. Por exemplo, a *Terminologia Processual Atual* (*CPT*) é protegida por *copyright* pela Associação Médica Americana (AMA) e o *Manual Diagnóstico e Estatístico de Transtornos Mentais, 5ª edição* (*DSM-5*) tem direitos autorais da Associação Médica de Psiquiatria. As instituições de atenção à saúde regularmente pagam taxas de licenciamento para essas classificações agora, porém, a maioria dos enfermeiros não está ciente dessas taxas de uso.

As taxas de licenciamento costumam ser incluídas como parte dos custos do *software*. A NIC pode fornecer licenças pela Elsevier (uso da linguagem) para incorporação em um sistema de informações existente ou licenças compradas de um fornecedor com o *software* (o fornecedor comprou a licença da Elsevier e o preço do *software* inclui o custo da licença). À medida que mais enfermeiros compreendem as vantagens de usar linguagem padronizada e desejam adquirir a obra em novos sistemas de informações, mais fornecedores incluirão a NIC em seus produtos.

Em enfermagem, nenhuma das organizações profissionais tem os recursos para manter a NIC, de modo que outro caminho precisou ser percorrido. Fomos informados pelas organizações da área de saúde de que ter a Classificação estabelecida em uma universidade tem vantagens sobre o modelo organizacional profissional, em que a política (o que é incluso ou não) pode interferir. O desenvolvimento e a manutenção contínuos, contudo, exigem recursos. As classificações e outras obras de domínio público costumam ser aquelas para as quais não haverá manutenção, portanto, se pode usar o que está ali, mas não se espera que sejam mantidas atualizadas. Tentamos tornar a NIC o mais acessível possível, mas também cobrar taxas para que tenhamos um fluxo de renda para financiar o trabalho de manutenção que precisa continuar.

18. O que é um modelo de terminologia de referência? Por que estão sendo desenvolvidos? Tornarão obsoletas as classificações como a NIC? Um modelo de terminologia de referência (TR) identifica as partes de um conceito (p. ex., as partes de qualquer diagnóstico ou intervenção) que podem ser usadas por trás das telas em sistemas informatizados para auxiliar esses sistemas a conversarem entre si. Por exemplo, uma intervenção poderia consistir em uma ação, um receptor ou uma rota. Teoricamente, um modelo de TR possibilita que diferentes vocabulários (p. ex., NIC e Omaha) sejam mapeados em um modelo de TR e, desse modo, comparados entre si. Dizemos teoricamente, pois essa abordagem ainda não foi testada na prática. No fim da década de 1990 e início da década de 2000, havia uma multiplicação assustadora de modelos de terminologia. Os exemplos incluem HL7 (nos EUA para toda a atenção à saúde), CEN (na Europa para toda a atenção à saúde), SNOMED CT (para uso nos EUA e Europa) e ISO-Nursing (para enfermagem internacionalmente). Consideramos a Classificação Internacional para a Prática de Enfermagem (CIPE), com seus eixos, um modelo de TR mais útil atrás das telas do que útil para enfermeiros na prática como terminologia de *front-end*/interface.

Uma segunda parte da pergunta é se a criação de um modelo de TR tornará obsoletas as classificações como a NIC. Não, a NIC é uma linguagem de *front-end*/interface destinada para comunicação entre enfermeiros e entre enfermeiros e outros profissionais. Queremos que os enfermeiros sejam capazes de escrever e conversar em NIC. Em contrapartida, os modelos de TR são para uso por trás das telas: se tiverem sucesso, ajudarão os fornecedores a construírem sistemas informatizados que usem e comparem diferentes linguagens de acesso. Os modelos de TR costumam ser difíceis de entender e não são clinicamente úteis. Mesmo que permitam aos usuários registrarem o atendimento em suas próprias palavras (*versus* linguagem padronizada), isso não é desejável para a profissão (exceto na seção de notas em texto livre que suplementa e explica mais profundamente a linguagem padronizada), porque ainda teríamos o problema da falta de comunicação entre nós mesmos e entre nós e outros quanto ao que fazer. Sempre precisaremos de uma linguagem padronizada para comunicar o trabalho da enfermagem. A NIC tem a intenção de ser exatamente isso.

19. Existe software comercial disponível contendo a NIC? Existem fornecedores que tenham software de enfermagem clínica com a NIC? Sim. Essa é uma área em crescimento. Quando se faz um acordo de licenciamento para a NIC com a Elsevier, envia-se ao usuário um CD para tornar mais fácil transferir a linguagem a um sistema informatizado. Um número cada vez maior de fornecedores está incluindo a NIC em seus sistemas de informação e as informações sobre seus *sites* está relacionada na Parte 1, Boxe 1.1.

Quando os indivíduos estão considerando selecionar um fornecedor em particular para implementar em uma instituição, sugerimos escolher um que já tenha linguagem de enfermagem incorporada ao sistema. Se os fornecedores não tiverem a NIC incluída em seu sistema de saúde eletrônico, peça a eles para construírem o sistema para que os enfermeiros usem a terminologia de enfermagem da NIC no planejamento e na documentação dos cuidados. Os fornecedores construirão seus produtos de acordo com a demanda dos usuários. Os enfermeiros precisam falar e pedir que a linguagem padronizada seja incluída nos sistemas de informações clínicas.

OUTRAS

20. Como a NIC se compara a outras classificações? A American Nurses Association (Associação Americana de Enfermeiros – ANA) reconhece 12 terminologias para infraestrutura de informações à prática da enfermagem. Algumas são conjuntos de elementos de dados, outras são terminologias de interface e outras são terminologias multidisciplinares. Em comparação a outras classificações, a NIC é a mais abrangente para intervenções. De todas as classificações, somente a NANDA-I, a NIC e a NOC são abrangentes e têm esforços contínuos para mantê-las atualizadas. Existem numerosas publicações documentando o uso e a relação entre os três sistemas de classificação.

21. Devemos usar uma classificação de enfermagem quando a maior parte dos cuidados de saúde está sendo prestada por equipes multiprofissionais? Ocasionalmente, ouvimos algo como "não podemos usar nada que seja rotulado *Enfermagem* e venha da enfermagem quando tudo agora vai ser *multiprofissional*". Ouvimos isso, a propósito, de enfermeiros e não de médicos ou outros detentores de poder na arena multiprofissional. Ao mesmo tempo, presume-se que usar linguagem médica não viola esse princípio multiprofissional artificial. Acreditamos que os enfermeiros membros de uma equipe multiprofissional abordando o desenvolvimento e a implementação de um registro de atenção a pacientes integrado por computador devam, de fato, ser os porta-vozes do uso de NIC e NOC. Sim, elas têm a palavra *Enfermagem* em seu título, porque foram desenvolvidas indutivamente por meio de pesquisa baseada no trabalho de enfermeiros por enfermeiros. Tomadas como um todo, refletem a disciplina da enfermagem, mas qualquer intervenção individual pode ser feita por outros tipos de profissionais e qualquer resultado pode ser influenciado pelos tratamentos de outros profissionais ou por muitos outros fatores. Essa é uma situação em que a enfermagem tem algo de valor que os outros profissionais, em sua maior parte, não têm. A NIC e a NOC documentam as contribuições de enfermeiros e podem ser utilizadas, ou adaptadas e aplicadas, por outros, se desejarem. Os enfermeiros não devem deixar de falar sobre essas iniciativas de enfermagem; devem oferecê-las assertivamente como contribuição da enfermagem à meta multiprofissional de um registro computadorizado dos cuidados de saúde que possa atravessar ambientes e especialidades.

Temos ouvido alguns indivíduos dizerem que deveria haver somente uma linguagem compartilhada por todas as disciplinas da saúde. Se isso for possível, acreditamos que a linguagem única deve se desenvolver indutivamente por meio do compartilhamento e acréscimo às linguagens atualmente existentes. Talvez, com o passar do tempo, construamos uma grande linguagem comum na qual alguns termos de intervenções e de resultados sejam compartilhados por muitos profissionais. Contudo, mesmo que consigamos construir uma grande linguagem em comum, ela sempre será usada em partes, pois o todo é grande demais para aprender, comunicar e estudar, e nem todas as intervenções e resultados são de interesse de todas as disciplinas. A linguagem muito extensa será decomposta e usada em partes pelas mesmas razões pelas quais há disciplinas; o todo é grande e complexo demais para ser dominado por um indivíduo. Por isso, diferentes disciplinas representam diferentes perspectivas especializadas.

22. Como a NIC contribui para o desenvolvimento de teorias na enfermagem? Os títulos de intervenções são os conceitos ou os nomes dos tratamentos oferecidos pelos enfermeiros. As definições e atividades que acompanham os títulos fornecem definição e descrição das intervenções. O esclarecimento dos conceitos das intervenções contribui para o desenvolvimento dos conhecimentos de enfermagem e facilita a comunicação dentro da disciplina. A capacidade da enfermagem de ligar diagnósticos, intervenções e resultados está crescendo, a teoria prescritiva para a prática da enfermagem evoluirá. A NIC é um desenvolvimento crucial, porque oferece elementos léxicos para teorias de médio alcance em enfermagem que ligarão diagnósticos, intervenções e resultados. As intervenções são o elemento-chave em enfermagem. Todos os outros aspectos da prática da enfermagem são contingentes e secundários aos tratamentos que identificam e delineiam nossa disciplina. Essa abordagem centrada em intervenções não diminui a importância da pessoa, mas, de um ponto de vista disciplinar, a pessoa é importante, pois pode ser afetada pela ação da enfermagem. Acreditamos que o uso de linguagens padronizadas para diagnósticos, intervenções e resultados em enfermagem anuncia uma nova era no desenvolvimento da teoria da enfermagem. A NIC pode ser incluída na maioria das práticas derivadas dos modelos e das teorias conceituais de enfermagem. Além disso, a NIC pode ser usada por qualquer instituição, especialidade de enfermagem ou modelo de oferta de atendimento, independentemente da orientação filosófica.

Sumário

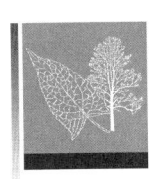

PARTE 1 Visão Geral e Aplicação da NIC à Prática, à Educação e à Pesquisa, 1

Visão Geral e Aplicação da NIC à Prática, à Educação e à Pesquisa, 2
Descrição da NIC, 2
Center for Nursing Classification and Clinical Effectiveness, 5
Desenvolvimento da NIC, 5
Indicações de utilidade da NIC, 5
Uso da NIC na prática, 6
  Seleção de uma intervenção, 6
Como implementar a NIC em uma instituição de prática clínica, 9
  Uso de um modelo de linguagem padronizada, 12
Uso da NIC na educação, 17
  Uso da NIC em modelos de raciocínio clínico, 19
Uso da NIC na pesquisa, 20
Conclusão, 28

PARTE 2 Taxonomia das Intervenções de Enfermagem, 29

Visão Geral da Taxonomia da NIC, 30

PARTE 3 Classificação, 53

Acompanhamento da alta, 54
Acompanhamento físico, 54
Aconselhamento, 54
Aconselhamento à preconcepção, 55
Aconselhamento genético, 56
Aconselhamento nutricional, 56
Aconselhamento para lactação, 57
Aconselhamento sexual, 58
Acordo para mudança de comportamento, 59
Acupressão, 59
Administração de analgésicos, 60
Administração de analgésicos: intraespinal, 61
Administração de anestesia, 61
Administração de enema, 62
Administração de hemocomponentes e hemoderivados, 63
Administração de medicamentos, 63
Administração de medicamentos: enteral, 64
Administração de medicamentos: inalatória, 65
Administração de medicamentos: infusão subcutânea contínua, 66
Administração de medicamentos: interpleural, 67
Administração de medicamentos: intradérmica, 68
Administração de medicamentos: intraespinal, 68
Administração de medicamentos: intramuscular (IM), 69
Administração de medicamentos: intraocular, 70
Administração de medicamentos: intraóssea, 71
Administração de medicamentos: intravenosa (IV), 72
Administração de medicamentos: nasal, 73
Administração de medicamentos: oftálmica, 74
Administração de medicamentos: oral, 75
Administração de medicamentos: otológica, 76
Administração de medicamentos: reservatório ventricular, 76
Administração de medicamentos: retal, 77
Administração de medicamentos: subcutânea, 78
Administração de medicamentos: tópica, 79
Administração de medicamentos: vaginal, 80
Administração de nutrição parenteral total (NPT), 80
Alimentação, 81
Alimentação com copo: recém-nascido, 82
Alimentação por mamadeira, 82
Alimentação por sonda enteral, 82
Amnioinfusão, 83
Aplicação de calor/frio, 84
Apoio à família, 84
Apoio a irmãos, 85
Apoio a procedimento: lactente, 86
Apoio à proteção contra abuso, 86
Apoio à proteção contra abuso: criança, 87
Apoio à proteção contra abuso: idoso, 88
Apoio à proteção contra abuso: parceiro no lar, 90
Apoio à proteção contra abuso: religioso, 91
Apoio à tomada de decisão, 91
Apoio ao cuidador, 91
Apoio ao sustento, 92
Apoio emocional, 92
Apoio espiritual, 93
Aromaterapia, 93
Arteterapia, 94
Aspiração de vias aéreas, 94
Assistência à analgesia controlada pelo paciente (PCA), 95
Assistência cirúrgica, 95
Assistência em exames, 96
Assistência na automodificação, 96
Assistência no autocuidado, 97

Assistência no autocuidado: transferências, 98
Assistência no autocuidado: uso do vaso sanitário, 99
Assistência no controle da raiva, 99
Assistência para acesso ao prontuário eletrônico de saúde, 100
Assistência para ganho de peso, 100
Assistência para manutenção do lar, 101
Assistência para parar de fumar, 101
Assistência para redução de peso, 102
Assistência quanto a recursos financeiros, 103
Assistência ventilatória, 103
Atribuição de mérito, 104
Aumento da capacidade funcional, 104
Autorização do seguro, 105
Autotransfusão, 105
Avaliação da visão, 106
Avaliação de produto, 106
Avaliação de saúde, 107
Banho, 108
Biblioterapia, 108
Biofeedback, 109
Brinquedo terapêutico, 109
Captação de órgãos, 110
Cateterismo nasogástrico, 110
Cateterismo vesical, 111
Cateterismo vesical: externo, 111
Cateterismo vesical: intermitente, 112
Checagem de substância controlada, 112
Coaching em saúde, 113
Colaboração com prestadores de cuidados de saúde, 113
Coleta de amostra de sangue capilar, 114
Coleta de dados forenses, 114
Consulta, 115
Consulta por telecomunicação, 116
Contenção de custos, 116
Contenção física, 117
Contenção química, 118
Controle acidobásico, 118
Controle acidobásico: acidose metabólica, 119
Controle acidobásico: acidose respiratória, 120
Controle acidobásico: alcalose metabólica, 121
Controle acidobásico: alcalose respiratória, 122
Controle da anafilaxia, 122
Controle da asma, 123
Controle da cadeia de suprimentos, 124
Controle da demência, 124
Controle da demência: banho, 125
Controle da demência: perambulação, 126
Controle da diarreia, 126
Controle da disreflexia, 127
Controle da dor no trabalho de parto, 127
Controle da eletroconvulsoterapia (ECT), 128
Controle da eliminação urinária, 129
Controle da hiperglicemia, 129
Controle da hiperlipidemia, 130
Controle da hipertensão, 131
Controle da hipertermia, 132

Controle da hipervolemia, 132
Controle da hipoglicemia, 133
Controle da hipotensão, 134
Controle da hipovolemia, 134
Controle da instrumentação cirúrgica, 135
Controle da negligência unilateral, 136
Controle da quimioterapia, 137
Controle da radioterapia, 138
Controle da sedação, 139
Controle da sensibilidade periférica, 139
Controle da síndrome pré-menstrual (SPM), 140
Controle da tecnologia, 140
Controle da tecnologia reprodutiva, 141
Controle da termorregulação, 141
Controle da vacinação, 142
Controle da ventilação mecânica: invasiva, 143
Controle da ventilação mecânica: não invasiva, 144
Controle da ventilação mecânica: prevenção de pneumonia, 145
Controle de alergias, 146
Controle de alucinações, 147
Controle de amostras para exames, 147
Controle de arritmias, 148
Controle de choque, 148
Controle de choque: cardiogênico, 149
Controle de choque: hipovolêmico, 149
Controle de choque: séptico, 150
Controle de choque: vasogênico, 151
Controle de constipação, 151
Controle de convulsões, 152
Controle de dispositivo de acesso venoso central: inserção central, 152
Controle de dispositivo de acesso venoso central: inserção periférica, 153
Controle de doenças transmissíveis, 153
Controle de dor: aguda, 154
Controle de dor: crônica, 154
Controle de edema cerebral, 155
Controle de eletrólitos, 156
Controle de eletrólitos: hipercalcemia, 156
Controle de eletrólitos: hiperfosfatemia, 157
Controle de eletrólitos: hipermagnesemia, 157
Controle de eletrólitos: hipernatremia, 158
Controle de eletrólitos: hiperpotassemia, 159
Controle de eletrólitos: hipocalcemia, 160
Controle de eletrólitos: hipofosfatemia, 161
Controle de eletrólitos: hipomagnesemia, 161
Controle de eletrólitos: hiponatremia, 162
Controle de eletrólitos: hipopotassemia, 163
Controle de energia, 164
Controle de ideias delirantes, 165
Controle de infecção, 165
Controle de infecção: intraoperatório, 167
Controle de medicamentos, 167
Controle de medicamentos: *Cannabis* medicinal, 168
Controle de medicamentos: dispositivo de infusão portátil, 168
Controle de náusea, 169

Controle de prurido, 170
Controle de qualidade, 170
Controle de situação perigosa, 171
Controle de terapia trombolítica, 171
Controle de transtornos alimentares, 172
Controle de vias aéreas, 173
Controle de vias aéreas artificiais, 173
Controle de volume de líquidos, 174
Controle de volume de líquidos e eletrólitos, 175
Controle do ambiente, 176
Controle do ambiente: comunidade, 177
Controle do ambiente: prevenção de violência, 177
Controle do ambiente: segurança, 177
Controle do ambiente: segurança do trabalhador, 178
Controle do comportamento, 178
Controle do comportamento: autoagressão, 179
Controle do comportamento: desatenção e hiperatividade, 180
Controle do comportamento: sexual, 180
Controle do conforto, 181
Controle do delírio, 182
Controle do desfibrilador: externo, 182
Controle do desfibrilador: interno, 183
Controle do humor, 184
Controle do marca-passo: definitivo, 185
Controle do marca-passo: temporário, 187
Controle do peso, 188
Controle do pessário, 188
Controle do prolapso retal, 189
Controle do risco cardíaco, 189
Controle do vômito, 190
Controle intestinal, 191
Controle no uso do torniquete pneumático, 191
Controle nutricional, 192
Coordenação pré-operatória, 193
Cuidado ao adolescente, 193
Cuidado infantil, 194
Cuidados cardíacos, 195
Cuidados cardíacos: fase aguda, 195
Cuidados cardíacos: reabilitação, 196
Cuidados circulatórios: equipamento de suporte circulatório mecânico, 197
Cuidados circulatórios: insuficiência arterial, 197
Cuidados circulatórios: insuficiência venosa, 198
Cuidados com aparelho gessado: manutenção, 198
Cuidados com aparelho gessado: úmido, 199
Cuidados com as orelhas, 199
Cuidados com as unhas, 200
Cuidados com cateteres/drenos, 200
Cuidados com cateteres/drenos: ventriculostomia/dreno lombar, 201
Cuidados com cateteres: gastrintestinal, 201
Cuidados com cateteres: linha umbilical, 202
Cuidados com cateteres: urinário, 202
Cuidados com circuncisão, 203
Cuidados com drenos: torácico, 203
Cuidados com estomias, 204
Cuidados com lactente, 205
Cuidados com lactente: apoio ao exame oftalmológico, 206
Cuidados com lactente: pré-termo, 206
Cuidados com lactente: recém-nascido, 207
Cuidados com lentes de contato, 208
Cuidados com lesões, 209
Cuidados com lesões por pressão, 209
Cuidados com lesões: drenagem fechada, 210
Cuidados com lesões: lesão que não cicatriza, 210
Cuidados com lesões: proteção, 211
Cuidados com lesões: queimaduras, 211
Cuidados com o cabelo e o couro cabeludo, 212
Cuidados com o local da incisão, 212
Cuidados com o repouso no leito, 213
Cuidados com os olhos, 213
Cuidados com os pés, 214
Cuidados com tração/imobilização, 215
Cuidados com trauma por abuso sexual, 215
Cuidados da pele: local da doação, 216
Cuidados da pele: local do enxerto, 216
Cuidados da pele: tratamento tópico, 216
Cuidados da pele: uso de produtos absorventes, 217
Cuidados de emergência, 218
Cuidados durante o parto, 219
Cuidados durante o parto: parto de alto risco, 220
Cuidados durante o repouso do cuidador, 220
Cuidados na admissão, 221
Cuidados na amputação, 221
Cuidados na embolia: periférica, 222
Cuidados na embolia: pulmonar, 223
Cuidados na gravidez de alto risco, 224
Cuidados na incontinência intestinal, 225
Cuidados na incontinência intestinal: encoprese, 225
Cuidados na incontinência urinária, 226
Cuidados na incontinência urinária: enurese, 226
Cuidados na interrupção da gravidez, 227
Cuidados na retenção urinária, 227
Cuidados no luto, 228
Cuidados no parto cesáreo, 228
Cuidados no pré-natal, 229
Cuidados no processo de morrer, 229
Cuidados perineais, 230
Cuidados pós-anestesia, 230
Cuidados pós-morte, 231
Cuidados pós-parto, 231
Dançaterapia, 233
Defesa da saúde comunitária, 233
Delegação, 233
Depoimento, 234
Desenvolvimento de caminho crítico, 234
Desenvolvimento de interação nos cuidados, 235
Desenvolvimento de programa de saúde, 235
Desenvolvimento de saúde comunitária, 236
Desmame da ventilação mecânica, 236
Detecção de tráfico humano, 237
Distração, 238
Dizer a verdade, 238
Documentação, 239

Documentação: reuniões, 239
Educação em saúde, 240
Encaminhamento, 241
Ensino: controle de infecção, 241
Ensino: desenvolvimento do adolescente de 12 a 21 anos, 242
Ensino: desenvolvimento do lactente de 0 a 3 meses, 242
Ensino: desenvolvimento do lactente de 4 a 6 meses, 243
Ensino: desenvolvimento do lactente de 7 a 9 meses, 243
Ensino: desenvolvimento do lactente de 10 a 12 meses, 244
Ensino: desenvolvimento na meia-infância de 6 a 12 anos, 244
Ensino: desenvolvimento na primeira infância de 1 a 5 anos, 244
Ensino: dieta prescrita, 245
Ensino: exercício prescrito, 245
Ensino: grupo, 246
Ensino: habilidades psicomotoras, 247
Ensino: indivíduo, 247
Ensino: medicamento prescrito, 248
Ensino: nutrição do adolescente de 12 a 21 anos, 249
Ensino: nutrição do lactente de 0 a 3 meses, 249
Ensino: nutrição do lactente de 4 a 6 meses, 249
Ensino: nutrição do lactente de 7 a 9 meses, 250
Ensino: nutrição do lactente de 10 a 12 meses, 250
Ensino: nutrição infantil de 13 a 18 meses, 250
Ensino: nutrição infantil de 19 a 24 meses, 250
Ensino: nutrição infantil de 25 a 36 meses, 251
Ensino: nutrição na meia-infância de 6 a 12 anos, 251
Ensino: nutrição na primeira infância de 1 a 5 anos, 251
Ensino: pré-operatório, 252
Ensino: prevenção de lesões desportivas, 252
Ensino: procedimentos ou tratamentos, 253
Ensino: processo de doença, 254
Ensino: segurança do adolescente de 12 a 21 anos, 254
Ensino: segurança do lactente de 0 a 3 meses, 255
Ensino: segurança do lactente de 4 a 6 meses, 255
Ensino: segurança do lactente de 7 a 9 meses, 255
Ensino: segurança do lactente de 10 a 12 meses, 256
Ensino: segurança infantil de 13 a 18 meses, 256
Ensino: segurança infantil de 19 a 24 meses, 256
Ensino: segurança infantil de 25 a 36 meses, 256
Ensino: segurança na meia-infância de 6 a 12 anos, 257
Ensino: segurança na primeira infância de 1 a 5 anos, 257
Ensino: sexo seguro, 258
Ensino: sexualidade, 258
Ensino: treinamento dos esfíncteres, 259
Entrevista motivacional, 259
Esclarecimento de valores, 260
Escuta ativa, 260
Estabelecimento de limites, 261
Estabelecimento de metas mútuas, 261
Estimulação cognitiva, 262
Estimulação cutânea, 262
Estimulação da tosse, 263
Estimulação elétrica nervosa transcutânea (TENS), 263
Estímulo para rituais religiosos, 264
Exame das mamas, 264
Exercício para a musculatura pélvica, 265
Extubação endotraqueal, 265
Extubação endotraqueal: paliativa, 266
Facilitação da aprendizagem, 267
Facilitação da auto-hipnose, 267
Facilitação da autorresponsabilidade, 268
Facilitação da distância física, 268
Facilitação da justiça social, 269
Facilitação da meditação, 270
Facilitação da presença da família, 270
Facilitação da quarentena, 271
Facilitação da visita, 271
Facilitação de licença, 272
Facilitação do crescimento espiritual, 272
Facilitação do desenvolvimento profissional, 273
Facilitação do perdão, 273
Facilitação do processo de culpa, 274
Facilitação do processo de pesar, 274
Facilitação do processo de pesar: morte perinatal, 275
Fisioterapia respiratória, 275
Fitoterapia, 276
Fototerapia: pele, 276
Fototerapia: recém-nascido, 276
Fototerapia: regulação do humor, 277
Gerenciamento de caso, 278
Gerenciamento de protocolo de pesquisa, 278
Gerenciamento de recursos financeiros, 279
Gerenciamento do código de emergência, 279
Gestão por competências, 280
Grupo de apoio, 280
Hipnose, 281
Huddle de segurança, 281
Humor, 282
Identificação de risco, 283
Identificação de risco: doenças infecciosas, 283
Identificação de risco: genético, 283
Identificação de risco: perinatológico, 284
Identificação do paciente, 285
Imaginação guiada, 285
Imobilização, 286
Indução de hipotermia, 286
Indução do trabalho de parto, 287
Indução e intubação em sequência rápida, 287
Informações sensoriais preparatórias, 287
Infusão de células-tronco, 288
Inserção e estabilização de vias aéreas, 288
Inspeção corporal, 289
Interpretação de dados laboratoriais, 290
Intervenção na crise, 290
Ioga, 291

Ioga do riso, 292
Irrigação de lesões, 292
Irrigação nasal, 293
Irrigação ocular, 293
Irrigação vesical, 294
Lavagem auricular, 295
Manutenção da saúde oral, 296
Manutenção de acesso para diálise, 296
Manutenção do processo familiar, 297
Marketing social, 297
Massagem, 298
Massagem abdominal, 298
Mediação de conflitos, 298
Melhora da autoeficácia, 299
Melhora da autoestima, 299
Melhora da autopercepção, 300
Melhora da colaboração, 300
Melhora da comunicação: déficit auditivo, 301
Melhora da comunicação: déficit da fala, 301
Melhora da comunicação: déficit visual, 302
Melhora da imagem corporal, 302
Melhora da socialização, 304
Melhora de habilidades da vida, 304
Melhora do desenvolvimento: lactente, 305
Melhora do enfrentamento, 306
Melhora do letramento em saúde, 306
Melhora do papel, 307
Melhora do sistema de apoio, 308
Melhora do sono, 308
Método canguru, 309
Micção induzida, 309
Mobilização familiar, 310
Modificação do comportamento, 310
Modificação do comportamento: habilidades sociais, 311
Monitoração acidobásica, 312
Monitoração da pressão intracraniana (PIC), 312
Monitoração das extremidades inferiores, 313
Monitoração de eletrólitos, 314
Monitoração de políticas de saúde, 314
Monitoração de sinais vitais, 315
Monitoração do volume de líquidos, 315
Monitoração eletrônica do feto: intraparto, 316
Monitoração eletrônica do feto: pré-parto, 317
Monitoração hemodinâmica invasiva, 318
Monitoração neurológica, 318
Monitoração nutricional, 319
Monitoração respiratória, 319
Musicoterapia, 320
Negociação de cuidados culturais, 321
Orientação antecipada, 322
Orientação aos pais: adolescente, 322
Orientação aos pais: cuidados com os filhos, 323
Orientação aos pais: lactente, 323
Orientação para a realidade, 324
Orientação quanto ao sistema de saúde, 325
Oxigenoterapia, 325
Parto, 327

Passagem de caso, 327
Planejamento antecipado de cuidados, 328
Planejamento da dieta, 328
Planejamento da dieta: cirurgia para perda de peso, 328
Planejamento de alta, 329
Planejamento de alta: preparo do lar, 330
Planejamento familiar: contracepção, 330
Planejamento familiar: gravidez não planejada, 331
Planejamento familiar: infertilidade, 331
Posicionamento, 331
Posicionamento: cadeira de rodas, 332
Posicionamento: intraoperatório, 333
Posicionamento: neurológico, 334
Posicionamento: prona, 334
Precauções circulatórias, 335
Precauções cirúrgicas, 335
Precauções contra aspiração, 336
Precauções contra convulsões, 337
Precauções contra embolia, 337
Precauções contra fuga, 338
Precauções contra hemorragia subaracnoide, 338
Precauções contra hipertermia maligna, 339
Precauções contra incêndio, 340
Precauções contra pandemia, 340
Precauções contra sangramento, 340
Precauções no uso de artigos de látex, 341
Precauções no uso do *laser*, 342
Precauções para neutropenia, 343
Preceptor: estudante, 344
Preceptor: funcionário, 345
Preparo cirúrgico, 345
Preparo contra o bioterrorismo, 346
Preparo da comunidade para catástrofes, 347
Preparo para o nascimento, 347
Prescrição de medicamentos, 348
Prescrição: testes diagnósticos, 349
Prescrição: tratamento não farmacológico, 349
Presença, 350
Preservação da fertilidade, 350
Prevenção de choque, 351
Prevenção de lesões por pressão, 351
Prevenção de quedas, 352
Prevenção de readmissão, 353
Prevenção de recaídas, 354
Prevenção do olho seco, 355
Prevenção do suicídio, 355
Prevenção do uso de substâncias, 356
Primeiros socorros, 357
Promoção da esperança, 357
Promoção da integridade familiar, 358
Promoção da integridade familiar: processo perinatológico, 358
Promoção da mecânica corporal, 359
Promoção da normalidade, 359
Promoção da parentalidade, 360
Promoção da perfusão cerebral, 361
Promoção da resiliência, 361

Promoção da resiliência: comunidade, 362
Promoção da saúde oral, 362
Promoção da segurança em veículos, 363
Promoção de vínculo, 364
Promoção do envolvimento familiar, 365
Promoção do exercício, 365
Promoção do exercício: alongamento, 366
Promoção do exercício: treino de força, 367
Proteção contra infecção, 367
Proteção contra riscos ambientais, 368
Proteção dos direitos do paciente, 368
Punção de vaso: amostra de sangue arterial, 369
Punção de vaso: amostra de sangue venoso, 369
Punção de vaso: doação de sangue, 370
Punção venosa, 370
Reanimação cardiopulmonar, 372
Reanimação cardiopulmonar: feto, 372
Reanimação cardiopulmonar: recém-nascido, 373
Reclusão, 374
Reconciliação de medicamentos, 374
Redução da ansiedade, 375
Redução da flatulência, 375
Redução do estresse por mudança, 376
Redução do sangramento, 377
Redução do sangramento: ferida, 377
Redução do sangramento: gastrintestinal, 377
Redução do sangramento: nasal, 378
Redução do sangramento: útero pós-parto, 378
Redução do sangramento: útero pré-parto, 379
Reestruturação cognitiva, 380
Reflexão guiada, 380
Registro de ações, 381
Regulação da temperatura, 381
Regulação da temperatura: perioperatório, 382
Regulação da temperatura: recém-nascido, 382
Regulação hemodinâmica, 383
Reiki, 384
Relaxamento muscular progressivo, 384
Reposição volêmica, 385
Restauração da saúde oral, 385
Restrição de área, 385
Reunião para avaliação dos cuidados multidisciplinares, 386
Revisão por pares, 387
Sucção não nutritiva, 388
Supervisão, 388
Supervisão da pele, 389
Supervisão de funcionários, 389
Supervisão: comunidade, 390
Supervisão: gravidez tardia, 390
Supervisão: monitoração por vídeo, 391
Supervisão: monitoração remota, 391
Supressão da lactação, 392
Supressão do trabalho de parto, 392
Suspensão de medicamentos, 393
Sutura, 393
Técnica para acalmar, 394
Terapia com animais, 394

Terapia com exercício: controle muscular, 394
Terapia com exercício: deambulação, 395
Terapia com exercício: equilíbrio, 396
Terapia com exercício: mobilidade articular, 396
Terapia com sanguessugas, 397
Terapia da dependência religiosa, 397
Terapia de deglutição, 397
Terapia de diálise peritoneal, 398
Terapia de grupo, 399
Terapia de jardinagem, 399
Terapia de oxigenação por membrana extracorpórea, 400
Terapia de recordações, 401
Terapia de relaxamento, 401
Terapia de reposição hormonal, 402
Terapia de validação, 402
Terapia familiar, 402
Terapia hormonal para transgênero, 403
Terapia intravenosa (IV), 404
Terapia nutricional, 405
Terapia ocupacional, 405
Terapia para trauma: infantil, 406
Terapia por hemofiltração, 407
Terapia recreacional, 407
Terapia socioambiental, 407
Testes laboratoriais no local de cuidado, 408
Toque, 409
Toque curativo, 409
Toque terapêutico, 410
Transcrição de prescrições, 410
Transferência, 411
Transporte: inter-hospitalar, 411
Transporte: intra-hospitalar, 412
Tratamento da hipotermia, 412
Tratamento do uso de substâncias, 413
Tratamento do uso de substâncias: abstinência de álcool, 414
Tratamento do uso de substâncias: abstinência de drogas, 414
Tratamento do uso de substâncias: intoxicação, 415
Tratamento hemodialítico, 415
Treinamento da assertividade, 416
Treinamento de autossugestão, 416
Treinamento de memória, 417
Treinamento do hábito urinário, 417
Treinamento para controle de impulsos, 418
Treinamento vesical, 418
Triagem: catástrofe comunitária, 419
Triagem: centro de emergência, 419
Triagem: telecomunicação, 420
Troca de informações sobre cuidados de saúde, 421
Ultrassonografia: bexiga, 422
Ultrassonografia: obstétrica e ginecológica, 422
Verificação de carrinho de emergência, 423
Vestir, 423
Visitas para escuta, 424

PARTE 4 Intervenções Essenciais para as Áreas de Especialidades de Enfermagem, 425

Intervenções Essenciais para as Áreas de Especialidades de Enfermagem, 426

Enfermagem clínica e cirúrgica, 427
Enfermagem de bordo, 428
Enfermagem em acampamento, 428
Enfermagem em anestesiologia e cuidados pós-anestesia, 428
Enfermagem em catástrofes, 429
Enfermagem em cirurgia plástica, 429
Enfermagem em controle de infecção e epidemiológica, 430
Enfermagem em cuidados ambulatoriais, 430
Enfermagem em cuidados de HIV/AIDS, 431
Enfermagem em deficiência do desenvolvimento, 431
Enfermagem em dependência química, 431
Enfermagem em dermatologia, 432
Enfermagem em diabetes, 432
Enfermagem em emergência, 433
Enfermagem em feridas, estomias e continências, 433
Enfermagem em gastrenterologia, 434
Enfermagem em genética, 434
Enfermagem em gerontologia, 434
Enfermagem em hematologia e oncologia pediátrica, 435
Enfermagem em informática, 435
Enfermagem em instituições de longa permanência e cuidados paliativos, 436
Enfermagem em lesão de medula espinal, 436
Enfermagem em neonatologia, 437
Enfermagem em nefrologia, 438
Enfermagem em neurologia, 438
Enfermagem em obstetrícia, 439
Enfermagem em oftalmologia, 439
Enfermagem em oncologia, 439
Enfermagem em ortopedia, 440
Enfermagem em otorrinolaringologia e cabeça/pescoço, 440
Enfermagem em pediatria, 441
Enfermagem em psiquiatria de crianças e adolescentes, 441
Enfermagem em queimaduras, 442
Enfermagem em radiologia, 442
Enfermagem em reabilitação, 443
Enfermagem em saúde domiciliar, 443
Enfermagem em saúde em viagens, 444
Enfermagem em saúde escolar, 444
Enfermagem em saúde mental e psiquiátrica, 445
Enfermagem em saúde ocupacional, 446
Enfermagem em saúde pública comunitária, 446
Enfermagem em sistema prisional, 447
Enfermagem em terapia infusional, 447
Enfermagem em terapia intensiva, 448
Enfermagem em transplante, 448
Enfermagem em urologia, 449
Enfermagem em violência doméstica, 449
Enfermagem escolar, 450
Enfermagem forense, 450
Enfermagem holística, 451
Enfermagem legal, 451
Enfermagem materno-infantil, 451
Enfermagem no controle da dor, 452
Enfermagem no parto, 452
Enfermagem paroquial, 453
Enfermagem perioperatória, 453
Enfermagem vascular, 454

PARTE 5 Tempo Estimado e Nível de Formação Necessários para Realizar as Intervenções NIC, 455

Tempo Estimado e Nível de Formação Necessários para Realizar as Intervenções NIC, 456

PARTE 6 Intervenções de Enfermagem e Resultados de Enfermagem Ligados a Condições Clínicas, 473

Intervenções de Enfermagem e Resultados de Enfermagem Ligados a Condições Clínicas, 474

Câncer de pulmão, 474
Colite ulcerativa/doença de Crohn, 479
Doença arterial coronariana, 482
Doença por coronavírus 2019, 484
Hiperlipidemia, 487
Transtorno por uso de substâncias, 489

PARTE 7 Apêndices, 493

Apêndice A Intervenções: Novas, Revisadas e Retiradas Desde a Sétima Edição, 494

Apêndice B Diretrizes para Submissão de uma Intervenção NIC Nova ou Revisada, 499

Apêndice C Linha do Tempo e Destaques da NIC, 502

Apêndice D Abreviações, 507

Apêndice E Edições e Traduções Anteriores, 509

Índice Alfabético, 511

PARTE 1

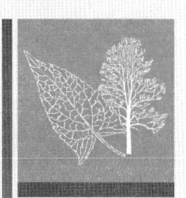

Visão Geral e Aplicação da NIC à Prática, à Educação e à Pesquisa

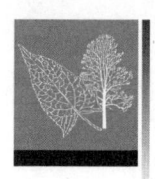

Visão Geral e Aplicação da NIC à Prática, à Educação e à Pesquisa

DESCRIÇÃO DA NIC

As intervenções são a quintessência da enfermagem e a *raison d'être* (razão de ser) da profissão. A responsabilidade profissional da enfermagem está voltada para o fornecimento de intervenções seguras, de alta qualidade e baseadas em evidências para abordar situações importantes de enfermagem com o propósito de promover saúde, bem-estar e resultados positivos de saúde. Os profissionais de saúde interagem com as pessoas na tomada de decisões de saúde relacionadas com os seus cuidados, selecionando tratamentos de intervenções e monitorando as respostas às intervenções. As intervenções são os "elementos centrais dos cuidados de saúde, e a sua seleção cuidadosa e a sua prestação adequada constituem a base de cuidados de alta qualidade"[104] (p. 3). Uma tomada de decisão precisa, segura e eficaz exige que os provedores de saúde estejam cientes e tenham conhecimento das intervenções e ações baseadas em evidências projetadas para tratar problemas de saúde. A Classificação de Intervenções de Enfermagem (NIC) é uma classificação padronizada abrangente de intervenções realizadas por enfermeiros. É útil para planejamento de cuidados, documentação clínica, comunicação de cuidados entre ambientes, integração de dados entre sistemas e ambientes, pesquisa de eficácia, medição de produtividade, avaliação de competência, reembolso, ensino e grade curricular.

O desenvolvimento e o uso de sistemas de classificação de enfermagem são uma marca registrada do sucesso na evolução da ciência e da prática da enfermagem.[35] Todas as ciências ordenam o conhecimento acumulado por meio de sistemas de classificação.[88] Essas classificações e taxonomias identificam os fenômenos centrais de interesse da disciplina, fornecem um nome para os fenômenos para criar uma linguagem comum e utilizam definições ou descrições de termos na classificação para dar significado aos nomes. Uma classificação é um termo amplo que se refere a um arranjo sistemático de grupos ou categorias de acordo com critérios estabelecidos. Uma taxonomia é a classificação, arranjo e nomeação ordenada de conceitos da área de conhecimento em uma estrutura hierárquica de categorias. Lambe[69] ressalta que um sistema de classificação torna o conhecimento visível e serve para organizá-lo para que possamos gerenciar e recuperar informações. Uma taxonomia é identificada por sua nomenclatura ou arranjo em classes de sua terminologia. À medida que a sociedade se torna mais intensamente informada e tecnológica, a necessidade de organizar o conhecimento é cada vez maior.[14,44,54,69] "A organização do conhecimento é uma precondição fundamental para gerir o conhecimento de maneira eficaz"[69] (p. 3). Associada aos sistemas de classificação para diagnósticos e resultados de enfermagem, a NIC forma a base de conhecimento que dá suporte a essa prática profissional. Embora os sistemas de classificação de enfermagem formem o produto da enfermagem, estruturas conceituais e teorias específicas da disciplina fornecem a base conceitual e científica para vincular diagnósticos, intervenções e resultados.

A NIC é um meio de identificar os tratamentos realizados pelos enfermeiros, organizar essas informações em uma estrutura coerente e fornecer a linguagem para se comunicar com indivíduos, famílias, comunidades, membros de outras disciplinas e o público. Quando a NIC é utilizada para documentar o trabalho dos enfermeiros na prática, temos a capacidade de determinar o impacto dos cuidados de enfermagem nos resultados de saúde. Com base na declaração de Clark e Lang[25] sobre a importância das linguagens e classificações de enfermagem, afirmamos que se não podemos nomeá-la, não podemos planejá-la e gerenciá-la, financiá-la, ensiná-la, pesquisá-la, sintetizá-la ou colocá-la em políticas públicas.

A NIC, como todas as classificações, atinge seus objetivos primeiro refletindo o trabalho que os enfermeiros realizam e, segundo, organizando e categorizando cuidadosamente esse trabalho. Em outras palavras, a NIC é útil quando as intervenções refletem e estão conectadas ao mundo real da prática de enfermagem. Ela inclui as intervenções que os enfermeiros realizam em prol das pessoas, tanto intervenções independentes quanto colaborativas, e cuidados diretos e indiretos. Uma *intervenção* é definida como *qualquer tratamento, baseado no julgamento clínico e no conhecimento, que um enfermeiro realiza para melhorar os resultados de saúde*. Embora cada enfermeiro tenha experiência apenas em um número limitado de intervenções que refletem sua especialidade, uma classificação inteira captura a experiência de *todos* os enfermeiros. A NIC pode ser utilizada em *todos os ambientes* (de cuidados agudos a unidades de terapia intensiva, de cuidados primários a cuidados domiciliares e cuidados paliativos) e em *todas as especialidades* (de cuidados de emergência à enfermagem de cuidados intensivos, de enfermagem pediátrica à enfermagem gerontológica). A classificação inteira descreve o domínio da enfermagem; no entanto, algumas das intervenções descritas também podem ser úteis para outros provedores e membros da equipe interprofissional. Todos os profissionais de saúde podem usar a NIC para descrever seus tratamentos.

As intervenções da classificação incluem tanto as fisiológicas (p. ex., controle de vias aéreas) quanto as psicossociais (p. ex., redução da ansiedade). As intervenções são incluídas para tratamento de doenças (p. ex., controle da hiperglicemia), prevenção (p. ex., prevenção de quedas) e promoção da saúde (p. ex., promoção do exercício). A maioria das intervenções é para uso com indivíduos, mas muitas são para uso com famílias (p. ex., apoio à família) e algumas são para comunidades inteiras (p. ex., controle de doenças transmissíveis). Intervenções de cuidados indiretos (p. ex., gestão de competências) também estão inclusas.

Cada intervenção, conforme aparece na classificação, é listada com um título, uma definição, um conjunto de atividades a serem realizadas para a intervenção e as referências de evidências de contexto que sustentam a intervenção. Uma nota que aparece ao final de cada intervenção (logo antes da lista de referências de evidências) apresenta a edição em que a intervenção foi originalmente desenvolvida e quando foi revisada.

É essencial para qualquer sistema científico de conhecimento ter um meio de classificar e estruturar categorias de informação. A criação dessa classificação de intervenções de enfermagem começa com a nomeação ou fornecimento de um título linguístico padronizado e distinto que designe um tratamento ou uma intervenção que o enfermeiro realiza. A identificação de intervenções de enfermagem é derivada indutivamente por meio do exame, descrição e nomeação sistemática do que está inserido na prática de enfermagem. Lunney aponta que "nomear é classificar, então cada vez que um nome é dado a um fenômeno, uma classificação está ocorrendo"[73] (p. 37). Ohl, em seu livro *The Art of Naming*,[86] explica que a nomenclatura científica se torna parte de nossa percepção e os nomes são etiquetas verbais que dão significado e compreensão ao mundo ao nosso redor. Nomes científicos, como o título de cada intervenção de enfermagem, nas palavras de Ohl,[86] são "belezas linguísticas" e por trás de todos os títulos científicos da NIC estão as histórias e o conhecimento que refletem a prática de enfermagem. Embora um "título" ou nome de uma intervenção não inclua por si só uma profundidade de compreensão e significado, todos os títulos de intervenção evocam e conectam a pessoa a todas as crenças, narrativas e práticas associadas ao nome do título. Em outras palavras, cada intervenção de enfermagem está associada a todo um universo de significados, percepções, habilidades, emoções e ações incorporadas na experiência de cuidado do enfermeiro-pessoa. A NIC torna visível o trabalho oculto da enfermagem ao identificar o conhecimento incorporado nessa prática profissional.

Nesta edição, há 614 intervenções e aproximadamente 15.000 atividades. Os títulos de intervenção e as definições são padronizados; portanto, o nome do título e a definição **não devem** ser alterados quando forem utilizados. Isso permite a comunicação entre os ambientes e a comparação de resultados.[114] No entanto, o atendimento é individualizado pela seleção das atividades relevantes para cada situação de enfermagem. De uma lista de aproximadamente 20 a 30 atividades por intervenção, o provedor seleciona as atividades que são apropriadas para o indivíduo, família ou comunidade específica e, então, pode adicionar novas atividades, se desejar. Contudo, todas as modificações ou adições às atividades devem ser congruentes com a definição da intervenção.

Para cada intervenção, as atividades são listadas em ordem lógica, daquilo que o enfermeiro faria primeiro ao que ele faria por último. Para muitas atividades, o posicionamento não é crucial, mas para outras, a sequência de tempo é importante. As listas de atividades são abrangentes, pois a classificação foi elaborada para atender às necessidades de vários usuários, incluindo estudantes e principiantes que, muitas vezes, exigem conhecimento e orientações mais específicas sobre as atividades de enfermagem do que enfermeiros experientes. As atividades não são padronizadas e cada atividade tem um significado particular dentro do contexto de cada intervenção. Além disso, padronizar atividades anularia o propósito de usá-las para individualizar o atendimento. Para cada lista de atividades, há uma lista de referências selecionadas de evidências consideradas úteis no desenvolvimento da intervenção, incluindo evidências de pesquisa que apoiam o uso da intervenção para atingir os resultados de saúde desejados. Essas referências estão disponibilizadas no final de cada parte por meio de um QR code e podem servir como base para quem não está familiarizado com a intervenção, mas não pretendem ser uma lista de referências completa, nem incluem todas as pesquisas sobre a intervenção.

Embora as listas de atividades sejam muito úteis para o ensino de uma intervenção e para a implementação da entrega da intervenção, elas não são a essência da NIC. Os títulos e as definições da intervenção são a chave para a classificação; os nomes fornecem um título resumido para as atividades distintas e permitem que os enfermeiros identifiquem e comuniquem a natureza de seu trabalho. Antes da NIC, os enfermeiros tinham apenas longas listas de atividades distintas e nenhuma estrutura organizacional; com ela, os enfermeiros podem comunicar facilmente suas intervenções com o nome do título, que é estabelecido com uma definição formal e uma lista de atividades de implementação.

As intervenções são agrupadas em 7 domínios e 30 classes para facilitar o uso. Os 7 domínios são: (1) Fisiológico: básico, (2) Fisiológico: complexo, (3) Comportamental, (4) Segurança, (5) Família, (6) Sistema de Saúde e (7) Comunidade (ver a Taxonomia começando na p. 32). Algumas intervenções estão em mais de uma classe, mas cada uma tem um número único (código) que identifica a classe principal e não é utilizado para nenhuma outra intervenção. A taxonomia NIC é codificada por vários motivos: (1) para facilitar o uso do computador, (2) para simplificar o gerenciamento de dados, (3) para melhorar a vinculação da intervenção NIC com outros sistemas codificados (p. ex., *Systematized Nomenclature of Medicine Clinical Terms* [SNOMED CT] – Nomenclatura Sistematizada de Termos Clínicos de Medicina) e (4) para permitir o uso no reembolso de cuidados de enfermagem.[113] Os códigos para os 7 domínios são de 1 a 7; os códigos para as 30 classes são de A a Z; a, b, c, d. Cada intervenção tem um código único de quatro dígitos.

Apesar de as atividades nesta edição não serem codificadas, **elas podem ser codificadas** sequencialmente usando dois dígitos após o código de quatro dígitos (os números não estão inclusos no texto para não distrair o leitor). Um exemplo de código completo para a segunda atividade de Prevenção de Quedas seria 4V649002, que é 4 para o domínio Segurança, V para a classe Controle de Riscos, 6490 para a intervenção Prevenção de Quedas e 02 para a segunda atividade: "Identificar comportamentos e fatores que afetam o risco de quedas."

A linguagem utilizada na classificação foi elaborada para ser clara, concisa, consistente e cuidadosamente formulada, refletindo a linguagem empregada na prática. Pesquisas com profissionais clínicos e 30 anos de uso da classificação demonstraram que todas as intervenções são utilizadas na prática. Embora a lista geral de 614 intervenções possa parecer assustadora no início, vimos que os enfermeiros logo descobrem as intervenções que são aplicadas com mais frequência em sua especialidade ou com sua população. Frequentemente, áreas de prática especializadas criarão listas ou *bundles* facilmente recuperáveis das intervenções mais frequentemente empregadas, vinculadas a diagnósticos e resultados específicos utilizados para fornecer cuidados em seu ambiente. Outras maneiras de localizar as intervenções desejadas incluem a taxonomia, os programas de computador e as ferramentas que incluem ligações com diagnósticos e resultados de enfermagem ou com condições clínicas (ver Parte 6) e as principais intervenções para especialidades (ver a Parte 4).

A classificação é continuamente atualizada e tem um processo contínuo de *feedback* e revisão. O Apêndice B inclui instruções para os usuários enviarem sugestões de modificações em intervenções existentes ou proporem uma nova intervenção. Muitas das mudanças na 8ª edição ocorreram, porque enfermeiros da prática clínica e pesquisadores reservaram um tempo para enviar sugestões de modificações com base no uso na prática e na pesquisa. Os envios passam por um rigoroso processo de revisão pelos editores da NIC, incluindo especialistas clínicos quando necessário, para revisões adicionais e aprovação final. Todos os revisores que tiveram suas alterações incluídas na edição são reconhecidos na Lista de Reconhecimentos da classificação. Novas edições estão planejadas para ocorrer aproximadamente a cada 5 anos. Além disso, há diversas publicações, muitas no *International Journal of Nursing Knowledge* e no *International Journal of Nursing Terminologies and Classifications*, descrevendo diversas aplicações do uso da NIC na prática, na pesquisa e na educação.

As intervenções da NIC foram associadas aos diagnósticos de enfermagem da NANDA International (NANDA-I) (incluídos na NIC 6ª edição, Parte 6), aos problemas do Sistema Omaha,[52] aos protocolos de avaliação de residentes (RAP – *Resident Assessment Protocols*) empregados em casas de repouso,[21] e ao Conjunto de Informações de Resultados e Avaliação (OASIS – *Outcome and Assessment Information Set*),[22] atualmente obrigatórios para remuneração do atendimento a pacientes cobertos pelo Medicare/Medicaid que recebem cuidados em instituições de longa permanência. A nova 7ª edição da Classificação de Resultados de Enfermagem (NOC) também é publicada pela Elsevier ao mesmo tempo que a atual 8ª edição da NIC e elas podem ser utilizadas em conjunto para o planejamento dos cuidados de enfermagem.

Estão disponíveis diversas ferramentas que auxiliam na implementação da classificação. Este livro inclui a estrutura taxonômica (Parte 2) para auxiliar o usuário a encontrar a intervenção de sua escolha, as listas de intervenções essenciais para áreas de prática de especialidades (Parte 4), a quantidade de tempo e o nível de formação necessários para realizar cada intervenção (Parte 5) e as ligações com seis problemas clínicos comuns (Parte 6). As informações sobre a permissão para usar a NIC em publicações, sistemas de informação e cursos *online* estão descritas nas páginas iniciais deste livro. Parte do valor de compra de uma licença retorna ao Center for Nursing Classification and Clinical Effectiveness (Centro de Classificação de Enfermagem e Eficácia Clínica – CNC) para ajudar no desenvolvimento e na manutenção contínuos da classificação.

CENTER FOR NURSING CLASSIFICATION AND CLINICAL EFFECTIVENESS

A NIC está sediada no CNC da University of Iowa, College of Nursing. O CNC foi aprovado pelo Iowa Board of Regents (órgão regulador que supervisiona as três universidades públicas do Estado) em 1995. O CNC teve três diretoras desde sua criação: Joanne Dochterman (1995-2004), Sue Moorhead (2004-2020) e Karen Dunn Lopez (2020-presente). O CNC fornece uma estrutura para a manutenção contínua das Classificações e para a comunicação com os muitos enfermeiros e outros profissionais em instituições de ensino e saúde que usam essas linguagens em seus currículos e sistemas de documentação. O objetivo geral do CNC é: *expandir a adoção da Classificação de Intervenções de Enfermagem e Classificações de Resultados de Enfermagem para promover a ciência e a prática de enfermagem e o cuidado centrado na pessoa*. O CNC busca desenvolver e aprimorar produtos relevantes e fáceis de usar; criar oportunidades de sinergia com pesquisa, educação e prática; expandir o contexto de uso das classificações; e influenciar formuladores de políticas e órgãos regulatórios a promover o uso de terminologias. O CNC também realiza pesquisas, dissemina materiais relacionados com as Classificações, oferece oportunidades educacionais para estudantes, docentes, bolsistas e professores visitantes nacionais e internacionais, fornece consultoria para implementação e uso das classificações na prática clínica e em ambientes educacionais e auxilia docentes e alunos com projetos e pesquisas usando as classificações.

O apoio financeiro para o CNC vem de uma variedade de fontes, como fundos de universidades e faculdades, licenciamento, permissão e receita de produtos da NIC, NOC e publicações relacionadas, subsídios e renda de iniciativas do centro. Uma doação substancial foi arrecadada para apoiar o CNC. A doação fornece alguma segurança permanente de longo prazo para o trabalho do CNC. Informações sobre os acontecimentos do CNC podem ser encontradas no *site* https://nursing.uiowa.edu/centerfor-nursing-classification-and-clinical-effectiveness.

DESENVOLVIMENTO DA NIC

A pesquisa para desenvolver a NIC começou em 1987 e evoluiu em quatro fases, cada uma com alguma sobreposição no tempo:

  Fase I: construção da classificação (1987-1992)
  Fase II: construção da taxonomia (1990-1995)
  Fase III: testes clínicos e refinamento (1993-1997)
  Fase IV: uso e manutenção (1996-em andamento)

O trabalho conduzido em cada uma dessas fases é descrito em edições anteriores deste livro e em muitas outras publicações.[16,26,50,51,79] A pesquisa foi iniciada com 7 anos de financiamento do National Institute of Nursing, vinculado aos National Institutes of Health. A NIC foi desenvolvida por uma grande equipe de pesquisa cujos membros representavam diversas áreas de especialização clínica e metodológica.

Vários métodos de pesquisa foram empregados no desenvolvimento original da NIC. Uma abordagem indutiva foi utilizada na Fase I para construir a classificação com base na prática existente. As fontes originais incluíam livros didáticos, guias de planejamento de cuidados e sistemas de informação de enfermagem para identificar intervenções e atividades de enfermagem associadas. Especialistas em áreas específicas de prática foram consultados para aumentar a experiência em prática clínica dos membros da equipe que se envolveram em análise de conteúdo, revisão de grupos focais e questionários para identificar e validar a identificação de intervenções. A Fase II foi caracterizada por métodos dedutivos. Os métodos para construir a taxonomia incluíram análise de similaridade, agrupamento hierárquico e escalonamento multidimensional. Por meio de testes clínicos de campo, etapas para implementação foram desenvolvidas e testadas e a necessidade de ligações entre os diagnósticos da NANDA-I, NIC e NOC foi identificada. Mais de 1.000 enfermeiros responderam questionários e aproximadamente 50 associações de profissionais forneceram informações sobre a criação da classificação. Mais detalhes são encontrados em capítulos das edições anteriores da NIC, especialmente nas quatro primeiras edições e em vários artigos, capítulos de livros e publicações que descrevem a NIC.

INDICAÇÕES DE UTILIDADE DA NIC

Indicações da utilidade da NIC incluem seu reconhecimento nacional e crescente reconhecimento internacional. Em 2006, o Comitê de Infraestrutura de Informações sobre Práticas de Enfermagem da American Nurses Association (ANA) reconheceu a NIC como uma linguagem ou terminologia de enfermagem padronizada que atendia às diretrizes uniformes para fornecedores de sistemas de informação no Centro de Avaliação de Conjuntos de Dados e Informações de Enfermagem (NIDSEC; do inglês, Nursing Information and Data Set Evaluation Center) da ANA. Os critérios da ANA que a NIC atendeu incluíam que a classificação estava sendo atualizada periodicamente; havia uma justificativa para seu desenvolvimento; e que a classificação apoia o processo de enfermagem ao fornecer terminologia clinicamente útil. Conforme observado por Keenan, uma linguagem de enfermagem padronizada é uma "linguagem comum, facilmente compreendida por todos os enfermeiros, para descrever o cuidado"[59] (p. 12). Além disso, os conceitos de classificação devem ser claros e inequívocos e deve haver documentação da utilidade na prática, bem como validade e confiabilidade. Finalmente, deve haver um grupo nomeado que será responsável por manter e revisar o sistema.[99]

A NIC é licenciada para inclusão na SNOMED CT. As intervenções da NIC estão incluídas no *Meta-Thesaurus for a Unified Medical Language System* (UMLS) da Biblioteca Nacional de Medicina e no banco de dados do *Cumulative Index to Nursing and Allied Health Literature* (CINAHL), disponível no *host* da Elton B. Stephens Company (EBSCO) em seus índices. A NIC é registrada no Health Level 7 (HL7), organização de padrões norte-americanos para assistência em saúde, sua utilização internacional está crescendo e atualmente ela é traduzida para o chinês, o holandês, o francês, o italiano, o alemão, o indonésio, o japonês, o coreano, o norueguês, o espanhol, o português e o turco (ver Apêndice E).

A melhor indicação de utilidade, no entanto, é a lista impressionante de indivíduos e agências de saúde que usam a NIC. Muitas agências de saúde adotaram a NIC para uso em normas de políticas, planejamento de cuidados, avaliação de competências e sistemas de informação de enfermagem. A NIC é utilizada globalmente em programas de educação em enfermagem para estruturar currículos e identificar competências para estudantes de enfermagem, ensinar raciocínio clínico utilizando o processo de enfermagem e ensinar cuidados de enfermagem para o tratamento de condições clínicas. Autores de textos importantes estão usando a NIC para descrever tratamentos de enfermagem, e pesquisadores estão usando a NIC para estudar a eficácia dos cuidados de enfermagem. Fornecedores de sistemas de informação estão incorporando a NIC em seus *softwares* para planejamento e documentação de cuidados de enfermagem. Uma busca no CINAHL pelo termo "*classificação de intervenções de enfermagem*" revelou mais de 1.000 publicações em periódicos e quase 700 publicações em periódicos no PubMed, a maioria delas ocorrida desde 2016. Desde 2012, os livros didáticos da NIC em inglês, espanhol e português foram referenciados mais de 5.000 vezes, de acordo com o Google Acadêmico.

USO DA NIC NA PRÁTICA
Seleção de uma intervenção

A enfermagem é uma profissão erudita que reflete múltiplas formas de conhecer e

> "integrar a arte e a ciência do cuidado, focando na proteção, promoção e otimização da saúde e do funcionamento humano; prevenção de doenças e lesões; facilitação da cura; e alívio do sofrimento por meio da presença compassiva. Enfermagem é o diagnóstico e o tratamento da resposta humana e a defesa no cuidado de indivíduos, famílias, grupos, comunidades e populações em reconhecimento da conexão de toda a humanidade"[4] (p. 1).

Enfermeiros integram dados objetivos com o conhecimento derivado de avaliações de pacientes, que incluem experiências subjetivas, para tomar decisões de saúde fundamentadas em conhecimento baseado em evidências. Essas decisões são elaboradas para promover resultados positivos de saúde proporcionados no contexto de cuidado, pela cultura e por um ambiente de apoio. Enfermeiros desenvolvem planos de cuidados individualizados, holísticos e com base em evidências em parceria com pessoas, famílias, entes queridos e equipe interprofissional. Eles fazem isso selecionando intervenções e práticas de enfermagem inovadoras que são projetadas para promover a saúde; prevenir doenças, lesões, enfermidades e complicações; melhorar a qualidade de vida; aliviar o sofrimento; promover a integridade, o conforto e o crescimento; reduzir os riscos ambientais e ocupacionais e defender políticas e iniciativas transformadoras e orientadas para a ação que aliviem a desigualdade e promovam a justiça social. Selecionar intervenções de enfermagem baseadas em evidências faz parte do raciocínio clínico e da tomada de decisão do enfermeiro. Seis fatores devem ser considerados ao escolher uma intervenção: (1) resultados desejados, (2) características do diagnóstico de enfermagem, (3) base de pesquisa para a intervenção, (4) viabilidade para a execução da intervenção, (5) aceitabilidade pela pessoa e (6) capacidade do enfermeiro.[15]

Resultados desejados. Os resultados dos pacientes devem ser especificados antes que uma intervenção seja escolhida, pois servem como critério para julgar o sucesso de uma intervenção de enfermagem. Os resultados descrevem comportamentos, respostas e sentimentos da pessoa em resposta ao cuidado prestado. Muitas variáveis influenciam os resultados, incluindo o problema clínico; intervenções prescritas pelos prestadores de cuidados de saúde; os próprios prestadores de cuidados de saúde; o ambiente em que o cuidado é recebido; a motivação, a estrutura genética e a fisiopatologia do próprio paciente e as pessoas próximas do paciente. Há muitas variáveis intervenientes ou mediadoras em cada situação, dificultando o estabelecimento de uma relação causal entre intervenções de enfermagem e resultados em alguns casos. O enfermeiro deve identificar resultados que podem ser razoavelmente esperados e que podem ser alcançados como resultado do cuidado de enfermagem.

A maneira mais eficaz de especificar resultados é por meio da NOC. A NOC contém resultados para indivíduos, famílias e comunidades, que são representativos de todos os cenários e especialidades clínicas.[83]

Cada resultado da NOC descreve estados da pessoa em um nível conceitual, com indicadores que devem ser responsivos à intervenção de enfermagem. Os indicadores para cada resultado permitem a mensuração dos resultados em qualquer ponto de uma escala Likert de cinco pontos, do mais negativo ao mais positivo. Avaliações repetidas ao longo do tempo fornecem identificação de mudanças na condição da pessoa. Assim, os resultados da NOC são utilizados para monitorar a extensão do progresso ou a falta de progresso ao longo de um período de tratamento. Os resultados da NOC foram desenvolvidos para serem aplicados a todos os cenários, todas as especialidades e ao longo do *continuum* de cuidados.

Características do diagnóstico de enfermagem.
Resultados e intervenções são selecionados em relação a diagnósticos de enfermagem específicos. O uso da linguagem de enfermagem padronizada começou no início da década de 1970 com o desenvolvimento da classificação de diagnósticos de enfermagem NANDA-I. Um diagnóstico de enfermagem de acordo com a NANDA-I é "um julgamento clínico sobre uma resposta humana a condições de saúde/processos de vida, ou a uma vulnerabilidade a essa resposta por um indivíduo, cuidador, família, grupo ou comunidade"[46] (p. 85). Um diagnóstico de enfermagem fornece a base para a seleção de intervenções de enfermagem para atingir resultados pelos quais o enfermeiro tem responsabilidade. Os elementos da declaração de diagnóstico da NANDA-I são o título, os fatores relacionados (causas ou fatores associados) e as características definidoras (sinais e sintomas). As intervenções são direcionadas para alterar os fatores etiológicos (fatores relacionados) ou causas do diagnóstico. Se a intervenção for bem-sucedida em alterar a etiologia, pode-se esperar que o estado do receptor do cuidado melhore. Nem sempre é possível alterar os fatores etiológicos e, quando isso acontece, é necessário tratar as características definidoras (sinais e sintomas).

Criar ligações entre diagnósticos de enfermagem específicos ou condições clínicas, resultados e intervenções é uma estratégia que auxilia na seleção de intervenções de enfermagem apropriadas. O texto *NOC and NIC Linkages to NANDA-I and Clinical Conditions: Supporting Clinical Reasoning and Quality Care*[55] continua sendo um recurso valioso e pode servir como um modelo para identificar resultados e intervenções para diagnósticos de enfermagem da NANDA-I, bem como para as 10 condições clínicas comuns de asma, doença pulmonar obstrutiva crônica, câncer de cólon e reto, depressão, diabetes melito, insuficiência cardíaca, hipertensão, pneumonia, acidente vascular encefálico (AVE) e substituição total da articulação: quadril/joelho. Neste texto (ver Parte 6), adicionamos ligações para seis condições clínicas adicionais – doença arterial coronariana, doença do coronavírus 2019 (covid-19), hiperlipidemia, câncer de pulmão, transtorno por uso de substâncias e retocolite ulcerativa/doença de Crohn – como exemplos de como a NIC pode ser ligada aos resultados da NOC em condições específicas.

O texto em espanhol de Ros et al., *NIC para el Aprendizaje Teorico-Practico en Enfermeria* (NIC para Aprendizagem Teórico-Prática em Enfermagem)[98] é um recurso valioso que vincula intervenções da NIC a situações de enfermagem, incluindo fundamentos como promoção de conforto, segurança e mobilidade; condições de saúde tais como tratamento de feridas; e cuidados agudos e críticos, como pessoas em ventilação mecânica e monitoramento cardíaco. Existem muitas publicações que identificaram as intervenções NIC mais comuns para uma variedade de situações de enfermagem. Por exemplo, uma equipe de enfermeiros do Centro de Classificação e Eficácia de Enfermagem publicou uma série de artigos identificando as ligações mais comuns entre os diagnósticos da NANDA-I, NIC e NOC em relação à pandemia de covid-19 no nível comunitário,[82] no nível individual[109] e para famílias.[117] Além disso, no Brasil, a Rede de Pesquisa em Processo de Enfermagem (RePPE), uma equipe de 26 pesquisadores de todo o país, identificou diagnósticos da NANDA-I, resultados da NOC e intervenções da NIC para tratar pessoas com covid-19 em comunidades; para pessoas com suspeita ou infecções leves, moderadas e críticas de covid-19 e residentes em casas de repouso.[10] Os resultados também estão disponíveis para *download* no *site* dessa rede brasileira (RePPE) em inglês, espanhol e português (https://repperede.org/). Há também diversas ferramentas eletrônicas disponíveis para auxiliar enfermeiros a fazer ligações entre os diagnósticos da NANDA-I, NIC e NOC. Por exemplo, o NNN Consult (https://www.nnnconsult.com) é um produto eletrônico da Elsevier espanhola para ensino e consultoria na prática clínica que vincula diagnósticos da NANDA-I, NIC e NOC.

Base de pesquisa para a intervenção. Butcher afirmou: "Os enfermeiros estão vivendo na era da prática baseada em evidências (PBE)"[17] (p. 25). A PBE é uma abordagem de resolução de problemas para a prestação de cuidados que integra: (1) as melhores evidências de estudos de pesquisa bem delineados e teorias baseadas em evidências; (2) a experiência clínica e as evidências da avaliação do histórico e da condição da pessoa, bem como dos recursos de saúde; e (3) as preferências e recursos da pessoa, família, grupo e população.[4,81] O *Nursing: Scope and Standards of Practice*[4] lista o uso de intervenções e estratégias baseadas em evidências para atingir metas e resultados mutuamente identificados, como uma competência a ser implementada por todos os enfermeiros. O novo *Essentials: Core Competencies for Professional Nursing Education* inclui "intervenções baseadas em evidências para melhorar os resultados e a segurança" como uma competência essencial no Domínio 2: Cuidado Centrado na Pessoa[3] (p. 31). Na descrição do cuidado centrado na pessoa da American Association of Colleges of Nursing (AACN),[3] há uma ênfase na diversidade, equidade e inclusão com base nas melhores evidências e julgamento clínico no planejamento e na prestação de cuidados ao longo do tempo, esferas de cuidados e níveis de desenvolvimento.

A Agency for Healthcare Research and Quality (AHRQ), a National Academy of Medicine (NAM; anteriormente denominada Institute of Medicine [IOM]), a American Nurses Association (ANA) e a American Association of Colleges of Nursing (AACN) são apenas algumas das agências e associações profissionais que há muito tempo endossam o uso da PBE como base para toda a prestação de cuidados em saúde. Elas enfatizaram que intervenções sustentadas por evidências de pesquisas melhoram os resultados individuais e a prática clínica. É essencial agora que os enfermeiros desenvolvam habilidades de investigação clínica, o que exige que eles questionem continuamente se o cuidado prestado é a melhor prática possível.

Para determinar a melhor prática, evidências baseadas em pesquisas precisam ser assimiladas e empregadas na escolha de intervenções. Assim, o enfermeiro que utiliza uma intervenção precisa estar familiarizado com sua base de pesquisa, que indicará a eficácia do uso da intervenção com determinados tipos de condições. Algumas intervenções e suas atividades de enfermagem correspondentes foram amplamente testadas para populações específicas, enquanto outras precisam ser testadas e são baseadas em conhecimento clínico especializado.

Para implementar a PBE com sucesso, os líderes de enfermagem precisam colocar mentores à beira do leito para que possam trabalhar lado a lado com os enfermeiros assistenciais e ajudá-los a aprender essas habilidades e implementar a PBE de maneira consistente.[17] Uma maneira de facilitar a PBE é o uso de diretrizes baseadas em evidências, percursos clínicos, protocolos baseados em evidências e declarações de melhores práticas. Diretrizes baseadas em evidências usam revisões sistemáticas para informar circunstâncias clínicas específicas. Diretrizes são desenvolvidas para promover avaliação precisa, diagnóstico e gerenciamento eficaz da condição. A Cochrane Library e o Joanna Briggs Institute (JBI) estabeleceram critérios claros para desenvolver diretrizes baseadas em evidências e têm *sites* em que é possível acessá-las. Entretanto, diretrizes normalmente baseadas em evidências não incorporam linguagem de enfermagem padronizada, como diagnósticos da NANDA-I, NIC e NOC. A integração da NIC serviria para fortalecer a base de evidências que orienta a prática de enfermagem.

Há uma ampla gama de modelos projetados para promover cuidados de enfermagem baseados em evidências em ambientes de prática. Por exemplo, *Evidence-based Practice in Action: Comprehensive Strategies, Tools, and Tips from the University of Iowa Hospital and Clinics*[30] oferece um plano detalhado para enfermeiros e líderes de saúde na promoção da adoção e implementação da PBE, como o processo de coleta de evidências para tratar um problema clínico específico e decidir sobre um protocolo de prática.

Manuais de diagnóstico de enfermagem como o de Makic e Martinez-Karatz[77] fornecem referências de pesquisa, desde estudos de caso até revisões sistemáticas que fornecem evidências adicionais relacionadas com as intervenções e atividades da NIC. Os enfermeiros aprendem sobre pesquisas relacionadas com intervenções específicas por meio de seus programas educacionais e aprendem como manter seus conhecimentos atualizados, encontrando e avaliando estudos de pesquisa. Se não houver uma base de pesquisa para uma intervenção que ajude o enfermeiro a escolher uma intervenção, o enfermeiro usaria princípios científicos (p. ex., transmissão de infecção) ou consultaria um especialista sobre as populações específicas para as quais a intervenção poderia funcionar.

Viabilidade para realização da intervenção. As preocupações com a viabilidade incluem as maneiras pelas quais a intervenção interage com outras intervenções, tanto as de enfermagem quanto as de outros profissionais de saúde. É importante que o enfermeiro esteja envolvido no plano total de cuidados da pessoa. Outras preocupações de viabilidade, cruciais no ambiente de saúde atual, são o custo da intervenção e o tempo necessário para a implementação. O enfermeiro precisa considerar as intervenções de outros profissionais, o custo da intervenção, o ambiente e o tempo necessário para implementá-la adequadamente ao escolher um curso de ação.

Aceitabilidade do paciente. Uma intervenção deve ser aceitável ao paciente/consumidor de serviços de saúde e sua família. O enfermeiro é frequentemente capaz de recomendar uma escolha de intervenção que auxilie a alcançar um resultado específico. Para facilitar uma escolha informada, o receptor do cuidado deve receber informações sobre cada intervenção e como se espera que ele participe. Ainda mais importante que isso, os valores, crenças e cultura da pessoa devem ser considerados ao se escolher uma intervenção.

Capacidade do enfermeiro. O enfermeiro deve ser competente para implementar a intervenção e deve: (1) ter conhecimento da fundamentação científica da intervenção, (2) ter as habilidades psicomotoras e interpessoais necessárias e (3) ser capaz de articular-se no ambiente específico para usar efetivamente os recursos de saúde.[15] Fica claro, apenas olhando para a lista total de 614 intervenções, que nenhum enfermeiro tem a capacidade de implementar todas as intervenções. A enfermagem, assim como outras disciplinas da saúde, é especializada, e cada enfermeiro atua dentro de sua especialidade e encaminha ou colabora quando outras habilidades são necessárias.

Depois de considerar cada um desses fatores para determinado destinatário de cuidados, o enfermeiro selecionaria a(s) intervenção(ões). Isso não consome tanto tempo quanto parece quando elaborado por escrito. Com experiência, o enfermeiro sintetiza essas informações e pode reconhecer padrões rapidamente. Uma vantagem da classificação é que ela facilita o ensino e a aprendizagem da tomada de decisão para o enfermeiro iniciante. Usar uma linguagem padronizada para comunicar a natureza de nossas intervenções não significa que paramos de fornecer cuidados individualizados. As intervenções são adaptadas aos indivíduos por meio da escolha seletiva das atividades e da modificação das atividades conforme apropriado para a idade do paciente, seu estado físico, social, emocional e espiritual e de sua família. Essas modificações são feitas pelo enfermeiro, usando julgamento clínico sólido.

COMO IMPLEMENTAR A NIC EM UMA INSTITUIÇÃO DE PRÁTICA CLÍNICA

Vários fornecedores que desenvolvem sistemas computadorizados de informações clínicas (CIS; do inglês, *computerized clinical information systems*) e registros eletrônicos de saúde (EHR; do inglês, *electronic health records*) estão incluindo terminologias de enfermagem padronizadas em ambientes hospitalares e de assistência à saúde. Não é de surpreender que a NIC esteja sendo implementada em uma ampla gama de sistemas de informação de computadores nos Estados Unidos, bem como em países ao redor do mundo, como Bélgica, Brasil, Canadá, China, Dinamarca, Inglaterra, França, Alemanha, Islândia, Indonésia, Itália, Japão, Coreia, Noruega, Portugal, Espanha, Suíça, Holanda e Turquia. O Boxe 1.1 lista alguns fornecedores de computadores para sistemas de saúde que licenciaram a NIC para incorporação em seus produtos de *software*. Sistemas de documentação computadorizados, incluindo NIC e NOC, estão sendo utilizados atualmente em muitos ambientes de assistência em saúde. Esses sistemas podem auxiliar os profissionais de saúde no planejamento e na documentação dos cuidados de enfermagem, além de fornecer uma maneira de melhorar a tomada de decisões clínicas, compartilhar informações e monitorar a obtenção de resultados.[37] Os fornecedores empregaram a NIC de várias maneiras para personalizar os EHR para várias instituições clínicas. É importante observar que a tomada de decisões clínicas e a individualização do atendimento são aprimoradas quando o nome do título da intervenção da NIC e as atividades relacionadas aparecem como opções no sistema de informações eletrônicas.

A omissão de linguagens de enfermagem padronizadas e rigorosamente desenvolvidas nos sistemas de EHR é uma tendência preocupante que cria uma barreira para identificar a contribuição intelectual da enfermagem para a assistência à saúde. Quando

Boxe 1.1

Fornecedores que possuem licenças para NIC

Fornecedor	Descrição
Clinical Architecture Carmel, IN https://clinicalarchitecture.com/symedical-healthcare-terminology-management-software	NIC e NOC integradas em seu Symedical®, um *software* de gerenciamento de conteúdo de assistência em saúde.
Computer Program and System Inc. (CPSI) Mobile, AL www.cpsi.com	NIC e NOC integradas em seu sistema de Prontuário Eletrônico do Paciente para planejamento de cuidados. O sistema é utilizado por hospitais de pequeno e médio porte.
DIPS ASA Bodø, Noruega www.dips.com	NIC integrada em seu sistema de Prontuário Eletrônico do Paciente para planejamento de cuidados. Empresa localizada em Bodø, Noruega.
Robin Technologies, Inc Worthington, OH www.careplans.com	NIC e NOC são utilizadas em planos de cuidados para uso por estudantes e enfermeiros em instalações de cuidados de longa permanência.

Lista de fornecedores fornecida em março de 2022 por Bonita Allen, Elsevier, 3251 Riverport Lane Maryland Heights, MO 63043 EUA.
OBSERVAÇÃO: Versões eletrônicas traduzidas da NIC para licenciamento também estão disponíveis na Elsevier Japão, Elsevier Espanha, Elsevier Holanda e Hogefe Verlagsgruppe em Berna, Suíça. Outras plataformas de fornecedores (EPIC, Cerner) incorporaram a NIC a pedido da instalação local. Os fornecedores responderão às solicitações dos clientes para incorporar a NIC em seus produtos.

classificações de enfermagem padronizadas não são incluídas no EHR, os cuidados de enfermagem podem ser descritos de maneira imprecisa e inconsistente no sistema de documentação. É importante ressaltar que essa ausência limita a capacidade do enfermeiro de indicar com precisão o atendimento prestado, de acessar prontamente o atendimento de enfermagem prestado em outros ambientes e de fornecer continuidade do cuidado de enfermagem em todos os ambientes. Termos e frases desenvolvidos por fornecedores de sistemas eletrônicos têm o potencial de serem interoperáveis entre os seus clientes, mas não foram desenvolvidos por meio de décadas de pesquisa e podem não ser validados por acadêmicos de enfermagem e enfermeiros praticantes.[110]

Listas de verificação eletrônicas, fluxogramas, classificações ou listas de verificação para fornecer prescrições de profissionais de saúde incluídas no EHR para documentar cuidados de enfermagem não são substitutos adequados para as contribuições intelectuais dos enfermeiros para o cuidado centrado na pessoa. O cuidado de enfermagem fica invisível quando a NIC e outras linguagens de enfermagem não são incluídas no prontuário eletrônico. A ausência de conteúdo de enfermagem não apenas descreve de maneira imprecisa o que ocorreu durante o episódio de cuidado, mas também remove a capacidade dos enfermeiros de pesquisar adequadamente suas ações e fortalecer sua PBE quando não há dados de enfermagem significativos no registro de saúde para serem coletados e analisados. Como a tecnologia direciona os dados essenciais para determinar a prática, os enfermeiros precisam defender proativamente a inclusão de linguagens de enfermagem significativas no sistema EHR.

De acordo com o relatório do IOM *The Future of Nursing: Leading Change, Advancing Health*, não há "maior oportunidade de transformar a prática do que por meio da tecnologia"[49] (p. 136). Como destaca Gleick,[39] colocar informações em formato matemático e eletrônico permite que os computadores processem, armazenem e recuperem informações rapidamente. Os sistemas computadorizados de informações (CIS) contribuem para a redução de erros, maior acesso a testes diagnósticos e a resultados de tratamentos e melhor comunicação e coordenação dos cuidados.[48] Os sistemas de informação também auxiliam na tomada de decisões clínicas, na documentação dos cuidados e na determinação do custo dos cuidados. Os elementos de enfermagem dos registros eletrônicos referem-se a qualquer informação relacionada com o diagnóstico, tratamento e resultados de enfermagem relevantes para a enfermagem. Os EHR não beneficiarão a enfermagem até que os enfermeiros sejam mais capazes de descrever seu trabalho, o que orientará o *design* dos sistemas de informação.[19] Além disso, o conteúdo de enfermagem no EHR deve ser padronizado e baseado na PBE. Os Padrões de Prática da ANA[4] incluem o uso de sistemas de informação, com a PBE, como uma prática central na descrição do "como" da prática de enfermagem (p. 32). O *Essentials: Core Competencies for Professional Nursing Education*[3] tem competências essenciais relativas ao uso de ferramentas eletrônicas de informação e comunicação no planejamento, entrega e documentação de cuidados, e lista a capacidade de "descrever a importância de dados padronizados de enfermagem para refletir a contribuição incomparável da prática de enfermagem" como uma competência de nível básico para enfermeiros profissionais (p. 47).

A NIC é padronizada e está disponível em formato eletrônico e pronta para ser integrada aos sistemas de informação de saúde. Muitas instituições integraram a NIC em seus EHRs hospitalares,[62,89] enquanto outros programas, como o *Hands-on Automated Nursing Data System* (HANDS), operam em dispositivos autônomos.[60] O uso da NIC fornece termos para suporte à tomada de decisões clínicas e permite a documentação, o armazenamento e a recuperação de informações clínicas sobre tratamentos de enfermagem. A implementação eletrônica de linguagens de enfermagem padronizadas facilita a comunicação dos cuidados de enfermagem a outros enfermeiros e prestadores de cuidados de saúde; torna viável um meio de cobrança e reembolso pela prestação de cuidados de enfermagem; e permite a avaliação da obtenção de resultados de enfermagem e da qualidade dos cuidados de enfermagem.

O tempo e o custo para implementação da NIC em um sistema de informação de enfermagem na prática clínica dependem da seleção e do uso de um EHR pela instituição de saúde, de um sistema de informação de enfermagem, da competência em informática dos enfermeiros e do uso e compreensão prévios dos enfermeiros da linguagem de enfermagem padronizada. A mudança para inserir a linguagem de enfermagem padronizada em um computador representa, para muitos, uma grande mudança na maneira como os enfermeiros tradicionalmente documentam os cuidados, e estratégias de mudança eficazes precisam ser seguidas, por exemplo, o uso do Ciclo de Vida de Desenvolvimento de Sistemas (SDLC; do inglês, *Systems Development Life Cycle*).[80] A implementação completa da NIC em uma instituição pode levar de meses a vários anos; a instituição deve dedicar recursos para programação de computadores, educação e treinamento. À medida que os principais fornecedores projetam e atualizam sistemas de informação de enfermagem clínica que incluem a NIC, a implementação será mais fácil.

Incluímos vários guias para auxiliar na implementação da NIC em ambientes de prática. O Boxe 1.2 fornece etapas para implementação da NIC em uma instituição de prática clínica. Embora nem todas as

> **Boxe 1.2**
>
> ### Etapas para implementação da NIC em uma instituição de prática clínica
>
> **A. Estabelecer compromisso organizacional com a NIC**
> - Identificar a pessoa principal responsável pela implementação de cada uma das unidades (p. ex., responsável pela informática de enfermagem)
> - Criar uma força-tarefa de implementação com representantes de áreas-chave
> - Fornecer materiais da NIC a todos os membros da força-tarefa
> - Comprar cópias do livro da NIC e distribuir leituras sobre a classificação para as unidades
> - Fazer com que os membros da força-tarefa comecem a usar a linguagem da NIC nas discussões cotidianas
> - Acessar o *site* do Center of Nursing Classification da University of Iowa.
>
> **B. Preparar e implementar o plano**
> - Escrever as metas específicas a serem cumpridas
> - Fazer uma análise do campo de força para determinar as forças motrizes e restritivas
> - Determinar se uma avaliação interna será feita e a natureza do esforço de avaliação
> - Identificar quais intervenções da NIC são mais apropriadas para a instituição/unidade
> - Determinar a extensão em que a NIC deve ser implementada (p. ex., em padrões, planejamento de cuidados, documentação, resumo de alta, avaliação de desempenho)
> - Priorizar os esforços de implementação
> - Escolher de 1 a 3 unidades piloto. Envolver os membros dessas unidades no planejamento
> - Desenvolver um cronograma escrito para implementação
> - Revisar o sistema atual e determinar a sequência lógica de ações para integrar a NIC
> - Criar grupos de trabalho de usuários clínicos especialistas para revisar as intervenções e atividades da NIC, determinar como elas serão aplicadas na instituição e desenvolver os formulários necessários
> - Distribuir o trabalho dos especialistas clínicos a outros usuários para avaliação e *feedback* antes da implementação
> - Incentivar o desenvolvimento de um *Campeão da NIC* em cada uma das unidades
> - Manter outros tomadores de decisão importantes na instituição informados
> - Determinar a natureza do conjunto total de dados de enfermagem e trabalhar para garantir que todas as unidades estejam coletando dados sobre todas as variáveis de maneira uniforme para que pesquisas futuras possam ser feitas.
> - Fazer planos para garantir que todos os dados de enfermagem sejam recuperáveis
> - Identificar as necessidades de aprendizagem da equipe e planejar maneiras de abordá-las.
>
> **C. Executar o plano de implementação**
> - Desenvolver telas/formulários para implementação, revisar cada intervenção da NIC e decidir se todas as partes (p. ex., título, definição, atividades, referências) devem ser utilizadas. Determinar se há atividades críticas para documentar e se mais detalhes são desejados
> - Proporcionar tempo de treinamento para a equipe
> - Implementar a NIC na(s) unidade(s) piloto e obter *feedback* regular
> - Atualizar conteúdo ou criar funções de computador conforme necessário
> - Usar grupos focais para esclarecer questões e abordar preocupações/perguntas
> - Usar dados sobre aspectos positivos da implementação em apresentações para toda a instituição
> - Implementar a NIC em toda a instituição
> - Coletar dados de avaliação pós-implementação e fazer alterações conforme necessário
> - Identificar marcadores-chave a serem utilizados na avaliação contínua e continuar monitorando e mantendo o sistema
> - Fornecer *feedback* ao projeto de intervenção de Iowa.

etapas devam ser seguidas em todas as instituições, a lista é útil no planejamento da implementação. Descobrimos que a implementação bem-sucedida das etapas requer conhecimento sobre mudanças e sistemas de informação de enfermagem. Além disso, é uma boa ideia estabelecer um processo de avaliação. Existem inúmeras publicações que descrevem os processos de implementação da NIC em uma ampla variedade de cenários de prática; elas podem ser localizadas por meio de uma pesquisa computadorizada de literatura de enfermagem. Os líderes que estão direcionando o esforço de implementação, bem como administradores, *designers* de sistemas de informação de computador e enfermeiros em atividade, se beneficiarão da literatura que descreve o processo de implementação. O Boxe 1.3 inclui "regras básicas" para usar a NIC em um sistema de informação. Seguir essas etapas ajudará a garantir que os dados sejam capturados de maneira consistente. Em alguns sistemas computadorizados, devido a restrições de espaço, é necessário abreviar algumas das atividades da NIC. Embora isso esteja se tornando menos necessário à medida que o espaço de informática para enfermagem se expande, o Boxe 1.4 fornece diretrizes para abreviar as atividades da NIC para caber em um sistema de computador.

Muitas organizações de saúde implementaram EHRs; no entanto, planos de cuidados de enfermagem manuais ainda são utilizados em muitos ambientes. É muito viável empregar uma linguagem padronizada em um sistema manual/em papel não informatizado. Na verdade, a implementação é mais fácil se a equipe de enfermagem puder aprender a usar uma linguagem padronizada antes da introdução de um sistema eletrônico.

Boxe 1.3

Regras básicas de implementação da NIC em um sistema de informação de enfermagem

1. O sistema de informação deve indicar claramente que a NIC está sendo utilizada.
2. Os títulos e definições de intervenção da NIC devem aparecer na íntegra e devem ser claramente nomeados como intervenções e definições.
3. Atividades não são intervenções e não devem ser nomeadas como tal nas telas.
4. A documentação de que a intervenção foi planejada ou realizada deve ser capturada no nível do título da intervenção. Além disso, uma instituição pode optar por solicitar que os enfermeiros identifiquem atividades específicas dentro da intervenção para planejamento e documentação do atendimento ao paciente.
5. O número de atividades necessárias em um sistema de informação deve ser o menor possível para cada intervenção, para não sobrecarregar o provedor.
6. Se atividades forem incluídas no sistema de informação, elas devem ser escritas na medida do possível (dadas as restrições da estrutura de dados) conforme aparecem na NIC. Atividades que devem ser reescritas para se adequarem às restrições de espaço curto devem refletir o significado pretendido.
7. Todas as atividades adicionais ou modificadas devem ser consistentes com a definição da intervenção.
8. A modificação das atividades da NIC deve ser feita com moderação e somente quando necessário na situação prática.
9. As intervenções da NIC devem ser uma parte permanente do registro do paciente, com capacidade de recuperar essas informações.

Boxe 1.4

Diretrizes para abreviar atividades NIC para que caibam em um sistema informatizado

Introdução: embora os sistemas de banco de dados eletrônicos estejam mudando, alguns sistemas informatizados ainda restringem o espaço, não permitindo o número de caracteres necessários para incluir a descrição total das atividades da NIC. Se esse for o caso, recomendamos solicitar mais espaço. Entretanto, independentemente do motivo que impeça isso, as seguintes diretrizes devem ser utilizadas para diminuir a extensão das atividades. Se essas diretrizes forem seguidas, todas as atividades poderão ter menos de 125 caracteres.

Diretrizes

1. Elimine todos os "conforme apropriado" e "conforme necessário" encontrados após uma vírgula no final de algumas atividades.
2. Remova todos os exemplos encontrados dentro dos parênteses.
3. Exclua palavras ou orações dependentes que descrevam outras partes de uma atividade.
4. Use a abreviatura "pct" para paciente e "enf" para enfermeiro.
5. NÃO crie linguagem nova e não substitua palavras.
   (Observação: decidimos não sugerir mais abreviações de palavras diferentes das que já estão na NIC, pois as instituições, em sua maioria, já têm uma lista acordada de abreviações que são obrigadas a usar; essas listas não são uniformes entre as instituições e criar mais uma lista pode causar confusão)

Exemplos

Monitorar temperatura corporal.
Fazer e documentar histórico de saúde e avaliação física do paciente.
Administrar anestésico de acordo com necessidades do paciente, julgamento clínico e protocolos.
Obter amostra solicitada para análise laboratorial de ácido-base.
Fazer triagem para detectar sintomas de histórico de abuso doméstico.

Uso de um modelo de linguagem padronizada

O modelo descrito na Figura 1.1 ilustra o uso de linguagem padronizada para documentar o atendimento real prestado pelo enfermeiro, o que, por sua vez, gera dados para tomada de decisões sobre questões de custo e qualidade na instituição de saúde. Os dados também são úteis para tomar decisões sobre políticas de saúde. O modelo de três níveis indica que o uso de linguagem padronizada para documentação de cuidados não apenas auxilia o enfermeiro a se comunicar com outras pessoas, mas também leva a vários outros usos importantes.

No nível individual, cada enfermeiro usa uma linguagem padronizada nas áreas de diagnósticos, intervenções e resultados para comunicar planos de cuidados e documentar os cuidados prestados. Enfermeiros que trabalham com um indivíduo ou grupo de pessoas fazem a si mesmos várias perguntas de acordo com as etapas do processo de enfermagem: (1) Quais são os diagnósticos de enfermagem? (2) Quais são os resultados que estou tentando alcançar? (3) Que intervenções utilizo para obter esses resultados? Os diagnósticos, resultados e intervenções identificados são então documentados usando a linguagem padronizada nessas áreas. Um enfermeiro que trabalha com um sistema de informação que inclui a NIC documentará os cuidados oferecidos escolhendo a intervenção. Nem todas as atividades serão realizadas para todos os pacientes. Para indicar quais atividades foram realizadas, o enfermeiro pode

NÍVEL INDIVIDUAL

Conhecimento clínico de enfermagem → Classificação de diagnósticos / Classificação de intervenções / Classificação de resultados

Tomada de decisão clínica do enfermeiro → Escolha → Escolha → Escolha

Dados do paciente documentados → Diagnósticos / Intervenções / Resultados

UNIDADE/NÍVEL ORGANIZACIONAL

Dados demográficos do paciente
Dados de gestão financeira
Dados do estabelecimento de saúde
Dados do médico/outros
Dados de gestão de enfermagem

Dados da prática de enfermagem: Diagnósticos do paciente | Intervenções de enfermagem | Resultados do paciente

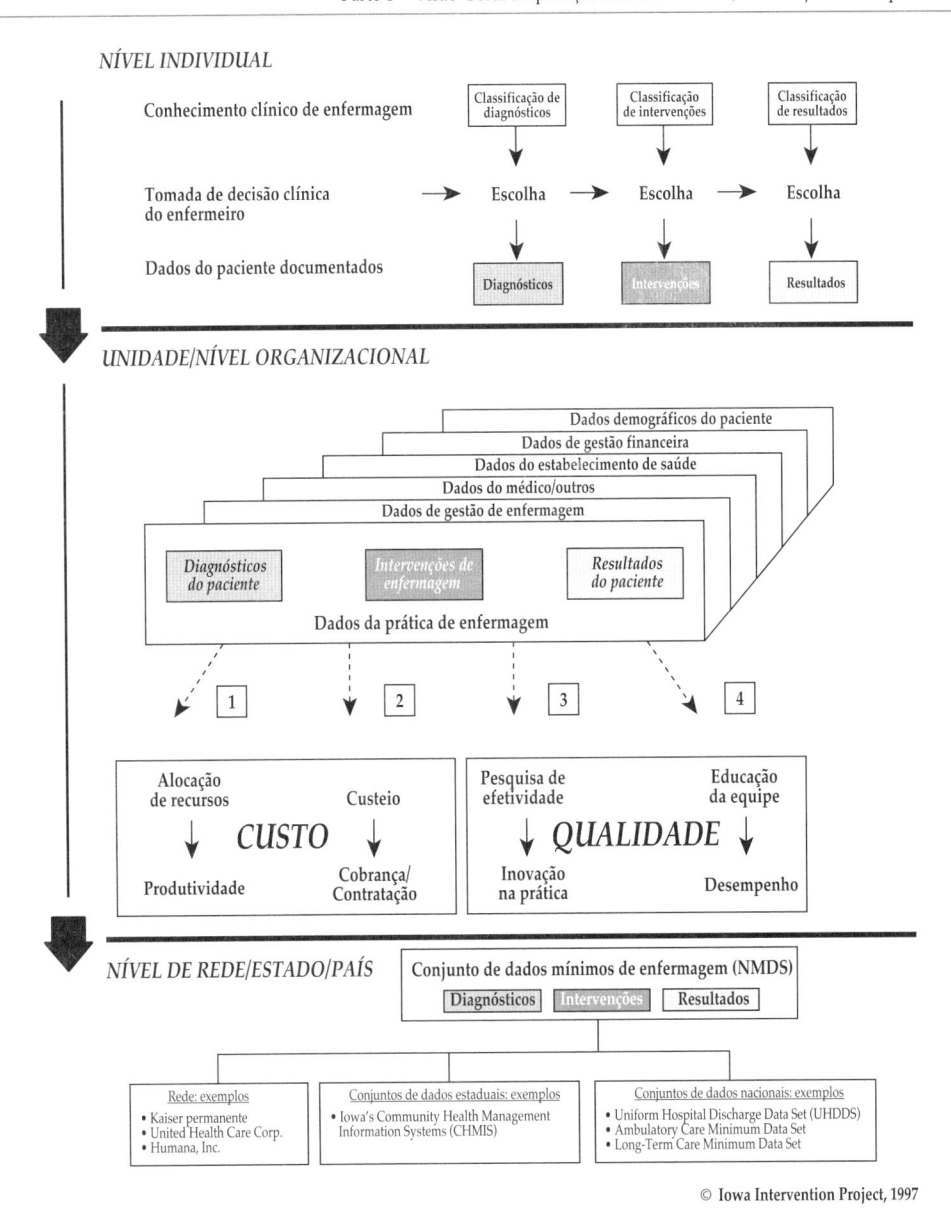

1. Alocação de recursos / Custeio — **CUSTO** — Produtividade / Cobrança/Contratação
2. Pesquisa de efetividade / Educação da equipe — **QUALIDADE** — Inovação na prática / Desempenho

NÍVEL DE REDE/ESTADO/PAÍS

Conjunto de dados mínimos de enfermagem (NMDS): Diagnósticos | Intervenções | Resultados

- **Rede: exemplos**
  - Kaiser permanente
  - United Health Care Corp.
  - Humana, Inc.
- **Conjuntos de dados estaduais: exemplos**
  - Iowa's Community Health Management Information Systems (CHMIS)
- **Conjuntos de dados nacionais: exemplos**
  - Uniform Hospital Discharge Data Set (UHDDS)
  - Ambulatory Care Minimum Data Set
  - Long-Term Care Minimum Data Set

© Iowa Intervention Project, 1997

Figura 1.1 Dados da prática de enfermagem: três níveis.

---

destacar aquelas realizadas ou simplesmente documentar as exceções, dependendo do sistema de documentação existente. Um enfermeiro que trabalha com um sistema de informação manual escreverá os títulos da intervenção da NIC escolhidos à medida que o planejamento e a documentação dos cuidados forem feitos. As atividades também podem ser especificadas dependendo do sistema de documentação da instituição. Embora as atividades possam ser importantes na comunicação do cuidado, o título da intervenção é o ponto de partida ao planejar o cuidado.

A parte de nível individual do modelo pode ser considerada como documentação dos principais pontos de decisão do processo de enfermagem usando linguagem padronizada. Isso torna evidente a importância das habilidades dos enfermeiros na tomada de decisões clínicas. Descobrimos que, embora a NIC exija que os enfermeiros aprendam uma nova linguagem e uma maneira diferente de conceituar o que fazem (nomeando o conceito de intervenção em vez de listar uma série de comportamentos distintos), eles se adaptam rapidamente e, de fato, tornam-se a força propulsora da implementação da linguagem. Com ou sem informatização, a adoção da NIC torna mais fácil para os enfermeiros comunicarem o que fazem entre si e com outros profissionais. Os planos de cuidados são muito mais curtos e as intervenções podem ser associadas aos diagnósticos e resultados. Como as decisões individuais de cada enfermeiro sobre diagnósticos, intervenções e resultados são coletadas de modo uniforme, as informações podem ser agregadas ao nível da unidade ou organização.

No nível da unidade ou da organização, a informação sobre o paciente é agregada para todas as pessoas na unidade (ou outro grupo) e, por sua vez, em toda a instituição. Esses dados da prática de enfermagem agregados podem, então, ser associados às informações contidas no banco de dados de gerenciamento de enfermagem. O banco de dados de gerenciamento inclui dados sobre enfermeiros e outros profissionais que prestam cuidados e os meios de prestação de cuidados. Por sua vez, os dados da prática e do gerenciamento de enfermagem podem ser vinculados a dados sobre tratamentos realizados por prestadores de serviços de saúde, informações sobre instalações, informações pessoais e dados financeiros. A maioria desses dados, exceto alguns sobre tratamentos realizados por provedores que não sejam médicos, já é coletada de maneira uniforme e está disponível para uso.

O modelo ilustra como os dados da prática clínica, vinculados a outros dados no sistema de informações da instituição, podem ser empregados para determinar o custo e a qualidade do atendimento de enfermagem. O lado do custo do modelo aborda a alocação de recursos e o custeio dos serviços de enfermagem; o lado da qualidade do modelo aborda a pesquisa de efetividade e a educação da equipe de enfermagem. O uso de linguagem padronizada para planejar e documentar o atendimento não resulta automaticamente em conhecimento sobre custo e qualidade, mas fornece o potencial de dados para tomada de decisões nessas áreas. As etapas para determinar o custo por meio da alocação de recursos e do custeio dos serviços de enfermagem e as etapas para garantir a qualidade por meio de pesquisas sobre efetividade e educação da equipe de enfermagem são descritas na lista a seguir. Uma excelente fonte para garantir a competência dos funcionários foi publicada por Nolan[85] e descreve um processo passo a passo que incorpora a NIC em competências de pessoal e avaliações de desempenho. Explicações de alguns termos gerenciais e financeiros são fornecidas entre parênteses para aqueles que não estão familiarizados com essas áreas.

Custo

Alocação de recursos – distribuição da equipe de enfermagem e dos suprimentos
- Determinar as intervenções e os resultados relacionados/tipo de população
- Determinar e aplicar as regras para a combinação de pessoal (proporção de profissionais e não profissionais de enfermagem) por tipo de população
- Alocar outros recursos (suprimentos e equipamentos) adequadamente
- Determinar a produtividade (razão entre saídas e entradas ou a proporção entre trabalho produzido/pessoas e suprimentos necessários para produzir o trabalho) da equipe de enfermagem.

Custeio – determinação do custo dos serviços de enfermagem prestados
- Identificar as intervenções realizadas
- Fixar um preço por intervenção, tendo em conta o nível do prestador e o tempo despendido
- Determinar cobrança de custos indiretos (valor cobrado por despesas comerciais que não são cobradas de um serviço específico, mas são essenciais para a produção de serviços, como aquecimento, luz, construção e reparos); alocar uniformemente para todos e ter uma justificativa
- Determinar o custo da prestação de cuidados (intervenções de cuidados diretos mais despesas gerais)
- Determinar o valor cobrado por cada pessoa ou usar as informações para contratar serviços de enfermagem (estabelecendo um acordo para a prestação de serviços de enfermagem a um preço fixo).

Qualidade

Pesquisa de efetividade – determinação de efeitos ou resultados de intervenções de enfermagem
- Identificar as questões de pesquisa (p. ex., qual combinação de intervenções produz os melhores resultados para um tipo específico de condição?)
- Selecionar os resultados a serem mensurados
- Identificar e coletar as variáveis intervenientes (p. ex., características do paciente, tratamentos médicos, combinação de funcionários, carga de trabalho)
- Analisar os dados
- Fazer recomendações para inovações práticas.

Educação da equipe – garantia de competência para realizar as intervenções necessárias
- Determinar o nível de competência dos enfermeiros em relação a intervenções específicas
- Fornecer educação conforme necessário e repetir a medida de competência

- Determinar o nível de responsabilidade do enfermeiro pelas intervenções e se a intervenção ou parte dela é delegada
- Fornecer educação conforme necessário relacionada com tomada de decisões, delegação e formação de equipes
- Avaliar o desempenho em termos de obtenção de resultados
- Utilizar informações na avaliação de desempenho do enfermeiro, levando em consideração a sua capacidade de executar a intervenção com competência e o nível geral de responsabilidade profissional.

Os dois lados do modelo são interativos. Custo e qualidade devem sempre ser considerados lado a lado. Além disso, os quatro caminhos não significam que sejam mutuamente exclusivos. A pesquisa pode ser conduzida com base no lado dos custos e esses podem ser determinados para pesquisa e educação. Os quatro caminhos distintos, no entanto, são úteis para indicar as principais áreas de uso desses dados em nível organizacional.

O *nível de rede/estado/país* do modelo envolve o "envio" de dados de enfermagem para serem incluídos em grandes bancos de dados que são utilizados para definir parâmetros de referência para determinação de qualidade e para formulação de políticas de saúde. Em um artigo clássico e altamente influente, Werley e Lang[118] descreveram o Conjunto de Dados Mínimos de Enfermagem (NMDS; do inglês, *Nursing Minimum Data Set*) e identificaram 16 variáveis que deveriam ser incluídas em grandes bancos de dados de formulação de políticas. Estas incluem as três variáveis clínicas de diagnósticos, intervenções e resultados; intensidade de enfermagem (definida como combinação de equipe e horas de atendimento), que serão coletadas no banco de dados de gerenciamento de enfermagem; e 12 outras variáveis, como idade, sexo e raça, e quem se espera que pague a conta, as quais estão disponíveis em outras partes do registro clínico. O modelo indica que os dados de enfermagem sobre diagnósticos, intervenções e resultados são agregados por unidade e, então, incluídos em bancos de dados regionais e nacionais maiores. Um número crescente de redes de prestadores de cuidados também está construindo bancos de dados. Segundo Jacox,[53] a enfermagem permaneceu essencialmente invisível nesses bancos de dados clínicos e administrativos. Ela listou as seguintes ramificações da invisibilidade da enfermagem e dos cuidados de enfermagem nos bancos de dados há quase três décadas e, ainda assim, elas permanecem ainda mais relevantes hoje:

- Não conseguimos descrever os cuidados de enfermagem recebidos pelos pacientes na maioria dos contextos de saúde
- Grande parte da prática de enfermagem é descrita como a prática de outros, especialmente médicos
- Não conseguimos descrever os efeitos da prática de enfermagem nos resultados
- Muitas vezes não conseguimos descrever os cuidados de enfermagem dentro de um único ambiente, muito menos entre ambientes
- Não conseguimos identificar o que os enfermeiros fazem para que possam ser reembolsados por isso
- Não conseguimos perceber a diferença nos cuidados e custos quando os cuidados são prestados por médicos em comparação com enfermeiros
- Essa invisibilidade perpetua a visão da enfermagem como uma parte da medicina que não precisa ser identificada separadamente.

Estimar os requisitos para os cuidados de enfermagem e projetar esses requisitos a fim de determinar os níveis de pessoal são desafios para os gerentes de enfermagem. Embora muitas instituições continuem a desenvolver ferramentas para determinar os níveis de necessidade de pessoal e de gravidade dos pacientes, normalmente elas não são utilizáveis em diferentes cenários. Para preencher essa lacuna, a escala de gravidade mostrada no Boxe 1.5 foi desenvolvida com a ajuda de indivíduos em diferentes cenários como uma escala de gravidade fácil de usar e que pode ser aplicada em vários cenários. Embora os testes da escala tenham sido limitados, sua utilidade em todos os cenários foi demonstrada. As proporções entre enfermeiros e pacientes também puderam ser determinadas, identificando as principais intervenções para pacientes no nível da unidade e identificando e calculando o tempo estimado e o nível de instrução necessários para implementar com segurança as intervenções, conforme identificado na Parte 5 deste livro.

Há fortes evidências de uma relação entre a equipe de enfermagem, a segurança do paciente e a qualidade do atendimento. Baixos níveis de pessoal de enfermagem estão associados a maiores taxas de mortalidade.[43] Rae et al.[94] encontraram associações significativas entre menores níveis de pessoal de enfermagem de terapia intensiva e maiores chances de mortalidade e infecção nosocomial, maiores custos hospitalares, menor qualidade de atendimento percebida pelos enfermeiros e menor satisfação familiar. Griffiths et al.[41] relataram que o baixo nível da equipe de enfermagem está associado a relatos de falta de cuidados nessa área em hospitais. O estudo de Aiken et al.[1], que considerou 300 hospitais em nove países, determinou que o aumento de um paciente na carga de trabalho dos enfermeiros aumentou em 7% a probabilidade de um paciente internado morrer dentro de 30 dias após a admissão, e cada aumento de 10% em enfermeiros com diplomas de bacharel foi associado a uma diminuição

Boxe 1.5

Escala de gravidade do paciente segundo a NIC

Instruções: avalie cada paciente nessa escala uma vez por dia (ou conforme apropriado na sua prática)

Nível de gravidade do paciente (circule uma opção)

1. O paciente que realiza seu autocuidado está em contato com o sistema de saúde para obter assistência, principalmente, com atividades de promoção da saúde. O paciente pode precisar de alguma assistência para lidar com os efeitos da doença ou lesão, mas a quantidade de tratamento fornecida não é maior do que aquela que poderia ser fornecida em uma breve consulta ambulatorial. *O paciente nessa categoria geralmente procura exames de rotina de triagem de saúde, como mamografias, exames preventivos de câncer de colo do útero, instruções sobre cuidados parentais, verificação de perda de peso e pressão arterial, exames físicos esportivos e exames de rotina do recém-nascido. Os aspectos de orientação sobre o cuidado geralmente são breves e muitas vezes limitados a instruções escritas para levar para casa.*
2. O paciente é relativamente independente como agente de autocuidado, mas pode ter algumas limitações no autocuidado total. O paciente requer avaliação e intervenções periódicas de enfermagem para necessidades que podem ser simples ou complexas. As atividades de orientação constituem uma boa parte do atendimento prestado, e os requisitos de assistência à saúde incluem a necessidade de educação sobre prevenção. *Exemplos de pacientes que podem se enquadrar nessa categoria incluem mulheres com alto risco de gravidez complicada, indivíduos com diabetes difícil de controlar ou diabéticos recém-diagnosticados, indivíduos com doença psiquiátrica estável, familiares com criança com transtorno de déficit de atenção e pacientes cardíacos em fase de reabilitação.*
3. O paciente é incapaz de encontrar recursos ou energias suficientes para atender às suas próprias necessidades e depende de outros para suas necessidades de autocuidado. Essa pessoa requer intervenção contínua de enfermagem, mas o cuidado é previsível e não tem natureza de emergência. *Exemplos de pacientes que se enquadram nessa categoria são alguém com uma doença crônica instável ou que demande muita energia, uma mulher em trabalho de parto ativo, um paciente de cuidados de longo prazo, um paciente de cuidados paliativos, um paciente psiquiátrico deprimido e um paciente pós-operatório estabilizado.*
4. O paciente está gravemente doente e depende de outras pessoas para cuidar de si mesmo, com necessidades que podem mudar rapidamente. O paciente requer avaliação e intervenção contínuas de enfermagem, e os requisitos de cuidados não são previsíveis. *Exemplos de pacientes nessa categoria são um paciente pós-operatório se recuperando de uma grande cirurgia durante as primeiras 24 a 36 horas, alguém sofrendo de um episódio psiquiátrico agudo e uma mulher na categoria de gravidez de alto risco em trabalho de parto ativo.*
5. O paciente está em estado crítico e necessita de medidas de salvamento para se manter vivo. O paciente não tem capacidade de agir como seu próprio agente de autocuidado e requer avaliação constante e intervenção de enfermagem para manter sua existência. *Exemplos de pacientes nessa categoria são pacientes em terapia intensiva recebendo suporte de vida completo, pacientes psiquiátricos em terapia intensiva, prematuros de baixo peso, vítimas de acidentes com traumatismo craniano e, em geral, indivíduos com falências multissistêmicas.*

---

na probabilidade de mortalidade. Kane et al.[56] descobriram que adicionar enfermeiros ao quadro de funcionários da unidade eliminou um quinto de todas as mortes hospitalares e reduziu o risco relativo de eventos adversos, como sangramento e infecção.

Aumentar o número de enfermeiros pode gerar uma economia de custos de quase 3 bilhões de dólares, com mais de 4 milhões de internações hospitalares extras evitadas por eventos adversos somente nos EUA.[84] Vários estados norte-americanos promulgaram legislação sobre segurança de equipes empregando a abordagem estabelecida pela American Nurses Association.[4] Embora Califórnia e Massachusetts sejam os únicos estados a aprovar leis que regem políticas seguras para as equipes, 12 outros estados introduziram regulamentações estaduais que abordam o dimensionamento de enfermeiros em hospitais. Esses estados são Connecticut, Illinois, Minnesota, Nevada, Nova Jersey, Nova York, Ohio, Oregon, Rhode Island, Texas, Vermont e Washington. Desses estados, Connecticut, Illinois, Nova York, Nevada, Ohio, Oregon, Texas e Washington exigem que os hospitais formem comitês para desenvolver planos e políticas para direcionar a implementação de práticas ideais de alocação de pessoal. Além desses estados, Novo México e Carolina do Norte também iniciaram o processo de avaliação solicitando estudos que coletarão e relatarão informações que podem ser empregadas para desenvolver futuros mandatos e políticas de pessoal. Embora essa pesquisa seja digna de nota, a integração de um método padronizado para documentar os tratamentos que os enfermeiros fornecem (como NIC) no CIS fornecerá aos bancos de dados informações que podem ser utilizadas para determinar as contribuições específicas dos enfermeiros para a segurança e a qualidade do atendimento. O uso de linguagens padronizadas para correlacionar dados de pessoal e resultados foi mencionado em vários estudos recentes como um método de fortalecimento do *design* e possibilitando melhor interpretação dos dados.[87,116]

A PBE é a integração das melhores evidências de pesquisa com experiência clínica e valores pessoais para facilitar a tomada de decisões clínicas.[100] Embora a PBE tenha sido adotada e tenha alcançado ampla aceitação ao ser integrada aos currículos de bacharelado, mestrado e doutorado,[3] o chamado para implementar totalmente a PBE na prática tem sido mais desafiador.[17] O uso das diretrizes da PBE é aprimorado quando as intervenções da NIC são incluídas como recomendações para tratamentos de enfermagem eficazes. Diretrizes são criadas na forma de protocolos ou parâmetros baseados em evidências que convertem conhecimento científico em ações clínicas em um formato disponível aos profissionais de saúde. As diretrizes descrevem um processo de gerenciamento de cuidados que tem o potencial de melhorar a qualidade da tomada de decisões clínicas e do consumidor. Os defensores da PBE acreditam que intervenções consideradas eficazes e seguras, fundamentadas nas melhores evidências disponíveis, precisam ser aplicadas de maneira consistente para produzir os mesmos resultados desejados para o mesmo problema. Depois que a Agency for Health Care Policy and Research (AHCPR),[111] agora conhecida como Agency for Healthcare Research and Quality (AHRQ), publicou sua iniciativa nacional, a partir da década de 1990 a profissão de enfermagem concentrou-se no desenvolvimento e aplicação de diretrizes. Como o foco de uma diretriz é o gerenciamento de uma condição clínica, incorporar a NIC aos protocolos é muito útil para descrever as intervenções de enfermagem contidas na diretriz e necessária para padronizar linguagens para utilização em pesquisas de efetividade.

USO DA NIC NA EDUCAÇÃO

A AACN apontou o uso de terminologias padronizadas como base para o desenvolvimento de um sistema de informação clínica (CIS) eficaz.[3] A integração de terminologias padronizadas no CIS não apenas oferece suporte à prática diária de enfermagem, mas também à capacidade de aprimorar a comunicação interprofissional e gerar automaticamente dados padronizados para avaliar e melhorar continuamente a prática.[4]

Os diagnósticos de enfermagem foram incluídos na maioria dos principais livros didáticos de planejamento de cuidados desde a década de 1980, e a NIC foi incorporada em uma ampla variedade de livros didáticos de especialidades de enfermagem, bem como em livros que auxiliam os alunos no planejamento de cuidados. A inclusão de linguagem de enfermagem padronizada em um currículo concentra o ensino na tomada de decisões clínicas (a seleção de diagnósticos, resultados e intervenções de enfermagem apropriados para uma situação específica de enfermagem). Esses recursos estão se expandindo rapidamente à medida que mais programas educacionais ensinam a linguagem de enfermagem padronizada como base de conhecimento da enfermagem. Todas as principais editoras de enfermagem estão incorporando linguagem padronizada de enfermagem em recursos impressos e eletrônicos.

Os diagnósticos NANDA-I, NIC e NOC são as classificações utilizadas internacionalmente com maior frequência, com as linguagens de enfermagem mais abrangentes, pesquisadas e baseadas em evidências.[5,45] Em um estudo comparando a utilidade da NIC com outras terminologias, como a Classificação Internacional para a Prática de Enfermagem (CIPE), Sistema Omaha, Classificação de Cuidados Clínicos/Classificação de Cuidados de Saúde Domiciliares, Conjunto de Dados de Enfermagem Perioperatória e outras linguagens padronizadas de enfermagem, Tastan et. al.[110] descobriram que a maioria das pesquisas se concentrava nos diagnósticos NANDA-I, linguagens NIC e NOC (NNN) e indicaram que a NNN era uma das duas linguagens padronizadas de enfermagem que tiveram integração e uso bem-sucedidos em prontuários eletrônicos de saúde para o cuidado das pessoas. Dessa forma, a NIC pode auxiliar o corpo docente na organização do conteúdo curricular de todos os cursos clínicos. O conteúdo do curso de especialidade pode ser estruturado em torno das principais intervenções para condições clínicas específicas e seus diagnósticos de enfermagem associados.

A mudança pode ser um desafio em ambientes acadêmicos; no entanto, implementar a NIC em um ambiente educacional pode ser mais fácil do que em um ambiente prático, porque há menos pessoas envolvidas e geralmente não há problemas relacionados com o uso em um sistema de informação. Incluímos algumas diretrizes para ajudar a fazer a mudança. O Boxe 1.6 é um guia que lista etapas para implementar a NIC em um ambiente educacional. Essas são como Etapas para implementação da NIC em uma instituição de prática clínica (ver Boxe 1.2), mas as ações específicas estão relacionadas com o ambiente acadêmico e ao desenvolvimento do curso. A decisão central que deve ser tomada é a de que os membros do corpo docente adotem orientação e foco filosóficos de enfermagem, em vez da orientação médica mais tradicional com implicações de enfermagem adicionadas.

O ensino do raciocínio clínico e da tomada de decisões é aprimorado quando os enfermeiros aprendem a usar linguagens de enfermagem padronizadas, incluindo a NIC. Além disso, textos que usam estudos de caso que incorporam a NIC, como o de Lunney, *Critical Thinking to Achieve Positive Health Outcomes: Nursing Case Studies and Analyses* (Pensamento crítico para o alcance de resultados positivos em saúde: estudos de casos em enfermagem e análises),[75] bem como pesquisas sobre o uso de estudos de caso com diagnósticos NANDA-I, NIC e NOC para ensinar raciocínio clínico,[105] são fontes úteis. Professores e alunos podem desenvolver seus próprios estudos de caso incorporando linguagens de enfermagem

Boxe 1.6

Etapas para implementação da NIC em um ambiente educacional

A. Estabelecer compromisso organizacional com a NIC
- Identificar a pessoa-chave responsável pela implementação (p. ex., chefe do comitê curricular)
- Criar uma força-tarefa de implementação com representantes de áreas-chave
- Acessar o *site* do Centro de Classificação de Enfermagem
- Fornecer materiais da NIC a todos os membros da força-tarefa
- Comprar e distribuir cópias da última edição da NIC
- Divulgar leituras sobre a NIC para o corpo docente
- Examinar as questões filosóficas relativas à centralidade das intervenções de enfermagem
- Fazer com que os membros da força-tarefa comecem a usar a linguagem da NIC nas discussões cotidianas.

B. Preparar um plano de implementação
- Escrever as metas específicas a serem alcançadas
- Fazer uma análise do campo de força para determinar as forças propulsoras e restritivas
- Determinar se uma avaliação interna será feita e a natureza do esforço de avaliação
- Determinar até que ponto a NIC deve ser implementada (por exemplo, em programas de graduação e pós-graduação, em declarações de filosofia, em gravações de processos, planos de cuidados, estudos de caso, na orientação de novos professores)
- Priorizar os esforços de implementação
- Desenvolver um cronograma escrito para implementação
- Criar grupos de trabalho de professores e talvez alunos para revisar as intervenções e atividades da NIC, determinar em que momento elas serão ensinadas no currículo e como elas se relacionam com os materiais atuais, e desenvolver ou redesenhar quaisquer formulários necessários
- Identificar quais intervenções da NIC devem ser ensinadas no nível de pós-graduação e no nível de graduação
- Identificar quais intervenções devem ser ensinadas em quais cursos
- Distribuir os rascunhos das decisões a outros professores para avaliação e *feedback*
- Incentivar o desenvolvimento de um campeão da NIC em cada departamento ou grupo de curso
- Manter outros tomadores de decisão importantes informados sobre seus planos
- Identificar as necessidades de aprendizagem do corpo docente e planejar maneiras de abordá-las.

C. Executar o plano de implementação
- Revisar os currículos, solicitar o livro da NIC para os alunos e pedir à biblioteca para solicitar os livros
- Reservar tempo para discussão e *feedback* nos grupos do curso
- Implementar a NIC em um curso de cada vez e obter *feedback* tanto do corpo docente quanto dos alunos
- Atualizar o conteúdo do curso conforme necessário
- Determinar o impacto e as implicações dos cursos de apoio e pré-requisitos e reestruturá-los conforme necessário
- Relatar o progresso da implementação regularmente nas reuniões do corpo docente
- Coletar dados de avaliação pós-implementação e fazer alterações no currículo conforme necessário
- Identificar marcadores-chave a serem utilizados na avaliação contínua e continuar monitorando e mantendo o sistema
- Fornecer *feedback* à equipe do projeto de intervenção de Iowa.

padronizadas, e os professores podem ensinar os alunos como integrar intervenções da NIC nos planos de cuidados desenvolvidos para pessoas designadas. A NNN pode ser integrada em cenários de simulação bem projetados que ensinam raciocínio clínico, seja ao usar simulações baseadas em manequins, representações em vídeo ou atores simulando situações de enfermagem.[96] Existem vários recursos publicados para ensinar raciocínio clínico aplicando a NIC e integrando linguagens de enfermagem padronizadas ao currículo.[32,65,74,77] O livro-texto amplamente utilizado *Fundamentos de Enfermagem* de Perry e Potter[90] integra NIC e NOC no planejamento de cuidados em todo o texto. Além disso, faculdades e escolas de enfermagem estão cada vez mais desenvolvendo e utilizando programas de *software* que incluem NIC associada aos diagnósticos da NANDA-I e os resultados da NOC para ensinar aos alunos o raciocínio clínico para o planejamento e documentação de cuidados de enfermagem, como o *NNN Consult* ou o *Clinical Key* da Elsevier (https://www.elsevier.com/solutions/clinicalkey/nurses).

Nem todas as intervenções podem ou devem ser abordadas no nível de graduação; o corpo docente deve decidir quais intervenções devem ser aprendidas por todos os alunos de graduação e quais exigem educação avançada e devem ser aprendidas em um programa de mestrado. Algumas intervenções são exclusivas de áreas especializadas e talvez sejam mais bem ensinadas apenas em cursos de especialização. Connie Delaney, enquanto professora na University of Iowa, elaborou as etapas para identificar quais intervenções são ensinadas em quais cursos. Delaney recomendou as seguintes etapas, que ampliamos:

1. Identificar as intervenções da NIC que nunca são ensinadas no currículo (p. ex., técnico, bacharelado, mestrado) e eliminá-las de ações futuras.
2. Utilizar as intervenções restantes e pedir para cada grupo do curso identificar as intervenções que são ensinadas em seu curso ou área de responsabilidade de ensino, ou seja, combinar o que é ensinado atualmente com os termos de intervenção da NIC.

3. Compilar essas informações em uma grade mestre (intervenções em um eixo e cada curso no outro eixo) e distribuí-las a todos os membros do corpo docente.
4. Fazer uma discussão com o corpo docente, observando as intervenções que são exclusivas de determinados cursos e aquelas que são ensinadas em mais de um curso. Articular claramente a perspectiva única oferecida por cada curso para cada intervenção que é ensinada em mais de um lugar (p. ex., a intervenção está sendo ministrada para uma população diferente?). Ambos os cursos devem continuar a ensinar a intervenção ou o conteúdo deve ser excluído de um curso? Revisar intervenções que não estão presentes em nenhum curso, mas que os professores acreditam que deveriam ser ensinadas nesse nível. É necessário adicionar conteúdo?
5. Afirmar o consenso do corpo docente sobre quais intervenções são ensinadas em quais cursos.
6. O mesmo processo pode, é claro, ser concluído com diagnósticos (usando diagnósticos da NANDA-I) e com resultados (usando a NOC) de enfermagem. Muitos programas educacionais já usam diagnósticos da NANDA-I e podem implementar a NIC revisando as ligações da NANDA-I com a NIC e determinando as intervenções que podem ser ensinadas em relação aos diagnósticos da NANDA-I.

Uso da NIC em modelos de raciocínio clínico

Modelos de tomada de decisão fornecem a estrutura e o processo que facilitam o raciocínio clínico. O raciocínio clínico é o uso eficaz do conhecimento usando processos reflexivos, criativos, simultâneos e de pensamento crítico para alcançar os resultados desejados. Desde a década de 1950, o processo de enfermagem fornece a estrutura para facilitar o raciocínio clínico na educação de estudantes de enfermagem. O modelo de 5 etapas do processo de enfermagem (avaliação, diagnóstico, planejamento, intervenção e evolução [ADPIE]) é um padrão de prática de enfermagem. A linguagem padronizada facilita o ensino do processo de enfermagem quando totalmente integrada em cada uma das cinco etapas. A **A**valiação leva à identificação de diagnósticos NANDA-I[46] na fase de **D**iagnóstico; o **P**lanejamento do atendimento para cada diagnóstico envolve a escolha de intervenções NIC relevantes e atividades selecionadas, além da seleção de resultados e indicadores NOC sensíveis à enfermagem; a fase de **I**ntervenção é o processo de implementação de intervenções e atividades NIC; e a **E**volução é o processo de determinação das mudanças nos resultados NOC. O *ANA Scope and Standards of Practice's Professional Nursing Model* – "Modelo de Enfermagem Profissional"[4] do Escopo e Normas de Prática da American Nurses Association (ANA) – inclui processos de enfermagem cíclicos, iterativos e interativos que consistem em seis componentes: avaliação, diagnóstico, identificação de resultados, planejamento, implementação e evolução, que são sustentados pelo cuidado, valores, sabedoria, energia e ética do enfermeiro. Nesse modelo de processo de enfermagem, as intervenções da NIC seriam identificadas na fase de planejamento e aplicadas na próxima fase, a implementação. O modelo suporta PBE e inclui ciclos de *feedback* bidirecionais entre cada um dos seis componentes.

Embora o processo de enfermagem tenha demonstrado sua utilidade como método de tomada de decisão clínica, o processo de enfermagem tradicional apresenta diversas limitações para a prática de enfermagem contemporânea. Hoje, a prática de enfermagem exige ênfase em conhecer a "história" da pessoa, colocando assim sua situação em um contexto significativo. Pesut e Herman[92] ressaltam que o processo tradicional de enfermagem não se concentra explicitamente nos resultados; ele desvaloriza o pensamento criativo reflexivo e simultâneo; é mais orientado para procedimentos do que voltado para as estruturas e processos de pensamento; ele usa o pensamento gradual e linear que limita o pensamento relacional necessário para entender as interconexões complexas entre os problemas apresentados; e limita o desenvolvimento de teoria relevante para a prática. Em resposta à necessidade de um modelo mais contemporâneo para o raciocínio clínico, Pesut e Herman[92] desenvolveram o modelo *Outcome Present State Test* (OPT) de raciocínio clínico reflexivo. Kuiper et al.[65] atualizaram o modelo OPT e aplicaram o modelo utilizando a NIC em situações de enfermagem neonatal, do adolescente, do adulto jovem, da saúde da mulher, da saúde do homem, dos idosos e de pacientes em cuidados paliativos.

O modelo OPT é um grande avanço no ensino e na prática da tomada de decisão clínica ao utilizar uma estrutura de raciocínio clínico. Há evidências de que o modelo OPT e suas estratégias de ensino-aprendizagem associadas melhoram positivamente o desenvolvimento do raciocínio clínico em estudantes de enfermagem.[11,42,64,66,68] Ao contrário do processo tradicional de enfermagem, o modelo OPT de raciocínio clínico reflexivo fornece uma estrutura para o pensamento clínico com foco nos resultados, não como um processo sequencial. O raciocínio clínico que se concentra nos resultados melhora a qualidade ao avaliar a eficácia em vez de se concentrar principalmente nos problemas. No modelo OPT de raciocínio clínico, o enfermeiro concentra-se *simultaneamente* em problemas e resultados em justaposição. O modelo OPT exige que os enfermeiros considerem simultaneamente as relações entre diagnósticos, intervenções e resultados, com atenção às evidências. Em vez de considerar um problema de cada vez, o OPT exige que o enfermeiro considere vários problemas identificados simultaneamente e diferencie qual problema ou questão é central e mais importante em relação a todos os outros problemas. Nossa versão modificada do modelo OPT prioriza ouvir a história da pessoa; usar diagnósticos da NANDA-I para descrever o estado atual; enquadrar a história em uma estrutura conceitual de enfermagem específica da disciplina; usar a NOC para descrever o estado de resultado; mapear a rede de relacionamentos entre os diagnósticos da NANDA-I para identificar a questão-chave; e usar a NIC na tomada de decisões para mover a pessoa do estado atual para o estado de resultado. Como um modelo emergente de tomada de decisão clínica, o modelo OPT fornece um processo novo e mais eficaz para ensinar, aprender e praticar enfermagem.[13,42,57]

O *Clinical Reasoning and Care Coordination in Advanced Practice Nursing*[67] de Kuiper et al. consiste em uma atualização do modelo OPT com aplicações do modelo a estudos de caso específicos em cuidados intensivos, cuidados a longo prazo, reabilitação, saúde mental, pediatria, neonatologia e saúde comunitária primária. Pesut afirma que "o pensamento e o raciocínio clínico pressupõem o uso de uma linguagem de enfermagem padronizada... os sistemas de classificação do conhecimento de enfermagem fornecem o vocabulário para o pensamento clínico"[91] (p. 3). No modelo OPT, a NIC pode ser utilizada em associação com os diagnósticos da NANDA-I e a NOC para ajudar os alunos a desenvolverem as habilidades necessárias para a tomada de decisões clínicas. Kautz et al. conduziram uma extensa pesquisa sobre o ensino do raciocínio clínico usando linguagens de enfermagem padronizadas com o modelo OPT, observando que "os alunos que usaram consistentemente a linguagem NNN com modelos OPT foram os alunos que tiveram bom desempenho na área clínica e se saíram melhor ao completar suas teias de raciocínio clínico e planilhas do modelo OPT"[58] (p. 137).

USO DA NIC NA PESQUISA

A enfermagem é uma disciplina científica; para preservar o reconhecimento da enfermagem como ciência, os enfermeiros devem gerar, expandir e refinar a base de conhecimento que demonstra a contribuição única da disciplina para fornecer cuidados seguros e de alta qualidade que melhorem a saúde e produzam resultados benéficos. As intervenções de enfermagem precisam ser cuidadosamente implementadas, sistematicamente avaliadas e traduzidas com sucesso na prática, para garantir que sejam eficazes na produção dos resultados pretendidos.

O financiamento da saúde está sendo impulsionado por sistemas de prestação de serviços de saúde orientados a resultados, qualidade do atendimento e assistência em saúde com boa relação custo-benefício dependente do uso de intervenções mais eficazes para atingir os resultados desejados. Fornecer e manter cuidados de qualidade ideal e com boa relação custo-benefício requer projetar e avaliar intervenções para estabelecer uma base de conhecimento sólida, para orientar a tomada de decisões clínicas em relação à seleção e à implementação de intervenções mais eficazes na melhoria das condições de saúde e doença vivenciadas pelas pessoas.

Acreditamos que a NIC fornece os *conceitos* e a *linguagem* para identificar e definir intervenções para todas as formas de pesquisa de intervenção de enfermagem. O uso de uma linguagem padronizada na pesquisa de intervenção de enfermagem garante que os resultados de pesquisas de diversas equipes de pesquisa possam ser comparados sistematicamente. Além disso, usar títulos de definições de intervenção da NIC como base da pesquisa sobre intervenção de enfermagem permite que os pesquisadores trabalhem juntos, fundamenta o foco da pesquisa em uma fonte primária de conhecimento sobre intervenções de enfermagem e contribui para o desenvolvimento de conhecimento específico da disciplina. Chae et al.[23] conduziram uma revisão integrativa sobre a eficácia das intervenções NIC, encontrando 18 estudos que mediram o efeito das intervenções NIC em resultados específicos. Exemplos de testes de intervenções específicas da NIC incluem: (1) Aríztegui Echenique et al.,[6] que testaram o efeito das intervenções NIC em pessoas com diabetes tipo 2; (2) de Araujo et al.,[31] que testaram a eficácia da intervenção NIC "Cuidados com os olhos" na prevenção do olho seco em unidades de terapia intensiva; e (3) Azzolin et al.,[8] que testaram a eficácia das intervenções NIC no tratamento da insuficiência cardíaca.

A pesquisa sobre o uso da NIC está se expandindo. Fennelly et al.[37] conduziram uma revisão de escopo sobre o uso da NIC e outras linguagens de enfermagem padronizadas na prática e identificaram 33 estudos com foco na NIC em relação aos diagnósticos da NANDA-I e NOC e mais 5 estudos apenas na NIC. A revisão é útil para identificar o tipo de pesquisa que está sendo conduzida com a NIC. Estudos de pesquisa sobre linguagens de enfermagem geralmente se concentram na avaliação da validade, confiabilidade, capacidade de resposta, usabilidade, eficiência de tempo, percepção do usuário, aplicabilidade, interoperabilidade, qualidade da documentação, impacto no cuidado, geração de conhecimento e impacto no aprendizado do aluno. A pesquisa de intervenção usando grandes bancos de dados está se tornando cada vez mais essencial para determinar quais intervenções são mais úteis no tratamento de condições específicas. Pesquisas com foco em intervenções da NIC geralmente envolvem pesquisa descritiva, testes de intervenção ou pesquisa de eficácia. Cada abordagem é discutida com exemplos de estudos que servem como modelos para a condução de pesquisas sobre intervenções da NIC.

Pesquisa descritiva. A pesquisa descritiva sobre intervenções de enfermagem tem se concentrado principalmente em: (1) validar intervenções de enfermagem em populações específicas, (2) identificar as intervenções mais comuns ou essenciais em populações específicas e (3) usar intervenções NIC na determinação da carga de trabalho de enfermagem. Uma ampla gama de estudos valida o conteúdo de títulos e atividades de intervenções de enfermagem em populações específicas.[28,71,72] O modelo de Fehring,[36] originalmente projetado para validar diagnósticos de enfermagem, é um método comum e apropriado para pesquisas projetadas para validar intervenções da NIC. Entretanto, outros métodos de validação, como o método de validação por consenso de Carlson,[18] também foram empregados para validar intervenções da NIC.[76] A validação de pesquisas envolve pedir a especialistas clínicos que classifiquem a utilidade de intervenções específicas e atividades de enfermagem em uma população específica. Por exemplo, Silva e Ferreira[106] usaram o modelo de Fehring[36] para validar intervenções da NIC para prevenção de eventos cardiovasculares em pacientes ambulatoriais com diabetes, entrevistando 14 especialistas clínicos. Em um exemplo de pesquisa que validou atividades de enfermagem, Lopes et al.[70] examinaram as 83 atividades de enfermagem para Controle de Volume de Líquidos, Monitoração de Volume de Líquidos e Controle da Hipervolemia em pacientes cardíacos.

Outra área de pesquisa muito necessária envolve a identificação de intervenções essenciais que forneçam evidências dos efeitos e contribuições que os cuidados de enfermagem proporcionam. Identificar as intervenções mais frequentemente utilizadas, associadas aos diagnósticos e aos resultados de enfermagem, fornece uma base de conhecimento para identificar intervenções de enfermagem ideais para a tomada de decisões clínicas durante o planejamento; também contribui para a construção da PBE e o cálculo dos custos dos cuidados de enfermagem. Escalada-Hernández et al.[34] examinaram 690 registros em clínicas psiquiátricas e encontraram 13.396 intervenções NIC registradas. Eles identificaram as intervenções NIC mais comuns em pessoas diagnosticadas com esquizofrenia, transtornos mentais orgânicos, deficiência intelectual, transtornos afetivos, transtornos de personalidade e comportamento adulto, transtornos mentais e comportamentos devido ao uso de substâncias psicoativas e transtornos neuróticos, relacionados com estresse e transtornos somatoformes. Shin et al.[103] identificaram diagnósticos NANDA-I, NOC, NIC e ligações NNN para 57 residentes em 25 casas de repouso na Coreia. Inicialmente, os pesquisadores identificaram 82 intervenções essenciais de enfermagem que foram enviadas aos enfermeiros que trabalham nas instalações. Foram selecionadas NICs em mais de 90% dos residentes, que incluíam Controle de Medicamentos, Monitoração de Sinais Vitais, Controle do Ambiente: Conforto, Prevenção de Quedas, Supervisão: Segurança, Estimulação Cognitiva e Controle do Ambiente: Segurança.

Um segmento adicional de pesquisa necessária envolve a identificação do planejamento da força de trabalho por meio da identificação da carga de trabalho de enfermagem. A carga de trabalho é geralmente definida como o volume de serviços de enfermagem em um ambiente específico e pode ser obtida determinando o tempo gasto na implementação de atividades de enfermagem e multiplicando-o pelo número de pessoas que recebem cuidados. O uso da NIC como uma linguagem de enfermagem padronizada na prestação de cuidados cria a oportunidade de coletar dados que medem a quantidade de tempo gasto na implementação de intervenções e atividades de enfermagem em cenários e populações específicas. Em uma revisão integrativa de estudos com base na NIC para determinar a carga de trabalho, Cruz et al.[29] identificaram 10 estudos publicados entre 2006 e 2013 e concluíram que mais estudos são necessários. Posteriormente, estudos que investigaram a carga de trabalho usando os termos e atividades da NIC em uma ampla variedade de cenários[24,93,108,115] encontraram coisas como tempo médio de admissão, carga de trabalho de enfermagem excessiva e subpagamento, distribuição da carga de trabalho entre enfermeiros e produtividade.

Testes de intervenções. Se as intervenções de enfermagem são a *raison d'être* (razão de ser) da profissão, então a pesquisa de testes de intervenção é nosso *appel à l'action* (chamado para ação). A pesquisa em enfermagem é um processo sistemático de investigação aplicado para gerar um novo corpo significativo de conhecimento, buscar compreensão, validar o conhecimento existente, desenvolver evidências para orientar a prática de enfermagem, moldar a política de saúde e promover a saúde e o bem-estar de pessoas, famílias e comunidades. Mantemos a posição de que a pesquisa em enfermagem seja orientada pelo conhecimento específico da disciplina na forma de perspectivas teóricas de enfermagem e linguagens padronizadas de enfermagem. Embora a pesquisa descritiva tenha valor no desenvolvimento e no refinamento de intervenções, a prática de enfermagem deve ser baseada em intervenções com as melhores evidências de pesquisa que sustentem seu uso e avaliem sua eficácia para alcançar resultados positivos de saúde.

Os testes de intervenções de enfermagem começaram com o trabalho clássico de Rita Dumas na década de 1960. Embora tenha havido uma infinidade de estudos de intervenção desde então, os testes de intervenção de enfermagem são a maior prioridade de pesquisa para estabelecer o efeito das intervenções nos resultados desejados. A pesquisa de testes de intervenção utilizando modelos experimentais leva ao estabelecimento do nível mais forte de evidência para a prestação de cuidados de alta qualidade, seguros e econômicos.

Existem vários recursos excelentes e abrangentes para desenvolver pesquisas rigorosas e relevantes sobre testes de intervenção. O texto de Melnyk e Morrison-Beedy *Intervention Research and Evidence-based Quality Improvement: Designing, Conducting, Analyzing, and Funding*[81] tem capítulos sobre como projetar estudos de intervenção, implementar os estudos e analisar os dados de estudos de teste de intervenção. Há também capítulos sobre como escrever propostas de financiamento bem-sucedidas. O *Nursing and Health Interventions: Design, Evaluation, and Implementation* de Sidani e Braden[104] é um texto baseado na teoria da intervenção com capítulos sobre o desenho de estudos que avaliam o impacto das intervenções nos resultados de saúde. O livro de Gray e Grove *Burns and Grove: The Practice of Nursing Research: Appraisal, Synthesis, and Generation of Evidence*[40] inclui um capítulo que oferece um processo passo a passo de condução de estudos de testes de intervenção. É notável que esse capítulo nomeie a NIC como uma fonte para identificar intervenções para pesquisa. Um recurso adicional que pode ser utilizado na concepção de estudos de testes de intervenção é o *Consolidated Standards of Reporting Trials* (CONSORT).[27] O CONSORT foi desenvolvido para permitir relatórios transparentes de descobertas de ensaios clínicos que podem ser avaliados com precisão e comparados a outros estudos.[27] A diretriz CONSORT também pode ser utilizada como um guia ao projetar ensaios clínicos controlados randomizados. O *Transparent Reporting of Evaluation with Nonrandomized Designs* (TREND) – Relatório Transparente de Avaliação com Desenhos Não Randomizados[20] é outra lista de verificação útil de critérios que podem ser utilizados por pesquisadores de enfermagem no planejamento de estudos de testes de intervenção.

Enderlin e Richards[33] ressaltam que, ao considerar a implementação de uma intervenção, a eficácia da intervenção é de suma importância. Eficácia refere-se ao grau em que uma intervenção causa os efeitos pretendidos em condições ideais. Condições ideais são aquelas que minimizam a influência potencial de quaisquer fatores além da intervenção que podem contribuir para os resultados.[106] Avanços recentes na pesquisa sobre intervenções de enfermagem sugerem a necessidade de testar intervenções que sejam direcionadas ou personalizadas. Intervenções direcionadas são aquelas projetadas para abordar uma única característica de um grupo, como gênero, idade, etnia, diagnóstico, cultura ou conhecimento em saúde.[12] Intervenções personalizadas são aquelas projetadas para abordar características individuais de pessoas dentro de uma amostra, como fatores de personalidade, objetivos, necessidades, preferências e recursos, que podem promover a adaptabilidade e a viabilidade da intervenção e aumentar a motivação e o envolvimento do participante com a intervenção.[104] As intervenções da NIC, tanto em um contexto de pesquisa quanto de prática, podem ser personalizadas selecionando e focando no efeito de atividades específicas nos resultados de saúde. A taxonomia NIC oferece aos pesquisadores uma fonte para identificar intervenções de enfermagem padronizadas que podem ser individualizadas para projetar pesquisas de testes de intervenção direcionadas e personalizadas. Mesmo que intervenções padronizadas sejam consideradas eficazes, uma intervenção personalizada ou direcionada pode promover melhor adesão, alcançar melhores resultados e ser mais econômica. Uma ampla gama de estudos precisa ser conduzida com base no uso de intervenções da NIC para auxiliar na segmentação e adaptação de intervenções de enfermagem.

Manter a integridade da intervenção entre participantes e cenários também é importante, porque a prestação inconsistente da intervenção pode resultar em variabilidade nos resultados alcançados.[33] Utilizar a NIC significa que muitas das atividades listadas para uma intervenção específica devem ser feitas e que todas elas devem ser consistentes com a definição da intervenção. É importante que as atividades sejam adaptadas ao atendimento individual, mas elas não devem variar tanto a ponto de a intervenção não ser mais a mesma.

Determinar a dose de uma intervenção também é importante para determinar o efeito de uma intervenção na prática. Em outras palavras, é essencial que os pesquisadores de enfermagem tomem decisões bem fundamentadas sobre quais intervenções de enfermagem testar, assim como quanto de cada intervenção deve ser fornecido para atingir o resultado desejado. Reed et al.[97] discutem a dose em termos de quantidade, frequência e duração da intervenção. Eles sugerem que contar o número de atividades em uma intervenção NIC é uma maneira de determinar a quantidade. A duração pode ser determinada anotando o tempo total gasto em todas as atividades. Uma granularidade maior pode ser alcançada ponderando cada atividade quanto à sua força, de modo que diferentes atividades possam ter seu próprio valor atribuído; os valores seriam então somados para determinar a dose da intervenção. Os autores concluem que medir e relatar a dose de uma intervenção na pesquisa é essencial para o desenvolvimento de uma base de evidências para apoiar a prática. Por exemplo, Shever[101] examinou a intervenção "Supervisão" da NIC e descobriu que, quando as atividades de enfermagem de vigilância eram realizadas em alta dose (mais de 12 vezes por dia), havia uma diminuição significativa nas chances de ocorrer um episódio de falha no resgate, em comparação à administração da "Supervisão" menos de 12 vezes por dia.

Atualmente, não há solução para a questão da dose da intervenção. Uma medida indireta, como a quantidade de tempo que um profissional usa ao realizar a intervenção, é útil e pode ser suficiente como medida de dose em alguns estudos. Outra solução é saber o número e a extensão das atividades específicas que são realizadas. Embora a documentação do rótulo da intervenção seja mais importante para a comparação de dados entre locais, também é importante ter uma maneira de verificar a implementação consistente da intervenção. Isso pode ser feito pela adoção de um protocolo padrão por uma agência para a prestação da intervenção, cobrança pelo tempo gasto na prestação da intervenção ou documentação das atividades relacionadas com a intervenção.

Pesquisa de efetividade das intervenções. Na pesquisa de efetividade, os pesquisadores de enfermagem usam dados clínicos reais contidos nos bancos de dados das instituições como variáveis (p. ex., intervenções, resultados, características específicas do paciente, características específicas dos prestadores de cuidados, características específicas do ambiente de tratamento) e suas medidas para avaliar a efetividade da intervenção. A pesquisa de efetividade é frequentemente projetada para estudar o efeito das intervenções dos prestadores de cuidado nos resultados dos pacientes, com o propósito de facilitar melhor tomada de decisão clínica e fazer melhor uso dos recursos. Para analisar dados sobre o uso e a efetividade das intervenções de enfermagem, é necessário coletar, de maneira sistemática, outras informações que podem ser utilizadas em associação com os dados da NIC sobre intervenções para abordar uma variedade de questões. No início do processo de implementação, uma instituição deve identificar as principais questões de pesquisa a serem abordadas com dados clínicos contidos em um sistema de documentação eletrônica. Depois que as questões de pesquisa são identificadas, os pesquisadores podem determinar as variáveis necessárias para abordar as questões e se os dados são coletados atualmente ou devem ser coletados no novo sistema. Os dados que serão obtidos a partir das variáveis identificadas devem ser vinculados no nível individual do paciente. Essas preocupações devem ser abordadas ao configurar um sistema de informação de enfermagem para evitar problemas futuros.

As três perguntas a seguir são exemplos de tipos de perguntas que podem ser estudadas usando dados clínicos reais:

1. *Quais intervenções geralmente ocorrem juntas?* Quando informações são coletadas sistematicamente sobre os tratamentos realizados pelos enfermeiros, é possível identificar grupos de intervenções que normalmente ocorrem juntas para certos tipos de pacientes. Precisamos identificar intervenções que são frequentemente utilizadas em conjunto para certos tipos de pacientes para que possamos estudar seus efeitos interativos. Essas informações também serão úteis na construção de protocolos padronizados, na determinação de custos de serviços e no planejamento de alocação de recursos.

2. *Quais enfermeiros usam quais intervenções?* A documentação sistemática do uso de intervenções permitirá que os enfermeiros estudem e comparem a taxa de uso de intervenções específicas por tipo de unidade e instalação. A implementação da NIC permitirá que os enfermeiros aprendam quais intervenções são utilizadas por quais especialidades de enfermagem. Determinar as intervenções aplicadas com mais frequência em um tipo específico de unidade, ou em um certo tipo de agência, ajudará a determinar quais intervenções devem estar no sistema de informações de enfermagem daquela unidade ou agência. Também ajudará na seleção de pessoal para compor aquela unidade e na estruturação da educação continuada fornecida ao pessoal dessas unidades.

3. *Quais são os diagnósticos e resultados relacionados com intervenções específicas?* Saber quais intervenções funcionam melhor para diagnósticos específicos e levam a determinados resultados pode ser útil para ajudar enfermeiros a tomar melhores decisões clínicas. Além disso, essas informações podem ajudar os enfermeiros na elaboração de planos de tratamento com maiores chances de sucesso.

Os elementos de dados recomendados para abordar essas questões estão listados no Boxe 1.7 e incluem uma definição e a medição proposta. Definição e medição consistentes são necessárias para agregar e comparar dados de diferentes unidades em diferentes cenários. Essas variáveis e suas medidas foram discutidas com representantes de vários tipos de agências e ambientes de assistência para torná-las significativas em todos os ambientes. Como pode ser visto na lista, são necessários mais do que dados clínicos de enfermagem. O número de identidade é necessário para vincular informações; idade, sexo e raça/etnia são incluídos para fornecer algumas informações demográficas sobre a população; e os diagnósticos e intervenções clínicas dos profissionais de saúde, medicamentos e o tipo de unidade de trabalho, combinação de equipe, gravidade média dos pacientes e carga de trabalho são incluídos como controles. Isso ocorre, pois, para algumas análises, podemos precisar controlar um ou mais deles para determinar se a intervenção de enfermagem foi a causa do efeito no resultado.

O trabalho com essas variáveis demonstra que a profissão ainda precisa lidar com diversas questões relacionadas com a coleta de dados padronizados. Um problema é que a apuração e a codificação de medicamentos (Número 8) em formato facilmente recuperável ainda não estão disponíveis na maioria das instituições. Embora a pesquisa em enfermagem possa ser feita sem o conhecimento de medicamentos, muitos dos resultados alcançados pelos enfermeiros também são influenciados por certos medicamentos; portanto, o controle do efeito dos medicamentos é desejável. Se não houver um número exclusivo que identifique o enfermeiro principal (Número 13), não será possível atribuir intervenções clínicas ou resultados a enfermeiros específicos com base em dados de documentação. Outro problema surge quando os estabelecimentos de saúde não apuram os dados da unidade (Números 20 a 24) de maneira padronizada. Se alguém quisesse comparar esses dados entre estabelecimentos, os dados precisariam ser traduzidos unidade por unidade para medidas comuns, como as propostas no Boxe 1.7. A integração da NIC no EHR é o que torna possível a pesquisa de efetividade.

O método para conduzir pesquisas de efetividade com dados clínicos reais é descrito em uma monografia baseada em pesquisas conduzidas por uma equipe em Iowa.[114] A publicação descreve métodos para recuperar dados clínicos de enfermagem de sistemas eletrônicos, armazená-los de acordo com os requisitos de privacidade, aplicar técnicas de ajuste de risco e analisar o impacto dos tratamentos de enfermagem. Essa pesquisa resultou em diversas publicações que demonstram o efeito das intervenções da NIC nos resultados. Por exemplo, em uma publicação que examina padrões de intervenções de enfermagem em pessoas hospitalizadas com insuficiência cardíaca e procedimentos no quadril e que estavam em risco de queda, Shever et al.[102] concluíram que o uso da NIC não apenas permitiu a extração de dados do EHR, mas também descobriu que Supervisão, Terapia Intravenosa, Controle do Volume de Líquidos e Planejamento da Dieta foram as quatro intervenções mais frequentementes implementadas em todos os quatro grupos de idosos em um ambiente de cuidados intensivos. Eles também identificaram quais intervenções eram exclusivas e específicas para cada grupo de adultos e concluíram que os dados de intervenção de enfermagem usando a NIC fornecem aos administradores informações sobre o cuidado fornecido, o que é útil para avaliar a equipe, alocar recursos, orientar a equipe de enfermagem e avaliar a competência de enfermagem.

Chae et al.[23] conduziram uma revisão integrativa abrangente da pesquisa de eficácia usando intervenções NIC em resultados específicos. A revisão concentrou-se em estudos que utilizaram NNN, uma vez que são as terminologias empregadas globalmente com maior frequência.[112] Embora 22 estudos atendessem aos critérios de seleção, eles só conseguiram identificar a relação custo-efetividade das intervenções de enfermagem no hospital que utilizou NNN. Isso confirmou a afirmação de Hong e Lee[47] de que, quando os dados de cuidados de enfermagem em bancos de dados padronizados são recuperáveis, o conhecimento com potencial para melhorar a qualidade do atendimento pode ser descoberto usando ferramentas estatísticas ou de mineração de dados.

Akkuş e Akdemir,[2] em um estudo com 45 pessoas com esclerose múltipla (EM) que viviam em casa e que estavam participando de um programa de educação em saúde (que consistia em oito visitas domiciliares ao longo de 4 meses), usaram uma ampla gama de intervenções da NIC com informações sobre tratamento, cuidados, exercícios, nutrição, excreção, atividade, sono e repouso, funções cognitivas, comunicação e sexualidade em seu programa de educação em saúde. Embora não explicitamente identificados, Aconselhamento nutricional, Assistência no autocuidado, Promoção do exercício, Melhora do enfrentamento, Melhora da socialização e Controle do ambiente: segurança são algumas das intervenções implementadas pelos enfermeiros em visita domiciliar. Em um estudo com enfermeiros em visita domiciliar a pessoas diagnosticadas com insuficiência cardíaca, Azzolin et al.[7] testaram o efeito de *Assistência na automodificação*, *Modificação do comportamento*, *Educação em saúde*, *Ensino: medicamento prescrito* e *Ensino: processo de doença* em NOC específicos. Os achados revelaram melhor conhecimento sobre insuficiência cardíaca e uma forte correlação entre as pontuações dos indicadores NOC e as pontuações do Questionário de Conhecimento. Ferreira Santana et al.[38] testaram intervenções NIC na aula de Terapia Cognitiva com 67 idosos e constataram que atividades de estimulação cognitiva foram efetivas na manutenção da capacidade funcional dos participantes, configurando-se como uma estratégia efetiva para socialização e promoção da saúde.

Boxe 1.7

Elementos de dados para pesquisa de efetividade em enfermagem

Definições e mensuração

Dados do estabelecimento

1. **Número de identificação do estabelecimento**
   Definição: um número que identifica a organização na qual o paciente ou cliente recebeu cuidados de enfermagem.
   Medida: utilize o número de identificação do Medicare (código de plano de saúde).

Dados de admissão

2. **Número de identificação do paciente**
   Definição: o número exclusivo atribuído a cada paciente ou cliente dentro de uma unidade de saúde que distingue e separa um registro de paciente de outro nessa unidade.
   Medida: utilize o número de registro da unidade.

3. **Data de nascimento**
   Definição: o dia do nascimento do paciente.
   Medida: mês, dia e ano de nascimento.

4. **Sexo**
   Definição: o sexo do paciente.
   Medida: masculino, feminino, desconhecido.

5. **Raça**
   Definição: uma classe ou tipo de pessoas unificadas por uma comunidade de interesses, hábitos ou características.
   Medida: use códigos do Uniform Hospital Discharge Data Set (UHDDS): 1. Indígena americano ou nativo do Alasca; 2. Asiático/das ilhas do Pacífico; 3. Negro, não hispânico; 4. Hispânico; 5. Branco, não hispânico; 6. Outro (especifique); 7. Desconhecido.

6. **Estado civil**
   Definição: união legalmente reconhecida de duas pessoas.
   Medida: 1. Casado; 2. Viúvo; 3. Divorciado; 4. Separado; 5. Nunca casado; 6. Desconhecido.

7. **Data de admissão**
   Definição: data de início do atendimento.
   Medida: mês, dia, ano.

Medicamentos

8. **Medicamentos**
   Definição: uma substância medicinal utilizada para curar doenças ou aliviar sintomas.
   Medida: 1. Nome do medicamento; 2. Via de administração: a. VO; b. IM/SC; c. IV; d. Aerossol; e. Retal; f. Colírio; g. Outro; 3. Dose: quantidade de medicamento prescrito; 4. Frequência: número de vezes por dia administrado; 5. Data de início: data em que o medicamento começou nesse episódio de tratamento: mês, dia, ano; 6. Data de interrupção: data em que o medicamento foi descontinuado nesse episódio de tratamento: mês, dia, ano.

Dados do médico

9. **Número de identificação do médico**
   Definição: um número em todas as configurações que identifica o médico que é o principal responsável pelo atendimento médico do paciente ou cliente durante o episódio de atendimento.
   Medida: número exclusivo utilizado pelo provedor para cobrar pelos serviços (UHDDS utiliza atendimento e operação).

10. **Diagnóstico médico**
    Definição: as condições médicas que coexistem no momento da admissão, que se desenvolvem posteriormente ou que afetam o tratamento recebido e/ou a duração da estada; todos os diagnósticos que afetam o episódio atual de cuidados.
    Medida: nomes de diagnósticos médicos listados na conta do paciente usando códigos CID-9-CM.

11. **Grupo de diagnóstico relacionado (DRG)**
    Definição: sistema de pagamento prospectivo dos EUA utilizado para reembolso de pacientes do Medicare; categoriza os pacientes que recebem alta em aproximadamente 500 grupos com base no diagnóstico médico, idade, procedimento de tratamento, *status* de alta e sexo.
    Medida: o número de três dígitos e o nome do DRG ao qual o paciente foi atribuído.

12. **Intervenção médica**
    Definição: um tratamento prescrito por um médico; todos os procedimentos significativos para o episódio atual de cuidado.
    Medida: 1. Nomes dos procedimentos médicos listados na conta do paciente usando códigos CPT; 2. Data de início: data em que o procedimento começou nesse episódio de cuidado: mês, dia, ano; 3. Data de término: data em que o procedimento foi descontinuado nesse episódio de cuidado: mês, dia, ano.

Dados de enfermagem

13. **Número de identificação do enfermeiro**
    Definição: um número em todas as configurações que identifica o enfermeiro que é o principal responsável pelo atendimento de enfermagem do paciente ou cliente durante o episódio de atendimento.
    Medida: não existe até o momento; crie seus próprios códigos.

14. **Diagnóstico da enfermagem**
    Definição: um julgamento clínico feito por um enfermeiro sobre a resposta do paciente a um problema de saúde real ou potencial ou processo de vida durante esse episódio de cuidado que afeta os tratamentos recebidos e/ou a duração da internação.
    Medida: nomes de diagnósticos de enfermagem usando termos e códigos NANDA-I.

15. **Intervenção da enfermagem**
    Definição: um tratamento realizado por um enfermeiro.
    Medida: 1. Nomes dos tratamentos administrados ao paciente durante o episódio de tratamento usando termos e códigos NIC; 2. Data de início: data em que a intervenção começou nesse episódio de tratamento: mês, dia, ano; 3. Data de término: data em que a intervenção foi descontinuada nesse episódio de tratamento: mês, dia, ano.

Resultados

16. **Resultados do paciente**
    Definição: um aspecto do estado de saúde do paciente ou cliente que é influenciado pela intervenção de enfermagem durante esse episódio de cuidado.

(continua)

Boxe 1.7

Elementos de dados para pesquisa de efetividade em enfermagem (*continuação*)

Medida: 1. Nomes dos resultados usando termos NOC, 2. Data de identificação, 3. Data em que o resultado foi interrompido, 4. *Status* do resultado no início e no final do episódio de tratamento (utilize a escala NOC).

17. Data de alta
Definição: data de término de um episódio de atendimento.
Medida: mês, dia e ano.

18. Disposição
Definição: plano para cuidados de saúde contínuos elaborado após a alta.
Medida: usar NMDS com modificação: 1. Para casa ou autocuidado (alta de rotina); 2. Alta para casa com encaminhamento para serviço de enfermagem comunitário organizado; 3. Alta para casa com providências para consultar um enfermeiro em ambiente ambulatorial; 4. Transferência para um hospital de curta permanência; 5. Transferência para uma instituição de longa permanência; 6. Falecido; 7. Alta contra orientação médica; 8. Ainda paciente; 9. Outro.

19. Custo do cuidado
Definição: encargos do provedor pelos serviços prestados ao cliente incorridos durante o episódio de atendimento.
Medida: total de cobranças feitas por episódio de atendimento (da conta do paciente).

Dados da unidade

20. Tipo de unidade
Definição: nome do tipo de unidade ou área de especialidade que melhor caracteriza o local em que a maior parte do atendimento ao paciente é prestado.
Medida: Todas as unidades respondem às partes A e B.
A. Onde fica o local do atendimento de enfermagem? (Marque apenas um local.)
_____ Atendimento ambulatorial/Ambulatório
_____ Comunidade
_____ Domicílio
_____ Hospital
_____ Instituição de longa duração/Casa de repouso
_____ Saúde ocupacional
_____ Instituição de reabilitação
_____ Escola
_____ Outro (favor descrever): _____
B. Qual é a especialidade que melhor caracteriza o tipo de atendimento prestado? (Escolha apenas uma.)
_____ Clínica geral
_____ Cirurgia geral
_____ Clínico-cirúrgica geral
_____ Geriátrica
_____ Cuidados intensivos ou de emergência (p. ex., UCC, UTIC, UTIP, UTICir, PS, CC)
_____ Materno-infantil
_____ Psiquiátrica (adulto ou criança, incluindo uso abusivo de substâncias)
_____ Especialidade clínica (p. ex., medula óssea, cardiologia, dermatologia, hematologia, hemodiálise, neurologia, oncologia, pulmonar, radiologia)
_____ Especialidade cirúrgica (p. ex., otorrinolaringologia, neurocirurgia, ortopedia, urologia)
_____ Outro (descrever): _____

21. Combinação de funcionários
Definição: proporção entre profissionais e não profissionais prestadores de cuidados de enfermagem na unidade/clínica/grupo em que o cuidado está sendo prestado.
Medida: número de enfermeiros registrados para equipe não profissional que trabalhou na unidade/clínica/grupo a cada dia de internação do paciente (colete diariamente a duração/episódio de atendimento do paciente; se não puder obter diariamente, calcule a média semanal). Atribua turnos de 12 horas ou outros turnos irregulares às horas realmente trabalhadas (ou seja, pessoa que trabalha 12 horas, das 7h30 às 19h30, recebe atribuição de 8 horas (1 FTE – equivale à hora cheia) durante o dia e 4 horas (0,5 FTE) à noite. Conte apenas as horas reais de assistência direta (ou seja, remova o enfermeiro-chefe e o enfermeiro encarregado, a menos que estejam prestando assistência direta, remova o secretário da unidade e não inclua horas não produtivas, como orientação e educação continuada).
Nº enfermeiros FTE diurno_____
Nº de enfermeiros FTE vespertino _____
Nº enfermeiros FTE noturno_____
Nº Licenced Practical Nurse (LPN)/Licenced Vocational Nurse (LVN) FTE diurno
Nº enfermeiros LPN/LVNs FTE vespertino
Nº LPN/LVNs FTE noturno_____
Nº de auxiliares/técnicos FTE diurno
Nº auxiliares/técnicos de enfermagem FTE vespertino
Nº auxiliares/técnicos de enfermagem FTE noturno___
Nº outros no turno diurno (favor identificar) _____
Nº outros no turno vespertino (favor identificar) _____
Nº outros no turno noturno (favor identificar) _____

22. Horas de cuidados de enfermagem
Definição: horas de cuidados de enfermagem realizados por paciente-dia na unidade/clínica/grupo em que os cuidados são prestados.
Medida: horas de atendimento (equipe real) por enfermeiros (RN nos EUA), LPN nos EUA e auxiliares/técnicos de enfermagem.
Dias: Horas de enfermeiro (RN) _____ Horas de LPN _____ horas de auxiliar/técnico _____ outras horas _____
Tardes: Horas de enfermeiro (RN) _____ Horas de LPN _____ horas de auxiliar _____ outras horas _____
Noites: Horas de enfermeiro (RN) _____ Horas de LPN _____ horas de auxiliar/técnico _____ outras horas _____
OBSERVAÇÃO: são as mesmas pessoas do número 21.

23. Gravidade do paciente
Definição: nível médio de doença dos pacientes atendidos na unidade.
Medida: o paciente é classificado em uma escala de gravidade.

24. Carga de trabalho
Definição: quantidade de serviço de enfermagem prestado em uma unidade.
Medida: gravidade média do paciente (número 23) multiplicada pelo número de leitos ocupados por dia (ou número de pacientes atendidos no ambulatório) dividido pelo número de enfermeiros trabalhando ou número total de pessoal de enfermagem trabalhando (número 21). Censo da meia-noite ou número de pacientes atendidos por dia.

Pesquisa de efetividade comparativa. As agências de financiamento estão cada vez mais interessadas em pesquisa de eficácia comparativa (PEC), que é a comparação de intervenções eficazes entre pessoas em ambientes de assistência. A PEC aborda se uma intervenção funciona melhor que outras em uma prática na qual as pessoas são mais heterogêneas que aquelas recrutadas e aceitas em ensaios clínicos. Os pesquisadores de enfermagem precisam se envolver nos métodos de PEC, porque eles fornecem os meios para identificar quais intervenções funcionam para quais pessoas em circunstâncias específicas. Os principais elementos da PEC são a comparação direta de intervenções eficazes, o estudo de pessoas em situações típicas de cuidados clínicos e a adaptação da intervenção às necessidades dos indivíduos. No entanto, é importante observar que o uso de intervenções padronizadas, como as fornecidas na NIC, possibilita comparações de intervenções entre populações e entre cenários ao projetar estudos de CER.

Delineamento e teste de intervenções complexas.
As pessoas residem em ambientes complexos onde múltiplos fatores contribuem para sua saúde. Além disso, as pessoas podem ter mais de um problema de saúde simultaneamente, ou pode ser evidente que o tratamento bem-sucedido de uma única doença requer uma combinação de intervenções. Condições de saúde complexas exigem soluções complexas ou intervenções complexas. O Medical Research Council (MRC)[107] descreve intervenções complexas como intervenções que consistem em múltiplos componentes. Um método para desenvolver uma intervenção complexa consiste em desenvolver uma intervenção multicomponente que contém diversas intervenções NIC. Sidani e Braden[104] observam que intervenções complexas podem ser realizadas em um método padronizado, no qual todas as pessoas recebem todos os componentes, ou a intervenção complexa pode ser adaptada à experiência exclusiva da pessoa em relação à situação de saúde. Nesse caso, as pessoas poderiam receber uma NIC ou uma combinação de NIC que fossem mais apropriadas no tratamento das condições de saúde. Cada componente da intervenção tem como alvo um aspecto específico do problema de saúde. Medidas de resultados selecionadas são sensíveis às intervenções específicas. Em um contexto de pesquisa, os componentes geralmente funcionam de maneira independente, produzindo caminhos causais complexos e múltiplos que têm efeitos nos resultados. É essencial ter uma "teoria da mudança" que forneça uma explicação da "teia de causalidade", pois compreender essas inter-relações é essencial para projetar a intervenção complexa e determinar quais resultados são mais sensíveis à intervenção. O MRC desenvolveu uma ferramenta abrangente de 12 fases para desenvolver, projetar e implementar intervenções complexas de maneira sistemática, rigorosa, mas flexível e iterativa.[107] Na estrutura do MRC,[107] o contexto é central para o projeto e avaliação da intervenção, e os determinantes sociais da saúde (características das populações, como raça, etnia, origem socioeconômica, acesso e qualidade dos sistemas de serviços de saúde) devem ser incorporados.

Análise de big data. A revolução dos dados de saúde alimentada pela "análise de *big data*" transformará a enfermagem. No *Inevitable: Understanding the 12 Technological Forces That Will Shape Our Future*, Kelly identificou 12 tendências tecnológicas influentes, incluindo uma a que ele se refere como "cognição".[61] Cognição é o processo de usar supercomputadores para adicionar "inteligência adicional"[61] (p. 26) para maximizar múltiplos benefícios da nova tecnologia. Ele descreve possíveis aplicações cognitivas que "mudarão tudo", inclusive a assistência em saúde. Notavelmente, Kelly, fundador e editor executivo da revista *Wired* durante os seus primeiros 7 anos, identificou especificamente a enfermagem como um "reino à espera de ser cognitivamente melhorado"[61] (p. 36). Como exemplo, Kelly descreve como as pessoas podem ser equipadas com sensores que rastreiam seus biomarcadores 24 horas por dia para que os tratamentos possam ser altamente personalizados, ajustados e refinados diariamente. Nos próximos 30 anos, os sensores digitais serão aprimorados por *chips* menores, baterias mais potentes e conectividade em nuvem, com bancos de dados massivos que possibilitarão "análises de *big data*" e "algoritmos mais profundos", que podem rastrear e monitorar centenas de parâmetros de saúde relevantes para os cuidados de enfermagem[61] (p. 40).

Em seu livro *Big Data: A Revolution That Will Transform How We Live, Work, and Think*, Mayer-Schonberger e Cukier afirmaram que "*big data* se refere a coisas que se pode fazer em grande escala e que não podem ser feitas em menor escala, para extrair novos *insights* ou criar novas formas de valor"[78] (p. 8). A tendência atual de rápida digitalização de grandes quantidades de dados pessoais e de saúde em prontuários eletrônicos de saúde cria a possibilidade de os dados serem sintetizados e analisados com o objetivo de identificar padrões e tendências. Raghupathi e Raghupathi[95] demonstram como a análise de *big data* pode ser utilizada para dar suporte a uma ampla gama de atividades de cuidado em saúde, incluindo suporte a decisões clínicas, gestão da saúde populacional e supervisão da saúde. A análise de *big data* pode ajudar os provedores de serviços de saúde a desenvolver diagnósticos e tratamentos mais criteriosos, o que pode levar a melhores resultados desejados e maior qualidade de atendimento a um custo menor. A NIC, como uma linguagem de enfermagem padronizada, torna possível a enfermagem cognitiva e a análise de *big data*, pois os títulos e atividades da intervenção da NIC podem ser utilizados em prontuários eletrônicos de saúde para planejar e documentar o trabalho dos enfermeiros na prática. Os títulos e atividades NIC codificados nos EHR podem ser armazenados, recuperados, analisados e compartilhados de maneiras projetadas para melhorar a tomada de decisões clínicas, avaliar a qualidade e a eficácia dos tratamentos de enfermagem, promover a obtenção de resultados ideais e gerenciar os custos da assistência médica.

Processamento de linguagem natural. O uso de novas tecnologias na área da saúde, como o processamento de linguagem natural (PLN), está em fases iniciais de desenvolvimento. A tecnologia PLN permite que os computadores obtenham dados computáveis do texto, especialmente quando o texto é registrado na forma de linguagem humana natural (ou seja, frases, sentenças, parágrafos). Um exemplo de uso da PLN inclui a extração de informações de documentação narrativa em registros de saúde sobre sintomas que podem ser utilizados para previsão de doenças.[63] Bako et al.[9] aplicaram a PLN para extrair, identificar e categorizar intervenções que assistentes sociais utilizaram para atender às necessidades sociais das pessoas. Embora a PLN não substitua o uso de linguagens de enfermagem padronizadas, ela pode ser empregada na criação de algoritmos para vincular documentação de saúde narrativa não estruturada às intervenções da NIC. Nossa esperança é que a PLN possa ser aproveitada para obter melhores *insights* na seleção de intervenções de enfermagem baseadas em evidências, necessários para fornecer cuidados de qualidade ideal para populações específicas.

CONCLUSÃO

Enfermagem é um ramo do conhecimento que compreende informações sobre a natureza da saúde e da doença, bem como estratégias e tratamentos para promover a saúde e o bem-estar. Como um sistema de classificação, a NIC identifica os tratamentos realizados pelos enfermeiros, organiza essas informações em uma estrutura coerente e fornece a linguagem para se comunicar com indivíduos, famílias, comunidades, membros de outras disciplinas e o público.

Enfermeiros são usuários de informação e conhecimento, e a NIC facilita o uso do conhecimento sobre intervenções de enfermagem na prática, educação e pesquisa. A NIC é uma fonte primária para o desenvolvimento de conhecimento de intervenção em enfermagem e fornece conteúdo de conhecimento para orientar tratamentos sob responsabilidade dessa área. Como o maior grupo de profissionais do conhecimento em saúde, os enfermeiros contam com amplas informações clínicas para implementar e avaliar os processos e resultados de seus cuidados de tomada de decisão clínica. As intervenções padronizadas da NIC facilitam a função do usuário do conhecimento ao estruturar tratamentos de enfermagem planejados para atingir os resultados desejados. Além disso, mecanismos informatizados auxiliam muito os usuários do conhecimento de enfermagem, levando recursos de conhecimento ao ponto de atendimento para que possam ser rapidamente acessados durante o processo real de tomada de decisão clínica. As intervenções da NIC já estão em uma ampla variedade de sistemas de informação de saúde que são utilizados no ponto de atendimento para planejar e documentar o atendimento de enfermagem. Quando o atendimento de enfermagem é documentado e armazenado em banco de dados, estes podem ser recuperados para avaliações de efetividade e para pesquisas de efetividade comparativa.

Os enfermeiros estão comprometidos em fornecer intervenções de enfermagem de alta qualidade. Os benefícios do uso da NIC são claros e bem estabelecidos. Desde que a NIC foi desenvolvida pela primeira vez, em 1992, houve um rápido movimento incorporando a NIC na prática, educação e pesquisa de enfermagem. Cada edição da NIC oferece novos avanços, como intervenções novas e revisadas, novos usos da NIC na educação em enfermagem, novas aplicações da NIC em ambientes de prática que aprimoram a tomada de decisões clínicas e a documentação dos cuidados de enfermagem e novos conhecimentos gerados por meio do uso da NIC na pesquisa de efetividade. Trabalhamos continuamente para avançar e melhorar a NIC e aguardamos qualquer *feedback*, recomendações e sugestões que os leitores e os usuários tenham para melhorias.

Acesse as referências bibliográficas da Parte 1

PARTE 2

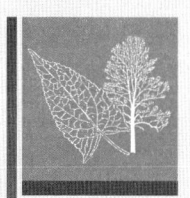

Taxonomia das Intervenções de Enfermagem

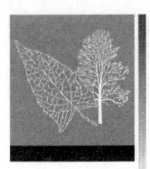

Visão Geral da Taxonomia da NIC

Esta 8ª edição da *Classificação das intervenções de enfermagem* conta com 614 intervenções organizadas, como nas últimas cinco edições, em sete domínios e 30 classes. Essa estrutura taxonômica de três níveis está incluída nas páginas seguintes. No nível abstrato mais alto estão sete *domínios* (numerados de 1 a 7). Cada domínio inclui classes (letras alfabéticas atribuídas) que estão no segundo nível de abstração da taxonomia e são agrupamentos de intervenções semelhantes. O terceiro nível contém os títulos das *intervenções*, cada um com um código exclusivo de quatro números. Somente nomes de títulos de intervenção são usados na taxonomia. Consulte a lista alfabética no livro para obter a definição e as atividades definidoras de cada intervenção. A taxonomia foi originalmente construída utilizando os métodos de análise de similaridade, agrupamento hierárquico, julgamento clínico e revisão de especialistas. Consulte edições anteriores para obter mais detalhes sobre construção, validação e codificação da taxonomia.

A taxonomia agrupa intervenções relacionadas para facilitar o uso. Os agrupamentos representam todas as áreas da prática de enfermagem. Enfermeiros de qualquer especialidade devem lembrar que devem usar a taxonomia completa com uma pessoa específica, não apenas intervenções de uma classe ou domínio. A taxonomia é neutra em termos de teoria; as intervenções podem ser usadas com qualquer teoria de enfermagem e em qualquer um dos vários ambientes de enfermagem e sistemas de prestação de cuidados de saúde. As intervenções também podem ser usadas com várias classificações diagnósticas, como a NANDA *International*, Classificação Internacional de Doenças (CID), Manual Diagnóstico e Estatístico de Transtornos Mentais (DSM) e Lista de Problemas do Sistema Omaha.

Cada uma das intervenções recebeu um número exclusivo para facilitar a informatização. Identifique a classe e o domínio da intervenção usando seis dígitos (ou seja, 1A-1040 é "Promoção da mecânica corporal" e está localizado na classe "Controle da atividade e do exercício no domínio fisiológico: básico"). Os códigos das atividades não estão incluídos neste livro. Para atribuir códigos às atividades, as atividades de cada intervenção podem ser numeradas utilizando dois espaços após uma casa decimal (p. ex., 1A-0140.01 designa a primeira atividade na "Promoção da mecânica corporal"). Se as atividades forem codificadas em uma instalação específica, elas precisam ser usadas junto com o código de intervenção relacionado.

Algumas intervenções foram incluídas em duas classes, mas são codificadas de acordo com a classe primária. Tentamos manter as referências cruzadas a um mínimo, porque a taxonomia poderia facilmente tornar-se longa e difícil de manejar. As intervenções são listadas em outra classe somente se forem consideradas suficientemente relacionadas com as intervenções dessa classe. Nenhuma intervenção é listada em mais de duas classes. Ocasionalmente, uma intervenção está localizada em apenas uma classe, mas tem um código atribuído a outra classe (p. ex., "Aconselhamento nutricional" está localizado na classe D, "Suporte nutricional", mas é codificado como 5246 para indicar que é uma intervenção de aconselhamento). As intervenções em cada classe são listadas em ordem alfabética, mas os números podem não ser sequenciais devido a inclusões, exclusões e referências cruzadas. As duas últimas classes no domínio "Sistemas de saúde" ("Controle do sistema de saúde", codificada como a, e "Controle das informações", codificada como b) contêm muitas das intervenções de cuidados indiretos (ou seja, aquelas que seriam incluídas nos custos indiretos).

A taxonomia apareceu pela primeira vez na segunda edição da NIC em 1996, com seis domínios e 27 classes. A terceira edição, publicada em 2000, incluiu um novo domínio ("Comunidade") e três novas classes: "Cuidados na criação de filhos" (codificado Z) no domínio "Família", e "Promoção da saúde da comunidade e controle de riscos da comunidade" no domínio "Comunidade" (c e d). Nenhum novo domínio ou classe foi adicionado nesta edição; as 60 novas intervenções foram facilmente adicionadas nas classes existentes. A classe "Controle de medicamentos" (H) foi renomeada, no inglês, nesta edição (*Drug management* para *Medication management*), para evitar a conotação negativa do termo "*drug*", enquanto a classe "Educação do paciente" (S) foi renomeada para "Educação em saúde", em concordância com nossa crença de que a educação fornecida pelos enfermeiros não se limita aos pacientes.

As diretrizes de codificação usadas para esta e para edições anteriores são resumidas a seguir:
- Cada intervenção recebe um código exclusivo de quatro dígitos, que pertence à intervenção

enquanto ela existir, independentemente de ela mudar de classe em alguma edição futura
- Os códigos são retirados quando as intervenções são retiradas; nenhum código é usado mais de uma vez
- As intervenções que tiverem uma modificação apenas no nome do título que *não altere* a natureza da intervenção manterão o número do código. Nesse caso, a mudança no nome do título não afeta a intervenção, mas a mudança foi necessária por um motivo convincente (p. ex., "Proteção contra abuso" foi alterada para "Apoio à proteção contra abuso" na terceira edição para distinguir a intervenção de um resultado na NOC que tinha o mesmo nome; "Sedação consciente" foi alterada na quarta edição para "Controle da sedação" para refletir melhor a prática atual; "Passagem de plantão" foi alterado para "Passagem de caso" na sétima edição para refletir que essa intervenção é utilizada em outros ambientes além de hospitais, e "Tratamento do trauma por estupro" foi alterado para "Cuidados com trauma por abuso sexual" nesta edição para refletir melhor as terminologias atuais)
- Intervenções que têm uma modificação apenas no nome do título que *altere* a natureza da intervenção recebem um novo código e o código anterior é retirado (ou seja, na terceira edição, "Triagem" foi retirada e uma nova intervenção "Triagem: catástrofe" foi adicionada, indicando a natureza mais específica dessa intervenção e distinguindo-a das intervenções "Triagem: centro de emergência" e "Triagem: telecomunicação"; na sétima edição, "Controle da dor" foi retirada e duas novas intervenções mais apropriadas, "Controle da dor: aguda" e "Controle da dor: crônica", foram adicionadas; e nesta edição, "Apoio do médico" foi retirado e uma nova intervenção, chamada "Colaboração com prestadores de cuidados de saúde" foi adicionada, refletindo com mais precisão a natureza colaborativa atual da prática de enfermagem)
- O cruzamento de referências é evitado sempre que possível, e nenhuma intervenção é cruzada em mais de duas classes; o número atribuído é selecionado da classe primária
- As intervenções são listadas em ordem alfabética dentro de cada classe; os números de código podem não ser sequenciais devido a alterações, adições e exclusões
- Embora os códigos originalmente iniciados na segunda edição tenham sido atribuídos logicamente e essa ordem lógica esteja sendo continuada, quando possível, os códigos são independentes de contexto e não devem ser interpretados como tendo qualquer significado, exceto como um número de quatro dígitos
- As atividades não são codificadas, mas se desejar fazer isso, use dois (ou mais, se indicado no seu sistema computacional) espaços à direita de uma casa decimal e numere as atividades conforme elas aparecem em cada intervenção (p. ex., 0140.01, 0140.02).

Taxonomia da NIC

	Domínio 1	Domínio 2	Domínio 3
Nível 1 Domínios	**1. Fisiológico: básico** Cuidados que dão suporte ao funcionamento físico	**2. Fisiológico: complexo** Cuidados que dão suporte à regulação homeostática	**3. Comportamental** Cuidados que dão suporte ao funcionamento psicossocial e facilitam mudanças no estilo de vida
Nível 2 Classes	***A. Controle da atividade e do exercício*** Intervenções para organizar ou auxiliar na atividade física e na conservação e gasto de energia ***B. Controle da eliminação*** Intervenções para estabelecer e manter padrões regulares de eliminação intestinal e urinária e controlar complicações devido a padrões alterados ***C. Controle da imobilidade*** Intervenções para controlar restrições do movimento corporal e as sequelas ***D. Suporte nutricional*** Intervenções para modificar ou manter o estado nutricional ***E. Promoção do conforto físico*** Intervenções para promover o conforto usando técnicas físicas ***F. Facilitação do autocuidado*** Intervenções para proporcionar ou auxiliar nas atividades de rotina da vida diária	***G. Controle eletrolítico e acidobásico*** Intervenções para regular o equilíbrio eletrolítico/acidobásico e prevenir complicações ***H. Controle de medicamentos*** Intervenções para facilitar os efeitos desejados dos agentes farmacológicos ***I. Controle neurológico*** Intervenções para aprimorar a função neurológica ***J. Cuidados perioperatórios*** Intervenções para proporcionar cuidados antes, durante e imediatamente após a cirurgia ***K. Controle respiratório*** Intervenções para promover a permeabilidade das vias aéreas e a troca de gases ***L. Controle da pele/lesões*** Intervenções para manter ou restaurar a integridade tissular ***M. Termorregulação*** Intervenções para manter a temperatura corporal dentro de uma variação de normalidade ***N. Controle da perfusão tissular*** Intervenções para otimizar a circulação de sangue e líquidos para o tecido	***O. Terapia comportamental*** Intervenções para reforçar ou promover comportamentos desejáveis ou alterar comportamentos indesejáveis ***P. Terapia cognitiva*** Intervenções para reforçar ou promover o funcionamento cognitivo desejável ou alterar o funcionamento cognitivo indesejável ***Q. Melhora da comunicação*** Intervenções para facilitar o envio e a recepção de mensagens verbais e não verbais ***R. Assistência no enfrentamento*** Intervenções para auxiliar o outro a fortalecer seus pontos fortes, adaptar-se à mudança de funções ou alcançar um nível mais elevado de funcionamento ***S. Educação em saúde*** Intervenções para facilitar a aprendizagem ***T. Promoção do conforto psicológico*** Intervenções para promover o conforto utilizando técnicas psicológicas

Domínio 4	Domínio 5	Domínio 6	Domínio 7
4. Segurança Cuidados que dão suporte à proteção contra danos	**5. Família** Cuidados que dão suporte à família	**6. Sistemas de saúde** Cuidados que dão suporte ao uso efetivo do sistema de atendimento à saúde	**7. Comunidade** Cuidados que dão suporte à saúde da comunidade
U. Controle de crises Intervenções para fornecer ajuda imediata em crises psicológicas e fisiológicas ***V. Controle de riscos*** Intervenções para iniciar atividades de redução de riscos e manter a monitoração de riscos ao longo do tempo	***W. Cuidados na gestação e no nascimento de filhos*** Intervenções para auxiliar no preparo para o parto e no controle das mudanças psicológicas e fisiológicas antes, durante e imediatamente após o parto ***Z. Cuidados na criação de filhos*** Intervenções para auxiliar na criação dos filhos ***X. Cuidados ao longo da vida*** Intervenções para facilitar o funcionamento da unidade familiar e promover a saúde e o bem-estar dos membros da família ao longo da vida	***Y. Mediação do sistema de saúde*** Intervenções para facilitar a interface entre a pessoa/família e o sistema de saúde ***a. Controle do sistema de saúde*** Intervenções para fornecer e melhorar os serviços de apoio à prestação de cuidados ***b. Controle das informações*** Intervenções para facilitar a comunicação sobre cuidados à saúde	***c. Promoção da saúde da comunidade*** Intervenções para promover a saúde de toda a comunidade ***d. Controle de riscos da comunidade*** Intervenções para auxiliar na detecção ou na prevenção de riscos à saúde de toda a comunidade

Nível 1 Domínios	1. FISIOLÓGICO: BÁSICO Cuidados que dão suporte ao funcionamento físico		
Nível 2 Classes	**A. Controle da atividade e do exercício** Intervenções para organizar ou auxiliar na atividade física e na conservação e gasto de energia	**B. Controle da eliminação** Intervenções para estabelecer e manter padrões regulares de eliminação intestinal e urinária e controlar complicações devido a padrões alterados	**C. Controle da imobilidade** Intervenções para controlar restrições do movimento corporal e as sequelas
Nível 3 Intervenções	0180 Controle de energia 5612 Ensino: exercício prescrito **S*** 0140 Promoção da mecânica corporal 0200 Promoção do exercício 0202 Promoção do exercício: alongamento 0201 Promoção do exercício: treino de força 0226 Terapia com exercício: controle muscular 0221 Terapia com exercício: deambulação 0222 Terapia com exercício: equilíbrio 0224 Terapia com exercício: mobilidade articular	0466 Administração de enema 1804 Assistência no autocuidado: uso do vaso sanitário **F** 0580 Cateterismo vesical 0581 Cateterismo vesical: externo 0582 Cateterismo vesical: intermitente 0460 Controle da diarreia 0590 Controle da eliminação urinária 0450 Controle de constipação 0630 Controle do pessário 0490 Controle do prolapso retal 0430 Controle intestinal 1876 Cuidados com cateteres: urinário 0480 Cuidados com ostomias **L** 0410 Cuidados na incontinência intestinal 0412 Cuidados na incontinência intestinal: encoprese **Z** 0610 Cuidados na incontinência urinária 0612 Cuidados na incontinência urinária: enurese **Z** 0620 Cuidados na retenção urinária 0560 Exercício para a musculatura pélvica 0550 Irrigação vesical 0640 Micção induzida 0470 Redução da flatulência 0600 Treinamento do hábito urinário 0570 Treinamento vesical 0565 Ultrassonografia: bexiga	1806 Assistência no autocuidado: transferência **F** 6580 Contenção física **V** 0762 Cuidados com o aparelho gessado: manutenção 0764 Cuidados com o aparelho gessado: úmido 0740 Cuidados com o repouso no leito 0940 Cuidados com tração/ imobilização 0910 Imobilização 0840 Posicionamento 0846 Posicionamento: cadeira de rodas 0970 Transferência
	0100 a 0399	0400 a 0699	0700 a 0999

*A letra indica outra classe onde a intervenção também está incluída.

D. Suporte nutricional
Intervenções para modificar ou manter o estado nutricional

5246 Aconselhamento nutricional
1200 Administração de nutrição parenteral total (NPT) **G**
1050 Alimentação **F**
1056 Alimentação por sonda enteral
1240 Assistência para ganho de peso
1280 Assistência para redução de peso
1080 Cateterismo nasogástrico
1030 Controle de transtornos alimentares
1260 Controle do peso
1100 Controle nutricional
1874 Cuidados com cateteres gastrintestinais
5614 Ensino: dieta prescrita **S**
1160 Monitoração nutricional
1020 Planejamento da dieta
1024 Planejamento da dieta: cirurgia para perda de peso
1860 Terapia de deglutição **F**
1120 Terapia nutricional

E. Promoção do conforto físico
Intervenções para promover o conforto utilizando técnicas físicas

1320 Acupressão
1380 Aplicação de calor/frio
1330 Aromaterapia
6855 Controle da dor no trabalho de parto **W**
1440 Controle da síndrome pré-menstrual (SPM)
1410 Controle de dor: aguda
1415 Controle de dor: crônica
1450 Controle de náusea
3550 Controle de prurido **L**
6482 Controle do conforto
1570 Controle do vômito
1340 Estimulação cutânea
1540 Estimulação elétrica nervosa transcutânea (TENS)
1360 Extubação endotraqueal: paliativo
1480 Massagem
1310 Massagem abdominal
1350 Prevenção do olho seco
1520 Reiki
1460 Relaxamento muscular progressivo
1390 Toque curativo
5465 Toque terapêutico

F. Facilitação do autocuidado
Intervenções para proporcionar ou auxiliar nas atividades de rotina da vida diária

1050 Alimentação **D**
1800 Assistência no autocuidado
1806 Assistência no autocuidado: transferências **C**
1804 Assistência no autocuidado: uso do vaso sanitário **B**
1665 Aumento da capacidade funcional
1610 Banho
6462 Controle da demência: banho **V**
1640 Cuidados com as orelhas
1680 Cuidados com as unhas
1870 Cuidados com cateteres/drenos
1620 Cuidados com lentes de contato
1670 Cuidados com o cabelo e o couro cabeludo
1650 Cuidados com os olhos
1660 Cuidados com os pés
1750 Cuidados perineais
1770 Cuidados pós-morte
1655 Irrigação ocular
1645 Lavagem auricular
1710 Manutenção da saúde oral
1850 Melhora do sono
1720 Promoção da saúde oral
1730 Restauração da saúde oral
1860 Terapia de deglutição **D**
1630 Vestir

1000 a 1299

1300 a 1599

1600 a 1899

Nível 1 Domínios	2. FISIOLÓGICO: COMPLEXO Cuidados que dão suporte à regulação homeostática	
Nível 2 Classes	**G. Controle eletrolítico e acidobásico** Intervenções para regular o equilíbrio eletrolítico/acidobásico e prevenir complicações	**H. Controle de medicamentos** Intervenções para facilitar os efeitos desejados dos agentes farmacológicos
Nível 3 Intervenções	1200 Administração de nutrição parenteral total (NPT) **D*** 1910 Controle acidobásico 1911 Controle acidobásico: acidose metabólica 1913 Controle acidobásico: acidose respiratória **K** 1912 Controle acidobásico: alcalose metabólica 1914 Controle acidobásico: alcalose respiratória **K** 2120 Controle da hiperglicemia 2125 Controle da hiperlipidemia 2130 Controle da hipoglicemia 2000 Controle de eletrólitos 2001 Controle de eletrólitos: hipercalcemia 2005 Controle de eletrólitos: hiperfosfatemia 2003 Controle de eletrólitos: hipermagnesemia 2004 Controle de eletrólitos: hipernatremia 2002 Controle de eletrólitos: hiperpotassemia 2006 Controle de eletrólitos: hipocalcemia 2010 Controle de eletrólitos: hipofosfatemia 2008 Controle de eletrólitos: hipomagnesemia 2009 Controle de eletrólitos: hiponatremia 2007 Controle de eletrólitos: hipopotassemia 2080 Controle de volume de líquidos e eletrólitos **N** 1920 Monitoração acidobásica 2020 Monitoração de eletrólitos 4232 Punção de vaso: amostra de sangue arterial **N** 2150 Terapia de diálise peritoneal 2110 Terapia por hemofiltração 2100 Tratamento hemodialítico	2210 Administração de analgésicos 2214 Administração de analgésicos: intraespinal 2840 Administração de anestesia **J** 2300 Administração de medicamentos 2301 Administração de medicamentos: enteral 2311 Administração de medicamentos: inalatória 2321 Administração de medicamentos: infusão subcutânea contínua 2302 Administração de medicamentos: interpleural 2312 Administração de medicamentos: intradérmica 2319 Administração de medicamentos: intraespinal 2313 Administração de medicamentos: intramuscular (IM) 2322 Administração de medicamentos: intraocular 2303 Administração de medicamentos: intraóssea 2314 Administração de medicamentos: intravenosa (IV) 2320 Administração de medicamentos: nasal 2310 Administração de medicamentos: oftálmica 2304 Administração de medicamentos: oral 2308 Administração de medicamentos: otológica 2307 Administração de medicamentos: reservatório ventricular 2315 Administração de medicamentos: retal 2317 Administração de medicamentos: subcutânea 2316 Administração de medicamentos: tópica 2318 Administração de medicamentos: vaginal 2400 Assistência à analgesia controlada pelo paciente (PCA) 6430 Contenção química **V** 2240 Controle da quimioterapia **S** 2260 Controle da sedação 4270 Controle da terapia trombolítica **N** 4054 Controle de dispositivo de acesso venoso central: inserção central **N** 4220 Controle de dispositivo de acesso venoso central: inserção periférica (PICC) **N** 2380 Controle de medicamentos 2385 Controle de medicamentos: *cannabis* medicinal 2398 Controle de medicamentos: dispositivo de infusão portátil 5616 Ensino: medicamento prescrito **S** 2420 Fitoterapia 2390 Prescrição de medicamentos 2395 Reconciliação de medicamentos **V** 2370 Suspensão de medicamentos 2280 Terapia de reposição hormonal 2430 Terapia hormonal para transgênero
	1900 a 2199	2200 a 2499

*A letra indica outra classe onde a intervenção também está incluída.

I. Controle neurológico

Intervenções para aprimorar a função neurológica

2560 Controle da disreflexia
2570 Controle da eletroconvulsoterapia (ECT)
2760 Controle da negligência unilateral
2660 Controle da sensibilidade periférica
2680 Controle de convulsões **V**
2540 Controle de edema cerebral
1878 Cuidados com cateteres/drenos: ventriculostomia/dreno lombar
2590 Monitoração da pressão intracraniana (PIC)
2620 Monitoração neurológica
0844 Posicionamento: neurológico
2690 Precauções contra convulsões
2720 Precauções contra hemorragia subaracnoide
2550 Promoção de perfusão cerebral

2500 a 2799

J. Cuidados perioperatórios

Intervenções para proporcionar cuidados antes, durante e imediatamente após a cirurgia

2840 Administração de anestesia **H**
2900 Assistência cirúrgica
2860 Autotransfusão **N**
2910 Controle da instrumentação cirúrgica
6545 Controle de infecção: intraoperatório
2865 Controle no uso do torniquete pneumático
2880 Coordenação pré-operatória **Y**
3582 Cuidados com a pele: local da doação **L**
3583 Cuidados com a pele: local do enxerto **L**
3000 Cuidados com circuncisão **W**
2870 Cuidados pós-anestesia
5610 Ensino: pré-operatório **S**
0842 Posicionamento: intraoperatório
2920 Precauções cirúrgicas **V**
6560 Precauções no uso do *laser* **V**
2930 Preparo cirúrgico
3902 Regulação da temperatura: perioperatório **M**

2800 a 3099

Nível 1 Domínios	2. FISIOLÓGICO: COMPLEXO – continuação

Cuidados que dão suporte à regulação homeostática

Nível 2 Classes	K. Controle respiratório	L. Controle da pele/lesões
	Intervenções para promover a permeabilidade das vias aéreas e a troca de gases	Intervenções para manter ou restaurar a integridade tissular

Nível 3 — Intervenções

K. Controle respiratório

3160 Aspiração de vias aéreas
3390 Assistência ventilatória
1913 Controle acidobásico: acidose respiratória **G***
1914 Controle acidobásico: alcalose respiratória **G**
6412 Controle da anafilaxia **V**
3210 Controle da asma
3300 Controle da ventilação mecânica: invasiva
3302 Controle da ventilação mecânica: não invasiva
3304 Controle da ventilação mecânica: prevenção de pneumonia **V**
3140 Controle de vias aéreas
3180 Controle de vias aéreas artificiais
1872 Cuidados com drenos: torácico
4106 Cuidados na embolia: pulmonar **N**
3310 Desmame da ventilação mecânica
3250 Estimulação da tosse
3270 Extubação endotraqueal
3230 Fisioterapia respiratória
3340 Indução e intubação em sequência rápida
3120 Inserção e estabilização das vias aéreas
3316 Irrigação nasal
3350 Monitoração respiratória
3320 Oxigenoterapia
3330 Posicionamento: prona
3200 Precauções contra aspiração **V**

3100 a 3399

L. Controle da pele/lesões

3550 Controle de prurido **E**
3582 Cuidados com a pele: local da doação **J**
3583 Cuidados com a pele: local de enxerto **J**
3570 Cuidados com a pele: produtos absorventes
3584 Cuidados com a pele: tratamento tópico
0480 Cuidados com estomias **B**
3660 Cuidados com lesões
3520 Cuidados com lesões por pressão
3662 Cuidados com lesões: drenagem fechada
3664 Cuidados com lesões: lesão que não cicatriza
3670 Cuidados com lesões: proteção
3661 Cuidados com lesões: queimaduras
3440 Cuidados com o local da incisão
3420 Cuidados na amputação
3510 Fototerapia: pele
3680 Irrigação de lesões
3480 Monitoração das extremidades inferiores
3540 Prevenção de lesões por pressão **V**
3590 Supervisão da pele
3620 Sutura
3460 Terapia com sanguessugas

3400 a 3699

*A letra indica outra classe onde a intervenção também está incluída.

M. Termorregulação

Intervenções para manter a temperatura corporal dentro de uma variação da normalidade

3786 Controle da hipertermia
3920 Controle da termorregulação
3840 Precauções contra hipertermia maligna **U**
3900 Regulação da temperatura
3902 Regulação da temperatura: perioperatório **J**
3910 Regulação da temperatura: recém-nascido
3790 Terapia de indução de hipotermia
3800 Tratamento da hipotermia

3700 a 3999

N. Controle de perfusão tissular

Intervenções para otimizar a circulação de sangue e líquidos para o tecido

4030 Administração de hemocomponentes e hemoderivados
4035 Amostra de sangue capilar
2860 Autotransfusão **J**
4162 Controle da hipertensão
4170 Controle da hipervolemia
4180 Controle da hipovolemia
4175 Controle da hipotensão
4270 Controle da terapia trombolítica **H**
4090 Controle de arritmias
4250 Controle de choque
4254 Controle de choque: cardiogênico
4258 Controle de choque: hipovolêmico
4255 Controle de choque: sepse
4256 Controle de choque: vasogênico
4054 Controle de dispositivo de acesso venoso central: inserção central **H**
4220 Controle de dispositivo de acesso venoso central: inserção periférica **H**
4120 Controle de volume de líquidos
2080 Controle de volume de líquidos e eletrólitos **G**
4095 Controle do desfibrilador: externo **U**
4096 Controle do desfibrilador: interno
4091 Controle do marca-passo: definitivo
4092 Controle do marca-passo: temporário
4050 Controle do risco cardíaco
4040 Cuidados cardíacos
4044 Cuidados cardíacos: fase aguda
4046 Cuidados cardíacos: reabilitação
4064 Cuidados circulatórios: equipamento de suporte circulatório mecânico
4062 Cuidados circulatórios: insuficiência arterial
4066 Cuidados circulatórios: insuficiência venosa

4104 Cuidados na embolia: periférica
4106 Cuidados na embolia: pulmonar **K**
4266 Infusão de células-tronco
4240 Manutenção de acesso para diálise
4130 Monitoração do volume de líquidos
4210 Monitoração hemodinâmica invasiva
4070 Precauções circulatórias
4110 Precauções contra embolia
4010 Precauções contra sangramento
4260 Prevenção de choque
4232 Punção de vaso: amostra de sangue arterial **G**
4238 Punção de vaso: amostra de sangue venoso
4234 Punção de vaso: doação de sangue
4190 Punção venosa
4020 Redução do sangramento
4028 Redução do sangramento: ferida
4022 Redução do sangramento: gastrintestinal
4024 Redução do sangramento: nasal
4026 Redução do sangramento: útero pós-parto **W**
4021 Redução do sangramento: útero pré-parto **W**
4150 Regulação hemodinâmica
4140 Reposição volêmica
4115 Terapia de oxigenação por membrana extracorpórea (ECMO)
4200 Terapia intravenosa (IV)

4000 a 4299

Nível 1 Domínios	3. COMPORTAMENTAL	
	Cuidados que dão suporte ao funcionamento psicossocial e facilitam mudanças no estilo de vida	
Nível 2 Classes	O. Terapia comportamental	P. Terapia cognitiva
	Intervenções para reforçar ou promover comportamentos desejáveis ou alterar comportamentos indesejáveis	Intervenções para reforçar ou promover o funcionamento cognitivo desejável ou alterar o funcionamento cognitivo indesejável
Nível 3 Intervenções	4420 Acordo para mudança de comportamento 4330 Arteterapia **Q*** 4470 Assistência na automodificação 4490 Assistência para parar de fumar 4364 Atribuição de mérito 4430 Brinquedo terapêutico **Q** 4350 Controle do comportamento 4354 Controle do comportamento: autoagressão 4352 Controle do comportamento: desatenção e hiperatividade 4356 Controle do comportamento: sexual 4367 Dançaterapia 4395 Entrevista motivacional 4380 Estabelecimento de limites 4410 Estabelecimento de metas mútuas 4480 Facilitação na autorresponsabilidade 6926 Fototerapia: regulação do humor 4360 Modificação do comportamento 4360 Modificação do comportamento: habilidades sociais 4400 Musicoterapia **Q** 4500 Prevenção do uso de substâncias 4320 Terapia com animais **Q** 4310 Terapia de atividade 4368 Terapia de jardinagem 4390 Terapia socioambiental 4510 Tratamento do uso de substâncias 4512 Tratamento do uso de substâncias: abstinência de álcool 4514 Tratamento do uso de substâncias: abstinência de drogas 4516 Tratamento do uso de substâncias: intoxicação 4340 Treinamento da assertividade 4370 Treinamento para controle de impulsos	4640 Assistência no controle da raiva 4680 Biblioterapia 4720 Estimulação cognitiva 5520 Facilitação da aprendizagem **S** 4700 Reestruturação cognitiva 4730 Reflexão guiada 4740 Registro de ações 4820 Orientação para a realidade 4860 Terapia de recordações 4760 Treinamento de memória
	4300 a 4599	4600 a 4899

*A letra indica outra classe onde a intervenção também está incluída.

Q. Melhora da comunicação
Intervenções para facilitar o envio e a recepção de mensagens verbais e não verbais

- 4330 Arteterapia **O**
- 6675 Avaliação da visão **V**
- 4430 Brinquedo terapêutico **O**
- 5000 Desenvolvimento de interação nos cuidados
- 4920 Escuta ativa
- 5020 Mediação de conflitos
- 4974 Melhora da comunicação: déficit auditivo
- 4976 Melhora da comunicação: déficit da fala
- 4978 Melhora da comunicação: déficit visual
- 5100 Melhora da socialização
- 4400 Musicoterapia **O**
- 4320 Terapia com animais **O**
- 5328 Visitas para escuta **R**

4900 a 5199

Nível 1 Domínios	3. COMPORTAMENTAL – continuação Cuidados que dão suporte ao funcionamento psicossocial e facilitam mudanças no estilo de vida	
Nível 2 Classes	R. Assistência no enfrentamento Intervenções para auxiliar o outro a fortalecer seus pontos fortes, adaptar-se a mudanças de funções ou alcançar um nível mais elevado de funcionamento	S. Educação em saúde Intervenções para facilitar a aprendizagem
Nível 3 Intervenções	5240 Aconselhamento 5242 Aconselhamento genético **W*** 5248 Aconselhamento sexual 5250 Apoio à tomada de decisão **Y** 5270 Apoio emocional 5420 Apoio espiritual 5395 Aumento da autoeficácia 5400 Aumento da autoestima 5305 *Coaching* em saúde 5330 Controle do humor 5215 Cuidados no luto 5260 Cuidados no processo de morrer 5470 Dizer a verdade 5480 Esclarecimento de valores 5424 Estímulo para rituais religiosos 5426 Facilitação do crescimento espiritual 5280 Facilitação do perdão 5300 Facilitação do processo de culpa 5290 Facilitação do processo de pesar 5294 Facilitação do processo de pesar: morte perinatal **W** 5430 Grupo de apoio 5320 Humor 6160 Intervenção na crise **U** 5390 Melhora da autopercepção 5220 Melhora da imagem corporal 5326 Melhora de habilidades da vida 5230 Melhora do enfrentamento 5370 Melhora do papel **X** 5440 Melhora do sistema de apoio 5210 Orientação antecipatória **Z*** 5340 Presença 5235 Prevenção de recaídas 5310 Promoção da esperança 5350 Redução do estresse por mudança 5422 Terapia da dependência religiosa 5450 Terapia de grupo 5410 Terapia para trauma: infantil 5360 Terapia recreacional 5460 Toque 5328 Visitas para escuta **Q**	2240 Controle da quimioterapia **H** 5510 Educação em saúde **c** 5649 Ensino: controle de infecção **V** 5670 Ensino: desenvolvimento do adolescente de 12 a 21 anos **Z** 5655 Ensino: desenvolvimento do lactente de 0 a 3 meses **Z** 5658 Ensino: desenvolvimento do lactente de 4 a 6 meses **Z** 5656 Ensino: desenvolvimento do lactente de 7 a 9 meses **Z** 5657 Ensino: desenvolvimento do lactente de 10 a 12 meses **Z** 5650 Ensino: desenvolvimento na meia-infância de 6 a 12 anos **Z** 5680 Ensino: desenvolvimento na primeira infância de 1 a 5 anos 5614 Ensino: dieta prescrita **D** 5612 Ensino: exercício prescrito **A** 5604 Ensino: grupo 5620 Ensino: habilidades psicomotoras 5606 Ensino: indivíduo 5616 Ensino: medicamento prescrito **H** 5672 Ensino: nutrição do adolescente de 12 a 21 anos **Z** 5640 Ensino: nutrição do lactente de 0 a 3 meses **Z** 5641 Ensino: nutrição do lactente de 4 a 6 meses **Z** 5642 Ensino: nutrição do lactente de 7 a 9 meses **Z** 5643 Ensino: nutrição do lactente de 10 a 12 meses **Z** 5660 Ensino: nutrição infantil de 13 a 18 meses **Z** 5661 Ensino: nutrição infantil de 19 a 24 meses **Z** 5662 Ensino: nutrição infantil de 25 a 36 meses **Z** 5652 Ensino: nutrição na meia-infância de 6 a 12 anos **Z** 5682 Ensino: nutrição na primeira infância de 1 a 5 anos 5610 Ensino: pré-operatório **J** 5618 Ensino: procedimentos ou tratamentos 5602 Ensino: processo de doença 5674 Ensino: segurança do adolescente de 12 a 21 anos **Z** 5645 Ensino: segurança do lactente de 0 a 3 meses **Z** 5646 Ensino: segurança do lactente de 4 a 6 meses **Z** 5647 Ensino: segurança do lactente de 7 a 9 meses **Z** 5648 Ensino: segurança do lactente de 10 a 12 meses **Z** 5665 Ensino: segurança infantil de 13 a 18 meses **Z** 5666 Ensino: segurança infantil de 19 a 24 meses **Z** 5667 Ensino: segurança infantil de 25 a 36 meses **Z** 5654 Ensino: segurança na meia-infância de 6 a 12 anos **Z** 5684 Ensino: segurança na primeira infância de 1 a 5 anos 5622 Ensino: sexo seguro 5624 Ensino: sexualidade 5634 Ensino: treinamento dos esfíncteres **Z** 5520 Facilitação da aprendizagem **P** 5580 Informações sensoriais preparatórias 5515 Melhora do letramento em saúde 5562 Orientação aos pais: adolescente **Z** 5566 Orientação aos pais: cuidados com os filhos **Z** 5568 Orientação aos pais: lactente **Z** 6784 Planejamento familiar: contracepção **W**
	5200 a 5499	5500 a 5799

T. Promoção do conforto psicológico
Intervenções para promover o conforto utilizando técnicas psicológicas

- 5860 *Biofeedback*
- 5900 Distração
- 5922 Facilitação da auto-hipnose
- 5960 Facilitação da meditação
- 5920 Hipnose
- 6000 Imaginação guiada
- 6050 Ioga
- 5930 Ioga do riso
- 5820 Redução da ansiedade
- 5880 Técnica para acalmar
- 6040 Terapia de relaxamento
- 5840 Treinamento de autossugestão

5800 a 6099

Nível 1 Domínios
Nível 2 Classes
Nível 3 Intervenções

4. SEGURANÇA
Cuidados que dão suporte à proteção contra danos

U. Controle de crises
Intervenções para fornecer ajuda imediata em crises psicológicas e fisiológicas

- 6260 Captação de órgãos
- 6170 Controle de situação perigosa
- 4095 Controle do desfibrilador: externo **N***
- 6300 Cuidados com trauma por abuso sexual
- 6200 Cuidados de emergência
- 7170 Facilitação da presença da família **X**
- 6140 Gerenciamento do código de emergência
- 6160 Intervenção na crise **R**
- 3840 Precauções contra hipertermia maligna **M**
- 6340 Prevenção do suicídio **V**
- 6240 Primeiros socorros
- 6320 Reanimação cardiopulmonar
- 6362 Triagem: catástrofe comunitária
- 6364 Triagem: centro de emergência
- 6366 Triagem: telecomunicação

6100 a 6399

*A letra indica outra classe onde a intervenção também está incluída.

V. Controle de riscos

Intervenções para iniciar atividades de redução de riscos e manter a monitoração de riscos ao longo do tempo

6576 Acompanhamento físico
6400 Apoio à proteção contra abuso
6402 Apoio à proteção contra abuso: criança **Z**
6404 Apoio à proteção contra abuso: idoso
6403 Apoio à proteção contra abuso: parceiro no lar
6408 Apoio à proteção contra abuso: religioso
6675 Avaliação da visão **Q**
6520 Avaliação de saúde **d**
6580 Contenção física **C**
6430 Contenção química **H**
6412 Controle da anafilaxia **K**
6460 Controle da demência
6462 Controle da demência: banho **F**
6466 Controle da demência: perambulação
6600 Controle da radioterapia
6530 Controle da vacinação **c**
3304 Controle da ventilação mecânica: prevenção de pneumonia **K**
6410 Controle de alergias
6510 Controle de alucinações
2680 Controle de convulsões **I**
6450 Controle de ideias delirantes
6540 Controle de infecção
6480 Controle do ambiente
6487 Controle do ambiente: prevenção de violência
6486 Controle do ambiente: segurança
6440 Controle do delírio
6525 Detecção de tráfico humano
5649 Ensino: controle de infecção **S**
6648 Ensino: prevenção de lesões desportivas **Z**
6522 Exame de mama
6594 Facilitação da distância física
6596 Facilitação da quarentena
6610 Identificação de risco **d**
6620 Identificação de risco: doenças infecciosas
6574 Identificação do paciente
6425 Inspeção corporal
6680 Monitoração de sinais vitais
2920 Precauções cirúrgicas **J**
3200 Precauções contra aspiração **K**
6470 Precauções contra fuga
6500 Precauções contra incêndio
6592 Precauções contra pandemia
6570 Precauções no uso de artigos de látex
6560 Precauções no uso do *laser* **J**
6581 Precauções para neutropenia
3540 Prevenção de lesões por pressão **L**
6490 Prevenção de quedas
6340 Prevenção do suicídio **U**
9050 Promoção da segurança em veículos **d**
6550 Proteção contra infecção
6630 Reclusão
2395 Reconciliação de medicamentos **H**
6420 Restrição de área
6650 Supervisão
6660 Supervisão: monitoração por vídeo
6670 Terapia de validação

6400 a 6699

Nível 1 **Domínios**	**5. FAMÍLIA** **Cuidados que dão suporte à família**
Nível 2 **Classes**	**W. Cuidados na gestação e no nascimento de filhos** Intervenções para auxiliar no preparo do parto e no controle das mudanças psicológicas e fisiológicas antes, durante e imediatamente após o parto
Nível 3 **Intervenções**	5247 Aconselhamento à preconcepção 5242 Aconselhamento genético **R*** 6700 Amnioinfusão 6965 Apoio a procedimento: lactente 6855 Controle da dor no trabalho de parto **E** 7886 Controle da tecnologia reprodutiva 1875 Cuidados com cateteres: linha umbilical 3000 Cuidados com circuncisão **J** 6826 Cuidados com lactente: pré-termo 6824 Cuidados com lactente: recém-nascido 6830 Cuidados durante o parto 6834 Cuidados durante o parto: parto de alto risco 6800 Cuidados na gravidez de alto risco 6950 Cuidados na interrupção da gravidez 6750 Cuidados no parto cesáreo 6960 Cuidados no pré-natal 6930 Cuidados pós-parto 5294 Facilitação do processo de pesar: morte perinatal **R** 6924 Fototerapia: recém-nascido 6612 Identificação de risco: perinatológico 6850 Indução do trabalho de parto 6840 Método canguru 6772 Monitoração eletrônica do feto: intraparto 6771 Monitoração eletrônica do feto: pré-parto 6720 Parto 6784 Planejamento familiar: contracepção **S** 6788 Planejamento familiar: gravidez não planejada 6786 Planejamento familiar: infertilidade 6760 Preparo para o nascimento 7160 Preservação da fertilidade 7104 Promoção da integridade familiar: perinatológico 6972 Reanimação cardiopulmonar: feto 6974 Reanimação cardiopulmonar: recém-nascido 4026 Redução do sangramento: útero pós-parto **N** 4021 Redução do sangramento: útero pré-parto **N** 6900 Sucção não nutritiva 6656 Supervisão: gravidez tardia 6870 Supressão da lactação 6860 Supressão do trabalho de parto 6982 Ultrassonografia: obstétrica e ginecológica

6700 a 6999

*A letra indica outra classe onde a intervenção também está incluída.

Z. Cuidados na criação de filhos

Intervenções para auxiliar na criação dos filhos

- 5244 Aconselhamento para lactação
- 8240 Alimentação com copo: recém-nascido
- 1052 Alimentação por mamadeira
- 7280 Apoio a irmãos
- 6402 Apoio à proteção contra abuso: criança **V**
- 8272 Cuidado ao adolescente
- 8274 Cuidado infantil
- 6820 Cuidados com lactente
- 6810 Cuidados com lactente: apoio ao exame oftalmológico
- 0412 Cuidados na incontinência intestinal: encoprese **B**
- 0612 Cuidados na incontinência urinária: enurese **B**
- 5670 Ensino: desenvolvimento do adolescente de 12 a 21 anos **S**
- 5655 Ensino: desenvolvimento do lactente de 0 a 3 meses **S**
- 5658 Ensino: desenvolvimento do lactente de 4 a 6 meses **S**
- 5656 Ensino: desenvolvimento do lactente de 7 a 9 meses **S**
- 5657 Ensino: desenvolvimento do lactente de 10 a 12 meses **S**
- 5650 Ensino: desenvolvimento na meia-infância de 6 a 12 anos **S**
- 5680 Ensino: desenvolvimento na primeira infância de 1 a 5 anos **S**
- 5672 Ensino: nutrição do adolescente de 12 a 21 anos **S**
- 5640 Ensino: nutrição do lactente de 0 a 3 meses **S**
- 5641 Ensino: nutrição do lactente de 4 a 6 meses **S**
- 5642 Ensino: nutrição do lactente de 7 a 9 meses **S**
- 5643 Ensino: nutrição do lactente de 10 a 12 meses **S**
- 5660 Ensino: nutrição infantil de 13 a 18 meses **S**
- 5661 Ensino: nutrição infantil de 19 a 24 meses **S**
- 5662 Ensino: nutrição infantil de 25 a 36 meses **S**
- 5652 Ensino: nutrição na meia-infância de 6 a 12 anos **S**
- 5682 Ensino: nutrição na primeira infância de 1 a 5 anos **S**
- 6648 Ensino: prevenção de lesões desportivas **V**
- 5674 Ensino: segurança do adolescente de 12 a 21 anos **S**
- 5645 Ensino: segurança do lactente de 0 a 3 meses **S**
- 5646 Ensino: segurança do lactente de 4 a 6 meses **S**
- 5647 Ensino: segurança do lactente de 7 a 9 meses **S**
- 5648 Ensino: segurança do lactente de 10 a 12 meses **S**
- 5665 Ensino: segurança infantil de 13 a 18 meses **S**
- 5666 Ensino: segurança infantil de 19 a 24 meses **S**
- 5667 Ensino: segurança infantil de 25 a 36 meses **S**
- 5654 Ensino: segurança na meia-infância de 6 a 12 anos **S**
- 5684 Ensino: segurança na primeira infância de 1 a 5 anos **S**
- 5634 Ensino: treinamento dos esfíncteres **S**
- 8278 Melhora do desenvolvimento: lactente
- 5210 Orientação antecipada **R**
- 5562 Orientação aos pais: adolescente **S**
- 5566 Orientação aos pais: cuidados com os filhos **S**
- 5568 Orientação aos pais: lactente **S**
- 7200 Promoção da normalidade
- 8300 Promoção da parentalidade
- 8340 Promoção da resiliência
- 6710 Promoção de vínculo

8200 a 8499

X. Cuidados ao longo da vida

Intervenções para facilitar o funcionamento da unidade familiar e promover a saúde e o bem-estar dos membros da família ao longo da vida

- 7140 Apoio à família
- 7040 Apoio ao cuidador
- 7180 Assistência para manutenção do lar
- 7260 Cuidados durante o repouso do cuidador
- 7170 Facilitação da presença da família **U**
- 6614 Identificação de risco: genético
- 7130 Manutenção do processo familiar
- 5370 Melhora do papel **R**
- 7120 Mobilização familiar
- 7100 Promoção da integridade familiar
- 7110 Promoção do envolvimento familiar
- 7150 Terapia familiar

7000 a 7299

**Nível 1
Domínios**

**Nível 2
Classes**

**Nível 3
Intervenções**

6. SISTEMAS DE SAÚDE
Cuidados que dão suporte ao uso efetivo do sistema de atendimento à saúde

Y. Mediação do sistema de saúde
Intervenções para facilitar a interface entre a pessoa/família e o sistema de saúde

5250 Apoio à tomada de decisão **R***
7500 Apoio ao sustento
7380 Assistência quanto a recursos financeiros
7410 Autorização do seguro
2880 Coordenação pré-operatória **J**
7310 Cuidados na admissão
7560 Facilitação da visita
7440 Facilitação de licença
7320 Gerenciamento de caso **c**
7330 Negociação de cuidados culturais
7400 Orientação quanto ao sistema de saúde
7300 Planejamento antecipado de cuidados
7370 Planejamento de alta
6485 Planejamento de alta: preparo do lar
7470 Prevenção de readmissão
7460 Proteção dos direitos do paciente

7300 a 7599

*A letra indica outra classe onde a intervenção também está incluída.

a. Controle do sistema de saúde	b. Controle das informações
Intervenções para fornecer e melhorar os serviços de apoio à prestação de cuidados	Intervenções para facilitar a comunicação sobre cuidados à saúde

7680 Assistência em exames	8190 Acompanhamento da alta
7760 Avaliação de produto	8070 Assistência para acesso ao prontuário eletrônico de saúde
7620 Checagem de substância controladas	7940 Coleta de dados forenses
7685 Colaboração com prestadores de cuidados de saúde	7910 Consulta
7630 Contenção de custos	8180 Consulta por telecomunicação
7840 Controle da cadeia de suprimentos	7930 Depoimento
7880 Controle da tecnologia	7920 Documentação
7820 Controle de amostras para exames	7926 Documentação: reuniões
7800 Controle de qualidade	8100 Encaminhamento
7650 Delegação	8130 Gerenciamento de protocolo de pesquisa
7640 Desenvolvimento de caminho crítico	7970 Monitoração de políticas de saúde c
7770 Facilitação do desenvolvimento profissional	8140 Passagem de caso
8550 Gerenciamento de recursos financeiros c	8080 Prescrição: testes diagnósticos
7850 Gestão por competências	8086 Prescrição: tratamento não farmacológico
7810 *Huddle* de segurança	7980 Relato de incidentes
7690 Interpretação de dados laboratoriais	8020 Reunião para avaliação dos cuidados multidisciplinares
7615 Melhora da colaboração	6658 Supervisão: monitoração remota
7726 Preceptor: estudante	8060 Transcrição de prescrições
7722 Preceptor: funcionário	7960 Troca de informações sobre cuidados de saúde
7700 Revisão por pares	
7830 Supervisão de funcionários	
7610 Testes laboratoriais no local de cuidado	
7890 Transporte: inter-hospitalar	
7892 Transporte: intra-hospitalar	
7660 Verificação do carrinho de emergência	
7600 a 7899	7900 a 8199

Nível 1 Domínios	**7. COMUNIDADE**
	Cuidados que dão suporte à saúde da comunidade
Nível 2 Classes	**c. Promoção da saúde da comunidade**
	Intervenções que promovem a saúde de toda a comunidade
Nível 3 Intervenções	6530 Controle da vacinação **V***
	8510 Defesa da saúde comunitária
	8500 Desenvolvimento de saúde comunitária
	8700 Desenvolvimento de programa de saúde
	5510 Educação em saúde **S**
	8740 Facilitação da justiça social
	7320 Gerenciamento de caso **Y**
	8550 Gerenciamento de recursos financeiros **a**
	8750 *Marketing* social
	7970 Monitoração de políticas de saúde **b**
	8720 Promoção da resiliência: comunidade

8500 a 8799

*A letra indica outra classe onde a intervenção também está incluída.

d. Controle de riscos da comunidade

Intervenções que auxiliam na detecção ou na prevenção de riscos à saúde de toda a comunidade

- 6520 Avaliação de saúde **V**
- 8820 Controle de doenças transmissíveis
- 6484 Controle do ambiente: comunidade
- 6489 Controle do ambiente: segurança do trabalhador
- 6610 Identificação de risco **V**
- 8810 Preparo contra o bioterrorismo
- 8840 Preparo da comunidade para catástrofes
- 9050 Promoção da segurança em veículos **V**
- 8880 Proteção contra riscos ambientais
- 6652 Supervisão: comunidade

8800 a 9099

PARTE 3

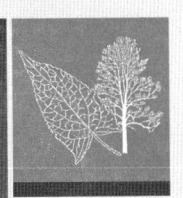

Classificação

Acompanhamento da alta 8190

Definição: fornecimento de resultados de exames, confirmando a compreensão do plano de cuidados e avaliando a satisfação com os cuidados

Atividades:
- Confirmar que esteja falando com o paciente correto
- Obter permissão para fornecer informações pessoais se estiver falando com outra pessoa que não seja o paciente
- Identificar-se com nome, credenciais e instituição
- Utilizar serviços intermediários para comunicação conforme apropriado
- Informar o paciente sobre o processo de chamada e obter consentimento
- Avisar se a chamada está sendo gravada (p. ex., para monitoração de qualidade)
- Revisar a condição de saúde atual
- Notificar o paciente sobre os resultados dos exames, conforme indicado
- Auxiliar com reposição de prescrição, de acordo com as diretrizes estabelecidas
- Garantir que todas as perguntas sejam respondidas
- Avaliar a satisfação do atendimento utilizando as diretrizes institucionais
- Documentar a satisfação utilizando as diretrizes institucionais
- Revisar as informações sobre regime de tratamentos, exames ou resultados anteriores para garantir a compreensão adequada e os cuidados domiciliares necessários, conforme apropriado
- Fornecer informações sobre recursos comunitários, programas educacionais, grupos de apoio e grupos de autoajuda, conforme apropriado
- Estabelecer data e hora para consulta de cuidados de acompanhamento ou encaminhamentos
- Fornecer informações sobre regime de tratamento atual e as responsabilidades de autocuidado resultantes, se necessário de acordo com o escopo da prática e diretrizes estabelecidas
- Informar quando procurar cuidados adicionais
- Manter a confidencialidade
- Não deixar mensagens de acompanhamento no correio de voz
- Documentar quaisquer avaliações, conselhos, orientações ou outras informações dadas ao paciente, de acordo com as diretrizes específicas
- Verificar como o paciente ou membro da família pode ser contatado para telefonema de retorno, conforme apropriado
- Documentar permissão para telefonema de retorno e identificar pessoas aptas para receber informações por telefone
- Utilizar a técnica *teach-back* (paciente é solicitado a repetir a informação que recebeu) para garantir a compreensão

3ª edição 2000; revisada em 2024

Acompanhamento físico 6576

Definição: acompanhamento de um indivíduo considerado um risco à segurança, para atividades ou testes diagnósticos

Atividades:
- Revisar cada situação individualmente, garantindo o acompanhamento quando necessário
- Determinar o número e o tipo de pessoal e equipamentos necessários
- Determinar as estratégias de segurança necessárias
- Assegurar meios adequados de comunicação entre todos os envolvidos
- Explicar a necessidade de acompanhamento e as funções dos indivíduos envolvidos
- Garantir a segurança dos indivíduos e do pessoal em todos os momentos
- Monitorar o equipamento continuamente, conforme indicado
- Seguir as políticas da instituição em relação ao acompanhamento
- Documentar o acompanhamento, incluindo o destino e os indivíduos presentes

8ª edição 2024

Aconselhamento 5240

Definição: fornecimento de assistência e orientação para auxiliar a resolver problemas e dificuldades pessoais, sociais ou psicológicas

Atividades:
- Proporcionar privacidade e garantir confidencialidade
- Demonstrar empatia, cordialidade, autenticidade, genuinidade, interesse e cuidado incondicional
- Apresentar-se e certificar-se de que a pessoa esteja confortável
- Convidar para conversa social para aliviar a ansiedade
- Estimular a descrever os motivos da procura de aconselhamento
- Determinar o propósito, as metas e a agenda das sessões de aconselhamento
- Estabelecer relação terapêutica baseada em confiança, empatia, compaixão e respeito

- Estabelecer a duração das sessões de aconselhamento e a duração da relação terapêutica de aconselhamento
- Estabelecer metas mutuamente
- Demonstrar compreensão pelas preocupações, problemas e dificuldades
- Auxiliar a identificar problemas ou situações que causam sofrimento
- Determinar como os problemas podem interferir na vida diária
- Identificar quais pensamentos, sentimentos e comportamentos estão associados ao problema
- Determinar há quanto tempo o problema persiste
- Identificar qualquer padrão de eventos que possa estar associado ao problema
- Determinar como o comportamento familiar afeta o paciente
- Determinar quais estratégias foram usadas anteriormente para gerenciar problemas
- Auxiliar o paciente a fazer uma lista e priorizar todas as possíveis alternativas para um problema
- Identificar quaisquer diferenças entre o ponto de vista do paciente sobre a situação e o ponte de vista da equipe de saúde
- Verbalizar discrepância entre sentimentos e comportamentos
- Manter a consciência dos comportamentos não verbais como sinais de estado emocional
- Fornecer informações factuais, conforme necessário e apropriado
- Incentivar a expressão de sentimentos
- Dar tempo para responder
- Usar técnicas de reflexão e esclarecimento para facilitar a expressão de preocupações
- Pedir ao paciente e a outras pessoas significativas para identificar o que podem ou não podem fazer sobre o que está acontecendo
- Usar ferramentas para ajudar a aumentar a autoconsciência e o conhecimento da situação (p. ex., medidas em papel e lápis, áudio, vídeo, exercícios de interação com outras pessoas), conforme apropriado
- Desencorajar a tomada de decisões quando o paciente estiver sob forte estresse
- Revelar aspectos selecionados de suas próprias experiências ou personalidade para promover a autenticidade e a confiança, conforme apropriado
- Usar uma abordagem terapêutica estabelecida para orientar as sessões de aconselhamento (p. ex., psicodinâmica, comportamental, cognitiva, humanística, integrativa-holística)
- Auxiliar na identificação de pontos fortes e reforçá-los
- Incentivar o desenvolvimento de novas habilidades, conforme apropriado
- Incentivar a substituição de hábitos indesejáveis por hábitos desejáveis
- Reforçar novas habilidades
- Avaliar a obtenção de metas estabelecidas e a resolução do problema apresentado
- Preparar-se para o fim da relação terapêutica
- Providenciar acompanhamento ou encaminhamento

1ª edição 1992; revisada em 2000, 2024

Aconselhamento à preconcepção 5247

Definição: fornecimento de apoio terapêutico a indivíduos em idade fértil antes da gravidez para promover a saúde e reduzir riscos

Atividades:
- Assegurar privacidade e confidencialidade
- Estabelecer relação terapêutica baseada em confiança
- Revisar a história de saúde da paciente, incluindo história pré-natal e obstétrica, história de desenvolvimento e estado de saúde (passado e presente), relacionada com fatores de risco genéticos confirmados ou suspeitos
- Revisar o ambiente para possíveis fatores de risco (p. ex., potenciais exposições a agentes teratogênicos e carcinogênicos)
- Revisar o estilo de vida para possíveis fatores de risco (p. ex., tabagismo, ingestão de álcool, medicamentos prescritos, uso de substâncias)
- Desenvolver um perfil de risco de preconcepção, gestação planejada, baseado na história, no uso de medicamentos prescritos, origem étnica, exposições ocupacionais e domiciliares, dieta, distúrbios genéticos específicos e estilo de vida
- Explorar a vontade de ter filhos com o casal
- Questionar sobre abusos físicos, conforme indicado
- Obter história sexual completa, incluindo frequência e duração de tempo da relação sexual, uso de lubrificantes espermicidas e hábitos pós-coito, como ducha higiênica
- Investigar possíveis causas de infertilidade em casais que não conseguem engravidar há mais de 1 ano
- Encaminhar mulheres com condições clínicas crônicas para um plano de tratamento pré-gestação
- Fornecer informações relacionadas com fatores de risco
- Encaminhar para aconselhamento genético e avaliação de fatores de risco genéticos
- Encaminhar para testes de diagnóstico pré-natal incluindo fatores de risco genéticos, clínicos ou obstétricos, conforme necessário
- Avaliar os níveis de hemoglobina ou hematócrito, Rh, teste de urina, toxoplasmose, infecções sexualmente transmissíveis, rubéola, hepatite e distúrbios genéticos
- Aconselhar os parceiros a realizarem testes para identificar riscos, conforme necessário
- Apoiar a tomada de decisão sobre a disposição para a gestação, com base nos fatores de risco identificados
- Aconselhar sobre evitar gestações até que o tratamento apropriado seja providenciado (p. ex., vacina para rubéola, imunoglobulina Rho (D), imunoglobulina sérica, antibióticos)
- Avaliar a necessidade de rastreamento por mamografia, com base na idade da paciente e desejo de amamentação prolongada
- Encorajar exame dentário durante a preconcepção para minimizar a exposição a exames de raios X e anestésicos
- Orientar sobre as relações entre o desenvolvimento fetal inicial e hábitos pessoais, uso de medicamentos,

teratógenos e requisitos de autocuidado (p. ex., vitaminas pré-natais, ácido fólico)
- Orientar sobre modos de evitar os agentes teratogênicos (p. ex., manipulação de areia higiênica para gatos, interrupção do tabagismo, substitutos para o álcool)
- Encaminhar para serviços de informações sobre teratógenos para localizar informações específicas sobre agentes ambientais
- Aconselhar o uso de ácido fólico para ambos os parceiros pelo menos 3 meses antes da concepção
- Discutir maneiras específicas de se preparar para a gestação, incluindo as demandas sociais, financeiras e psicológicas da gestação e cuidados com os filhos
- Identificar barreiras reais ou percebidas para serviços de planejamento familiar e cuidados pré-natais e modos de superar as barreiras
- Discutir os métodos disponíveis de assistência e tecnologia reprodutiva, conforme apropriado
- Encorajar a contracepção até que o casal esteja preparado para a gestação, conforme apropriado
- Discutir o momento de interromper a contracepção para maximizar a datação precisa da gestação
- Discutir os métodos de identificação da fertilidade, sinais de gestação e modos de confirmar a gestação
- Discutir a necessidade de adesão e cooperação com os cuidados pré-natais, incluindo programas específicos de alto risco que podem ser apropriados
- Encorajar a participação em cursos sobre gestação precoce e criação dos filhos
- Encorajar as mulheres a aprenderem os detalhes da cobertura do plano de saúde, incluindo períodos de carência e opções de prestadores de saúde disponíveis
- Recomendar os cuidados pessoais necessários durante o período de preconcepção
- Fornecer educação e encaminhamentos para recursos comunitários apropriados
- Encorajar a participação em grupos de apoio para casais que planejam engravidar
- Fornecer uma cópia do plano de tratamento por escrito para o casal
- Fornecer ou recomendar acompanhamento, se necessário
- Utilizar a técnica *teach-back* (paciente é solicitado a repetir a informação que recebeu) para garantir a compreensão

2ª edição 1996; revisada em 2000, 2024

Aconselhamento genético 5242

Definição: uso de um processo de comunicação terapêutica para ajudar o indivíduo, a família ou o grupo a compreender e lidar com uma condição genética específica

Atividades:
- Assegurar privacidade e confidencialidade
- Estabelecer relacionamento terapêutico baseado em confiança, empatia, compaixão e respeito
- Verificar a base de conhecimento, mitos, percepções e percepções errôneas relacionadas com doenças genéticas
- Explorar fatores de risco genéticos confirmados para determinar o nível de compreensão
- Verificar o propósito, os objetivos e a agenda da sessão de aconselhamento genético
- Verificar a presença e a qualidade dos sistemas de apoio e das habilidades de enfrentamento anteriores
- Explorar estimativas de risco, com base no fenótipo (p. ex., características da pessoa), histórico familiar (p. ex., análise de heredograma), informações de risco calculadas ou genótipo (p. ex., resultados de testes genéticos)
- Fornecer estimativas de risco de ocorrência ou recorrência para pessoas e familiares em risco
- Oferecer informações sobre a história natural da doença ou condição, as estratégias de tratamento e gestão, as informações prognósticas e as estratégias de prevenção, se conhecidas
- Informar sobre os riscos, os benefícios e as limitações de opções de tratamento ou gestão, bem como opções para lidar com o risco de recorrência
- Proporcionar suporte à tomada de decisões enquanto as pessoas consideram suas opções
- Priorizar áreas de redução de risco em colaboração com indivíduos, famílias ou grupos
- Monitorar a resposta quando a pessoa aprende sobre seus próprios fatores de risco genéticos
- Possibilitar e estimular a expressão de sentimentos
- Apoiar o processo de enfrentamento
- Instituir habilidades de suporte a crises, conforme necessário
- Providenciar encaminhamento para especialistas em saúde genética, conforme necessário
- Providenciar encaminhamento para recursos comunitários, como grupos de apoio genético, conforme necessário
- Registrar o resumo da sessão de aconselhamento genético, conforme indicado
- Utilizar a técnica *teach-back* (paciente é solicitado a repetir a informação que recebeu) para garantir a compreensão

1ª edição 1992; revisada em 2000, 2024

Aconselhamento nutricional 5246

Definição: uso de um processo interativo de ajuda com foco na necessidade de modificação da dieta

Atividades:
- Estabelecer relação terapêutica baseada em confiança e respeito
- Estabelecer a duração da relação de aconselhamento
- Determinar os hábitos de consumo alimentar e de alimentação do paciente
- Facilitar a identificação dos comportamentos alimentares a serem modificados

- Estabelecer metas realistas em curto e longo prazos para a mudança no estado nutricional
- Utilizar padrões nutricionais aceitos para auxiliar o paciente a avaliar a adequação da ingestão alimentar
- Fornecer informações sobre a necessidade de saúde para modificação na dieta (p. ex., perda e ganho de peso, restrição de sódio, redução do colesterol, restrição de líquidos), conforme necessário
- Colocar um guia alimentar atrativo no quarto do paciente
- Auxiliar o paciente a considerar fatores como idade, estágio de crescimento e desenvolvimento, experiências alimentares anteriores, trauma, doença, cultura e finanças no planejamento de forma a atender às necessidades nutricionais
- Discutir o conhecimento do paciente sobre os quatro grupos básicos de alimentos, bem como as percepções da necessidade de modificação da dieta
- Discutir as necessidades nutricionais e as percepções do paciente sobre a dieta prescrita ou recomendada
- Discutir os gostos e aversões alimentares do paciente
- Auxiliar o paciente a registrar o que costuma comer em um período de 24 horas
- Revisar com o paciente as medidas de ingestão e eliminação de líquidos, valores da hemoglobina, leituras de pressão arterial ou ganhos e perdas de peso, conforme apropriado
- Discutir os hábitos de compra de alimentos e as restrições orçamentárias
- Discutir o significado dos alimentos para o paciente
- Determinar as atitudes e crenças de pessoas significativas sobre o alimento, a alimentação e a mudança nutricional necessária para o paciente
- Avaliar o progresso das metas na modificação da dieta em intervalos regulares
- Auxiliar o paciente a expressar seus sentimentos e preocupações sobre o cumprimento das metas
- Elogiar os esforços para alcançar metas
- Incentivar o uso da internet para acessar informações úteis sobre dieta, receitas e modificação do estilo de vida, conforme apropriado
- Oferecer encaminhamento ou consulta com outros membros da equipe de saúde, conforme apropriado

1ª edição 1992; revisada em 1996, 2018

Aconselhamento para lactação 5244

Definição: auxílio no estabelecimento e na manutenção da amamentação bem-sucedida

Atividades:
- Fornecer informações sobre os benefícios psicológicos e fisiológicos da amamentação
- Determinar o desejo e a motivação da mãe para amamentar, bem como a percepção da amamentação
- Desfazer equívocos, informações erradas e imprecisões sobre amamentação
- Incentivar o parceiro, a família ou os amigos da mãe a fornecer apoio (ou seja, oferecer elogios, incentivo e segurança, realizar tarefas domésticas e garantir que a mãe esteja recebendo descanso e nutrição adequados)
- Fornecer material educacional, conforme necessário
- Incentivar a participação em aulas de amamentação e grupos de apoio
- Proporcionar à mãe a oportunidade de amamentar após o parto, sempre que possível
- Orientar sobre a identificação de pistas para alimentação do lactente (p. ex., reflexo de busca, sucção e estado de alerta silencioso)
- Auxiliar a garantir a pega correta do lactente ao seio (ou seja, monitorar o alinhamento correto do lactente, a preensão e compressão areolar e a deglutição audível)
- Orientar sobre as várias posições de alimentação (p. ex., cruzado no berço, apreensão como de bola de futebol americano e deitado de lado)
- Orientar a mãe sobre os sinais de transferência de leite na amamentação (p. ex., vazamento de leite, deglutição audível e sensações de "descida")
- Discutir maneiras de facilitar a descida do leite (p. ex., técnicas de relaxamento, massagem nos seios e um ambiente tranquilo)
- Informar sobre a diferença entre sucção nutritiva e não nutritiva
- Monitorar a capacidade do lactente de sugar
- Demonstrar treinamento de sucção (ou seja, usar um dedo limpo para estimular o reflexo de sucção e a pega), se necessário
- Orientar a mãe a permitir que o lactente termine a amamentação na primeira mama antes de oferecer a segunda mama
- Orientar sobre como interromper a sucção do lactente, se necessário
- Orientar a mãe sobre os cuidados com os mamilos
- Monitorar a dor no mamilo e a integridade da pele prejudicada dos mamilos
- Discutir técnicas para evitar ou minimizar o ingurgitamento e o desconforto associado (p. ex., alimentações frequentes, massagem nos seios, compressas mornas, extração de leite, bolsas de gelo aplicadas após a amamentação ou extração de leite e medicamentos anti-inflamatórios)
- Orientar sobre sinais, sintomas e estratégias de tratamento para dutos obstruídos, mastite e infecção por candidíase
- Discutir as necessidades de descanso adequado, hidratação e dieta bem balanceada
- Auxiliar na determinação da necessidade de alimentação suplementar, chupetas e protetores de mamilo
- Incentivar a mãe a usar um sutiã bem ajustado e com suporte
- Orientar sobre a manutenção de registros das sessões de amamentação e extração de leite, se indicado
- Orientar sobre os padrões de fezes e urina do lactente
- Discutir a frequência dos padrões normais de alimentação, incluindo agrupamento da alimentação e estirões de crescimento
- Incentivar a lactação contínua ao retornar ao trabalho ou à escola
- Discutir opções para extração de leite, incluindo bombeamento não elétrico (p. ex., manual) e bombeamento elétrico (p. ex., simples e duplo; bomba de nível hospitalar para mães de recém-nascidos prematuros)
- Instruir sobre o manuseio adequado do leite extraído (p. ex., coleta, armazenamento, descongelamento, preparação, enriquecimento e aquecimento)

- Orientar a paciente a entrar em contato com um consultor de lactação para ajudar a determinar o estado do suprimento de leite (ou seja, se a insuficiência é percebida ou real)
- Orientar estratégias destinadas a otimizar o suprimento de leite (p. ex., massagem nos seios, extração frequente do leite, esvaziamento completo dos seios, método canguru e medicamentos)
- Fornecer instruções e apoio de acordo com a política da instituição de saúde sobre aleitamento para a mãe de recém-nascido prematuros (ou seja, orientar sobre a frequência de bombeamento, quando esperar que o suprimento de leite aumente, padrões normais de alimentação com base na idade gestacional e desmame da bomba quando o lactante for capaz de mamar bem)
- Orientar sobre sinais e sintomas que justifiquem a notificação a um profissional de saúde ou consultor de lactação
- Fornecer instruções de alta e cuidados de acompanhamento adaptados às necessidades específicas da paciente (p. ex., mãe de lactente saudável a termo, múltiplos, recém-nascido prematuro ou doente)
- Consultar um consultor de lactação
- Auxiliar na relactação, se necessário
- Discutir opções para desmame
- Orientar a mãe a consultar seu profissional de saúde antes de tomar qualquer medicamento durante a amamentação, incluindo medicamentos de uso não controlado e anticoncepcionais orais
- Discutir métodos de contracepção
- Incentivar os empregadores a oferecerem oportunidades para que as mães lactantes extraiam e armazenem o leite materno durante a jornada de trabalho

2ª edição 1996; revisada 2000, 2013

Aconselhamento sexual 5248

Definição: uso de um processo interativo com foco na necessidade de ajustar a prática sexual ou melhorar o enfrentamento de um evento ou distúrbio sexual

Atividades:
- Estabelecer relação terapêutica baseada em confiança e respeito
- Estabelecer a duração do relacionamento de aconselhamento
- Proporcionar privacidade e assegurar a confidencialidade
- Informar ao paciente, logo no início do relacionamento, que a sexualidade é uma parte importante da vida e que doenças, medicamentos e estresse (ou outros problemas e eventos vivenciados pelo paciente) frequentemente afetam a função sexual
- Encorajar o paciente a verbalizar seus temores e a fazer perguntas sobre a função sexual
- Apresentar questões sobre sexualidade com uma afirmativa que diga ao paciente que muitas pessoas têm dificuldades sexuais
- Começar com os tópicos menos sensíveis e prosseguir para os mais sensíveis
- Obter a história sexual do paciente, prestando muita atenção aos padrões normais de funcionamento e aos termos utilizados pelo paciente para descrever a função sexual
- Determinar a duração da disfunção sexual e as potenciais causas
- Monitorar quanto ao estresse, ansiedade e depressão como possíveis causas de disfunção sexual
- Determinar o nível de conhecimento do paciente e a compreensão acerca da sexualidade em geral
- Fornecer informações sobre a função sexual, conforme apropriado
- Discutir o efeito da saúde e da doença sobre a sexualidade
- Discutir o efeito dos medicamentos e suplementos na sexualidade, conforme apropriado
- Discutir o efeito das alterações na sexualidade sobre a pessoa significativa
- Discutir as modificações necessárias na atividade sexual, conforme apropriado
- Auxiliar o paciente a expressar tristeza e raiva em relação às alterações no funcionamento ou aparência do corpo, conforme apropriado
- Evitar demonstrar aversão a uma parte alterada do corpo
- Apresentar ao paciente modelos de papéis positivos que tiveram êxito diante de um problema semelhante, conforme apropriado
- Fornecer informações factuais sobre mitos e informações equivocadas sobre sexo que o paciente possa verbalizar
- Discutir formas alternativas de expressão sexual que sejam aceitáveis para o paciente, conforme apropriado
- Orientar o paciente sobre o uso de medicamentos e dispositivos para aumentar a capacidade de desempenho sexual, conforme apropriado
- Determinar o grau de culpa sexual associada à percepção do paciente sobre os fatores causais da doença
- Evitar encerrar precocemente a discussão sobre sentimentos de culpa, mesmo quando pareçam ser irracionais
- Incluir ao máximo outras pessoas significativas no aconselhamento, conforme apropriado
- Utilizar o humor e incentivar o paciente a fazer o mesmo para aliviar a ansiedade ou o constrangimento, tomando o cuidado para usar o humor apropriado à situação, com sensibilidade e respeito às crenças e aos antecedentes culturais do paciente
- Assegurar que as práticas sexuais atuais e novas sejam saudáveis, conforme apropriado
- Fornecer garantias e permissão para experimentar formas alternativas de expressão sexual, conforme apropriado
- Providenciar encaminhamento ou consulta com outros membros da equipe de saúde, conforme apropriado
- Encaminhar o paciente a um terapeuta sexual, conforme apropriado

1ª edição 1992; revisada em 2013

Acordo para mudança de comportamento 4420

Definição: negociação de acordo com o paciente que reforce uma mudança de comportamento específica

Atividades:
- Auxiliar na identificação de comportamentos e desejo de mudança
- Determinar a capacidade mental e cognitiva
- Auxiliar na identificação dos próprios pontos fortes e habilidades
- Evitar focar no diagnóstico ou no processo da doença ao auxiliar na identificação de objetivos
- Promover um ambiente aberto e receptivo para a criação de contratos
- Auxiliar na identificação de metas realistas e atingíveis
- Auxiliar na identificação de metas adequadas a curto e longo prazos, em comportamentos facilmente observáveis e em termos positivos
- Incentivar a anotação de metas, se possível
- Esclarecer os papéis do prestador de cuidados de saúde e do paciente, respectivamente
- Explorar recursos e métodos para atingir objetivos
- Auxiliar na identificação e superação de barreiras
- Explorar métodos para avaliar o cumprimento de metas
- Facilitar o envolvimento de pessoas significativas no processo de contratação, se desejado pelo paciente
- Facilitar a elaboração de contratos escritos, incluindo todos os elementos acordados
- Auxiliar na definição de requisitos de tempo ou frequência para a execução de comportamentos e ações
- Auxiliar na definição de prazos realistas
- Identificar a data-alvo para a rescisão do contrato
- Coordenar oportunidades de revisão de contrato e metas
- Facilitar a renegociação dos termos do contrato, se necessário
- Auxiliar na discussão de sentimentos sobre o contrato
- Observar os sinais de incongruência e falta de comprometimento com o cumprimento do contrato
- Identificar consequências ou sanções pelo não cumprimento do contrato, se desejado
- Ter o contrato assinado por todas as partes envolvidas
- Fornecer cópia do contrato assinado e datado
- Incentivar a identificar reforços ou recompensas apropriados e significativos
- Incentivar a escolha de reforço ou recompensa que sustente o comportamento
- Especificar o momento da entrega de reforços ou recompensas
- Instruir sobre vários métodos de observação e registro de comportamentos
- Auxiliar no desenvolvimento de fluxograma para auxiliar no acompanhamento do progresso em direção às metas
- Utilizar a técnica *teach-back* (paciente é solicitado a repetir a informação que recebeu) para garantir a compreensão

1ª edição 1992; revisada em 2004, 2024

Acupressão 1320

Definição: aplicação de pressão firme e contínua em pontos especiais do corpo para efeito terapêutico

Atividades:
- Investigar contraindicações (p. ex., condições clínicas graves, como arteriosclerose, problemas cardíacos, contusões, tecido cicatricial, infecção, crianças pequenas)
- Decidir se a finalidade da acupressão é a prevenção ou o tratamento de um indivíduo (p. ex., dor, cefaleias, náuseas, asma, resfriados e gripes, artrite, alergias, tensão nervosa, cólicas menstruais, problemas de sinusite, entorses, cotovelo de tenista)
- Descrever a justificativa, os benefícios, os limites e os tipos de acupressão disponíveis (p. ex., Shiatsu, Tui Na, Sujok, Jin Shin, Atmena)
- Fornecer descrição detalhada da técnica de acupressão escolhida
- Verificar o grau de conforto psicológico do indivíduo com o toque
- Verificar os resultados desejados
- Verificar quais pontos de acupuntura estimular, dependendo do resultado desejado
- Criar um ambiente tranquilo e sem interrupções, sempre que possível
- Sugerir que o indivíduo assuma uma posição confortável com roupas folgadas
- Explicar ao indivíduo que você vai procurar uma área sensível à palpação
- Encorajar o indivíduo a relaxar durante a estimulação
- Aplicar pressão firme com os dedos de forma lenta e rítmica para permitir que as camadas do tecido respondam
- Utilizar os polegares, outros dedos, palmas, a lateral da mão ou as articulações dos dedos para aplicar pressão constante e estacionária no ponto sensível à pressão na localização geral do ponto de acupuntura, usando o peso do corpo para inclinar-se em direção ao ponto em que a pressão é aplicada
- Aplicar pressão gradualmente e segurar sem qualquer movimento por vários minutos de cada vez para relaxar uma área ou aliviar a dor
- Aplicar pressão constante sobre o tecido muscular hipertônico para dor até que o relaxamento seja sentido ou a dor tenha diminuído, geralmente de 15 a 20 segundos
- Repetir o procedimento no mesmo ponto do lado oposto do corpo
- Aplicar pressão constante até que a náusea diminua ou manter as pulseiras antináusea indefinidamente durante o episódio atual de náusea ou preventivo
- Observar as pistas verbais ou posturais (p. ex., estremecimento, "ai") para identificar o ponto ou local desejado
- Tratar primeiro os pontos contralaterais quando houver extrema sensibilidade em qualquer ponto
- Usar aplicações diárias de acupressão durante a primeira semana de tratamento para dor
- Recomendar o uso de técnicas de relaxamento progressivo e exercícios de alongamento entre os tratamentos
- Orientar a família/pessoas significativas para que realizem os tratamentos de acupressão
- Registrar a ação e a resposta do indivíduo à acupressão

2ª edição 1996; revisada em 2018

Administração de analgésicos   2210

Definição: uso de agentes farmacológicos para reduzir ou eliminar a dor

Atividades:
- Estabelecer padrões de comunicação eficazes entre o paciente, a família e os cuidadores para alcançar o controle adequado da dor
- Assegurar uma abordagem holística para o tratamento da dor (ou seja, consideração adequada das influências fisiológicas, sociais, espirituais, psicológicas e culturais)
- Adaptar técnicas de monitoração da dor para incluir pacientes com comprometimento de comunicação (p. ex., pacientes pediátricos, idosos, com comprometimento cognitivo, psicóticos, em estado crítico, com outro idioma nativo, portadores de demência)
- Verificar o início, a localização, a duração, as características, a qualidade, a intensidade, o padrão, as medidas de alívio, os sintomas contribuintes da dor, os efeitos no paciente e a gravidade antes de medicar o paciente
- Determinar o nível atual e desejado de conforto do paciente utilizando uma escala de classificação de dor apropriada
- Registrar todos os resultados da monitoração da dor
- Verificar a prescrição médica quanto a medicamento, dose e frequência do analgésico prescrito
- Avaliar a resposta prévia do paciente aos analgésicos (p. ex., se o medicamento não opioide é tão eficaz quanto o opioide)
- Avaliar as doses anteriores do paciente e as vias de administração de analgésicos para evitar subtratamento ou tratamento excessivo
- Verificar o histórico de alergias a medicamentos
- Envolver o paciente na escolha do analgésico, via de administração e dose, conforme apropriado
- Escolher o analgésico apropriado ou a combinação de analgésicos quando mais de um for prescrito
- Analisar as seleções de analgésicos (narcótico, não narcótico ou AINE), com base no tipo e na gravidade da dor
- Assegurar que o paciente não tenha risco no uso de AINEs (p. ex., história de sangramento gastrintestinal ou de insuficiência renal)
- Assegurar que o paciente não tenha risco no uso de opioides (p. ex., história de apneia obstrutiva ou central do sono)
- Verificar o analgésico preferido, a via de administração e a dose para obter a melhor analgesia possível
- Escolher a via IV, em vez de IM, para injeções frequentes de medicamentos para dor, quando possível
- Evitar a via IM nos idosos
- Assegurar que seja mantida uma dose precisa nas 24 horas (p. ex., não mais do que 4.000 mg de paracetamol e ácido acetilsalicílico [AAS]; 3.200 mg de ibuprofeno)
- Assegurar a adequação da dose de opioides (p. ex., grandes doses são aceitáveis em pacientes tolerantes a opioides, mas não em pacientes que nunca receberam opioides)
- Titular a dose do opioide de acordo com o efeito desejado ou com efeitos colaterais incontroláveis (p. ex., conforto *versus* depressão respiratória)
- Ajustar as doses para crianças e idosos, conforme apropriado
- Contabilizar narcóticos e outros medicamentos controlados, de acordo com o protocolo da instituição
- Monitorar os sinais vitais antes e após a administração de analgésicos narcóticos na primeira dose ou se forem observados sinais incomuns
- Registrar o nível de dor utilizando uma escala de dor apropriada antes e após a administração de analgésicos
- Atender às necessidades de conforto e outras atividades que auxiliem no relaxamento para facilitar a resposta à analgesia
- Auxiliar o paciente na seleção de atividades não farmacológicas que tenham aliviado a dor no passado (p. ex., distração, música, terapia de relaxamento simples)
- Administrar analgésicos em horários fixos para evitar flutuações nos níveis de analgesia, especialmente em caso de dor intensa, conforme apropriado
- Administrar analgésicos antes de procedimentos ou atividades que desencadeiem dor
- Estabelecer expectativas positivas quanto à eficácia dos analgésicos para otimizar a resposta do paciente
- Administrar analgésicos e medicamentos adjuvantes para potencializar a analgesia, quando necessário
- Considerar o uso de infusão contínua, isoladamente ou em associação com opioides em *bolus*, para manter os níveis séricos
- Instituir precauções de segurança para aqueles que recebem analgésicos narcóticos, conforme apropriado
- Orientar o paciente a solicitar medicamentos para dor quando necessário, antes que a dor se torne intensa
- Informar ao paciente que a administração de narcóticos pode ocasionar sonolência durante nos primeiros 2 ou 3 dias e depois desaparece
- Corrigir equívocos e mitos que pacientes ou familiares possam ter em relação aos analgésicos, especialmente os opioides (p. ex., dependência e riscos de *overdose*)
- Implementar medidas para reduzir estímulos nocivos no ambiente do paciente (ou seja, manter os pacientes limpos, secos, posicionados corretamente e mudar o decúbito regularmente; prevenir constipação intestinal e retenção urinária; afrouxar bandagens ou roupas apertadas, conforme indicado; esticar roupas de cama e mantê-las sem pregas)
- Avaliar a eficácia do analgésico em intervalos regulares e frequentes após cada administração, mas especialmente após as doses iniciais
- Implementar ações para diminuir os efeitos adversos dos analgésicos (p. ex., depressão respiratória, náuseas e vômitos, boca seca, constipação intestinal, irritação gástrica)
- Documentar a resposta ao analgésico e quaisquer efeitos adversos
- Avaliar e documentar o nível de sedação para pacientes que recebem opioides
- Administrar agentes de reversão de opioides (p. ex., naloxona) para depressão respiratória ou sedação indesejada, se indicado
- Colaborar com o profissional de saúde se forem indicadas alterações no medicamento, dose, via de administração ou intervalo, fazendo recomendações específicas com base nos princípios equianalgésicos
- Orientar o paciente e a família sobre o uso de analgésicos, estratégias para diminuir os efeitos colaterais e expectativas de envolvimento nas decisões sobre o alívio da dor
- Envolver a família/pessoas significativas em medidas de controle da dor, como massagens simples ou técnicas de aplicação de calor/frio

1ª edição 1992; revisada em 1996, 2018

Administração de analgésicos: intraespinal 2214

Definição: administração de agentes farmacológicos no espaço epidural ou intratecal para reduzir ou eliminar a dor

Atividades:
- Orientar o paciente e outras pessoas significativas sobre o procedimento
- Verificar a permeabilidade e a função do cateter intraespinhal, porta ou bomba de infusão
- Garantir que o acesso IV esteja bem-posicionado durante toda a terapia
- Identificar o cateter intraespinhal e fixá-lo adequadamente
- Garantir que o local de inserção do cateter esteja visível e coberto com um curativo transparente para fins de monitoração
- Garantir que as bordas do curativo no local estejam bem cobertas com fita transparente para evitar que o curativo enrole
- Monitorar o local de inserção do cateter e o curativo para verificar se o cateter está posicionado adequadamente ou se o curativo está úmido e notificar os profissionais responsáveis pelo protocolo na instituição
- Rotular o cateter como "Cateter intraespinal – não infundir"
- Administrar cuidados no local do cateter de acordo com o protocolo da instituição
- Evitar o uso de álcool no cateter ou nos conectores (o álcool é neurotóxico)
- Fixar a agulha no local com fita adesiva e aplicar o curativo apropriado de acordo com o protocolo da instituição
- Garantir que a formulação adequada do medicamento seja usada (p. ex., alta concentração e sem conservantes)
- Garantir a disponibilidade de antagonistas narcóticos para administração de emergência e administrar conforme prescrição médica, se necessário
- Iniciar a infusão contínua do analgésico após a verificação do posicionamento correto do cateter e monitorar o gotejamento para garantir a administração da dose prescrita do medicamento
- Monitorar a efetividade do medicamento para dor
- Monitorar temperatura, pressão arterial, respiração, pulso e nível de consciência em intervalos apropriados e registrar em evolução
- Monitorar o estado respiratório a cada hora nas primeiras 24 horas após a inserção do cateter, quando o paciente apresentar alto risco de depressão respiratória
- Monitorar o nível de bloqueio sensorial em intervalos apropriados e registrar no fluxograma
- Avaliar a sensibilidade a cada 2 horas, utilizando gelo
- Aplicar gelo a partir do dedo do pé e anotar o local onde a sensação de frio é percebida pelo paciente
- Documentar hipoestesia, parestesia ou sensibilidade normal e bloqueio motor usando dermátomos apropriados
- Avaliar mudanças no nível de bloqueio
- Notificar o profissional de saúde sobre sensibilidade ou bloqueio motor acima do nível inicial documentado
- Identificar fraqueza e nível de sensibilidade para comparação (*i.e.*, a fraqueza deve ser correlacionada com o nível de sensibilidade)
- Monitorar reações adversas, como depressão respiratória, retenção urinária, sonolência indevida, prurido, convulsões, náuseas e vômitos
- Monitorar a pressão arterial ortostática e o pulso antes da primeira tentativa de deambulação
- Orientar o paciente a relatar efeitos colaterais, alterações no alívio da dor, dormência nas extremidades e necessidade de assistência para deambulação se estiver fraco
- Monitorar a ingestão e a eliminação
- Monitorar retenção urinária
- Seguir as políticas institucionais para administração de analgésicos intermitentes
- Fornecer medicamentos adjuvantes para o alívio da dor (p. ex., antidepressivos, anticonvulsivantes e anti-inflamatórios não esteroides), conforme apropriado
- Aumentar a dose intraespinal, com base na pontuação da intensidade da dor
- Orientar e auxiliar o paciente com relação às medidas não farmacológicas (p. ex., terapia de relaxamento, imagens guiadas e *biofeedback*) para potencializar a efetividade farmacológica
- Orientar o paciente sobre os cuidados domiciliares adequados para sistemas de administração de medicamentos externos ou implantados, conforme apropriado
- Remover ou auxiliar na remoção do cateter de acordo com o protocolo da instituição

2ª edição 1996; revisada em 2018

Administração de anestesia 2840

Definição: preparo e administração de agentes anestésicos e monitoração da reação do paciente durante a administração

Atividades:
- Avaliar o paciente no pré-operatório programado, de preferência um ou mais dias antes do procedimento
- Verificar se as informações fornecidas pelo paciente são as mesmas que as do dispositivo de identificação (p. ex., pulseiras, etiqueta no leito, *software* de reconhecimento de impressão digital, *scanner* das veias da palma da mão) e no prontuário do paciente
- Avaliar o paciente e o seu prontuário para identificar condições preexistentes, alergias e contraindicações para técnicas ou anestésicos específicos
- Registrar o preparo do paciente para a anestesia (p. ex., jejum pré-operatório, esquema de medicamento, ausência de infecções do sistema respiratório superior, histórico das vias aéreas)
- Registrar o peso do paciente

- Solicitar consultas adequadas, incluindo exames diagnósticos e laboratoriais, com base no estado de saúde do paciente e na cirurgia proposta
- Implementar atividades pré-operatórias indicadas para preparar o paciente fisiologicamente para a cirurgia e a anestesia
- Desenvolver e registrar um plano anestésico apropriado para o paciente e o procedimento
- Colaborar com os profissionais de saúde envolvidos em todas as fases dos cuidados anestésicos
- Informar o paciente sobre o que esperar da anestesia, respondendo a quaisquer perguntas e preocupações
- Obter o consentimento informado
- Realizar uma verificação de segurança em todo o equipamento de anestesia antes de cada anestésico ser administrado
- Assegurar a disponibilidade de equipamentos essenciais de emergência e reanimação
- Iniciar a monitoração IV e invasiva apropriada e iniciar a monitoração não invasiva, de acordo com as Recomendações da American Society of Anesthesiologists para Monitoração Anestésica Básica
- Administrar medicamentos pré-anestésicos e líquidos adequados
- Auxiliar na transferência do paciente da maca para a mesa da sala de cirurgia
- Assegurar o posicionamento do paciente para prevenção de danos nos nervos periféricos e lesões por pressão
- Assegurar a colocação correta do cinto de contenção para fixação e a segurança contínua do paciente durante todas as fases do cuidado anestésico
- Administrar anestésico de acordo com as necessidades fisiológicas de cada paciente, as solicitações do paciente, o julgamento clínico e as Recomendações da American Association of Nurse Anesthetists para a Prática de Enfermagem Anestésica
- Manter uma via aérea desobstruída, garantindo oxigenação adequada durante todas as fases do cuidado anestésico
- Verificar a perda sanguínea aceitável e administrar sangue, se necessário
- Calcular as necessidades adequadas de líquidos e administrar líquidos IV, conforme indicado
- Monitorar sinais vitais, adequação respiratória e circulatória, resposta à anestesia e outros parâmetros fisiológicos
- Obter e avaliar os exames laboratoriais apropriados
- Administrar medicamentos e líquidos adjuvantes necessários para controlar a anestesia, manter a homeostase fisiológica e corrigir respostas adversas ou desfavoráveis à anestesia e à cirurgia
- Fornecer proteção para os olhos
- Gerenciar a emergência anestésica administrando medicamentos, líquidos e suporte ventilatório indicados
- Acompanhar o paciente até a unidade de recuperação pós-anestésica ou de terapia intensiva com monitoração adequada e oxigenoterapia
- Providenciar relatório abrangente do paciente à equipe de enfermagem na chegada à unidade
- Controlar a dor pós-operatória e os efeitos colaterais da anestesia
- Verificar a recuperação e estabilidade do paciente no pós-operatório imediato antes da transferência do cuidado
- Fornecer avaliação de acompanhamento pós-anestésico e cuidados relacionados com os efeitos colaterais e as complicações da anestesia após a alta da unidade de recuperação pós-anestésica

1ª edição 1992; revisada em 1996, 2018

Administração de enema 0466

Definição: instilação de uma solução no sistema gastrintestinal inferior

Atividades:
- Determinar o motivo para a realização do enema (p. ex., limpeza gastrintestinal; administração de medicamentos; redução da distensão)
- Verificar a prescrição de enema e a ausência de quaisquer contraindicações (p. ex., glaucoma e aumento da pressão intracraniana)
- Explicar o procedimento ao paciente ou à família, incluindo as sensações esperadas durante e após o procedimento (p. ex., distensão e urgência para defecar)
- Reunir e montar o equipamento específico para o tipo de enema
- Proporcionar privacidade
- Auxiliar o paciente a posicionar-se adequadamente (p. ex., decúbito lateral esquerdo com o joelho direito flexionado para adultos e decúbito dorsal para crianças)
- Colocar lençol impermeável ou absorvente sob os quadris e glúteos
- Cobrir o paciente com o lençol para banho de leito, deixando apenas a área retal descoberta
- Verificar a temperatura apropriada da solução de irrigação
- Orientar o paciente a expirar antes de inserir a solução
- Inserir a ponta lubrificada do recipiente da solução ou tubo no reto, inclinando a ponta em direção ao umbigo e inserindo o comprimento apropriado com base na idade do paciente
- Apertar o frasco até que toda a solução tenha entrado no reto e no cólon
- Determinar a altura apropriada da bolsa de enema, o volume da solução, a velocidade de instilação e o manuseio do tubo
- Incentivar o paciente a reter o líquido até sentir urgência para defecar, auxiliando com a compressão das nádegas, se necessário
- Fornecer comadre, cadeira sanitária ou fácil acesso ao banheiro
- Monitorar as características das fezes e da solução (p. ex., cor, quantidade e aspecto)
- Monitorar a resposta do paciente ao procedimento, incluindo sinais de intolerância (p. ex., sangramento retal, distensão e dor abdominal), diarreia, constipação e impactação
- Auxiliar o paciente na higiene perineal
- Fornecer instruções ao paciente, cuidador ou assistentes sobre a administração de enema
- Orientar sobre os sinais que justificam o término do procedimento e o relato ao profissional de saúde (p. ex., palpitações, diaforese, palidez e falta de ar)

6ª edição 2013

Administração de hemocomponentes e hemoderivados 4030

Definição: administração de sangue ou componentes do sangue e monitoração da resposta do paciente

Atividades:
- Verificar as prescrições médicas
- Obter história de transfusão do paciente
- Assegurar a presença da pulseira de identificação
- Obter ou verificar o consentimento informado
- Verificar se o hemoderivado/hemocomponente foi preparado, tipado e submetido às provas de reação cruzada (caso se aplique) para o receptor
- Verificar duplamente o paciente correto, o tipo sanguíneo, o tipo de Rh, o número de unidades e o prazo de validade com dois funcionários licenciados
- Documentar de acordo com o protocolo da instituição
- Orientar o paciente sobre riscos, benefícios e alternativas à transfusão
- Orientar o paciente sobre sinais e sintomas de reações transfusionais (p. ex., tontura, dor no peito, prurido, pápulas, erupção cutânea, dispneia, sensação de asfixia, dor abdominal, dor nas costas, hematúria)
- Pré-medicar, quando indicado
- Certificar-se de estar tudo pronto para iniciar a transfusão
- Garantir um bom acesso venoso antes de obter os hemocomponentes e hemoderivados
- Fornecer linha IV exclusiva e cateter IV de calibre adequado para infusão de sangue
- Montar sistema de administração com o filtro apropriado ao hemoderivado/hemocomponente e à condição imunológica do receptor
- Preparar o sistema de administração com soro fisiológico isotônico
- Preparar bomba de infusão IV para administração de hemoderivado/hemocomponente, se indicado
- Manter técnica asséptica rigorosa
- Iniciar a transfusão de sangue no máximo 30 minutos após a retirada do hemoderivado/hemocomponente do banco de sangue
- Evitar transfusão de mais de uma unidade de sangue ou de hemoderivado/hemocomponente por vez, a menos que haja necessidade devido à condição do receptor
- Monitorar o local do acesso venoso quanto a sinais e sintomas de infiltração, flebite ou infecção
- Monitorar a condição do paciente e os sinais vitais (p. ex., antes, durante e após a transfusão)
- Monitorar a ocorrência de reações transfusionais (p. ex., febre, calafrios, tremores, aumento de 1ºC da temperatura inicial)
- Monitorar a ocorrência de sobrecarga de líquidos
- Monitorar e regular o gotejamento durante a transfusão
- Evitar administrar medicamentos ou líquidos IV, exceto soro fisiológico isotônico, na mesma via do sangue ou de hemoderivados/hemocomponentes
- Evitar transfundir produto retirado da refrigeração controlada por mais de 4 horas
- Trocar o filtro e o equipamento de administração pelo menos a cada 4 horas
- Administrar soro fisiológico quando a transfusão estiver completa
- Documentar o tempo que durou a transfusão
- Documentar o volume infundido
- Interromper a transfusão se ocorrer reação ao sangue e manter o acesso com soro fisiológico
- Obter amostra de sangue e da primeira urina eliminada após uma reação transfusional
- Encaminhar a bolsa de sangue ao laboratório depois de uma reação transfusional
- Notificar o laboratório imediatamente em caso de reação transfusional
- Documentar a reação transfusional e a condição do receptor de acordo com a política da instituição

1ª edição 1992; revisada em 1996, 2004, 2024

Administração de medicamentos 2300

Definição: preparo, administração e avaliação da efetividade dos medicamentos prescritos e dos isentos de prescrição

Atividades:
- Seguir as políticas e os procedimentos da instituição para administração precisa e segura de medicamentos
- Promover um ambiente que maximize a administração segura e eficiente de medicamentos
- Familiarizar-se com a condição da pessoa que está recebendo os medicamentos e com as indicações e informações relacionadas com os medicamentos (p. ex., faixas de dosagem, efeitos terapêuticos esperados, possíveis reações adversas, interações com outros medicamentos)
- Orientar sobre a finalidade de cada medicamento e responder adequadamente às perguntas
- Seguir os "seis certos" da administração de medicamentos (p. ex., paciente certo, medicamento certo, dose certa, via certa, hora certa, documentação certa)
- Utilizar pelo menos dois identificadores do paciente (p. ex., nome, data de nascimento)
- Preparar medicamentos para apenas uma pessoa de cada vez
- Preparar medicamentos utilizando equipamentos e técnicas apropriados para a modalidade de administração de medicamentos
- Garantir que as ordens de prescrição de medicamentos contenham o nome da pessoa, o nome do medicamento, a quantidade e a frequência da dose, a via de administração, o motivo do medicamento e a assinatura apropriada para autorização
- Esclarecer as ordens de prescrição de medicamentos em que esteja faltando alguma informação necessária, antes da administração
- Verificar alterações na forma de medicamento antes da administração (p. ex., comprimidos entéricos esmagados, líquidos orais em seringa IV, embalagens incomuns)

Administração de medicamentos: enteral (2301)

- Recusar-se a administrar medicamentos que possam comprometer a segurança do indivíduo
- Observar apenas o registro de administração de medicamentos (RAM), as impressões do computador ou a tela computadorizada de administração de medicamentos de uma pessoa por vez
- Usar sistema de distribuição de medicamentos conforme exigido pelas políticas e procedimentos da instituição (p. ex., dose unitária, sistema automatizado de distribuição de medicamentos)
- Evitar administrar qualquer medicamento não devidamente rotulado, com selos quebrados ou vencidos
- Descartar medicamentos não utilizados ou fora do prazo de validade, de acordo com as orientações da instituição
- Calcular a dose do medicamento, conforme necessário
- Verificar todos os cálculos
- Evitar interrupções ao preparar, verificar ou administrar medicamentos
- Prescrever ou recomendar medicamentos, conforme apropriado, de acordo com a autoridade prescritiva
- Administrar medicamentos de acordo com a autoridade prescritiva, protocolo, política e procedimentos
- Utilizar prescrições, políticas e procedimentos de agências de saúde para orientar o método apropriado de administração de medicamentos (ou seja, digitalizar a pulseira de identificação do paciente e digitalizar o código de barras do medicamento)
- Observar as alergias do paciente antes de administrar medicamentos e mantê-los, conforme apropriado
- Monitorar as possíveis alergias, interações e contraindicações a medicamentos, incluindo medicamentos isentos de prescrição e remédios fitoterápicos
- Verificar com a pessoa ou com os seus cuidadores cada tipo de medicamento, o motivo da administração, as ações esperadas e os efeitos adversos antes da administração, pois as pessoas geralmente conseguem identificar medicamentos inadequados
- Responder a todas as perguntas antes de administrar medicamentos para garantir o conhecimento do regime de medicamento
- Verificar o registro da contagem de medicamentos anteriores ao preparar medicamentos com substâncias controladas e garantir a correspondência da contagem atual e dos suprimentos disponíveis
- Assinar substâncias controladas de acordo com o protocolo da instituição
- Relatar imediatamente quaisquer discrepâncias nas contagens de substâncias controladas
- Garantir que os hipnóticos, os narcóticos e os antibióticos sejam descontinuados ou novamente solicitados na data de vencimento/renovação
- Não deixar medicamentos sem supervisão
- Certificar-se de que a pessoa tome todos os medicamentos
- Documentar os medicamentos somente depois de administrados e observados
- Permanecer com o paciente até que todos os medicamentos sejam ingeridos
- Administrar medicamentos críticos (medicamentos com maior risco de causar danos, se não administrados em tempo hábil) no exato solicitado (ou seja, no máximo 30 minutos antes ou depois do horário solicitado)
- Realizar avaliações pré-medicação necessárias (p. ex., pressão arterial, pulso)
- Monitorar sinais vitais e exames laboratoriais antes e depois da administração de medicamentos, conforme apropriado
- Auxiliar o paciente a tomar o medicamento, conforme necessário
- Administrar o medicamento usando técnica e via adequadas
- Utilizar técnica asséptica para toda administração de medicamentos parenterais
- Orientar a pessoa e a família sobre as ações esperadas e os efeitos adversos do medicamento
- Validar e documentar a compreensão das ações esperadas e dos efeitos adversos do medicamento
- Monitorar o paciente para determinar a necessidade de medicamentos utilizados quando necessário, conforme apropriado
- Monitorar o efeito terapêutico de todos os medicamentos
- Monitorar o paciente para efeitos adversos, toxicidade e interações dos medicamentos administrados
- Documentar a administração de medicamentos e a capacidade de resposta do paciente (ou seja, incluir nome genérico do medicamento, dose, tempo, via, razão para administração e efeito obtido), de acordo com o protocolo da instituição
- Utilizar a técnica *teach-back* (paciente é solicitado a repetir a informação que recebeu) para garantir a compreensão

1ª edição 1992; revisada em 2013, 2024

Administração de medicamentos: enteral 2301

Definição: oferta de medicamentos por meio de uma sonda inserida no sistema gastrintestinal

Atividades:
- Seguir as políticas e procedimentos da instituição para administração precisa e segura de medicamentos
- Promover um ambiente que maximize a administração segura e eficiente de medicamentos
- Familiarizar-se com a condição do paciente que recebe medicamentos e as indicações e informações relacionadas com os medicamentos (p. ex., faixas de dosagem, efeitos terapêuticos esperados, possíveis reações adversas, interações com outros medicamentos)
- Verificar a precisão e a integridade de cada registro de administração de medicamentos (RAM) antes de fornecer qualquer medicamento
- Revisar a história de saúde e de alergias do paciente
- Determinar o conhecimento do paciente sobre o medicamento e a sua compreensão do modo de administração
- Orientar sobre a finalidade do medicamento e responder às perguntas adequadamente
- Seguir os "seis certos" da administração de medicamentos (p. ex., paciente certo, medicamento certo, dose certa, via certa, hora certa, documentação certa)
- Utilizar pelo menos dois identificadores do paciente (p. ex., nome, data de nascimento)
- Realizar as avaliações pré-medicação necessárias (p. ex., pressão arterial, pulso, avaliação da glicemia, nível de dor)
- Determinar quaisquer contraindicações para a administração do medicamento oral via sonda (p. ex., inflamação

intestinal, peristaltismo reduzido, cirurgia gastrintestinal recente, ligada à aspiração gástrica)
- Garantir que as sondas corretas sejam selecionadas para os medicamentos
- Garantir a compatibilidade do medicamento com a solução de alimentação por sonda enteral, se indicado
- Programar o medicamento de acordo com os horários da alimentação com fórmula, se indicado
- Obter a fórmula farmacêutica líquida do medicamento, se disponível
- Consultar o farmacêutico antes de decidir alterar a formulação de qualquer medicamento, conforme necessário
- Evitar esmagar medicamentos sublinguais, de liberação sustentada, mastigáveis, de ação prolongada ou com revestimento entérico
- Entrar em contato com o profissional de saúde para obter medicamentos substitutos, se alternativas de formulação não estiverem disponíveis para medicamentos que não podem ser alterados
- Preparar o medicamento (p. ex., triturar, misturar com líquidos, abrir cápsulas, perfurar a cápsula em gel com agulha estéril ou dissolver), conforme indicado nas instruções farmacológicas
- Ajustar a quantidade de água, se necessário, para restrições de líquidos
- Interromper a alimentação por sonda enteral e lavar a sonda com 15 mℓ de água antes de administrar o medicamento
- Administrar medicamentos individualmente para evitar entupimento da sonda enteral
- Certificar-se de que os medicamentos estejam dissolvidos antes de administrar
- Informar sobre ações esperadas e possíveis efeitos adversos de cada medicamento
- Usar a seringa correta para administração de medicamentos por sonda enteral
- Verificar a colocação do tubo de aspiração do conteúdo gastrintestinal, verificando o nível de pH e a cor de 5 a 10 mℓ do aspirado (ou seja, pH do conteúdo gástrico < ou = 5,5, cor esverdeada a marrom ou esbranquiçada; pH do conteúdo pulmonar > 6, cor clara a amarelo-claro com muco) ou obtenção de uma radiografia, conforme orientações da instituição
- Colocar o paciente em posição elevada de Fowler durante a administração de medicamentos, se não for contraindicado
- Aspirar o conteúdo do estômago, retornar o aspirado por lavagem com 30 mℓ de ar ou quantidade apropriada para a idade e lavar a sonda com 30 mℓ de água, conforme apropriado
- Determinar o volume residual gástrico e reter os medicamentos, se for superior a 200 mℓ
- Verificar novamente o volume residual gástrico em 30 a 60 minutos, se estiver retendo medicamentos para avaliar se há volume residual excessivo, assegurando que a alimentação também seja mantida
- Entrar em contato com o profissional de saúde, se os medicamentos forem retidos por excesso de volume residual gástrico após a segunda verificação
- Remover o êmbolo da seringa e conectá-lo à sonda pinçada ou dobrada
- Lavar o tubo com 15 a 30 mℓ de água após liberar a sonda pinçada ou dobrada
- Levantar ou abaixar o reservatório da seringa para ajustar o fluxo, conforme necessário
- Pinçar ou clampear a sonda antes de instilar toda a água para evitar que o excesso de ar entre no estômago
- Despejar o medicamento na seringa e liberar a sonda comprimida
- Administrar o medicamento, deixando-a circular livremente a partir do reservatório da seringa, usando o êmbolo apenas quando necessário para facilitar o fluxo
- Lavar a sonda com 15 a 30 mℓ de água morna ou quantidade apropriada para a idade, após a administração do medicamento
- Acompanhar a última dose do medicamento com 30 a 60 mℓ de água ou quantidade adequada para a idade
- Registrar a quantidade total de lavagens de fluidos no registro de E & S
- Retomar a alimentação por sonda, conforme prescrito
- Reter a solução de alimentação por mais 30 a 60 minutos, se os medicamentos não forem compatíveis com a solução de alimentação
- Desconectar a aspiração e manter a sonda fechada por 20 a 30 minutos para melhorar a adsorção se os medicamentos forem administrados por sonda usada para descompressão
- Lavar e recolocar a seringa na área de armazenamento à beira do leito
- Manter a cabeceira da cama elevada em no mínimo 30 graus por 1 hora após a administração do medicamento
- Monitorar efeitos terapêuticos, efeitos adversos, toxicidade de medicamentos e interações medicamentosas
- Documentar a administração de medicamentos e a capacidade de resposta do paciente, de acordo com os protocolos da instituição

1ª edição 1992; revisada em 1996, 2004, 2024

Administração de medicamentos: inalatória 2311

Definição: preparo e administração de medicamentos inalatórios

Atividades:
- Seguir as políticas e procedimentos da instituição para administração precisa e segura de medicamentos
- Promover um ambiente que maximize a administração segura e eficiente de medicamentos
- Familiarizar-se com a condição do paciente que recebe medicamentos e com as indicações e informações relacionadas com os medicamentos (p. ex., variações de dosagem, efeitos terapêuticos esperados, possíveis reações adversas, interações com outros medicamentos)
- Verificar a precisão e a integridade de cada registro de administração de medicamentos (RAM) antes de administrar qualquer medicamento
- Revisar a história de saúde e de alergias do paciente
- Determinar o conhecimento do paciente sobre o medicamento e a sua compreensão do método de administração

66 Administração de medicamentos: infusão subcutânea contínua (2321)

- Orientar sobre a finalidade do medicamento e responder às perguntas adequadamente
- Seguir os "seis certos" da administração de medicamentos (p. ex., paciente certo, medicamento certo, dose certa, via certa, hora certa, documentação certa)
- Utilizar pelo menos dois identificadores do paciente (p. ex., nome, data de nascimento)
- Realizar as avaliações pré-medicação necessárias (p. ex., pressão arterial, pulso, avaliação da glicemia, nível de dor)
- Determinar a capacidade de manipular e administrar medicamentos
- Auxiliar o paciente a usar o inalador, conforme prescrito
- Demonstrar como usar o dispositivo, se for previamente instruído
- Corrigir as técnicas, conforme necessário, para o dispositivo e o medicamento atuais
- Orientar o paciente em uso de Aerochamber® ou espaçador com o inalador, conforme apropriado
- Orientar o paciente sobre o uso de inaladores dosimetrados ativados pela respiração, conforme apropriado
- Agitar o inalador, remover sua tampa e manter o inalador de cabeça para baixo para administrar o medicamento
- Auxiliar o paciente a posicionar o inalador na boca ou no nariz, orientando-o a inclinar a cabeça ligeiramente para trás e expirar completamente
- Orientar o paciente a pressionar o inalador para liberar o medicamento, enquanto inala lentamente
- Fazer o paciente respirar lenta e profundamente, com uma breve pausa ao final da inspiração e uma expiração passiva ao utilizar um nebulizador
- Fazer o paciente prender a respiração por 10 segundos, conforme apropriado
- Fazer o paciente expirar lentamente pelo nariz ou lábios franzidos
- Orientar o paciente a repetir as inalações como solicitado, de acordo com as instruções do medicamento para inalação
- Orientar o paciente para esperar entre as inalações se dois inaladores com dosímetro forem prescritos, de acordo com o protocolo da instituição
- Orientar o paciente na remoção do recipiente de medicamento e limpeza do inalador com água morna
- Orientar o paciente para determinar se o inalador está realmente liberando o *spray*
- Orientar o paciente sobre como determinar quando o inalador está vazio
- Orientar sobre o uso do nebulizador, conforme necessário (p. ex., respirar pela boca ou nariz durante o uso, medicamentos e dosagem, uso e limpeza do nebulizador e do equipamento)
- Monitorar as respirações e auscultar os pulmões do paciente, conforme apropriado
- Monitorar os efeitos do medicamento e orientar o paciente e os cuidadores sobre os efeitos desejados e possíveis efeitos adversos do medicamento
- Orientar e monitorar a técnica de autoadministração, conforme apropriado
- Documentar a administração de medicamentos e a capacidade de resposta do paciente, de acordo com o protocolo da instituição
- Utilizar a técnica *teach-back* (paciente é solicitado a repetir a informação que recebeu) para garantir a compreensão

3ª edição 2000; revisada em 2004, 2024

Administração de medicamentos: infusão subcutânea contínua 2321

Definição: preparo e administração de medicamentos como uma infusão contínua por via subcutânea

Atividades:
- Seguir as políticas e procedimentos da instituição para a administração precisa e segura de medicamentos
- Promover um ambiente que maximize a administração segura e eficiente de medicamentos
- Familiarizar-se com a condição do paciente que recebe os medicamentos e as indicações e informações relacionadas com os medicamentos (p. ex., variações de dosagem, efeitos terapêuticos esperados, possíveis reações adversas, interações com outros medicamentos)
- Verificar a precisão e a integridade de cada registro de administração de medicamentos (RAM) antes de administrar qualquer medicamento
- Revisar a história de saúde e de alergias do paciente
- Determinar o conhecimento do paciente sobre o medicamento e a sua compreensão do método de administração
- Orientar sobre a finalidade do medicamento e responder às perguntas adequadamente
- Seguir os "seis certos" da administração de medicamentos (p. ex., paciente certo, medicamento certo, dose certa, via certa, hora certa, documentação certa)
- Utilizar pelo menos dois identificadores do paciente (p. ex., nome, data de nascimento)
- Realizar as avaliações pré-medicação necessárias (p. ex., pressão arterial, pulso, avaliação da glicemia, nível de dor)
- Obter e programar a bomba de infusão para administração de medicamentos
- Certificar-se de que a bomba de administração de medicamentos tenha recursos de segurança (p. ex., intervalos de bloqueio, alarmes de advertência)
- Verificar o recipiente de medicamento pré-preenchido com o RAM e outro profissional licenciado
- Obter um pequeno cateter IV "com asas pequenas" e com equipo conectado
- Utilizar agulha com comprimento mais curto e menor calibre necessário para estabelecer e manter a infusão
- Preparar a agulha e o equipo da bomba usando técnica asséptica
- Posicionar o paciente em decúbito dorsal, cobrir e fornecer privacidade
- Selecionar o local de injeção apropriado, livre de irritação, proeminências ósseas e cintura (ou seja, os locais mais comuns são sob a subclávia e o abdome)
- Selecionar o local da injeção considerando o medicamento (ou seja, analgésicos administrados adequadamente na parte superior do tórax, insulina absorvida de forma mais consistente no abdome)
- Selecionar o local de injeção de forma que a tubulação da bomba não seja perturbada
- Limpar o local da injeção duas vezes (ou seja, álcool seguido de antisséptico) e deixar ambos secarem
- Pinçar ou levantar suavemente a pele
- Inserir a agulha em um ângulo de 45 a 90 graus, soltar a dobra cutânea e prender as asas da agulha

- Colocar curativo oclusivo e transparente sobre o local de inserção
- Orientar a equipe a alertar se o local ficar dolorido, vermelho, inchado ou vazar
- Monitorar qualquer reação alérgica
- Alternar os locais conforme necessário na presença de complicações
- Remover a agulha e inserir uma nova agulha em um local diferente se o paciente reclamar de dor localizada ou queimação no local ou se o local estiver avermelhado, com edema ou vazamento de líquidos
- Interromper a infusão imediatamente se houver sinais de reações alérgicas e seguir as orientações da instituição para resposta apropriada a reações alérgicas
- Orientar sobre a necessidade de pulseira de alerta de medicamento
- Monitorar os efeitos esperados e inesperados do medicamento
- Documentar a administração de medicamentos e a capacidade de resposta do paciente, de acordo com os protocolos da instituição

8ª edição 2024

Administração de medicamentos: interpleural 2302

Definição: administração de medicamento por meio de um cateter para difusão na cavidade pleural

Atividades:
- Seguir as políticas e procedimentos da instituição para administração precisa e segura de medicamentos
- Promover um ambiente que maximize a administração segura e eficiente de medicamentos
- Familiarizar-se com a condição do paciente que recebe os medicamentos e as indicações e informações relacionadas com os medicamentos (p. ex., variações de dosagem, efeitos terapêuticos esperados, possíveis reações adversas, interações com outros medicamentos)
- Verificar a precisão e a integridade de cada registro de administração de medicamentos (RAM) antes de administrar qualquer medicamento
- Revisar a história de saúde e de alergias do paciente
- Determinar o conhecimento do paciente sobre o medicamento e a sua compreensão do método de administração
- Orientar sobre a finalidade do medicamento e responder às perguntas adequadamente
- Seguir os "seis certos" da administração de medicamentos (p. ex., paciente certo, medicamento certo, dose certa, via certa, hora certa, documentação certa)
- Utilizar pelo menos dois identificadores do paciente (p. ex., nome, data de nascimento)
- Realizar as avaliações pré-medicação necessárias (p. ex., pressão arterial, pulso, avaliação da glicemia, nível de dor)
- Seguir as políticas e protocolos da instituição para gerenciamento e monitoração de cateteres interpleurais
- Determinar o nível de conforto do paciente
- Orientar o paciente sobre o propósito, os benefícios e as razões para a utilização do cateter interpleural e do medicamento
- Monitorar os sinais vitais do paciente
- Manter técnica asséptica
- Confirmar a colocação correta do cateter com radiografia de tórax, conforme apropriado
- Monitorar a dor do paciente antes e depois da inserção do cateter, conforme apropriado
- Efetuar *time-out* (pausa de segurança na assistência à saúde) imediatamente antes de iniciar o procedimento para realizar a avaliação final de que o paciente, o local, o posicionamento e o procedimento corretos foram identificados e que todas as informações relevantes e equipamentos necessários estão disponíveis
- Aspirar o líquido do cateter interpleural antes de todas as injeções de medicamentos
- Verificar se não há retorno de sangue antes da administração do medicamento
- Observar a cor e a quantidade de retorno do aspirado
- Reter o medicamento, se mais de 2 cc de líquido retornarem ao verificar o cateter interpleural
- Preparar todos os medicamentos de maneira asséptica
- Administrar medicamento para o alívio da dor por meio de um cateter interpleural de maneira intermitente ou por gotejamento contínuo
- Posicionar o paciente para evitar pressão sobre o cateter interpleural
- Utilizar modalidades de monitoração para interpretar as respostas fisiológicas e iniciar intervenções de enfermagem para garantir a assistência ideal ao paciente
- Monitorar para falta de ar ou sons respiratórios desiguais ou anormais
- Observar qualquer vazamento que possa ocorrer a partir do cateter interpleural
- Observar se há alívio da dor, efeitos colaterais ou reações adversas de medicamentos administrados
- Ligar o cateter à bomba de administração de medicamentos, conforme apropriado
- Documentar a administração de medicamentos, de acordo com as políticas estabelecidas pela instituição
- Atender as necessidades totais de cuidados do paciente ao receber analgesia, conforme necessário
- Prever potenciais complicações da técnica de analgesia em relação ao dispositivo e aos medicamentos utilizados
- Reconhecer situações de emergência e instituir o tratamento, em conformidade com as políticas, procedimentos e protocolos estabelecidos pela instituição
- Estimular a deambulação precoce com a utilização do cateter interpleural, conforme apropriado
- Trocar curativo, conforme apropriado
- Observar sinais e sintomas de infecção no local de inserção do cateter interpleural
- Retirar o cateter interpleural, conforme solicitado e de acordo com a política da instituição
- Utilizar a técnica *teach-back* (paciente é solicitado a repetir a informação que recebeu) para garantir a compreensão

1ª edição 1992; revisada em 2013, 2024

Administração de medicamentos: intradérmica 2312

Definição: preparo e administração de medicações por via intradérmica

Atividades:
- Seguir as políticas e procedimentos da instituição para administração precisa e segura de medicamentos
- Promover um ambiente que maximize a administração segura e eficiente de medicamentos
- Familiarizar-se com a condição do paciente que recebe os medicamentos e as indicações e informações relacionadas com os medicamentos (p. ex., variações de dosagem, efeitos terapêuticos esperados, possíveis reações adversas, interações com outros medicamentos)
- Verificar a precisão e a integridade de cada registro de administração de medicamentos (RAM) antes de administrar qualquer medicamento
- Revisar a história de saúde e de alergias do paciente
- Determinar o conhecimento do paciente sobre o medicamento e a sua compreensão do método de administração
- Orientar sobre a finalidade do medicamento e responder às perguntas adequadamente
- Seguir os "seis certos" da administração de medicamentos (p. ex., paciente certo, medicamento certo, dose certa, via certa, hora certa, documentação certa)
- Utilizar pelo menos dois identificadores do paciente (p. ex., nome, data de nascimento)
- Realizar as avaliações pré-medicação necessárias (p. ex., pressão arterial, pulso, avaliação da glicemia, nível de dor)
- Determinar a compreensão do paciente quanto ao propósito do teste cutâneo
- Escolher a agulha e a seringa corretas com base no tipo de injeção
- Preparar a dose corretamente a partir da ampola ou frasco seguindo as instruções do fabricante
- Escolher local de injeção apropriado e inspecionar a pele para evitar áreas com hematomas, inflamação, edema, lesões ou descoloração
- Inserir a agulha em um ângulo de 5 a 15 graus
- Injetar o medicamento lentamente, enquanto observa pequenas bolhas na superfície da pele
- Injetar apenas pequenas quantidades de medicamento (p. ex., 0,01 a 0,1 mℓ)
- Observar cuidadosamente se há sangramento no local após a retirada da agulha ou a ausência do aspecto de bolha, o que invalida os resultados dos testes, pois o medicamento está entrando no tecido subcutâneo
- Monitorar a presença de reação alérgica no paciente
- Marcar o local da injeção e verificar o local em intervalo apropriado após a injeção (p. ex., 48 a 72 horas)
- Monitorar os efeitos esperados de alérgenos ou medicamentos específicos
- Documentar a área da injeção e o aspecto da pele no local da injeção
- Documentar o aspecto do local da injeção após o intervalo apropriado
- Utilizar a técnica *teach-back* (paciente é solicitado a repetir a informação que recebeu) para garantir a compreensão

3ª edição 2000; revisada em 2024

Administração de medicamentos: intraespinal 2319

Definição: administração e monitoração de medicamentos por via epidural ou intratecal estabelecida

Atividades:
- Seguir as políticas e os procedimentos da instituição para administração precisa e segura de medicamentos
- Promover um ambiente que maximize a administração segura e eficiente de medicamentos
- Familiarizar-se com a condição do paciente que recebe os medicamentos e as indicações e informações relacionadas com os medicamentos (p. ex., faixas de dosagem, efeitos terapêuticos esperados, possíveis reações adversas, interações com outros medicamentos)
- Verificar a precisão e a integridade de cada registro de administração de medicamentos (RAM) antes de administrar qualquer medicamento
- Revisar a história de saúde e de alergias do paciente
- Determinar o conhecimento do paciente sobre o medicamento e a sua compreensão do método de administração
- Orientar sobre a finalidade do medicamento e responder às perguntas adequadamente
- Seguir os "seis certos" da administração de medicamentos (p. ex., paciente certo, medicamento certo, dose certa, via certa, hora certa, documentação certa)
- Utilizar pelo menos dois identificadores do paciente (p. ex., nome, data de nascimento)
- Realizar avaliações pré-medicação necessárias (p. ex., pressão arterial, pulso, avaliação da glicemia, nível de dor)
- Administrar medicamentos dentro do escopo da prática e das orientações da instituição
- Manter técnica asséptica
- Garantir que os dispositivos de acesso intraespinal e conjuntos de administração sejam identificados e rotulados como sistema especializado de administração de infusão e diferenciados de outros sistemas de acesso e administração de infusão
- Utilizar apenas medicamentos sem conservantes
- Filtrar soluções de infusão intraespinal utilizando filtro de 0,2 mícron, livre de surfactante, retentor de partículas e com eliminação de ar
- Utilizar diferentes dispositivos de liberação, sistemas e conectores para medicamentos a serem administrados por via intraespinal e outras vias parenterais
- Preparar e armazenar os medicamentos intratecais separadamente e rotular claramente "Para uso intratecal"
- Realizar uma dupla checagem independente com outro profissional de saúde qualificado antes da administração do medicamento ou quando há mudança na seringa ou recipiente de medicamento, taxa ou concentração
- Verificar a segurança do medicamento para administração intraventricular ou intratecal e checar a mistura de medicamentos com cloreto de sódio a 0,9% sem conservantes ou outra solução apropriada

- Utilizar máscara durante todas as injeções de medicamento intraespinal para reduzir o risco de transmissão por gotículas da microbiota orofaríngea
- Monitorar sinais vitais, nível de conforto, estado neurológico, mobilidade e funções motoras e sensoriais do paciente
- Confirmar a colocação do dispositivo de acesso intraespinal antes de qualquer infusão ou administração de medicamentos
- Aspirar dispositivos de acesso peridural antes da administração de medicamentos para verificar a ausência de líquido cefalorraquidiano e sangue
- Notificar o profissional de saúde se for aspirado mais de 0,5 mℓ de líquido seroso e não administrar medicamento quando houver indicativo de migração do cateter para o espaço intratecal
- Aspirar os dispositivos de acesso intratecal e ventricular antes da administração de medicamentos para verificar a presença de líquido cefalorraquidiano e ausência de sangue
- Preparar assepticamente medicamentos sem conservantes pela agulha com filtro
- Injetar o medicamento lentamente por prescrição médica, de acordo com o protocolo da instituição
- Utilizar apenas solução aquosa de clorexidina ou solução de iodopovidona para acesso ao dispositivo ou cuidados com o local
- Deixar qualquer agente antisséptico da pele secar completamente, pois todos os agentes antissépticos têm potencial neurotóxico
- Monitorar o local de inserção do cateter peridural ou intratecal em busca de sinais de infecção
- Aplicar e manter o curativo estéril limpo, seco e intacto sobre o local de inserção
- Prender o local de acesso com um produto de fixação ou prender a alça de tensão da conexão de tubos ao corpo com esparadrapo de maneira a reduzir o risco de deslocamento acidental
- Realizar cuidados com o local e trocas de curativos sobre o dispositivo epidural implantado em túnel e acessado, de acordo com a política da instituição
- Utilizar curativo transparente semipermeável para permitir a visualização do local e curativos contendo clorexidina para dispositivos de acesso epidural, quando possível
- Monitorar o curativo no local de inserção do cateter epidural ou intratecal quanto à presença de drenagem clara
- Notificar o profissional de saúde se o curativo epidural ou intratecal estiver úmido
- Fixar o cateter à pele e prender todas as conexões de cateteres, conforme apropriado
- Marcar o cateter como intratecal ou epidural, conforme apropriado
- Rastrear todos os cateteres, conjuntos de administração ou dispositivos complementares entre o paciente e o recipiente antes de conectar ou reconectar qualquer dispositivo de infusão, em cada transição de atendimento para um novo ambiente ou serviço e como parte do processo de transferência
- Verificar a bomba de infusão para calibração e funcionamento adequados, de acordo com o protocolo da instituição
- Utilizar bomba de infusão eletrônica com proteção antifluxo livre para administrar infusões contínuas
- Utilizar o conjunto de administração sem portas de injeção para reduzir o risco de acesso intraespinal inadvertido
- Monitorar a configuração de infusão, taxa de fluxo e solução em intervalos regulares
- Monitorar a ocorrência de infecção do sistema nervoso central (p. ex., febre, alteração do nível de consciência, náusea, vômito)
- Verificar a terapia anticoagulante atual antes da inserção ou remoção de acessos intraespinais
- Suspender anticoagulantes antes da inserção intraespinal e antes da remoção devido ao risco de hematoma epidural e paralisia
- Manter o acesso IV periférico por pelo menos 24 horas após a inserção devido à necessidade potencial de administração de naloxona em caso de depressão respiratória
- Monitorar o paciente após iniciar ou reiniciar uma infusão intraespinal durante pelo menos as primeiras 24 horas, em intervalos de tempo de 1 a 2 horas até estabilizar, depois a cada 4 horas ou a cada visita domiciliar
- Orientar em relação aos princípios de colocação do dispositivo de acesso intraespinal e o que esperar durante o procedimento de inserção
- Orientar sobre a importância de relatar o consumo de álcool e todos os medicamentos utilizados, incluindo medicamentos prescritos, sem receita médica e complementares
- Orientar quanto aos sinais e sintomas a serem relatados, incluindo alterações na percepção da dor, efeitos adversos novos ou agravados e febre
- Orientar quanto aos sinais clínicos de *overdose*, incluindo tontura, sedação, euforia, ansiedade, convulsões e depressão respiratória
- Orientar os pacientes com sistemas de bomba de infusão implantados a não se curvarem ou torcerem a cintura durante 6 semanas e terem cuidado geral com a flexão ou torção repetitiva ativa da coluna, pois isso pode aumentar o risco de danos ou deslocamento do cateter
- Documentar a administração de medicamentos e a resposta do paciente, de acordo com os protocolos da instituição
- Utilizar a técnica *teach-back* (paciente é solicitado a repetir a informação que recebeu) para garantir a compreensão

4ª edição 2004; revisada em 2024

Administração de medicamentos: intramuscular (IM) — 2313

Definição: preparo e administração de medicamentos por via intramuscular

Atividades:
- Seguir as políticas e procedimentos da instituição para administração precisa e segura de medicamentos
- Promover um ambiente que maximize a administração segura e eficiente de medicamentos
- Familiarizar-se com a condição do paciente que recebe os medicamentos e as indicações e informações relacionadas com os medicamentos (p. ex., variações de dosagem, efeitos terapêuticos esperados, possíveis reações adversas, interações com outros medicamentos)

- Verificar a precisão e a integridade de cada registro de administração de medicamentos (RAM) antes de administrar qualquer medicamento
- Revisar a história de saúde e de alergias do paciente
- Determinar o conhecimento do paciente sobre o medicamento e a sua compreensão do método de administração
- Orientar sobre a finalidade do medicamento e responder às perguntas adequadamente
- Seguir os "seis certos" da administração de medicamentos (p. ex., paciente certo, medicamento certo, dose certa, via certa, hora certa, documentação certa)
- Utilizar pelo menos dois identificadores do paciente (p. ex., nome, data de nascimento)
- Realizar as avaliações pré-medicação necessárias (p. ex., pressão arterial, pulso, avaliação da glicemia, nível de dor)
- Considerar as indicações e contraindicações para a injeção IM
- Escolher agulha e seringa corretas com base em informações do paciente e do medicamento (p. ex., viscosidade do medicamento, quantidade do medicamento, local da injeção, peso do paciente, quantidade de tecido adiposo)
- Investigar rotas alternativas quando não for possível selecionar agulhas mais longas e de maior calibre para pacientes obesos, cuja quantidade de gordura interfere na capacidade de alcançar o tecido muscular
- Evitar músculos emaciados ou atrofiados para injeção
- Descartar medicamentos misturados que não estejam devidamente etiquetados
- Preparar a dose correta de ampola, frasco ou seringa pré-cheia, de acordo com as instruções do fabricante
- Escolher o local da injeção apropriado (p. ex., ventroglúteo, vasto lateral, deltoide)
- Alternar os locais de injeção para diminuir o risco de hipertrofia ao administrar injeções programadas regularmente
- Palpar o local em busca de edema, massas ou sensibilidade para evitar áreas de cicatrizes, hematomas, abrasão ou infecção
- Posicionar a mão não dominante em marco anatômico adequado, esticar a pele firmemente
- Administrar a injeção utilizando técnica asséptica e protocolo adequado
- Inserir a agulha rapidamente em um ângulo de 90 graus
- Seguir a política da instituição relacionada com a aspiração antes da injeção, pois não é mais recomendada em decorrência de aumento do desconforto com a aspiração
- Utilizar a aspiração, se indicado
- Injetar medicamento lentamente, se não houver aspiração de sangue
- Aguardar 10 segundos após injetar o medicamento e, em seguida, retirar suavemente a agulha e soltar a pele
- Aplicar uma leve pressão no local da injeção e evitar massagear o local
- Monitorar o paciente para dor aguda no local da injeção
- Evitar injetar grandes volumes de medicamentos (ou seja, as dosagens máximas são de 4 a 5 mℓ para adultos, 2 mℓ para crianças, idosos e pessoas magras, 1 mℓ para crianças pequenas e lactentes mais velhos, 0,5 mℓ para lactentes menores)
- Utilizar o método Z-*track* (ou seja, puxar a pele sobrejacente e o tecido subcutâneo aproximadamente 2,5 a 3,5 cm [1 a 1,5 polegada] lateralmente para o lado ulnar da mão não dominante, segurar a pele no lugar até a injeção ser concluída e depois soltar a pele), como indicado
- Monitorar o paciente para alterações sensoriais ou motoras no local ou distal ao local da injeção
- Monitorar os efeitos esperados e inesperados do medicamento
- Documentar a administração de medicamentos e a capacidade de resposta do paciente, de acordo com o protocolo da instituição

3ª edição 2000; revisada em 2004, 2024

Administração de medicamentos: intraocular 2322

Definição: preparo e inserção de medicamentos de disco intraocular

Atividades:
- Seguir as políticas e procedimentos da instituição para administração precisa e segura de medicamentos
- Promover um ambiente que maximize a administração segura e eficiente de medicamentos
- Familiarizar-se com a condição do paciente que recebe os medicamentos e as indicações e informações relacionadas com os medicamentos (p. ex., variações de dosagem, efeitos terapêuticos esperados, possíveis reações adversas, interações com outros medicamentos)
- Verificar a precisão e a integridade de cada registro de administração de medicamentos (RAM) antes de administrar qualquer medicamento
- Revisar a história de saúde e de alergias do paciente
- Determinar o conhecimento do paciente sobre o medicamento e a sua compreensão do método de administração
- Orientar sobre a finalidade do medicamento e responder às perguntas adequadamente
- Seguir os "seis certos" da administração de medicamentos (p. ex., paciente certo, medicamento certo, dose certa, via certa, hora certa, documentação certa)
- Utilizar pelo menos dois identificadores do paciente (p. ex., nome, data de nascimento)
- Realizar as avaliações pré-medicação necessárias (p. ex., pressão arterial, pulso, avaliação da glicemia, nível de dor)
- Colocar o paciente em posição de decúbito dorsal ou sentado em uma cadeira com o pescoço ligeiramente hiperestendido e os olhos voltados para cima
- Fornecer lenços de papel para remover medicamentos ou lágrimas, conforme indicado
- Limpar as pálpebras e os cílios de qualquer drenagem, garantindo que cada área da superfície de limpeza seja utilizada apenas uma vez, movendo-se do canto interno para o externo
- Pressionar suavemente a ponta do dedo contra o disco para garantir aderência ao dedo
- Umedecer a ponta do dedo, conforme necessário, com aplicação de solução salina estéril se o disco não estiver aderindo
- Posicionar o lado convexo do disco na ponta do dedo
- Puxar a pálpebra inferior para baixo e longe do olho
- Pedir para olhar para cima

- Colocar o disco no saco da conjuntiva de forma que flutue na esclera entre a íris e a pálpebra inferior
- Puxar a pálpebra inferior para fora e sobre o disco, assegurando que o disco esteja coberto pela pálpebra inferior e não seja mais visível
- Certificar-se de que o disco não esteja colocado na córnea ou sob a pálpebra superior
- Remover após o período de tempo prescrito, a menos que o disco esteja dissolvido no olho
- Remover puxando suavemente a pálpebra inferior para baixo
- Apertar o disco entre o polegar e o indicador para removê-lo
- Monitorar os efeitos locais, sistêmicos e adversos do medicamento
- Orientar o paciente sobre a técnica de autoadministração, conforme apropriado
- Documentar a administração de medicamentos e a capacidade de resposta, de acordo com o protocolo da instituição
- Utilizar a técnica *teach-back* (paciente é solicitado a repetir a informação que recebeu) para garantir a compreensão

8ª edição 2024

Administração de medicamentos: intraóssea 2303

Definição: inserção de uma agulha através do córtex ósseo até a cavidade medular com a finalidade de administração de emergência e a curto prazo de líquidos, sangue ou medicamentos

Atividades:
- Seguir as políticas e procedimentos da instituição para administração precisa e segura de medicamentos
- Promover um ambiente que maximize a administração segura e eficiente de medicamentos
- Familiarizar-se com a condição do paciente que recebe os medicamentos e as indicações e informações relacionadas com os medicamentos (p. ex., variações de dosagem, efeitos terapêuticos esperados, possíveis reações adversas, interações com outros medicamentos)
- Verificar a precisão e a integridade de cada registro de administração de medicamentos (RAM) antes de administrar qualquer medicamento
- Revisar a história de saúde e de alergias
- Determinar o conhecimento do paciente sobre o medicamento e a sua compreensão do método de administração
- Orientar sobre a finalidade do medicamento e responder às perguntas adequadamente
- Seguir os "seis certos" da administração de medicamentos (p. ex., paciente certo, medicamento certo, dose certa, via certa, hora certa, documentação certa)
- Utilizar pelo menos dois identificadores do paciente (p. ex., nome, data de nascimento)
- Realizar as avaliações pré-medicação necessárias (p. ex., pressão arterial, pulso, avaliação da glicemia, nível de dor)
- Administrar medicamentos dentro do escopo da prática e das diretrizes da instituição
- Determinar a adequação do paciente à terapia, estabelecendo a capacidade de resposta e a necessidade emergente
- Restringir o acesso intraósseo em situações contraindicadas (p. ex., síndrome compartimental na extremidade-alvo, local intraósseo utilizado anteriormente ou falha em tentativa intraóssea recente, fraturas no local ou acima dele, cirurgia ou dispositivo ortopédico prévio, presença de infecção ou queimaduras graves próximas do local de inserção, comprometimento vascular local)
- Evitar o uso de acesso intraósseo na presença de doenças ósseas (p. ex., osteogênese imperfeita, osteopetrose, osteoporose)
- Utilizar um dispositivo intraósseo apropriado para a idade e a condição, de preferência um dispositivo de segurança com acesso intraósseo
- Escolher o local intraósseo apropriado com base na situação clínica e de acordo com as instruções do fabricante para uso do dispositivo
- Considerar os locais mais comumente utilizados em adultos e crianças (p. ex., tíbia proximal e distal, úmero proximal, fêmur distal para crianças, esterno em adultos)
- Garantir marcos anatômicos adequados, identificados antes da inserção, quando clinicamente possível, para evitar complicações relacionadas com o posicionamento inadequado
- Garantir o tamanho correto da agulha com broca ou chave para dispositivo intraósseo, combinando com o índice de massa corporal
- Escolher agulha de tamanho adequado, com um estilete para dispositivos que não sejam broca ou chave
- Considerar o uso de lidocaína subcutânea como anestésico local antes da inserção no local pretendido
- Imobilizar a extremidade e realizar a antissepsia da pele usando uma solução apropriada (p. ex., clorexidina à base de álcool, iodopovidona, álcool 70%) com base nas políticas e procedimentos da instituição
- Administrar lidocaína a 1% no ponto de inserção, conforme apropriado
- Inserir a agulha com o estilete em um ângulo de 60 a 90 graus, direcionada inferiormente
- Retirar o estilete interno, conforme necessário
- Confirmar o posicionamento correto do dispositivo intraósseo usando a posição correta da agulha, sensação de perda de resistência na penetração óssea e ausência de quaisquer sinais de infiltração após lavagem com 5 a 10 mℓ (adulto) ou 2 a 5 mℓ (pediátrico) de cloreto de sódio a 0,9% sem conservantes
- Aspirar sangue ou medula óssea para confirmar a colocação, sempre que possível, embora não seja uma indicação de posicionamento inadequado, se outras indicações de confirmação de colocação estiverem presentes
- Considerar o uso de ultrassom Doppler colorido para confirmar o posicionamento inicial e confirmar a posição após o movimento do paciente
- Lavar a agulha com solução, de acordo com o protocolo da instituição
- Fixar a agulha no local com fita adesiva e aplicar curativo estéril apropriado, de acordo com o protocolo da instituição
- Conectar a tubulação à agulha e permitir que os líquidos circulem por gravidade ou sob pressão, conforme exigido pela taxa de fluxo
- Ancorar linhas IV à extremidade

- Garantir a compatibilidade de medicamentos e líquidos em infusão
- Determinar a taxa de fluxo e ajustar adequadamente
- Monitorar os sinais e sintomas de extravasamento de líquidos ou medicamentos, infecção ou embolia gordurosa
- Reduzir o risco de infiltração ou extravasamento evitando múltiplas tentativas de acesso intraósseo no mesmo local, garantindo o posicionamento adequado da agulha, fixando o dispositivo intraósseo, verificando novamente o posicionamento intraósseo com o transporte ou reposicionamento do paciente e antes da infusão de soluções altamente irritantes ou vesicantes conhecidos e infusões de grandes volumes
- Assegurar avaliação contínua e frequente do local intraósseo e da extremidade, incluindo palpação e circunferência da panturrilha para colocação tibial
- Limitar o tempo de infusão a menos de 24 horas, não excedendo o total de 48 horas
- Remover imediatamente o dispositivo intraósseo dentro de 24 horas, quando a terapia for concluída ou se ocorrerem sinais de disfunção
- Seguir as instruções do fabricante para uso e remoção do dispositivo intraósseo para reduzir o risco de complicações
- Documentar local, tipo e tamanho da agulha, tipo de líquido e medicamento, taxa de fluxo e resposta do paciente, de acordo com o protocolo da instituição
- Relatar a resposta do paciente à terapia, de acordo com o protocolo da instituição
- Estabelecer acesso IV e interromper o acesso intraósseo após a condição do paciente estabilizar
- Melhorar o uso adequado da via intraóssea por meio de programas de educação e competência
- Incluir validação inicial e contínua de conhecimentos e habilidades de inserção segura por meio de demonstração, demonstração do gerenciamento apropriado do dispositivo e capacidade de reconhecer complicações relacionadas com o acesso intraósseo em todos os programas de competência

2ª edição 1996; revisada em 2004, 2024

Administração de medicamentos: intravenosa (IV) 2314

Definição: preparo e infusão de medicamentos por via intravenosa

Atividades:
- Seguir as políticas e os procedimentos da instituição para a administração precisa e segura de medicamentos
- Promover um ambiente que maximize a administração segura e eficiente de medicamentos
- Familiarizar-se com a condição da pessoa que está recebendo os medicamentos e as indicações e informações relacionadas com os medicamentos (p. ex., faixas de dosagem, efeitos terapêuticos esperados, possíveis reações adversas, interações com outros medicamentos)
- Verificar a precisão e a integridade de cada registro de administração de medicamentos (RAM) antes de administrar qualquer medicamento
- Revisar a história de saúde e de alergias do paciente
- Determinar o conhecimento do paciente sobre o medicamento e a sua compreensão do método de administração
- Orientar sobre a finalidade do medicamento e responder adequadamente às perguntas
- Seguir os "seis certos" da administração de medicamentos (p. ex., paciente certo, medicamento certo, dose certa, via certa, hora certa, documentação certa)
- Utilizar pelo menos dois identificadores do paciente (p. ex., nome, data de nascimento)
- Realizar as avaliações pré-medicação necessárias (p. ex., pressão arterial, pulso, avaliação da glicemia, nível de dor)
- Confirmar as diretrizes da instituição com relação aos requisitos de monitoração especial durante a administração do medicamento (ou seja, telemetria com medicamentos para o coração)
- Utilizar concentrações e dosagens padronizadas de medicamentos IV, de preferência preparados e dispensados pela farmácia ou preparados comercialmente, quando possível
- Evitar a preparação de medicamentos IV de alta vigilância (também conhecidos como potencialmente perigosos ou de alta vigilância) (p. ex., quimioterapia, heparina, dopamina, dobutamina, nitroglicerina, potássio, antibióticos, magnésio) na unidade de atendimento
- Utilizar somente concentrações de infusão padronizadas de medicamentos IV de alta vigilância
- Realizar dupla checagem independente por dois profissionais de saúde licenciados para medicamentos de alta vigilância, de acordo com as orientações da instituição
- Verificar se há incompatibilidades de medicamentos IV
- Evitar misturar medicamentos incompatíveis no mesmo acesso ou solução IV
- Iniciar um local IV adicional, se necessário, para administrar medicamentos incompatíveis ou se o acesso IV atual contiver medicamentos que não possam ser suspensos ou interrompidos temporariamente
- Limitar o uso de dispositivos de infusão complementares (p. ex., conjuntos de extensão) a um único acesso IV, para reduzir o risco de contaminação ou desconexão acidental
- Utilizar a tecnologia de acordo com as políticas e procedimentos da instituição (p. ex., código de barras, bomba inteligente com *software* de redução de erro de dose, conjunto de administração com controle de volume, conjunto de administração de mini-infusão), quando disponível
- Rotular todos os medicamentos preparados em seringas
- Descartar e não utilizar seringas de medicamento que não estejam etiquetadas, a menos que o medicamento seja preparado à beira do leito e administrado imediatamente sem interrupção do processo
- Observar a data de validade dos medicamentos e das soluções
- Configurar o equipamento adequado para a administração de medicamentos
- Preparar a concentração adequada do medicamento IV da ampola ou frasco
- Não diluir os medicamentos IV, a menos que recomendado pelo fabricante, pela política da instituição ou literatura de referência
- Verificar a colocação e a desobstrução do cateter IV na veia
- Manter a esterilidade do sistema IV
- Realizar a desinfecção das superfícies de conexão (p. ex., conectores sem agulha, portas de injeção) antes da

administração de medicamentos, lavagem e procedimentos de bloqueio
- Administrar medicamento IV na taxa recomendada pelo fabricante, política da instituição ou literatura de referência
- Selecionar a porta de injeção de tubulação IV mais próxima do paciente, ocluir o acesso IV acima da porta e aspirar o retorno de sangue antes de injetar o *bolus* IV em um acesso existente
- Observar a área acima do ponto de inserção do cateter IV quanto à presença de inchaço ou edema durante a administração e por 48 horas após a injeção IV
- Interromper a administração de medicamentos quando houver a presença de inchaço ou edema e remover o cateter IV quando infiltrado
- Lavar o acesso IV com solução apropriada antes e depois da administração de medicamentos, de acordo com o protocolo da instituição
- Conectar o cateter de infusão para medicamentos IV *piggyback* (administrados em conjunto) à bolsa de medicamento e preencher o cateter com a abertura da braçadeira reguladora de fluxo
- Pendurar a bolsa de medicamento administrado em conjunto acima do nível da bolsa de líquido primário e ligar ao conector apropriado do acesso de infusão primária
- Regular o fluxo com braçadeira deslizante ou com uma taxa de infusão de bomba IV
- Garantir que a infusão primária comece automaticamente depois que a solução administrada em conjunto estiver vazia
- Observar atentamente a presença de reações adversas durante a administração e vários minutos depois
- Interromper imediatamente a administração do medicamento, se for observada reação adversa
- Seguir as diretrizes da instituição para resposta apropriada a reações alérgicas (p. ex., administração de anti-histamínico)
- Interromper imediatamente a administração do medicamento, se o local IV apresentar sintomas de infiltração ou flebite
- Determinar a quantidade de dano que o medicamento IV pode produzir no tecido subcutâneo
- Seguir as diretrizes da instituição para cuidados com extravasamento IV
- Interromper os líquidos IV e prender o acesso IV, se o medicamento IV for considerado incompatível com os líquidos IV durante a administração (ou seja, o líquido IV ficar turvo no cateter)
- Reiniciar os líquidos IV com cateteres novos, se houver medicamentos incompatíveis no cateter atual
- Limpar a porta de injeção do recipiente de líquido IV com antisséptico ou *swab* com álcool antes de adicionar o medicamento ao recipiente de líquido IV
- Misturar a solução suavemente girando o saco ou frasco, caso adicione medicamento ao recipiente de líquido IV
- Determinar se a solução IV atual é suficiente para administrar o medicamento, ao adicionar a uma infusão existente
- Preencher o rótulo aditivo do medicamento e aplicá-lo no recipiente de líquido IV, conforme apropriado
- Rastrear todos os cateteres, conjuntos de administração ou dispositivos complementares entre o paciente e o recipiente de líquido antes de conectar ou reconectar qualquer dispositivo de infusão
- Rotular os conjuntos de administração com solução de infusão ou medicamento, tanto na conexão próxima ao paciente quanto próxima ao recipiente da solução
- Orientar o paciente, os cuidadores e a equipe de assistência não licenciada a obter suporte de profissional de saúde, sempre que houver necessidade real ou percebida de conectar ou desconectar dispositivos ou infusões, a menos que o paciente ou o cuidador administre medicamentos de infusão de forma independente (p. ex., em ambiente de atendimento domiciliar)
- Documentar quais soluções e medicamentos estão sendo infundidos por meio de qual dispositivo ou lúmen, quando vários dispositivos de acesso vascular (DAVs) ou lumens de cateter são usados
- Direcionar os cateteres com finalidades distintas em direções diferentes (ou seja, cateteres IV direcionados para a cabeça, sondas de alimentação direcionadas para os pés)
- Descartar agulhas, seringas e equipamentos, de acordo com a prática da instituição
- Manter o acesso IV, conforme apropriado
- Seguir as práticas da instituição relacionadas com as alterações recomendadas para o local IV, cateteres IV e líquidos IV
- Monitorar o paciente para determinar a resposta ao medicamento
- Monitorar configuração IV, taxa de fluxo e solução em intervalos regulares, de acordo com o protocolo da instituição
- Monitorar o paciente para avaliar a presença de infiltração e flebite no local de infusão
- Fornecer educação ao paciente e ao cuidador em relação à administração de infusão e sinais e sintomas a serem relatados, incluindo aqueles que podem ocorrer após o paciente deixar o ambiente de cuidados de saúde
- Documentar a administração de medicamentos e a capacidade de resposta do paciente, de acordo com o protocolo da instituição
- Utilizar a técnica *teach-back* (paciente é solicitado a repetir a informação que recebeu) para garantir a compreensão

3ª edição 2000; revisada em 2004, 2024

Administração de medicamentos: nasal 2320

Definição: preparo e administração de medicamentos pelas vias nasais

Atividades:
- Seguir as políticas e os procedimentos da instituição para administração precisa e segura de medicamentos
- Promover um ambiente que maximize a administração segura e eficiente de medicamentos
- Familiarizar-se com a condição do paciente que recebe os medicamentos e as indicações e informações relacionadas com os medicamentos (p. ex., variações de dosagem, efeitos terapêuticos esperados, possíveis reações adversas, interações com outros medicamentos)
- Verificar a precisão e a integridade de cada registro de administração de medicamentos (RAM) antes de administrar qualquer medicamento
- Revisar a história de saúde e de alergias do paciente

- Determinar o conhecimento do paciente sobre o medicamento e a sua compreensão do método de administração
- Orientar sobre a finalidade do medicamento e responder às perguntas adequadamente
- Seguir os "seis certos" da administração de medicamentos (p. ex., paciente certo, medicamento certo, dose certa, via certa, hora certa, documentação certa)
- Utilizar pelo menos dois identificadores do paciente (p. ex., nome, data de nascimento)
- Realizar as avaliações pré-medicação necessárias (p. ex., pressão arterial, pulso, avaliação da glicemia, nível de dor)
- Orientar o paciente a assoar o nariz suavemente antes da administração de medicamento nasal, a menos que seja contraindicado
- Auxiliar o paciente a permanecer em decúbito dorsal e posicionar sua cabeça adequadamente, dependendo de qual seio deve ser medicado com a administração de gotas nasais
- Posicionar o paciente em decúbito dorsal com a cabeça sobre a borda da cama ou com o travesseiro sob os ombros para inclinar a cabeça para trás, ao instilar o medicamento nas áreas do seio
- Virar a cabeça para o lado da área sinusal a ser tratada, ao instilar as gotas nos seios maxilares ou frontais
- Fazer com que o paciente permaneça em decúbito dorsal com a cabeça inclinada para trás, em caso de instilação do medicamento nos seios etmoidais ou esfenoidais
- Orientar o paciente a respirar pela boca durante a administração das gotas nasais
- Manter o conta-gotas 1 cm acima das narinas e instilar o número de gotas prescrito
- Orientar o paciente a permanecer em decúbito dorsal por 5 minutos após a administração de gotas nasais
- Orientar o paciente a permanecer em pé e a não inclinar a cabeça para trás ao administrar o *spray* nasal
- Introduzir o bico na narina e apertar o frasco com rapidez e firmeza ao administrar o *spray* nasal
- Apontar a parte superior do aplicador em direção à linha média do nariz
- Administrar o *spray* durante a inalação
- Orientar o paciente a não assoar o nariz por vários minutos após a administração
- Manter as crianças na posição vertical durante a administração para evitar engolir o excesso de *spray*
- Orientar sobre a introdução de medicamentos por meio de tampão nasal (p. ex., deixar no local por tempo prescrito, não assoar o nariz, efeitos pretendidos do medicamento)
- Orientar o paciente a evitar o uso de *sprays* nasais descongestionantes com muita frequência ou por vários dias, pois pode ocorrer congestão nasal de rebote
- Orientar o paciente a alternar as narinas, se estiver em uso de medicamentos irritantes regularmente (p. ex., calcitonina)
- Orientar que cada membro da família tenha um conta-gotas ou aplicador de *spray* distinto
- Orientar o paciente a usar *sprays* nasais ou gotas nasais isentas de prescrição apenas para determinada doença e depois descartar
- Monitorar o paciente para determinar a resposta ao medicamento
- Documentar a administração de medicamentos e a resposta do paciente, de acordo com o protocolo da instituição
- Utilizar a técnica *teach-back* (paciente é solicitado a repetir a informação que recebeu) para garantir a compreensão

4ª edição 2004; revisada em 2024

Administração de medicamentos: oftálmica 2310

Definição: preparo e instilação de medicamentos oftálmicos

Atividades:
- Seguir as políticas e os procedimentos da instituição para a administração precisa e segura de medicamentos
- Promover um ambiente que maximize a administração segura e eficiente de medicamentos
- Familiarizar-se com a condição do paciente que está recebendo os medicamentos e com as indicações e informações relacionadas com os medicamentos (p. ex., variações de dosagem, efeitos terapêuticos esperados, possíveis reações adversas, interações com outros medicamentos)
- Verificar a precisão e a integridade de cada registro de administração de medicamentos (RAM) antes de administrar qualquer medicamento
- Revisar a história de saúde e de alergias do paciente
- Determinar o conhecimento do paciente sobre o medicamento e a sua compreensão do método de administração
- Orientar sobre a finalidade do medicamento e responder às perguntas adequadamente
- Seguir os "seis certos" da administração de medicamentos (p. ex., paciente certo, medicamento certo, dose certa, via certa, hora certa, documentação certa)
- Utilizar pelo menos dois identificadores do paciente (p. ex., nome, data de nascimento)
- Realizar as avaliações pré-medicação necessárias (p. ex., pressão arterial, pulso, avaliação da glicemia, nível de dor)
- Posicionar o paciente em decúbito dorsal ou sentado em uma cadeira com o pescoço ligeiramente hiperestendido e com os olhos voltados para cima
- Fornecer lenços de papel para remover medicamentos ou lágrimas, conforme indicado
- Limpar as pálpebras e os cílios de qualquer drenagem, assegurando que cada área da superfície de limpeza seja usada apenas uma vez e movendo-se do canto interno para o externo
- Colocar o dedo ou polegar na órbita óssea inferior e puxar suavemente a pálpebra inferior para baixo
- Colocar a outra mão na testa segurando o recipiente do medicamento com essa mão
- Instilar o medicamento no saco da conjuntiva usando técnica asséptica
- Evitar tocar nas pálpebras, cílios ou globo ocular com as mãos ou com o aplicador de medicamentos
- Evitar deixar cair a solução diretamente na córnea, pois isso causa maior desconforto
- Liberar a pálpebra inferior e orientar para fechar os olhos
- Repetir a administração do medicamento se piscar ou fechar os olhos, fazendo com que o medicamento caia nas margens externas da pálpebra
- Aplicar pressão suave no ducto lacrimonasal, se o medicamento tiver efeitos sistêmicos

- Evitar pressão diretamente contra o bulbo do olho
- Orientar o paciente a fechar os olhos suavemente para auxiliar a distribuir o medicamento
- Aplicar tapa-olho, se indicado
- Prender o tapa-olho com segurança, evitando pressão nos olhos
- Monitorar os efeitos locais, sistêmicos e adversos do medicamento
- Explicar que alguns medicamentos podem causar visão turva
- Informar que o uso de óculos escuros diminui o efeito de fotofobia dos medicamentos de dilatação
- Orientar a não dirigir ou realizar atividades que exijam visão aguçada, se estiver recebendo medicamentos que afetem a visão (ou seja, medicamentos que dilatam a pupila ou paralisam os músculos ciliares)
- Orientar e monitorar a técnica de autoadministração, conforme apropriado
- Documentar a administração de medicamentos e a capacidade de resposta do paciente, de acordo com o protocolo da instituição
- Utilizar a técnica *teach-back* (paciente é solicitado a repetir a informação que recebeu) para garantir a compreensão

3ª edição 2000; revisada em 2024

Administração de medicamentos: oral 2304

Definição: preparo e administração de medicamentos pela via oral (VO)

Atividades:
- Seguir as políticas e os procedimentos da instituição para administração precisa e segura de medicamentos
- Promover um ambiente que maximize a administração segura e eficiente de medicamentos
- Familiarizar-se com a condição do paciente que recebe os medicamentos e as indicações e informações relacionadas com os medicamentos (p. ex., faixas de dosagem, efeitos terapêuticos esperados, possíveis reações adversas, interações com outros medicamentos)
- Verificar a precisão e a integridade de cada registro de administração de medicamentos (RAM) antes de administrar qualquer medicamento
- Revisar a história de saúde e de alergias do paciente
- Determinar o conhecimento do paciente sobre o medicamento e a sua compreensão do método de administração
- Orientar o paciente sobre a finalidade do medicamento e responder às perguntas adequadamente
- Seguir os "seis certos" da administração de medicamentos (p. ex., paciente certo, medicamento certo, dose certa, via certa, hora certa, documentação certa)
- Utilizar pelo menos dois identificadores do paciente (p. ex., nome, data de nascimento)
- Realizar as avaliações pré-medicação necessárias (p. ex., pressão arterial, pulso, avaliação da glicemia, nível de dor)
- Preparar os medicamentos para um paciente de cada vez
- Olhar por vez somente um RAM, impressão do computador ou tela de administração de medicamentos por computador
- Determinar a preferência por líquidos e determinar se os medicamentos podem ser administrados com esses líquidos, mantendo as restrições de líquidos, se solicitado
- Determinar quaisquer contraindicações para o paciente que recebe o medicamento oral (p. ex., dificuldade em engolir, náuseas ou vômitos, inflamação do intestino, peristaltismo reduzido, cirurgia gastrointestinal recente, ligada à aspiração gástrica, nada pela via oral [NPO], diminuição no nível de consciência)
- Administrar medicamentos críticos (medicamentos com maior risco de causar danos, se não administrado em tempo hábil) no horário exato solicitado (ou seja, no máximo 30 minutos antes ou depois do horário solicitado)
- Colocar o paciente sentado ou na posição de Fowler antes de administrar os medicamentos
- Manter o paciente na mesma posição por 30 minutos após a administração dos medicamentos
- Utilizar a posição deitada de lado, se o paciente não conseguir sentar-se
- Auxiliar o paciente a tomar medicamentos segurando o copo e colocando um único comprimido na boca por vez
- Não apressar nem forçar a administração de medicamentos
- Avaliar a capacidade de deglutição e o risco de aspiração usando uma ferramenta de triagem de disfagia antes da administração do medicamento, conforme indicado
- Verificar a existência de possíveis interações medicamentosas e contraindicações
- Anotar a data de validade no recipiente ou embalagem do medicamento e descartar os medicamentos vencidos
- Administrar medicamentos com o estômago vazio, com alimentos ou 2 a 3 horas depois de comer, conforme indicado pelo tipo de medicamento
- Evitar manusear ou preparar medicamentos a menos que esteja usando luvas
- Misturar medicamentos de gosto ruim com alimentos ou líquidos, conforme apropriado
- Misturar o medicamento com xarope farmacêutico com sabor, conforme apropriado
- Esmagar o medicamento e misturar com uma pequena quantidade de alimentos moles (p. ex., compota de maçã, pudim), conforme exigido pela condição ou idade
- Não esmagar ou dividir medicamentos com revestimento entérico, pois os medicamentos podem ser liberados muito cedo, tornar-se inativados ou não atingir o local de ação pretendido
- Cuidado para não mastigar ou engolir pastilhas
- Adicionar o comprimido ou pó a um copo de água à beira do leito para medicamentos efervescentes e administrar imediatamente após a dissolução
- Informar o paciente sobre ações esperadas e possíveis efeitos adversos dos medicamentos
- Orientar o paciente sobre a administração adequada de medicamentos sublinguais
- Colocar medicamentos sublinguais debaixo da língua do paciente e orientá-lo a não engolir, mas deixar dissolver lentamente
- Fazer o paciente colocar o medicamento oral na boca contra as membranas mucosas da bochecha até dissolver
- Orientar o paciente a não comer ou beber até que o medicamento sublingual ou oral esteja completamente dissolvido
- Certificar-se de que o paciente tomou todos os medicamentos

- Não deixar medicamentos sem supervisão
- Documentar os medicamentos somente depois de administrados e observados
- Permanecer com o paciente até que todos os medicamentos sejam ingeridos
- Monitorar possível aspiração, conforme apropriado
- Realizar verificações da boca do paciente após a administração de medicamentos, conforme apropriado
- Retornar o paciente à posição de conforto 30 minutos após a administração do medicamento
- Usar carrinhos de distribuição ou dispensação de medicamentos automatizada e controlada por computador ou de doses unitárias, de acordo com a política da instituição
- Orientar o paciente ou membro da família sobre como administrar os medicamentos
- Monitorar o paciente para efeitos terapêuticos, efeitos adversos, toxicidade de medicamentos e interações medicamentosas
- Documentar os medicamentos administrados e a capacidade de resposta do paciente, de acordo com o protocolo da instituição
- Utilizar a técnica *teach-back* (paciente é solicitado a repetir a informação que recebeu) para garantir a compreensão

1ª edição 1992; revisada em 2000, 2004, 2024

Administração de medicamentos: otológica 2308

Definição: preparo e instilação de medicamentos otológicos

Atividades:
- Seguir as políticas e procedimentos da instituição para administração precisa e segura de medicamentos
- Promover um ambiente que maximize a administração segura e eficiente de medicamentos
- Familiarizar-se com a condição do paciente que recebe os medicamentos e as indicações e informações relacionadas com o medicamento (p. ex., faixas de dosagem, efeitos terapêuticos esperados, possíveis reações adversas, interações com outros medicamentos)
- Verificar a precisão e a integridade de cada registro de administração de medicamentos (RAM) antes de administrar qualquer medicamento
- Revisar história de saúde e de alergias do paciente
- Determinar o conhecimento do paciente sobre o medicamento e a sua compreensão do método de administração
- Orientar sobre a finalidade do medicamento e responder às perguntas adequadamente
- Seguir os "seis certos" da administração de medicamentos (p. ex., paciente certo, medicamento certo, dose certa, via certa, hora certa, documentação certa)
- Utilizar pelo menos dois identificadores do paciente (p. ex., nome, data de nascimento)
- Realizar as avaliações pré-medicação necessárias (p. ex., pressão arterial, pulso, avaliação da glicemia, nível de dor)
- Colocar o paciente em posição deitada de lado, com a orelha a ser tratada voltada para cima ou sentar o paciente em uma cadeira
- Limpar o pavilhão auricular e o meato do canal auditivo com aplicadores com ponta de algodão
- Aquecer o medicamento antes de instilar (ou seja, colocar em água morna por um curto período, segurar firmemente na mão)
- Endireitar o canal auditivo, puxando a orelha para baixo e para trás em crianças ou para cima e para fora em adultos
- Instilar o medicamento segurando o conta-gotas acima do canal auditivo e colocando as gotas na lateral do canal auditivo para permitir que as gotas entrem (ou seja, evitar instilar as gotas na abertura da orelha, pois causa aumento de desconforto)
- Usar ponta de borracha flexível sempre que possível para evitar lesões por movimentos repentinos
- Orientar o paciente a permanecer deitado de lado por 5 a 10 minutos
- Aplicar uma leve pressão ou massagear o trago da orelha com o dedo
- Colocar uma bola ou mecha de algodão na orelha externa para manter o medicamento no canal auditivo, conforme indicado
- Remover o algodão após 15 minutos
- Aguardar 5 a 10 minutos para instilar as gotas na outra orelha, conforme prescrito
- Orientar e monitorar a técnica de autoadministração, conforme apropriado
- Documentar a administração de medicamentos e a capacidade de resposta do paciente, de acordo com os protocolos da instituição
- Utilizar a técnica *teach-back* (paciente é solicitado a repetir a informação que recebeu) para garantir a compreensão

3ª edição 2000; revisada em 2004, 2024

Administração de medicamentos: reservatório ventricular 2307

Definição: administração e monitoração de medicamentos por meio de um cateter de demora no ventrículo lateral do encéfalo

Atividades:
- Seguir as políticas e procedimentos da instituição para administração precisa e segura de medicamentos
- Promover um ambiente que maximize a administração segura e eficiente de medicamentos
- Familiarizar-se com a condição do paciente que recebe os medicamentos e as indicações e informações relacionadas com os medicamentos (p. ex., faixas de dosagem, efeitos terapêuticos esperados, possíveis reações adversas, interações com outros medicamentos)
- Verificar a precisão e a integridade de cada registro de administração de medicamentos (RAM) antes de administrar qualquer medicamento
- Revisar a história de saúde e de alergias do paciente

- Determinar o conhecimento do paciente sobre o medicamento e a sua compreensão do método de administração
- Orientar sobre a finalidade do medicamento e responder às perguntas adequadamente
- Seguir os "seis certos" da administração de medicamentos (p. ex., paciente certo, medicamento certo, dose certa, via certa, hora certa, documentação certa)
- Utilizar pelo menos dois identificadores do paciente (p. ex., nome, data de nascimento)
- Realizar as avaliações pré-medicação necessárias (p. ex., pressão arterial, pulso, avaliação da glicemia, nível de dor)
- Determinar o nível de conforto do paciente
- Monitorar o estado neurológico e os sinais vitais
- Raspar os cabelos sobre o reservatório, conforme protocolo da instituição
- Manter técnica asséptica, incluindo o uso de máscaras para evitar a transmissão de gotículas da microbiota orofaríngea
- Preparar o couro cabeludo com esfoliante antisséptico, usando solução aquosa de clorexidina ou solução de iodopovidona e deixar secar completamente antes do acesso
- Encher o reservatório com líquido cefalorraquidiano, aplicando-se pressão suave com o dedo indicador
- Perfurar o reservatório com uma agulha menor ou mais fina, de forma oblíqua e depois aspirar enquanto observa a cor e a opacidade do líquido cefalorraquidiano
- Coletar a amostra do líquido cefalorraquidiano, conforme apropriado, por pedido ou protocolo da instituição
- Avaliar o líquido cefalorraquidiano para detectar a presença de retorno de sangue ou líquidos turvos antes da injeção do medicamento
- Preparar e armazenar medicamentos intratecais separadamente e claramente rotulados como "Para uso intratecal"
- Realizar dupla checagem independente com outro profissional de saúde qualificado e licenciado antes da administração do medicamento e quando a seringa ou o recipiente do medicamento, a taxa ou a concentração forem alterados
- Verificar a segurança da via intraventricular e sua mistura com cloreto de sódio a 0,9% sem conservantes ou soluções para quimioterapia (p. ex., metotrexato sódico, citarabina)
- Injetar medicamentos lentamente, por prescrição médica e de acordo com o protocolo da instituição, usando agulhas de tamanho apropriado com filtros
- Utilizar somente medicamentos sem conservantes para reservatórios ventriculares
- Aplicar pressão com o dedo indicador no reservatório para assegurar a mistura do medicamento com o líquido cefalorraquidiano
- Garantir a disponibilidade de naloxona para tratar *overdoses* inadvertidas
- Certificar-se de que o reservatório nunca fique vazio
- Garantir atenção rigorosa ao posicionamento da agulha para evitar injeção acidental no tecido circundante
- Considerar o uso de ultrassom para acessar o septo da bomba, se indicado
- Aplicar curativo no local, conforme apropriado
- Observar o local em busca de sinais de sangramento e vazamento de líquido cefalorraquidiano
- Monitorar o paciente por 2 horas na posição em decúbito dorsal para qualquer deterioração neurológica
- Manter o acesso IV periférico por pelo menos 24 horas em decorrência da possível necessidade de administração de naloxona para depressão respiratória
- Monitorar a presença de infecção do sistema nervoso central (p. ex., febre, alteração do nível de consciência, náusea, vômito)
- Documentar a administração de medicamentos e a resposta do paciente, de acordo com o protocolo da instituição

2ª edição 1996; revisada em 2000, 2004, 2024

Administração de medicamentos: retal 2315

Definição: preparo e inserção de supositórios, pílulas, cápsulas ou comprimidos retais

Atividades:
- Seguir as políticas e os procedimentos da instituição para administração precisa e segura de medicamentos
- Promover um ambiente que maximize a administração segura e eficiente de medicamentos
- Familiarizar-se com a condição do paciente que recebe os medicamentos e as indicações e informações relacionadas com os medicamentos (p. ex., variáveis de dosagem, efeitos terapêuticos esperados, possíveis reações adversas, interações com outros medicamentos)
- Verificar a precisão e a integridade de cada registro de administração de medicamentos (RAM) antes de administrar qualquer medicamento
- Revisar a história de saúde e de alergias do paciente
- Determinar o conhecimento do paciente sobre o medicamento e a sua compreensão do método de administração
- Orientar sobre a finalidade do medicamento e responder às perguntas adequadamente
- Seguir os "seis certos" da administração de medicamentos (p. ex., paciente certo, medicamento certo, dose certa, via certa, hora certa, documentação certa)
- Utilizar pelo menos dois identificadores do paciente (p. ex., nome, data de nascimento)
- Realizar as avaliações pré-medicação necessárias (p. ex., pressão arterial, pulso, avaliação da glicemia, nível de dor)
- Revisar o prontuário médico para história de cirurgia retal, sangramento ou contraindicações para uso de medicamento retal
- Determinar quaisquer sinais e sintomas de alterações gastrintestinais (p. ex., obstipação, diarreia)
- Determinar a capacidade do paciente de manter o medicamento
- Auxiliar o paciente a colocar-se em posição de Sims ou de decúbito lateral esquerdo com a parte superior da perna flexionada para cima
- Manter a privacidade do paciente sempre que possível, cobrindo-o com roupas de cama ou toalhas, permitindo a exposição das nádegas
- Lubrificar o dedo indicador da mão dominante com luvas e a extremidade arredondada do supositório
- Lubrificar a pílula, cápsula ou comprimido de maneira semelhante ao supositório, conforme indicado
- Orientar o paciente a respirar lenta e profundamente pela boca e a relaxar o esfíncter anal
- Orientar o paciente a retrair as nádegas

- Introduzir o supositório, pílula, comprimido ou cápsula suavemente pelo ânus, passando o esfíncter interno do ânus e contra a parede retal (ou seja, 4 polegadas ou 10 cm para adultos, 2 polegadas ou 5 cm para crianças)
- Evitar incorporar medicamentos nas fezes
- Pressionar as nádegas juntas por alguns minutos
- Orientar o paciente a permanecer deitado ou de lado por 5 minutos
- Orientar o paciente a reter o medicamento, de acordo com as instruções do fabricante
- Posicionar o paciente em decúbito dorsal para inserir o medicamento pela colostomia
- Utilizar lubrificante e a mesma técnica de inserção via área anal, para supositório de colostomia ou medicamentos
- Monitorar os efeitos do medicamento
- Orientar o paciente sobre a técnica de autoadministração, conforme apropriado
- Certificar-se de que o indivíduo esteja ciente para remover a embalagem de alumínio antes de administrar supositórios
- Garantir que o paciente obtenha o mesmo efeito obtido com a administração retal de medicamentos, como observado com a administração oral
- Garantir a capacidade de manipular medicamentos ou o aplicador em caso de autoadministração
- Documentar a administração de medicamentos e a capacidade de resposta do paciente, de acordo com o protocolo da instituição
- Utilizar a técnica *teach-back* (paciente é solicitado a repetir a informação que recebeu) para garantir a compreensão

3ª edição 2000; revisada em 2004, 2024

Administração de medicamentos: subcutânea 2317

Definição: preparo e administração de medicamentos por via subcutânea

Atividades:
- Seguir as políticas e os procedimentos da instituição para administração precisa e segura de medicamentos
- Promover um ambiente que maximize a administração segura e eficiente de medicamentos
- Familiarizar-se com a condição do paciente que recebe os medicamentos e as indicações e informações relacionadas com os medicamentos (p. ex., variações de dosagem, efeitos terapêuticos esperados, possíveis reações adversas, interações com outros medicamentos)
- Verificar a precisão e a integridade de cada registro de administração de medicamentos (RAM) antes de administrar qualquer medicamento
- Revisar a história de saúde e de alergias do paciente
- Determinar o conhecimento do paciente sobre o medicamento e a sua compreensão do método de administração
- Orientar sobre a finalidade do medicamento e responder às perguntas adequadamente
- Seguir os "seis certos" da administração de medicamentos (p. ex., paciente certo, medicamento certo, dose certa, via certa, hora certa, documentação certa)
- Utilizar pelo menos dois identificadores do paciente (p. ex., nome, data de nascimento)
- Realizar as avaliações pré-medicação necessárias (p. ex., pressão arterial, pulso, avaliação da glicemia, nível de dor)
- Considerar as indicações e contraindicações para injeção subcutânea
- Escolher a agulha e a seringa corretas com base nas informações do paciente e do medicamento
- Preparar a dose corretamente a partir da ampola ou do frasco, de acordo com as instruções do fabricante
- Selecionar o local de injeção apropriado (p. ex., partes externas dos braços, abdome, parte anterior das coxas)
- Alternar sistematicamente os locais de injeção de insulina dentro de uma região anatômica
- Utilizar agulhas mais curtas para insulina em pessoas com IMC de 25 ou menos
- Fazer a autoadministração de insulina sempre que possível
- Guardar os frascos de insulina na geladeira, não no *freezer*
- Manter os frascos em uso em temperatura ambiente
- Não injetar insulina gelada
- Palpar o local da injeção para detecção de edema, massas ou sensibilidade e evitar essas áreas
- Evitar áreas com cicatrizes, hematomas, abrasão ou infecção
- Utilizar locais abdominais ao administrar heparina por via subcutânea, mantendo pelo menos 5 cm (2 polegadas) de distância do umbigo
- Certificar-se de não tomar medicamentos fitoterápicos que interajam com a heparina (p. ex., alho, gengibre, ginkgo, castanha-da-índia, matricária)
- Não expulsar o ar de seringas pré-cheias de baixo peso molecular, a menos que a dosagem precise ser alterada
- Não aspirar ao administrar injeções de heparina
- Administrar a injeção utilizando uma técnica asséptica
- Injetar a agulha rapidamente em um ângulo de 45 a 90 graus, dependendo do tamanho do paciente
- Limitar o medicamento a um pequeno volume, dependendo do paciente (ou seja, 0,5 a 1,5 mℓ em adultos; até 0,5 mℓ em crianças) e a medicamentos hidrossolúveis
- Escolher o sistema sem agulha ou com agulha, com base nas necessidades
- Utilizar locais no abdome para pessoas magras
- Certificar-se de que o medicamento alcance o tecido subcutâneo, inserindo-o em um ângulo de 90 graus, se conseguir agarrar 5 cm (2 polegadas) de tecido; inserir em um ângulo de 45 graus, caso consiga pegar apenas 2,5 cm (1 polegada) de tecido
- Aplicar uma leve pressão no local e evitar massagear o local
- Monitorar os efeitos esperados e inesperados do medicamento
- Orientar o paciente e a família sobre a técnica de injeção para agulhas hipodérmicas comuns e medicamentos, bem como sobre canetas de injeção
- Garantir o aprendizado de técnicas de autoadministração quando injeções regulares forem necessárias
- Utilizar demonstrações de retorno das técnicas de injeção para validar o aprendizado
- Orientar o paciente e a família a observar os locais de injeção em busca de complicações e reportar imediatamente as complicações ao profissional de saúde

- Garantir a preparação da caneta de injeção antes da administração do medicamento
- Documentar a administração de medicamentos e a capacidade de resposta do paciente, de acordo com o protocolo da instituição
- Utilizar a técnica *teach-back* (paciente é solicitado a repetir a informação que recebeu) para garantir a compreensão

3ª edição 2000; revisada em 2004, 2024

Administração de medicamentos: tópica — 2316

Definição: preparo e aplicação de medicamentos na epiderme

Atividades:
- Seguir as políticas e os procedimentos da instituição para administração precisa e segura de medicamentos
- Promover um ambiente que maximize a administração segura e eficiente de medicamentos
- Familiarizar-se com a condição do paciente que recebe os medicamentos e as indicações e informações relacionadas com os medicamentos (p. ex., variação de dosagem, efeitos terapêuticos esperados, possíveis reações adversas, interações com outros medicamentos)
- Verificar a precisão e a integridade de cada registro de administração de medicamentos (RAM) antes de administrar qualquer medicamento
- Revisar a história de saúde e de alergias do paciente
- Determinar o conhecimento do paciente sobre o medicamento e a sua compreensão do método de administração
- Orientar sobre a finalidade do medicamento e responder às perguntas adequadamente
- Seguir os "seis certos" da administração de medicamentos (p. ex., paciente certo, medicamento certo, dose certa, via certa, tempo certo, documentação certa)
- Utilizar pelo menos dois identificadores do paciente (p. ex., nome, data de nascimento)
- Realizar as avaliações pré-medicação necessárias (p. ex., pressão arterial, pulso, avaliação da glicemia, nível de dor)
- Determinar a condição da pele do paciente sobre a área em que o medicamento será aplicado
- Limpar a área, se necessário, pois a presença de crostas na pele e de tecidos mortos bloqueia o contato do medicamento com o tecido afetado
- Retirar a dose anterior do medicamento e limpar a pele
- Evitar aplicar novos medicamentos sobre medicamentos aplicados anteriormente, pois diminui o benefício terapêutico
- Expor apenas as áreas afetadas, mantendo as áreas não afetadas cobertas, conforme indicado
- Medir a quantidade correta de medicamentos sistêmicos aplicados topicamente, com o uso de dispositivos de medição padronizados
- Aplicar o agente tópico na espessura da pele, conforme prescrito
- Aplicar o agente tópico enquanto a pele ainda está úmida, se a pele estiver excessivamente seca
- Aplicar adesivos transdérmicos e medicamentos tópicos em áreas da pele sem pelos, conforme apropriado
- Orientar que o adesivo transdérmico não pode ser cortado, pois alterações no tamanho do adesivo alteram a dosagem
- Orientar o paciente a notificar o profissional de saúde para alterar o pedido, caso seja necessária uma nova dosagem do medicamento
- Amolecer o medicamento, se necessário, esfregando vigorosamente entre as mãos com luvas
- Espalhar o medicamento uniformemente sobre a pele, conforme apropriado
- Utilizar movimentos longos e uniformes ao aplicar o medicamento, seguindo a direção do crescimento dos pelos
- Alternar os locais de aplicação de medicamentos sistêmicos tópicos
- Informar que a pele pode ficar oleosa após a aplicação
- Escrever data, hora e iniciais em aplicações antianginosas que usam papéis de aplicação de dose
- Agitar vigorosamente os recipientes aerossóis antes da aplicação
- Utilizar a distância recomendada para segurar o pulverizador durante a aplicação do medicamento
- Orientar o paciente a virar o rosto ou cobrir brevemente o rosto com uma toalha, conforme indicado
- Agitar os medicamentos em suspensão, conforme indicado nas instruções
- Aplicar medicamentos em suspensão no curativo ou na compressa de gaze e aplicar movimentos na direção do crescimento dos pelos
- Aplicar medicamentos em pó quando a superfície da pele estiver completamente seca
- Cobrir o rosto adequadamente, se estiver próximo da área de aplicação
- Polvilhar levemente a pele com força e cobrir com curativo, conforme indicado
- Monitorar os efeitos locais, sistêmicos e adversos do medicamento
- Orientar sobre técnicas de autoadministração, conforme apropriado
- Documentar a administração de medicamentos e a capacidade de resposta do paciente, de acordo com o protocolo da instituição
- Utilizar a técnica *teach-back* (paciente é solicitado a repetir a informação que recebeu) para garantir a compreensão

3ª edição 2000; revisada em 2024

Administração de medicamentos: vaginal 2318

Definição: preparo e inserção de medicamentos vaginais

Atividades:
- Seguir as políticas e procedimentos da instituição para administração precisa e segura de medicamentos
- Promover um ambiente que maximize a administração segura e eficiente de medicamentos
- Familiarizar-se com a condição da paciente que recebe os medicamentos e as indicações e informações relacionadas com os medicamentos (p. ex., variações de dosagem, efeitos terapêuticos esperados, possíveis reações adversas, interações com outros medicamentos)
- Verificar a precisão e a integridade de cada registro de administração de medicamentos (RAM) antes de administrar qualquer medicamento
- Revisar a história de saúde e de alergias da paciente
- Determinar o conhecimento da paciente sobre o medicamento e a sua compreensão do método de administração
- Orientar sobre a finalidade do medicamento e responder às perguntas adequadamente
- Seguir os "seis certos" da administração de medicamentos (p. ex., paciente certa, medicamento certo, dose certa, via certa, hora certa, documentação certa)
- Utilizar pelo menos dois identificadores da paciente (p. ex., nome, data de nascimento)
- Realizar as avaliações pré-medicação necessárias (p. ex., pressão arterial, pulso, avaliação da glicemia, nível de dor)
- Pedir para a paciente ir ao banheiro antes da administração do medicamento
- Garantir a privacidade com o abdome ou as extremidades inferiores cobertas, conforme indicado
- Garantir iluminação adequada usando luz ambiente ou lâmpada pescoço de ganso flexível portátil, conforme indicado
- Aplicar um lubrificante solúvel em água na ponta arredondada do supositório ou comprimido
- Lubrificar o dedo indicador da mão enluvada dominante
- Separar suavemente as pregas labiais na direção de frente para trás
- Introduzir a ponta arredondada do supositório, comprimido ou cápsula ao longo da parede posterior do canal vaginal 7 a 10 cm (3 a 4 polegadas) ou inserir o aplicador cerca de 5 a 7 cm (2 a 3 polegadas)
- Retirar o dedo e limpar a área com excesso de lubrificante
- Utilizar o mesmo posicionamento e técnicas para aplicações de gel, creme ou espuma, enchendo o aplicador e seguindo as instruções do medicamento
- Inserir o aplicador em 5 a 7,5 cm (2 a 3 polegadas) e empurrar o êmbolo do aplicador para depositar o medicamento
- Orientar a paciente a permanecer deitada de costas por pelo menos 10 minutos
- Utilizar o mesmo posicionamento para ducha vaginal ou irrigação, adicionando comadre e absorvente por baixo
- Garantir a ducha ou a irrigação na temperatura corporal
- Preparar a tubulação ou bocal do recipiente
- Separar as pregas labiais e inserir o bocal, direcionando para o sacro e seguindo o assoalho vaginal
- Elevar o recipiente 30 a 50 cm (12 a 20 polegadas) acima do nível da vagina
- Permitir que a solução flua enquanto gira o bocal
- Administrar toda a solução
- Retirar o bocal e ajudar a paciente a sentar-se, permanecendo na comadre por alguns minutos
- Limpar e secar o períneo, conforme indicado após administração de medicamentos
- Oferecer absorvente perineal, conforme indicado
- Limpar todo o equipamento, incluindo o aplicador, depois de cada uso
- Manter uma boa higiene perineal
- Monitorar os efeitos do medicamento
- Orientar a técnica de autoadministração, conforme apropriado
- Orientar a paciente a tomar todos os medicamentos prescritos, para garantir a eficácia do tratamento
- Orientar a paciente a abster-se de relações sexuais, conforme indicado na bula do medicamento
- Orientar a paciente a continuar aplicando os medicamentos durante a menstruação
- Orientar a paciente a evitar o uso excessivo de medicamentos vaginais, pois pode causar irritação da mucosa
- Documentar a administração de medicamentos e a capacidade de resposta da paciente, de acordo com o protocolo da instituição
- Utilizar a técnica *teach-back* (paciente é solicitado a repetir a informação que recebeu) para garantir a compreensão

3ª edição 2000; revisada em 2004, 2024

Administração de nutrição parenteral total (NPT) 1200

Definição: oferta de nutrientes por via intravenosa e monitoração da resposta do paciente

Atividades:
- Assegurar o posicionamento do acesso IV adequado com relação à duração da infusão dos nutrientes (p. ex., preferencialmente acesso venoso central; acessos periféricos apenas em indivíduos bem nutridos, os quais se espera que necessitem de NPT por menos de 2 semanas)
- Utilizar acessos centrais apenas para infusão de nutrientes altamente calóricos ou soluções hiperosmolares (p. ex., dextrose a 10%, aminoácidos a 2% com aditivos convencionais)
- Garantir que soluções de NPT infundidas em um cateter não central sejam limitadas à osmolaridade inferior a 900 mOsm/ℓ
- Inserir cateter central IV periférico, de acordo com o protocolo da instituição
- Verificar o posicionamento correto do cateter venoso central por radiografia

- Manter o acesso central pérvio e o curativo, conforme protocolo da instituição
- Monitorar quanto à presença de infiltração, infecção e complicações metabólicas (p. ex., hiperlipidemia, triglicerídeos elevados, trombocitopenia, disfunção plaquetária)
- Verificar a solução de NPT para garantir que os nutrientes corretos sejam incluídos, conforme solicitado
- Manter técnica estéril ao preparar e pendurar e instalar as soluções de NPT
- Fornecer cuidado regular, asséptico e meticuloso no cateter venoso central, particularmente no seu local de inserção, para garantir a utilização prolongada, segura e sem complicações
- Evitar o uso do cateter para outros fins que não a infusão de NPT (p. ex., transfusões de sangue e coleta de sangue)
- Utilizar bomba de infusão para administração de soluções de NPT
- Manter taxa de fluxo constante da solução de NPT
- Evitar a substituição rápida da solução de NPT quando interrompida para infusões suplementares
- Monitorar o peso diário
- Monitorar a ingestão e a eliminação
- Monitorar albumina sérica, proteínas totais, eletrólitos, perfis lipídicos, níveis de glicose e perfil bioquímico
- Monitorar os sinais vitais, conforme indicado
- Monitorar a glicose na urina quanto à presença de glicosúria, acetona e proteínas
- Manter uma pequena ingestão oral de nutrientes durante a NPT, sempre que possível
- Incentivar a transição gradual de alimentação parenteral para enteral, se indicado
- Administrar insulina, conforme prescrito, para manter o nível de glicose sérica na variação designada, conforme apropriado
- Relatar ao médico sinais e sintomas anormais associados à NPT e modificar os cuidados de acordo com eles
- Manter precauções universais
- Orientar o paciente e a família sobre os cuidados e indicações para NPT
- Garantir a compreensão e competência do paciente e da família antes da alta para casa com a NPT contínua

1ª edição 1992; revisada em 2013

Alimentação 1050

Definição: proporcionar ingestão nutricional para um paciente que não consegue se alimentar sozinho

Atividades:
- Identificar dieta prescrita
- Organizar a bandeja de comida e a mesa de forma atraente
- Determinar preferências alimentares, culturais ou religiosas e incorporá-las às rotinas de alimentação
- Criar um ambiente agradável durante as refeições, removendo equipamentos e suprimentos desnecessários
- Proporcionar alívio adequado da dor antes das refeições, conforme apropriado
- Proporcionar higiene oral antes das refeições, conforme necessário
- Identificar a presença de reflexo de deglutição, se necessário
- Arrumar a comida na bandeja como preferir (p. ex., cortando carne, abrindo embalagens)
- Evitar colocar alimentos no lado cego
- Descrever a localização da comida na bandeja para o paciente com deficiência visual
- Colocar o paciente em posição confortável para comer
- Oferecer a oportunidade de cheirar os alimentos para estimular o apetite
- Perguntar a preferência para solicitar alimentação
- Sentar-se ao alimentar para transmitir prazer e relaxamento
- Manter o paciente em posição ereta com a cabeça e o pescoço levemente flexionados para a frente durante a alimentação
- Colocar o alimento no lado não acometido da boca, conforme apropriado
- Colocar alimentos dentro do campo de visão do paciente, se houver deficiência no campo visual
- Escolher pratos de cores diferentes para ajudar a distinguir os itens, se houver déficit de percepção
- Oferecer água após a alimentação, se necessário
- Proteger com babador, conforme apropriado
- Controlar a alimentação para evitar fadiga
- Pedir para o paciente indicar quando finalizar, conforme apropriado
- Registrar a ingestão, se apropriado
- Evitar disfarçar medicamentos nos alimentos
- Evitar oferecer bebida ou nova porção à boca enquanto ainda estiver mastigando
- Fornecer canudo para beber, conforme necessário ou desejado
- Oferecer petiscos ou alimentos e bebidas preferidos, conforme apropriado
- Oferecer alimentos na temperatura mais apetitosa
- Evitar distrações durante a deglutição
- Alimentar o paciente sem pressa e lentamente
- Manter a atenção no paciente enquanto ele estiver comendo
- Adiar a alimentação, se estiver cansado
- Verificar se há resíduos na boca no final da refeição
- Lavar o rosto e as mãos após as refeições
- Incentivar os pais ou a família a alimentar o paciente
- Incentivar a comer na sala de jantar, se disponível
- Proporcionar interação social, conforme apropriado
- Proporcionar dispositivos adaptativos para facilitar a autoalimentação (p. ex., alças longas, alças com grande circunferência, alças pequenas nos utensílios), conforme necessário
- Usar um copo com alça grande, se necessário
- Usar pratos e copos inquebráveis e pesados, conforme necessário
- Proporcionar orientação frequente e supervisão rigorosa, conforme apropriado
- Elogiar as tentativas de autoalimentação
- Monitorar o peso corporal, o estado de hidratação e os valores laboratoriais, conforme apropriado
- Instruir o paciente e a família sobre métodos para auxiliar nas necessidades de alimentação
- Utilizar a técnica *teach-back* (paciente é solicitado a repetir a informação que recebeu) para garantir a compreensão
- Documentar as sessões de alimentação, conforme indicado

1ª edição 1992; revisada em 2008, 2024

Alimentação com copo: recém-nascido 8240

Definição: preparo e administração de líquido a um recém-nascido com o uso de um copo

Atividades:
- Determinar o estado do recém-nascido antes de iniciar a alimentação
- Usar um copo limpo, sem tampa, bico ou borda
- Colocar o leite ordenhado ou a fórmula em temperatura ambiente no copo
- Segurar o recém-nascido enrolado em posição vertical ou semivertical enquanto apoia seu dorso, o pescoço e cabeça
- Segurar o copo nos lábios do recém-nascido, repousando ligeiramente sobre o lábio inferior, com as bordas do copo tocando as partes laterais do lábio superior
- Monitorar sinais de preparação do recém-nascido para a alimentação (p. ex., aumento do estado de alerta, boca e olhos abertos, movimentos da boca e face)
- Inclinar o copo de maneira que o leite toque os lábios do recém-nascido
- Evitar dar o leite rápido demais
- Monitorar o mecanismo de ingestão do recém-nascido (p. ex., recém-nascido pré-termo/baixo peso ao nascimento tende a lamber o leite, enquanto recém-nascido a termo/mais velho tende a sorver ou sugar o leite)
- Monitorar o fluxo de leite
- Fazer o recém-nascido arrotar com frequência durante e após a alimentação
- Monitorar sinais de saciedade do recém-nascido (p. ex., fechamento da boca, não ingerir mais leite, mudança no estado do lactente, falta de reação à estimulação verbal ou tátil)
- Descontinuar a alimentação quando o recém-nascido sinalizar angústia ou saciedade
- Mensurar a ingestão de leite do recém-nascido ao longo de 24 horas
- Orientar os pais sobre os procedimentos de alimentação com copo
- Orientar progenitor sobre prontidão para alimentação, angústia e sinais de finalização da alimentação

6ª edição 2013

Alimentação por mamadeira 1052

Definição: preparo e administração de líquidos a uma criança por meio de mamadeira

Atividades:
- Determinar o padrão de sono e vigília do lactente antes de iniciar a alimentação
- Aquecer a fórmula em temperatura ambiente antes da mamada
- Posicionar o lactente em semi-Fowler para a mamada
- Fazer o lactente arrotar com frequência durante e após a mamada
- Colocar o bico da mamadeira sobre a língua
- Controlar a ingestão de líquidos, ajustando a maciez do bico, o tamanho do orifício e o tamanho da mamadeira
- Aumentar o estado de alerta do lactente afrouxando suas roupas, esfregando suas mãos e pés ou conversando com ele
- Encorajar a sucção estimulando o reflexo perioral, se apropriado
- Aumentar a efetividade da sucção, comprimindo as bochechas juntamente com a sucção, se apropriado
- Fornecer apoio ao queixo para diminuir o vazamento da fórmula e melhorar o fechamento dos lábios
- Monitorar a ingestão de líquido
- Monitorar/avaliar o reflexo de sucção durante a mamada
- Monitorar o peso do lactente, conforme apropriado
- Ferver o leite não pasteurizado
- Ferver a água usada para preparar a fórmula, se indicado
- Orientar sobre técnicas de esterilização do equipamento de alimentação
- Orientar sobre a diluição correta da fórmula concentrada
- Orientar sobre o armazenamento correto da fórmula concentrada ou em pó
- Orientar sobre o armazenamento adequado do leite materno
- Orientar sobre não forçar a interrupção da ingestão de líquidos
- Determinar o conteúdo de flúor da água usada para diluir fórmula concentrada ou em pó e encaminhar para suplementação de flúor, se indicado
- Alertar sobre o uso do forno de micro-ondas para aquecer a fórmula
- Demonstrar técnicas apropriadas de higiene oral à dentição do lactente a serem utilizadas depois de cada mamada
- Discutir alternativas à mamadeira antes de dormir para prevenir cáries
- Utilizar o método *teach-back* com os pais ou cuidadores (solicitar a repetição da informação) para garantir a compreensão

1ª edição 1992; revisada em 2000, 2024

Alimentação por sonda enteral 1056

Definição: fornecimento de nutrientes e líquidos por meio de uma sonda inserida no sistema gastrintestinal

Atividades:
- Consultar um nutricionista para selecionar o tipo e a intensidade da alimentação enteral
- Verificar a fórmula correta, a data de validade e a integridade do recipiente
- Preparar a fórmula para administração seguindo as orientações do fabricante, certificando-se de que a fórmula esteja em temperatura ambiente
- Realizar avaliações abdominais adequadas antes de iniciar a alimentação (p. ex., ruídos intestinais, firmeza à palpação, aumento da circunferência)

- Monitorar o posicionamento adequado da sonda, de acordo com o protocolo da instituição
- Evitar testes de pH para confirmação de posicionamento em pessoas que recebem medicamentos para supressão de ácido ou em alimentação contínua
- Marcar a sonda no ponto de saída para manter o posicionamento adequado e verificar regularmente se há movimento, após o posicionamento ser confirmado por radiografia
- Confirmar a colocação da sonda por meio de exame de radiografia antes da administração inicial de alimentos ou medicamentos por sonda, conforme protocolo da instituição
- Monitorar relatórios de radiografias de rotina de tórax e abdome para referência à localização da sonda de alimentação
- Obter confirmação repetida do posicionamento por radiografia se as avaliações à beira do leito resultarem em alguma dúvida quanto à localização da sonda
- Verificar a colocação da sonda imediatamente antes de cada alimentação intermitente ou conforme o protocolo da instituição para alimentação contínua
- Evitar seringas IV ao administrar alimentos ou soluções em sondas para diminuir a chance de acessar inadvertidamente as linhas IV
- Verificar o residual, conforme prescrição do profissional de saúde ou política da instituição, antes da administração de medicamentos e de alterações na dieta enteral
- Aguardar para verificar a colocação pelo menos 1 hora após a administração do medicamento por sonda ou oral
- Elevar a cabeceira da cama de 15 a 30 graus durante alimentação
- Colocar em Trendelenburg reverso durante a alimentação se a pessoa precisar permanecer em decúbito dorsal
- Oferecer chupeta ao recém-nascido, conforme apropriado
- Segurar e conversar com o recém-nascido durante a alimentação para simular as atividades habituais de alimentação
- Monitorar os sinais e sintomas de dificuldade respiratória durante a alimentação (p. ex., tosse, engasgo, redução da saturação de oxigênio)
- Interromper a alimentação se notar sofrimento e obter radiografia conforme o protocolo da instituição
- Interromper a dieta entre 30 e 60 minutos antes de abaixar a cabeceira da cama
- Desligar a alimentação por sonda 1 hora antes do procedimento ou transporte se a pessoa precisar ser posicionada com a cabeça elevada a menos de 30°
- Irrigar a sonda a cada 4 a 6 horas durante as alimentações contínuas, antes e depois de cada alimentação intermitente, após administrar medicamentos e ao desconectar as alimentações por sonda, para evitar o entupimento da sonda, conforme o protocolo da instituição
- Desobstruir a sonda de alimentação usando uma solução de amaciante de carne e água (ou seja, 1 colher de sopa em 30 mℓ de água morna), deixar descansar por 5 minutos e depois enxaguar com água morna, conforme o protocolo da instituição
- Implementar a necessidade total de água livre por dia, conforme recomendação do nutricionista registrado
- Usar técnica limpa na administração de alimentação por sonda, com técnica asséptica para conexões da sonda
- Evitar manusear o sistema de alimentação ou tocar nas tampas, aberturas dos recipientes, extremidades ou aberturas das extremidades para evitar o crescimento bacteriano
- Verificar a taxa de gotejamento por gravidade ou a taxa de bombeamento a cada hora
- Usar apenas bombas designadas para alimentação por sonda
- Etiquetar a bolsa com o tipo de alimentação por sonda, com a velocidade, a quantidade, a data, a hora e as iniciais do paciente
- Diminuir a velocidade da dieta por sonda para controlar a diarreia
- Monitorar a sensação de plenitude, náusea e vômito
- Manter os recipientes abertos de alimentação enteral refrigerados
- Trocar o local de inserção e a sonda de acordo com o protocolo da instituição
- Lavar a pele ao redor do dispositivo diariamente com sabão neutro e secar bem
- Descartar os recipientes de alimentação enteral e os dispositivos de administração a cada 24 horas
- Monitorar o crescimento, a altura ou as mudanças de peso mensalmente, conforme apropriado
- Monitorar sinais de edema ou desidratação
- Monitorar condições que aumentam o risco de migração ou deslocamento da sonda (p. ex., vômitos, náuseas, aspiração nasotraqueal, agitação)
- Monitorar a entrada e a saída de líquidos
- Monitorar a ingestão de calorias, gorduras, carboidratos, vitaminas e minerais para verificar a adequação (ou consultar um nutricionista), inicialmente, duas vezes por semana e, depois, diminuir para uma vez ao mês
- Monitorar as mudanças de humor
- Preparar o paciente e a família para alimentação por sonda em casa, conforme apropriado

1ª edição 1992; revisada em 1996, 2000, 2004, 2024

Amnioinfusão 6700

Definição: infusão de líquido no útero durante o trabalho de parto para aliviar a compressão do cordão umbilical ou para diluir líquido com mecônio

Atividades:
- Observar sinais de volume inadequado de líquido amniótico (p. ex., oligodrâmnio, atraso no crescimento intrauterino assimétrico, pós-datismo, anormalidades conhecidas do sistema urinário fetal, ruptura prolongada de membranas)
- Reconhecer potenciais contraindicações para amnioinfusão (p. ex., amnionite, polidrâmnio, gestação múltipla, sofrimento fetal grave, pH do couro cabeludo fetal menor que 7,20, anomalia fetal conhecida, anomalia uterina conhecida)
- Observar desacelerações cardíacas fetais variáveis ou prolongadas durante a monitoração eletrônica intraparto
- Documentar presença de líquido meconial espesso com ruptura de membranas
- Garantir o consentimento informado

- Preparar o equipamento necessário para a amnioinfusão
- Irrigar o cateter intrauterino com solução de perfusão
- Colocar cateter intrauterino usando técnica estéril
- Calibrar e lavar o cateter após a colocação
- Infundir solução IV isotônica rapidamente na cavidade uterina, conforme prescrito
- Abaixar a cabeceira da cama de 15 a 30 graus ou colocá-la em decúbito dorsal com os pés elevados acima do nível do coração
- Manter infusão contínua nas taxas prescritas
- Monitorar as leituras da pressão intrauterina
- Observar as características do líquido de retorno
- Trocar os absorventes perineais, conforme apropriado
- Documentar alterações nos traçados do monitor eletrônico intraparto
- Observar os sinais de reação adversa (p. ex., distensão uterina, prolapso do cordão umbilical, embolia de líquido amniótico)
- Obter gasometria do sangue do cordão umbilical no momento do parto para avaliar a eficácia da intervenção

2ª edição 1996; revisada em 2004, 2024

Aplicação de calor/frio 1380

Definição: estimulação da pele e dos tecidos subjacentes com calor ou frio com o objetivo de diminuir a dor, espasmos musculares ou inflamação

Atividades:
- Explicar o uso de calor ou frio, o motivo do tratamento e como isso afetará os sintomas do paciente
- Avaliar contraindicações ao frio ou ao calor, como diminuição ou ausência de sensibilidade, diminuição da circulação e diminuição da capacidade de comunicação
- Selecionar um método de estimulação que seja conveniente e prontamente disponível (p. ex., sacos plásticos à prova d'água com gelo derretido; bolsas de gel congelado; pacote de gelo químico; imersão em gelo; pano ou toalha no congelador para frio; bolsa de água quente; almofada elétrica de aquecimento; compressas quentes e úmidas; imersão em banheira ou hidromassagem; cera de parafina; banho de assento; luz radiante; ou filme plástico para calor)
- Determinar a disponibilidade e as condições de trabalho seguras de todos os equipamentos usados para aplicação de calor ou frio
- Determinar a condição da pele e identificar quaisquer alterações que exijam uma mudança no procedimento ou contraindicações à estimulação
- Selecionar o local de estimulação, considerando locais alternativos quando a aplicação direta não for possível (p. ex., adjacente a, distal a, entre as áreas afetadas e o cérebro e contralateral)
- Envolver o dispositivo de aplicação de calor ou frio com um pano protetor, se apropriado
- Usar um pano úmido próximo à pele para aumentar a sensação de frio ou calor, quando apropriado
- Usar gelo após uma torção de tornozelo para reduzir o edema, seguido de repouso, compressão e elevação
- Orientar como evitar lesão aos tecidos associados ao calor ou ao frio
- Verificar a temperatura da aplicação, especialmente ao usar calor
- Determinar a duração da aplicação com base nas respostas verbais, comportamentais e biológicas individuais
- Cronometrar todas as aplicações com cuidado
- Aplicar frio ou calor diretamente no local acometido ou próximo a ele, se possível
- Evitar usar calor ou frio em tecidos que foram expostos à radioterapia
- Inspecionar o local cuidadosamente para detectar sinais de irritação da pele ou danos nos tecidos durante os primeiros 5 minutos e, depois, com frequência durante o tratamento
- Finalizar com um tratamento a frio para estimular a vasoconstrição quando alternar aplicações de calor e frio para um atleta lesionado
- Avaliar condição geral, segurança e conforto durante todo o tratamento
- Posicionar para permitir movimento da fonte de temperatura, se necessário
- Orientar para não ajustar as configurações de temperatura de forma independente, sem instrução prévia
- Alterar os locais de aplicação de frio ou calor ou trocar o modo de estimulação, se o alívio não for alcançado
- Explicar que a aplicação de frio pode ser dolorosa por um breve período, com dormência cerca de 5 minutos após a estimulação inicial
- Orientar sobre indicações, frequência e procedimento para aplicação
- Orientar para evitar lesões na pele após a estimulação
- Avaliar e documentar a resposta à aplicação de calor e frio

1ª edição 1992; revisada em 2013

Apoio à família 7140

Definição: promoção de valores, interesses e objetivos familiares

Atividades:
- Avaliar a reação emocional da família à condição do paciente
- Determinar a carga psicológica do prognóstico para a família
- Promover esperança realista
- Promover relacionamento aberto e de confiança com a família
- Criar um ambiente terapêutico de apoio para a família
- Aceitar valores sem julgamentos
- Responder a todas as perguntas dos familiares ou ajudá-los a obter respostas
- Ouvir as preocupações, sentimentos e perguntas da família

- Facilitar a comunicação de preocupações e sentimentos entre o paciente e a família ou entre os membros da família
- Auxiliar a família a priorizar suas necessidades de saúde
- Orientar a família sobre o ambiente de assistência à saúde, como unidade hospitalar ou clínica
- Prestar assistência para atender às necessidades básicas da família, como abrigo, alimentação e vestimentas
- Auxiliar na organização de uma rede de recursos projetada para fornecer serviços de suporte
- Identificar a congruência entre as expectativas do paciente, da família e do profissional de saúde
- Reduzir discrepâncias nas expectativas dos pacientes, familiares e profissionais de saúde por meio do uso de habilidades de comunicação
- Ajudar a família a identificar os seus pontos fortes e suas habilidades de enfrentamento
- Proporcionar oportunidades para a família aplicar estratégias de enfrentamento que podem funcionar na situação atual
- Respeitar e apoiar os mecanismos de enfrentamento adaptativos usados pela família
- Proporcionar *feedback* à família sobre seu enfrentamento
- Aconselhar os membros da família sobre habilidades de enfrentamento adicionais eficazes para seu próprio uso
- Proporcionar recursos espirituais para a família, conforme apropriado
- Proporcionar à família informações sobre o progresso do paciente com frequência, de acordo com a preferência do paciente
- Auxiliar os familiares na identificação e na resolução de conflitos de valores
- Orientar sobre os planos de cuidados médicos e de enfermagem à família
- Incluir os familiares do paciente na tomada de decisão sobre o tratamento, quando apropriado
- Incentivar a tomada de decisão dos familiares no planejamento de cuidados de longo prazo ao paciente, afetando a estrutura e as finanças da família
- Reconhecer a compreensão da decisão da família sobre os cuidados pós-alta
- Auxiliar a família a adquirir conhecimento, habilidades e equipamentos necessários para sustentar sua decisão sobre o atendimento ao paciente
- Defender a família, conforme apropriado
- Promover a assertividade da família na busca de informações, conforme apropriado
- Considerar o uso de um sistema de suporte de tecnologia da comunicação e informação como um meio de fornecer suporte familiar no domicílio
- Proporcionar oportunidades de visitação da família de forma estendida, conforme apropriado
- Apresentar a família a outras famílias que estejam passando por experiências semelhantes, conforme apropriado
- Prestar assistência ao paciente quando a família não puder fazê-lo
- Iniciar e coordenar encaminhamentos para serviços sociais, cuidados paliativos, terapia familiar, conselheiros financeiros, grupos de apoio, assistência médica domiciliar e outras agências de recursos comunitários, se indicado
- Proporcionar oportunidades de apoio ao grupo de pares
- Informar os familiares sobre como entrar em contato com o(a) enfermeiro(a)
- Auxiliar os familiares nos processos de morte e luto, conforme apropriado
- Apoiar a necessidade de privacidade do familiar

1ª edição 1992; revisada em 1996, 2018

Apoio a irmãos 7280

Definição: assistência a uma criança para enfrentar a doença, condição crônica ou deficiência do(a) irmão(ã)

Atividades:
- Explorar o conhecimento sobre a condição clínica do(a) irmão(ã)
- Avaliar o estresse relacionado com a condição
- Explorar os processos de enfrentamento
- Facilitar a conscientização dos familiares sobre os sentimentos do irmão
- Fornecer informações sobre as respostas comuns
- Assumir o papel de defesa conforme indicado (p. ex., em situações prejudiciais à vida quando o nível de ansiedade é alto e os pais ou outros familiares são incapazes de desempenhar esse papel)
- Reconhecer que cada criança responde de forma diferente
- Encorajar o cuidado do irmão mais novo em sua própria casa, se possível
- Auxiliar a manter ou modificar as rotinas e atividades habituais da vida diária, conforme necessário
- Promover a comunicação entre os irmãos
- Valorizar cada filho individualmente, evitando comparações
- Auxiliar o filho a ver as diferenças e semelhanças existentes entre si e o irmão com necessidades especiais
- Encorajar visitas à irmã ou ao irmão com necessidades especiais
- Explicar o cuidado da irmã ou irmão com necessidades especiais
- Encorajar a participação no cuidado da irmã ou irmão com necessidades especiais, conforme apropriado
- Orientar sobre estratégias para interagir com a irmã ou irmão com necessidades especiais
- Permitir que os irmãos resolvam suas próprias dificuldades
- Reconhecer e respeitar quando não estiver emocionalmente preparado para visitar a irmã ou irmão com necessidades especiais
- Respeitar a relutância da criança sadia em ficar com ou incluir o irmão ou a irmã com necessidades especiais em atividades
- Encorajar a manutenção dos padrões de interação parental ou familiar
- Auxiliar a esclarecer, explorar e expor preocupações e medos
- Utilizar desenhos, fantoches e dramatização para observar a percepção dos eventos

- Esclarecer a preocupação em contrair a doença da irmã ou irmão com necessidades especiais e desenvolver estratégias para superar essa preocupação
- Orientar em relação à patologia da doença, de acordo com o estágio do desenvolvimento e estilo de aprendizagem
- Utilizar substitutos concretos para o irmão incapaz de visitar o irmão ou a irmã que necessita de cuidados especiais (p. ex., fotografias, vídeos)
- Explicar que eles não são a causa da doença
- Orientar sobre estratégias para atender às próprias necessidades emocionais e de desenvolvimento
- Elogiar quando tiver paciência, tiver cedido ou tiver sido particularmente útil
- Reconhecer os pontos fortes e as habilidades pessoais para superar o estresse com sucesso
- Fornecer encaminhamento ao grupo de irmãos, conforme apropriado
- Fornecer encaminhamentos de recursos comunitários, conforme necessário
- Comunicar a situação ao enfermeiro escolar para promover apoio, de acordo com a vontade dos pais
- Incentivar os pais a terem momentos individuais com os irmãos

1ª edição 1992; revisada em 2000, 2024

Apoio a procedimento: lactente 6965

Definição: oferecimento de estratégias para minimizar a dor, o estresse e, ao mesmo tempo, maximizar a capacidade do lactente de enfrentar procedimentos clínicos dolorosos e se recuperar deles

Atividades:
- Assegurar a presença de uma pessoa dedicada a oferecer apoio ao lactente
- Avaliar a necessidade de procedimentos dolorosos
- Avaliar o número e o grupo de procedimentos laboratoriais e diagnósticos de acordo com a tolerância do lactente
- Evitar procedimentos dolorosos ao mesmo tempo nos cuidados de rotina não emergenciais
- Utilizar quantidades mínimas de fita ou adesivos
- Utilizar barreiras para a pele sempre que possível
- Utilizar dispositivos de monitoração não invasivos sempre que possível
- Orientar os pais sobre os sinais e os sintomas de dor e conforto que os lactentes podem oferecer
- Reduzir a luz e os ruídos sempre que possível durante procedimentos dolorosos
- Utilizar a contenção de modo facilitado (p. ex., faixas manuais para manter as extremidades flexionadas e contidas próximas ao tronco)
- Utilizar o enrolamento com cobertor depois de procedimentos dolorosos
- Utilizar sucção não nutritiva com chupeta
- Utilizar solução de sacarose na chupeta antes e durante os procedimentos dolorosos
- Facilitar a amamentação ou realizar o aleitamento materno durante procedimentos dolorosos
- Facilitar o cuidado canguru (p. ex., contato pele a pele) com os pais durante procedimentos dolorosos, quando possível
- Facilitar maneiras para que um dos pais segure o lactente, quando possível

7ª edição 2018

Apoio à proteção contra abuso 6400

Definição: identificação de relacionamentos dependentes de alto risco e ações para prevenir mais imposições de danos físicos ou emocionais

Atividades:
- Identificar pessoas que correm risco de possível abuso (p. ex., complicações na gravidez, baixo peso ao nascer, deficiência, histórico associado a abuso ou negligência, rejeição, críticas excessivas, sentimentos de inutilidade e falta de amor, dependência de outra pessoa para cuidados)
- Considere os fatores de risco dos pais para possível abuso (p. ex., abuso de substâncias, comportamento criminoso, conflito ou violência familiar, problemas de saúde mental, criança tratada como um problema pelos pais, gravidez não planejada, gravidez na juventude, pais solteiros ou não casados, temperamento dos pais, uso de punição física)
- Identificar fatores sociais e ambientais que podem ser indicadores de possível abuso (p. ex., isolamento social, baixa autoestima, condições de saúde física, estresse habitacional, estressores socioeconômicos, desemprego dos pais, falta de cuidados pré-natais, baixo apoio social, violência na vizinhança, desvantagem comunitária)
- Identificar pessoas que têm dificuldade em confiar nos outros ou que se sentem malquistas pelos outros
- Identificar se a pessoa sente que pedir ajuda é um indicador de incompetência pessoal
- Verificar se a família precisa de alívio periódico das responsabilidades de cuidados
- Identificar se o adulto em risco tem amigos próximos ou familiares disponíveis para ajudar com dependentes
- Verificar a relação entre cuidadores e indivíduos
- Verificar se os adultos podem, quando necessário, assumir o controle uns dos outros para lidar com um membro dependente da família
- Verificar se a criança ou o adulto dependente é visto de maneira diferente pelo adulto com base no sexo, aparência ou comportamento
- Identificar situações de crise que podem desencadear abusos (p. ex., pobreza, desemprego, divórcio, perda)
- Monitorar sinais de negligência em famílias de alto risco
- Observar criança doente ou ferida, ou adulto dependente, em busca de sinais de abuso

- Ouvir a explicação de como a doença ou lesão aconteceu
- Identificar quando a explicação da causa da lesão é inconsistente entre os envolvidos
- Incentivar a admissão de criança ou adulto dependente para posterior observação e investigação, conforme apropriado
- Registrar os horários e a duração das visitas durante a hospitalização
- Monitorar as interações entre pais e filhos e registrar observações, conforme apropriado
- Monitorar reações exageradas ou insuficientes por parte dos adultos
- Monitorar a criança ou adulto dependente para conformidade extrema, como submissão passiva a procedimentos hospitalares
- Monitorar a criança quanto à inversão de papéis, como pais consoladores ou comportamento hiperativo ou agressivo
- Ouvir atentamente o adulto que começa a falar sobre os próprios problemas
- Ouvir os sentimentos da mulher grávida sobre a gravidez e as expectativas em relação ao feto
- Monitorar as reações dos novos pais em relação ao recém-nascido, observando sentimentos de repulsa, medo ou expectativas irrealistas
- Monitorar os pais que seguram o recém-nascido com o braço estendido, manuseiam o recém-nascido de forma desajeitada ou pedem ajuda excessiva
- Monitorar visitas repetidas à clínica, pronto-socorro ou consultório médico para problemas menores
- Monitorar a deterioração progressiva dos cuidados físicos e emocionais prestados à criança ou adulto dependente na família
- Monitorar a criança quanto a sinais de retardo de crescimento, depressão, apatia, atraso no desenvolvimento ou desnutrição
- Verificar as expectativas que o adulto tem em relação à criança para determinar se os comportamentos esperados são realistas
- Orientar os pais sobre expectativas realistas da criança com base no nível de desenvolvimento
- Estabelecer relacionamento com famílias com histórico de abuso para avaliação e suporte de longo prazo
- Ajudar as famílias a identificarem estratégias de enfrentamento para situações estressantes
- Orientar os familiares adultos sobre os sinais de abuso
- Encaminhar a pessoa em risco para especialistas apropriados
- Informar o profissional de saúde apropriado sobre observações indicativas de abuso
- Relatar às autoridades competentes quaisquer situações em que se suspeite de abuso
- Encaminhar a pessoa para abrigos voltados a vítimas de abuso, conforme apropriado
- Encaminhar os pais para grupos de apoio, conforme apropriado
- Incentivar a pessoa a contatar a polícia quando a segurança física estiver ameaçada
- Informar a pessoa sobre as leis e serviços relevantes para o abuso

1ª edição 1992; revisada em 2000, 2004, 2024

Apoio à proteção contra abuso: criança 6402

Definição: identificação de relacionamentos da criança dependente e de alto risco e ações para prevenir possíveis ou futuros danos físicos, sexuais, emocionais ou negligência das necessidades básicas da vida

Atividades:
- Identificar mães com histórico de assistência pré-natal ausente ou tardia (4 meses ou mais)
- Identificar pais que tiveram algum filho removido de casa ou que deixaram filhos anteriores com parentes por longos períodos
- Identificar pais com histórico de abuso de substâncias, depressão ou doença psiquiátrica grave
- Identificar pais que demonstram maior necessidade de educação parental (p. ex., pais com problemas de aprendizagem, pais que verbalizam sentimentos de inadequação, pais de primeiro filho, pais adolescentes)
- Identificar pais com histórico de violência doméstica ou mãe com histórico de várias lesões "acidentais"
- Identificar pais com histórico de infância infeliz associada a abuso, rejeição, críticas excessivas ou sentimentos de inutilidade e falta de amor
- Identificar situações de crise que podem desencadear abusos (p. ex., pobreza, desemprego, divórcio, falta de moradia, violência doméstica)
- Verificar se a família tem rede de apoio social adequada para ajudar com os problemas familiares, cuidados paliativos e cuidados com crianças em crise
- Identificar recém-nascidos e crianças com altas necessidades de cuidados (p. ex., prematuridade, baixo peso ao nascer, cólicas, intolerâncias alimentares, grandes problemas de saúde no primeiro ano de vida, deficiências de desenvolvimento, hiperatividade, transtornos de déficit de atenção)
- Identificar explicações do cuidador sobre as lesões da criança que sejam improváveis ou inconsistentes, alegações de autolesão, atribuição de culpa a outras crianças ou demonstração de demora na procura de tratamento
- Verificar se uma criança demonstra sinais de abuso físico (p. ex., várias lesões, hematomas e vergões inexplicáveis, queimaduras, fraturas, lacerações e escoriações faciais sem explicação, marcas de mordidas humanas, chicotadas, síndrome do bebê sacudido)
- Verificar se a criança demonstra sinais de negligência (p. ex., falha em se desenvolver, perda de tecido subcutâneo, fome constante, higiene insatisfatória, fadiga e falta de energia constantes, problemas de pele, apatia, postura corporal rígida e vestimenta inadequada para as condições climáticas)
- Verificar se a criança demonstra sinais de abuso sexual (p. ex., dificuldade para andar ou se sentar, roupas íntimas rasgadas ou ensanguentadas, genitais avermelhados ou traumatizados, lacerações vaginais ou anais, infecções recorrentes do sistema urinário, tônus esfincteriano fraco, doenças sexualmente transmissíveis adquiridas, gravidez, comportamento promíscuo, histórico de fugas)

- Verificar se a criança demonstra sinais de abuso emocional (p. ex., atrasos no desenvolvimento físico, distúrbios de hábitos, distúrbios de aprendizagem de conduta, traços neuróticos ou reações psiconeuróticas, extremos de comportamento, atrasos no desenvolvimento cognitivo, tentativa de suicídio)
- Incentivar a admissão da criança para observação e investigação adicionais, conforme apropriado
- Registrar horários e durações das visitas durante as internações
- Monitorar as interações entre pais e filhos e registrar observações
- Verificar se os sintomas agudos na criança diminuem quando ela é separada da família
- Verificar se os pais têm expectativas irrealistas ou atribuições negativas para o comportamento de seus filhos
- Monitorar a criança quanto à obediência exagerada, como submissão passiva a procedimentos invasivos
- Monitorar a criança quanto à inversão de papéis, como confortar os pais, ou comportamento hiperativo ou agressivo
- Ouvir os sentimentos da gestante sobre a gravidez e as expectativas em relação ao feto
- Monitorar as reações dos novos pais em relação ao seu recém-nascido, observando sentimentos de repulsa, medo ou decepção em relação ao sexo
- Monitorar um pai que segura o recém-nascido com o braço distante do corpo, manuseia o recém-nascido de maneira desajeitada, pede ajuda excessiva e verbaliza ou demonstra desconforto ao cuidar da criança
- Monitorar visitas repetidas a clínicas, salas de emergência ou consultórios médicos para problemas menores
- Estabelecer um sistema para sinalizar os registros de crianças que são suspeitas de serem vítimas de abuso ou negligência infantil
- Monitorar a piora progressiva do estado físico e emocional do recém-nascido ou criança
- Verificar o conhecimento dos pais sobre as necessidades básicas de cuidados e fornecer informações adequadas sobre cuidados infantis, conforme indicado
- Orientar os pais na resolução de problemas, tomada de decisões e habilidades de criação de filhos e parentalidade, ou encaminhar os pais para programas nos quais essas habilidades possam ser aprendidas
- Ajudar as famílias a identificarem estratégias de enfrentamento para situações estressantes
- Fornecer aos pais informações sobre como lidar com o choro prolongado do recém-nascido, enfatizando que eles não devem sacudi-lo
- Fornecer aos pais métodos de punição não corporal para disciplinar as crianças
- Fornecer às mulheres grávidas e suas famílias informações sobre os efeitos do tabagismo, da má nutrição e do uso abusivo de substâncias na saúde do feto e delas mesmas
- Envolver os pais e a criança em exercícios de construção de vínculo
- Fornecer aos pais e seus adolescentes informações sobre tomada de decisão e habilidades de comunicação e encaminhá-los para o serviço de aconselhamento para jovens, conforme apropriado
- Fornecer às crianças mais velhas informações concretas sobre como atender às necessidades básicas de cuidados dos seus irmãos mais novos
- Fornecer às crianças afirmações positivas sobre seu valor, cuidados construtivos, comunicação terapêutica e estímulo ao desenvolvimento
- Fornecer às crianças que foram abusadas sexualmente a garantia de que o abuso não foi culpa delas e possibilitar que expressem suas preocupações por meio de terapia lúdica apropriada para a idade
- Encaminhar gestantes em risco e pais de recém-nascidos para serviços de visita domiciliar de enfermagem
- Fornecer às famílias em risco um encaminhamento a um enfermeiro de saúde pública para garantir que o ambiente doméstico seja monitorado, que os irmãos sejam avaliados e que as famílias recebam assistência contínua
- Encaminhar as famílias para serviços de assistência social e aconselhamento profissional, conforme necessário
- Fornecer aos pais informações sobre recursos comunitários (p. ex., endereços e números de telefone de instituições que oferecem cuidados temporários, assistência de emergência pediátrica, assistência domiciliar, tratamento para uso abusivo de substâncias, serviços de aconselhamento com preços diferenciados, distribuição de alimentos, centros de distribuição de roupas, abrigos para vítimas de abuso doméstico)
- Informar o profissional de saúde sobre observações indicativas de abuso ou negligência
- Denunciar suspeitas de abuso ou negligência às autoridades competentes
- Encaminhar pais vítimas de espancamento e crianças em risco a um abrigo para casos de violência doméstica
- Encaminhar os pais para grupos de apoios "pais anônimos", conforme apropriado

2ª edição 1996; revisada em 2000, 2013

Apoio à proteção contra abuso: idoso 6404

Definição: identificação de relacionamentos de alto risco com idosos dependentes e ações para prevenir possíveis ou futuras imposições de danos físicos, sexuais ou emocionais; negligência das necessidades básicas da vida ou exploração

Atividades:
- Identificar pacientes idosos que se percebem dependentes de cuidadores devido ao estado de saúde comprometido, recursos econômicos limitados, depressão, uso abusivo de substâncias ou falta de conhecimento sobre os recursos disponíveis e alternativas para o cuidado
- Identificar acordos de cuidados que foram feitos ou continuam com consideração mínima das necessidades de cuidados do idoso (p. ex., habilidades, características e responsabilidades dos cuidadores; necessidade de acomodações ambientais e o histórico e a qualidade dos relacionamentos entre o idoso e os cuidadores)
- Identificar situações de crise familiar que podem desencadear abusos (p. ex., pobreza, desemprego, divórcio, falta de moradia, morte de ente querido)
- Verificar se o paciente idoso e seus cuidadores têm uma rede de apoio social funcional para auxiliar o paciente na realização de atividades da vida diária e na obtenção

de cuidados à saúde, transporte, terapia, medicamentos, informações sobre recursos comunitários, aconselhamento financeiro e assistência para problemas pessoais
- Identificar pacientes idosos que dependem de um único cuidador ou unidade familiar para fornecer ampla assistência física e monitoração
- Identificar cuidadores que demonstram problemas de saúde física ou mental (p. ex., uso abusivo de substâncias, depressão, fadiga, lesões nas costas devido a levantamento de peso sem assistência, lesões infligidas pelo paciente); problemas financeiros ou dependência; incapacidade de entender a condição ou as necessidades do paciente; atitudes intolerantes ou exageradamente críticas em relação ao paciente; esgotamento ou aqueles que ameaçam o paciente com abandono, hospitalização, institucionalização ou procedimentos dolorosos
- Identificar cuidadores familiares que tenham histórico de abuso ou negligência na infância
- Identificar explicações do cuidador sobre os ferimentos do paciente que sejam improváveis ou inconsistentes, que aleguem automutilação, que promovam a culpabilização de outros, que incluam atividades além das capacidades físicas do idoso ou que demonstrem uma demora na procura de tratamento
- Verificar se o paciente idoso demonstra sinais de abuso físico (p. ex., múltiplos ferimentos em diferentes estágios de cicatrização; lacerações, escoriações, hematomas, queimaduras ou fraturas sem explicações; partes do couro cabeludo sem cabelo; marcas de mordidas humanas)
- Verificar se o paciente idoso demonstra sinais de negligência (p. ex., higiene precária, roupas inadequadas ou inapropriadas, lesões cutâneas não tratadas, contraturas, má nutrição, dispositivos de auxílio à mobilidade e percepção inadequados [bengalas, óculos, aparelhos auditivos], ausência de próteses dentárias ou dentes fraturados e cariados, infestação de vermes, privação de medicamentos ou sedação excessiva, privação de contatos sociais)
- Verificar se o idoso demonstra sinais de abuso sexual (p. ex., presença de sêmen ou sangue seco, lesão na genitália externa, doenças sexualmente transmissíveis adquiridas, mudanças drásticas de comportamento ou na saúde de etiologia indeterminada)
- Verificar se o idoso demonstra sinais de abuso emocional (p. ex., baixa autoestima, depressão, humilhação e fracasso; comportamento excessivamente cauteloso em relação ao parceiro; agressão contra si mesmo ou gestos suicidas)
- Verificar se o paciente idoso demonstra sinais de exploração (p. ex., provisão insuficiente para as necessidades básicas quando há recursos adequados disponíveis; privação de bens pessoais; perda inexplicável de consultas de seguridade social ou benefícios; falta de conhecimento sobre as finanças pessoais ou questões legais)
- Incentivar a admissão do paciente para observação e investigação adicionais, conforme apropriado
- Monitorar as interações entre paciente e cuidador e registrar observações
- Verificar se os sintomas agudos do paciente diminuem quando ele é separado dos cuidadores
- Verificar se os cuidadores têm expectativas irreais quanto ao comportamento do paciente ou se atribuem aspectos negativos ao seu comportamento
- Monitorar a conformidade extrema com as exigências dos cuidadores ou a submissão passiva a procedimentos invasivos
- Monitorar visitas repetidas a clínicas, ao setor de emergência ou aos consultórios médicos para detectar lesões, monitoração inadequada de cuidados de saúde, vigilância inadequada ou adaptações ambientais inadequadas
- Fornecer aos pacientes afirmações positivas de seu valor e permitir que eles expressem suas preocupações e seus sentimentos, que podem incluir medo, culpa, constrangimento e autoculpabilização
- Auxiliar os cuidadores a explorarem seus sentimentos sobre os parentes ou pacientes sob seus cuidados e a identificar fatores que sejam perturbadores e pareçam contribuir para comportamentos abusivos e negligentes
- Auxiliar os pacientes a identificarem os arranjos de cuidados inadequados e prejudiciais e ajudá-los, bem como seus familiares, a identificar mecanismos para abordar esses problemas
- Discutir as preocupações sobre observações de indicadores de risco separadamente com o paciente idoso e o cuidador
- Verificar o conhecimento e a capacidade do paciente e do cuidador para atender às necessidades de cuidado e segurança do paciente e proporcionar ensino apropriado
- Ajudar os pacientes e suas famílias a identificarem estratégias de enfrentamento para situações estressantes, incluindo a difícil decisão de interromper o atendimento domiciliar
- Verificar desvios do envelhecimento normal e observar os primeiros sinais e sintomas de problemas de saúde por meio de exames de saúde de rotina
- Promover a máxima independência e autocuidado por meio de estratégias de ensino inovadoras e do uso de repetição, prática, reforço e ritmo individualizado
- Fornecer avaliação ambiental e recomendações para adaptar a casa para promover a autossuficiência física ou encaminhar para instituições de assistência apropriadas
- Auxiliar no restabelecimento de toda a gama de atividades da vida diária, sempre que possível
- Orientar sobre os benefícios de um esquema de atividade física de rotina, fornecer programas de exercícios personalizados e encaminhar para fisioterapia ou programas de exercícios, conforme apropriado, a fim de evitar a dependência
- Implementar estratégias para estimular o pensamento crítico, a tomada de decisões e a memória
- Providenciar encaminhamento para enfermeiro de saúde coletiva para garantir que o ambiente doméstico seja monitorado e que o paciente receba assistência contínua
- Fornecer encaminhamentos para pacientes e suas famílias para serviços sociais e profissionais de aconselhamento
- Fornecer aos idosos e seus cuidadores informações sobre recursos da comunidade (p. ex., endereços e números de telefone de instituições que prestem cuidados para idosos, assistência de saúde domiciliar, assistência em casas de repouso, cuidados temporários, atendimento de emergência, auxílio de moradia, transporte, tratamento para uso abusivo de substâncias, serviços de aconselhamento com preços diferenciados, distribuição de alimentos e refeições em domicílio, centros de distribuição de roupas)
- Alertar os pacientes para que tenham seus recursos financeiros de previdência social ou pensão depositados diretamente, não aceitem atendimentos pessoais em troca de transferência de bens e não assinem documentos ou façam acordos financeiros antes de buscar aconselhamento jurídico
- Incentivar os pacientes e suas famílias a planejarem com antecedência as necessidades de cuidados, incluindo quem assumirá a responsabilidade se o paciente ficar

incapacitado e como explorar habilidades, preferências e opções de cuidados
- Consultar os recursos da comunidade para obter informações
- Informar o profissional de saúde sobre observações indicativas de abuso ou negligência
- Denunciar suspeitas de abuso ou negligência às autoridades competentes

2ª edição 1996; revisada em 2000, 2004, 2013

Apoio à proteção contra abuso: parceiro no lar 6403

Definição: identificação de relacionamentos domésticos de alto risco e ações para prevenir possíveis ou futuras imposições de danos físicos, sexuais ou emocionais ou exploração de um parceiro no lar

Atividades:
- Investigar fatores de risco associados à violência doméstica (p. ex., histórico de violência doméstica, abuso, rejeição, críticas excessivas ou sentimentos de inutilidade e falta de amor; dificuldade em confiar nos outros ou sentir-se odiado pelos outros; sentir que pedir ajuda é uma indicação de incompetência pessoal; muitas necessidades de cuidados físicos; muitas responsabilidades de cuidados familiares; uso abusivo de substâncias; depressão; doença psiquiátrica grave; isolamento social; relacionamentos ruins entre parceiros domésticos; múltiplos casamentos; gravidez; pobreza; desemprego; dependência financeira; falta de moradia; infidelidade; divórcio ou morte de um ente querido)
- Investigar sintomas de histórico de abuso doméstico (p. ex., várias lesões acidentais, múltiplos sintomas somáticos, dor abdominal crônica, dores de cabeça crônicas, dor pélvica, ansiedade, depressão, síndrome de estresse pós-traumático e outros transtornos psiquiátricos)
- Monitorar sinais e sintomas de abuso físico (p. ex., vários ferimentos em vários estágios de cicatrização; lacerações inexplicáveis, hematomas ou vergões, partes do couro cabeludo sem cabelo, marcas de contenção nos punhos ou tornozelos, hematomas "defensivos" nos antebraços, marcas de mordidas humanas)
- Monitorar sinais e sintomas de abuso sexual (p. ex., presença de sêmen ou sangue seco, lesão na genitália externa, doenças sexualmente transmissíveis adquiridas ou mudanças drásticas de comportamento ou saúde de etiologia indeterminada)
- Monitorar sinais e sintomas de abuso emocional (p. ex., baixa autoestima, depressão, humilhação e fracasso; comportamento excessivamente cauteloso em relação ao parceiro; autoagressão ou gestos suicidas)
- Monitorar sinais e sintomas de exploração (p. ex., provisão inadequada de necessidades básicas quando há recursos adequados disponíveis; privação de bens pessoais; perda inexplicável de consultas de apoio social; falta de conhecimento sobre finanças pessoais ou questões legais)
- Documentar evidências de abuso físico ou sexual usando instrumentos de avaliação padronizados e fotografias
- Ouvir atentamente o indivíduo que começa a falar sobre os seus próprios problemas
- Identificar inconsistências na explicação da causa da(s) lesão(ões)
- Determinar a coerência entre o tipo de lesão e a descrição da causa
- Entrevistar o paciente ou conhecido sobre a suspeita de abuso na ausência do parceiro
- Incentivar a admissão em um hospital para observação e investigação adicionais, conforme apropriado
- Monitorar as interações dos parceiros e registrar as observações, conforme apropriado (p. ex., registrar os horários e a duração das visitas dos parceiros durante a hospitalização, reações insuficientes ou exageradas do parceiro)
- Monitorar o indivíduo para detecção de conformidade extrema, como submissão passiva a procedimentos hospitalares
- Monitorar a deterioração progressiva do estado físico e emocional dos indivíduos
- Monitorar visitas repetidas a uma clínica, pronto-socorro ou consultório médico para problemas menores
- Estabelecer um sistema para sinalizar registros individuais nos quais haja suspeita de abuso
- Fornecer afirmação positiva de valor
- Incentivar a expressão de preocupações e sentimentos, que podem incluir medo, culpa, constrangimento e autocensura
- Fornecer apoio para capacitar as vítimas a agir e a fazer mudanças para evitar mais vitimização
- Auxiliar indivíduos e famílias no desenvolvimento de estratégias de enfrentamento para situações estressantes
- Auxiliar indivíduos e famílias a avaliarem objetivamente os pontos fortes e fracos dos relacionamentos
- Encaminhar indivíduos em risco de abuso ou que tenham sofrido abuso a especialistas e serviços apropriados (p. ex., enfermeiros de saúde pública, serviços sociais, aconselhamento, assistência jurídica)
- Encaminhar o parceiro abusivo para especialistas e serviços apropriados
- Fornecer informações confidenciais sobre abrigos para vítimas de violência doméstica, conforme apropriado
- Iniciar o desenvolvimento de um plano de segurança a ser usado em caso de aumento da violência
- Denunciar quaisquer situações em que haja suspeita de abuso, em conformidade com as leis de denúncia obrigatória
- Iniciar programas de educação comunitária concebidos para diminuir a violência
- Monitorar o uso dos recursos da comunidade

3ª edição 2000; revisada em 2004, 2013

Apoio à proteção contra abuso: religioso 6408

Definição: identificação de relações de alto risco de controle religioso e ações para prevenir a imposição de danos físicos, sexuais ou emocionais, ou exploração

Atividades:
- Identificar indivíduos que são dependentes de um "líder" religioso devido ao desenvolvimento religioso comprometido ou alterado, prejuízo mental ou emocional, depressão, uso abusivo de substâncias, falta de recursos sociais ou problemas financeiros
- Identificar padrões de comportamento, pensamento e sentimento em que uma pessoa experimenta "controle sobre" sua jornada religiosa por outra pessoa
- Verificar se o indivíduo demonstra sinais de abuso físico, abuso emocional, exploração ou dependência religiosa
- Denunciar suspeitas de abuso às autoridades religiosas e legais competentes
- Verificar se o indivíduo tem uma rede funcional religiosa para ajudar a atender às necessidades de pertencimento, cuidado e transcendência de maneira saudável
- Oferecer serviços de oração e cura para a pessoa e cura da família ou congregação, caso se sinta confortável em fazê-lo e se o indivíduo concordar
- Ajudar a identificar recursos para atender à "segurança" religiosa e ao apoio de indivíduos e grupos
- Fornecer apoio interpessoal regularmente, conforme necessário
- Encaminhar para aconselhamento religioso apropriado com foco nas necessidades individuais
- Fornecer recursos ao indivíduo vitimizado sobre os benefícios do perdão, quando for apropriado
- Encaminhar a um especialista profissional se houver suspeita de abuso oculto ou ritual satânico
- Registrar interações de documentos por política organizacional

3ª edição 2000; revisada em 2024

Apoio à tomada de decisão 5250

Definição: fornecimento de informações e apoio a um paciente que está tomando uma decisão sobre cuidados de saúde

Atividades:
- Determinar se há diferenças entre a visão do paciente sobre a própria condição e a visão dos profissionais de saúde
- Auxiliar o paciente a esclarecer os valores e expectativas que podem ser úteis em escolhas importantes da vida
- Informar o paciente sobre pontos de vista ou soluções alternativas de maneira clara e solidária
- Auxiliar o paciente a identificar as vantagens e desvantagens de cada alternativa
- Estabelecer comunicação com o paciente já na admissão
- Facilitar a articulação de metas de cuidado pelo paciente
- Obter consentimento livre e esclarecido, quando apropriado
- Facilitar a tomada de decisões colaborativas
- Familiarizar-se com as políticas e procedimentos da instituição
- Respeitar o direito do paciente de receber informações ou não
- Fornecer informações solicitadas pelo paciente
- Auxiliar o paciente a explicar a decisão a outras pessoas, conforme necessário
- Atuar como elo entre o paciente e a família
- Atuar como elo entre o paciente e outros profissionais de saúde
- Utilizar *software* interativo ou assistentes de decisão *online* como um complemento ao apoio profissional
- Encaminhar para assistência jurídica, conforme apropriado
- Encaminhar a grupos de apoio, conforme apropriado

1ª edição 1992; revisada 2008

Apoio ao cuidador 7040

Definição: fornecimento de informações, defesa e apoio necessários para facilitar o cuidado do paciente por pessoa que não seja um profissional de saúde

Atividades:
- Determinar a aceitação do papel pelo cuidador
- Determinar a quantidade de assistência necessária
- Determinar o nível de conhecimento do cuidador, capacidade e limitações
- Aceitar expressões de emoções negativas
- Reconhecer as dificuldades do papel de cuidador
- Fazer declarações positivas sobre os esforços do cuidador
- Fornecer suporte para decisões tomadas pelo cuidador
- Monitorar interações relacionadas com o cuidado
- Fornecer informações sobre a condição, tratamento e cuidados de acordo com as preferências do paciente
- Monitorar o estresse e incentivar estratégias de enfrentamento
- Orientar o cuidador sobre técnicas de gerenciamento de estresse e estratégias de manutenção de cuidados de saúde
- Apoiar o cuidador no estabelecimento de limites e nos cuidados consigo

- Orientar o cuidador sobre o processo de luto
- Apoiar o cuidador durante o processo de luto
- Encorajar a participação do cuidador em grupos de apoio, rede de apoio, recursos da comunidade e recursos *online*
- Encorajar o cuidador a oferecer cuidados paliativos conforme necessário
- Oferecer-se para prestar cuidados por períodos curtos, caso o cuidador esteja enfrentando dificuldades ou aumento do estresse

1ª edição 1992; revisada em 2004, 2024

Apoio ao sustento 7500

Definição: ajuda ao indivíduo/família que necessita encontrar alimentos, roupas ou abrigo

Atividades:
- Verificar a adequação da situação financeira do paciente
- Verificar a adequação dos suprimentos alimentares no domicílio
- Informar ao indivíduo e familiares sobre formas de acesso aos locais de distribuição de alimentos e programas de almoço gratuito
- Informar ao indivíduo e familiares sobre como acessar programas de subsídio e moradias de baixo custo
- Informar sobre as leis e proteções sobre locações
- Informar o indivíduo e seus familiares dos programas de abrigo de emergência disponíveis
- Providenciar transporte para abrigos de moradia de emergência
- Discutir com o indivíduo e sua família acerca das agências de serviços de emprego disponíveis
- Fornecer transporte ao indivíduo e familiares para os serviços de emprego, se necessário
- Informar o indivíduo e familiares das instituições que fornecem assistência com vestuário
- Providenciar transporte para a instituição que oferece assistência com vestuário, conforme a necessidade
- Informar o indivíduo e familiares sobre programas institucionais de apoio, como Cruz Vermelha e Exército da Salvação, conforme apropriado
- Discutir com o indivíduo e familiares o apoio financeiro disponível
- Auxiliar o indivíduo e familiares a preencherem formulários de assistência, como aqueles para moradia e apoio financeiro
- Informar ao indivíduo e seus familiares a disponibilidade de clínicas de saúde gratuitas
- Auxiliar o indivíduo e seus familiares a terem acesso às clínicas de saúde gratuitas
- Informar o indivíduo e seus familiares dos requisitos de elegibilidade para o recebimento de vale-alimentação
- Informar ao indivíduo e a seus familiares a disponibilidade de escolas e/ou creches, conforme apropriado

1ª edição 1992; revisada em 2004, 2008

Apoio emocional 5270

Definição: oferecimento de segurança, aceitação e encorajamento em momentos de estresse

Atividades:
- Transmitir autenticidade, cordialidade, genuinidade, interesse e cuidado incondicionais
- Proporcionar privacidade e garantir confidencialidade
- Apresentar-se e certificar-se de que a pessoa esteja confortável
- Usar perguntas abertas para auxiliar a direcionar a conversa e estimular a discussão (p. ex., o que aconteceu, como você se sentiu com isso, o que fará a seguir?)
- Ouvir atentamente as preocupações, pensamentos, sentimentos e crenças
- Evitar fazer julgamentos sobre experiências
- Concentrar-se na compreensão das experiências
- Explorar o que desencadeou as emoções
- Fazer declarações de apoio ou empatia
- Reafirmar as preocupações para buscar compreensão e transmitir empatia (p. ex., "Parece que você está dizendo [...]"; ou "O que estou ouvindo é [...]")
- Usar o toque para dar apoio emocional, se for apropriado
- Incentivar a expressão de sentimentos de ansiedade, raiva ou tristeza
- Ter empatia e validar a experiência (p. ex., "Isso é muita coisa para lidar"; "Sinto muito que isso esteja acontecendo"; "Parece que isso realmente te magoou"; "Eu entendo"; "Isso também me deixaria com raiva")
- Facilitar a identificação do padrão de resposta usual no enfrentamento dos medos
- Explorar ações para lidar com a situação
- Fornecer assistência na tomada de decisão
- Discutir as possíveis consequências de não lidar com os sentimentos de culpa e vergonha
- Fornecer apoio durante as fases de negação, raiva, barganha e aceitação do luto
- Identificar a função que a raiva, a frustração e a ira podem desempenhar
- Incentivar a conversa ou o choro como meios de expressar e liberar respostas emocionais
- Ficar com a pessoa e garantir sua segurança durante períodos de ansiedade
- Reduzir a demanda por funcionamento cognitivo quando doente ou fatigado
- Encaminhar para aconselhamento, conforme apropriado

1ª edição 1992; revisada em 2004, 2024

Apoio espiritual 5420

Definição: assistência ao paciente ou à família para que sinta equilíbrio e conexão com uma força maior

Atividades:
- Reconhecer as próprias crenças espirituais quanto ao relacionamento com uma força maior
- Transmitir engajamento, interesse e compaixão
- Utilizar comunicações terapêuticas para estabelecer confiança e cuidado empático
- Utilizar ferramentas para monitorar e avaliar o bem-estar espiritual, conforme apropriado (p. ex., avaliações espirituais formais; declarações na admissão à religião, nacionalidade, idioma; afirmativas relacionadas com a doença)
- Assegurar tempo adequado disponível para a interação terapêutica
- Iniciar conversas com perguntas e sugestões concretas e fáceis de serem discutidas, estando aberto para quando ou se a pessoa ou membro da família quiser falar sobre crenças mais pessoais
- Tratar com dignidade e respeito
- Perguntar ao paciente se pensa sobre si como espiritual ou religioso e utilizar a resposta para determinar se a conversa deve continuar
- Permitir que o paciente ou a família conduza a conversa (ou seja, tenha controle máximo sobre o discurso)
- Verificar a importância da fé ou crenças para o paciente ou família (p. ex., comparecimento regular a serviços religiosos; sessões de oração programadas; adesão a rituais religiosos)
- Encorajar o indivíduo a rever o passado e concentrar-se em eventos e relacionamentos que forneceram força e apoio espiritual
- Encorajar uma retrospectiva da vida por meio das reminiscências
- Estar aberto às expressões de preocupação, solidão ou impotência
- Estar disponível para ouvir os sentimentos e expressar empatia
- Assegurar que o enfermeiro esteja disponível para dar suporte ao indivíduo em momentos de sofrimento
- Encorajar o paciente a estar aberto aos sentimentos do indivíduo sobre doença e morte
- Auxiliar a expressar e aliviar a raiva de maneira apropriada
- Propiciar oportunidades para discussão de vários sistemas de crenças e visões de mundo
- Utilizar técnicas de esclarecimento de valores para auxiliar o indivíduo a esclarecer crenças e valores, conforme apropriado
- Compartilhar suas próprias crenças sobre significado e propósito, conforme apropriado
- Compartilhar sua própria perspectiva espiritual, conforme apropriado
- Facilitar o uso de meditação, oração e outras tradições e rituais religiosos
- Ouvir atentamente a comunicação e desenvolver o senso de momento certo para orações ou rituais espirituais
- Fornecer privacidade e momentos de silêncio para atividades espirituais
- Orientar sobre métodos de relaxamento, meditação e imaginações guiadas, conforme apropriado
- Providenciar programas espirituais de música, literatura, rádio ou televisão, se indicado
- Tomar a iniciativa de orar por indivíduos, famílias ou grupos, monitorando a disposição, a abertura e o nível de conforto para orar ou receber orações, conforme indicado
- Orar com o paciente ou a família, se solicitado
- Estar ciente das regras, celebrações e costumes religiosos que possam afetar os cuidados de enfermagem ou os cuidados espirituais (p. ex., leis dietéticas, jejum, transfusões de sangue, água corrente para limpeza)
- Adaptar os cuidados de enfermagem para acomodar os rituais espirituais ou religiosos do paciente, sempre que possível
- Organizar visitas de conselheiros espirituais ou clérigos, se indicado
- Encorajar a participação em interações espirituais ou religiosas com familiares, amigos e outros
- Verificar se o indivíduo gostaria de poder comparecer aos serviços religiosos
- Possibilitar a participação nos serviços sempre que possível (p. ex., serviços de televisão transmitidos ao vivo)
- Encorajar a participação em grupos de apoio
- Encorajar a presença em serviços religiosos, se desejado
- Encorajar o uso de recursos espirituais, se desejado
- Providenciar os artigos espirituais desejados, de acordo com as preferências individuais
- Encaminhar ao conselheiro espiritual de escolha do indivíduo, se possível e apropriado
- Encaminhar para orientação e apoio adicionais na conexão entre corpo, mente e espírito, conforme necessário

1ª edição 1992; revisada em 2004, 2024

Aromaterapia 1330

Definição: administração de óleos essenciais por meio de massagens, pomadas ou loções tópicas, banhos, inalações, duchas ou compressas (quentes ou frias) para acalmar e tranquilizar, aliviar a dor e potencializar o relaxamento e o conforto

Atividades:
- Obter consentimento para uso de aromaterapia
- Selecionar o óleo essencial apropriado ou a combinação de óleos essenciais para obter o resultado desejado
- Administrar óleo essencial usando métodos apropriados (p. ex., tópico, inalação)
- Verificar a resposta individual ao aroma selecionado antes do uso
- Orientar sobre o uso de óleos essenciais, modo de ação e quaisquer contraindicações
- Monitorar o indivíduo quanto a desconforto e náusea antes e depois da administração

- Diluir os óleos essenciais com óleos carreadores apropriados antes do uso tópico, conforme necessário
- Evitar o uso prolongado do mesmo óleo essencial ou aplicação tópica repetida no mesmo local
- Assegurar ventilação adequada ao usar óleos essenciais
- Orientar sobre as finalidades e a aplicação da aromaterapia, conforme apropriado
- Monitorar os sinais vitais iniciais e no decorrer da terapia, conforme apropriado
- Monitorar o nível de estresse, humor e ansiedade antes e depois da aromaterapia
- Avaliar a resposta à aromaterapia
- Registrar respostas à aromaterapia
- Utilizar a técnica *teach-back* (paciente é solicitado a repetir a informação que recebeu) para garantir a compreensão

4ª edição 2004; revisada em 2024

Arteterapia 4330

Definição: facilitação da comunicação por meio de desenhos ou outras formas de arte

Atividades:
- Identificar a forma de atividade baseada na arte (p. ex., preexistente, improvisada, dirigida, espontânea)
- Identificar o meio de arte a ser usado, como desenhos (p. ex., autorretrato, desenhos de figuras humanas, desenhos cinéticos de família), fotos e outras mídias (p. ex., diário fotográfico, diário de mídia), gráficos (p. ex., linha do tempo, mapas corporais) ou artefatos (p. ex., máscaras, esculturas)
- Discutir com o paciente o que fazer, usando uma abordagem direta ou indireta, conforme apropriado
- Fornecer materiais de arte apropriados para o nível de desenvolvimento e objetivos da terapia
- Proporcionar um ambiente tranquilo e livre de interrupções
- Monitorar o envolvimento do paciente durante o processo de criação artística, como comentários verbais e comportamentos
- Incentivar o paciente a descrever o desenho ou a criação artística
- Discutir a descrição do desenho ou da criação artística com o paciente
- Registrar a interpretação do paciente sobre desenhos ou criação artística
- Identificar temas nos trabalhos de arte coletados ao longo de um período
- Copiar a arte do paciente para arquivos, conforme necessário e apropriado
- Utilizar desenhos de figuras humanas para verificar o autoconceito do paciente
- Utilizar desenhos para determinar os efeitos de eventos estressantes (p. ex., hospitalização, divórcio ou abuso) no paciente
- Incentivar o paciente a descrever e falar sobre o produto artístico e o processo de criação artística
- Incorporar a descrição e a interpretação da atividade artística pelo paciente em seus dados de avaliação
- Comparar o produto artístico e o processo de criação artística com o nível de desenvolvimento do paciente e com as atividades anteriores de criação artística
- Interpretar o significado de aspectos significativos dos desenhos, incorporando dados de avaliação do paciente e a literatura sobre arteterapia
- Evitar a interpretação do significado dos desenhos antes de ter um histórico completo, desenhos iniciais e uma coleção de desenhos feitos ao longo de um período
- Fornecer encaminhamento (p. ex., serviço social, arteterapia), conforme indicado

1ª edição 1992; revisada em 2013

Aspiração de vias aéreas 3160

Definição: remoção de secreções das vias aéreas por meio da inserção de um cateter de aspiração na via aérea oral, nasofaríngea ou traqueal do paciente

Atividades:
- Realizar a higiene das mãos
- Utilizar precauções universais
- Utilizar equipamentos de proteção individual (EPI) (luvas, óculos e máscara), conforme apropriado
- Verificar a necessidade de aspiração oral e/ou traqueal
- Auscultar os sons respiratórios antes e depois da aspiração
- Informar o paciente e a família sobre a aspiração
- Aspirar a nasofaringe com um aspirador nasal ou dispositivo de aspiração, conforme apropriado
- Providenciar sedação, conforme apropriado
- Inserir uma via aérea nasal para facilitar a aspiração nasotraqueal, conforme apropriado
- Orientar o paciente a fazer várias respirações profundas antes da aspiração nasotraqueal e utilizar oxigênio suplementar, conforme apropriado
- Hiperoxigenar com oxigênio a 100% por pelo menos 30 segundos, utilizando o ventilador ou bolsa de ventilação manual antes e depois de cada aspiração
- Hiperinsuflar utilizando volumes correntes de acordo com o tamanho do paciente, conforme apropriado
- Utilizar sistema de aspiração fechado, conforme indicado
- Utilizar equipamento descartável estéril para cada procedimento de aspiração traqueal
- Selecionar um cateter de aspiração que tenha metade do diâmetro interno do tubo endotraqueal, do tubo de traqueostomia ou da via aérea do paciente
- Orientar o paciente a respirar lenta e profundamente durante a inserção do cateter de aspiração pela via nasotraqueal
- Deixar o paciente conectado ao ventilador durante a aspiração, caso esteja sendo utilizado um sistema de

- aspiração traqueal fechado ou um dispositivo de insuflação de oxigênio
- Utilizar a menor pressão de aspiração necessária para remover secreções (p. ex., 80 a 120 mmHg para adultos)
- Monitorar a presença de dor
- Monitorar o estado de oxigenação do paciente (níveis de SaO_2 e SvO_2), estado neurológico (p. ex., estado mental, PIC, pressão de perfusão cerebral [PPC]) e estado hemodinâmico (p. ex., nível de PAM e ritmos cardíacos) imediatamente antes, durante e após a aspiração
- Determinar a duração de cada aspiração traqueal com base na necessidade de remoção de secreções e na resposta do paciente à aspiração
- Aspirar a orofaringe após finalizar a aspiração traqueal
- Limpar a área ao redor do estoma traqueal após a finalizar a aspiração traqueal, conforme apropriado
- Interromper a aspiração traqueal e fornecer oxigênio suplementar se o paciente apresentar bradicardia, aumento da ectopia ventricular e/ou dessaturação
- Variar as técnicas de aspiração com base na resposta clínica do paciente
- Monitorar e observar cor, quantidade e consistência da secreção
- Enviar as secreções para cultura e testes de sensibilidade, conforme apropriado
- Orientar o paciente e/ou a família sobre como aspirar as vias aéreas, conforme apropriado

1ª edição 1992; revisada em 2013

Assistência à analgesia controlada pelo paciente (PCA) 2400

Definição: facilitação do controle da administração e da regulação de analgésicos ao paciente

Atividades:
- Colaborar com os médicos, pacientes e familiares na escolha do tipo de narcótico a ser utilizado
- Recomendar a administração de ácido acetilsalicílico e de anti-inflamatórios não esteroides em associação com os narcóticos, conforme apropriado
- Recomendar a suspensão da administração de opioides por outras vias
- Evitar o uso de cloridrato de meperidina (Demerol®)
- Assegurar que o paciente não seja alérgico ao analgésico a ser administrado
- Orientar o paciente e a família a monitorar intensidade, qualidade e duração da dor
- Orientar o paciente e a família a monitorar frequência respiratória e pressão arterial
- Estabelecer acesso nasogástrico, venoso, subcutâneo ou espinal, conforme apropriado
- Validar se o paciente pode utilizar um dispositivo de PCA (p. ex., é capaz de se comunicar, compreender explicações e seguir instruções)
- Colaborar com o paciente e a família para selecionar o tipo apropriado de dispositivo de infusão controlado pelo paciente
- Orientar o paciente e os familiares sobre como utilizar o dispositivo de PCA
- Auxiliar o paciente e a família a calcular a concentração apropriada de diluição do medicamento, considerando a quantidade de líquido liberada por hora pelo dispositivo de PCA
- Auxiliar o paciente ou os familiares na administração de uma dose de ataque adequada em *bolus* do analgésico
- Orientar o paciente e os familiares no ajuste da taxa de infusão basal apropriada no dispositivo de PCA
- Auxiliar o paciente e os familiares no ajuste do intervalo de bloqueio apropriado no dispositivo de PCA
- Auxiliar o paciente e os familiares a definirem as doses de demanda adequadas no dispositivo de PCA
- Conversar com o paciente, familiares e médico para ajustar o intervalo de bloqueio, a frequência basal e a demanda de dose, de acordo com a capacidade de resposta do paciente
- Orientar o paciente sobre como titular as doses, dependendo da frequência respiratória, da intensidade e da qualidade da dor
- Orientar o paciente e os familiares sobre a ação e os efeitos colaterais dos agentes de alívio da dor
- Documentar a dor do paciente, a quantidade e a frequência da dosagem do medicamento e a resposta ao tratamento da dor em um fluxograma
- Monitorar atentamente a depressão respiratória em pacientes com risco (p. ex., mais de 70 anos; história do sono; uso concomitante de PCA com um depressor do sistema nervoso central; obesidade; cirurgia abdominal superior ou torácica e *bolus* de PCA superior a 1 mg; história de disfunção renal, hepática, pulmonar ou cardíaca)
- Recomendar um regime para evitar a constipação intestinal
- Consultar especialistas em clínica de dor para os pacientes que apresentam dificuldade em controlar a dor

1ª edição 1992; revisada em 2013

Assistência cirúrgica 2900

Definição: assistência ao cirurgião ou dentista em procedimentos cirúrgicos e cuidados com o paciente cirúrgico

Atividades:
- Realizar antissepsia das mãos para cirurgia, de acordo com o protocolo ou normas do hospital
- Vestir avental e luvas estéreis, utilizando técnica asséptica
- Auxiliar a equipe cirúrgica a vestir os aventais e as luvas
- Adotar uma posição que permita manter o campo cirúrgico à vista durante toda a cirurgia
- Antecipar e fornecer os suprimentos e instrumentos necessários durante todo o procedimento
- Assegurar que os instrumentos, suprimentos e equipamentos apropriados estejam esterilizados e em boas condições de funcionamento
- Transferir o bisturi ou caneta dermatográfica ao cirurgião, conforme apropriado

96 Assistência na automodificação (4470)

- Fornecer os instrumentos de maneira segura e apropriada
- Prender o tecido, conforme apropriado
- Dissecar o tecido, conforme apropriado
- Irrigar e aspirar a ferida cirúrgica, conforme apropriado
- Proteger o tecido, conforme apropriado
- Promover hemostasia, conforme apropriado
- Manter a esterilidade do campo cirúrgico no decorrer de todo o procedimento, descartando os elementos contaminados e tomando medidas para preservar a integridade cirúrgica e a assepsia
- Remover esponjas sujas e depositá-las em local adequado, substituindo-as por outras limpas
- Limpar o sítio da incisão e os drenos de sangue, secreções e antisséptico cutâneo residual
- Auxiliar no fechamento da ferida cirúrgica
- Secar a pele no sítio da incisão e drenos
- Aplicar faixas de reforço, curativos ou bandagens na ferida cirúrgica
- Auxiliar a calcular a perda de sangue
- Conectar os drenos aos seus sistemas coletores, fixá-los e mantê-los na posição apropriada
- Preparar e cuidar das amostras, conforme apropriado
- Transmitir informações à equipe cirúrgica, conforme apropriado
- Comunicar a condição e o progresso do paciente à família, conforme apropriado
- Organizar o equipamento necessário imediatamente após a cirurgia
- Auxiliar na transferência do paciente para a maca ou leito e transportá-lo à área pós-anestésica ou pós-operatória apropriada
- Informar ao enfermeiro na pós-anestesia ou pós-operatório as informações pertinentes sobre o paciente e o procedimento realizado
- Registrar as informações, conforme a política da instituição

2ª edição 1996; revisada em 2013

Assistência em exames 7680

Definição: fornecimento de assistência ao paciente e a outro profissional de saúde durante um procedimento ou exame

Atividades:
- Garantir que o consentimento seja obtido, conforme apropriado
- Explicar a razão do procedimento
- Fornecer informações sobre a preparação sensorial, conforme apropriado
- Usar uma linguagem apropriada ao nível de desenvolvimento ao explicar procedimentos para crianças
- Certificar-se da disponibilidade de equipamentos e medicamentos de emergência antes do procedimento
- Reunir o equipamento apropriado
- Manter o equipamento ameaçador fora do campo de visão, conforme apropriado
- Proporcionar um ambiente privado
- Incluir os pais ou pessoa significativa, conforme apropriado
- Alertar o médico sobre quaisquer achados anormais (p. ex., valores laboratoriais, resultados de radiologia, preocupações do paciente e da família) longe do paciente, conforme apropriado
- Posicionar o paciente e cobri-lo, conforme apropriado
- Conter o paciente, conforme apropriado
- Explicar a necessidade de contenções, conforme apropriado
- Preparar o local do procedimento, conforme apropriado
- Usar as precauções universais
- Manter técnica asséptica rigorosa, conforme apropriado
- Explicar cada etapa do procedimento ao paciente
- Monitorar o estado do paciente durante o procedimento
- Fornecer apoio emocional ao paciente, conforme indicado
- Fornecer distração durante o procedimento, conforme apropriado
- Auxiliar o paciente a manter o posicionamento durante o procedimento
- Reforçar o comportamento esperado durante o exame de uma criança
- Facilitar o uso do equipamento, conforme apropriado
- Observar a quantidade e o aspecto dos líquidos removidos, conforme apropriado
- Coletar, rotular e providenciar o transporte de amostras, conforme apropriado
- Fornecer cuidados no local e curativos, conforme apropriado
- Garantir que os exames de controle (p. ex., exames de radiologia, exames laboratoriais) sejam realizados
- Orientar o paciente sobre os cuidados pós-procedimento
- Monitorar o paciente após o procedimento, conforme apropriado
- Verificar se a sala de exames está limpa e desinfetada, conforme necessário

2ª edição 1996; revisada em 2018

Assistência na automodificação 4470

Definição: reforço da mudança autodirigida iniciada pelo paciente para alcançar metas pessoalmente importantes

Atividades:
- Encorajar o paciente a examinar seus valores e crenças pessoais e sua satisfação com eles
- Avaliar os motivos do paciente para querer mudar
- Auxiliar o paciente na identificação de uma meta específica para mudar
- Auxiliar o paciente a identificar comportamentos-alvo que precisam mudar para alcançar a meta desejada

- Auxiliar o paciente a identificar os efeitos dos comportamentos-alvo em seu entorno social e ambiental
- Avaliar o nível atual de conhecimento e habilidade do paciente em relação à mudança desejada
- Auxiliar o paciente na identificação dos estágios da mudança: pré-contemplação, contemplação, preparo, ação, manutenção e término
- Avaliar o ambiente social e físico do paciente quanto à extensão do suporte para os comportamentos desejados
- Explorar com o paciente as potenciais barreiras à mudança do comportamento
- Identificar com o paciente as estratégias mais efetivas para mudança de comportamento
- Explicar ao paciente a importância da automonitoração para a tentativa de mudança de comportamento
- Auxiliar o paciente a identificar a frequência com que comportamentos específicos ocorrem
- Auxiliar o paciente a desenvolver uma planilha de códigos portátil e fácil de usar para auxiliar no registro de comportamentos (pode ser um gráfico ou quadro)
- Orientar o paciente a registrar a incidência de comportamentos por um período mínimo de 3 dias e até 2 a 3 semanas
- Encorajar o paciente a identificar reforços e recompensas apropriados e significativos
- Encorajar o paciente a escolher um reforço ou recompensa que seja significativo o suficiente para sustentar o comportamento
- Auxiliar o paciente a desenvolver uma lista de recompensas extrínsecas e intrínsecas valiosas
- Encorajar o paciente a começar pelas recompensas extrínsecas e progredir para as intrínsecas
- Orientar o paciente para que a lista de recompensas inclua meios pelos quais o enfermeiro, a família ou os amigos possam auxiliar o paciente na mudança de comportamento
- Auxiliar o paciente na formulação de um plano sistemático para mudança de comportamento
- Encorajar o paciente a identificar as etapas que sejam mais controláveis em termos de tamanho e capazes de serem alcançadas em determinado período
- Incentivar o avanço no sentido da confiança primária no autorreforço, em vez da família ou enfermeiro, para obter recompensas
- Orientar o paciente sobre como passar do reforço contínuo para o reforço intermitente
- Auxiliar o paciente a avaliar o progresso, comparando os registros de comportamento prévio com o comportamento atual
- Encorajar o paciente a desenvolver uma medida visual das mudanças de comportamento (p. ex., um gráfico)
- Incentivar a flexibilidade ao longo do plano de modelagem, promovendo o domínio completo de uma etapa antes de avançar para a seguinte
- Encorajar o paciente a ajustar o plano de modelagem para intensificar a mudança de comportamento (p. ex., tamanho das etapas ou recompensa), se necessário
- Auxiliar o paciente a identificar as circunstâncias ou situações em que o comportamento ocorre (p. ex., sugestões, deflagradores)
- Auxiliar o paciente a identificar até mesmo os pequenos sucessos
- Explicar ao paciente a função das sugestões e deflagradores na produção de comportamento
- Auxiliar o paciente na avaliação dos contextos físico, social e interpessoal quanto à existência de sugestões e deflagradores
- Encorajar o paciente a desenvolver uma "planilha de análise de sugestões" que ilustre as ligações entre as sugestões e os comportamentos
- Orientar o paciente sobre o uso de "expansão de sugestões", aumentando o número de sugestões que estimulem um comportamento desejado
- Orientar o paciente quanto ao uso de "restrição ou limitação de sugestão", diminuindo a frequência das sugestões que desencadeiem um comportamento indesejável
- Auxiliar o paciente a identificar métodos de controle de sugestões comportamentais
- Auxiliar o paciente a identificar comportamentos existentes que sejam habituais ou automáticos (p. ex., escovar os dentes e amarrar os sapatos)
- Auxiliar o paciente a identificar pares de estímulos e o comportamento habitual (p. ex., ingerir uma refeição e escovar os dentes depois)
- Encorajar o paciente a parear um comportamento desejado com um estímulo ou sugestão existente (p. ex., praticar exercício depois do trabalho, todos os dias)
- Encorajar o paciente a continuar pareando o comportamento desejado com estímulos existentes, até que se tornem automáticos ou habituais
- Explorar com o paciente a opção de usar um dispositivo tecnológico para organizar planilhas de codificação, alterar dados, realizar a análise de sugestões e medidas visuais de mudança (p. ex., computador, *smartphone*)
- Explorar com o paciente o potencial uso de imaginação, meditação ou relaxamento progressivo na tentativa de mudança de comportamento
- Explorar com o paciente a possibilidade de usar simulação de papéis para esclarecer comportamentos

1ª edição 1992; revisada em 2013

Assistência no autocuidado 1800

Definição: assistência a outro indivíduo na realização de atividades da vida diária

Atividades:
- Determinar o nível de assistência necessária com atividades de autocuidado ou atividades instrumentais da vida diária (p. ex., fazer compras, cozinhar, cuidar da casa, lavar roupa, uso de transporte, gerenciamento de dinheiro, administração de medicamentos, uso da comunicação, uso do tempo)
- Considerar a cultura e a idade do paciente ao promover atividades de autocuidado
- Determinar as necessidades de mudanças relacionadas com a segurança domiciliar (p. ex., portas mais largas para permitir acesso de cadeira de rodas ao banheiro, remoção de tapetes espalhados pela casa)
- Determinar as necessidades de melhorias no domicílio (p. ex., lavanderia e outras instalações localizadas no andar principal, grades laterais nos corredores, barras de apoio nos banheiros)

- Monitorar os recursos financeiros e as preferências pessoais em relação a modificações no domicílio ou no cuidado
- Verificar a presença de equipamentos de segurança domiciliar (p. ex., detectores de fumaça, detectores de monóxido de carbono, extintores de incêndio)
- Verificar a adequação da iluminação domiciliar especialmente nas áreas de trabalho (p. ex., cozinha, banheiro) e à noite (p. ex., luzes noturnas colocadas adequadamente)
- Providenciar dispositivos para auxiliar nas atividades diárias (p. ex., extensores para alcançar itens em armários, em *closets*, em bancadas, em fogões e na geladeira; botões especializados para operar equipamentos domésticos, como fogões ou micro-ondas)
- Providenciar técnicas de aprimoramento cognitivo (p. ex., calendários atualizados, listas claramente legíveis e compreensíveis para horários de medicamentos, relógios fáceis de ver)
- Providenciar dispositivos ou técnicas de segurança visual (p. ex., pintar as bordas dos degraus de amarelo brilhante, caminho livre pelas passarelas da casa, superfícies antiderrapantes instaladas em chuveiros e banheiras)
- Estabelecer rotina para atividades de autocuidado e auxiliar nas atividades, conforme necessário
- Determinar se a capacidade física ou cognitiva está estável ou em declínio para responder às mudanças adequadamente
- Consultar um terapeuta ocupacional ou fisioterapeuta para colaborar nas necessidades de autocuidado
- Auxiliar no estabelecimento de métodos e rotinas para cozinhar, limpar e fazer compras
- Orientar a usar roupas com mangas curtas ou justas ao cozinhar
- Auxiliar no preparo de tarefas para que a pessoa possa concluí-las (p. ex., cortar alimentos, colocar roupas em locais de fácil acesso, desempacotar compras)
- Monitorar a capacidade de autocuidado independente
- Monitorar a necessidade do paciente de utilizar dispositivos adaptativos para higiene pessoal, vestir-se, arrumar-se, realizar higiene íntima e alimentar-se
- Fornecer um ambiente terapêutico que proporcione uma experiência acolhedora, relaxante, privada e personalizada
- Fornecer artigos pessoais desejados (p. ex., desodorante, escova de dentes e sabonete)
- Fornecer assistência até o paciente ser totalmente capaz de assumir o autocuidado
- Auxiliar na aceitação das necessidades de dependência
- Usar repetição consistente de rotinas de saúde como meio de estabelecê-las
- Incentivar a realizar as atividades normais da vida diária, conforme seu nível de habilidade
- Encorajar a independência, mas intervir quando o paciente não for capaz de realizar
- Orientar a família a encorajar a independência, a intervir somente quando o paciente não conseguir realizar
- Fornecer métodos de contato para suporte e assistência (p. ex., linha de vida, lista de números não emergenciais para polícia, bombeiros, controle de intoxicação, empresas de serviços públicos)
- Orientar sobre métodos alternativos de transporte (p. ex., ônibus e horários de ônibus, táxis, transporte municipal ou distrital para pessoas com deficiência)
- Obter melhorias no transporte para compensar deficiências (p. ex., controles manuais nos carros, espelho retrovisor amplo), conforme apropriado
- Orientar o paciente a não fumar no leito, enquanto estiver reclinado ou após tomar medicamentos que alterem a consciência
- Orientar o indivíduo e o cuidador sobre o que fazer em caso de queda ou outra lesão (p. ex., o que fazer, como obter acesso a serviços de emergência, como prevenir mais ferimentos)
- Fornecer um recipiente adequado para objetos cortantes utilizados, conforme apropriado
- Orientar sobre o armazenamento adequado e seguro de medicamentos
- Orientar sobre o uso pertinente de equipamentos de monitoração (p. ex., dispositivo de monitoração de glicose, lancetas)
- Orientar sobre os métodos apropriados de curativo de feridas e o descarte adequado de curativos sujos
- Verificar a habilidade de abrir recipientes de medicamentos
- Encaminhar o paciente para serviços familiares e comunitários, conforme necessário
- Utilizar a técnica *teach-back* (paciente é solicitado a repetir a informação que recebeu) para garantir a compreensão

1ª edição 1992; revisada em 2008, 2024

Assistência no autocuidado: transferências 1806

Definição: assistência a paciente com limitações dos movimentos independentes, para aprender a mudar a localização do corpo

Atividades:
- Revisar o prontuário quanto à solicitação de atividades
- Determinar a capacidade atual do paciente de autotransferência (p. ex., nível de mobilidade, limitações de movimento, resistência, capacidade de ficar em pé e carregar peso, instabilidade clínica ou ortopédica, nível de consciência, capacidade de cooperar, capacidade de compreender instruções)
- Selecionar a técnica de transferência apropriada para o paciente
- Orientar o paciente em relação a todas as técnicas apropriadas, com o objetivo de atingir o mais alto nível de independência
- Orientar o indivíduo sobre técnicas de transferência de uma área a outra (p. ex., leito para cadeira, cadeira de rodas para veículo)
- Orientar o indivíduo no uso de dispositivos auxiliares durante a deambulação (p. ex., muletas, cadeiras de rodas, andadores, barras de trapézio, bengala)
- Identificar métodos para prevenir lesões durante a transferência
- Providenciar dispositivos auxiliares (p. ex., barras presas na parede, cordas presas à cabeceira ou ao pé do leito para ajudar a se mover para o centro ou borda da cama) para auxiliar na transferência do indivíduo de forma independente, conforme apropriado

- Certificar-se do bom funcionamento do equipamento antes de usá-lo
- Demonstrar a técnica, conforme apropriado
- Determinar a quantidade e o tipo de assistência necessária
- Auxiliar o paciente a receber todos os cuidados necessários (p. ex., higiene pessoal, recolher pertences) antes de realizar a transferência, conforme apropriado
- Providenciar privacidade, evitar correntes de ar e preservar o recato do paciente
- Utilizar a mecânica corporal adequada durante os movimentos
- Manter o corpo do paciente em alinhamento adequado durante os movimentos
- Elevar e mover o paciente com um elevador de transferência (hidráulico ou elétrico), se necessário
- Mover o paciente usando uma prancha de transferência, conforme necessário
- Utilizar um cinto para auxiliar o paciente que consegue ficar em pé com assistência, conforme apropriado
- Auxiliar o paciente a deambular usando seu corpo como uma muleta humana, conforme apropriado
- Manter os dispositivos de tração durante a movimentação, conforme apropriado
- Avaliar o paciente no fim da transferência quanto ao alinhamento corporal adequado, sem obstrução de tubos, roupas de cama sem dobras, pele exposta desnecessariamente, nível adequado de conforto do paciente, grades laterais elevadas e campainha de chamada ao alcance do paciente
- Promover incentivos ao paciente, à medida que ele aprende a realizar transferências de maneira independente
- Registrar o progresso, conforme apropriado

4ª edição 2004; revisada em 2008

Assistência no autocuidado: uso do vaso sanitário 1804

Definição: auxílio a outro indivíduo nas eliminações

Atividades:
- Considerar a cultura do paciente ao promover atividades de autocuidado
- Considerar a idade do paciente ao promover atividades de autocuidado
- Remover roupas essenciais para permitir a eliminação
- Auxiliar o paciente a usar o vaso sanitário/cadeira higiênica/comadre/urinol (feminino ou masculino) em intervalos determinados
- Considerar a resposta do paciente à falta de privacidade
- Fornecer privacidade durante a eliminação
- Facilitar a higiene íntima após o término da eliminação
- Substituir ou recolocar as roupas do paciente após a eliminação, conforme apropriado
- Dar descarga no vaso sanitário/limpar o utensílio de eliminação (cadeira higiênica, comadre)
- Instituir um esquema de uso do vaso sanitário, conforme apropriado
- Orientar o paciente/outros indivíduos apropriados a respeito da rotina de uso do vaso sanitário
- Instituir rotinas de banheiro, conforme apropriado e necessário
- Fornecer dispositivos auxiliares (p. ex., cateter externo ou urinol), conforme apropriado
- Monitorar a integridade da pele do paciente

1ª edição 1992; revisada em 2008

Assistência no controle da raiva 4640

Definição: facilitação da expressão da raiva de forma adaptativa e não violenta

Atividades:
- Estabelecer confiança e empatia com o paciente
- Utilizar uma abordagem calma e tranquilizadora
- Verificar expectativas comportamentais apropriadas para a expressão da raiva, considerando o nível de funcionamento cognitivo e físico do paciente
- Limitar o acesso a situações frustrantes até que o paciente seja capaz de expressar a raiva de forma adaptativa
- Incentivar o paciente a procurar assistência da equipe de enfermagem ou de outras pessoas responsáveis durante períodos de maior tensão
- Monitorar o potencial de agressividade inapropriado e intervir antes de sua expressão
- Prevenir danos físicos se a raiva for direcionada a si mesmo ou a outros (p. ex., conter e remover armas potenciais)
- Desencorajar atividades intensas (p. ex., saco de pancadas, andar de um lado para o outro, exercícios excessivos)
- Orientar sobre métodos para ajustar a experiência de emoções intensas (p. ex., treinamento de assertividade, técnicas de relaxamento, escrever em um diário, distração)
- Assegurar ao paciente de que a equipe de enfermagem intervirá para evitar que o paciente perca o controle
- Incentivar a colaboração para resolver problemas
- Oferecer medicamentos prescritos "se necessário", conforme apropriado
- Utilizar controles externos (p. ex., contenção física ou manual, pausas e isolamento) para acalmar o paciente que esteja expressando raiva de maneira inadequada, conforme necessário (como último recurso)
- Fornecer *feedback* sobre o comportamento para ajudar o paciente a identificar a raiva
- Auxiliar o paciente a identificar a fonte da raiva
- Identificar a função que a raiva, a frustração e a fúria desempenham no paciente
- Identificar as consequências da expressão inadequada da raiva
- Auxiliar o paciente no planejamento de estratégias para prevenir a expressão inadequada de raiva
- Identificar com o paciente os benefícios de expressar a raiva de uma forma adaptativa e não violenta

- Estabelecer a expectativa de que o paciente é capaz de controlar seu comportamento
- Orientar sobre o uso de medidas tranquilizadoras (p. ex., pausas e respirações profundas)
- Auxiliar no desenvolvimento de métodos apropriados para expressar raiva direcionada a outros (p. ex., assertividade e uso de declarações de sentimentos)
- Fornecer exemplos de pessoas que expressem a raiva de forma adequada
- Apoiar o paciente na implementação de estratégias de controle da raiva e na expressão adequada da raiva
- Fornecer reforço para a expressão apropriada da raiva

1ª edição 1992; revisada em 2008

Assistência para acesso ao prontuário eletrônico de saúde 8070

Definição: facilitação ao acesso eletrônico a informações pessoais de saúde e à comunicação com os profissionais de saúde

Atividades:
- Determinar a experiência e o conforto com o sistema antes de tentar apresentar e promover
- Colaborar com os profissionais de saúde, pessoas e familiares para iniciar o acesso ao sistema e fornecer as informações desejadas
- Implementar sistemas usando processo sistemático com acomodação para limitações visuais e físicas
- Determinar o nível de habilidade relacionado com o dispositivo eletrônico a ser usado para acesso pessoal ao sistema
- Adaptar o sistema à condição de saúde individual e ao nível de atividade
- Fornecer totem, *laptop* ou *tablet* para orientar sobre os usos e a importância do sistema, sempre que possível
- Fornecer instruções fáceis de usar que destaquem os benefícios do sistema (p. ex., acesso a medicamentos, resultados laboratoriais, resultados de exames diagnósticos, recursos educacionais específicos para cada pessoa, acesso oportuno a informações de saúde, lembretes para cuidados preventivos e de acompanhamento)
- Promover ativamente o uso do sistema (p. ex., inscrição em massa, garantir que todos os profissionais de saúde e funcionários consultem o sistema, acesso de todos aos recursos, endossar benefícios)
- Orientar sobre os recursos do sistema e como usar cada aplicativo
- Garantir que o sistema tenha recursos proativos e envolventes (p. ex., orientação para resolução de problemas, ferramentas de decisão interativas, mensagens e ferramentas personalizadas)
- Garantir que o sistema opere em tempo real para a condição ou atividades atuais (p. ex., medicamentos atuais com os horários da última e da próxima dose, relatórios atuais de exames laboratoriais e diagnósticos)
- Oferecer orientação sobre comunicação eficaz com os profissionais de saúde
- Considerar sistemas com recursos de jogos como medida de redução de estresse ou sistema de incentivo para pessoas selecionadas
- Reunir *feedback* regular relacionado com o uso do sistema para facilitar os refinamentos

8ª edição 2024

Assistência para ganho de peso 1240

Definição: facilitação do ganho de peso corporal

Atividades:
- Encaminhar para investigação diagnóstica para determinar a causa do baixo peso, conforme apropriado
- Pesar em intervalos específicos, conforme apropriado
- Discutir as possíveis causas do baixo peso corporal
- Avaliar a história de medicamentos
- Monitorar a ocorrência de náuseas e vômitos
- Determinar a causa da náusea ou vômito e tratar adequadamente
- Administrar medicamentos para reduzir a náusea e a dor antes das refeições, conforme apropriado
- Monitorar diariamente as calorias consumidas
- Monitorar os níveis de albumina sérica, proteínas totais, linfócitos e eletrólitos
- Incentivar o aumento da ingestão de calorias
- Orientar sobre formas de aumentar a ingestão calórica
- Oferecer uma variedade de alimentos nutritivos de alto teor calórico para que o indivíduo possa escolher
- Considerar as preferências alimentares, utilizando escolhas pessoais e preferências culturais e religiosas
- Fornecer cuidados orais antes das refeições, conforme necessário
- Proporcionar períodos de repouso, conforme necessário
- Assegurar que o paciente esteja sentado antes de alimentar-se ou ser alimentado
- Auxiliar o paciente a alimentar-se ou a ser alimentado, conforme apropriado
- Oferecer alimentos adequados ao paciente, conforme prescrição médica (p. ex., dieta geral, pastosa ou mista, fórmula comercial pronta, via sonda nasogástrica ou gastrostomia, nutrição parental total)
- Criar um ambiente agradável e relaxante durante as refeições
- Servir os alimentos de forma agradável e atraente
- Discutir os fatores socioeconômicos que contribuem para a nutrição inadequada
- Discutir as percepções ou fatores que interferem na capacidade ou desejo de comer
- Encaminhar para instituições comunitárias que possam auxiliar na aquisição de alimentos, conforme apropriado

- Orientar sobre o planejamento de refeições, conforme apropriado
- Reconhecer que a perda de peso pode ser parte da evolução natural de uma doença terminal (p. ex., câncer)
- Orientar sobre os resultados realistas esperados em relação à doença e ao potencial para ganho de peso
- Determinar as preferências alimentares em relação aos alimentos favoritos, temperos e temperatura
- Fornecer suplementos dietéticos, conforme apropriado
- Criar um ambiente social para o consumo de alimentos, conforme apropriado
- Orientar como comprar alimentos nutritivos e de baixo custo, conforme apropriado
- Recompensar pelo ganho de peso
- Registrar o progresso do ganho de peso, colocando-o em um local estratégico
- Incentivar a participação em grupos de apoio, conforme apropriado
- Utilizar a técnica *teach-back* (paciente é solicitado a repetir a informação que recebeu) para garantir a compreensão

1ª edição 1992; revisada em 2004, 2024

Assistência para manutenção do lar 7180

Definição: facilitação para a continuidade de um ambiente domiciliar limpo e seguro

Atividades:
- Determinar os requisitos de manutenção da casa
- Envolver a pessoa na decisão dos requisitos de manutenção da casa
- Identificar as necessidades de saneamento básico no local de residência
- Sugerir alterações estruturais necessárias para tornar a casa acessível
- Fornecer informações sobre como tornar o ambiente domiciliar seguro e limpo
- Auxiliar os membros da família a desenvolverem expectativas realistas no desempenho de suas funções
- Aconselhar sobre o alívio de todos os odores desagradáveis
- Sugerir serviços para controle de pragas, conforme necessário
- Facilitar a limpeza de roupa suja
- Sugerir serviços de reparo residencial, conforme necessário
- Discutir o custo da manutenção necessária e os recursos disponíveis
- Oferecer soluções para problemas financeiros
- Encomendar serviços de empregada doméstica, conforme apropriado
- Auxiliar a família a usar a rede de apoio social
- Fornecer informações sobre cuidados paliativos, conforme necessário
- Orientar sobre cuidados básicos em casa
- Coordenar o uso dos recursos da comunidade

1ª edição 1992; revisada em 2004, 2024

Assistência para parar de fumar 4490

Definição: auxílio a outra pessoa a parar de fumar

Atividades:
- Registrar a condição atual de fumante e a história de tabagismo em cada visita, incluindo *vaping* (uso de cigarro eletrônico)
- Identificar os fatores de dependência da nicotina (p. ex., impulsividade, probabilidade de abstinência, estressores ambientais) usando a ferramenta de triagem, conforme indicado
- Determinar a disposição do paciente para aprender sobre a cessação do tabagismo
- Monitorar a disposição para tentar parar de fumar
- Discutir a presença de doenças relacionadas com o tabagismo
- Oferecer tratamento para cessação do tabagismo no hospital para todos os fumantes atuais e no momento da alta
- Oferecer acompanhamento para pessoas que estão tentando parar de fumar, se possível
- Fornecer aconselhamentos claros, fortes e consistentes para parar de fumar
- Fornecer aconselhamento especial e intervenção psicossocial para gestantes fumantes
- Auxiliar a identificar os motivos para parar de fumar
- Auxiliar a identificar barreiras para parar de fumar
- Auxiliar pessoas motivadas a definirem uma data para parar de fumar
- Discutir os riscos e consequências de continuar fumando ou usando cigarro eletrônico, além de recompensas e benefícios da cessação
- Proporcionar intervenções motivacionais para estimular futuras tentativas de parar de fumar
- Orientar sobre os sintomas físicos de abstinência da nicotina (p. ex., cefaleia, tontura, náusea, irritabilidade, insônia)
- Monitorar os sintomas de abstinência do tabagismo durante tratamento
- Explicar que os sintomas físicos de abstinência da nicotina são temporários
- Investigar possíveis desafios para permanecer em abstinência
- Informar sobre os perigos do uso de cigarro eletrônico como método alternativo (p. ex., os mesmos problemas de saúde da nicotina, dependência do cigarro eletrônico e a concentração de nicotina é mais forte)
- Informar sobre produtos substitutos da nicotina (p. ex., adesivo, goma de mascar, *spray* nasal, inalador) para auxiliar na redução dos sintomas físicos de abstinência
- Auxiliar na identificação dos aspectos psicossociais (p. ex., sentimentos positivos e negativos associados ao tabagismo) que influenciam o comportamento de fumar

- Auxiliar no desenvolvimento de um plano de cessação do tabagismo, abordando os aspectos psicossociais que influenciam o comportamento de tabagismo
- Auxiliar o paciente a reconhecer sinais que o levam a fumar (p. ex., proximidade a outros fumantes, frequentar lugares onde é permitido fumar)
- Auxiliar a desenvolver métodos práticos para resistir aos desejos de fumar (p. ex., passar tempo com amigos não fumantes, frequentar lugares onde seja proibido fumar, exercícios de relaxamento)
- Incentivar autorrecompensas em intervalos específicos da vida sem o tabagismo (p. ex., 1 semana, 1 mês, 6 meses)
- Providenciar incentivos para manter um estilo de vida sem o tabagismo
- Incentivar a participar de um grupo de apoio para a cessação do tabagismo
- Auxiliar com quaisquer métodos de autoajuda
- Auxiliar a planejar estratégias específicas de enfrentamento e resolver os problemas resultantes da cessação do tabagismo
- Aconselhar a evitar dietas enquanto tenta abandonar o tabagismo, pois isso pode prejudicar as chances de parar
- Aconselhar a elaborar um plano de enfrentamento com outros fumantes e evitar estar próximo deles
- Informar que o ressecamento da boca, tosse, irritação da garganta e sensação de nervosismo são sintomas que podem ocorrer após a cessação do tabagismo; o adesivo ou a goma podem auxiliar com os desejos
- Aconselhar a evitar o tabaco para outros usos (p. ex., para mascar), pois podem levar ao vício e causar problemas de saúde, incluindo câncer oral, problemas nas gengivas, perda dos dentes e problemas cardíacos
- Monitorar medicamentos para dependência de tabaco, como terapia de reposição de nicotina e bupropiona, conforme apropriado
- Organizar os contatos de acompanhamento com o paciente para reconhecer que a abstinência é difícil, reforçando a importância de permanecer abstinente e para parabenizar pelo progresso
- Fornecer apoio social durante o tratamento para parar de fumar
- Promover políticas que estabeleçam e reforcem um ambiente livre de tabagismo
- Aconselhar o paciente a manter uma lista de recaídas ou quase recaídas, aquilo que as causa e o que aprendeu com isso
- Auxiliar a pessoa a lidar com as recaídas
- Oferecer encaminhamento para outros serviços, conforme apropriado
- Entrar em contato com organizações nacionais e locais para obter recursos materiais

1ª edição 1992; revisada em 2000, 2004, 2024

Assistência para redução de peso 1280

Definição: facilitação da redução de peso e/ou gordura corporal

Atividades:
- Determinar o desejo e a motivação do paciente para reduzir o peso ou a gordura corporal
- Determinar com o paciente a quantidade de perda de peso desejada
- Utilizar os termos "peso" ou "excesso" em vez de "obesidade", "gordura" e "excesso de gordura"
- Estabelecer meta semanal realista para redução de peso
- Colocar a meta semanal em local estratégico
- Pesar o paciente semanalmente
- Registrar em gráfico o progresso para atingir a meta final e colocá-lo em local estratégico
- Discutir os retrocessos para auxiliar o paciente a superar os desafios e obter mais sucesso
- Recompensar o paciente quando as metas forem alcançadas
- Incentivar o uso de sistemas internos de recompensa quando as metas forem alcançadas
- Estabelecer um plano realista com o paciente, incluindo a ingestão reduzida de alimentos e o aumento do gasto energético
- Incentivar a automonitoração da ingestão dietética e dos exercícios, fazendo com que o paciente mantenha um registro em papel ou eletrônico
- Auxiliar o paciente a identificar a motivação para comer e os indicadores internos e externos associados à ingestão de alimentos
- Incentivar a substituição de hábitos indesejados por hábitos favoráveis
- Expor lembretes e incentivos para a adoção de comportamentos de promoção da saúde, em vez da ingestão alimentar
- Auxiliar na adaptação das dietas ao estilo de vida e ao nível de atividade do paciente
- Facilitar a participação do paciente em pelo menos uma atividade de gasto energético, três vezes por semana
- Fornecer informações sobre a quantidade de energia gasta com determinadas atividades físicas
- Auxiliar na seleção de atividades, de acordo com o gasto energético desejado
- Planejar um programa de exercícios, levando em consideração as limitações do paciente
- Aconselhar o paciente a ser ativo em casa enquanto faz tarefas domésticas e a encontrar meios de se movimentar durante as atividades diárias
- Administrar medicamentos para perda de peso (p. ex., sibutramina, orlistate), conforme prescrição médica
- Desenvolver um plano de refeições diárias com uma dieta bem balanceada, quantidade reduzida de calorias e gorduras, conforme apropriado
- Incentivar o paciente a dar preferência a frutas, verduras, grãos integrais, leite e produtos lácteos desnatados ou com baixo teor de gordura, carnes magras, peixes, feijões, ovos e carnes
- Incentivar a substituição do açúcar, conforme apropriado
- Recomendar a adoção de dietas que levem ao alcance de metas de longo prazo para redução de peso
- Encorajar a participação em grupos de apoio para perda de peso (p. ex., Vigilantes do Peso, grupos de WhatsApp de emagrecimento e perda de peso)
- Encaminhar para um programa comunitário de controle de peso, conforme apropriado
- Encaminhar para um programa *online* de perda de peso (p. ex., Programa Peso Saudável do Ministério da Saúde,

- Botão "Peso Saudável" no aplicativo Conecte SUS, Grupo de Apoio a Pessoas com Sobrepeso e Obesidade nas Estratégias de Saúde da Família), conforme apropriado
- Orientar sobre como ler os rótulos ao comprar alimentos, para controlar a quantidade de gordura e a densidade calórica dos alimentos consumidos
- Orientar sobre como calcular o percentual de gordura dos produtos alimentícios
- Orientar sobre a seleção de alimentos em restaurantes e reuniões sociais, que sejam consistentes com a ingestão calórica e nutricional planejada
- Discutir com o paciente e a família a influência do consumo de álcool na ingestão dos alimentos

1ª edição 1992; revisada em 2013

Assistência quanto a recursos financeiros 7380

Definição: auxílio a pessoas a garantir e administrar finanças para atender às necessidades de cuidados de saúde

Atividades:
- Determinar o uso atual do sistema de saúde e o efeito financeiro
- Auxiliar na identificação de necessidades financeiras, incluindo análise de ativos e passivos
- Determinar a capacidade cognitiva de ler, preencher formulários, administrar dinheiro
- Determinar as despesas de vida diária
- Auxiliar no desenvolvimento de um plano para priorizar as necessidades da vida diária
- Elaborar um plano de cuidados para incentivar a pessoa ou família a acessar níveis apropriados de cuidados da maneira mais econômica possível
- Informar sobre serviços disponíveis por meio de programas estaduais e federais
- Determinar se é elegível para programas de isenção
- Encaminhar pessoas que possam ser elegíveis para programas financiados pelo estado ou pelo governo federal
- Informar e auxiliar no acesso aos recursos disponíveis (p. ex., programa de assistência medicamentosa, programa de assistência do estado)
- Auxiliar no desenvolvimento do orçamento ou encaminhar para a pessoa de recursos financeiros apropriada (p. ex., planejador financeiro, planejador patrimonial, conselheiro do consumidor), conforme necessário
- Auxiliar no preenchimento de requerimentos para recursos disponíveis, conforme necessário
- Auxiliar no planejamento quanto ao local para cuidados de longa permanência, conforme necessário
- Auxiliar a assegurar que a guarda do dinheiro seja em local seguro (p. ex., banco), conforme necessário
- Auxiliar na obtenção de fundos para o enterro, conforme apropriado
- Incentivar a família a se envolver na gestão financeira, conforme apropriado
- Descrever as necessidades econômicas em reuniões multidisciplinares, conforme necessário
- Colaborar com agências comunitárias para fornecer os serviços necessários

3ª edição 2000; revisada em 2024

Assistência ventilatória 3390

Definição: promoção de um padrão respiratório espontâneo ideal, que maximize a troca de oxigênio e dióxido de carbono nos pulmões

Atividades:
- Manter as vias aéreas desobstruídas
- Posicionar o paciente para aliviar a dispneia
- Posicionar o paciente para facilitar a ventilação e a perfusão correspondentes ("pulmão bom para baixo"), conforme apropriado
- Auxiliar em mudanças frequentes de posição, conforme apropriado
- Posicionar o paciente para minimizar os esforços respiratórios (p. ex., elevar a cabeceira da cama, fornecer uma mesa sobre a cama para se apoiar)
- Monitorar os efeitos da mudança de posição na oxigenação (p. ex., gasometria arterial, SaO_2, SvO_2, CO_2 ao final da expiração, Q_{sp}/Q_t, diferença ou gradiente alveoloarterial de oxigênio [$A\text{-}aDO_2$])
- Incentivar a respiração profunda, lenta, a mudança de posição e a tosse
- Utilizar técnicas divertidas para incentivar a respiração profunda em crianças (p. ex., soprar bolhas de sabão; assoprar em um cata-vento, apito, gaita, encher balões, sopradores de festa (língua de sogra); fazer uma competição de sopro usando bolas de pingue-pongue ou penas)
- Auxiliar com o espirômetro de incentivo, conforme apropriado
- Fornecer fisioterapia torácica com drenagem postural (p. ex., compressão torácica, compressão expiratória da caixa torácica, percussão da parede torácica) ou providenciar o fornecimento, conforme indicado
- Realizar a aspiração, conforme indicado
- Fornecer hiperinsuflação manual, conforme indicado
- Auscultar os sons respiratórios, observando áreas de ventilação reduzida ou ausente e a presença de sons adventícios
- Monitorar a presença de fadiga da musculatura respiratória
- Iniciar e manter o uso de oxigênio suplementar, conforme prescrito
- Administrar medicamento analgésico apropriado para prevenir a hipoventilação
- Deambular três a quatro vezes por dia, conforme apropriado
- Incentivar a hidratação adequada
- Fornecer ar umidificado, conforme indicado
- Monitorar o estado respiratório e de oxigenação

104 Aumento da capacidade funcional (1665)

- Administrar medicamentos (p. ex., broncodilatadores, inaladores) que promovam a desobstrução das vias aéreas e a troca gasosa
- Implementar medidas não farmacológicas para a melhora da respiração (p. ex., acupressão, musicoterapia, hipnose), conforme apropriado
- Orientar técnicas de respiração com os lábios franzidos, conforme apropriado
- Orientar sobre técnicas e exercícios de respiração (p. ex., respirar controlando a respiração, exercícios de expansão torácica, técnica de expiração forçada, respirações para controle da respiração combinadas com sopros, exercícios de respiração profunda), conforme apropriado
- Iniciar um programa de treinamento de resistência ou fortalecimento da musculatura respiratória o mais rápido possível, conforme apropriado
- Incentivar a vacinação (p. ex., vacina contra pneumonia e vacina anual contra a gripe)
- Incentivar a evitar fumaça, poluentes e pessoas com doenças respiratórias
- Utilizar a técnica *teach-back* (paciente é solicitado a repetir a informação que recebeu) para garantir a compreensão

1ª edição 1992; revisada em 2000, 2024

Atribuição de mérito 4364

Definição: oferta de declarações com elogio e admiração para identificar e enfatizar os pontos fortes e as capacidades evidentes no indivíduo, família ou comunidade

Atividades:
- Reconhecer a desenvoltura em lidar com a situação presente
- Auxiliar as pessoas a perceberem seus pontos fortes, potencial e capacidade
- Demonstrar a valorização do indivíduo ou da família
- Construir relação de colaboração com o indivíduo ou família
- Apoiar e incentivar a aprendizagem
- Reconhecer a força do indivíduo em modificar o comportamento para abordar a situação
- Fornecer *feedback* positivo para encorajar e manter o novo comportamento
- Reconhecer a capacidade de viver com problema de saúde ou doença crônica a longo prazo, conforme apropriado
- Parabenizar a pessoa por alcançar um melhor resultado
- Reforçar um comportamento ou resultado para aumentar a probabilidade de que seja mantido
- Facilitar a motivação para continuar com as mudanças para a melhora do comportamento para atingir o objetivo principal
- Aplicar estratégias para reforçar a aprendizagem e promover a confiança e a valorização do aprendiz
- Escrever declarações de elogios e enviar ao indivíduo ou outras pessoas (p. ex., supervisor, programa de recompensas), conforme apropriado

6ª edição 2013

Aumento da capacidade funcional 1665

Definição: maximização da funcionalidade física para evitar o declínio nas atividades da vida diária

Atividades:
- Estabelecer metas funcionais realistas com um plano para alcançá-las
- Abordar os fatores de risco que afetam a realização de metas (p. ex., efeitos colaterais de vários medicamentos, hospitalização recente, depressão, cognição prejudicada, problemas nutricionais, medo de cair)
- Abordar processos de doenças (p. ex., doenças da tireoide, infecções, condições cardíacas ou pulmonares, distúrbios metabólicos, anemia) que podem ser a causa do declínio funcional
- Determinar a necessidade de óculos, aparelhos auditivos e dispositivos de mobilidade (p. ex., bengala, andador)
- Garantir iluminação adequada, piso antirreflexo, carpetes antiderrapantes e corrimãos, quando necessário
- Abordar problemas no ciclo sono-vigília (p. ex., cochilos diurnos excessivos, vigília noturna), conforme necessário
- Abordar o uso de álcool, tabaco e drogas ilícitas
- Modificar tarefas ou ambiente, conforme necessário
- Aumentar a função pulmonar por meio de exercícios aeróbicos e recondicionamento muscular, conforme necessário
- Explorar barreiras ao exercício
- Incentivar a começar ou continuar o exercício
- Auxiliar a desenvolver um programa de exercícios apropriado para atender às necessidades
- Incluir a família e os cuidadores no planejamento e manutenção do programa de exercícios
- Aconselhar aos idosos sobre maneiras de otimizar as habilidades cognitivas no envelhecimento, incluindo quebra-cabeças, jogos de palavras e uso do computador
- Aconselhar sobre os benefícios cognitivos do envolvimento social, nutrição equilibrada e atividades físicas
- Orientar os idosos de modo a promover a compreensão das mudanças relacionadas com a idade, ajustes adequados no estilo de vida e enfrentamento eficaz
- Auxiliar no planejamento de uma dieta bem balanceada, se necessário
- Incentivar consultas regulares com um profissional de saúde
- Fornecer *feedback* positivo para os esforços individuais

7ª edição 2018

Autorização do seguro 7410

Definição: auxílio a paciente e cuidador para garantir o pagamento de serviços de saúde ou equipamentos de terceiros

Atividades:
- Determinar se a seguradora do paciente exige autorização antes do uso de determinado serviço ou equipamento
- Compreender as mudanças na autorização de seguros como resultado da Lei de Proteção ao Paciente e Assistência Médica Acessível de 2010 (do inglês, *Patient Protection and Affordable Care Act of 2010*)
- Explicar as razões para obter pré-aprovação para serviços ou equipamentos de saúde
- Explicar o consentimento para divulgação de informações
- Obter assinatura do paciente ou adulto responsável no formulário de liberação de informações
- Obter informações e assinatura do paciente ou adulto responsável no formulário de atribuição de benefícios, conforme necessário
- Fornecer informações para o pagador de terceiros sobre a necessidade do serviço ou equipamento de saúde
- Obter ou prescrever um equipamento, conforme apropriado
- Enviar a prescrição de equipamento ao terceiro a ser pago
- Auxiliar no preenchimento de formulários de reclamação, conforme necessário
- Facilitar a comunicação com pagadores de terceiros, conforme necessário
- Registrar evidências de pré-aprovação (p. ex., número de validação) no prontuário do paciente, conforme necessário
- Informar o paciente ou responsável sobre o *status* da solicitação de pré-aprovação
- Fornecer informações de pré-aprovação a outros departamentos, conforme necessário
- Discutir as responsabilidades financeiras do paciente (p. ex., despesas diretas), conforme apropriado
- Notificar o profissional de saúde apropriado se a aprovação do pagamento do terceiro for recusada
- Negociar modalidades alternativas de cuidados se a aprovação for recusada (p. ex., estado ambulatorial ou alteração no nível de acuidade), conforme apropriado
- Auxiliar na interposição de recurso caso a reclamação seja negada, conforme apropriado
- Auxiliar o paciente a acessar os serviços ou equipamentos de saúde necessários
- Documentar os cuidados fornecidos, conforme necessário
- Colaborar com outros profissionais de saúde sobre a necessidade contínua de serviços de saúde, conforme apropriado
- Documentar a necessidade contínua de serviços de saúde, conforme exigido
- Fornecer as informações necessárias (p. ex., nome, número do Seguro Social, número de identificação da seguradora, provedor) ao terceiro a ser pago para cobrança, conforme necessário
- Apoiar a simplificação e a padronização do processo de pré-autorização adotando e usando formulários padronizados em papel ou transações eletrônicas padrão da Lei de Portabilidade e Responsabilidade de Seguro Saúde (HIPAA; do inglês, *Health Insurance Portability and Accountability Act*)

2ª edição 1996; revisada em 2018

Autotransfusão 2860

Definição: coleta e reinfusão de sangue perdido de feridas limpas em período intraoperatório ou pós-operatório

Atividades:
- Seguir a política institucional para qualificações, treinamento e procedimentos para realizar salvamento e autotransfusão
- Assegurar que o pessoal adequado esteja disponível antes do início do procedimento
- Avaliar a adequação do salvamento (ou seja, as contraindicações incluem sepse, infecção, tumor no local, sangue contendo um irrigante não injetável, agentes hemostáticos ou colágeno microcristalino)
- Obter o consentimento informado do paciente
- Orientar o paciente sobre o procedimento
- Utilizar sistema de coleta de sangue apropriado de acordo com a política institucional
- Identificar o dispositivo de coleta com o nome do paciente, número de registro do hospital, data e hora em que a coleta foi iniciada
- Monitorar o paciente e o sistema de recuperação de sangue com frequência durante o cuidado
- Manter a integridade do sistema antes, durante e após a recuperação do sangue
- Avaliar a adequação do sangue para reinfusão (i.e., as contraindicações incluem contaminantes, agentes farmacológicos, malignidade, distúrbios hematológicos)
- Manter a integridade do sangue entre o salvamento e a reinfusão
- Preparar o sangue para reinfusão
- Registrar o horário de início da coleta, a condição do sangue, o tipo e a quantidade de anticoagulantes e o volume recuperado
- Reinfundir o sangue dentro de 6 horas após recuperação
- Manter precauções universais

2ª edição 1996; revisada em 2008, 2018

Avaliação da visão 6675

Definição: detecção precoce de transtornos visuais

Atividades:
- Informar aos pais ou ao paciente que a triagem não substitui um exame oftalmológico e que não detectará todos os transtornos ou doenças visuais
- Examinar todas as crianças no jardim de infância, no primeiro, terceiro, quinto, sétimo e nono anos
- Examinar todos os estudantes novos e transferidos, todas as crianças com deficiência auditiva (anualmente), crianças encaminhadas por um professor e quaisquer outros, de acordo com os protocolos de saúde escolar estaduais
- Reconhecer que as triagens visuais, na melhor das hipóteses, são capazes de detectar comprometimentos visuais que afetem a visão a distância
- Planejar a triagem visual para um dia que não entre em conflito com outras atividades escolares e certificar-se de que seja anunciada no calendário escolar
- Planejar um dia de repetição da triagem em até 30 dias da avaliação inicial
- Proporcionar treinamento para os funcionários e voluntários, incluindo a manutenção de registros e confidencialidade, conforme necessário
- Praticar boas medidas sanitárias, incluindo a lavagem das mãos antes de iniciar a triagem
- Desinfetar as lentes oculares reutilizáveis antes do uso e depois que cada indivíduo for examinado
- Considerar fatores sociais e culturais ao realizar as triagens; aqueles que residem em áreas socioeconômicas desfavorecidas são mais suscetíveis à pobreza, à desnutrição e às consequências negativas para a saúde visual
- Certificar-se de que a sala de triagem esteja bem iluminada, sem distrações ou paredes com padrões ou luz solar direta
- Observar os três fundamentos: aspecto dos olhos (p. ex., olhos vesgos, movimentos vagueantes, vermelhidão, lacrimejantes, pálpebras caídas); comportamento (p. ex., estrabismo, piscar excessivo, esfregar os olhos, virar a cabeça para usar apenas um olho, inclinação da cabeça, movimentos oculares rápidos); queixas (p. ex., cefaleia, dor ocular, tontura, prurido ocular, visão embaçada, sensibilidade incomum à luz)
- Utilizar dispositivos e instrumentos de triagem aprovados para testar a acuidade visual a distância, estereoacuidade (ou seja, discernir a profundidade ou a distância a um objeto) e deficiência para cores, conforme recomendado por uma organização de saúde profissional de referência
- Utilizar um teste visual com base na tabela direcional, apropriada para a idade e o nível de habilidade, para aqueles com 3 anos ou mais, como padrão para determinar a acuidade a distância
- Começar examinando o olho direito primeiro para que, se interrompido, você saiba que sempre começou no olho direito
- Seguir as orientações de administração e pontuação fornecidas em cada teste (p. ex., Acuidade Visual Monocular a Distância, equilíbrio muscular usando o Teste de Cobertura Alternada, triagem de estereopsia usando Teste do Ponto E Aleatório, Déficit para Cores)
- Reconhecer que a visão deficiente em adultos está associada ao aumento do risco de quedas e à diminuição da qualidade de vida
- Encaminhar ao oftalmologista as crianças com 6 anos ou mais que pontuarem 20/30 e aquelas com 3 a 5 anos que pontuarem 20/40 na tabela ocular
- Encaminhar ao oftalmologista aqueles que não conseguirem concluir um teste visual
- Encaminhar ao oftalmologista aqueles com baixa visão, conjuntivite, olhos secos, imagens flutuantes, lampejos, infecções em lente de contato, traumas oculares e outras anormalidades oculares
- Assegurar um acompanhamento efetivo para os indivíduos com transtornos visuais detectados
- Limpar e guardar as ferramentas e os instrumentos para teste visual após o uso
- Documentar todos os achados e encaminhamentos, de acordo com os requisitos do departamento de saúde estadual

7ª edição 2018

Avaliação de produto 7760

Definição: determinação da efetividade de novos produtos ou equipamentos

Atividades:
- Identificar a necessidade de um novo produto ou de mudança do produto atual
- Montar uma equipe multidisciplinar de seleção e avaliação de produtos se a mudança afetar outros profissionais de saúde
- Coletar informações sobre o uso do produto existente que esteja sendo substituído
- Estabelecer critérios para a seleção de produtos
- Decidir sobre um produto descartável *versus* reutilizável
- Esforçar-se pela padronização do inventário nos estabelecimentos e entre eles, quando possível
- Selecionar o produto para avaliação
- Selecionar um produto que tenha uma interface de utilização descomplicada
- Definir a perspectiva de análise (benefício para o paciente ou para o profissional de saúde)
- Identificar as questões de eficácia e segurança do produto
- Contatar outras instituições que utilizem o produto para obter informações adicionais
- Definir o objetivo da avaliação
- Descrever os critérios de experimentação a serem utilizados durante a avaliação
- Direcionar as áreas apropriadas para testar um produto novo
- Conduzir a orientação da equipe necessária para implementar o teste

- Preencher os formulários de avaliação do teste
- Solicitar informações de outros profissionais de saúde (p. ex., engenheiros biomédicos, farmacêuticos, médicos, outras instituições), conforme apropriado
- Obter avaliação do produto pelo paciente, conforme apropriado
- Determinar os custos para a implementação de novos produtos, incluindo treinamento, suprimentos adicionais e contratos de manutenção
- Determinar se um produto com custo mais elevado alcança melhores resultados para o paciente
- Realizar recomendações ao comitê apropriado ou ao indivíduo que coordene a avaliação
- Participar da monitoração contínua do uso do produto e de sua efetividade
- Relatar os eventos adversos significativos de dispositivos médicos à Food and Drug Administration (FDA) ou à Agência Nacional de Vigilância Sanitária (Anvisa), bem como ao fabricante

2ª edição 1996; revisada em 2018

Avaliação de saúde 6520

Definição: detecção de riscos ou problemas de saúde por meio de histórico, exame e outros procedimentos

Atividades:
- Determinar a população-alvo para avaliação de saúde
- Anunciar serviços de avaliação de saúde para aumentar a conscientização pública
- Fornecer detalhes sobre os serviços de avaliação de saúde para aumentar o comparecimento (p. ex., ferramentas especiais de avaliação, presença de profissionais da prática avançada)
- Disponibilizar acesso fácil aos serviços de avaliação (p. ex., hora e local)
- Agendar as consultas para aumentar a eficiência e o atendimento individualizado
- Utilizar instrumentos de avaliação de saúde válidos e confiáveis, apropriados para condições específicas (p. ex., doenças cardiovasculares, imunização, educação em saúde, depressão, desnutrição, obesidade, uso de drogas e álcool, saúde pré-natal, qualidade de vida relacionada com a saúde, violência de parceiro, avaliação de risco), conforme indicado
- Seguir as diretrizes apropriadas de grupos relevantes (p. ex., agência governamental, organização especializada, prática clínica) para o período e o tipo de avaliação apropriados
- Determinar o nível de compreensão do paciente antes de iniciar a avaliação
- Adaptar a diversidade cultural nas entrevistas de avaliação e na interpretação dos achados
- Instruir sobre a justificativa e o propósito das avaliações de saúde e da automonitoração
- Obter consentimento informado para procedimentos de triagem de saúde, conforme apropriado
- Garantir privacidade e confidencialidade
- Proporcionar conforto durante os procedimentos de avaliação
- Obter histórico de saúde detalhado, incluindo descrição de hábitos de saúde, fatores de risco e medicamentos, conforme apropriado
- Obter histórico de saúde familiar, conforme apropriado
- Medir a pressão arterial, altura, peso, porcentagem de gordura corporal, níveis de colesterol e açúcar no sangue e exame de urina, conforme apropriado
- Realizar (ou encaminhar para) exame de Papanicolaou, mamografia, exame da próstata, eletrocardiograma, exame dos testículos e exame visual, conforme apropriado
- Obter amostras para análise, conforme indicado
- Preencher os registros apropriados do Departamento de Saúde ou outros registros para monitorar resultados anormais, como pressão alta
- Fornecer informações adequadas de automonitoração durante a avaliação
- Disponibilizar os resultados das avaliações de saúde ao paciente
- Informar o paciente sobre limitações e margem de erro para avaliações específicas
- Aconselhar o paciente que apresenta resultados anormais sobre alternativas de tratamento ou necessidade de avaliação adicional
- Encaminhar o paciente para outros profissionais de saúde, conforme necessário
- Oferecer contato para acompanhamento a todos os pacientes

1ª edição 1992; revisada em 1996, 2018

Banho   1610

Definição: limpeza do corpo para fins de relaxamento, limpeza e cura

Atividades:
- Considerar a cultura e a idade ao promover atividades de banho
- Determinar a quantidade e o tipo de assistência necessária (p. ex., banho completo no leito, banho parcial, uso de bolsa de banho, banho de toalha, banho de banheira, chuveiro)
- Explicar o processo de uso de limpador sem enxágue aquecido e embalado ou limpador antimicrobiano, conforme indicado
- Fornecer artigos pessoais desejados (p. ex., toalha, desodorante, sabonete, xampu, loção, produtos de aromaterapia)
- Proporcionar um ambiente terapêutico garantindo uma experiência acolhedora, relaxante, privada e personalizada
- Auxiliar no banho de chuveiro na cadeira, banheira, banho de cabeceira, chuveiro em pé ou banho de assento, conforme apropriado ou desejado
- Usar faixas de segurança na banheira e tapetes de borracha ou toalhas no chão para evitar escorregões
- Cobrir todos os cateteres IV ou curativos com plástico, conforme indicado
- Auxiliar na limpeza de costas, pernas e pés, conforme indicado
- Limpar das áreas limpas para as áreas sujas (ou seja, do peito para a área perineal)
- Lavar e pentear os cabelos e fazer a barba, conforme necessário e desejado
- Dar o banho em água com temperatura confortável
- Incentivar a participação dos pais ou da família nos rituais de banho habituais da hora de dormir, conforme apropriado
- Usar técnicas divertidas de banho com crianças (p. ex., lavar bonecas ou brinquedos; fingir que o barco é um submarino; fazer furos no fundo de um copo plástico, encher com água e deixar "chover" na criança)
- Facilitar a manutenção das rotinas habituais da hora de dormir, dicas ou acessórios antes de dormir e objetos familiares (p. ex., para crianças, um cobertor ou brinquedo favorito, balanço, chupeta ou história; para adultos, livro para ler ou travesseiro de casa), conforme apropriado
- Auxiliar nos cuidados perineais, conforme necessário
- Auxiliar com medidas de higiene (p. ex., uso de desodorante ou perfume)
- Administrar imersão dos pés, conforme necessário
- Monitorar a condição da pele durante o banho
- Aplicar loção e creme hidratante nas áreas secas da pele
- Aplicar pó de secagem nas dobras profundas da pele com moderação para evitar a formação de crostas e irritação respiratória
- Monitorar a capacidade funcional durante o banho
- Auxiliar a entrar ou sair da banheira ou do chuveiro, conforme necessário
- Promover o bem-estar psicossocial conversando durante o banho
- Oferecer lavagem das mãos após ir ao banheiro e antes das refeições
- Facilitar o banho, a barba e a lavagem ou pentear os cabelos, conforme apropriado
- Monitorar a limpeza das unhas, de acordo com a capacidade de autocuidado
- Prestar assistência até que a pessoa esteja totalmente apta a assumir o autocuidado
- Facilitar a assistência de um barbeiro ou esteticista, conforme necessário
- Documentar a tolerância do procedimento, conforme indicado

1ª edição 1992; revisada em 2000, 2024

Biblioterapia   4680

Definição: uso terapêutico da literatura para intensificar a expressão de sentimentos, resolução ativa de problemas, enfrentamento ou *insight*

Atividades:
- Identificar as necessidades emocionais, cognitivas, de desenvolvimento e situacionais do paciente
- Determinar a capacidade de leitura independente
- Estabelecer metas terapêuticas (p. ex., mudança emocional; desenvolvimento da personalidade; aprender novos valores e atitudes)
- Consultar bibliotecário hábil em localizar livros
- Consultar fontes para recomendar literatura terapêutica
- Fazer seleções apropriadas para o nível de leitura
- Selecionar histórias, poemas, ensaios, artigos, livros de autoajuda ou romances que reflitam a situação ou os sentimentos vivenciados pelo paciente
- Ler em voz alta, se necessário ou possível
- Usar fotos e ilustrações
- Incentivar a leitura e a releitura
- Auxiliar o paciente a se identificar com os personagens e o conteúdo emocional da literatura
- Examinar e conversar sobre os sentimentos expressos pelos personagens
- Facilitar o diálogo para ajudar o paciente a comparar e contrastar a imagem, o personagem, a situação ou o conceito na literatura com sua situação
- Auxiliar o paciente a reconhecer como a situação na literatura pode ajudar a fazer as mudanças desejadas
- Acompanhar as sessões de leitura com sessões de jogo ou representação de papéis, individualmente ou em grupos terapêuticos
- Avaliar o alcance das metas

1ª edição 1992; revisada em 2008

Biofeedback 5860

Definição: ajuda ao paciente para que obtenha controle voluntário das reações fisiológicas utilizando o *feedback* do equipamento eletrônico que monitora os processos fisiológicos

Atividades:
- Entrevistar o paciente para obter um histórico de saúde
- Analisar a natureza da condição de saúde específica a ser tratada
- Determinar habilidades e disposição para usar o tratamento biocomportamental
- Discutir a justificativa para o uso do *biofeedback* e o tipo de *feedback*
- Determinar a aceitação do paciente a este tipo de tratamento
- Decidir a respeito do equipamento específico a ser usado (p. ex., *feedback* térmico; resposta eletrodérmica ou resposta galvânica da pele; *feedback* eletromiográfico; *biofeedback* de pulso do dedo; *biofeedback* eletroencefalográfico)
- Elaborar um plano de tratamento para tratar o problema
- Explicar o procedimento referente ao equipamento de monitoramento específico utilizado
- Organizar a sala de terapia de forma que o paciente não possa tocar em nenhum objeto condutor
- Conectar o paciente ao dispositivo de instrumentação, conforme necessário
- Operar o aparelho e *biofeedback* de acordo com as instruções
- Estabelecer uma linha de base apropriada em relação à qual o efeito do tratamento possa ser comparado
- Auxiliar o paciente a aprender a modificar as respostas corporais conforme as pistas oferecidas pelo equipamento
- Orientar o paciente a verificar o equipamento antes do uso para garantir o funcionamento adequado
- Responder aos medos e preocupações relacionados com o equipamento
- Discutir a programação, a frequência, a duração e o ambiente para as sessões com o paciente/família
- Identificar critérios apropriados para reforçar as respostas do paciente
- Oferecer *feedback* do progresso após cada sessão
- Estabelecer as condições com o paciente para avaliar o resultado terapêutico

1ª edição 1992; revisada em 2008

Brinquedo terapêutico 4430

Definição: uso intencional e orientado de brinquedos ou outros materiais para auxiliar as crianças a comunicarem sua percepção e conhecimento do mundo e ajudá-las a dominar seu ambiente

Atividades:
- Proporcionar um ambiente tranquilo e livre de interrupções
- Disponibilizar tempo suficiente para permitir brincadeiras efetivas
- Organizar a sessão de brincadeira para facilitar o resultado desejado
- Comunicar o propósito da sessão de brincadeira à criança e aos pais
- Discutir as atividades lúdicas com a família
- Definir os limites para a sessão de brincadeira terapêutica
- Fornecer equipamentos seguros para as brincadeiras
- Oferecer equipamentos para brincar que sejam adequados ao desenvolvimento
- Disponibilizar equipamentos recreativos que estimulem brincadeiras criativas e expressivas
- Proporcionar equipamentos para brincar que estimulem a simulação
- Fornecer equipamentos de sala cirúrgica hospitalar real ou simulada para incentivar a expressão do conhecimento e sentimentos sobre hospitalização, tratamentos ou doenças
- Supervisionar as sessões de brinquedo terapêutico
- Incentivar a criança a manipular o equipamento de brinquedo
- Incentivar a criança a compartilhar sentimentos, conhecimentos e percepções
- Validar os sentimentos expressos pela criança durante a sessão de brincadeiras
- Comunicar a aceitação de sentimentos, tanto positivos quanto negativos, expressos por meio de brincadeiras
- Observar o uso dos equipamentos de brinquedo pela criança
- Monitorar as reações e o nível de ansiedade da criança durante a sessão de brincadeiras
- Identificar equívocos ou medos da criança por meio dos comentários feitos durante a sessão de brincadeiras com simulação de papéis no hospital
- Continuar as sessões de brincadeiras regularmente para estabelecer a confiança e reduzir o medo de equipamentos ou tratamentos desconhecidos, conforme apropriado
- Registrar as observações feitas durante a sessão de brincadeiras

1ª edição 1992; revisada em 2000

Captação de órgãos 6260

Definição: cuidados do doador e da família para assegurar a recuperação oportuna de órgãos e tecidos vitais para transplante

Atividades:
- Revisar os requisitos regulatórios, a política e os procedimentos institucionais para doação de órgãos, de acordo com cada país (p. ex., nos Estados Unidos, o Center for Medicare and Medicaid Services e a Joint Commission determinam que todos os pacientes cujo óbito seja iminente devam ser notificados à Organização de Procura de Órgãos [OPO] local, responsável por abordar o paciente e a família para possível doação de órgãos)
- Participar das discussões da equipe de saúde sobre a condição do paciente, o prognóstico e o plano de cuidados para que todos possam falar com uniformidade
- Verificar se o coordenador da OPO foi alertado, caso o paciente tenha uma doença ou lesão potencialmente letal
- Monitorar os sinais vitais e o estado de hidratação
- Obter amostras laboratoriais, conforme prescrito (p. ex., hemograma completo, níveis de eletrólitos, testes de função hepática e renal, testes para hepatite e HIV)
- Auxiliar na determinação de morte encefálica, conforme apropriado
- Certificar-se de que os critérios de morte encefálica foram cumpridos e documentados
- Compreender que o coordenador da OPO fará a solicitação de doação e prescreverá os testes apropriados para a doação
- Fornecer um espaço privado no qual o coordenador da OPO possa abordar a família para discutir a doação de órgãos
- Obter amostras de sangue para tipagem sanguínea e tecidual, conforme orientação do coordenador da OPO
- Administrar líquidos IV e medicamentos vasoativos, conforme prescrito
- Preparar a família para o que esperar durante a retirada da terapia de suporte à vida, conforme apropriado
- Apoiar a família durante o processo de fim de vida
- Auxiliar na transferência do paciente para a sala de cirurgia, conforme orientado pelo coordenador da OPO
- Fornecer um mecanismo para a família obter informações sobre os procedimentos de recuperação de órgãos
- Oferecer à família a visualização do corpo após a morte, quando possível
- Permitir que a família tenha tempo para lamentar sua perda
- Compreender que podem surgir dilemas éticos relacionados com a alocação de órgãos, candidatura ao transplante e tecnologias disponíveis
- Auxiliar os pacientes e suas famílias a terem acesso a informações de saúde de qualidade sobre doação e transplante de órgãos
- Conduzir programas de educação comunitária sobre doação e transplante de órgãos

2ª edição 1996; revisada em 2018

Cateterismo nasogástrico 1080

Definição: inserção de uma sonda pelas narinas até o sistema gastrintestinal

Atividades:
- Verificar se o paciente não tem contraindicações para a inserção nasal (p. ex., fratura da base do crânio; trauma facial, nasal ou sinusal; varizes ou estenose esofágica; ou anormalidades de coagulação)
- Selecionar o tipo e o tamanho da sonda a inserir (ou seja, sondas de pequeno calibre são utilizadas para alimentação e administração de medicamentos, enquanto as sondas de grande calibre são utilizadas para drenagem gástrica; algumas dispõem de sistemas de orientação eletromagnética)
- Explicar ao paciente e à família a justificativa para o uso de uma sonda nasogástrica
- Colocar o paciente em decúbito dorsal com a cabeceira do leito elevada em pelo menos 30°, a menos que haja contraindicação
- Determinar o comprimento da sonda a ser inserida no estômago, medindo a sonda da ponta do nariz à ponta do lóbulo da orelha e até a parte inferior do processo xifoide
- Acrescentar comprimento adicional se a sonda precisar atravessar o esfíncter pilórico
- Fornecer ao paciente um copo de água para deglutir durante a inserção, conforme apropriado
- Lubrificar a extremidade distal da sonda com água ou gel hidrossolúvel
- Introduzir a sonda no nariz e avançar ao longo da base da narina até a porção posterior da faringe
- Orientar o paciente a deglutir e avançar a sonda até a marca predeterminada
- Posicionar o paciente em decúbito lateral direito para facilitar a movimentação da sonda até o duodeno, conforme apropriado
- Administrar medicamento para aumentar o peristaltismo, conforme apropriado
- Aplicar a preparação para a pele no nariz e fixar a superfície da face
- Prender a sonda firmemente no nariz para que a sonda não pressione a pele da narina
- Registrar a profundidade da sonda
- Identificar a sonda com a data e o horário da inserção
- Obter radiografia para confirmar o posicionamento da sonda no sistema gastrintestinal

1ª edição 1992; revisada em 1996, 2018

Cateterismo vesical 0580

Definição: inserção de um cateter na bexiga para drenagem temporária ou permanente da urina

Atividades:
- Determinar as indicações clínicas para o cateterismo permanente ou intermitente
- Verificar a identificação e assegurar a ausência de alergias aos materiais do cateter
- Considerar a avaliação ultrassonográfica da bexiga antes do cateterismo, se apropriado
- Explicar o procedimento e o motivo do cateterismo
- Organizar o material apropriado
- Assegurar a privacidade e a cobertura adequada para a discrição do paciente (ou seja, expor apenas a genitália)
- Assegurar iluminação adequada para visualização da anatomia
- Encher previamente o balão do cateter para verificar seu tamanho e perviedade, se recomendado pelo fabricante do cateter
- Manter técnica asséptica rigorosa
- Manter higiene adequada das mãos antes, durante e após a inserção ou manipulação do cateter
- Posicionar o paciente adequadamente (ou seja, mulheres em decúbito dorsal com as pernas afastadas ou em decúbito lateral com a parte superior das pernas flexionadas na altura do quadril e joelho, homens em decúbito dorsal)
- Higienizar a área ao redor do meato uretral com solução antibacteriana, solução salina estéril ou água estéril, conforme o protocolo da instituição
- Utilizar lubrificante estéril na ponta do cateter ou aplicá-lo diretamente na uretra, conforme apropriado
- Inserir o cateter de alívio ou de demora na bexiga, conforme apropriado
- Utilizar o cateter de menor tamanho, conforme apropriado
- Assegurar que o cateter esteja suficientemente inserido na bexiga para evitar traumas nos tecidos uretrais com a insuflação do balão
- Confirmar a posição da ponta do cateter com ultrassonografia da bexiga, se necessário
- Encher o balão do cateter permanente, seguindo as recomendações do fabricante em relação à idade e ao tamanho corporal do paciente (p. ex., 10 mℓ para adultos, 5 mℓ para crianças)
- Obter uma amostra de urina para análise, se prescrito
- Conectar o cateter de demora à bolsa de drenagem de cabeceira ou à bolsa disposta na perna do paciente
- Fixar o cateter na pele, conforme apropriado
- Colocar a bolsa de drenagem abaixo do nível da bexiga
- Manter o sistema de drenagem urinária fechado e sem obstruções
- Monitorar a ingestão e eliminação de líquidos
- Executar ou orientar sobre o cateterismo intermitente limpo, quando apropriado
- Executar o cateterismo residual pós-micção, conforme necessário
- Documentar os cuidados, incluindo o tamanho e o tipo de cateter, além da quantidade de enchimento do balão
- Assegurar a remoção do cateter assim que indicado pela condição do paciente
- Orientar sobre os cuidados adequados com o cateter

1ª edição 1992; revisada em 2013, 2024

Cateterismo vesical: externo 0581

Definição: colocação de um dispositivo externo para drenagem de urina

Atividades:
- Determinar as indicações clínicas para colocação do sistema de drenagem
- Verificar a identificação e garantir ausência de alergias a materiais do cateter
- Explicar o procedimento e o motivo para o cateterismo
- Organizar o material apropriado
- Ajustar a aspiração a 40 mmHg contínuos para o dispositivo feminino
- Conectar todos os cateteres, recipiente de coleta e cateter externo à aspiração e verificar para garantir que a aspiração esteja funcionando para os dispositivos femininos
- Assegurar a privacidade e o posicionamento adequado para discrição do paciente (ou seja, expor apenas pernas e genitália)
- Assegurar a iluminação adequada para visualização da anatomia
- Higienizar a área perineal com água e sabão, evitando o uso de cremes de barreira
- Realizar a inspeção da pele para garantir pele intacta antes de aplicar o dispositivo
- Retrair o prepúcio para homens não circuncidados, limpar a haste peniana por baixo e recolocar o prepúcio
- Cortar os pelos da base do pênis, se necessário
- Aplicar adesivo, fita adesiva ou revestimento protetor na haste peniana, de acordo com as instruções do fabricante
- Aplicar a bainha do preservativo pré-enrolada no pênis, certificando-se de que a área do funil esteja contra a glande, mas sem esfregá-la
- Aderir a bainha do preservativo ao pênis, evitando o seu enrugamento ou constrição ao redor da haste peniana
- Conectar ao sistema de drenagem ou bolsa de fixação à perna abaixo do nível da bexiga, conforme indicado
- Avaliar o pênis 30 minutos após a aplicação quanto a efeitos adversos (p. ex., edema, descoloração, ausência de fluxo urinário)
- Posicionar a mulher de forma que as pernas, glúteos e lábios vaginais possam ser facilmente separados para colocação do cateter externo
- Colocar o lado do dispositivo com a gaze macia entre os lábios separados e o glúteo, assegurando que a parte superior da gaze esteja alinhada com o púbis
- Colocar as pernas juntas após posicionar o cateter externo e assegurar que a sucção esteja ligada
- Alinhar a comadre para evacuações de forma que a sucção do cateter não seja comprometida, conforme necessário
- Documentar os cuidados, incluindo o tipo de cateter e a tolerância do procedimento

- Manter o sistema de drenagem urinária fechado e sem obstruções
- Monitorar a ingestão e a eliminação de líquidos
- Substituir o cateter de acordo com o protocolo institucional (p. ex., a cada 8 a 12 horas ou se estiver sujo com fezes ou sangue)
- Remover o cateter afastando completamente as pernas, deixando a sucção ligada e puxando o cateter suavemente para longe dos lábios genitais
- Trocar o cateter de preservativo, de acordo com a política institucional
- Assegurar a remoção do cateter, conforme indicado pela condição do paciente
- Orientar o paciente sobre os cuidados adequados com o cateter

8ª edição 2024

Cateterismo vesical: intermitente 0582

Definição: uso periódico e regular de um cateter para esvaziar a bexiga

Atividades:
- Revisar as informações abrangentes e individualizadas da avaliação urinária, com foco nas causas da incontinência ou retenção (p. ex., débito urinário, padrão miccional, função cognitiva, problemas urinários ou uroginecológicos preexistentes)
- Verificar a identificação e assegurar a ausência de alergias aos materiais do cateter
- Mensurar o volume residual utilizando a ultrassonografia ou *scanner* de bexiga, se apropriado
- Implementar o protocolo de cateterismo vesical, conforme apropriado
- Explicar sobre a finalidade, os suprimentos, o método e a justificativa do cateterismo intermitente
- Selecionar um tamanho de cateter que seja pequeno o suficiente para reduzir o risco de trauma, mas grande o suficiente para a drenagem
- Colocar na posição apropriada
- Higienizar o meato e a área ao redor com solução antisséptica, de acordo com o protocolo da instituição usando técnica estéril
- Utilizar lubrificante na ponta do cateter ou aplicar diretamente na uretra, conforme apropriado
- Utilizar técnica asséptica para o cateterismo
- Monitorar cor, odor e aparência da urina
- Mensurar o volume de urina drenado
- Coletar a urina para exames de rotina, conforme necessário
- Manter um registro detalhado da rotina de cateterismo, ingestão e eliminação de líquidos
- Orientar sobre sinais e sintomas de infecção do sistema urinário
- Orientar sobre a técnica limpa de cateterismo intermitente, se apropriado
- Explicar a importância e demonstrar a higiene adequada das mãos
- Determinar a disponibilidade e a vontade para realizar o autocateterismo intermitente em domicílio
- Demonstrar o procedimento e utilizar a técnica *teach-back* (paciente é solicitado a repetir a informação que recebeu) para garantir a compreensão, conforme apropriado
- Determinar o esquema de cateterismo com base na avaliação urinária abrangente e individualizada
- Determinar a necessidade de antibioticoterapia profilática
- Orientar para a realização do cateterismo antes de dormir, a fim de reduzir a noctúria, se necessário
- Auxiliar a desenvolver uma rede de apoio social (ou seja, família, amigos, profissionais, instituições) que pode auxiliar na condição de saúde
- Orientar a equipe designada sobre como monitorar e dar suporte aos pacientes que realizam autocateterismo em ambientes comunitários (p. ex., creche, escola, casas de repouso), se apropriado

1ª edição 1992; revisada em 1996, 2000, 2024

Checagem de substância controlada 7620

Definição: promoção do uso apropriado e manutenção da segurança de substâncias controladas

Atividades:
- Contabilizar o acesso a substâncias controladas o tempo todo
- Seguir o protocolo da instituição para dispensar e administrar substâncias controladas
- Contar todas as substâncias controladas com o enfermeiro do outro turno
- Inspecionar a embalagem de substâncias controladas para verificar sinais de adulteração
- Relatar discrepâncias imediatamente, conforme a política da instituição
- Seguir o protocolo da instituição para resolver discrepâncias
- Trancar o armário de substâncias controladas depois de terminada a contagem
- Documentar a precisão da contagem em formulário apropriado
- Contar as substâncias controladas recebidas da farmácia
- Retornar substâncias controladas sem uso rotineiro para a farmácia
- Documentar se houver necessidade de desprezar substâncias controladas
- Manter-se atualizado(a) sobre as regulamentações federais e estaduais referentes ao uso de substâncias controladas
- Monitorar evidências de administração indevida ou desvio de substâncias controladas (p. ex., funcionário que chega antes do horário, que fica até tarde, que trabalha no dia da folga; que se oferece para medicar pacientes de outros profissionais; que faz pausas frequentes para ir ao banheiro; pacientes que relatam falta

de alívio da dor apesar de prescrição adequada de medicamento analgésico)
- Analisar os relatórios de computador, quando disponíveis, para identificar atitudes atípicas de profissionais em relação ao uso de substâncias controladas
- Relatar suspeita de má administração ou desvio de substâncias controladas, de acordo com a política da instituição

2ª edição 1996; revisada em 2018

Coaching em saúde 5305

Definição: ajuda a indivíduos para fazerem escolhas e mudanças de comportamento que promovam sua saúde e bem-estar geral

Atividades:
- Criar um relacionamento que promova confiança e intimidade
- Respeitar o indivíduo como autoridade sobre sua própria saúde e bem-estar
- Ouvir atentamente e validar a compreensão da experiência do indivíduo
- Rever todos os aspectos da vida do indivíduo pertinentes à melhoria da saúde
- Encaminhar o indivíduo para outros profissionais e serviços, conforme apropriado
- Ajudar o indivíduo a considerar o estágio de preparação para a mudança (p. ex., pré-contemplação, contemplação, preparação, ação, manutenção)
- Ajudar o indivíduo a considerar seus pontos pessoais fortes, recursos e barreiras à mudança
- Acompanhar as preocupações do indivíduo de uma forma que leve à identificação de objetivos que serão o foco do processo de *coaching*
- Envolver o indivíduo na formulação de metas que sejam específicas, mensuráveis, realistas e com cronograma definido
- Apoiar a sabedoria interior, a intuição e a capacidade inata do indivíduo de saber o que é melhor para si mesmo
- Auxiliar o indivíduo a identificar estratégias para atingir as metas
- Criar com o indivíduo um plano de ação com etapas claramente definidas e resultados esperados
- Reforçar os pontos fortes e os recursos individuais para a direção e ação escolhidas
- Solicitar que o indivíduo se comprometa com o plano e tome medidas para seguir em frente
- Fornecer suporte para novas ideias, comportamentos e ações que envolvam assumir riscos ou medo do fracasso
- Facilitar ao indivíduo a tomada de decisões que levem à obtenção das metas desejadas e à prevenção de recaídas
- Auxiliar o indivíduo a avaliar a eficácia das ações em relação ao alcance das metas esperadas
- Apoiar a autonomia reconhecendo que o indivíduo é o determinante do progresso e do sucesso
- Documentar avaliação do progresso e alcance das metas de *coaching*

7ª edição 2018

Colaboração com prestadores de cuidados de saúde 7685

Definição: trabalho interprofissional para fornecer cuidados de saúde de qualidade

Atividades:
- Estabelecer relacionamento de trabalho com equipe interprofissional
- Participar da orientação da equipe interprofissional
- Auxiliar os prestadores de cuidados de saúde a aprender as rotinas da unidade de atendimento
- Participar de programas educacionais
- Incentivar a comunicação aberta e direta
- Acompanhar mensagens eletrônicas importantes (p. ex., textos, *e-mails*) com contato verbal
- Incentivar o uso de ferramentas de comunicação estruturadas (p. ex., Situação, Histórico, Avaliação, Recomendação [SBAR]) para promover uma comunicação clara, conforme necessário
- Criar e utilizar sistema para informar equipe interprofissional sobre cuidadores designados
- Orientar os residentes e os profissionais de saúde em rotinas desconhecidas
- Alertar a equipe interprofissional sobre mudanças nos procedimentos programados
- Discutir as preocupações com os cuidados ou questões relacionadas com a prática diretamente com o profissional de saúde envolvido
- Incentivar a expressar preocupações à equipe interprofissional
- Relatar mudanças de *status*, conforme apropriado
- Participar de rondas à beira do leito e de equipes de cuidados interprofissionais, conforme apropriado
- Participar de comitês interprofissionais para abordar questões clínicas
- Utilizar projetos e comitês interprofissionais como fóruns
- Fornecer informações apropriadas à equipe interprofissional
- Acompanhar solicitações de novos equipamentos ou suprimentos da equipe interprofissional
- Fornecer *feedback* à equipe interprofissional sobre mudanças na prática, no equipamento e na equipe
- Incluir equipe interprofissional em serviços internos para novos equipamentos ou mudanças na prática
- Incentivar a equipe interprofissional a participar de programas de educação colaborativa
- Apoiar atividades de pesquisa colaborativa e melhoria da qualidade

8ª edição 2024

Coleta de amostra de sangue capilar 4035

Definição: obtenção de uma amostra arteriovenosa de um local periférico do corpo, como o calcanhar, o dedo da mão ou outro local transcutâneo

Atividades:
- Verificar a identificação correta do paciente
- Minimizar a ansiedade do paciente utilizando procedimentos adequados à idade
- Manter precauções-padrão
- Selecionar o local da punção (p. ex., região externa inferior do calcanhar, laterais das falanges distais dos dedos das mãos ou dos pés, locais alternativos, como o antebraço)
- Oferecer medidas de alívio da dor antes da punção venosa ou punção capilar no calcanhar
- Aquecer o local durante cerca de 5 minutos caso a amostra seja arterializada, conforme protocolo da instituição
- Usar técnica asséptica durante a punção da pele, conforme protocolo da instituição
- Selecionar o comprimento da lanceta de acordo com a idade (p. ex., 0,85 mm para lactentes ou crianças pequenas, 2,2 mm para crianças mais velhas ou adultos)
- Perfurar a parte externa do calcanhar não mais que 1,5 mm para crianças com mais de 6 meses, mas menos de 8 anos, e até 2,4 mm para crianças com mais de 8 anos
- Puncionar a pele com um golpe rápido, contínuo e deliberado, com lanceta ou dispositivo aprovado para punção, de acordo com as especificações do fabricante
- Limpar a primeira gota de sangue com gaze seca
- Coletar sangue de acordo com o teste a ser feito (p. ex., pingar uma gota de sangue na área especificada do papel-filtro ou das tiras de teste; coletar sangue diretamente em tubos por ação capilar, à medida que as gotículas se formam)
- Aplicar pressão intermitente o mais afastado possível do local da punção para promover o fluxo de sangue
- Evitar hemólise causada por compressão excessiva ou "ordenha" no local da punção
- Atender as diretrizes do fabricante quanto ao tempo dos testes e à conservação da amostra de sangue (p. ex., lacre dos tubos com sangue), conforme necessário
- Rotular a amostra de acordo com o protocolo da instituição
- Orientar amostra ao laboratório, conforme necessário
- Fazer curativo no local, conforme necessário
- Ensinar e monitorar a autocoleta de sangue capilar, conforme apropriado
- Descartar o equipamento corretamente
- Documentar a conclusão da coleta de sangue capilar

4ª edição 2004; revisada em 2024

Coleta de dados forenses 7940

Definição: coleta e registro de dados pertinentes do paciente para um relatório forense

Atividades:
- Estabelecer relacionamento com o paciente ou outra pessoa significativa, conforme apropriado
- Estabelecer relação de trabalho colaborativa com todos os examinadores adicionais
- Completar todas as partes do exame, incluindo as de praxe
- Registrar omissões nos exames, incluindo justificativa para elas
- Fornecer apenas fatos (p. ex., o que foi examinado; o que era normal e o que era anormal) conforme visto no momento do exame
- Descrever as lesões físicas por tamanho, cor, tipo de lesão, localização (adicionar profundidade e trajetória, se indicado)
- Medir as lesões em centímetros, incluindo as maiores dimensões perpendiculares das lesões irregulares
- Descrever as lesões de forma simples e com cores básicas, tanto quanto possível (p. ex., vermelho, azul, roxo, marrom)
- Determinar a localização da lesão em duas dimensões (comprimento e ponto de vista da linha média) dividindo o corpo em linha média anterior e linha média posterior, descrevendo em termos da distância à direita ou à esquerda da linha média
- Medir consistentemente a partir do centro da lesão descrita
- Registrar todas as contusões imediatamente, pois as marcas desaparecerão e serão perdidas como evidência
- Registrar a direcionalidade de abrasões usando o acúmulo de células da pele no lado oposto da força
- Diferenciar lacerações de ferimentos incisos e penetrantes
- Observar a ordem dos ferimentos e por que cada um é conhecido como primeiro, segundo etc., se possível
- Evitar longas listas de instrumentos prováveis de dano (implica incerteza e incompetência com o exame)
- Determinar a trajetória da lesão
- Descrever completamente os ferimentos por arma de fogo (p. ex., presença ou ausência de resíduo de pólvora, manchas, anel de abrasão etc.)
- Descrever os ferimentos por arma de fogo como o mostrador de um relógio e identificar no relatório onde fica a posição de 12h no corpo
- Descrever quaisquer hematomas ou mudanças de coloração ao redor de ferimentos de bala, incluindo quaisquer marcas de cano da arma
- Usar diagramas corporais e fotografias para complementar o relatório escrito
- Seguir as regras sobre as informações que devem ser adicionadas a cada diagrama corporal (p. ex., número do caso, nome da vítima, data e hora do exame, hora de término, nomes e números de identificação das pessoas presentes durante o exame)
- Desenhar todas as características de identificação (p. ex., cicatrizes, tatuagens, esmaltes, *piercings* corporais, lesões na pele)
- Desenhar cicatrizes em sua orientação no corpo
- Tirar fotos de ferimentos de forma semelhante à fotografia da cena do crime (p. ex., vítima como parte da cena do crime, número do caso em cada fotografia), garantindo que o número do caso não cubra ou ofusque os ferimentos

- Obter fotografias iniciais como fotografias gerais de corpo inteiro antes que os ferimentos sejam limpos
- Obter o próximo conjunto de fotos em plano médio e mais próximo com identificadores ou pontos de referência (p. ex., mamilo em uma ferida no peito)
- Obter fotos finais como fotos em *close* (a lesão preenchendo quase todo o quadro com um pequeno número de identificação) antes e depois da limpeza
- Garantir que duas fotografias sejam obtidas em fotos com marcador (uma com e outra sem), certificando-se que nada seja coberto na foto com o marcador
- Garantir que as fotografias dos ferimentos sejam tiradas perpendicularmente à superfície da pele para evitar distorções
- Garantir que as fotografias incluam uma escala de medida para perspectiva
- Garantir que escalas de cores sejam adicionadas às fotografias de ferimentos coloridos para evitar distorção de cores
- Lavar as áreas feridas e secar antes de fotografar para evitar reflexos de umidade e garantir o seu uso no júri
- Descrever roupas (p. ex., marca, tamanho), joias e objetos pessoais
- Registrar onde os objetos foram encontrados (p. ex., relógio de metal amarelo no pulso esquerdo)
- Registrar informações pertinentes relacionadas com os itens (p. ex., ferimento a bala com pólvora na camisa)
- Garantir que todos os itens sejam fotografados
- Diagramar todas as intervenções médicas (p. ex., eletrodos de ECG, tubos endotraqueais, IV ou vesicais)
- Coletar e embalar todos os espécimes em sacos de papel claramente etiquetados
- Registrar a data, hora, tipo e método de coleta de todos os espécimes
- Utilizar o protocolo correto de cadeia de evidências para todos os espécimes
- Registrar informações ou eventos adicionais que se desenrolam posteriormente como um relatório complementar
- Descrever todas as respostas a informações ou eventos adicionais que se desenrolam posteriormente (p. ex., exame de agressão sexual concluído 24 horas depois, após a apresentação de evidências indicando que ocorreu uma agressão sexual)
- Planejar visitas diárias de acompanhamento com as vítimas para documentar os padrões de lesões em evolução, se possível
- Preparar relatórios conforme os requisitos de evidências legais do estado (p. ex., data completa; hora militar; tinta preta; sem corretivo; páginas numeradas, incluindo todos os diagramas e planilhas; todas as páginas rubricadas; sem espaços em branco)
- Seguir o protocolo do hospital ou do médico-legista para salvar os relatórios originais; se for autônomo, gravar seus próprios originais
- Fornecer uma folha de registro na qual todos os contatos sobre o caso sejam registrados em arquivo com o caso
- Gerar um relatório intitulado "Relatório alterado" para qualquer informação que precise ser reescrita ou corrigida devido a um erro, incluindo data e hora do novo relatório, motivo da geração, descrição do erro no relatório original e correção
- Obter informações de peritos adicionais (p. ex., médico-legista, médico de pronto-socorro, enfermeiro de pronto-socorro) quando não for possível obter informações por si mesmo (p. ex., trajetória da lesão, profundidade da lesão)
- Documentar informações, informante e título, data e hora da coleta de dados, ao obter informações de peritos adicionais
- Fornecer aconselhamento adequado e cuidados de acompanhamento para vítimas e familiares, conforme indicado

5ª edição 2008

Consulta 7910

Definição: uso de conhecimento especializado para propiciar que indivíduos, famílias, grupos ou instituições atinjam objetivos identificados

Atividades:
- Identificar a finalidade da consulta
- Determinar o método de comunicação preferido (p. ex., pessoalmente, telefone, vídeo, teleconsulta)
- Considerar a cultura, a etnia e o contexto ao desenvolver relacionamentos consultivos
- Coletar dados para identificar a natureza do problema
- Identificar e esclarecer as expectativas de todas as partes envolvidas
- Identificar a estrutura de responsabilização
- Determinar o modelo apropriado de consulta a ser usado (p. ex., aquisição de modelo especializado, modelo de consulta de processo)
- Identificar as expectativas de custos, conforme apropriado
- Identificar mutuamente os desfechos desejados com o objetivo de resolver o problema
- Desenvolver um contrato escrito para definir o acordo e evitar mal-entendidos
- Promover a capacidade das pessoas que procuram ajuda para progredir com mais autodirecionamento e responsabilidade
- Fornecer conhecimento especializado para aqueles que buscam ajuda
- Envolver aqueles que buscam ajuda durante o processo de consultoria
- Desenvolver um plano de ações e estratégias acordadas, projetadas para atingir os resultados desejados
- Responder profissionalmente à aceitação ou à rejeição de ideias
- Obter o compromisso dos tomadores de decisão para executar as ações acordadas
- Preparar um relatório final de recomendações

3ª edição 2000; revisada em 2024

Consulta por telecomunicação 8180

Definição: obtenção de informações, de escuta e fornecimento de apoio ou ensino remoto em resposta a preocupações declaradas, entre diferentes locais

Atividades:
- Identificar-se com nome e credenciais, organização; informar a pessoa se a chamada for gravada (p. ex., para a monitoração da qualidade), usando a voz para criar um relacionamento terapêutico
- Determinar se o paciente gostaria de prosseguir por telefone ou videoconferência, conforme disponível
- Informar o paciente sobre o propósito e o processo da chamada
- Obter consentimento, se indicado
- Confirmar o número de telefone do paciente ou o método de reconexão se interrompido (p. ex., endereço de *e-mail*, número da sala de bate-papo)
- Solicitar que o paciente vá a um local silencioso ou considerar o uso de fones de ouvido para minimizar o ruído de fundo, sempre que possível
- Identificar preocupações sobre o estado de saúde
- Estabelecer o nível de conhecimento e a fonte desse conhecimento
- Determinar a capacidade do paciente em compreender o ensino ou as orientações por telefone (p. ex., déficits auditivos, confusão, barreiras linguísticas)
- Obter as informações pertinentes sobre a finalidade da chamada (p. ex., diagnósticos médicos, se houver, história de saúde pregressa, método atual de tratamento, resultados dos testes)
- Falar devagar e claramente e evitar aumentar o volume da voz
- Estar ciente de sinais visuais ou sonoros de informações não compreendidas
- Considerar os aspectos culturais e socioeconômicos da resposta do paciente
- Fornecer meios de superar qualquer barreira identificada ao aprendizado ou ao uso de sistemas de apoio
- Identificar problemas reais ou potenciais relacionados com a implementação do método de autocuidado
- Fazer recomendações sobre alterações no regime de tratamento, conforme apropriado, utilizando diretrizes estabelecidas, se disponíveis
- Consultar o prestador de cuidados primários sobre as mudanças no regime de tratamento, conforme necessário
- Informar-se sobre queixas ou sintomas relacionados, de acordo com o protocolo padrão e conforme necessário e disponível
- Obter dados relacionados com a eficácia dos tratamentos atuais
- Determinar a resposta psicológica à situação e a disponibilidade do sistema de suporte
- Identificar o grau de apoio e envolvimento da família nos cuidados
- Envolver a família ou outras pessoas significativas no cuidado e no planejamento, conforme indicado
- Determinar quaisquer riscos de segurança do paciente (autor da chamada) e de outras pessoas
- Determinar se as preocupações exigem uma avaliação mais aprofundada, utilizando o protocolo padrão, conforme a necessidade
- Utilizar ferramentas de triagem ao identificar indivíduos que possam precisar de uma avaliação mais abrangente e presencial
- Fornecer orientações claras sobre como acessar os cuidados necessários, se houver preocupações
- Fornecer informações sobre o regime de tratamento e as responsabilidades de autocuidado resultantes, de acordo com o escopo da prática e diretrizes estabelecidas, conforme necessário
- Fornecer informações sobre terapias e medicamentos prescritos, conforme apropriado
- Fornecer informações sobre a promoção da saúde ou educação em saúde, conforme apropriado
- Informar sobre recursos comunitários, programas educacionais, grupos de apoio e grupos de autoajuda, conforme indicado
- Fornecer os serviços de forma calma, atenciosa e solidária
- Responder às perguntas
- Determinar a compreensão das informações prestadas
- Utilizar a técnica *teach-back* (paciente é solicitado a repetir a informação que recebeu) para garantir a compreensão
- Manter a confidencialidade, conforme indicado
- Documentar quaisquer avaliações, conselhos, orientações ou outras informações fornecidas, de acordo com as diretrizes organizacionais específicas
- Seguir as diretrizes para investigar ou relatar situações suspeitas de maus-tratos com crianças, idosos ou familiares
- Acompanhar para determinar a disposição
- Documentar a disposição e as ações pretendidas do paciente
- Determinar a necessidade e os intervalos de tempo para avaliação intermitente adicional, conforme apropriado
- Determinar como o paciente ou membro da família pode ser localizado para retorno do contato, conforme apropriado
- Documentar a permissão para o retorno de chamada e identificar as pessoas capazes de receber informações sobre a chamada
- Discutir e resolver problemas de contato com a ajuda de supervisores ou colegas

2ª edição 1996; revisada em 2000, 2024

Contenção de custos 7630

Definição: gestão e facilitação do uso eficiente e efetivo dos recursos

Atividades:
- Utilizar suprimentos e equipamento de maneira eficiente e efetiva
- Documentar os recursos atuais ou utilizados anteriormente
- Determinar o ambiente de cuidado de saúde adequado necessário para prestar serviços (p. ex., cuidados

- domiciliares, cuidados de urgência, serviço de emergência, clínica, cuidados de fase aguda, cuidados a longo prazo)
- Atribuir pessoal dentro do orçamento de acordo com as necessidades do paciente
- Aplicar tecnologia para auxiliar no orçamento e contenção de custos (p. ex., programas de pessoal, rastreamento de produtos, programas de previsão de fornecimento)
- Comunicar e coordenar as necessidades de cuidados do paciente com outros departamentos para que sejam prestados em tempo hábil
- Avaliar a necessidade de cuidados de saúde (p. ex., procedimentos, exames laboratoriais, atendimento em especialidade)
- Negociar com membros da equipe interprofissional para evitar exames e procedimentos desnecessários ou duplicados
- Dar alta ao paciente quando os cuidados não são mais necessários
- Investigar preços competitivos para suprimentos e equipamentos
- Determinar se os suprimentos devem ser descartáveis ou reutilizáveis, comprados ou alugados
- Assegurar que os suprimentos e equipamentos tenham preços competitivos
- Usar documentação padronizada para conter custos e manter a qualidade
- Colaborar com as equipes interdisciplinares para conter custos e manter a qualidade
- Utilizar programas de melhoria da qualidade para monitorar a prestação de cuidados de qualidade ao paciente de maneira custo-efetiva
- Avaliar os serviços e programas quanto à custo-efetividade continuamente
- Identificar mecanismos para reduzir os custos
- Informar sobre custo, tempo e alternativas de quando e onde adquirir serviços de atendimento à saúde
- Informar sobre custo, tempo e alternativas envolvidas em exame ou procedimento específico
- Encorajar paciente/família a fazer perguntas sobre serviços e custos
- Discutir a situação financeira conforme apropriado
- Explorar opções criativas para garantir os recursos necessários
- Utilizar a técnica *teach-back* (paciente é solicitado a repetir a informação que recebeu) para garantir a compreensão

3ª edição 2000; revisada em 2024

Contenção física 6580

Definição: aplicação, monitoração e remoção dos dispositivos de contenção mecânica ou contenções manuais utilizadas para limitar a mobilidade física do paciente

Atividades:
- Obter uma prescrição médica ou conferir com um médico em 1 hora após o início da contenção
- Renovar as prescrições de contenção física de acordo com as regras e regulamentos estaduais e os padrões de cuidados profissionais
- Certificar-se de que a avaliação presencial seja conduzida por um profissional devidamente acreditado em 1 hora após o início do uso das contenções físicas
- Avaliar a necessidade de contenção a cada hora
- Fornecer ao paciente um ambiente privado, mas adequadamente supervisionado, em situações nas quais o senso de dignidade do paciente possa diminuir pelo uso das contenções físicas
- Fornecer equipe suficiente para auxiliar na aplicação segura dos dispositivos de contenção física ou de contenções manuais
- Designar um membro da equipe de enfermagem para orientar a equipe e se comunicar com o paciente durante a aplicação das contenções físicas
- Utilizar a contenção apropriada ao conter manualmente o paciente em emergências ou durante o transporte
- Orientar o paciente e outras pessoas significativas sobre os comportamentos que necessitaram da intervenção
- Explicar o procedimento, a finalidade e o período de tempo da intervenção para o paciente e outras pessoas significativas, de forma compreensível e não punitiva
- Explicar os comportamentos necessários para a suspensão da intervenção ao paciente e a outras pessoas significativas
- Monitorar a resposta do paciente ao procedimento
- Não fixar as contenções às grades laterais do leito
- Prender as contenções fora do alcance do paciente
- Fornecer supervisão adequada para monitorar o paciente e permitir ações terapêuticas, conforme necessário
- Providenciar conforto psicológico ao paciente, conforme necessário
- Proporcionar atividades de diversão (p. ex., televisão, ler para o paciente, visitantes, celulares/telas) para facilitar a cooperação do paciente com a intervenção, quando apropriado
- Administrar medicamentos para ansiedade ou agitação
- Monitorar a condição da pele nos locais de contenção
- Monitorar frequentemente a cor, a temperatura e a sensibilidade nas extremidades contidas
- Permitir movimentos e exercícios, de acordo com o nível de autocontrole, condição clínica e habilidades do paciente
- Posicionar o paciente para facilitar o conforto e prevenir aspirações e rupturas da pele
- Providenciar o movimento das extremidades em pacientes com múltiplas contenções, alternando a remoção e a reaplicação de uma contenção por vez, conforme a segurança permitir
- Auxiliar com mudanças periódicas na posição do corpo
- Fornecer ao paciente dependente um meio de solicitar ajuda (p. ex., campainha ou luz de chamada) quando o cuidador ou acompanhante não estiver presente
- Auxiliar nas necessidades relacionadas com nutrição, excreção, hidratação e higiene pessoal
- Avaliar, em intervalos regulares, a necessidade do paciente de intervenção restritiva continuada
- Envolver o paciente em atividades para melhorar a força, a coordenação, o julgamento e a orientação

- Envolver o paciente na tomada de decisões para avaliar a possibilidade de mudança na contenção para um padrão mais ou menos restritivo, quando apropriado
- Remover as contenções gradualmente (p. ex., uma de cada vez, se houver contenções em quatro pontos), conforme aumento do autocontrole
- Monitorar a resposta do paciente à remoção das contenções
- Ao término da intervenção de contenção, conversar com o paciente e a equipe sobre as circunstâncias que levaram ao uso da intervenção, bem como quaisquer preocupações do paciente sobre a intervenção em si
- Prover o nível seguinte apropriado de ação restritiva (p. ex., restrição de área ou isolamento), conforme necessário
- Implementar alternativas às contenções, como sentar-se em uma cadeira de rodas ou supervisão de perto, conforme apropriado
- Informar a família sobre os riscos e benefícios das contenções e sobre a redução das contenções
- Documentar a justificativa para o uso da intervenção de contenção, a resposta do paciente à intervenção, a condição física do paciente, os cuidados de enfermagem prestados durante a intervenção e a justificativa para o término da intervenção

1ª edição 1992; revisada em 1996, 2018

Contenção química 6430

Definição: administração e monitoração do uso temporário de agentes psicotrópicos, hipnóticos ou ansiolíticos usados para controlar comportamento ou movimentos

Atividades:
- Identificar comportamentos que necessitam de intervenção (p. ex., agitação, violência)
- Implementar intervenções alternativas para tentar eliminar a necessidade de contenção
- Proporcionar atividades recreativas antes do uso de contenções (p. ex., televisão, visitantes)
- Explicar o procedimento, o propósito e a duração da intervenção para o paciente e pessoa significativa em termos compreensíveis
- Obter consentimento conforme apropriado
- Seguir os seis certos de administração de medicamentos
- Observar história de saúde e alergias do paciente
- Monitorar a resposta do paciente ao medicamento
- Monitorar o nível de consciência
- Monitorar a sedação, a agitação e estado mental usando escalas validadas, conforme apropriado
- Monitorar sinais vitais (p. ex., frequência respiratória, saturação de oxigênio, temperatura, pressão arterial, nível de CO_2 expirado)
- Fornecer nível adequado de supervisão/vigilância para monitorar o paciente e possibilitar ações terapêuticas, conforme necessário
- Fornecer conforto físico, psicológico e psicossocial, conforme necessário
- Monitorar as condições da pele, cor, temperatura e sensibilidade
- Proporcionar movimento e exercício, de acordo com o nível de autocontrole, condição e habilidades
- Posicionar o paciente de modo confortável, para evitar aspiração e ruptura da pele
- Auxiliar nas necessidades relacionadas com a nutrição, eliminação, hidratação e higiene pessoal
- Avaliar a necessidade de intervenção restritiva contínua em intervalos regulares
- Envolver o paciente nas tomadas de decisão para mudar para um tipo mais/menos restritivo, quando apropriado
- Registrar a resposta do paciente aos medicamentos de acordo com o protocolo da instituição

4ª edição 2004; revisada em 2024

Controle acidobásico 1910

Definição: promoção do equilíbrio acidobásico e prevenção de complicações resultantes do seu desequilíbrio

Atividades:
- Manter as vias aéreas desobstruídas
- Posicionar para facilitar a ventilação adequada (p. ex., abrir as vias aéreas e elevar a cabeceira da cama)
- Manter acesso IV desobstruído
- Monitorar as tendências no pH arterial, $PaCO_2$ e HCO_3 para verificar o tipo específico de desequilíbrio (p. ex., respiratório ou metabólico) e mecanismos fisiológicos compensatórios presentes (p. ex., compensação pulmonar ou renal, tampões fisiológicos)
- Manter avaliações simultâneas do pH arterial e eletrólitos plasmáticos para planejamento preciso do tratamento
- Monitorar gasometria arterial e os níveis de eletrólitos séricos e urinários, conforme apropriado
- Obter amostra solicitada para análise laboratorial do equilíbrio acidobásico (p. ex., sangue para gasometria arterial, urina e soro), conforme apropriado
- Monitorar possíveis etiologias antes de tentar tratar os desequilíbrios acidobásicos, pois é mais eficaz tratar a etiologia que o desequilíbrio
- Diferenciar patologias que necessitam de intervenção direta daquelas que requerem cuidados de suporte
- Monitorar complicações da correção de desequilíbrios acidobásicos (p. ex., redução rápida da alcalose respiratória crônica resultando em acidose metabólica)
- Monitorar distúrbios acidobásicos mistos (p. ex., alcalose respiratória primária e acidose metabólica primária)
- Monitorar o padrão respiratório

- Monitorar os determinantes da oferta de oxigênio aos tecidos (p. ex., PaO$_2$, SaO$_2$ e níveis de hemoglobina e débito cardíaco), se disponíveis
- Monitorar os sintomas de insuficiência respiratória (p. ex., níveis baixos de PaO$_2$ e elevados de PaCO$_2$ e fadiga dos músculos respiratórios)
- Monitorar determinantes do consumo de oxigênio (p. ex., níveis de SvO$_2$ e avDO$_2$), se disponíveis
- Monitorar a ingestão e a eliminação
- Monitorar o estado hemodinâmico, incluindo níveis de pressão venosa central (PVC), pressão arterial média (PAM), pressão da artéria pulmonar (PAP) e pressão de oclusão da artéria pulmonar (POAP), se disponível
- Monitorar a perda de ácido (p. ex., vômitos, eliminação nasogástrica, diarreia e diurese), conforme apropriado
- Monitorar a perda de bicarbonato (p. ex., drenagem de fístula e diarreia), conforme apropriado
- Monitorar o estado neurológico (p. ex., nível de consciência e confusão)
- Fornecer suporte ventilatório mecânico, se necessário
- Providenciar hidratação adequada e restauração dos volumes normais de líquidos, se necessário
- Providenciar a restauração dos níveis normais de eletrólitos (p. ex., potássio e cloreto), se necessário
- Administrar medicamentos prescritos com base nas tendências do pH arterial, PaCO$_2$, HCO$_3$ e eletrólitos séricos, conforme apropriado
- Orientar o paciente a evitar o uso excessivo de medicamentos que contenham HCO$_3$, conforme apropriado
- Sedar o paciente para reduzir a hiperventilação, se apropriado
- Tratar a febre, conforme apropriado
- Administrar medicamento analgésico, conforme apropriado
- Administrar oxigenoterapia, conforme apropriado
- Administrar agentes microbianos e broncodilatadores, conforme apropriado
- Administrar oxigênio de baixo fluxo e monitorar a narcose por CO$_2$ em caso de hipercapnia crônica
- Orientar o paciente e/ou família sobre as ações instituídas para tratar o desequilíbrio acidobásico

1ª edição 1992; revisada em 2013

Controle acidobásico: acidose metabólica 1911

Definição: promoção do equilíbrio acidobásico e prevenção de complicações resultantes de níveis séricos de HCO$_3$ menores que o desejado ou níveis séricos de íons hidrogênio maiores que o desejado

Atividades:
- Manter as vias aéreas desobstruídas
- Monitorar o padrão respiratório
- Manter acesso IV desobstruído
- Monitorar possíveis etiologias antes de tentar tratar desequilíbrios acidobásicos (pois é mais eficaz tratar a etiologia que o desequilíbrio)
- Diferenciar patologias que necessitem de intervenção direta daquelas que requeiram cuidados de suporte
- Monitorar as causas do déficit de HCO$_3$ ou excesso de íons hidrogênio (p. ex., ingestão de metanol ou etanol, uremia, cetoacidose diabética, cetoacidose alcoólica, acidose láctica, sepse, hipotensão, hipoxia, isquemia, ingestão de isoniazida ou ferro, toxicidade de salicilato, diarreia, hiperalimentação, hiperparatireoidismo)
- Calcular o *anion gap* para auxiliar na determinação das causas da acidose metabólica (p. ex., o hiato não aniônico indica causas influenciadas por eletrólitos; o *anion gap* indica causas de perda de bicarbonato)
- Usar mnemônicos para auxiliar na determinação das causas da acidose metabólica (p. ex., MUDPILES: ingestão de Metanol, Uremia, cetoacidose Diabética, alcoólica ou por inanição, ingestão de Paraldeído, intoxicação por Isoniazida ou ferro, acidose Láctica, ingestão de Etilenoglicol, ingestão de Salicilato; HARDUP: Hiperalimentação, Acetazolamida, acidose tubular Renal, insuficiência renal, Diarreia e diuréticos, Ureteroenterostomia, fístula Pancreática)
- Monitorar os desequilíbrios eletrolíticos associados à acidose metabólica (p. ex., hiponatremia, hiperpotassemia ou hipopotassemia, hipocalcemia, hipofosfatemia e hipomagnesemia), conforme apropriado
- Monitorar sinais e sintomas de agravamento do déficit de HCO$_3$ ou excesso de íons hidrogênio (p. ex., respirações de Kussmaul-Kien, fraqueza, desorientação, cefaleia, anorexia, coma, nível de pH urinário menor que 6, nível de HCO$_3$ plasmático menor que 22 mEq/ℓ, nível de pH plasmático menor que 7,35, excesso de base menor que −2 mEq/ℓ, hiperpotassemia associada e possível déficit de CO$_2$)
- Administrar líquidos conforme indicado para perdas excessivas decorrentes de problemas subjacentes (p. ex., diarreia, diuréticos, hiperalimentação)
- Administrar agentes HCO$_3$ orais ou parenterais, se apropriado
- Use agentes parenterais de HCO$_3$ com cautela em prematuros, neonatos e crianças pequenas
- Evitar a administração de medicamentos que resultem em redução do nível de HCO$_3$ (p. ex., soluções contendo cloreto e resinas de troca aniônica), conforme apropriado
- Prevenir complicações decorrentes da administração excessiva de HCO$_3$ (p. ex., alcalose metabólica, hipernatremia, sobrecarga de volume, diminuição da oferta de oxigênio, diminuição da contratilidade cardíaca e aumento da produção de ácido láctico)
- Administrar insulina prescrita, hidratação com líquidos (isotônicos e hipotônicos) e potássio para tratamento de cetoacidose diabética, conforme apropriado
- Administrar medicamentos prescritos para tratamento de ingestão inadequada de substâncias (p. ex., álcool, salicilato, etilenoglicol) ou insuficiência renal
- Monitorar a ingestão e a eliminação
- Monitorar os determinantes da oferta de oxigênio aos tecidos (p. ex., PaO$_2$, SaO$_2$ e níveis de hemoglobina e débito cardíaco), conforme apropriado
- Reduzir o consumo de oxigênio (p. ex., promover conforto, controlar a febre e reduzir a ansiedade), conforme apropriado
- Monitorar a perda de bicarbonato pelo sistema gastrintestinal (p. ex., diarreia, fístula pancreática, fístula do intestino delgado e conduto ileal), conforme apropriado
- Monitorar a diminuição de bicarbonato e o acúmulo de ácido devido ao excesso de ácidos não voláteis (p. ex., insuficiência renal, cetoacidose diabética, hipoxia tecidual e fome), conforme apropriado

- Preparar o paciente com insuficiência renal para diálise (ou seja, auxiliar na colocação do cateter para diálise), conforme apropriado
- Auxiliar na diálise (p. ex., hemodiálise ou diálise peritoneal), conforme apropriado
- Orientar sobre precauções contra convulsões
- Proporcionar higiene oral frequente
- Manter repouso no leito, conforme indicado
- Monitorar as manifestações de agravamento da acidose metabólica no SNC (p. ex., cefaleia, sonolência, diminuição da atividade mental, convulsões e coma), conforme apropriado
- Monitorar as manifestações cardiopulmonares de agravamento da acidose metabólica (p. ex., hipotensão, hipoxia, arritmias e respiração de Kussmaul-Kien), conforme apropriado
- Monitorar as manifestações gastrintestinais de agravamento da acidose metabólica (p. ex., anorexia, náuseas e vômitos), conforme apropriado
- Fornecer nutrição adequada para pacientes com acidose metabólica crônica
- Fornecer medidas de conforto para lidar com os efeitos gastrintestinais da acidose metabólica
- Incentivar uma dieta pobre em carboidratos para diminuir a produção de CO_2 (p. ex., administração de hiperalimentação e nutrição parenteral total), conforme apropriado
- Monitorar os níveis de cálcio e fosfato em pacientes com acidose metabólica crônica para prevenir a perda óssea
- Orientar o paciente e/ou família sobre as ações instituídas para tratar a acidose metabólica

1ª edição 1992; revisada em 2013

Controle acidobásico: acidose respiratória 1913

Definição: promoção do equilíbrio acidobásico e prevenção de complicações resultantes de níveis séricos de $PaCO_2$ ou níveis séricos de íons hidrogênio superiores ao desejado

Atividades:
- Manter as vias aéreas abertas
- Manter as vias aéreas desobstruídas (p. ex., aspiração, inserção ou manutenção de via aérea artificial, fisioterapia respiratória e tosse com respiração profunda), conforme apropriado
- Monitorar o padrão respiratório
- Manter acesso IV desobstruído
- Obter amostra solicitada para análise laboratorial do equilíbrio acidobásico (p. ex., gasometria arterial, urina e soro), conforme apropriado
- Monitorar possíveis etiologias antes de tentar tratar desequilíbrios acidobásicos (ou seja, é mais eficaz tratar a etiologia do que o desequilíbrio)
- Monitorar possíveis causas de excesso de ácido carbônico e acidose respiratória (p. ex., obstrução das vias aéreas, depressão ventilatória, depressão do SNC, doença neurológica, doença pulmonar crônica, doença musculoesquelética, trauma torácico, pneumotórax, infecção respiratória, SARA, insuficiência cardíaca, ingestão aguda de opioides, uso de medicamentos depressores respiratórios, síndrome de hipoventilação por obesidade)
- Diferenciar patologias que necessitam de intervenção direta daquelas que requerem cuidados de suporte
- Monitorar sinais e sintomas de excesso de ácido carbônico e de acidose respiratória (p. ex., tremor nas mãos que se estende para os braços, confusão, sonolência progredindo para coma, cefaleia, diminuição da resposta verbal, náusea, vômito, taquicardia, extremidades quentes e úmidas, nível de pH menor que 7,35, nível de $PaCO_2$ maior que 45 mmHg, hipocloremia associada e possível excesso de HCO_3)
- Fornecer suporte à ventilação e à permeabilidade das vias aéreas na presença de acidose respiratória e aumento do nível de $PaCO_2$, conforme apropriado
- Administrar oxigenoterapia, conforme apropriado
- Administrar agentes microbianos e broncodilatadores, conforme apropriado
- Administrar terapia medicamentosa destinada a reverter os efeitos indesejados de medicamentos sedativos (p. ex., naloxona para reverter narcóticos, flumazenil para reverter benzodiazepínicos), conforme apropriado
- Ter cautela ao reverter os efeitos dos benzodiazepínicos para evitar convulsões se a reversão for realizada com muito vigor
- Administrar oxigênio de baixo fluxo e monitorar a narcose por CO_2 em casos de hipercapnia crônica (p. ex., DPOC)
- Administrar técnicas de ventilação não invasivas com pressão positiva (p. ex., ventilação nasal contínua com pressão positiva, ventilação nasal de dois níveis) para hipercapnia relacionada com a síndrome de hipoventilação da obesidade ou com a doença musculoesquelética
- Monitorar a hipoventilação e tratar as causas (p. ex., ventilação mecânica com volume-minuto baixo inadequada, redução crônica da ventilação alveolar, DPOC, ingestão aguda de opioides, doenças obstrutivas ou restritivas das vias aéreas)
- Monitorar os níveis de gasometria para diminuir o nível de pH, conforme apropriado
- Monitorar as indicações de acidose respiratória crônica (p. ex., tórax em barril, unhas em baqueteamento, respiração com lábios franzidos e uso de músculos acessórios), conforme apropriado
- Monitorar os determinantes da oferta de oxigênio aos tecidos (p. ex., PaO_2, SaO_2, níveis de hemoglobina, débito cardíaco) para verificar a adequação da oxigenação arterial
- Monitorar os sintomas de insuficiência respiratória (p. ex., níveis baixos de PaO_2 e elevados de $PaCO_2$, fadiga dos músculos respiratórios)
- Posicionar o paciente para melhor adequação da ventilação e perfusão (p. ex., pulmão bom para baixo, pronação, semi-Fowler), conforme apropriado
- Monitorar o trabalho respiratório (p. ex., frequência respiratória, frequência cardíaca, uso de músculos acessórios, diaforese)
- Fornecer suporte ventilatório mecânico, se necessário
- Fornecer dieta pobre em carboidratos e rica em gordura para reduzir a produção de CO_2, se indicado
- Proporcionar higiene oral frequente
- Monitorar o funcionamento e a distensão do sistema gastrintestinal para evitar a redução do movimento diafragmático, conforme apropriado

- Promover períodos de descanso adequados (p. ex., 90 minutos de sono sem perturbações, organizar os cuidados de enfermagem, limitar visitas, coordenar as consultas), conforme apropriado
- Monitorar o estado neurológico (p. ex., nível de consciência e confusão)
- Orientar o paciente e/ou família sobre as ações instituídas para tratar a acidose respiratória
- Combinar com os visitantes do paciente um cronograma de visitas limitado para possibilitar períodos de descanso adequados para reduzir o comprometimento respiratório, se indicado

1ª edição 1992; revisada em 2004, 2013

Controle acidobásico: alcalose metabólica 1912

Definição: promoção do equilíbrio acidobásico e prevenção de complicações resultantes de níveis séricos de HCO_3 acima do desejado

Atividades:
- Manter as vias aéreas desobstruídas
- Monitorar o padrão respiratório
- Manter acesso IV desobstruído
- Monitorar possíveis etiologias antes de tentar tratar desequilíbrios acidobásicos (ou seja, é mais eficaz tratar a etiologia do que o desequilíbrio)
- Diferenciar patologias que necessitam de intervenção direta daquelas que requerem cuidados de suporte
- Monitorar as causas do acúmulo de HCO_3 ou perda de íons hidrogênio (p. ex., perda de líquido gástrico, vômitos, eliminação nasogástrica, diarreia persistente, diuréticos de alça ou tiazídicos, fibrose cística, síndrome pós-hipercapnia em pacientes sob ventilação mecânica, aldosteronismo primário, ingestão excessiva de alcaçuz)
- Calcular a concentração de cloreto na urina para auxiliar na determinação das causas da alcalose metabólica (p. ex., a resposta salina é indicada quando a concentração de cloreto na urina é menor que 15 mmol/ℓ; a resposta não salina é indicada quando a concentração de cloreto na urina é maior que 25 mmol/ℓ)
- Usar mnemônicos para auxiliar na determinação das causas da alcalose metabólica (p. ex., DAMPEN: Diuréticos, Adenoma secretor, Miscelânea, incluindo síndrome de Bartter, penicilina, deficiência de potássio, bulimia, Pós-hipercapnia, Êmese, sonda nasogástrica; A BELCH: ingestão de substância Alcalina com diminuição da taxa de filtração glomerular, deficiência de 11-B-hidroxilase, Esteroides exógenos, ingestão de alcaçuz (*Licorice*), síndrome e doença de Cushing, Hiperaldosteronismo)
- Obter amostra solicitada para análise laboratorial do equilíbrio acidobásico, conforme apropriado
- Monitorar gasometria e os níveis de eletrólitos no soro e na urina, conforme apropriado
- Administrar solução ácida (p. ex., cloridrato isotônico, monocloridrato de arginina), conforme apropriado
- Administrar antagonista do receptor H_2 (p. ex., ranitidina e cimetidina) para bloquear a secreção de clorídrica no estômago, conforme apropriado
- Administrar diuréticos inibidores da anidrase carbônica (p. ex., acetazolamida e metazolamida) para aumentar a excreção de bicarbonato, conforme apropriado
- Administrar cloreto para repor déficit de ânion (p. ex., cloreto de amônio, cloridrato de arginina, solução salina normal), conforme apropriado
- Administrar cloreto de potássio IV prescrito até que a hipopotassemia subjacente seja corrigida
- Administrar diuréticos poupadores de potássio (p. ex., espironolactona e triantereno), conforme apropriado
- Administrar antieméticos para reduzir a perda de HCl pela êmese, conforme apropriado
- Repor o déficit de líquido extracelular com solução salina IV, conforme apropriado
- Irrigar a sonda NG com solução salina isotônica para evitar a excreção de eletrólitos, conforme apropriado
- Monitorar a ingestão e a eliminação
- Monitorar complicações de correção de desequilíbrios acidobásicos (p. ex., redução rápida da alcalose metabólica resulta em acidose metabólica)
- Monitorar distúrbios acidobásicos mistos (p. ex., alcalose metabólica primária e acidose respiratória primária) que se apresentam como compensações metabólicas inadequadas que camuflem um distúrbio respiratório primário
- Calcular as diferenças no HCO_3 observado e a mudança esperada no HCO_3 para determinar a presença de distúrbio acidobásico misto
- Monitorar os determinantes da oferta de oxigênio aos tecidos (p. ex., PaO_2, SaO_2, níveis de hemoglobina e débito cardíaco), se disponíveis
- Evitar a administração de substâncias alcalinas (p. ex., bicarbonato de sódio IV, antiácidos VO ou por via nasogástrica), conforme apropriado
- Monitorar os desequilíbrios eletrolíticos associados à alcalose metabólica (p. ex., hipopotassemia, hipercalcemia, hipocloremia), conforme apropriado
- Monitorar os excessos associados de bicarbonato (p. ex., hiperaldosteronismo, excesso de glicocorticoides, ingestão excessiva de alcaçuz), conforme apropriado
- Monitorar a perda renal de ácido (p. ex., terapia diurética), conforme apropriado
- Monitorar a perda de ácido gastrintestinal (p. ex., vômitos, aspiração nasogástrica, diarreia com alto teor de cloreto), conforme apropriado
- Monitorar o paciente que recebe digitálicos quanto à toxicidade resultante de hipopotassemia associada à alcalose metabólica, conforme apropriado
- Monitorar manifestações neurológicas e/ou neuromusculares de alcalose metabólica (p. ex., convulsões, confusão, estupor, coma, tetania, reflexos hiperativos)
- Monitorar as manifestações pulmonares de alcalose metabólica (p. ex., broncospasmo, hipoventilação)
- Monitorar as manifestações cardíacas da alcalose metabólica (p. ex., arritmias, contratilidade reduzida, débito cardíaco diminuído)
- Monitorar as manifestações gastrintestinais de alcalose metabólica (p. ex., náuseas, vômitos, diarreia)
- Orientar o paciente e/ou família sobre as ações instituídas para tratar a alcalose metabólica

1ª edição 1992; revisada em 2004, 2013

Controle acidobásico: alcalose respiratória — 1914

Definição: promoção do equilíbrio acidobásico e prevenção de complicações decorrentes de níveis séricos de $PaCO_2$ abaixo do desejado

Atividades:
- Manter as vias aéreas desobstruídas
- Monitorar o padrão respiratório
- Manter acesso IV desobstruído
- Monitorar possíveis etiologias antes de tentar tratar desequilíbrios acidobásicos (ou seja, é mais eficaz tratar a etiologia do que o desequilíbrio)
- Diferenciar patologias que necessitem de intervenção direta daquelas que requeiram cuidados de suporte
- Monitorar a hiperventilação e tratar as causas (p. ex., ventilação mecânica com volume-minuto alto inadequada, ansiedade, hipoxemia, lesões pulmonares, anemia grave, toxicidade do salicilato, lesão do SNC, estados hipermetabólicos, distensão gastrintestinal, dor, altitude elevada, sepse, estresse)
- Reduzir o consumo de oxigênio, promovendo conforto, controlando a febre e reduzindo a ansiedade para minimizar a hiperventilação, conforme apropriado
- Providenciar máscara de reinalação para o paciente com hiperventilação, conforme apropriado
- Sedar o paciente para reduzir a hiperventilação, se apropriado
- Reduzir a ventilação com volume-minuto alta (p. ex., frequência, modo, volume corrente) em pacientes com ventilação mecânica excessiva, conforme apropriado
- Monitorar o nível de CO_2 ao fim da expiração, conforme apropriado
- Promover períodos de descanso adequados de pelo menos 90 minutos de sono sem perturbações (p. ex., organizar os cuidados de enfermagem, limitar as visitas, coordenar as consultas), conforme apropriado
- Administrar soluções parenterais de cloreto para reduzir o HCO_3 enquanto a causa da alcalose respiratória é corrigida, conforme apropriado
- Monitorar tendências de pH arterial, $PaCO_2$ e HCO_3 para verificar a eficácia das intervenções
- Monitorar os sintomas de agravamento da alcalose respiratória (p. ex., períodos alternados de apneia e hiperventilação, aumento da ansiedade, aumento da frequência cardíaca sem aumento da pressão arterial, dispneia, tontura, formigamento nas extremidades, hiper-reflexia, suspiros e bocejos frequentes, visão turva, sudorese, boca seca, nível de pH superior a 7,45, $PaCO_2$ inferior a 35 mmHg, hipercloremia associada, déficit de HCO_3)
- Obter amostra solicitada para análise laboratorial do equilíbrio acidobásico (p. ex., gasometria arterial, urina e soro), conforme apropriado
- Manter exame concomitante do pH arterial e dos eletrólitos plasmáticos para planejamento preciso do tratamento
- Monitorar gasometria e os níveis de eletrólitos séricos e urinários, conforme apropriado
- Monitorar a hipofosfatemia e a hipopotassemia associadas à alcalose respiratória, conforme apropriado
- Monitorar complicações de correções de desequilíbrios acidobásicos (p. ex., redução rápida da alcalose respiratória crônica resultando em acidose metabólica)
- Monitorar distúrbios acidobásicos mistos (p. ex., alcalose respiratória primária e acidose metabólica primária) que se apresentam como compensações respiratórias inapropriadas que envolvem um distúrbio metabólico primário
- Calcular as diferenças na $PaCO_2$ observada e a mudança esperada na $PaCO_2$ para determinar a presença de distúrbio acidobásico misto
- Monitorar sinais de insuficiência respiratória iminente (p. ex., baixo nível de PaO_2, fadiga muscular respiratória, baixo nível de SaO_2/SvO_2)
- Fornecer oxigenoterapia, se necessário
- Fornecer suporte ventilatório mecânico, se necessário
- Posicionar para facilitar a ventilação adequada (p. ex., abrir as vias aéreas e elevar a cabeceira da cama)
- Monitorar a ingestão e a eliminação
- Monitorar as manifestações neurológicas e/ou neuromusculares da alcalose respiratória (p. ex., parestesias, tetania, convulsões), conforme apropriado
- Monitorar as manifestações cardiopulmonares da alcalose respiratória (p. ex., arritmias, diminuição do débito cardíaco, hiperventilação)
- Administrar sedativos, analgésicos e antipiréticos, conforme apropriado
- Administrar agentes bloqueadores neuromusculares somente se o paciente estiver em ventilação mecânica, se indicado
- Promover a redução do estresse
- Proporcionar higiene oral frequente
- Promover orientação
- Orientar o paciente e/ou família sobre as ações instituídas para tratar a alcalose respiratória
- Combinar com os visitantes do paciente um cronograma de visitas limitado para possibilitar períodos de descanso suficientes a fim de reduzir o comprometimento respiratório, se indicado

1ª edição 1992; revisada em 2013

Controle da anafilaxia — 6412

Definição: promoção de ventilação e perfusão tissular adequadas para um indivíduo com uma reação alérgica grave

Atividades:
- Realizar avaliação rápida das vias aéreas, respiração, circulação e estado mental
- Estabelecer e manter vias aéreas desobstruídas
- Identificar e remover a fonte do alérgeno, se possível
- Administrar solução de epinefrina, 1:1.000, IM (preferencialmente) ou subcutânea, dosagem apropriada para a idade
- Fornecer monitoração contínua do estado mental, sinais vitais e administração de medicamentos

- Colocar em posição confortável (pode ser necessário elevar as extremidades inferiores, dependendo dos sinais vitais)
- Administrar oxigênio suplementar de alto fluxo (6 a 8 ℓ/minuto) via máscara facial
- Estabelecer acesso IV usando solução salina 0,9% (isotônica)
- Tranquilizar o indivíduo e familiares
- Monitorar sinais de choque (p. ex., dificuldade respiratória, arritmias cardíacas, convulsões, hipotensão)
- Administrar líquidos IV rapidamente (p. ex., 1.000 mℓ/hora) para manter a pressão arterial, conforme prescrição ou protocolo do profissional de saúde
- Administrar medicamentos secundários (p. ex., agonistas beta-2 adrenérgicos, anti-histamínicos, corticosteroides), conforme indicado se houver urticária, angioedema ou broncospasmo
- Consultar outros profissionais de saúde e encaminhar, conforme necessário
- Orientar sobre o gerenciamento de medicamentos (p. ex., caneta de injeção de epinefrina, anti-histamínico, corticosteroides)
- Orientar sobre a prevenção de episódios futuros (p. ex., testes de alérgenos)
- Orientar sobre a importância da identificação médica
- Incluir a família na orientação, conforme apropriado
- Utilizar a técnica *teach-back* (paciente é solicitado a repetir a informação que recebeu) para garantir a compreensão

3ª edição 2000; revisada em 2004, 2024

Controle da asma   3210

Definição: identificação, tratamento e prevenção de reações à inflamação ou constrição nas vias aéreas

Atividades:
- Verificar o estado respiratório basal
- Registrar as medidas de base no registro clínico
- Comparar o estado atual com o estado anterior para detectar alterações no estado respiratório
- Obter medidas de espirometria (p. ex., VEF1, CVF, relação VEF1/CVF) no diagnóstico, inicialmente com uso de broncodilatador de curta duração e conforme necessário
- Monitorar a taxa de pico de fluxo expiratório (PFE), conforme apropriado
- Orientar sobre o uso do medidor de PFE em casa
- Monitorar reações asmáticas
- Observar o início, as características e a duração da tosse
- Observar o movimento do tórax, incluindo simetria, uso de músculos acessórios e retrações dos músculos supraclaviculares e intercostais
- Auscultar os sons respiratórios, observando áreas de ventilação diminuída ou ausente e sons adventícios
- Administrar medicamentos, conforme apropriado e de acordo com as diretrizes ou protocolos
- Auscultar os sons respiratórios após o tratamento para determinar os resultados
- Oferecer líquidos quentes para beber, conforme apropriado
- Orientar sobre técnicas de respiração e relaxamento
- Utilizar uma abordagem calma e reconfortante durante uma crise de asma
- Verificar a compreensão da condição e tratamento
- Incentivar uma boa higiene das mãos
- Recomendar vacina anual contra gripe
- Orientar sobre medicamentos anti-inflamatórios e broncodilatadores e seu uso adequado
- Orientar sobre as técnicas adequadas para o uso de medicamentos e equipamentos (p. ex., inalador, nebulizador, medidor de pico de fluxo, espaçador)
- Orientar sobre a limpeza adequada do equipamento de administração de medicamentos
- Verificar a concordância com os tratamentos prescritos
- Incentivar a verbalização de sentimentos sobre o diagnóstico, tratamento e efeito no estilo de vida
- Revisar estratégias de enfrentamento para melhor autogestão e tomada de decisão sobre cuidados
- Identificar possíveis gatilhos (p. ex., alérgenos ambientais, animais, medicamentos, alimentos, exercícios, temperatura, emoções, outras condições clínicas) e reações usuais
- Orientar para identificar e evitar gatilhos, sempre que possível
- Evitar a exposição à fumaça do tabaco
- Estabelecer um plano de tratamento de asma por escrito com a pessoa para gerenciar as exacerbações e incentivar a distribuição para cuidadores adicionais (p. ex., creche, enfermeiro da escola, treinador esportivo) conforme apropriado
- Auxiliar no reconhecimento de sinais ou sintomas de reação asmática iminente e na implementação de medidas de resposta adequadas
- Identificar sintomas que podem indicar necessidade de mudança na terapia
- Orientar sobre quando procurar atendimento de emergência
- Informar a pessoa e a família sobre a política e os procedimentos para transporte e administração de medicamentos para asma na escola
- Informar os pais e responsáveis quando a criança precisar ou usar medicamentos, "se necessário", na escola, conforme apropriado
- Estabelecer um cronograma regular de acompanhamento
- Orientar e monitorar a equipe escolar pertinente em procedimentos de emergência
- Prescrever e renovar medicamentos para asma, conforme apropriado
- Promover a autogestão da asma à medida que a criança cresce em idade e maturidade
- Utilizar a técnica *teach-back* (paciente é solicitado a repetir a informação que recebeu) para garantir a compreensão

4ª edição 2004; revisada em 2024

Controle da cadeia de suprimentos 7840

Definição: garantia da aquisição e manutenção de itens apropriados para o oferecimento de cuidados ao paciente

Atividades:
- Identificar os itens de uso comum nos cuidados aos pacientes
- Determinar o nível de estoque necessário para cada item
- Adicionar novos itens à lista de inventário, conforme apropriado
- Trabalhar com profissionais de saúde para padronizar as especificações dos produtos e reduzir o número total de suprimentos
- Checar as datas de validade dos itens em intervalos específicos
- Examinar a integridade das embalagens estéreis
- Garantir que a área de suprimentos seja limpa regularmente
- Evitar o armazenamento de itens caros
- Auxiliar na automação e manutenção da lista de inventário para evitar excesso de estoques e gastos desnecessários
- Solicitar equipamentos novos ou de reposição, conforme necessário
- Coordenar as compras com outros departamentos para reduzir os custos, conforme apropriado
- Trabalhar com os fornecedores e vendedores para assegurar o melhor produto com o menor custo, conforme necessário
- Certificar-se de que os requisitos de manutenção para equipamentos especiais sejam completos
- Solicitar materiais de educação do paciente, conforme apropriado
- Enviar suprimentos diretamente ao domicílio do paciente, conforme apropriado
- Solicitar artigos específicos para o paciente, conforme apropriado
- Repassar ao paciente o custo dos suprimentos, quando apropriado
- Marcar os equipamentos da unidade e da instituição para identificação, conforme apropriado
- Analisar o orçamento para suprimentos e os custos de inventário, conforme apropriado
- Participar do processo de análise de valor para determinar se é o "produto certo" pelo "preço certo"
- Participar do processo de controle da cadeia de suprimentos integrada que gerencia a instituição governamental, conforme apropriado
- Compreender como usar o Padrão Global de Rastreabilidade GS1 para identificar artigos e locais que melhorem a segurança para o paciente e reduzam os custos de suprimentos

2ª edição 1996; revisada em 2018

Controle da demência 6460

Definição: provisão de um ambiente modificado para a pessoa que está vivenciando uma confusão crônica

Atividades:
- Identificar valores, crenças, interesses, habilidades, gostos e aborrecimentos da pessoa
- Incluir familiares no planejamento, realização e avaliação dos cuidados, conforme desejado
- Identificar padrões habituais de comportamento para atividades como sono, uso de medicamentos, eliminação, ingestão de alimentos e autocuidado
- Verificar a história clínica, social e psicológica do paciente, seus hábitos e rotinas
- Compreender e aceitar a realidade da pessoa
- Tratar com dignidade e respeito
- Determinar as expectativas comportamentais apropriadas para o estado cognitivo do paciente
- Utilizar avaliações padronizadas para determinar a capacidade funcional e cognitiva do paciente
- Monitorar o ambiente para evitar super e subestimulação
- Identificar e eliminar potenciais riscos para o paciente no ambiente
- Colocar pulseira de identificação no paciente
- Proporcionar um ambiente físico estável e rotina diária
- Preparar-se para interação com contato visual e toque, conforme apropriado culturalmente
- Apresentar-se ao iniciar o contato
- Chamar o paciente distintamente pelo nome ao iniciar a interação e falar devagar
- Assegurar que as necessidades físicas, psicológicas, emocionais e sociais sejam atendidas
- Modificar fatores (p. ex., necessidades não atendidas), fatores do cuidador (p. ex., comunicação) e fatores ambientais (p. ex., super ou subestimulação) ao gerenciar o comportamento
- Evitar uma comunicação paternalista e infantilizante
- Utilizar distração ou redirecionamento, em vez de confronto, para controlar o comportamento
- Designar cuidadores que sejam familiares ao paciente (p. ex., evitar mudanças frequentes de equipe)
- Evitar situações não familiares (p. ex., mudanças de quarto e consultas sem familiares presentes), quando possível
- Proporcionar períodos de repouso para prevenir fadiga e reduzir o estresse
- Monitorar a alimentação e o peso
- Fornecer suporte para alimentação (p. ex., ambiente caseiro, alimentos e utensílios adaptáveis, alimentos culturalmente apropriados, saúde bucal adequada)
- Fornecer suporte para uso do banheiro (p. ex., visitas programadas ao banheiro, promoção da continência)
- Providenciar um espaço seguro para o paciente andar de um lado a outro e deambular
- Evitar frustrar o paciente fazendo perguntas de orientação que não podem ser respondidas
- Diminuir os níveis de ruído, evitando sistemas de informação e luzes de alerta que soem ou vibrem
- Proporcionar oportunidades para interação significativa
- Selecionar atividades voltadas para habilidades cognitivas e interesses

- Rotular fotos familiares com os nomes das pessoas
- Discutir com os familiares e amigos a melhor forma de interagir com o paciente
- Oferecer opções em vez de perguntas abertas
- Utilizar símbolos, além de sinais escritos, para auxiliar o paciente a localizar o quarto, o banheiro ou outras áreas
- Monitorar cuidadosamente causas fisiológicas para aumento da confusão que possam ser agudas e reversíveis
- Discutir intervenções de segurança em casa (p. ex., acesso a armas ou produtos químicos, fuga)
- Incentivar o uso de óculos ou aparelhos auditivos, se necessário
- Incentivar o planejamento antecipado de cuidados
- Proporcionar oportunidades para musicoterapia e terapia de reminiscência, conforme apropriado

2ª edição 1996; revisada em 2004, 2024

Controle da demência: banho 6462

Definição: redução de comportamentos responsivos durante a higiene do corpo

Atividades:
- Personalizar o banho de acordo com as preferências habituais do paciente e/ou preferências culturais (p. ex., assistência da família, cobrir partes do corpo conforme solicitado)
- Ver o paciente como um todo, concentrando-se na pessoa, em vez da tarefa
- Verificar as preferências de banho (p. ex., banho de imersão, chuveiro, banho de toalha, banho de bolsa com sabão sem enxágue, lenços umedecidos descartáveis com sabão sem enxágue)
- Verificar as preferências de banho quanto a horários do dia, uso de produtos, localização e frequência
- Garantir a privacidade usando um local que permita o banho sem interrupção
- Manter o ambiente aquecido (p. ex., painéis radiantes, lâmpadas de calor infravermelho, pisos aquecidos)
- Manter os produtos de banho aquecidos (p. ex., suporte aquecedor de toalhas ou lenços umedecidos, garantir a temperatura adequada da água)
- Manter o paciente aquecido (ou seja, cobrir com uma toalha de banho)
- Reduzir ruídos ambientais (p. ex., colocar painéis acústicos no banheiro)
- Proporcionar um ambiente relaxante com sua música preferida
- Conversar com o paciente antes de iniciar o banho
- Procurar informações relacionadas com preferências e estratégias de banho bem-sucedidas com outros cuidadores
- Incluir os cuidadores familiares no processo de banho
- Preparar todos os materiais de banho antes de abordar o paciente
- Utilizar produtos de banho conhecidos ou preferidos
- Ordenar as partes do corpo a serem lavadas, da menos sensível para a mais sensível
- Encorajar o paciente a auxiliar no banho conforme a sua capacidade, sempre que possível
- Organizar horários flexíveis para o banho e abordar o paciente quando estiver calmo
- Administrar medicamento analgésico antes do banho se os movimentos forem dolorosos
- Avaliar sinais de desconforto
- Oferecer opções (p. ex., "você gostaria que eu lavasse sua mão ou braço a seguir?")
- Pedir permissão antes de tocar no paciente
- Utilizar um toque suave
- Explicar as tarefas a serem realizadas, descrevendo-as durante o banho
- Utilizar tom de voz suave, tranquilizante e não condescendente
- Responder de acordo com as percepções do paciente (p. ex., temperatura, dor, medo de se afogar)
- Usar distração
- Identificar antecedentes ou "gatilhos" se houver comportamento responsivo
- Evitar a utilização de restrições físicas e químicas (p. ex., medicamentos psicoativos)
- Monitorar sinais de alerta verbais e não verbais de crescente rejeição de cuidados
- Aceitar comentários negativos e aceitar recusas
- Validar os sentimentos do paciente (ou seja, não contradiga)
- Realizar o banho completo com toalha ou bolsa com sabão sem enxágue, em local de preferência (p. ex., no leito, poltrona reclinável), conforme apropriado
- Explicar à família que o banho completo com toalha ou bolsa com sabão sem enxágue melhora a condição da pele em comparação ao tradicional banho de leito e que não há diferenças nos resultados dos cuidados com a pele ou higiene ao comparar o banho sem água com o banho ou chuveiro tradicional
- Iniciar o banho (na banheira ou chuveiro) lentamente, deixando primeiro a água escorrer na mão
- Realizar uma massagem suave durante o banho ou com loção após o banho
- Utilizar xampu sem enxágue ou solicitar ao cabeleireiro para lavar os cabelos, conforme necessário
- Utilizar equipamento de banho que seja confortável para a pessoa
- Utilizar equipamentos e técnicas ergonômicas apropriadas para garantir a segurança do profissional de saúde e do paciente
- Utilizar outros métodos de banho para cuidados higiênicos futuros se ocorrer rejeição de cuidados
- Instituir práticas baseadas em evidências e centradas no paciente para profissionais de saúde acerca do banho, conforme apropriado

4ª edição 2004; revisada em 2024

Controle da demência: perambulação   6466

Definição: provisão de cuidados a uma pessoa que caminha repetidamente para frente e para trás, com tentativas de fuga ou que se perde quando desacompanhada

Atividades:
- Incluir os familiares no planejamento, na realização e avaliação dos cuidados, conforme desejado
- Identificar padrões usuais de comportamento de perambulação
- Apoiar caminhadas mais seguras, fornecendo um local seguro para passear
- Identificar e eliminar potenciais riscos ambientais ao paciente
- Instituir supervisão adequada (ou seja, acomodar o paciente em uma sala que permita vigilância máxima, realizar verificações regulares, recrutar pessoal voluntário ou especializado)
- Modificar aspectos não seguros do ambiente (p. ex., tapetes, iluminação adequada)
- Alertar os vizinhos sobre o comportamento de perambulação do paciente
- Alertar a polícia e tirar fotos atuais da pessoa
- Colocar no paciente uma pulseira ou colar de alerta médico
- Utilizar estratégias tecnológicas como almofadas de pressão, dispositivos de localização, alarmes de porta, vigilância e dispositivos de detecção de fuga
- Utilizar dispositivos eletrônicos tecnológicos para localizar e monitorar perambulação (p. ex., GPS, identificação por radiofrequência [RFID], marcação eletrônica)
- Utilizar barreiras visuais, como coberturas de tecido sobre maçanetas, espelhos na frente das portas de saída e fita adesiva no chão na frente das portas para evitar fugas
- Reduzir estímulos ambientais para a perambulação (p. ex., evitar permanecer em quartos perto de áreas de muita circulação ou barulho, evitar quartos perto de elevadores, placas de saída ou escadas, posicionar o leito com melhor visibilidade do banheiro)
- Identificar as causas da perambulação (p. ex., procurar entes queridos, ir para o trabalho)
- Adaptar estratégias às causas da perambulação
- Instituir medidas de segurança e pertencimento
- Dar ao paciente um cartão com instruções simples (endereço e número de telefone), para o caso de ele se perder
- Monitorar cuidadosamente as causas fisiológicas do aumento da confusão que podem ser agudas e reversíveis
- Monitorar a alimentação, a hidratação e o peso
- Utilizar símbolos, que não sinais escritos, para auxiliar o paciente a localizar o quarto, o banheiro ou outras áreas
- Proporcionar períodos de repouso para evitar a fadiga e reduzir o estresse
- Usar distração ou redirecionamento, em vez de confrontação, para controlar o comportamento
- Instituir atividades significativas para o paciente, incluindo música, arte, terapia com bonecas, programa de exercícios e aromaterapia, entre outras
- Favorecer o aumento das interações sociais e o envolvimento em atividades
- Estimular a redução do ruído, fechar as cortinas ao pôr do sol para diminuir as sombras, colocar uma música suave e utilizar iluminação antirreflexo, podem ajudar a diminuir a agitação que pode levar à perambulação
- Instituir horário para o sono noturno e seus rituais para evitar insônia e perambulação noturna
- Seguir os protocolos institucionais em caso de o paciente fugir ou se perder desacompanhado

6ª edição 2013; revisada em 2024

Controle da diarreia   0460

Definição: controle e alívio de evacuações frequentes e soltas

Atividades:
- Revisar o histórico de saúde incluindo diagnósticos, cirurgias e hábitos intestinais
- Identificar fatores que podem causar ou contribuir para a diarreia (p. ex., medicamentos, exercícios, sono, estresse, dieta)
- Verificar histórico de diarreia (p. ex., aguda, persistente, crônica)
- Obter fezes para cultura e antibiograma se a diarreia persistir, conforme prescrito
- Avaliar os medicamentos normalmente utilizados em busca de efeitos colaterais gastrintestinais
- Monitorar as evacuações, incluindo frequência, consistência, volume e cor, conforme apropriado
- Orientar o paciente sobre o uso apropriado de medicamentos antidiarreicos
- Orientar o paciente a registrar frequência, consistência, volume, forma e cor das fezes
- Explicar a etiologia do problema e a justificativa das ações
- Avaliar os registros de ingestão quanto ao conteúdo nutricional
- Observar o turgor da pele e outros sinais de desidratação (p. ex., olhos fundos, mucosas secas)
- Monitorar irritação e ulceração da área perianal
- Pesar o paciente regularmente
- Encorajar refeições pequenas e frequentes, acrescentando volume gradualmente
- Orientar a eliminação de alimentos que contenham lactose, pimenta, gordura e cafeína
- Identificar fatores (p. ex., medicamentos, bactérias, alimentações por sonda) que possam causar diarreia ou contribuir para que ela ocorra
- Consultar um profissional de saúde se os sinais e sintomas de diarreia persistirem
- Orientar sobre dieta com baixo teor de fibras, rica em proteína e calorias, conforme apropriado
- Consultar um nutricionista conforme necessário
- Orientar o paciente a evitar laxantes
- Orientar o paciente/família a manter um diário alimentar
- Orientar sobre técnicas de redução de estresse, conforme apropriado

- Monitorar a preparo seguro dos alimentos e a higienização
- Realizar ações que proporcionem repouso intestinal (p. ex., NPO, dieta líquida)
- Utilizar a técnica *teach-back* (paciente é solicitado a repetir a informação que recebeu) para garantir a compreensão

1ª edição 1992; revisada em 2000, 2004, 2024

Controle da disreflexia 2560

Definição: prevenção e eliminação de estímulos que causam reflexos hiperativos e reações autonômicas inadequadas em pacientes com lesão medular cervical ou torácica alta

Atividades:
- Identificar e minimizar estímulos capazes de precipitar disreflexia (p. ex., distensão da bexiga, cálculos renais, infecção, impactação fecal, exame retal, introdução de supositórios, ruptura da pele e vestimentas ou roupas de cama apertadas)
- Monitorar sinais e sintomas de disreflexia autonômica (p. ex., hipertensão paroxística, bradicardia, taquicardia, diaforese acima do nível da lesão, rubor facial, palidez abaixo do nível da lesão, cefaleia, congestão nasal, ingurgitamento dos vasos temporais e dos cervicais, congestão conjuntival, calafrios sem febre, ereção pilomotora e dor torácica)
- Investigar e remover a causa (p. ex., bexiga distendida, impactação fecal, lesões da pele, roupas de cama apertadas, meias elásticas e cintas abdominais)
- Colocar a cabeceira do leito na posição vertical para diminuir a pressão arterial e promover o retorno venoso cerebral, conforme apropriado
- Permanecer com o paciente e monitorar o estado a cada 3 a 5 minutos se ocorrer hiper-reflexia
- Administrar anti-hipertensivos IV, conforme prescrito
- Orientar o paciente e a família sobre causas, sintomas, tratamento e prevenção da disreflexia

1ª edição 1992; revisada em 2008

Controle da dor no trabalho de parto 6855

Definição: alívio ou redução da dor do trabalho de parto

Atividades:
- Avaliar o nível inicial de dor do parto com escala multidimensional (p. ex., localização, características, início, duração, frequência, intensidade, gravidade, fatores precipitantes)
- Discutir planos iniciais para o controle da dor durante o parto
- Transmitir que não há problema se os planos mudarem
- Monitorar sinais não verbais de desconforto
- Utilizar estratégias de comunicação terapêutica para reconhecer a experiência da dor e transmitir aceitação da resposta à dor
- Avaliar medidas de controle da dor que foram utilizadas e ajudaram na experiência de parto anterior
- Explorar e considerar conhecimento, crenças, influências culturais e valores sobre a dor do parto
- Explorar os fatores que afetam a dor durante o parto
- Fornecer informações sobre as causas da dor do parto e os desconfortos prováveis previstos dos procedimentos
- Eliminar fatores que podem aumentar a experiência da dor do parto (p. ex., medo, falta de conhecimento, fatores ambientais, procedimentos, ausência de família ou de um instrutor de parto)
- Fornecer apoio emocional contínuo durante o trabalho de parto (p. ex., medidas de conforto, informações, defesa)
- Incentivar o uso de quaisquer posições que facilitem o alívio da dor, a menos que não haja indicação clínica
- Monitorar o nível de dor durante o trabalho de parto com escala multidimensional, sempre que possível
- Informar sobre todos os métodos não farmacológicos possíveis de controle da dor (p. ex., imersão em água, massagem, compressas mornas, relaxamento, aromaterapia, imagens guiadas)
- Informar sobre riscos, benefícios e eficácia de cada método de alívio da dor
- Fornecer métodos alternativos de alívio da dor consistentes com as preferências
- Administrar analgésicos de sua escolha (p. ex., oral, IV, epidural)
- Monitorar os efeitos da analgesia farmacológica e não farmacológica na paciente e no feto
- Auxiliar com analgesia ou anestesia regional, conforme apropriado
- Monitorar a frequência cardíaca fetal e a progressão do trabalho de parto durante os efeitos analgésicos epidurais
- Monitorar a satisfação da paciente com o tratamento da dor

8ª edição 2024

Controle da eletroconvulsoterapia (ECT) 2570

Definição: auxílio no fornecimento seguro e eficiente de eletroconvulsoterapia (ECT) no tratamento de doenças psiquiátricas

Atividades:
- Explorar o conhecimento e as crenças atuais sobre a ECT, incluindo a justificativa para o tratamento
- Orientar sobre o tratamento quando necessário para esclarecer lacunas de conhecimento
- Incentivar a expressão dos sentimentos em relação à perspectiva de tratamento com eletroconvulsoterapia (ECT)
- Fornecer apoio emocional, conforme necessário
- Revisar as solicitações pré-tratamento e preencher a lista de verificação de pré-tratamento para garantir a prontidão para o tratamento e anestesia (p. ex., jejum, espera de medicamentos)
- Verificar a identidade usando pelo menos dois identificadores pessoais
- Garantir que a pessoa (ou representante legal, caso a pessoa não consiga dar consentimento informado) tenha uma compreensão adequada da ECT ao obter o consentimento informado
- Confirmar pedido por escrito e consentimento livre e esclarecido assinado para tratamento com ECT
- Registrar altura e peso no prontuário
- Interromper ou reduzir gradualmente os medicamentos contraindicados para ECT, conforme recomendado
- Revisar as instruções do medicamento antes do tratamento com ECT
- Informar o médico sobre quaisquer anormalidades laboratoriais
- Certificar-se de que o NPO e as instruções de medicamento foram seguidas
- Auxiliar a vestir roupas largas que possam ser abertas na frente para permitir a colocação do equipamento de monitoração
- Realizar preparo de rotina pré-procedimento (p. ex., remoção de dentaduras, joias, óculos, lentes de contato; aferição de sinais vitais; esvaziamento da bexiga)
- Certificar-se de que o cabelo esteja limpo, seco e sem adereços no preparo para a colocação do eletrodo
- Obter a glicemia em jejum antes e depois do procedimento se o paciente for dependente de insulina
- Administrar medicamentos antes e durante o tratamento
- Comunicar verbalmente sinais vitais incomuns, queixas ou sintomas físicos ou ocorrências incomuns durante a transferência
- Auxiliar na colocação de cabos para vários monitores (p. ex., EEG, ECG) e equipamentos de monitoração (p. ex., oxímetro de pulso, manguito de pressão arterial, estimulador de nervo periférico)
- Colocar um bloqueador de mordida na boca do paciente e apoiar o queixo para possibilitar a desobstrução das vias aéreas durante a aplicação do estímulo elétrico
- Posicionar de lado com as grades laterais levantadas quando inconsciente
- Realizar avaliações pós-procedimento de rotina (p. ex., monitorar sinais vitais, estado mental, oxímetro de pulso, ECG)
- Administrar oxigênio, conforme prescrito
- Aspirar secreções orofaríngeas, conforme necessário
- Administrar líquidos IV, conforme prescrito
- Fornecer cuidados de apoio e controle de comportamento para desorientação e agitação pós-ictal
- Notificar o anestesista ou outro médico responsável se estiver instável
- Observar na área de recuperação até estar completamente acordado, orientado no tempo e espaço e capaz de realizar atividades de autocuidado de maneira independente
- Auxiliar no retorno à unidade de internação ou outra área de recuperação, quando adequadamente alerta, orientado e fisicamente estável
- Fornecer relatório sobre tratamento e resposta durante a transição de cuidados
- Determinar o nível de observação necessário ao retornar à unidade ou área de recuperação
- Fornecer o nível de observação determinado após a transferência da área de tratamento
- Instalar precauções contra quedas, conforme necessário
- Observar a primeira tentativa de deambulação independente para garantir que o controle muscular esteja restabelecido após receber relaxante muscular durante o tratamento de ECT
- Certificar-se de que o reflexo de deglutição tenha retornado antes de oferecer medicamentos orais, alimentos ou líquidos
- Monitorar os potenciais efeitos colaterais da ECT (p. ex., dor muscular, cefaleia, náusea, confusão, desorientação)
- Administrar medicamentos (p. ex., analgésicos, antieméticos) para efeitos colaterais, conforme prescrito
- Tratar a desorientação restringindo a estimulação ambiental e reorientando o paciente com frequência
- Incentivar a verbalização de sentimentos sobre a experiência
- Lembrar-se do efeito da amnésia do tratamento com ECT
- Oferecer apoio emocional, conforme necessário
- Reforçar as orientações sobre ECT, conforme apropriado
- Atualizar outras pessoas significativas sobre as condições do paciente, conforme apropriado
- Dar alta ao paciente ambulatorial que fez ECT quando ele estiver acompanhado de um adulto responsável e quando estiver adequadamente recuperado do tratamento, conforme o protocolo da instituição
- Colaborar com a equipe de tratamento para avaliar a eficácia da ECT (p. ex., humor, estado cognitivo) e modificar o plano de tratamento, conforme necessário
- Documentar o preparo do pré-tratamento, detalhes do procedimento, tratamento e respostas

4ª edição 2004; revisada em 2024

Controle da eliminação urinária 0590

Definição: manutenção de um padrão ideal de eliminação urinária

Atividades:
- Determinar o padrão habitual de eliminação
- Determinar a capacidade de reconhecer a vontade de urinar
- Considerar a idade ao determinar os padrões miccionais (p. ex., enurese e treinamento de uso do vaso sanitário em crianças pequenas e em idade pré-escolar; incontinência decorrente de alterações fisiológicas em adultos mais velhos)
- Considerar as diferenças culturais e sociais do paciente ao fornecer os cuidados de saúde
- Monitorar a eliminação urinária, incluindo frequência, consistência, odor, volume e cor, conforme apropriado
- Monitorar o estado funcional para quaisquer alterações que possam afetar a capacidade de eliminação urinária (p. ex., capacidade de deambular e ficar de pé com segurança; capacidade de seguir orientações; motivação para ajudar em atividades de autocuidado)
- Identificar os fatores que contribuem para os episódios de incontinência (p. ex., incapaz de se levantar rapidamente e não estar próximo ao banheiro)
- Anotar o horário da última eliminação urinária, conforme apropriado
- Utilizar o *scanner* de bexiga (ultrassonografia), conforme indicado
- Implementar o protocolo de cateterismo intermitente, conforme indicado
- Orientar o paciente a registrar o débito urinário, conforme apropriado
- Assegurar o fácil acesso à cadeira sanitária, ao mictório ou banheiro
- Orientar o paciente a responder imediatamente às urgências miccionais, conforme apropriado
- Responder prontamente às solicitações de assistência para ir ao banheiro
- Colocar a luz de chamada em um local de fácil acesso
- Oferecer auxílio em intervalos regulares (p. ex., de manhã após acordar, após as refeições e antes de dormir)
- Auxiliar no uso de mictórios ou comadres, conforme necessário
- Fornecer higiene pessoal após urinar, se necessário
- Monitorar os sinais e sintomas de retenção urinária, infecção do sistema urinário, desidratação ou sobrecarga hídrica
- Incentivar a ingestão adequada de líquidos, principalmente com o uso de cateteres permanentes
- Encaminhar ao médico na presença de sinais e sintomas de infecção do sistema urinário
- Obter uma amostra de urina de jato médio para análise, conforme apropriado
- Orientar o paciente a ingerir 230 mℓ de líquido durante as refeições, entre as refeições e no início da noite
- Auxiliar o paciente no desenvolvimento da rotina de uso do vaso sanitário, conforme apropriado
- Orientar o paciente a esvaziar a bexiga antes de procedimentos relevantes
- Registrar o horário da primeira micção após o procedimento, conforme apropriado
- Orientar sobre os sinais e sintomas de infecção do sistema urinário e monitorar sua ocorrência
- Orientar o paciente a obter amostras de urina de jato médio, ao primeiro sinal de retorno dos sinais e sintomas de infecção
- Utilizar a técnica *teach-back* (paciente é solicitado a repetir a informação que recebeu) para garantir a compreensão

1ª edição 1992; revisada em 2000, 2004, 2024

Controle da hiperglicemia 2120

Definição: prevenção e tratamento de níveis de glicemia acima do normal

Atividades:
- Identificar pessoas em risco de hiperglicemia
- Determinar a capacidade de reconhecimento de sinais e sintomas de hiperglicemia
- Monitorar os níveis de glicemia, conforme indicado
- Monitorar sinais e sintomas de hiperglicemia (p. ex., poliúria, polidipsia, polifagia, fraqueza, letargia, mal-estar, visão turva, cefaleia)
- Monitorar cetonas na urina, conforme indicado
- Monitorar a gasometria, eletrólitos e hemoglobina glicada ou glicosilada (A1C), conforme indicado
- Monitorar a pressão arterial ortostática e o pulso, conforme indicado
- Administrar medicamentos (p. ex., insulina, hiperglicemiante oral), conforme prescrito
- Incentivar a ingestão de líquidos por via oral
- Monitorar o estado hídrico, como ingestão e eliminação, conforme apropriado
- Manter acesso IV, conforme apropriado
- Administrar líquidos IV, conforme necessário
- Administrar eletrólitos IV, conforme apropriado
- Consultar um profissional de saúde se os sinais e sintomas de excesso de volume de líquido persistirem ou piorarem
- Auxiliar na deambulação, se houver hipotensão ortostática
- Proporcionar higiene oral, se necessário
- Identificar a possível causa da hiperglicemia
- Prever situações em que as necessidades de insulina aumentarão (p. ex., estresse, doença)
- Restringir exercícios quando os níveis de glicemia forem maiores que 250 mg/dℓ, especialmente se houver cetonas na urina
- Orientar o paciente e outras pessoas significativas sobre prevenção, reconhecimento e tratamento da hiperglicemia
- Incentivar a automonitoração dos níveis de glicemia
- Auxiliar na interpretação dos níveis de glicemia e sinais ou sintomas de hiperglicemia
- Revisar os registros de glicemia com a pessoa e a família
- Orientar sobre o teste de cetona na urina, conforme apropriado
- Orientar sobre as indicações e a importância do teste de cetona na urina, se apropriado

- Orientar o paciente a relatar níveis moderados ou elevados de cetona na urina ao profissional de saúde
- Orientar sobre o manejo do diabetes durante doenças e episódios de alto estresse (p. ex., uso de insulina e agentes orais, monitoração da ingestão de líquidos, reposição de carboidratos, quando procurar assistência profissional de saúde)
- Fornecer assistência no ajuste do esquema para prevenir e tratar a hiperglicemia (p. ex., aumentando a insulina ou o agente oral), conforme indicado
- Facilitar a adesão à dieta e ao esquema de exercícios
- Fornecer intervenções educacionais sobre treinamento de conscientização da glicose
- Fornecer *feedback* sobre a adequação do autocontrole da hiperglicemia
- Orientar sobre sinais e sintomas, fatores de risco e tratamento da hiperglicemia
- Orientar a obter e portar ou usar identificação de emergência apropriada
- Determinar necessidades educacionais sobre medicamentos, suprimentos e consultas
- Facilitar a adesão ao acompanhamento
- Facilitar recursos e suporte
- Utilizar a técnica *teach-back* (paciente é solicitado a repetir a informação que recebeu) para garantir a compreensão

1ª edição 1992; revisada em 2004, 2024

Controle da hiperlipidemia 2125

Definição: prevenção e tratamento de níveis sanguíneos de colesterol e triglicérides acima do normal

Atividades:
- Obter um histórico de saúde detalhado do paciente para determinar a presença de hiperlipidemia ou nível de risco, incluindo uso de medicamentos e valores laboratoriais
- Identificar possíveis causas de hiperlipidemia (p. ex., dieta rica em gorduras saturadas, carnes vermelhas, alimentos fritos, laticínios, baixo teor de fibras; tabagismo; obesidade; estilo de vida sedentário; histórico familiar de altos níveis de colesterol), como condições metabólicas e medicamentos que afetam o metabolismo lipídico (p. ex., hipotireoidismo, doença hepática ou renal, anorexia nervosa, diabetes não tratado, glicocorticoides, estrogênios)
- Realizar exame físico completo, incluindo sinais vitais, altura, peso, relação cintura-quadril e índice de massa corporal (IMC)
- Determinar pacientes em risco (p. ex., dieta rica em gorduras saturadas, carnes vermelhas, alimentos fritos, laticínios e baixo teor de fibras; obesidade; estilo de vida sedentário; histórico familiar de níveis elevados de colesterol; tabagismo ou exposição ao fumo)
- Utilizar as diretrizes do Painel Nacional de Tratamento de Adultos Especialistas em Educação sobre Colesterol III para determinar categorias de risco e opções de tratamento
- Determinar o nível de risco do paciente
- Aplicar diretrizes de tratamento para determinar os objetivos do tratamento (p. ex., mudanças no estilo de vida como medidas preventivas *versus* mudanças no estilo de vida com medicamentos)
- Aconselhar os pacientes em risco a praticar modificações no estilo de vida para reduzir o risco de desenvolver hiperlipidemia (p. ex., aumentar os exercícios, diminuir o peso, modificar a dieta, evitar ou parar de fumar, evitar o consumo excessivo de álcool)
- Aconselhar os pacientes em risco a procurar terapia medicamentosa apropriada se um teste de modificação do estilo de vida não conseguir reduzir a hiperlipidemia dos níveis de risco
- Auxiliar pacientes com hiperlipidemia a praticar modificações no estilo de vida e a usar terapia medicamentosa apropriada, conforme indicado pelas diretrizes de tratamento
- Monitorar a bioquímica do sangue, incluindo colesterol, triglicerídeos, LDL e HDL, conforme indicado pelas diretrizes de tratamento
- Monitorar o peso e a relação cintura-quadril
- Orientar os pacientes em risco a fazer exames preventivos de saúde regulares, incluindo níveis de colesterol
- Incentivar o paciente a seguir a recomendação da American Heart Association de fazer exames de colesterol a cada 4 a 6 anos, a partir dos 20 anos
- Orientar sobre padrões alimentares saudáveis (p. ex., ingestão de calorias apropriada para altura e peso; ingestão adequada de fibras; sem gorduras saturadas; cozinhar com óleos vegetais; selecionar cortes magros de carne; limitar a ingestão de carne vermelha; limitar produtos lácteos; ingestão moderada a baixa de álcool)
- Orientar sobre o peso adequado, controle do peso e relação do peso com a hiperlipidemia
- Orientar sobre a atividade física adequada (p. ex., exercícios moderados de 30 a 45 minutos por dia)
- Orientar sobre hábitos de estilo de vida contribuintes que devem ser evitados (p. ex., uso de tabaco em qualquer forma e consumo excessivo de álcool)
- Fornecer informações sobre possíveis mudanças no estilo de vida necessárias para evitar complicações futuras e controlar o processo da doença
- Fornecer informações relacionadas com o propósito e benefício das mudanças no estilo de vida
- Orientar o paciente sobre as possíveis causas e sequelas da hiperlipidemia
- Orientar sobre a ausência habitual de sintomas e a necessidade de acompanhamento e terapia a longo prazo
- Orientar o paciente e a família a assumir um papel ativo no gerenciamento do processo da doença
- Orientar o paciente e a família sobre o uso e as indicações dos medicamentos, conforme apropriado
- Informar o paciente que a hiperlipidemia é um importante fator de risco controlável para doença arterial coronária e acidente vascular encefálico
- Incentivar o paciente e a família a manter uma lista de medicamentos atuais e a conciliá-los rotineiramente com exames de rotina, visitas ao hospital ou internações hospitalares

7ª edição 2018

Controle da hipertensão 4162

Definição: prevenção e tratamento de níveis de pressão arterial acima do normal

Atividades:
- Obter um histórico de saúde detalhado do paciente para determinar seu nível de risco, incluindo o uso de medicamentos
- Identificar possíveis causas da hipertensão
- Avaliar fatores de risco associados e fatores contribuintes (p. ex., diabetes melito, dislipidemia, obesidade, síndrome metabólica, idade acima de 60 anos, gênero, raça, tabagismo, hiperuremia, estilo de vida sedentário, histórico familiar de hipertensão, doença cardiovascular, histórico de acidente vascular encefálico)
- Medir a PA para determinar a presença de hipertensão (p. ex., normal, menor que 120/80; elevada, 120 a 129/80 ou menos; hipertensão estágio 1, 130 a 139/80 a 89; hipertensão estágio 2, igual ou maior que 140/90)
- Garantir a avaliação adequada da pressão arterial (ou seja, a classificação é baseada na média de duas ou mais aferições de PA medidas corretamente, sentado, em cada uma de duas ou mais consultas médicas)
- Evitar medir a pressão arterial para classificação quando houver fatores contribuintes (p. ex., consumo de cafeína, enxaqueca, insônia, agitação)
- Implementar cuidados de enfermagem adequados para pacientes com base na classificação da hipertensão
- Auxiliar os pacientes com classificação de pré-hipertensos a praticar modificações no estilo de vida para reduzir o risco de desenvolver hipertensão no futuro (p. ex., aumentar os exercícios, diminuir o peso, modificar a dieta, obter sono adequado)
- Aconselhar os pacientes com classificação de pré-hipertensos e condições de comorbidades (p. ex., insuficiência cardíaca, diabetes, doença renal) a procurar terapia medicamentosa apropriada se uma tentativa de modificação do estilo de vida não conseguir reduzir a PA para 130/80 mmHg ou menos
- Auxiliar pacientes com classificação de hipertensão estágio 1 e sem condições de comorbidades (p. ex., insuficiência cardíaca, diabetes, doença renal) a praticar modificações no estilo de vida e a usar terapia medicamentosa apropriada (p. ex., diuréticos do tipo tiazídico para a maioria, possivelmente inibidor da enzima de conversão da angiotensina; bloqueador do receptor da angiotensina; betabloqueador; bloqueador do canal de cálcio ou combinações dos anteriores)
- Auxiliar pacientes com classificação de hipertensão estágio 2 e sem condições de comorbidades (p. ex., insuficiência cardíaca, diabetes, doença renal) a praticar modificações no estilo de vida e a usar terapia medicamentosa apropriada (p. ex., combinações de inibidor da enzima de conversão da angiotensina, bloqueador do receptor da angiotensina, betabloqueador, bloqueador do canal de cálcio)
- Auxiliar pacientes com classificação de hipertensão estágio 1 ou 2 e condições de comorbidade (p. ex., insuficiência cardíaca, diabetes, doença renal) a praticar modificações no estilo de vida sempre que possível e a seguir os protocolos de esquema medicamentoso recomendados para condições de comorbidade com hipertensão
- Monitorar pacientes em risco quanto a sinais e sintomas de crise de hipertensão (p. ex., cefaleia intensa, tontura, náusea ou vômito, palidez, suor, pele fria, alterações na visão, epistaxe, confusão, nervosismo, inquietação, distúrbios visuais, alteração do nível de consciência, dor no peito, convulsões, parada cardíaca)
- Monitorar sinais vitais como frequência cardíaca, frequência respiratória, saturação de oxigênio, temperatura e exames de sangue para identificação precoce de complicações
- Orientar os pacientes em risco a fazer exames preventivos de saúde regulares, como eletrocardiograma, ecocardiograma, eletrólitos, análise da urina, conforme indicado
- Monitorar o paciente quanto a sinais e sintomas de hipertensão ou hipotensão após administrar medicamentos prescritos para hipertensão
- Orientar com relação a padrões alimentares saudáveis
- Orientar sobre a atividade física adequada (p. ex., fazer exercícios de 30 a 45 minutos por dia)
- Orientar sobre hábitos de estilo de vida contribuintes que devem ser evitados (p. ex., uso de tabaco em qualquer forma e álcool)
- Orientar o paciente sobre modificações no estilo de vida relacionadas com os padrões de sono e repouso (p. ex., 8 horas por noite são recomendadas)
- Fornecer informações sobre possíveis mudanças no estilo de vida necessárias para evitar complicações futuras e controlar o processo da doença
- Fornecer informações relacionadas com o objetivo e benefício das mudanças no estilo de vida
- Orientar sobre a automonitoração da pressão arterial e relatar achados anormais
- Orientar o paciente sobre as possíveis causas da hipertensão
- Orientar o paciente e a família a assumirem um papel ativo no gerenciamento do processo da doença (p. ex., indicações e administração de medicamentos, manutenção de dieta adequada, exercícios e hábitos saudáveis, parar de fumar, redução do estresse, redução do peso, redução da ingestão de sódio, redução do consumo de álcool, aumento dos exercícios, conforme indicado)
- Orientar o paciente e a família sobre o uso e as indicações dos medicamentos
- Incentivar o paciente e a família a manter uma lista dos medicamentos atuais e levar rotineiramente para exames de rotina, visitas ao hospital ou internações hospitalares
- Orientar o paciente a reconhecer e evitar situações que podem causar aumento da PA (p. ex., estresse ou interrupção repentina do tratamento medicamentoso)

7ª edição 2018

Controle da hipertermia 3786

Definição: controle de sintomas e condições relacionadas com o aumento da temperatura corporal devido a infecção ou exposição prolongada ao calor excessivo

Atividades:
- Determinar a causa do aumento da temperatura corporal (p. ex., infecção, insolação, desidratação, exposição a elementos)
- Monitorar a resposta da febre, como temperatura corporal, frequência cardíaca, frequência respiratória, estado mental, conforto térmico e exames laboratoriais microbiológicos ou imunológicos testados recentemente
- Administrar medicamentos orais ou IV (p. ex., antipiréticos, agentes antibacterianos, medicamentos para prevenção de calafrios)
- Evitar administrar ácido acetilsalicílico a crianças
- Interromper a atividade física e se deslocar de um ambiente mais quente para um ambiente mais fresco
- Afrouxar ou remover as roupas
- Aplicar métodos de resfriamento externo (p. ex., compressas frias no pescoço, tórax, abdome, couro cabeludo, axilas e virilha; hidrogel ou cobertores de resfriamento com circulação de ar), conforme apropriado
- Aplicar compressas ou esponjas de água em conjunto com antipiréticos
- Usar antipirético e prevenção de calafrios com resfriamento físico para maior eficácia
- Molhar a superfície do corpo e usar o ventilador, mas evitar tremor
- Evitar banho de esponja com álcool
- Aplicar métodos de resfriamento interno (p. ex., lavagem gástrica, vesical, peritoneal ou torácica com gelo), conforme apropriado
- Fornecer solução de reidratação oral (p. ex., bebida esportiva) ou outro líquido frio
- Hidratar lábios secos e mucosa nasal
- Administrar oxigenoterapia, conforme apropriado
- Aumentar a circulação de ar
- Incentivar o consumo de líquidos
- Facilitar o descanso, aplicando restrições de atividade, se necessário
- Monitorar complicações relacionadas com a febre e sinais e sintomas de condições causadoras de febre (p. ex., convulsão, diminuição do nível de consciência, estado eletrolítico anormal, desequilíbrio ácido-base, arritmia cardíaca)
- Garantir que outros sinais de infecção sejam monitorados em idosos, pois eles podem não apresentar febre durante a infecção
- Garantir que medidas de segurança estejam em vigor caso fique inquieto ou delirante
- Interromper as atividades de resfriamento quando a temperatura corporal atingir 39°C
- Monitorar complicações (p. ex., insuficiência renal, desequilíbrio ácido-base, coagulopatia, edema pulmonar, edema cerebral, síndrome de disfunção de múltiplos órgãos)
- Orientar sobre os fatores de risco para doenças relacionadas com o calor (p. ex., alta temperatura ambiente, alta umidade, desidratação, esforço físico, extremos de idade)
- Orientar sobre medidas para prevenir doenças relacionadas com o calor (p. ex., evitar a superexposição ao sol; garantir a ingestão adequada de líquidos; procurar ambientes com ar-condicionado disponível; usar roupas leves, de cores claras e largas)
- Orientar sobre os primeiros sinais e sintomas de doenças relacionadas com o calor e sobre quando procurar assistência de um profissional de saúde
- Utilizar a técnica *teach-back* (paciente é solicitado a repetir a informação que recebeu) para garantir a compreensão

6ª edição 2013; revisada em 2024

Controle da hipervolemia 4170

Definição: redução do volume de líquido extracelular e/ou intracelular e prevenção de complicações em paciente com excesso de líquidos

Atividades:
- Pesar diariamente em horários consistentes (p. ex., após ir ao banheiro, antes do café da manhã) e monitorar as tendências
- Monitorar o estado hemodinâmico, incluindo níveis de FC, PA, PAM, PVC, PAP, PCPc, DC e IC, se disponíveis
- Monitorar o padrão respiratório para sintomas de edema pulmonar (p. ex., ansiedade, inspiração insatisfatória, ortopneia, dispneia, taquipneia, tosse, produção de escarro espumoso e falta de ar)
- Monitorar sons pulmonares adventícios
- Monitorar sons cardíacos adventícios
- Monitorar a distensão venosa jugular
- Monitorar edema periférico
- Monitorar evidências laboratoriais de hemoconcentração (p. ex., sódio, ureia, hematócrito; gravidade específica da urina), se disponível
- Monitorar evidências laboratoriais do potencial de aumento da pressão oncótica plasmática (p. ex., aumento de proteína e albumina), se disponível
- Monitorar evidências laboratoriais da causa subjacente da hipervolemia (p. ex., peptídeo natriurético tipo B para insuficiência cardíaca; ureia, Cr e TFG para insuficiência renal), se disponível
- Monitorar a entrada e a saída
- Administrar medicamentos prescritos para reduzir a pré-carga (p. ex., furosemida, espironolactona, morfina e nitroglicerina)
- Monitorar evidências de pré-carga reduzida (p. ex., aumento da produção de urina; melhora nos sons pulmonares adventícios; diminuição de PA, PAM, PVC, PCPc, DC, IC)
- Monitorar evidências de efeito excessivo do medicamento (p. ex., desidratação, hipotensão, taquicardia, hipopotassemia)

- Orientar o paciente sobre o uso de medicamentos para reduzir a pré-carga
- Administrar infusões IV (p. ex., líquidos, hemoderivados) lentamente para evitar um aumento rápido na pré-carga
- Restringir a ingestão de água livre em pacientes com hiponatremia dilucional
- Evitar o uso de líquidos IV hipotônicos
- Elevar a cabeceira da cama para melhorar a ventilação, conforme apropriado
- Facilitar a intubação endotraqueal e o início da ventilação mecânica para pacientes com edema pulmonar grave, conforme apropriado
- Manter as configurações prescritas do ventilador mecânico (p. ex., FiO_2, modo, configurações de volume ou pressão, PEEP), conforme apropriado
- Utilizar aspiração em sistema fechado para paciente com edema pulmonar em ventilação mecânica com PEEP, conforme apropriado
- Preparar o paciente para diálise (p. ex., auxiliar na colocação do cateter para diálise), conforme apropriado
- Manter dispositivo de acesso vascular de diálise
- Determinar a alteração do peso do paciente antes e depois de cada sessão de diálise
- Monitorar a resposta hemodinâmica do paciente durante e após cada sessão de diálise
- Determinar o volume de dialisado infundido e efluente retornado após cada troca de diálise peritoneal
- Monitorar o efluente peritoneal retornado para indicações de complicações (p. ex., infecção, sangramento excessivo e coágulos)
- Reposicionar o paciente com edema dependente com frequência, conforme apropriado
- Monitorar a integridade da pele em pacientes imóveis com edema dependente
- Promover a integridade da pele (p. ex., evitar cisalhamento, evitar umidade excessiva e fornecer nutrição adequada) em pacientes imóveis com edema dependente, conforme apropriado
- Orientar o paciente e a família sobre o uso do registro de admissão e saída, conforme apropriado
- Orientar o paciente e a família sobre as intervenções planejadas para tratar a hipervolemia
- Restringir a ingestão alimentar de sódio, conforme indicado
- Promover uma imagem corporal positiva e autoestima se as preocupações forem expressas como resultado da retenção excessiva de líquidos

1ª edição 1992; revisada em 2013

Controle da hipoglicemia 2130

Definição: prevenção e tratamento de níveis de glicemia baixos

Atividades:
- Identificar pessoa em risco de hipoglicemia
- Determinar a capacidade de reconhecer sinais e sintomas de hipoglicemia
- Monitorar os níveis de glicemia
- Monitorar os sinais e sintomas de hipoglicemia (p. ex., instabilidade, tremores, sudorese, nervosismo, ansiedade, irritabilidade, impaciência, taquicardia, palpitações, calafrios, umidade, tontura, palidez, fome, náusea, cefaleia, cansaço, sonolência, fraqueza, calor, vertigem, desmaio, visão turva, pesadelos, choro durante o sono, parestesia, dificuldade de concentração, dificuldade para falar, falta de coordenação, mudança de comportamento, confusão, coma, convulsão)
- Administrar glucagon ou glicose IV, conforme indicado
- Fornecer carboidratos simples se a pessoa puder comer, utilizando a regra 15-15 (ou seja, ingestão de 15 g de carboidratos e verificação da glicemia após 15 minutos; se estiver abaixo de 70 mg/dℓ, fornecer outros 15 g)
- Fornecer carboidratos complexos e proteínas, conforme indicado
- Entrar em contato com os serviços médicos de emergência, conforme necessário
- Manter as vias aéreas desobstruídas, conforme necessário
- Manter acesso IV, conforme apropriado
- Proteger contra lesão, conforme necessário
- Revisar os eventos anteriores à hipoglicemia para determinar a causa provável
- Fornecer intervenções educacionais sobre treinamento de conscientização sobre glicose
- Fornecer *feedback* sobre a adequação do autogerenciamento da hipoglicemia
- Orientar a pessoa e outras pessoas significativas sobre sinais e sintomas, fatores de risco e tratamento da hipoglicemia
- Orientar a ter carboidratos simples disponíveis o tempo todo
- Orientar para obter e portar ou usar identificação de emergência apropriada
- Orientar outras pessoas significativas sobre o uso e administração de glucagon, conforme apropriado
- Orientar sobre a interação da dieta, insulina ou agentes orais e exercícios
- Fornecer assistência na tomada de decisões de autocuidado para prevenir a hipoglicemia (ou seja, reduzir a insulina ou agentes orais e aumentar a ingestão de alimentos durante o exercício)
- Incentivar a automonitoração dos níveis de glicemia
- Fornecer acesso e abordagem de equipe interdisciplinar para consulta sobre ajustes no esquema de tratamento
- Colaborar com a pessoa e a equipe de educação sobre diabetes para fazer mudanças no esquema de insulina (p. ex., múltiplas injeções diárias), conforme indicado
- Modificar as metas de glicemia para prevenir a hipoglicemia na ausência de sintomas de hipoglicemia
- Informar sobre a necessidade de exames de rotina de hemoglobina glicada (HbA1c), conforme prescrito
- Informar sobre o aumento do risco de hipoglicemia com terapia intensiva e normalização dos níveis de glicemia
- Orientar sobre prováveis alterações nos sintomas de hipoglicemia com terapia intensiva e normalização dos níveis de glicemia
- Utilizar a técnica *teach-back* (paciente é solicitado a repetir a informação que recebeu) para garantir a compreensão

1ª edição 1992; revisada em 2000, 2024

Controle da hipotensão 4175

Definição: prevenção e tratamento de níveis de pressão arterial abaixo do normal

Atividades:
- Obter um histórico de saúde detalhado do paciente para determinar seu nível de risco de hipotensão, incluindo o uso de medicamentos
- Identificar possíveis causas de hipotensão (p. ex., diabetes, doença arterial coronária, doença arterial periférica, insuficiência cardíaca, acidente vascular encefálico anterior, doença renal crônica, proteinúria, idade superior a 50 anos, tabagismo, obesidade, tratamento de doença de Parkinson, tratamento da epilepsia, tratamento da depressão; diurese noturna)
- Aferir a PA para determinar a presença de hipotensão (definida como menos de 90 mmHg para a sistólica e/ou menos de 60 mmHg para a diastólica na população em geral)
- Garantir a avaliação adequada da pressão arterial (p. ex., a classificação hipotensiva é baseada na média de duas ou mais leituras de PA aferidas corretamente com mudança de posição em cada uma de duas ou mais consultas médicas)
- Orientar o paciente a manter um diário de pressão arterial com aferições de pressão arterial ortostática realizadas ao longo de vários dias e em vários momentos diferentes para aumentar a sensibilidade para detecção de problemas pendentes
- Realizar um eletrocardiograma, se aplicável
- Realizar análise bioquímica, se aplicável
- Realizar gasometria, se aplicável
- Realizar exames complementares de diagnóstico, conforme indicado
- Evitar aferição da PA para classificação quando houver fatores contribuintes (p. ex., ingestão recente de medicamentos que possam influenciar, respostas alérgicas, perda de sangue, desidratação)
- Obter experiência descritiva do paciente sobre a hipotensão (p. ex., ocorrências, situações, causas, hora do dia, ingestão de alimentos ou medicamentos, padrões de sono)
- Determinar o esquema de medicamento e as influências na hipotensão (p. ex., diuréticos, alfabloqueadores, betabloqueadores, medicamentos para doença de Parkinson, antidepressivos tricíclicos)
- Abordar quaisquer condições que influenciem a hipotensão, conforme necessário
- Considerar tratamentos não farmacológicos como primeira abordagem
- Interromper os medicamentos que predispõem ou agravam a hipotensão, conforme apropriado
- Orientar o paciente sobre contramedidas físicas para reduzir o acúmulo gravitacional de sangue nas extremidades inferiores (p. ex., mover-se gradualmente da posição supina para a posição em pé, evitar ficar parado, ficar em pé com as pernas cruzadas, agachar-se, tensionar ativamente os músculos das pernas)
- Incentivar o paciente a empregar abordagens para melhorar o volume central (p. ex., aumentar o consumo de sal para 6 a 9 g de cloreto de sódio por dia com comprimidos de 1 g de cloreto de sódio tomados com cada refeição, se necessário; aumentar a ingestão de água até 2 a 3 ℓ por dia, com ingestão rápida de água [475 mℓ em 3 a 4 minutos] usada como medida de resgate)
- Monitorar complicações (p. ex., visão turva, confusão, tontura, síncope, palidez, suor frio, taquicardia, sonolência, fraqueza, alteração do nível de consciência, convulsão, falta de ar, dor no peito)
- Estar alerta para a necessidade de tratar os sintomas que pioram com urgência
- Administrar agentes farmacológicos (p. ex., fludrocortisona, midodrina) e monitorar os efeitos, se aplicável
- Orientar o paciente e a família para comunicar piora da pressão arterial ou dos sintomas
- Promover a ingestão oral de líquidos recomendada pela idade
- Incentivar uma alimentação saudável e a ingestão adequada de líquidos
- Orientar o paciente e a família sobre a necessidade de evitar tabaco, drogas ilícitas e álcool
- Orientar o paciente sobre a modificação do estilo de vida
- Fornecer informações sobre possíveis mudanças no estilo de vida necessárias para evitar complicações futuras e controlar o processo da doença
- Avaliar os sinais vitais, conforme indicado, como pressão arterial, frequência cardíaca, frequência respiratória, saturação de oxigênio, temperatura e outros parâmetros, como glicemia capilar, para detecção de possíveis complicações
- Encaminhar para uma unidade especializada, conforme indicado

7ª edição 2018

Controle da hipovolemia 4180

Definição: expansão do volume de líquido intravascular em um paciente com depleção de volume

Atividades:
- Pesar diariamente em horários consistentes (p. ex., após ir ao banheiro, antes do café da manhã) e monitorar as tendências
- Monitorar o estado hemodinâmico, como frequência cardíaca, pressão arterial, pressão arterial média, pressão venosa central, pressão de artéria pulmonar, pressão capilar, se disponíveis
- Monitorar evidências de desidratação (p. ex., turgor cutâneo diminuído, retardo no enchimento capilar, pulso fraco/filiforme, sede intensa, membranas mucosas ressecadas e diminuição da eliminação urinária)
- Monitorar hipotensão ortostática e tontura ao se levantar
- Monitorar a perda de líquidos (p. ex., sangramento, vômito, diarreia, transpiração excessiva e taquipneia)
- Monitorar a ingestão e a eliminação

- Monitorar o local de inserção do dispositivo de acesso vascular para infiltração, flebite e infecção, conforme apropriado
- Monitorar evidências laboratoriais de perda sanguínea (p. ex., hemoglobina, hematócrito, exame de sangue oculto nas fezes), se disponível
- Monitorar evidências laboratoriais de hemoconcentração (p. ex., sódio, nitrogênio ureico do sangue (BUN), densidade específica da urina), se disponível
- Monitorar evidências clínicas e laboratoriais de insuficiência renal aguda iminente (p. ex., aumento do BUN, aumento de creatinina, diminuição da TFG, mioglobinemia e diminuição da excreção urinária)
- Incentivar a ingestão de líquidos por via oral (p. ex., distribuir os líquidos ao longo de 24 horas e oferecer líquidos com as refeições), a menos que seja contraindicado
- Oferecer uma bebida de sua escolha a cada 1 a 2 horas quando estiver acordado, a menos que seja contraindicado
- Manter acesso IV patente
- Calcular as necessidades de líquidos com base na área da superfície corporal e no tamanho da queimadura, conforme apropriado
- Administrar soluções IV isotônicas prescritas (p. ex., solução salina normal ou solução de Ringer lactato) para reidratação extracelular em uma taxa de fluxo apropriada, conforme apropriado
- Administrar soluções IV hipotônicas prescritas (p. ex., 5% de dextrose em água ou 0,45% de cloreto de sódio) para reidratação intracelular em uma taxa de fluxo apropriada, conforme apropriado
- Administrar *bolus* de líquido IV isotônico prescrito em uma taxa de fluxo apropriada para manter a integridade hemodinâmica
- Administrar suspensões coloidais prescritas (p. ex., Hespan, albumina ou Plasmanato – fração proteica humana sérica), para reposição do volume intravascular, conforme apropriado
- Administrar hemoderivados prescritos para aumentar a pressão oncótica plasmática e reposição do volume sanguíneo, conforme apropriado
- Monitorar evidências de reação transfusional, conforme apropriado
- Instituir autotransfusão da perda sanguínea, se apropriado
- Monitorar evidências de hipervolemia e edema pulmonar durante a reidratação IV
- Administrar líquidos IV em temperatura ambiente
- Usar uma bomba IV para manter uma taxa de fluxo de infusão IV constante
- Monitorar a integridade da pele em pacientes imóveis com pele seca
- Promover a integridade da pele (p. ex., evitar cisalhamento, evitar umidade excessiva e fornecer nutrição adequada) em pacientes imóveis com pele seca, conforme apropriado
- Auxiliar o paciente na deambulação em caso de hipotensão postural
- Orientar o paciente a evitar mudanças rápidas de posição, especialmente de supino para sentado ou em pé
- Implementar posicionamento de Trendelenburg modificado (p. ex., pernas elevadas acima do nível do coração com o restante do corpo em decúbito dorsal) quando hipotenso para otimizar a perfusão cerebral e minimizar a demanda de oxigênio do miocárdio
- Monitorar a cavidade oral para verificar se há membranas mucosas secas e/ou rachadas
- Fornecer líquidos orais (ou cotonetes umedecidos) com frequência para manter a integridade da membrana mucosa oral, a menos que haja contraindicação
- Facilitar a higiene oral (p. ex., escova de dentes com pasta de dentes, enxaguante bucal sem álcool) duas vezes ao dia
- Posicionar para perfusão periférica
- Administrar vasodilatadores prescritos com cautela (p. ex., nitroglicerina, nitroprussiato sódico e bloqueadores dos canais de cálcio) ao reaquecer um paciente no pós-operatório, conforme apropriado
- Administrar peptídeo natriurético atrial (PNA) prescrito para prevenção de lesão renal aguda, conforme apropriado
- Orientar o paciente e/ou a família sobre o uso de registro de ingestão e eliminação, conforme apropriado
- Instruir o paciente e/ou a família sobre as medidas instituídas para tratar a hipovolemia

1ª edição 1992; revisada em 2013

Controle da instrumentação cirúrgica — 2910

Definição: controle dos requerimentos de materiais, instrumentos, equipamentos e esterilidade do campo cirúrgico

Atividades:
- Consultar os horários cirúrgicos, conferir as designações da sala de cirurgia e obter informações sobre o procedimento cirúrgico e a técnica anestésica
- Determinar o equipamento, instrumentos e suprimentos necessários para os cuidados do paciente na cirurgia, assim como providenciar a disponibilidade
- Montar equipamentos, instrumentos e suprimentos para a cirurgia
- Vestir o avental, protetores de pé, touca e máscara específicos para a área cirúrgica antes de entrar na sala de cirurgia
- Colocar as mesas contendo instrumentos e equipamentos nas áreas apropriadas
- Checar os instrumentos e organizá-los por ordem de uso
- Manter objetos afiados e pontiagudos (p. ex., lâminas de bisturi e agulhas) separados dos demais objetos, para evitar lesões durante a preparação
- Verificar a segurança e a operação adequada dos equipamentos e instrumentos necessários para os cuidados do paciente (p. ex., mesa cirúrgica, bombas de perfusão, equipamento regulador de temperatura, bisturis elétricos)
- Preparar suprimentos, medicamentos e soluções para uso, conforme a indicação
- Obter suprimentos e materiais estéreis apropriados para a cirurgia, observando a técnica asséptica
- Confirmar a integridade das embalagens ou invólucro, datas de validade e controles de esterilidade, assim como acompanhar a rastreabilidade dos materiais de acordo com os regulamentos do hospital

- Preparar o vestuário e os suprimentos de consumo apropriados para o tipo de cirurgia
- Ligar e posicionar o sistema de iluminação da sala cirúrgica
- Cobrir as mesas dos instrumentos, mesas Mayo e mesas auxiliares com panos estéreis ou campos impermeáveis, quando apropriado
- Estabelecer um perímetro de segurança ao redor das mesas e materiais em relação a outras áreas profissionais e não estéreis
- Fornecer toalhas/compressas para a equipe cirúrgica secar as mãos
- Prender os dispositivos cirúrgicos no campo cirúrgico (p. ex., cabos, câmeras de circuito, aspiradores)
- Remover os instrumentos e suprimentos da mesa cirúrgica, assim que a cirurgia terminar
- Remover a pinça de campo, o tubo de aspiração, o bisturi elétrico e outros elementos do campo cirúrgico, após a conclusão da operação
- Enrolar os campos, lençóis e panos cirúrgicos usados na cirurgia, evitando a dispersão e contaminação do ar e descartá-los em recipiente apropriado
- Remover lâminas de bisturi de seus cabos, agulhas, objetos afiados e pontiagudos e depositá-los em recipientes apropriados
- Separar os materiais e instrumentos limpos daqueles sujos ou altamente contaminados para facilitar a limpeza, desinfecção e posterior esterilização
- Coordenar e auxiliar na limpeza e na preparação da sala de cirurgia para o próximo paciente (ou seja, coletar e arrumar máquinas, suportes e outros suprimentos)

6ª edição 2013

Controle da negligência unilateral 2760

Definição: proteção e reintegração segura da parte do corpo afetada, ao mesmo tempo que auxilia o paciente a adaptar-se à alteração na capacidade de percepção

Atividades:
- Avaliar o estado mental, compreensão, função motora, função sensorial, capacidade de atenção e respostas afetivas basais
- Monitorar quanto a respostas anormais a três tipos primários de estímulos: sensoriais, visuais e auditivos
- Fornecer *feedback* realista sobre o déficit de percepção do paciente
- Realizar os cuidados pessoais de maneira consistente com uma explicação completa
- Certificar-se de que as extremidades afetadas estejam posicionadas de forma adequada e segura
- Adaptar o ambiente ao déficit, concentrando-se no lado não afetado durante o período agudo
- Supervisionar e auxiliar na transferência e deambulação
- Tocar o ombro não afetado ao iniciar a conversa, conforme apropriado
- Colocar alimentos e bebidas dentro do campo de visão do paciente e girar o prato, quando necessário
- Reorganizar o ambiente para utilizar o campo visual direito ou esquerdo, como posicionar itens pessoais, televisão ou materiais de leitura dentro do campo visual no lado não afetado
- Dar lembretes frequentes para redirecionar a atenção do paciente, fornecendo sinais do ambiente para o paciente
- Evitar movimentos rápidos no quarto
- Evitar mover objetos no ambiente
- Posicionar o leito no quarto, de modo que os indivíduos se aproximem e cuidem do paciente pelo lado não afetado
- Manter a grade lateral elevada no lado afetado, conforme apropriado
- Orientar o paciente a olhar da esquerda para a direita
- Fornecer amplitude de movimento e massagem no lado afetado
- Incentivar o paciente a tocar e utilizar a parte do corpo afetada
- Consultar terapeutas ocupacionais e fisioterapeutas sobre o tempo e as estratégias para facilitar a reintegração das partes e função corporais negligenciadas
- Concentrar gradualmente a atenção do paciente no lado afetado, conforme o paciente demonstrar capacidade de compensar a negligência
- Mover gradualmente os itens pessoais e as atividades para o lado afetado, conforme o paciente demonstrar capacidade de compensar a negligência
- Ficar em pé no lado afetado ao deambular com o paciente, conforme este demonstrar capacidade de compensar a negligência
- Auxiliar o paciente com atividades da vida diária a partir do lado afetado, conforme o paciente demonstra capacidade de compensar a negligência
- Auxiliar o paciente a lavar e cuidar do lado afetado primeiro, conforme o paciente demonstrar capacidade de compensar a negligência
- Concentrar os estímulos táteis e verbais no lado afetado, conforme o paciente demonstrar capacidade de compensar a negligência
- Orientar os cuidadores sobre a causa, os mecanismos e o tratamento da negligência unilateral
- Incluir a família no processo de reabilitação para apoiar os esforços do paciente e auxiliar nos cuidados, conforme apropriado

2ª edição 1996; revisada em 2018

Controle da quimioterapia 2240

Definição: auxílio ao paciente e à família para compreender a ação e minimizar os efeitos colaterais de agentes antineoplásicos

Atividades:
- Monitorar exames de triagem pré-tratamento para os pacientes em risco para efeitos colaterais de início precoce, maior duração e mais angustiantes
- Promover atividades para modificar os fatores de risco identificados
- Monitorar os efeitos colaterais e efeitos tóxicos do tratamento
- Fornecer informações ao paciente e à família sobre o efeito dos medicamentos antineoplásicos nas células malignas
- Orientar o paciente e a família sobre os efeitos da terapia no funcionamento da medula óssea
- Orientar o paciente e a família sobre formas de prevenir infecção, como evitar aglomerações de pessoas, usar boas técnicas de higiene e lavagem das mãos
- Orientar o paciente a relatar imediatamente febres, calafrios, sangramentos nasais, hematomas excessivos e fezes escurecidas
- Orientar o paciente e a família a evitar o uso de produtos com ácido acetilsalicílico
- Instituir precauções para neutropenia e sangramento
- Verificar a experiência prévia do paciente com náusea e vômito relacionados com a quimioterapia
- Administrar medicamentos para controlar os efeitos colaterais (p. ex., antieméticos para náuseas e vômitos), conforme necessário
- Minimizar estímulos decorrentes de ruídos, luz e odores (especialmente odores de alimentos)
- Orientar o paciente sobre técnicas de relaxamento e de imaginação para usar antes, durante e depois dos tratamentos, conforme apropriado
- Oferecer ao paciente uma dieta branda e de fácil digestão
- Administrar medicamentos quimioterápicos no fim da noite, para que o paciente possa dormir quando os efeitos eméticos são maiores
- Assegurar a ingestão adequada de líquidos para evitar desidratação e desequilíbrio eletrolítico
- Monitorar a efetividade das medidas para controlar náusea e vômito
- Oferecer seis refeições pequenas por dia, conforme tolerado
- Orientar o paciente a evitar alimentos quentes e picantes
- Fornecer alimentos nutritivos, apetitosos, da escolha do paciente
- Monitorar o estado nutricional e o peso
- Monitorar quanto a indícios de infecção da mucosa oral
- Encorajar boa higiene oral com o uso de dispositivos de limpeza dentária, como fio dental não encerado e que não desfie, escovas de dentes elétricas, conforme apropriado
- Iniciar atividades de restauração da saúde bucal, como o uso de saliva artificial, estimulantes de saliva, *sprays* bucais sem álcool, balas de hortelã ou menta sem açúcar e tratamentos com fluoreto, conforme apropriado
- Orientar o paciente sobre autoavaliação da cavidade oral, incluindo sinais e sintomas a serem relatados para uma avaliação mais aprofundada (p. ex., queimação, dor e sensibilidade)
- Orientar o paciente sobre a necessidade de cuidados de acompanhamento odontológico frequente, pois as cáries dentárias se formam rapidamente
- Orientar o paciente sobre o uso de suspensão oral de nistatina para controlar a infecção fúngica, conforme apropriado
- Orientar o paciente a evitar extremos de temperatura e tratamentos químicos dos cabelos quando estiver recebendo o tratamento
- Informar ao paciente que se espera queda de cabelos, o que é determinado pelo tipo de terapia
- Auxiliar o paciente no planejamento para a queda de cabelos, conforme apropriado, ensinando sobre alternativas disponíveis, como perucas, lenços, chapéus e turbantes
- Ensinar o paciente a lavar e pentear os cabelos delicadamente e a dormir em uma fronha de seda para evitar maior queda de cabelo, conforme apropriado
- Tranquilizar o paciente no sentido de que os cabelos crescerão de volta ao término do tratamento, conforme apropriado
- Orientar o paciente e a família a monitorar a toxicidade orgânica, conforme determinado pelo tipo de terapia
- Discutir aspectos potenciais de disfunção sexual, conforme apropriado
- Orientar sobre as implicações da terapia na função sexual, incluindo o prazo para uso de contraceptivo, conforme apropriado
- Monitorar o nível de fadiga solicitando ao paciente que a descreva
- Orientar o paciente e a família sobre técnicas de controle de energia, conforme apropriado
- Auxiliar o paciente no controle da fadiga, planejando períodos frequentes de repouso, espaçamento de atividades e limitação das demandas diárias, conforme apropriado
- Facilitar a expressão de medos sobre o prognóstico ou o sucesso do tratamento
- Fornecer informações objetivas concretas relacionadas com os efeitos da terapia para reduzir as incertezas, o medo e a ansiedade do paciente sobre os sintomas relacionados com o tratamento
- Orientar os sobreviventes de longo prazo e suas famílias sobre a possibilidade de segundas neoplasias e a importância de relatar o aumento da sensibilidade a infecções, fadiga ou sangramento
- Seguir as diretrizes recomendadas para o manuseio seguro de medicamentos antineoplásicos parenterais durante a sua preparação e administração

1ª edição 1992; revisada em 2008

Controle da radioterapia 6600

Definição: auxílio ao paciente para compreender e minimizar os efeitos adversos dos tratamentos radioterápicos

Atividades:
- Monitorar a investigação pré-tratamento em pacientes com risco para efeitos adversos de início precoce, duração prolongada e considerados mais preocupantes
- Promover atividades para modificar os fatores de risco identificados
- Monitorar os efeitos adversos e efeitos tóxicos do tratamento
- Fornecer informações ao paciente e à família sobre o efeito da radiação em células malignas
- Utilizar as precauções recomendadas para a radiação no manejo de pacientes com marca-passos cardíacos
- Monitorar alterações na integridade da pele e tratá-las adequadamente
- Evitar o uso de fitas adesivas e outras substâncias irritantes para a pele
- Fornecer cuidados específicos à pele em dobras propensas a infecções (p. ex., nádegas, períneo e virilha)
- Evitar a aplicação de desodorantes e loções pós-barba nas áreas tratadas
- Discutir sobre a necessidade de cuidados à pele, como a manutenção de marcações de contraste, evitar o uso de sabão e outras pomadas, e a proteção durante banhos de sol ou aplicação de calor
- Auxiliar o paciente a entender sobre a perda de cabelo, orientando sobre as alternativas disponíveis, como o uso de perucas, lenços, chapéus e turbantes
- Orientar o paciente a lavar e a pentear seus cabelos suavemente e a dormir sobre uma fronha de seda para prevenir mais perda capilar, conforme apropriado
- Tranquilizar o paciente de que os cabelos crescerão novamente após o término do tratamento, conforme apropriado
- Monitorar quanto a sinais indicativos de infecção da membrana mucosa oral
- Encorajar uma boa higiene oral com o uso de dispositivos de limpeza oral, como fio dental não encerado e que não desfie, escovas de dente sônicas ou limpadores elétricos, conforme apropriado
- Iniciar atividades para a restauração da saúde bucal, como uso de saliva artificial, estimulantes da salivação, enxaguantes bucais sem álcool, pastilhas sem açúcar e tratamentos com flúor, conforme apropriado
- Orientar o paciente sobre a autoavaliação da cavidade oral, incluindo sinais e sintomas a serem relatados para avaliação posterior (p. ex., queimadura, dor e sensibilidade)
- Orientar o paciente sobre a necessidade de acompanhamento odontológico frequente, pois cáries dentárias podem se formar rapidamente
- Monitorar o paciente quanto à ocorrência de anorexia, náusea, vômito, alterações no paladar, esofagite e diarreia, conforme apropriado
- Promover a ingestão adequada de líquidos e nutrientes
- Promover uma dieta terapêutica para prevenir complicações
- Discutir potenciais aspectos da disfunção sexual, conforme apropriado
- Orientar sobre as implicações da terapia sobre a função sexual, incluindo o período de uso de contraceptivos, conforme apropriado
- Administrar medicamentos para controlar os efeitos adversos (p. ex., antieméticos para náuseas e vômitos), conforme a necessidade
- Monitorar o nível de fadiga pedindo para o paciente descrever como se sente em relação à fadiga
- Orientar o paciente e a família quanto a técnicas de controle da energia, conforme a necessidade
- Auxiliar o paciente no controle da fadiga, planejando períodos de repouso frequentes, espaçamento de atividades e limitação das demandas diárias, conforme apropriado
- Encorajar o repouso imediatamente após os tratamentos
- Auxiliar o paciente a atingir níveis adequados de conforto por meio do uso de técnicas de manejo da dor que sejam efetivas e aceitáveis para o paciente
- Insistir na ingestão de líquidos para manter a hidratação, conforme apropriado
- Monitorar quanto a sinais de infecção do sistema urinário
- Orientar o paciente e a família sobre os efeitos da terapia no funcionamento da medula óssea, conforme apropriado
- Orientar o paciente e a família sobre formas de prevenção de infecções, como evitar aglomerações, realizar boa higiene e técnicas para lavagem das mãos, conforme apropriado
- Monitorar quanto a sinais e sintomas de infecção sistêmica, anemia e sangramento
- Instituir precauções contra neutropenia e sangramento, conforme indicado
- Facilitar a discussão com o paciente sobre sentimentos relacionados com o dispositivo de radioterapia, conforme apropriado
- Facilitar a expressão dos receios sobre o prognóstico ou sucesso dos tratamentos
- Fornecer informações objetivas e concretas relacionadas com os efeitos da terapia a fim de reduzir a incerteza, o medo e a ansiedade do paciente sobre os sintomas relacionados com o tratamento
- Orientar os pacientes de longo prazo e suas famílias sobre a possibilidade de outras malignidades e a importância de relatar um aumento da suscetibilidade a infecções, fadiga ou sangramentos
- Iniciar e manter o isolamento de acordo com o protocolo da instituição para o paciente que recebe tratamento de radiação interna (p. ex., colocação de sementes de ouro ou agentes radiofármacos)
- Explicar os protocolos de proteção para o paciente, família e visitantes
- Oferecer atividades que possam distrair o paciente que estiver em isolamento radiológico
- Limitar o tempo do visitante no quarto do paciente, conforme apropriado
- Limitar o tempo da equipe de saúde no quarto, se o paciente estiver isolado por precauções relacionadas com a radiação
- Ficar a uma distância segura das fontes de radiação durante a prestação de cuidados (p. ex., ficar na cabeceira do leito do paciente com implantes uterinos), conforme apropriado
- Proteger-se utilizando um avental/protetor de chumbo durante a assistência em procedimentos que envolvam a radiação

1ª edição 1992; revisada em 2008

Controle da sedação 2260

Definição: fornecimento de suporte fisiológico necessário durante a administração de medicamentos que alteram a consciência

Atividades:
- Revisar a história de saúde e os resultados dos testes diagnósticos para determinar se o paciente atende aos critérios institucionais de sedação consciente por enfermeiro capacitado
- Perguntar ao paciente ou familiares sobre quaisquer experiências prévias com sedação consciente
- Verificar se há alergias a medicamentos
- Determinar a última ingestão de alimentos e líquidos
- Avaliar os medicamentos utilizados pelo paciente e verificar a ausência de contraindicações para sedação
- Orientar sobre os efeitos da sedação
- Analisar o consentimento informado por escrito
- Avaliar o nível de consciência e os reflexos protetores do paciente, antes de administrar a sedação
- Obter os sinais vitais basais, saturação de oxigênio, ECG, altura e peso
- Assegurar que o equipamento de reanimação de emergência esteja prontamente disponível, especificamente uma fonte de distribuição de oxigênio a 100%, medicamentos de emergência e um desfibrilador
- Estabelecer o acesso IV
- Administrar o medicamento conforme a solicitação médica ou o protocolo, titulando cuidadosamente de acordo com a resposta do paciente
- Monitorar o nível de consciência, vias aéreas, sinais vitais, saturação de oxigênio, $ETCO_2$ (pressão parcial de CO_2 no final da expiração) e ECG, conforme o protocolo da instituição durante o procedimento
- Monitorar a presença de efeitos adversos do medicamento após a administração (p. ex., agitação, depressão respiratória, hipotensão, sonolência indevida, hipoxemia, arritmias, apneia, exacerbação de condição preexistente)
- Utilizar a escala de sedação para avaliar o nível de consciência (p. ex., escala de Ramsay)
- Assegurar a disponibilidade e administrar antagonistas, conforme apropriado, de acordo com a prescrição médica ou protocolo institucional
- Determinar se o paciente atende aos critérios de alta (p. ex., escala de Aldrete)
- Registrar as ações e respostas do paciente, conforme a política da instituição
- Dar alta ou transferir o paciente, seguindo o protocolo da instituição
- Fornecer instruções de alta por escrito, conforme o protocolo institucional

2ª edição 1996; revisada em 2000, 2004, 2024

Controle da sensibilidade periférica 2660

Definição: prevenção ou minimização de lesões ou desconfortos no paciente com alteração da sensibilidade

Atividades:
- Monitorar a discriminação entre dor aguda e crônica, calor ou frio
- Monitorar a ocorrência de parestesia (p. ex., adormecimento, formigamento, hiperestesia, hipoestesia e intensidade da dor), conforme apropriado
- Encorajar o paciente a utilizar a parte do corpo não afetada para determinar a temperatura dos alimentos, líquidos, água do banho etc.
- Encorajar o paciente a utilizar a parte do corpo não afetada para identificar a localização e a textura dos objetos
- Orientar o paciente ou a família a monitorar a posição das partes do corpo durante o banho, em posição sentada, deitado ou na mudança de posição
- Orientar o paciente ou a família a examinar diariamente a pele para verificar alterações em sua integridade
- Monitorar o ajuste de dispositivos estabilizadores, próteses, calçados e roupas
- Orientar o paciente ou a família a utilizar termômetros para testar a temperatura da água
- Encorajar o uso de protetores térmicos ao manipular utensílios de cozinha
- Encorajar o uso de luvas ou outras vestimentas de proteção sobre a parte afetada do corpo quando esta estiver em contato com objetos que possam ser potencialmente perigosos, em decorrência de sua temperatura, textura ou outras características inerentes
- Evitar ou monitorar cuidadosamente o uso de calor ou frio, como compressas quentes, bolsas de água quente e compressas de gelo
- Encorajar o paciente a utilizar calçados bem ajustados, de salto baixo e macios
- Colocar uma proteção sobre as partes afetadas do corpo para manter as roupas de cama afastadas dessas áreas
- Verificar se há dobras ou objetos estranhos nos sapatos, bolsos e roupas
- Orientar o paciente a utilizar intervalos predeterminados em vez de sinais de desconforto para mudar de posição
- Utilizar dispositivos para aliviar a pressão, conforme apropriado
- Proteger as partes do corpo de mudanças extremas de temperatura
- Imobilizar a cabeça, o pescoço e o dorso, conforme apropriado
- Monitorar a capacidade de urinar ou evacuar
- Estabelecer meios de urinar, conforme apropriado
- Estabelecer meios de evacuar, conforme apropriado
- Administrar analgésicos, corticosteroides, anticonvulsivantes, antidepressivos tricíclicos ou anestesias locais, conforme necessário
- Monitorar a ocorrência de tromboflebite e tromboembolismo venoso
- Discutir ou identificar as causas de sensibilidade anormal ou alterações de sensibilidade
- Orientar o paciente a monitorar visualmente a posição das partes do corpo, se a propriocepção estiver prejudicada

1ª edição 1992; revisada em 2013

Controle da síndrome pré-menstrual (SPM) 1440

Definição: alívio ou atenuação dos sintomas físicos ou comportamentais que ocorrem durante a fase lútea do ciclo menstrual

Atividades:
- Orientar a paciente sobre a identificação prospectiva dos principais sintomas pré-menstruais (p. ex., inchaço, cólicas, irritabilidade), uso da lista de verificação com um calendário prospectivo ou tabela de sintomas e o registro do período de ocorrência e da intensidade de cada sintoma
- Revisar o registro da lista de sintomas
- Colaborar na priorização dos sintomas mais problemáticos
- Discutir a complexidade do tratamento e a necessidade de uma abordagem progressiva para aliviar os sintomas individuais
- Colaborar com a mulher para selecionar e instituir uma abordagem progressiva para eliminar os sintomas
- Fornecer informações sobre medidas de cuidados pessoais específicos para os sintomas (p. ex., exercícios e suplementação de cálcio)
- Prescrever medicamentos específicos para os sintomas (p. ex., AINEs, terapia hormonal), de acordo com o seu nível de prática
- Monitorar alterações nos sintomas
- Incentivar a mulher a participar de um grupo de apoio para o controle da síndrome pré-menstrual, conforme apropriado
- Encaminhar a paciente para um especialista, conforme apropriado
- Incentivar exercícios físicos, terapia cognitivo-comportamental e mudanças na dieta
- Oferecer informações sobre terapias alternativas ou complementares (p. ex., suplementação de cálcio, vitamina D, *Vitex agnus-castus*, *Ginkgo biloba*)
- Explorar estratégias não farmacológicas para reduzir a dor (p. ex., compressa morna, banho quente, deitar ventralmente e colocar travesseiros na região abdominal)
- Promover estratégias para reduzir o estresse e a ansiedade

4ª edição 2004; revisada em 2024

Controle da tecnologia 7880

Definição: gerenciamento da tecnologia de assistência à saúde para fornecer cuidados ou manter a vida

Atividades:
- Determinar as razões para o uso do equipamento com o profissional de saúde
- Assegurar que as permissões e autorizações apropriadas para coleta de dados sejam obtidas quando indicado
- Alertar sobre quaisquer riscos do equipamento utilizado, conforme necessário
- Assegurar que o equipamento recomendado tenha recursos adequados de suporte à tomada de decisões
- Trocar ou substituir o equipamento, conforme o protocolo
- Manter o equipamento em boas condições de funcionamento
- Corrigir ou substituir o equipamento com defeito
- Zerar e calibrar o equipamento, conforme apropriado
- Manter o equipamento de emergência em local apropriado e de fácil acesso
- Certificar-se do aterramento adequado dos equipamentos eletrônicos
- Conectar o equipamento de suporte à vida em tomadas elétricas ligadas a uma fonte de energia de emergência
- Manter o equipamento verificado pela bioengenharia de acordo com o esquema de manutenção de rotina, conforme apropriado
- Recarregar as baterias de equipamentos portáteis
- Definir limites de alarme no equipamento, conforme apropriado
- Responder aos alarmes do equipamento de maneira adequada
- Consultar outros membros da equipe de saúde e recomendar equipamentos ou dispositivos
- Utilizar os dados para reavaliação
- Verificar os dados do paciente incluídos nos dispositivos biomédicos para registro eletrônico de saúde
- Exibir os resumos clínicos e a análise de tendências de dados pertinentes
- Avaliar manualmente a condição do paciente quando os dados obtidos do equipamento entrarem em desacordo com a percepção do enfermeiro
- Posicionar o equipamento de cabeceira estrategicamente para maximizar o acesso ao paciente e evitar tropeços nas sondas e cabos
- Familiarizar-se com o equipamento e tornar-se capacitado em seu uso
- Orientar o paciente e a família sobre como operar os equipamentos, conforme apropriado
- Informar o paciente e a família sobre os resultados esperados e os efeitos adversos associados ao uso do equipamento
- Facilitar a tomada de decisões éticas relacionadas com o uso das tecnologias de suporte e manutenção da vida, conforme apropriado
- Demonstrar aos familiares como se comunicar com o paciente com equipamentos de suporte à vida
- Facilitar a interação dos familiares com o paciente que está recebendo terapia de suporte à vida
- Monitorar o efeito do uso do equipamento no funcionamento fisiológico, psicológico e social do paciente e da família
- Monitorar a efetividade da tecnologia nos resultados do paciente

1ª edição 1992; revisada em 2013, 2024

Controle da tecnologia reprodutiva   7886

Definição: assistência ao paciente ao longo das etapas do complexo tratamento de infertilidade

Atividades:
- Fornecer orientação sobre várias modalidades de tratamento (p. ex., inseminação intrauterina, fertilização *in vitro*-transferência de embriões (FIV-TE), transferência intratubária de gametas (GIFT), transferência intratubária de zigotos (ZIFT), esperma de doador, oócitos de doador, portador gestacional e barriga de aluguel)
- Discutir dilemas éticos antes de iniciar uma modalidade de tratamento específica
- Explorar sentimentos sobre a tecnologia de reprodução assistida (p. ex., doadores de óvulos ou espermatozoides conhecidos *versus* anônimos, embriões criopreservados, redução seletiva e uso de um útero hospedeiro)
- Encaminhar para aconselhamento preconcepção, conforme necessário
- Orientar a paciente sobre técnicas de previsão e detecção de ovulação (p. ex., temperatura basal e exame de urina)
- Orientar a paciente sobre a administração de estimulantes ovulatórios
- Agendar testes com base no ciclo menstrual, conforme necessário
- Coordenar atividades da equipe multidisciplinar para o processo de tratamento
- Auxiliar indivíduos de fora da cidade a localizar alojamento enquanto participam do programa
- Oferecer orientação aos doadores de gametas e seus parceiros
- Colaborar com a equipe de fertilização *in vitro* na triagem e seleção de doadores de gametas
- Explorar questões psicossociais envolvendo a doação de gametas antes de administrar medicamentos para conforto
- Coordenar a sincronização entre o doador e o ciclo hormonal da receptora
- Coletar amostras para determinação endócrina
- Realizar exames de ultrassonografia para avaliar o crescimento folicular
- Participar de reuniões de equipe para correlacionar os resultados dos testes a fim de avaliar a maturidade do oócito
- Configurar o equipamento para coleta de oócito
- Auxiliar no congelamento e preservação de embriões, conforme indicado
- Auxiliar nos procedimentos de fertilização
- Preparar a paciente para a transferência do embrião
- Fornecer orientação antecipada sobre reações emocionais típicas, incluindo os extremos de angústia e alegria
- Discutir os riscos, incluindo a probabilidade de aborto espontâneo, gestação ectópica e hiperestimulação ovariana
- Orientar sobre as precauções para gestações ectópicas
- Orientar sobre os sintomas de hiperestimulação ovariana a serem relatados
- Realizar os testes para gravidez
- Fornecer suporte para períodos de tristeza quando os implantes falharem
- Agendar o acompanhamento dos medicamentos, testes e exames de ultrassonografia
- Auxiliar na monitoração hormonal e ultrassonográfica nas gestações precoces
- Encaminhar para aconselhamento genético relacionado com a idade materna na concepção, conforme necessário
- Encaminhar para grupos de apoio à infertilidade, conforme necessário
- Acompanhar as pacientes que interromperam o tratamento por gestação, adoção ou decisão de não ter mais filhos
- Auxiliar as pacientes a se concentrarem nas áreas de sucesso da vida não relacionadas com o estado de fertilidade
- Orientar sobre os métodos de obtenção de suporte no local de trabalho para as ausências necessárias durante o tratamento
- Fornecer orientação sobre questões financeiras e de cobertura pelos planos de saúde
- Participar do relatório de dados sobre os resultados do tratamento para o registro nacional

2ª edição 1996; revisada em 2018

Controle da termorregulação   3920

Definição: alívio de sintomas e condições relacionadas com o aumento da temperatura corporal resultante da interrupção nos mecanismos reguladores do corpo

Atividades:
- Determinar a causa do aumento da temperatura corporal (p. ex., poiquilotermia, hipertermia maligna, lesão da medula espinhal acima de T6, esforço físico extremo)
- Garantir a desobstrução das vias aéreas e administrar oxigênio resfriado, conforme necessário
- Monitorar os sinais vitais e o estado neurológico
- Suspender qualquer medicamento presumidamente causador, se estiver sofrendo de síndrome neuroléptica maligna (p. ex., inibidores seletivos da recaptação de serotonina [ISRS], inibidores da monoamina oxidase [IMAOs] ou antidepressivos tricíclicos)
- Estabelecer acesso IV
- Interromper a atividade física, levando-o para um ambiente mais fresco
- Afrouxar ou retirar as roupas
- Aplicar métodos de resfriamento externos (p. ex., compressas frias no pescoço, tórax, abdome, couro cabeludo, axilas e virilha; cobertor de resfriamento), conforme apropriado
- Posicionar o paciente em água fria, conforme tolerado, mas evitar calafrios
- Evitar banho de esponja de álcool
- Fornecer solução de reidratação oral (p. ex., bebida esportiva) ou outro líquido gelado, se tolerado
- Não oferecer alimentos ou líquidos pela boca, se houver comprometimento neurológico

- Não administrar pastilha de sal
- Administrar líquidos IV, usando soluções refrigeradas, conforme apropriado
- Aplicar métodos de resfriamento interno (p. ex., lavagem gástrica, vesical, peritoneal ou torácica com gelo), conforme apropriado
- Administrar agentes farmacológicos, conforme necessário
- Não administrar ácido acetilsalicílico ou outro antipirético se suspeitar de danos aos centros de termorregulação (p. ex., hipotálamo)
- Inserir a sonda nasogástrica, conforme apropriado
- Inserir o cateter urinário
- Interromper as atividades de resfriamento quando a temperatura corporal central atingir 39°C
- Monitorar anormalidades no estado mental (p. ex., confusão, comportamento bizarro, ansiedade, perda de coordenação, agitação, convulsão, coma)
- Monitorar a temperatura corporal central usando dispositivo apropriado (p. ex., sonda retal ou esofágica)
- Obter valores laboratoriais de eletrólitos séricos, urinálise, enzimas cardíacas, enzimas hepáticas, hemoculturas e hemograma completo, além de monitorar os resultados
- Monitorar o débito urinário
- Monitorar a gasometria arterial
- Monitorar a hipoglicemia
- Monitorar os resultados do eletrocardiograma
- Monitorar a ocorrência de complicações (p. ex., insuficiência renal, desequilíbrio acidobásico, coagulopatia, edema pulmonar, edema cerebral, síndrome de disfunção de múltiplos órgãos)
- Fornecer transporte para o hospital para tratamento adicional, se necessário
- Orientar sobre os fatores de risco para doenças relacionadas com o calor (p. ex., temperatura ambiente elevada, alta umidade, desidratação, esforço físico, obesidade, extremos de idade, certos medicamentos, doenças cardíacas)
- Orientar sobre medidas para prevenir doenças relacionadas com o calor (p. ex., prevenir superexposição ao sol; garantir a ingestão adequada de alimentos nutritivos e líquidos antes, durante e depois da atividade física; procurar ambientes em que o ar-condicionado esteja disponível; usar roupas leves, de cores claras e mais largas)
- Orientar o paciente sobre os sinais e sintomas precoces de doenças relacionadas com o calor e quando procurar assistência de profissional de saúde
- Utilizar a técnica *teach-back* (paciente é solicitado a repetir a informação que recebeu) para garantir a compreensão

8ª edição 2024

Controle da vacinação 6530

Definição: facilitação do acesso à vacinação, com o fornecimento de orientações, administração e monitoração do estado de vacinação

Atividades:
- Implementar a abordagem de equipe para fornecer informações sobre vacinas às pessoas em vários pontos de contato dentro do sistema de saúde
- Determinar a história e o estado de imunização para definir as necessidades de vacinação adequadas
- Identificar as condições que aumentem o risco de reações adversas graves (p. ex., reação anafilática à vacina anterior, alergia a ovos ou à gelatina)
- Discutir condições que possam comprometer a capacidade da vacina de produzir imunidade
- Identificar o estado de gravidez e amamentação
- Orientar mulheres gestantes sobre as vacinas recomendadas, a fim de promover imunidade ao recém-nascido após o parto (p. ex., vacinas contra tétano, coqueluche, gripe)
- Discutir recomendações de vacinas, incluindo a vacina anual contra *influenza* e vacina contra difteria, tétano e coqueluche (pertússis) (DTP) durante a gravidez ou amamentação
- Fornecer educação sobre vacinas que não devem ser recebidas durante a gestação (p. ex., papilomavírus humano [HPV; do inglês, *Human Papillomavirus*], tríplice viral (SCR – sarampo, caxumba, rubéola [MMR; do inglês, *Measles, Mumps, Rubella*]), varicela (catapora), algumas vacinas relacionadas com viagens)
- Orientar que a saúde e o bem-estar são significativamente impactados por necessidades de imunização não atendidas
- Orientar sobre as imunizações recomendadas e necessárias para as crianças (p. ex., hepatite B, hepatite A, rotavírus, difteria, tétano, coqueluche, vírus da gripe [*influenza*], poliomielite, sarampo, caxumba, rubéola, meningococos dos sorogrupos A, C, W e Y, meningococos do sorogrupo B, varicela), a via de administração de medicamentos, razões e benefícios do uso, reações adversas e esquema de efeitos colaterais
- Informar sobre as idades recomendadas e os programas de vacinação para administração
- Informar sobre a imunização protetiva contra doenças, porém não exigidas atualmente por lei (p. ex., *influenza*, pneumocócica, herpes-zóster, papilomavírus humano, hepatite A, hepatite B, covid-19)
- Orientar sobre as vacinas disponíveis em caso de incidência ou exposição especial (p. ex., cólera, *influenza*, peste, raiva, febre maculosa das Montanhas Rochosas, varíola, febre tifoide, tifo, febre amarela, tuberculose)
- Fornecer informações sobre vacinas preparadas pelos Centers for Disease Control and Prevention, recomendando as vacinas com base em fundamentação científica
- Fornecer e atualizar o banco de dados de vacinas e o prontuário do indivíduo para registrar a data e o tipo de imunização
- Assegurar o consentimento informado para a administração de vacinas
- Determinar as técnicas de administração adequadas, incluindo administração simultânea e as recomendações mais recentes sobre o uso de imunizações
- Verificar a precisão e a completude dos dados de administração de medicamentos de cada indivíduo antes de administrar qualquer medicamento
- Seguir os "seis certos" da administração de medicamentos, incluindo paciente, horário, vacina e diluente, dosagem, via, agulha, técnica, sítio da injeção e a documentação
- Identificar o paciente com o uso de pelo menos dois identificadores (p. ex., nome e data de nascimento)
- Determinar o conhecimento do medicamento e a compreensão do método de administração

- Realizar as avaliações pré-medicação necessárias (p. ex., pressão arterial, pulso)
- Administrar injeções na região anterolateral da coxa em lactentes, simultaneamente quando houver mais de uma injeção e com equipe adicional para auxiliar, conforme apropriado
- Fornecer educação sobre técnicas de alívio da dor disponíveis durante a administração da vacina, incluindo medidas de conforto para crianças e de acordo com a faixa etária
- Incorporar técnicas desejadas de analgesia para reduzir a dor associada à imunização
- Observar o paciente por um período específico após a administração das vacinas
- Documentar as informações de vacinação, de acordo com o protocolo da instituição (p. ex., fabricante, número do lote, data de validade)
- Informar as famílias sobre quais imunizações são exigidas por lei para frequentar a pré-escola, jardim de infância, ensino fundamental, ensino médio e faculdade
- Agendar as imunizações em intervalos de tempo apropriados
- Determinar o estado de imunização em cada consulta de cuidados de saúde (incluindo pronto-socorro e internação) e fornecer as imunizações, conforme necessário
- Utilizar recursos visuais, folhetos e recomendações de fontes confiáveis sobre a segurança da vacinação
- Fornecer comunicação em nível educacional culturalmente sensível e apropriado sobre os riscos e benefícios das vacinas
- Manter a educação breve e sucinta
- Discutir a importância, eficácia e necessidade das vacinas que exigem múltiplas doses ou reforços
- Desenvolver um plano de acompanhamento de imunização no caso de a pessoa ter múltiplas necessidades de imunização que impeçam a administração dupla ou precauções temporárias
- Fornecer educação sobre os efeitos adversos comuns e esperados após a vacina
- Assegurar a disponibilidade da vacina ao fornecer educação para que a vacinação possa acontecer em sucessão
- Auditar os registros de vacinação das escolas para verificar a sua completude anualmente
- Orientar sobre como manter as imunizações atualizadas
- Seguir as diretrizes das agências de saúde (p. ex., nos EUA, a American Academy of Pediatrics, American Academy of Family Physicians, Centers for Disease Control and Prevention, U.S. Public Health Service) para a administração das vacinações
- Informar viajantes das vacinas adequadas para viagens ao exterior
- Reconhecer que o atraso na administração em série não indica o reinício do programa de imunização
- Discutir os custos associados à administração das vacinas, incluindo recursos locais que forneçam assistência para cobertura dos custos das imunizações, conforme apropriado
- Apoiar o planejamento financeiro para pagar as imunizações (p. ex., cobertura de seguro, clínicas do departamento de saúde)
- Identificar os profissionais de saúde que participam de programas gratuitos de vacinação
- Defender programas e políticas que forneçam vacinações gratuitas ou acessíveis a todas as populações
- Fornecer suporte ao registro nacional para acompanhar o estado de imunização
- Documentar as orientações sobre as vacinas
- Documentar a recusa para as imunizações, conforme apropriado
- Acompanhar regularmente a pessoa para prever futuras necessidades de vacinas
- Preparar, orientar e responder perguntas antes da data de imunização
- Utilizar a técnica *teach-back* (paciente é solicitado a repetir a informação que recebeu) para garantir a compreensão

1ª edição 1992; revisada em 2000, 2004, 2024

Controle da ventilação mecânica: invasiva — 3300

Definição: assistência ao paciente para receber suporte de respiração artificial por meio de um equipamento inserido na traqueia

Atividades:
- Monitorar para detecção de condições que indiquem a necessidade de suporte ventilatório (p. ex., fadiga de músculos respiratórios, disfunção neurológica secundária a trauma, anestesia, *overdose* ou intoxicação por substâncias, acidose respiratória refratária)
- Monitorar para detecção de insuficiência respiratória iminente
- Consultar outros profissionais de saúde para selecionar o modo de ventilação mecânica (a modalidade inicial geralmente é o controle de volume com frequência respiratória, nível de FiO_2 e volume corrente desejado especificado)
- Obter a avaliação total do corpo em condição basal do paciente, inicialmente e a cada mudança de cuidador
- Controlar o início, a configuração e a aplicação do ventilador
- Certificar-se de que os alarmes do ventilador estejam ligados
- Orientar o paciente e a família sobre a lógica e as sensações esperadas associadas ao uso de ventiladores mecânicos
- Monitorar rotineiramente as configurações do ventilador, incluindo temperatura e umidificação do ar inspirado
- Verificar regularmente todas as conexões de ventilação
- Monitorar a diminuição do volume exalado e o aumento da pressão inspiratória
- Administrar agentes paralisantes musculares, sedativos e analgésicos narcóticos, conforme indicado
- Monitorar as atividades que aumentem o consumo de oxigênio (p. ex., febre, tremores, convulsões, dor ou atividades básicas de enfermagem) que possam substituir as configurações de suporte ventilatório e causar dessaturação de oxigênio
- Monitorar os fatores que aumentem o trabalho de respiração do paciente/ventilador (p. ex., obesidade mórbida, gravidez, ascite maciça, cabeceira da cama abaixada,

mordedura de tubo endotraqueal [TE], condensação em tubos de ventilação, filtros entupidos)
- Monitorar os sintomas que indicam aumento do trabalho respiratório (p. ex., aumento da frequência cardíaca ou respiratória, aumento da pressão arterial, transpiração excessiva, alterações do estado mental)
- Monitorar a eficácia da ventilação mecânica sobre os estados fisiológico e psicológico do paciente
- Iniciar técnicas de relaxamento, conforme apropriado
- Fornecer cuidados para aliviar o sofrimento do paciente (p. ex., posicionamento, limpeza traqueobrônquica, terapia broncodilatadora, sedação e/ou analgesia, verificações frequentes dos equipamentos)
- Fornecer ao paciente um meio de comunicação (p. ex., papel e lápis, tabela com o alfabeto)
- Esvaziar a água condensada dos coletores de água
- Assegurar a troca dos circuitos de ventilação a cada 24 horas
- Usar técnica asséptica em todos os procedimentos de aspiração e conforme apropriado
- Monitorar as leituras de pressão do ventilador, a sincronicidade paciente/ventilador e os sons respiratórios do paciente
- Realizar aspiração com base na presença de sons respiratórios adventícios e/ou aumento da pressão inspiratória
- Monitorar as secreções pulmonares para quantidade, cor e consistência e documentar regularmente os achados
- Suspender a alimentação por sonda nasogástrica durante a aspiração e 30 a 60 minutos antes da fisioterapia torácica
- Silenciar alarmes do ventilador durante a aspiração para diminuir a frequência de falsos alarmes
- Monitorar o progresso do paciente em relação às configurações atuais do ventilador e fazer as alterações necessárias, conforme solicitado
- Monitorar os efeitos adversos da ventilação mecânica (p. ex., desvio da traqueia, infecção, barotrauma, volutrauma, redução do débito cardíaco, distensão gástrica, enfisema subcutâneo)
- Monitorar para ocorrência de lesões da mucosa do tecido oral, nasal, traqueal ou laríngeo decorrentes de pressão das vias aéreas artificiais, altas pressões do manguito ou extubações não planejadas
- Utilizar suportes de tubos comercializados em vez de esparadrapos ou cordas para fixar as vias aéreas artificiais para evitar extubações não planejadas
- Posicionar para facilitar a combinação entre ventilação/perfusão ("pulmão saudável para baixo"), conforme apropriado
- Colaborar com o médico para usar pressão de suporte ou pressão expiratória final positiva (PEEP) para minimizar a hipoventilação alveolar, conforme apropriado
- Colaborar rotineiramente com o médico e o terapeuta respiratório para coordenar os cuidados e ajudar o paciente a tolerar a terapia
- Realizar fisioterapia torácica, conforme apropriado
- Promover ingestão adequada de líquidos e nutrientes
- Promover avaliações de rotina para os critérios de desmame (p. ex., estabilidade hemodinâmica, cerebral, metabólica, resolução da condição que desencadeia a intubação, capacidade de manter a desobstrução das vias aéreas, habilidade de iniciar o esforço respiratório)
- Prestar cuidados orais de rotina com *swabs* macios e úmidos, agente antisséptico e aspiração suave
- Monitorar os efeitos das alterações do ventilador na oxigenação: gasometria, SaO_2, SvO_2, CO_2 ao fim da expiração, Qsp/Qt (fração de *shunt* fisiológico), A-aDO_2 (gradiente de oxigênio venoso arterial misturado), resposta subjetiva do paciente
- Monitorar grau de *shunt*, capacidade vital, V_d/V_t (volume de espaço morto/volume corrente), VVM (ventilação voluntária máxima), força inspiratória e VEF_1 (volume expiratório forçado em 1 segundo) para verificar se o paciente está pronto para o desmame da ventilação mecânica, com base no protocolo da instituição
- Documentar todas as alterações de configuração do ventilador, com justificativa para mudanças
- Documentar todas as respostas do paciente ao ventilador e alterações no aparelho (p. ex., observação/ausculta dos movimentos torácicos, alterações radiográficas, mudanças na gasometria arterial)
- Monitorar complicações pós-extubação (p. ex., estridor, edema de glote, laringospasmo, estenose traqueal)
- Assegurar que o equipamento de emergência esteja sempre à beira do leito (p. ex., bolsa de reanimação manual conectada a máscaras de oxigênio, equipamentos/suprimentos de aspiração), incluindo preparações para falhas de energia

1ª edição 1992; revisada em 2000, 2008

Controle da ventilação mecânica: não invasiva 3302

Definição: assistência a um paciente que esteja recebendo suporte respiratório artificial e que não necessite de um equipamento inserido na traqueia

Atividades:
- Monitorar se há condições que indiquem a adequação do suporte ventilatório não invasivo (p. ex., exacerbações agudas de doença pulmonar obstrutiva crônica [DPOC], asma, edema pulmonar não cardiogênico e cardiogênico, insuficiência respiratória aguda por pneumonia adquirida na comunidade, síndrome de hipoventilação por obesidade, apneia do sono obstrutiva)
- Monitorar a presença de contraindicações ao suporte ventilatório não invasivo (p. ex., instabilidade hemodinâmica, parada cardiovascular ou respiratória, angina instável, infarto agudo do miocárdio, hipoxemia refratária, acidose respiratória grave, diminuição do nível de consciência, problemas com o posicionamento/colocação do equipamento não invasivo, trauma facial, incapacidade de cooperar, obesidade mórbida, secreções espessas ou sangramento)
- Consultar outro profissional de saúde para selecionar um ventilador do tipo não invasivo (p. ex., limitado pela pressão [pressão positiva em dois níveis nas vias aéreas], ciclado por volume e limitado pelo fluxo ou pressão contínua nas vias aéreas [CPAP])
- Consultar outro profissional de saúde e o paciente para selecionar os equipamentos não invasivos (p. ex., máscara nasal ou facial, tampões nasais, travesseiro nasal, capacete, bocal)

- Realizar avaliação corporal basal total do paciente, inicialmente e a cada mudança de cuidador
- Orientar o paciente e a família sobre a lógica e as sensações esperadas associadas ao uso de ventiladores e dispositivos mecânicos não invasivos
- Colocar o paciente em posição semi-Fowler
- Aplicar o dispositivo não invasivo, assegurando-se de uma adaptação adequada e evitando grandes vazamentos de ar (tomar cuidado especial com pacientes edêntulos ou que usem barba)
- Aplicar proteção facial para evitar lesões da pele por pressão, conforme necessário
- Iniciar a configuração e a aplicação do ventilador
- Observar o paciente continuamente na primeira hora após a aplicação para avaliar a tolerância
- Certificar-se de que os alarmes do ventilador estejam ligados
- Monitorar rotineiramente as configurações do ventilador, incluindo a temperatura e a umidificação do ar inspirado
- Verificar regularmente todas as conexões do ventilador
- Monitorar a diminuição do volume expiratório e o aumento da pressão inspiratória
- Monitorar as atividades que aumentem o consumo de oxigênio (p. ex., febre, tremores de frio, convulsões, dor ou atividades básicas de enfermagem) que possam substituir as configurações de suporte do ventilador e causar dessaturação do oxigênio
- Monitorar sintomas que indiquem aumento do trabalho respiratório (p. ex., aumento da frequência cardíaca ou respiratória, aumento da pressão arterial, transpiração excessiva ou diaforese, alterações do estado mental)
- Monitorar a efetividade da ventilação mecânica sobre os estados fisiológico e psicológico do paciente
- Iniciar técnicas de relaxamento, conforme apropriado
- Assegurar períodos de descanso diários (p. ex., 15 a 30 minutos a cada 4 a 6 horas)
- Prestar cuidados para aliviar o sofrimento do paciente (p. ex., posicionamento; tratamento dos efeitos adversos, como rinite, garganta seca ou epistaxe; dar sedação e/ou analgesia; checagens frequentes do equipamento; limpeza ou troca do dispositivo não invasivo)
- Fornecer ao paciente um meio de comunicação (p. ex., papel e lápis, quadro com o alfabeto)
- Esvaziar a água condensada dos coletores de água
- Assegurar a troca dos circuitos do ventilador a cada 24 horas
- Usar técnica asséptica, conforme apropriado
- Monitorar a sincronia do paciente com o ventilador e os ruídos respiratórios do paciente
- Monitorar o progresso do paciente nas configurações atuais do ventilador e fazer as alterações apropriadas, conforme solicitado
- Monitorar efeitos adversos (p. ex., irritação ocular, solução de descontinuidade da pele, vias aéreas obstruídas por deslocamento da mandíbula com a máscara, dispneia, ansiedade, claustrofobia, distensão gástrica)
- Monitorar a presença de lesões na mucosa do tecido oral, nasal, traqueal ou laríngeo
- Monitorar quantidade, cor e consistência das secreções pulmonares e documentar regularmente os achados
- Colaborar rotineiramente com o médico e o fisioterapeuta respiratório para coordenar os cuidados e auxiliar o paciente a tolerar a terapia
- Realizar fisioterapia torácica, conforme apropriado
- Promover a ingestão hídrica e nutricional adequada
- Promover avaliações de rotina para os critérios de desmame (p. ex., resolução da condição que exige ventilação, capacidade de manter o esforço respiratório adequado)
- Fornecer cuidados orais de rotina com *swabs* macios e úmidos, agente antisséptico e aspiração leve
- Documentar todas as alterações nas configurações do ventilador com justificativa para mudanças
- Documentar todas as respostas do paciente ao ventilador e às alterações do ventilador (p. ex., observação/ausculta dos movimentos torácicos, alterações em radiografia, alterações das gasometrias arteriais)
- Assegurar que os equipamentos de emergência estejam sempre à beira do leito (p. ex., bolsa de reanimação manual conectada ao oxigênio, máscaras, equipamentos/suprimentos de aspiração), incluindo preparações para falhas de energia

5ª edição 2008

Controle da ventilação mecânica: prevenção de pneumonia 3304

Definição: cuidados com um paciente em risco de desenvolver pneumonia associada à ventilação mecânica

Atividades:
- Lavar as mãos antes e após as atividades de atendimento ao paciente, particularmente depois de esvaziar os líquidos dos circuitos ventilatórios
- Usar luvas, equipamentos de proteção e vestuários para cuidados bucais e trocar as luvas para evitar a contaminação cruzada durante a higiene bucal
- Monitorar cavidade oral, lábios, língua, mucosa oral e condição dos dentes
- Monitorar a cavidade oral quanto à presença de placa dentária, inflamação, hemorragia, candidíase, material purulento, cálculo e coloração
- Escovar os dentes e a língua com creme dental ou realizar enxágue com antisséptico bucal, usando movimentos circulares com uma escova de dente macia ou escova de dentes de aspiração
- Lavar a escova de dentes depois de cada uso e trocá-la em intervalos regulares
- Escovar a gengiva com cuidado, se o paciente for edêntulo
- Auxiliar na aplicação de um agente desbridante ou enxaguatório bucal em gengiva, dentes e língua com *swab*, de acordo com o protocolo da instituição
- Usar enxágues com água em vez de um agente desbridante em pacientes com mucosite ou mucosa oral alterada
- Auxiliar limpando perpendicularmente à linha da gengiva, enquanto aplica pressão suave para ajudar a facilitar a remoção de resíduos e muco
- Considerar o uso de antisséptico bucal de iodopovidona em pacientes com traumatismo cranioencefálico grave
- Consultar o dentista, se necessário
- Aplicar hidratante oral em mucosa oral e lábios, conforme necessário

- Facilitar o uso da cânula de Yankauer ou de aspiração suave para cuidados orais, conforme necessário
- Facilitar a aspiração subglótica antes de reposicionar o paciente em decúbito dorsal (cama, cadeira, viagem por estrada), reposicionando o tubo endotraqueal (TE) e desinsuflando o manguito TE
- Aspirar a traqueia, depois a cavidade oral e, em seguida, a faringe nasal para remover secreções acima do manguito TE para diminuir o risco de aspiração
- Lavar as linhas de aspiração profunda, os tubos de aspiração de Yankauer e *inline* após cada utilização e trocar todos os dias
- Considerar o uso de aspiração subglótica contínua e drenagem com um tubo endotraqueal desenvolvido especificamente para pacientes com ventilação mecânica por mais de 72 horas
- Manter a cabeceira da cama elevada de 30 a 45°, a menos que haja contraindicação (ou seja, instabilidade hemodinâmica), principalmente durante a alimentação por tubo enteral
- Virar o paciente com frequência (pelo menos a cada 2 horas)
- Facilitar interrupções diárias de sedação, em consulta com a equipe médica
- Considerar o uso de um tubo endotraqueal com manguito e com aspiração *inline* ou subglótica
- Manter a pressão do manguito endotraqueal de pelo menos 20 cm
- Monitorar a profundidade do tubo endotraqueal
- Considerar o uso de intubação oral em vez de intubação nasal
- Manter os esparadrapos do tubo endotraqueal limpos e secos
- Monitorar a eficácia da ventilação mecânica em relação aos estados fisiológico e psicológico do paciente
- Verificar regularmente todas as conexões do ventilador
- Monitorar diariamente quanto a evidências de prontidão para extubação
- Monitorar os sinais e sintomas de infecção respiratória no paciente (p. ex., agitação, tosse, febre, aumento da frequência cardíaca, alteração nas secreções, leucocitose, infiltrados à radiografia de tórax)
- Monitorar e documentar a saturação de oxigênio
- Evitar agentes bloqueadores do receptor de histamina e inibidores da bomba de prótons, a menos que o paciente apresente alto risco de desenvolver uma lesão por estresse
- Orientar o paciente e a família sobre a rotina de higiene bucal

6ª edição 2013

Controle de alergias 6410

Definição: identificação, tratamento e prevenção de reações alérgicas a alimentos, medicamentos, picadas de insetos e outras substâncias

Atividades:
- Identificar alergias conhecidas (p. ex., medicamentos, alimentos, insetos, ambientais) e reações usuais
- Notificar cuidadores e profissionais de saúde sobre alergias conhecidas
- Registrar todas as alergias no prontuário clínico, de acordo com a política
- Colocar pulseira identificadora de alergia na pessoa, conforme apropriado
- Monitorar reações alérgicas a novos medicamentos, fórmulas, alimentos, látex e corantes de teste
- Monitorar paciente após exposições a agentes causadores de reações alérgicas, sinais de rubor generalizado, angioedema, urticária, tosse paroxística, ansiedade grave, dispneia, sibilância, ortopneia, vômitos, cianose ou choque
- Observar por 30 minutos após a administração de um agente reconhecidamente capaz de induzir resposta alérgica
- Determinar o nível de ameaça que a reação alérgica apresenta ao estado de saúde
- Monitorar a recorrência de anafilaxia em 24 horas
- Providenciar medidas de salvamento durante choque anafilático ou reações graves
- Providenciar medicamentos para reduzir ou minimizar a resposta alérgica
- Auxiliar nos testes de alergia, conforme apropriado
- Orientar sobre todas as novas alergias
- Incentivar o uso de pulseira de alerta para alergias, conforme apropriado
- Administrar injeções contra alergia, conforme necessário
- Observar as respostas alérgicas durante as imunizações
- Orientar a pessoa com novas prescrições de medicamentos para monitorar possíveis reações alérgicas
- Orientar como ler os rótulos dos alimentos para ingredientes ocultos
- Orientar como tratar erupções cutâneas, vômitos, diarreia ou problemas respiratórios
- Discutir métodos para controlar alérgenos ambientais (p. ex., poeira, mofo, pólen)
- Orientar como evitar alérgenos, situações ou substâncias que causem risco
- Orientar como responder se ocorrer uma reação anafilática
- Orientar sobre o uso da caneta de epinefrina
- Orientar sobre o uso de estratégias de enfrentamento saudáveis (p. ex., resolução de problemas, busca de informações, compartilhamento de sentimentos)
- Utilizar a técnica *teach-back* (paciente é solicitado a repetir a informação que recebeu) para garantir a compreensão

1ª edição 1992; revisada em 1996, 2000, 2024

Controle de alucinações 6510

Definição: promoção de segurança, conforto e orientação para a realidade de um paciente com alucinações

Atividades:
- Estabelecer uma relação de confiança e interpessoal com o paciente
- Monitorar e regular o nível de atividade e estímulo do ambiente
- Manter um ambiente seguro
- Fornecer nível apropriado de supervisão e vigilância para monitorar o paciente
- Registrar os comportamentos dos pacientes que indicam alucinações
- Manter uma rotina consistente
- Assegurar cuidadores assíduos diariamente
- Promover uma comunicação clara e aberta
- Usar afirmações concretas em vez de afirmações abstratas ao falar com o paciente
- Proporcionar ao paciente oportunidades de discutir as alucinações
- Incentivar o paciente a expressar os sentimentos de maneira adequada
- Reorientar o paciente para o assunto, se sua comunicação for inadequada às circunstâncias
- Monitorar alucinações quanto à presença de conteúdo violento ou autodestrutivo
- Incentivar o paciente a desenvolver controle e responsabilidade sobre seu próprio comportamento, se sua capacidade permitir
- Incentivar o paciente a discutir sentimentos e impulsos, em vez de agir de acordo com eles
- Incentivar o paciente a validar as alucinações com outras pessoas de confiança (p. ex., testando a realidade)
- Indicar, se solicitado, que você não está vivenciando os mesmos estímulos
- Evitar discutir com o paciente sobre a validade das alucinações
- Focar a discussão nos sentimentos ocultos, em vez do conteúdo das alucinações (p. ex., "Parece que você está se sentindo assustado")
- Fornecer medicamentos antipsicóticos e ansiolíticos de rotina e se necessário
- Fornecer informações sobre medicamentos ao paciente e outras pessoas importantes
- Monitorar o paciente quanto aos efeitos colaterais dos medicamentos e aos efeitos terapêuticos desejados
- Garantir a segurança e o conforto de outras pessoas e do próprio paciente quando este for incapaz de controlar o seu comportamento (p. ex., definição de limites, restrição de área, contenção física e isolamento)
- Interromper ou diminuir os medicamentos (após consultar o profissional que os prescreveu) que podem estar causando alucinações
- Fornecer informações sobre a doença ao paciente e outras pessoas significativas se as alucinações forem baseadas em doenças (p. ex., delírio, esquizofrenia, depressão)
- Orientar a família e outras pessoas significativas sobre as maneiras de lidar com o paciente que está tendo alucinações
- Monitorar a capacidade de autocuidado
- Auxiliar no autocuidado, conforme necessário
- Monitorar o estado físico do paciente (p. ex., peso corporal, hidratação, plantas dos pés em pacientes que perambulam)
- Proporcionar repouso e nutrição adequados
- Envolver o paciente em atividades baseadas na realidade que possam distraí-lo das alucinações (p. ex., ouvir música)

1ª edição 1992; revisada em 1996, 2018

Controle de amostras para exames 7820

Definição: obtenção, preparo e conservação de uma amostra para o exame laboratorial

Atividades:
- Obter a amostra solicitada, conforme o protocolo
- Orientar o paciente sobre como coletar e conservar a amostra, conforme apropriado
- Fornecer o frasco para a amostra solicitada
- Utilizar dispositivos especiais de coleta de amostra para lactentes, crianças pequenas ou adultos debilitados, conforme necessário
- Auxiliar na biópsia de um tecido ou órgão, conforme apropriado
- Auxiliar na aspiração de líquido de cavidade corporal, conforme apropriado
- Armazenar a amostra coletada ao longo do tempo, conforme o protocolo
- Vedar todos os frascos de amostra para evitar vazamento ou contaminação
- Etiquetar a amostra com os dados apropriados antes de deixar o paciente
- Colocar a amostra em frasco apropriado para transporte
- Organizar o transporte da amostra para o laboratório
- Solicitar exames laboratoriais de rotina relacionados com a amostra, conforme apropriado

1ª edição 1992; revisada em 2008

Controle de arritmias   4090

Definição: prevenção, reconhecimento e facilitação do tratamento de ritmos cardíacos anormais

Atividades:
- Verificar o histórico do paciente e da família a respeito de doenças cardíacas e arritmias
- Monitorar e corrigir déficits de oxigenação, desequilíbrios ácido-base e desequilíbrios eletrolíticos, que possam precipitar arritmias
- Aplicar telemetria eletrocardiográfica (ECG) "sem fio" ou eletrodos "com fio" e conectar a um monitor cardíaco, conforme indicado
- Garantir a seleção adequada da derivação quanto às necessidades do paciente
- Garantir posicionamento adequado das derivações e a qualidade do sinal
- Configurar os parâmetros de alarme no monitor de ECG
- Garantir a monitoração contínua do ECG à beira do leito por pessoal qualificado
- Monitorar alterações no ECG que aumentem o risco de desenvolvimento de distúrbios do ritmo (p. ex., arritmia, segmento ST, isquemia e intervalo QT)
- Facilitar a aquisição de um ECG de 12 derivações, conforme apropriado
- Observar as atividades associadas ao início das arritmias
- Observar a frequência e a duração da arritmia
- Monitorar a resposta hemodinâmica à arritmia
- Verificar se o paciente tem dor torácica ou síncope associada à arritmia
- Garantir pronto acesso a medicamentos antiarrítmicos emergenciais
- Iniciar e manter acesso IV, conforme apropriado
- Administrar suporte básico ou avançado de vida em cardiologia, se indicado
- Administrar líquidos IV prescritos e agentes vasoconstritores, conforme indicado, para facilitar a perfusão tecidual
- Auxiliar na inserção de marca-passo temporário transvenoso ou externo, conforme apropriado
- Orientar o paciente e a família sobre os riscos associados à(s) arritmia(s)
- Preparar o paciente e a família para estudos diagnósticos (p. ex., cateterismo cardíaco ou estudos eletrofisiológicos)
- Auxiliar o paciente e a família a compreender as opções de tratamento
- Orientar o paciente e a família sobre as ações e efeitos colaterais dos medicamentos prescritos
- Orientar o paciente e a família sobre os comportamentos de autocuidado associados ao uso de marca-passos permanentes e equipamentos cardioversores desfibriladores implantáveis (CDI), conforme indicado
- Orientar o paciente e a família sobre medidas para reduzir o risco de recorrência de arritmias
- Orientar o paciente e a família sobre como acessar o serviço de atendimento móvel de urgência
- Orientar um familiar em ressuscitação cardiopulmonar (RCP), conforme apropriado

1ª edição 1992; revisada em 2013

Controle de choque   4250

Definição: facilitação da distribuição de oxigênio e nutrientes aos tecidos sistêmicos, com remoção dos produtos de excreção celulares em paciente com alteração grave da perfusão tecidual

Atividades:
- Monitorar sinais vitais, pressão arterial ortostática, estado mental e débito urinário
- Posicionar o paciente para obter perfusão ideal
- Instituir e manter a desobstrução das vias aéreas, conforme apropriado
- Monitorar a oximetria de pulso, conforme apropriado
- Administrar oxigênio e/ou ventilação mecânica, conforme apropriado
- Monitorar o ECG, conforme apropriado
- Utilizar a monitoração da via arterial para melhorar a precisão das leituras de pressão arterial, conforme apropriado
- Coletar amostras para gasometria arterial e monitorar a oxigenação tecidual
- Monitorar as tendências dos parâmetros hemodinâmicos (p. ex., pressão venosa central, pressão arterial média, pressão capilar pulmonar/pressão arterial pulmonar em cunha)
- Monitorar determinantes de distribuição de oxigênio nos tecidos (p. ex., PaO_2, SaO_2, níveis de hemoglobina, CO), se disponível
- Monitorar níveis sublinguais de dióxido de carbono e/ou tonometria gástrica, conforme apropriado
- Monitorar a presença de sintomas de insuficiência respiratória (p. ex., PaO_2 baixa, níveis elevados de $PaCO_2$, fadiga muscular respiratória)
- Monitorar os valores laboratoriais (p. ex., hemograma completo com contagem diferencial, perfil de coagulação, gasometria arterial, nível de lactato, culturas e perfil bioquímico)
- Inserir e manter o acesso IV de grande calibre
- Administrar a prova volumétrica IV durante a monitoração das pressões hemodinâmicas e do débito urinário, conforme apropriado
- Administrar líquidos cristaloides ou coloides IV, conforme apropriado
- Administrar concentrado de hemácias, plasma fresco congelado e/ou plaquetas, conforme apropriado
- Monitorar o estado hiperdinâmico de choque séptico pós-reanimação hídrica (p. ex., aumento do débito cardíaco, diminuição de resistência vascular sistêmica [RVS], pele avermelhada ou aumento da temperatura)
- Administrar vasopressores, conforme apropriado
- Administrar agentes antiarrítmicos, conforme apropriado
- Iniciar a administração precoce de agentes antimicrobianos e monitorar estritamente sua efetividade, conforme apropriado

- Administrar agentes anti-inflamatórios e/ou broncodilatadores, conforme apropriado
- Monitorar a glicemia e tratar os níveis anormais, conforme apropriado
- Monitorar o estado hídrico, incluindo pesagens diárias, débito urinário a cada hora, ingestão e eliminação
- Monitorar a função renal (p. ex., ureia, níveis de creatinina, depuração da creatinina)
- Administrar diuréticos, conforme apropriado
- Administrar terapia de reposição renal contínua ou hemodiálise, conforme apropriado
- Inserir a sonda nasogástrica para aspiração e monitorar secreções, conforme apropriado
- Administrar trombolíticos, conforme apropriado
- Administrar proteína C recombinante ativada, conforme apropriado
- Administrar doses baixas de vasopressina, conforme apropriado
- Administrar corticosteroides, conforme apropriado
- Administrar inotrópicos, conforme apropriado
- Administrar vasodilatadores, conforme apropriado
- Administrar profilaxia contra trombose venosa profunda (TVP) e lesão por estresse, conforme apropriado
- Oferecer apoio emocional ao paciente e à família, encorajando expectativas realistas

1ª edição 1992; revisada em 2004, 2008

Controle de choque: cardiogênico 4254

Definição: promoção de perfusão tecidual adequada para um paciente com comprometimento grave da função de bombeamento do coração

Atividades:
- Monitorar os sinais e sintomas de débito cardíaco diminuído
- Auscultar sons pulmonares para detectar estertores ou outros sons adventícios
- Observar quanto a sinais e sintomas de débito cardíaco diminuído
- Monitorar a perfusão arterial coronariana inadequada (alterações em ST no ECG, elevação de enzimas cardíacas, angina), conforme apropriado
- Monitorar os ensaios de coagulação, incluindo tempo de protrombina (TP), tempo de tromboplastina parcial (TTP), fibrinogênio, produtos de degradação/divisão da fibrina e contagens de plaquetas, conforme apropriado
- Monitorar e avaliar os indicadores de hipoxia tecidual (saturação venosa mista de oxigênio, saturação venosa central de oxigênio, níveis séricos de lactato, capnometria sublingual)
- Administrar oxigênio suplementar, conforme apropriado
- Manter pré-carga ideal administrando diuréticos ou líquidos IV, conforme apropriado
- Preparar o paciente para revascularização cardíaca (intervenção coronária percutânea ou cirurgia de revascularização do miocárdio)
- Administrar medicamentos inotrópicos/de contratilidade positivos, conforme apropriado
- Promover diminuição da pós-carga (p. ex., com vasodilatadores, inibidores de enzima conversora de angiotensina ou bombeamento de balão intra-aórtico), conforme apropriado
- Promover pré-carga ideal durante a minimização da pós-carga (p. ex., administrar nitratos enquanto mantém a pressão de oclusão da artéria pulmonar dentro da faixa prescrita), conforme apropriado
- Promover perfusão sistêmica adequada (com reanimação hídrica e/ou vasopressores para manter a pressão arterial média maior ou igual a 60 mm Hg), conforme apropriado

1ª edição 1992; revisada em 2008

Controle de choque: hipovolêmico 4258

Definição: promoção de perfusão tecidual adequada para um paciente com comprometimento grave do volume intravascular

Atividades:
- Monitorar a perda súbita de sangue, desidratação grave ou sangramento persistente
- Verificar todas as secreções quanto à presença franca ou oculta de sangue
- Prevenir a perda de volume sanguíneo (p. ex., pressionar o local do sangramento)
- Monitorar a queda da pressão arterial sistólica para menos de 90 mmHg ou queda de 30 mmHg em pacientes hipertensos
- Monitorar os níveis sublinguais de dióxido de carbono
- Monitorar sinais/sintomas de choque hipovolêmico (p. ex., aumento da sede, aumento da frequência cardíaca [FC], aumento da resistência vascular sistêmica [RVS], diminuição do débito urinário, diminuição dos sons intestinais, diminuição da perfusão periférica, alteração do estado mental ou alterações respiratórias)
- Posicionar o paciente para obter perfusão ideal
- Inserir e manter o acesso IV de grande calibre
- Administrar líquidos IV, como cristaloides isotônicos ou coloides, conforme apropriado
- Administrar líquidos IV aquecidos e hemoderivados, conforme indicado
- Administrar oxigênio e/ou ventilação mecânica, conforme apropriado
- Coletar amostras para gasometria arterial e monitorar a oxigenação tecidual
- Monitorar níveis de hemoglobina/hematócrito

- Administrar hemoderivados (p. ex., concentrado de hemácias, plaquetas ou plasma fresco congelado), conforme apropriado
- Monitorar os ensaios de coagulação, incluindo o tempo de protrombina (TP), tempo de tromboplastina parcial (TTP), fibrinogênio, produtos de degradação/divisão da fibrina e contagens de plaquetas, conforme apropriado
- Monitorar os exames laboratoriais (p. ex., lactato sérico, equilíbrio acidobásico, perfis metabólicos e eletrólitos)

1ª edição 1992; revisada em 2008

Controle de choque: séptico 4255

Definição: promoção de perfusão tecidual adequada para um paciente com disfunção de órgãos, com risco à vida e uma resposta sistêmica exacerbada à infecção

Atividades:
- Determinar o nível de risco para o desenvolvimento de sepse
- Utilizar ferramentas de triagem apropriadas, uma vez que o nível de risco seja estabelecido (p. ex., Escala de Avaliação Sequencial da Falência de Órgãos [SOFA; do inglês, *Sequential Organ Failure Assessment*], SOFA rápido [*quick SOFA* ou *qSOFA*], Critérios de Síndrome de Resposta Inflamatória Sistêmica [SRIS])
- Identificar a presença de condições de risco (p. ex., idade, indivíduos debilitados e imunocomprometidos, doença recente, trauma, procedimentos invasivos, condições crônicas, alteração na cognição e no afeto)
- Avaliar sinais vitais e valores dos exames laboratoriais, utilizando-se critérios prescritos de ferramentas de rastreamento
- Utilizar rastreamento de vigilância em tempo real
- Identificar possíveis causas (p. ex., exposição recente à infecção)
- Remover qualquer fonte potencial de infecções (p. ex., acessos IV de locais inflamados, cateteres urinários com eliminação turva)
- Seguir o *bundle* de sepse para todos os pacientes com resultados positivos no rastreamento e infecções confirmadas, em intervalos de tempo prescritos (p. ex., pacote de reanimação de 1 hora iniciado dentro de 1 hora da manifestação de sepse ou choque séptico pelo paciente; pode não necessariamente concluir todos os elementos do pacote dentro de 1 hora após o reconhecimento)
- Monitorar os níveis de lactato continuamente quando > 2 mmol/ℓ
- Obter hemoculturas o mais rápido possível e antes de administrar antibióticos
- Administrar antibióticos IV de amplo espectro na primeira hora, conforme prescrito
- Administrar cristaloide IV para hipotensão (PAM < 65 mmHg) ou lactato ≥ 4 mmol/ℓ, conforme protocolo e política da unidade
- Aplicar vasopressores se permanecer hipotenso (PAM < 65 mmHg) durante ou após a reanimação hídrica, conforme prescrito
- Usar vasopressores para manter a PAM ≥ 65 mmHg
- Reexaminar o estado do volume e a perfusão tecidual após a administração inicial de líquidos, se a hipotensão for persistente (PAM < 65 mmHg) ou se o lactato inicial for ≥ 4 mmol/ℓ
- Assegurar que todos os critérios do *bundle* sejam alcançados dentro dos prazos prescritos (ou seja, menos de 1 hora, mas não mais de 6 horas)
- Aplicar os prazos dos critérios do *bundle* com acionamento do relógio quando a pessoa atender aos critérios de rastreamento ou, no pronto-socorro, o relógio é acionado na apresentação para o rastreamento
- Registrar todas as reavaliações e medidas contínuas do *bundle* ou reanimação
- Realizar o exame focado após a reanimação hídrica inicial, incluindo pelo menos dois dos seguintes: PVC, SvO_2, ultrassonografia cardiovascular à beira do leito, avaliação da responsividade dinâmica a líquidos com elevações passivas das pernas ou desafio hídrico
- Manter a triagem contínua para critérios de SRIS em pessoas em risco (p. ex., febre, FC, frequência respiratória, $PaCO_2$; valores laboratoriais)
- Manter triagem contínua para critérios SOFA em pessoas em risco qualificadas (p. ex., pressão arterial, frequência respiratória, qualquer alteração no estado mental)
- Manter triagem contínua para critérios qSOFA em pessoas em risco qualificadas (p. ex., níveis de oxigênio, valores laboratoriais, hipotensão que requer suporte vasopressor, pontuação da Escala de Coma de Glasgow, débito urinário)
- Certificar-se do rastreamento contínuo para choque séptico em indivíduos que atendem aos critérios de sepse (p. ex., débito urinário significativamente diminuído, alteração abrupta no estado mental, diminuição na contagem de plaquetas, dificuldade para respirar, função anormal de bombeamento cardíaco, dor abdominal)
- Comunicar a condição relacionada com a sepse em protocolos de transferência
- Utilizar técnica asséptica com todos os indivíduos em risco e imunocomprometidos
- Assegurar que todos os cateteres e IVs sejam descontinuados o mais rápido possível
- Monitorar indicadores de detecção precoce (p. ex., aumento dos níveis séricos de lactato, contagem normal ou baixa de leucócitos, diminuição do nível de leucócitos segmentados, aumento do nível de leucócitos imaturos)
- Orientar sobre os sinais de infecção, como monitorar a temperatura, a necessidade de tomar todos os antibióticos prescritos até o fim e as questões de tempo em caso de infecções graves
- Educar sobre as condições médicas de base e os potenciais riscos
- Orientar sobre a necessidade de vacinas (p. ex., gripe, pneumonia)
- Orientar sobre a necessidade de prevenir infecções, limpando cuidadosamente todas as feridas
- Orientar o paciente a refrigerar os alimentos adequadamente e evitar comer carnes malcozidas
- Utilizar a técnica *teach-back* (paciente é solicitado a repetir a informação que recebeu) para garantir a compreensão

8ª edição 2024

Controle de choque: vasogênico — 4256

Definição: promoção de perfusão tecidual adequada para um paciente com perda grave do tônus vascular

Atividades:
- Monitorar as alterações fisiológicas relacionadas com a perda do tônus vascular (p. ex., observar a diminuição da pressão arterial [PA], bradicardia, taquipneia, redução da pressão de pulso, ansiedade, oligúria)
- Posicionar o paciente em decúbito dorsal e com as pernas elevadas para aumentar a pré-carga, conforme apropriado
- Considerar a posição de Trendelenburg se a suspeita de lesão na cabeça tiver sido excluída
- Administrar fluxo intenso de oxigênio, conforme apropriado
- Administrar epinefrina SC, IV ou TE para anafilaxia, se apropriado
- Auxiliar na intubação endotraqueal imediata, conforme apropriado
- Monitorar o ECG
- Administrar atropina para bradicardia, conforme apropriado
- Utilizar marca-passo transcutâneo, conforme apropriado
- Monitorar traje pneumático antichoque, conforme apropriado
- Manter duas vias de acesso intravascular de grande calibre
- Administrar cristaloides isotônicos como doses em *bolus*, mantendo a pressão sistólica em 90 mmHg ou mais, conforme apropriado
- Administrar anti-histamínico e/ou corticosteroide, conforme apropriado
- Administrar vasopressores
- Tratar intoxicações com um agente de reversão apropriado
- Inserir sonda nasogástrica (NG) e administrar lavagem com carvão, conforme apropriado
- Monitorar a temperatura corporal
- Evitar hipotermia com manta térmica
- Tratar a hipertermia com medicamentos antipiréticos, colchão de resfriamento ou compressas frias
- Prevenir ou controlar tremores com medicamentos ou cobrindo as extremidades
- Monitorar as tendências de parâmetros hemodinâmicos (p. ex., pressão venosa central [PVC], pressão arterial média [PAM], pressão arterial pulmonar em cunha [PAWP] ou pressão capilar pulmonar em cunha [PCWP])
- Administrar antibióticos, conforme apropriado
- Administrar medicamentos anti-inflamatórios, conforme apropriado
- Evitar estímulos que precipitem a reação neurogênica (p. ex., estimulação cutânea, bexiga distendida ou constipação intestinal)
- Monitorar ensaios de coagulação, incluindo tempo de protrombina (TP), tempo de tromboplastina parcial (TTP), fibrinogênio, produtos de degradação/divisão de fibrina e contagens de plaquetas, conforme apropriado

1ª edição 1992; revisada em 2008

Controle de constipação — 0450

Definição: prevenção e alívio de evacuações pouco frequentes

Atividades:
- Revisar o histórico de saúde, como diagnósticos, cirurgias e hábitos intestinais
- Identificar fatores que podem causar ou contribuir para a constipação (p. ex., medicamentos, exercícios, sono, estresse, dieta)
- Monitorar os sinais e sintomas de constipação (p. ex., inchaço, dor, náusea, ausência de ruídos intestinais)
- Monitorar os sinais e sintomas de impactação
- Monitorar os movimentos intestinais, incluindo frequência, consistência, volume e cor das fezes, conforme apropriado
- Consultar um profissional de saúde sobre a frequência dos movimentos intestinais/evacuações
- Explicar a etiologia do problema e a justificativa para o cuidado
- Instituir uma rotina para uso do vaso sanitário, conforme apropriado
- Aplicar massagem abdominal, conforme tolerado
- Remover a impactação fecal manualmente, se necessário
- Informar o procedimento para remoção manual das fezes, se necessário
- Administrar enema ou irrigação, conforme apropriado
- Pesar o paciente regularmente
- Incentivar o aumento da ingestão de líquidos, a menos que haja contraindicação
- Avaliar o perfil do medicamento quanto a efeitos colaterais gastrintestinais
- Orientar para registrar frequência, consistência, volume, forma e cor das fezes
- Orientar sobre como manter um diário alimentar
- Orientar sobre dieta com alimentos ricos em fibras, conforme apropriado
- Consultar um nutricionista conforme necessário
- Orientar sobre o uso adequado de laxantes, amaciantes de fezes e enemas
- Orientar sobre a importância de dieta, exercícios, ingestão de líquidos e sono
- Orientar sobre o prazo para resolução da constipação
- Utilizar a técnica *teach-back* (paciente é solicitado a repetir a informação que recebeu) para garantir a compreensão

1ª edição 1992; revisada em 2000, 2004, 2024

Controle de convulsões 2680

Definição: cuidados ao paciente durante uma convulsão e o estado pós-ictal

Atividades:
- Manter as vias aéreas desobstruídas
- Virar o paciente de lado
- Guiar os movimentos para prevenir lesões
- Monitorar a direção da cabeça e dos olhos durante a convulsão
- Afrouxar as roupas
- Permanecer com o paciente durante a convulsão
- Estabelecer o acesso IV, conforme apropriado
- Fornecer oxigênio, conforme apropriado
- Monitorar a condição neurológica
- Monitorar os sinais vitais
- Reorientar após a convulsão
- Registrar a duração da convulsão
- Registrar as características da convulsão (p. ex., partes do corpo envolvidas, atividade motora e progressão da convulsão)
- Registrar informações sobre a convulsão
- Administrar medicamentos, conforme a necessidade
- Administrar anticonvulsivantes, conforme apropriado
- Monitorar os níveis de medicamentos anticonvulsivantes, conforme apropriado
- Monitorar a duração e as características do período pós-ictal

1ª edição 1992; revisada em 2013

Controle de dispositivo de acesso venoso central: inserção central 4054

Definição: cuidados com pessoas com dispositivo/cateter inserido na circulação central pela veia jugular ou subclávia

Atividades:
- Determinar a localização do cateter
- Determinar diretrizes, protocolos, políticas e procedimentos da instituição
- Verificar a compreensão do paciente e/ou família sobre o proposito, cuidado e manutenção do cateter
- Fornecer informações ao paciente e à família relacionadas com o cateter (p. ex., indicações, funções, tipo de dispositivo a ser usado, cuidados com o dispositivo, potenciais complicações, procedimento de inserção do cateter)
- Evitar o uso do acesso até a confirmação do posicionamento da ponta do cateter pós-implantação com uma radiografia do tórax
- Empregar técnica asséptica rigorosa sempre que o cateter for manipulado, acessado ou usado para administrar medicamentos, para reduzir o potencial de infecções da corrente sanguínea associadas à linha central
- Adaptar os cuidados ao tipo de cateter
- Verificar a permeabilidade do cateter imediatamente antes de administrar os medicamentos/infusões prescritas, conforme protocolo da instituição
- Empregar ações adicionais para garantir a permeabilidade do cateter obstruído de acordo com o protocolo da instituição
- Lavar as linhas conforme protocolo da instituição
- Utilizar cateteres de silástico de menor calibre para administrar medicamentos
- Usar dispositivos de fixação autoadesivos quando apropriado ou de acordo com a política da instituição
- Trocar os conjuntos de administração de fluidos transparentes de acordo com a política da instituição
- Registrar os cuidados com o local da inserção do cateter e a administração de líquidos
- Evitar a inserção do cateter perto de um estoma ou áreas como as cobertas por fraldas em crianças, nas quais pode ocorrer contato com material fecal
- Limpar o local da inserção do cateter e aplicar o curativo conforme o protocolo da instituição
- Obter radiografia de tórax imediatamente em caso de suspeita de infiltração, comprometimento ou migração do cateter
- Monitorar quanto a edema do braço ou aumento de calor no lado ipsilateral ao dispositivo implantado
- Monitorar quanto a complicações secundárias (p. ex., pneumotórax, tamponamento cardíaco, punção arterial, hemorragia, hemotórax, hidrotórax, embolia gasosa, lesão do plexo braquial, lesão do ducto torácico, infecção, má colocação)
- Inspecionar o local de inserção do cateter diariamente para verificar se há vermelhidão, dor, sensibilidade, calor ou edema
- Relatar ao profissional de saúde sobre sinais de inflamação, vazamento ou secreção no local da inserção do cateter
- Remover o cateter conforme o protocolo da instituição
- Aplicar pressão firme ao local da punção depois de remover o cateter, conforme protocolo da instituição
- Orientar o paciente a sempre carregar a documentação do fabricante do cateter, número do modelo, número de série e data do implante
- Orientar o paciente sobre sinais e sintomas de disfunção do cateter (p. ex., taquicardia, hipotensão, dispneia, agitação, enchimento independente da agulha de acesso com líquido ou sangue, dor no ombro ou nas costas, parada cardíaca)
- Instruir o paciente a usar pulseira ou colar de alerta médico ou que o identifique como portador de um dispositivo de acesso venoso central
- Utilizar a técnica *teach-back* (paciente é solicitado a repetir a informação que recebeu) para garantir a compreensão

6ª edição 2013, revisada em 2024

Controle de dispositivo de acesso venoso central: inserção periférica 4220

Definição: cuidados com pacientes com dispositivo inserido na circulação central por meio de vaso periférico

Atividades:
- Identificar o uso pretendido do cateter para determinar o tipo necessário (p. ex., cateter central ou de linha média)
- Explicar o propósito do cateter, benefícios e riscos associados ao uso ao paciente/família
- Obter o consentimento para o procedimento de inserção
- Selecionar o tamanho e o tipo de cateter apropriado para atender às necessidades do paciente
- Selecionar a veia mais acessível e menos utilizada disponível, geralmente a veia basílica ou cefálica do braço dominante
- Posicionar o paciente em decúbito dorsal para inserção com o braço em um ângulo de 90° em relação ao corpo
- Medir a circunferência do braço
- Medir a distância para inserção do cateter
- Preparar o sítio de inserção, de acordo com o protocolo da instituição
- Inserir o cateter utilizando técnica estéril de acordo com as instruções do fabricante e com o protocolo da instituição
- Conectar os tubos extensores e aspirar para verificar o retorno de sangue
- Obter amostra de sangue se indicado
- Lavar o cateter com soro fisiológico e heparina, conforme apropriado e de acordo com o protocolo da instituição
- Fixar o cateter e aplicar curativo transparente estéril, conforme protocolo da instituição
- Registrar a data e a hora da colocação do curativo
- Verificar a ponta do cateter por exame radiográfico, conforme apropriado e de acordo com o protocolo da instituição
- Evitar usar o braço afetado para aferição da pressão arterial e flebotomia
- Monitorar complicações imediatas, como sangramento, lesão nervosa ou tendínea, descompressão cardíaca, desconforto respiratório ou embolia do cateter
- Monitorar os sinais de flebite (p. ex., dor, eritema, pele quente, edema)
- Utilizar técnica estéril para troca do curativo no sítio de inserção, de acordo com o protocolo da instituição
- Orientar paciente/família sobre a técnica de troca de curativo
- Lavar a linha após cada uso com solução apropriada, de acordo com o protocolo da instituição
- Manter a permeabilidade da linha de acordo com o protocolo da instituição, conforme apropriado
- Orientar sobre necessidade de *flushes* e técnicas de administração de medicamentos, conforme apropriado
- Remover o cateter de acordo com as instruções do fabricante e conforme o protocolo da instituição
- Documentar o motivo da remoção e a condição da ponta do cateter
- Orientar o paciente a relatar sinais de infecção (p. ex., febre, calafrios, secreção no ponto de inserção)
- Utilizar a técnica *teach-back* (paciente é solicitado a repetir a informação que recebeu) para garantir a compreensão

1ª edição 1992; revisada em 2004, 2013, 2024

Controle de doenças transmissíveis 8820

Definição: trabalho com a comunidade para reduzir e controlar a incidência e a prevalência de doenças contagiosas

Atividades:
- Analisar rotineiramente dados de infecção em ambientes de saúde e na comunidade para a tomada de decisões baseadas em evidências
- Identificar indivíduos potencialmente contagiosos
- Isolar indivíduos potencialmente contagiosos, se indicado, de maneira rápida e adequada
- Exigir o uso de precauções padrão em todos os contatos pessoais do paciente
- Promover a lavagem das mãos frequentemente ou a limpeza com desinfetante antimicrobiano
- Promover o uso de equipamentos de proteção individual (EPI) quando indicado
- Criar áreas de triagem em ambientes de saúde afetados, onde o isolamento é possível, durante surtos conhecidos
- Criar áreas de isolamento específicas para pacientes acometidos durante surtos conhecidos
- Monitorar populações em risco para adesão ao esquema de prevenção e tratamento
- Garantir a disponibilização de formas reforçadas de apoio, incluindo apoio social e emocional, para evitar efeitos adversos quando o isolamento da fonte ou outras formas de restrições são utilizados
- Monitorar a continuação adequada da imunização nas populações-alvo
- Garantir que os trabalhadores comunitários e os profissionais de saúde em risco recebam vacinas relevantes e atualizadas
- Fornecer vacinas às populações-alvo, conforme disponível
- Garantir programas educacionais regulares relacionados com os benefícios da vacinação na comunidade
- Monitorar a incidência de exposição a doenças transmissíveis durante surtos conhecidos
- Incentivar as pessoas a evitarem locais com muita gente durante surtos conhecidos
- Fornecer informações relacionadas com a higiene respiratória e etiqueta da tosse
- Orientar as pessoas a ficarem longe do trabalho ou da escola quando apresentarem sintomas ativos de infecção
- Monitorar o saneamento
- Promover o uso de desinfetantes em instituições e escolas
- Monitorar fatores ambientais que influenciam a transmissão de doenças
- Utilizar os avanços tecnológicos disponíveis para monitorar doenças transmissíveis nas comunidades (p. ex., epidemiologia baseada em águas residuais, método *fingerprinting* da água)

- Fornecer informações sobre o preparo e armazenamento adequados de alimentos, conforme necessário
- Fornecer informações sobre o controle adequado de vetores e reservatórios animais, conforme necessário
- Informar o público sobre a doença e as atividades associadas ao tratamento, conforme necessário
- Incentivar a prescrição e o uso adequados de antibióticos para evitar superinfecções
- Fornecer informações sobre o uso de antibióticos e a necessidade de terminar a dosagem completa, conforme orientação na prescrição
- Promover o acesso a tratamento de saúde adequado e regular e educação em saúde relacionada com prevenção e tratamento de doenças transmissíveis e prevenção de recorrência (p. ex., práticas sexuais seguras, manuseio adequado de alimentos, lavagem das mãos, evitar o uso de drogas IV)
- Promover serviços de redução de danos para pessoas que injetam drogas, como tratamento assistido por medicamentos e programas de serviço de seringas (SSPs), para reduzir o risco de aquisição de doenças infecciosas transmitidas pelo sangue (p. ex., hepatite C, HIV)
- Melhorar os sistemas de vigilância de doenças transmissíveis, conforme necessário
- Promover legislação que garanta a monitoração e o tratamento adequados para doenças transmissíveis
- Relatar as atividades às agências apropriadas, conforme necessário
- Garantir interações regulares com a mídia para manter o público devidamente informado sobre os riscos e as ações adequadas para evitar a propagação de doenças transmissíveis

3ª edição 2000; revisada em 2024

Controle de dor: aguda 1410

Definição: alívio ou redução de dor a um nível aceitável para o paciente no período de recuperação imediato após dano tecidual decorrente de uma causa identificável como trauma, cirurgia ou lesão

Atividades:
- Realizar avaliação abrangente da dor, incluindo localização, início, duração, frequência e intensidade da dor, bem como fatores atenuantes e desencadeantes
- Identificar a intensidade da dor durante os movimentos, como as atividades de recuperação necessárias (p. ex., tosse e respiração profunda, deambulação, transferências para a cadeira)
- Explorar os conhecimentos e as crenças do paciente sobre a dor, incluindo influências culturais
- Monitorar a dor utilizando um instrumento de classificação válido e confiável, apropriado para a idade e a capacidade de comunicação
- Observar os sinais não verbais de desconforto, principalmente naqueles que não conseguem se comunicar efetivamente
- Questionar o paciente sobre o nível de dor que permita um estado de conforto e função adequada e tentar manter a dor em um nível igual ou inferior ao identificado
- Assegurar que o paciente receba cuidados analgésicos imediatos antes que a dor se torne intensa ou antes de atividades que desencadeiem dor
- Administrar analgésicos o dia inteiro nas primeiras 24 a 48 horas após a cirurgia, trauma ou lesão, exceto se a sedação ou a condição respiratória indicar o contrário
- Monitorar a sedação e a condição respiratória antes de administrar opioides e em intervalos regulares quando os opioides forem utilizados
- Seguir os protocolos da instituição na seleção e dosagem dos analgésicos
- Utilizar combinações de analgésicos (p. ex., opioides e não opioides), se o nível de dor for intenso
- Selecionar e implementar opções de intervenção individualizadas aos riscos, benefícios e preferências do paciente (p. ex., farmacológicas, não farmacológicas, interpessoais) para facilitar o alívio da dor, conforme apropriado
- Evitar o uso de analgésicos que possam ter efeitos adversos em idosos
- Administrar analgésicos utilizando a via menos invasiva disponível, evitando IM
- Fornecer analgesia controlada pelo paciente (ACP) e vias de administração intraespinal, quando apropriado
- Incorporar intervenções não farmacológicas de acordo com a etiologia da dor e a preferência do paciente, conforme apropriado
- Modificar as medidas de controle da dor com base na resposta do paciente ao tratamento
- Prevenir ou controlar os efeitos adversos do medicamento
- Notificar o médico se as medidas de controle da dor não forem bem-sucedidas
- Fornecer informações precisas à família sobre a experiência de dor do paciente

7ª edição 2018

Controle de dor: crônica 1415

Definição: alívio ou redução de dor persistente que continua além do período normal de recuperação, estimado em 3 meses, até um nível aceitável para o paciente

Atividades:
- Realizar avaliação abrangente da dor, incluindo localização, início, duração, frequência e intensidade, bem como fatores atenuantes e desencadeantes
- Utilizar um instrumento de avaliação de dor crônica válido e confiável (p. ex., *Brief Pain Inventory-Short Form*, *McGill Pain Questionnaire-Short Form*, *Fibromyalgia Impact Questionnaire*)

- Explorar os conhecimentos e as crenças do paciente sobre dor, incluindo influências culturais
- Determinar o efeito da experiência de dor sobre a qualidade de vida (p. ex., sono, apetite, atividade, cognição, humor, relacionamentos, desempenho no trabalho e responsabilidades de papéis)
- Avaliar com o paciente a efetividade das medidas de controle da dor aplicadas anteriormente
- Controlar os fatores ambientais que possam influenciar a experiência de dor do paciente
- Questionar o paciente em relação à dor em intervalos frequentes, geralmente ao mesmo tempo que verifica os sinais vitais ou em cada consulta
- Questionar o paciente sobre a intensidade da dor que permita um estado de conforto e função apropriada e tentar manter a dor igual ou inferior ao nível identificado
- Assegurar que o paciente receba cuidados analgésicos imediatos antes que a dor se torne intensa ou antes de atividades que desencadeie a dor
- Selecionar e implementar opções de intervenção individualizadas aos riscos, benefícios e preferências do paciente (p. ex., farmacológicas, não farmacológicas, interpessoais) para facilitar o alívio da dor, conforme apropriado
- Orientar o paciente e a família sobre os princípios do controle da dor
- Incentivar o paciente a monitorar sua própria dor e a usar abordagens de autocontrole
- Incentivar o uso apropriado de técnicas não farmacológicas (p. ex., *biofeedback*, estimulação elétrica nervosa transcutânea [EENT], hipnose, relaxamento, imaginação guiada, musicoterapia, distração, ludoterapia, terapia com atividades, acupressão, aplicação de calor e frio e massagem) e opções farmacológicas como medidas de controle da dor
- Evitar o uso de analgésicos que possam ter efeitos adversos em idosos
- Colaborar com o paciente, a família e outros profissionais de saúde para selecionar e implementar medidas de controle da dor
- Prevenir ou controlar os efeitos adversos dos medicamentos
- Avaliar a efetividade das medidas de controle da dor por meio da monitoração contínua da experiência de dor
- Observar sinais de depressão (p. ex., insônia, falta de apetite, declarações de embotamento afetivo ou ideação suicida)
- Observar sinais de ansiedade ou medo (p. ex., irritabilidade, tensão, preocupação, medo de movimentos)
- Modificar as medidas de controle da dor com base na resposta do paciente ao tratamento
- Incorporar a família na modalidade de alívio da dor, quando possível
- Utilizar abordagem multidisciplinar de controle da dor, quando apropriado
- Considerar encaminhar o paciente e a família para grupos de apoio e outros recursos, conforme apropriado
- Avaliar a satisfação do paciente com o controle da dor em intervalos especificados

7ª edição 2018

Controle de edema cerebral 2540

Definição: limitação de lesão cerebral secundária resultante de edema do tecido cerebral

Atividades:
- Monitorar confusão, mudanças no estado mental, queixas de tontura e síncopes
- Monitorar o estado neurológico atentamente e comparar com o estado basal
- Monitorar sinais vitais
- Monitorar as características de drenagem do líquido cefalorraquidiano (LCR): cor, transparência, consistência
- Registrar a drenagem do LCR
- Monitorar a pressão venosa central (PVC), a pressão de oclusão da artéria pulmonar (POAP) e a pressão de artéria pulmonar (PAP), conforme apropriado
- Monitorar a pressão intracraniana (PIC) e pressão de perfusão cerebral (PPC)
- Analisar forma de onda da PIC
- Monitorar o estado respiratório: frequência, ritmo, profundidade das respirações; PaO_2, PCO_2, pH, bicarbonato
- Possibilitar o retorno da PIC à linha de base entre as atividades de enfermagem
- Monitorar a PIC e a resposta neurológica do paciente às atividades de cuidados
- Reduzir os estímulos no ambiente do paciente
- Planejar os cuidados de enfermagem para proporcionar períodos de descanso
- Fornecer sedação, conforme necessário
- Observar mudanças do paciente em resposta a estímulos
- Tentar conversar dentro do limite de audição do paciente
- Administrar anticonvulsivantes, conforme apropriado
- Evitar a flexão do pescoço ou a flexão extrema do quadril/joelho
- Evitar manobras de Valsalva
- Administrar emolientes fecais
- Posicionar a cabeceira do leito a 30° ou mais
- Evitar o uso de pressão expiratória final positiva (PEEP)
- Administrar agente paralisante, conforme apropriado
- Encorajar a família/pessoa(s) significativa(s) a conversar com o paciente
- Restringir líquidos
- Evitar líquidos hipotônicos IV
- Ajustar as configurações do ventilador para manter a $PaCO_2$ no nível prescrito
- Limitar a aspiração a menos de 15 segundos
- Monitorar valores laboratoriais: osmolalidade sérica e urinária, sódio e potássio
- Monitorar os índices de pressão de volume
- Realizar exercícios passivos de amplitude de movimento
- Monitorar a ingestão e a eliminação
- Manter normotermia
- Administrar diuréticos de alça ativos ou osmóticos
- Implementar precauções contra crises convulsivas
- Titular barbitúricos para obter supressão ou supressão de ondas do EEG conforme prescrito
- Estabelecer meios de comunicação: fazer perguntas de resposta sim ou não; fornecer lousa mágica, papel e lápis, cartões com figuras, cartazes ou dispositivo de auxílio à voz

1ª edição 1992; revisada em 2004

Controle de eletrólitos 2000

Definição: promoção do equilíbrio eletrolítico e prevenção de complicações resultantes de níveis de eletrólitos séricos anormais ou indesejados

Atividades:
- Monitorar eletrólitos séricos anormais, conforme disponível
- Monitorar manifestações de desequilíbrio eletrolítico
- Manter acesso IV desobstruído
- Administrar líquidos conforme prescrito, se apropriado
- Manter registro preciso de ingestão e eliminação
- Manter solução IV contendo eletrólito(s) em fluxo constante, conforme apropriado
- Administrar eletrólitos suplementares (p. ex., oral, SNG e IV) conforme prescrito, se apropriado
- Consultar o médico sobre a administração de medicamentos poupadores de eletrólitos (p. ex., espironolactona), conforme apropriado
- Administrar resinas de ligação ou excretoras de eletrólitos (p. ex., poliestirenossulfonato de sódio) conforme prescritos, se apropriado
- Obter amostras seriadas para análise laboratorial de níveis de eletrólitos (p. ex., gasometria arterial, urina e níveis séricos), conforme apropriado
- Monitorar a perda de líquidos ricos em eletrólitos (p. ex., aspiração nasogástrica, drenagem de ileostomia, diarreia, drenagem de feridas e diaforese)
- Instituir medidas para controlar a perda excessiva de eletrólitos (p. ex., repouso do intestino, troca do tipo de diurético ou administração de antipiréticos), conforme apropriado
- Irrigar sondas nasogástricas com soro fisiológico
- Minimizar a quantidade de cubos de gelo ou ingestão oral consumida por pacientes com sondas gástricas conectadas à aspiração
- Fornecer uma dieta apropriada para o desequilíbrio eletrolítico do paciente (p. ex., alimentos ricos em potássio, com baixo teor de sódio e de carboidratos)
- Orientar o paciente e/ou a família sobre modificações dietéticas específicas, conforme apropriado
- Proporcionar um ambiente seguro para o paciente com manifestações neurológicas e/ou neuromusculares de desequilíbrio eletrolítico
- Promover orientação
- Orientar paciente e família sobre o tipo, a causa e os tratamentos para o desequilíbrio eletrolítico, conforme apropriado
- Consultar o médico se os sinais e sintomas de desequilíbrio hídrico e/ou eletrolítico persistirem ou piorarem
- Monitorar a resposta do paciente à terapia eletrolítica prescrita
- Monitorar os efeitos colaterais dos eletrólitos suplementares prescritos (p. ex., irritação gastrintestinal)
- Monitorar rigorosamente os níveis séricos de potássio de pacientes que tomam digitálicos e diuréticos
- Realizar monitoração cardíaca, conforme apropriado
- Tratar arritmias cardíacas, de acordo com o protocolo
- Preparar o paciente para diálise (p. ex., auxiliar na colocação do cateter para diálise), conforme apropriado

1ª edição 1992; revisada em 2008

Controle de eletrólitos: hipercalcemia 2001

Definição: promoção do equilíbrio do cálcio e prevenção de complicações resultantes de níveis séricos de cálcio superiores ao desejado

Atividades:
- Monitorar tendências nos níveis séricos de cálcio (p. ex., cálcio ionizado) em populações de risco (p. ex., pacientes com malignidades, hiperparatireoidismo, imobilização prolongada em fraturas graves ou múltiplas ou lesões na medula espinal)
- Estimar a concentração da fração de cálcio ionizada quando apenas os níveis totais de cálcio forem relatados (p. ex., usar albumina sérica e fórmulas apropriadas)
- Monitorar pacientes que recebem terapias medicamentosas que contribuem para a elevação contínua do cálcio (p. ex., diuréticos tiazídicos, síndrome do leite-álcali em pacientes com úlcera péptica, intoxicação por vitamina A e D, lítio)
- Monitorar ingestão e eliminação
- Monitorar a função renal (p. ex., níveis de ureia e creatinina)
- Monitorar a toxicidade digitálica (p. ex., relatar níveis séricos acima da faixa terapêutica, monitorar a frequência e o ritmo cardíacos antes de administrar a dose e monitorar os possíveis efeitos colaterais)
- Observar as manifestações clínicas de hipercalcemia (p. ex., micção excessiva, sede excessiva, fraqueza muscular, má coordenação, anorexia, náusea intratável [sinal tardio], cólicas abdominais, constipação intestinal [sinal tardio], confusão)
- Monitorar as manifestações psicossociais da hipercalcemia (p. ex., confusão, comprometimento da memória, fala arrastada, letargia, comportamento psicótico agudo, coma, depressão e alterações de personalidade)
- Monitorar as manifestações cardiovasculares da hipercalcemia (p. ex., arritmias, intervalo PR prolongado, encurtamento do intervalo QT e do segmento ST, onda T apiculada, bradicardia sinusal, bloqueios cardíacos, hipertensão e parada cardíaca)
- Monitorar as manifestações gastrintestinais de hipercalcemia (p. ex., anorexia, náusea, vômito, constipação, sintomas de úlcera péptica, dor abdominal, distensão abdominal, íleo paralítico)
- Monitorar as manifestações neuromusculares da hipercalcemia (p. ex., fraqueza, mal-estar, parestesias, mialgia, cefaleia, hipotonia, diminuição dos reflexos tendinosos profundos e transtorno da coordenação motora)
- Monitorar a dor óssea
- Monitorar os desequilíbrios eletrolíticos associados à acidose metabólica (p. ex., hipofosfatemia ou hiperfosfatemia, acidose hiperclorêmica e hipopotassemia decorrente de diurese), conforme apropriado

- Fornecer terapias para promover a excreção renal de cálcio e limitar o acúmulo adicional de excesso de cálcio (p. ex., hidratação IV com soro fisiológico normal ou soro fisiológico a 45% e diuréticos; mobilização do paciente; restrição da ingesta de cálcio na dieta), conforme apropriado
- Administrar medicamentos prescritos para reduzir os níveis séricos de cálcio ionizado (p. ex., calcitonina, indometacina, plicamicina, fosfato, bicarbonato de sódio e glicocorticoides), conforme apropriado
- Monitorar reações alérgicas sistêmicas à calcitonina
- Monitorar a sobrecarga hídrica resultante da terapia de hidratação (p. ex., peso diário, débito urinário, distensão da veia jugular, sons pulmonares e pressão atrial direita), conforme apropriado
- Evitar a administração de vitamina D (p. ex., calcifediol ou ergocalciferol), o que facilita a absorção gastrintestinal de cálcio, conforme apropriado
- Desencorajar a ingestão de cálcio (p. ex., laticínios, frutos do mar, nozes, brócolis, espinafre e suplementos), conforme apropriado
- Evitar medicamentos que impeçam a excreção renal de cálcio (p. ex., carbonato de lítio e diuréticos tiazídicos), conforme apropriado
- Monitorar as indicações de formação de cálculos renais (p. ex., dor intermitente, náuseas, vômitos e hematúria) resultantes do acúmulo de cálcio, conforme apropriado
- Incentivar uma dieta rica em frutas (p. ex., *cranberries*, ameixas secas ou frescas) para aumentar a acidez da urina e reduzir o risco de formação de cálculos de cálcio, conforme apropriado
- Monitorar as causas do aumento dos níveis de cálcio (p. ex., indicações de desidratação grave e insuficiência renal), conforme apropriado
- Incentivar a mobilização para prevenir a reabsorção óssea
- Orientar o paciente e/ou a família sobre os medicamentos a serem evitados na hipercalcemia (p. ex., determinados antiácidos)
- Orientar o paciente e/ou a família sobre as medidas instituídas para tratar a hipercalcemia
- Monitorar a hipocalcemia de rebote resultante do tratamento agressivo da hipercalcemia
- Monitorar a hipercalcemia recorrente 1 a 3 dias após o término das medidas terapêuticas

1ª edição 1992; revisada em 2008

Controle de eletrólitos: hiperfosfatemia — 2005

Definição: promoção do equilíbrio do fosfato e prevenção de complicações resultantes de níveis séricos de fosfato superiores ao desejado

Atividades:
- Monitorar tendências nos níveis séricos de fósforo (p. ex., fósforo inorgânico) em populações de risco (p. ex., pacientes recebendo quimioterapia, pacientes com alta ingestão de fosfato, pacientes com ingestão elevada de vitamina D)
- Monitorar os níveis de fosfato rigorosamente em pacientes que apresentem condições com efeitos crescentes nos níveis de fosfato (p. ex., insuficiência renal aguda e crônica, hipoparatireoidismo, cetoacidose diabética, acidose respiratória, necrose muscular profunda, rabdomiólise)
- Obter amostras para análise laboratorial de níveis de fosfato e eletrólitos associados (p. ex., gasometria arterial, níveis urinários e séricos), conforme apropriado
- Monitorar desequilíbrios eletrolíticos associados à hiperfosfatemia
- Monitorar as manifestações de hiperfosfatemia (p. ex., sensações de formigamento nas pontas dos dedos e ao redor da boca, anorexia, náusea, vômito, fraqueza muscular, hiper-reflexia, tetania, taquicardia)
- Monitorar os sintomas de calcificações em tecidos moles, articulações e artérias (p. ex., diminuição da diurese, visão prejudicada, palpitações)
- Administrar medicamentos diuréticos e aglutinadores de fosfato com alimentos para diminuir a absorção do fosfato dietético
- Proporcionar medidas de conforto para os efeitos gastrintestinais da hiperfosfatemia
- Prevenir a constipação intestinal resultante de medicamentos que retêm fosfato
- Evitar laxantes e enemas que contenham fosfato
- Administrar suplementos de cálcio e vitamina D prescritos para reduzir os níveis de fosfato
- Evitar alimentos ricos em fosfato (p. ex., laticínios, cereais integrais, nozes, frutas ou vegetais secos e vísceras)
- Preparar o paciente para diálise (p. ex., auxiliar na colocação do cateter para diálise), conforme apropriado
- Instituir precauções contra convulsões
- Orientar o paciente e/ou a família sobre as medidas instituídas para tratar a hiperfosfatemia
- Orientar o paciente e/ou a família sobre os sinais e sintomas de hipocalcemia iminente (p. ex., alterações da diurese)

1ª edição 1992; revisada em 2008

Controle de eletrólitos: hipermagnesemia — 2003

Definição: promoção do equilíbrio do magnésio e prevenção de complicações resultantes de níveis séricos de magnésio superiores ao desejado

Atividades:
- Obter amostras para análise laboratorial do nível de magnésio, conforme apropriado
- Monitorar as tendências nos níveis de magnésio, conforme disponível
- Monitorar os desequilíbrios eletrolíticos associados à hipermagnesemia (p. ex., níveis elevados de ureia e creatinina), conforme apropriado
- Avaliar a ingestão alimentar e medicamentosa de magnésio

- Monitorar as causas do aumento dos níveis de magnésio (p. ex., infusões de magnésio, nutrição parenteral, soluções de dialisato ricas em magnésio, antiácidos, laxantes, enemas frequentes de sulfato de magnésio, terapia com lítio, insuficiência ou falência renal)
- Monitorar as causas da excreção prejudicada de magnésio (p. ex., insuficiência renal, idade avançada)
- Monitorar a diurese em pacientes em terapia com magnésio
- Monitorar as manifestações cardiovasculares da hipermagnesemia (p. ex., hipotensão, rubor, bradicardia, bloqueios cardíacos, QRS alargado, QT prolongado e ondas T apiculadas)
- Monitorar as manifestações no SNC de hipermagnesemia (p. ex., sonolência, letargia, confusão e coma)
- Monitorar as manifestações neuromusculares da hipermagnesemia (p. ex., reflexos tendinosos profundos fracos ou ausentes, paralisia muscular e depressão respiratória)
- Administrar cloreto de cálcio ou gluconato de cálcio IV prescritos para antagonizar os efeitos neuromusculares da hipermagnesemia, conforme apropriado
- Aumentar a ingestão de líquidos para promover a diluição dos níveis séricos de magnésio e a produção de urina, conforme indicado
- Manter repouso na cama e limitar as atividades, conforme apropriado
- Posicionar o paciente para facilitar a ventilação, conforme indicado
- Preparar o paciente para diálise (p. ex., auxiliar na colocação do cateter para diálise), conforme apropriado
- Orientar o paciente e/ou a família sobre as medidas instituídas para tratar a hipermagnesemia

1ª edição 1992; revisada em 2008

Controle de eletrólitos: hipernatremia 2004

Definição: promoção do equilíbrio de sódio e prevenção de complicações resultantes de níveis séricos de sódio superiores ao desejado

Atividades:
- Monitorar tendências nos níveis séricos de sódio em populações de risco (p. ex., pacientes inconscientes, pacientes muito idosos ou muito jovens, pacientes com comprometimento cognitivo, pacientes recebendo infusões IV hipertônicas)
- Monitorar rigorosamente os níveis de sódio em pacientes que apresentam condições com efeitos crescentes nos níveis de sódio (p. ex., diabetes insípido, deficiência de hormônio antidiurético, insolação, quase afogamento em água do mar, diálise)
- Monitorar manifestações neurológicas ou musculoesqueléticas de hipernatremia (p. ex., inquietação, irritabilidade, fraqueza, desorientação, delírios, alucinações, aumento do tônus muscular ou rigidez, tremores e hiperreflexia, convulsões, coma [sinais tardios])
- Monitorar as manifestações cardiovasculares da hipernatremia (p. ex., hipotensão ortostática, pele avermelhada, edema periférico e pulmonar, elevações leves na temperatura corporal, taquicardia, veias do pescoço sem turgescência)
- Monitorar as manifestações gastrintestinais de hipernatremia (p. ex., língua seca e edemaciada e mucosas pegajosas)
- Obter amostras laboratoriais adequadas para análise de níveis alterados de sódio (p. ex., sódio sérico e urinário, cloreto sérico e urinário, osmolalidade urinária e gravidade específica da urina)
- Monitorar os desequilíbrios eletrolíticos associados à hipernatremia (p. ex., hipercloremia e hiperglicemia), conforme apropriado
- Monitorar indicações de desidratação (p. ex., diminuição da sudorese, diminuição da urina, diminuição do turgor da pele e mucosas secas)
- Monitorar a perda insensível de líquidos (p. ex., diaforese e infecção respiratória)
- Monitorar a ingestão e a eliminação
- Pesar diariamente e monitorar tendências
- Manter acesso IV desobstruído
- Oferecer líquidos em intervalos regulares para pacientes debilitados
- Administrar ingestão adequada de água a pacientes com alimentação enteral
- Colaborar para vias alternativas de alimentação quando a ingestão oral for inadequada
- Administrar solução salina isotônica (0,9%), solução salina hipotônica (0,45 ou 0,3%), dextrose hipotônica (5%) ou diuréticos com base no estado hídrico e na osmolalidade da urina
- Administrar antidiuréticos prescritos (p. ex., desmopressina ou vasopressina) na presença de diabetes insípido
- Evitar a administração/ingestão de medicamentos ricos em sódio (p. ex., poliestirenossulfonato de sódio, bicarbonato de sódio, solução salina hipertônica)
- Manter restrições de sódio, incluindo a monitoração de medicamentos com alto teor de sódio
- Administrar soluções hipertônicas e diuréticos prescritos juntamente para hipernatremia associada à hipervolemia
- Monitorar os efeitos colaterais resultantes de correções rápidas ou excessivas de hipernatremia (p. ex., edema cerebral e convulsões)
- Monitorar a função renal (p. ex., níveis de ureia e creatinina), se apropriado
- Monitorar o estado hemodinâmico, incluindo pressão venosa central (PVC), pressão arterial média (PAM), pressão de artéria pulmonar (PAP) e pressão de oclusão da artéria pulmonar (POAP), se disponível
- Proporcionar higiene oral frequente
- Proporcionar medidas de conforto para diminuir a sede
- Promover a integridade da pele (p. ex., monitorar áreas com risco de ruptura, promover alívio de pressão sobre áreas do corpo frequentemente, evitar cisalhamento e promover nutrição adequada), conforme apropriado
- Orientar o paciente sobre o uso adequado de substitutos do sal, conforme apropriado
- Orientar o paciente/família sobre alimentos e medicamentos de venda livre com alto teor de sódio (p. ex., alimentos enlatados e alguns antiácidos)

- Instituir precauções contra convulsões em casos graves de hipernatremia, se indicado
- Orientar o paciente e/ou a família sobre as medidas instituídas para tratar a hipernatremia
- Orientar a família ou pessoa significativa sobre os sinais e sintomas de hipovolemia (se a hipernatremia estiver relacionada com a ingestão ou eliminação anormal de líquidos)

1ª edição 1992; revisada em 2008

Controle de eletrólitos: hiperpotassemia   2002

Definição: promoção do equilíbrio de potássio e prevenção de complicações resultantes de níveis séricos de potássio acima do desejado

Atividades:
- Obter as amostras solicitadas para análise laboratorial de níveis de potássio e desequilíbrios eletrolíticos associados (p. ex., gasometria arterial, urina e soro), conforme apropriado
- Evitar falso-positivos para hiperpotassemia resultantes de metodologia de coleta inadequada (p. ex., uso prolongado de torniquetes durante o acesso venoso; exercício incomum da extremidade antes do acesso venoso; demora na entrega da amostra ao laboratório)
- Verificar todas as elevações anormais de potássio
- Monitorar a(s) causa(s) do aumento dos níveis séricos de potássio (p. ex., insuficiência renal, ingestão excessiva e acidose), conforme apropriado
- Monitorar manifestações neurológicas de hiperpotassemia (p. ex., fraqueza muscular, sensibilidade reduzida, hiporreflexia e parestesias)
- Monitorar manifestações cardíacas de hiperpotassemia (p. ex., diminuição do débito cardíaco, bloqueios cardíacos, picos de ondas T, fibrilação ou assistolia)
- Monitorar manifestações gastrintestinais de hiperpotassemia (p. ex., náuseas, cólicas intestinais)
- Monitorar a hiperpotassemia associada a uma reação sanguínea, se apropriado
- Monitorar exames laboratoriais para alterações na oxigenação ou no equilíbrio ácido-base, conforme apropriado
- Monitorar os sintomas de oxigenação tecidual inadequada (p. ex., palidez, cianose e lentidão no enchimento capilar)
- Administrar resinas de ligação e excreção de eletrólitos (p. ex., poliestirenossulfonato de sódio) conforme prescritos, se apropriado
- Administrar medicamentos prescritos para transferir potássio para a célula (p. ex., dextrose a 50% e insulina, bicarbonato de sódio, cloreto de cálcio e gluconato de cálcio), conforme apropriado
- Inserir o cateter retal para administração de resinas de troca ou ligação de cátions (p. ex., poliestirenossulfonato de sódio retal), conforme apropriado
- Manter restrições de potássio
- Manter acesso IV
- Administrar diuréticos prescritos, conforme apropriado
- Evitar diuréticos poupadores de potássio (p. ex., espironolactona e triantereno, conforme apropriado
- Monitorar o efeito terapêutico do diurético (p. ex., aumento da diurese, diminuição da pressão venosa central (PVC), da pressão de oclusão da artéria pulmonar (POAP) e diminuição dos sons respiratórios adventícios)
- Monitorar a função renal (p. ex., níveis de ureia e creatinina), conforme apropriado
- Monitorar o estado hídrico (p. ex., ingestão e eliminação, peso, sons respiratórios adventícios, falta de ar), conforme apropriado
- Inserir um cateter urinário, se apropriado
- Preparar o paciente para diálise (p. ex., auxiliar na colocação do cateter para diálise), conforme apropriado
- Monitorar a resposta hemodinâmica do paciente à diálise, conforme apropriado
- Monitorar o volume infundido e retornado do dialisato peritoneal, conforme apropriado
- Incentivar a adesão à dieta (p. ex., evitar alimentos ricos em potássio, atender às necessidades alimentares com substitutos do sal e alimentos com baixo teor de potássio), conforme apropriado
- Monitorar intoxicação digitálica (p. ex., relatar níveis séricos acima da faixa terapêutica, monitorar a frequência e o ritmo cardíacos antes de administrar a dose e monitorar os efeitos colaterais), conforme apropriado
- Monitorar a ingestão não intencional de potássio (p. ex., penicilina G potássica ou dietética), conforme apropriado
- Monitorar os níveis de potássio após intervenções terapêuticas (p. ex., diurese, diálise, resinas de ligação e excreção de eletrólitos)
- Monitorar a hipopotassemia de rebote (p. ex., diurese excessiva, uso excessivo de resinas de troca catiônica e pós-diálise)
- Monitorar a instabilidade cardíaca e/ou parada e estar preparado para instituir medidas de suporte avançado de vida, conforme apropriado
- Orientar o paciente sobre a justificativa para o uso da terapia diurética
- Orientar o paciente e/ou a família sobre as medidas instituídas para tratar a hiperpotassemia

1ª edição 1992; revisada em 2008

Controle de eletrólitos: hipocalcemia 2006

Definição: promoção do equilíbrio do cálcio e prevenção de complicações resultantes de níveis séricos de cálcio inferiores ao desejado

Atividades:
- Monitorar tendências nos níveis séricos de cálcio (p. ex., cálcio ionizado) em populações de risco (p. ex., hipoparatireoidismo primário ou induzido cirurgicamente; esvaziamento cervical radical [particularmente nas primeiras 24 a 48 horas de pós-operatório]; qualquer cirurgia de tireoide ou paratireoide; pacientes que tenham recebido transfusões maciças de sangue citratado; *bypass* cardiopulmonar)
- Monitorar os níveis de cálcio rigorosamente em pacientes que apresentem condições com efeitos depletores nos níveis de cálcio (p. ex., osteoporose, pancreatite, insuficiência renal, consumo insuficiente de vitamina D, hemodiluição, diarreia crônica, doença do intestino delgado, câncer medular de tireoide, baixa albumina sérica, uso abusivo de álcool, insuficiência tubular renal, queimaduras ou infecções graves, repouso prolongado no leito)
- Estimar a concentração da fração de cálcio ionizado quando apenas os níveis totais de cálcio são relatados (p. ex., usar albumina sérica e fórmulas apropriadas)
- Observar as manifestações clínicas de hipocalcemia (p. ex., tetania [sinal clássico]; formigamento nas pontas dos dedos das mãos, pés ou boca; espasmos musculares da face ou extremidades; sinal de Trousseau; sinal de Chvostek; reflexos tendinosos profundos alterados; convulsões [sinal tardio])
- Monitorar as manifestações psicossociais da hipocalcemia (p. ex., distúrbios de personalidade, comprometimento da memória, confusão, ansiedade, irritabilidade, depressão, delírio, alucinações e psicose)
- Monitorar as manifestações cardiovasculares da hipocalcemia (p. ex., diminuição da contratilidade, diminuição do débito cardíaco, hipotensão, segmento ST alongado, intervalo QT prolongado, *torsades de pointes*)
- Monitorar as manifestações gastrintestinais de hipocalcemia (p. ex., náuseas, vômitos, constipação e dor abdominal por espasmo muscular)
- Monitorar as manifestações tegumentares de hipocalcemia (p. ex., descamação, eczema, alopecia e hiperpigmentação)
- Monitorar os desequilíbrios eletrolíticos associados à hipocalcemia (p. ex., hiperfosfatemia, hipomagnesemia e alcalose)
- Monitorar pacientes que estejam recebendo medicamentos que contribuem para a perda contínua de cálcio (p. ex., diuréticos de alça, antiácidos contendo alumínio, aminoglicosídeos, cafeína, cisplatina, corticosteroides, mitramicina, fosfatos, isoniazida)
- Monitorar o estado hídrico, como ingestão e eliminação
- Monitorar a função renal (p. ex., níveis de ureia e creatinina)
- Manter acesso IV desobstruído
- Administrar sais de cálcio prescritos e apropriado (p. ex., carbonato de cálcio, cloreto de cálcio e gluconato de cálcio) usando apenas cálcio diluído em soro glicosado a 5%, administrado lentamente com uma bomba de infusão volumétrica, conforme indicado
- Manter repouso no leito para pacientes que estejam recebendo terapia de reposição parenteral de cálcio para controlar os efeitos colaterais da hipotensão postural
- Monitorar a pressão arterial em pacientes que estejam recebendo terapia de reposição parenteral de cálcio
- Monitorar as infusões de cloreto de cálcio rigorosamente para efeitos adversos (maior incidência de lesão tecidual na infiltração IV; geralmente não é o medicamento inicial de escolha nos planos de tratamento)
- Monitorar os efeitos colaterais da administração IV de cálcio ionizado (p. ex., cloreto de cálcio), como aumento dos efeitos dos digitálicos, intoxicação digitálica, bradicardia, hipotensão postural, parada cardíaca, tromboflebite, danos aos tecidos moles com extravasamento, coagulação e formação de trombos, conforme apropriado
- Evitar a administração de medicamentos que diminuam o cálcio sérico ionizado (p. ex., bicarbonato e sangue citratado), conforme apropriado
- Evitar a administração de sais de cálcio com fosfatos ou bicarbonatos para prevenir a precipitação
- Monitorar espasmo laríngeo agudo e tetania que exijam manejo emergencial das vias aéreas
- Monitorar a exacerbação da tetania resultante da hiperventilação ou pressão nos nervos eferentes (p. ex., ao cruzar as pernas), conforme apropriado
- Iniciar precauções contra convulsões em pacientes com hipocalcemia grave
- Iniciar precauções de segurança em pacientes com manifestações psicossociais potencialmente prejudiciais (p. ex., confusão)
- Incentivar o aumento da ingestão oral de cálcio (p. ex., pelo menos 1.000 a 1.500 mg/dia de produtos lácteos, salmão enlatado, sardinha, ostras frescas, castanhas, brócolis, espinafre e suplementos), conforme apropriado
- Proporcionar ingestão adequada de vitamina D (p. ex., suplemento vitamínico e vísceras) para facilitar a absorção gastrintestinal de cálcio, conforme apropriado
- Administrar medicamentos que depletem fosfato (p. ex., hidróxido de alumínio, acetato de cálcio ou carbonato de cálcio) conforme indicado em pacientes com insuficiência renal crônica
- Promover medidas de alívio da dor/conforto
- Monitorar a hipercorreção e a hipercalcemia
- Orientar o paciente e/ou a família sobre as medidas instituídas para tratar a hipocalcemia
- Orientar o paciente sobre a necessidade de mudanças no estilo de vida para controlar a hipocalcemia (exercícios regulares de sustentação de peso, redução da ingestão de álcool e cafeína, redução do tabagismo, estratégias para reduzir os riscos de quedas)
- Orientar o paciente sobre medicamentos que diminuam a perda óssea (p. ex., calcitonina, alendronato, raloxifeno, risedronato)

1ª edição 1992; revisada em 2008

Controle de eletrólitos: hipofosfatemia 2010

Definição: promoção do equilíbrio do fosfato e prevenção de complicações resultantes de níveis séricos de fosfato inferiores ao desejado

Atividades:
- Monitorar tendências nos níveis séricos de fósforo inorgânico em populações de risco (p. ex., etilistas, pacientes com anorexia nervosa, idosos gravemente debilitados)
- Monitorar rigorosamente os níveis de fosfato em pacientes que apresentem condições com efeitos depletores nos níveis de fosfato (p. ex., hiperparatireoidismo; cetoacidose diabética; queimaduras térmicas graves; hiperventilação intensa prolongada; administração excessiva de carboidratos simples em desnutrição proteico-calórica grave)
- Obter amostras para análise laboratorial de níveis de fosfato e eletrólitos associados (p. ex., gasometria arterial, níveis urinários e séricos), conforme apropriado
- Monitorar os desequilíbrios eletrolíticos associados à hipofosfatemia (p. ex., hipopotassemia, hipermagnesemia; alcalose respiratória; acidose metabólica)
- Monitorar os níveis decrescentes de fosfato resultantes da ingestão e absorção reduzidas (p. ex., inanição; hiperalimentação sem fosfato; vômito; doença do intestino delgado ou pancreática; diarreia e ingestão de antiácidos de hidróxido de alumínio ou magnésio)
- Monitorar a diminuição dos níveis de fosfato resultantes de perda renal (p. ex., hipopotassemia; hipomagnesemia; intoxicação por metais pesados; álcool; hemodiálise com dialisato pobre em fosfato; diuréticos tiazídicos e deficiência de vitamina D)
- Monitorar a diminuição dos níveis de fosfato resultante de trocas do espaço extracelular para o intracelular (p. ex., administração de glicose, administração de insulina, alcalose e hiperalimentação)
- Monitorar as manifestações neuromusculares da hipofosfatemia (p. ex., fraqueza, fadiga, mal-estar, tremores, parestesias, ataxia, dor muscular, aumento da creatinina fosfoquinase, EMG anormal e rabdomiólise)
- Monitorar as manifestações do SNC de hipofosfatemia (p. ex., irritabilidade, fadiga, perda de memória, redução da capacidade de atenção, confusão, convulsões, coma, EEG anormal, dormência, diminuição dos reflexos, função sensorial prejudicada e paralisias dos nervos cranianos)
- Monitorar as manifestações esqueléticas da hipofosfatemia (p. ex., dor óssea intensa, fraturas e rigidez articular)
- Monitorar as manifestações cardiovasculares da hipofosfatemia (p. ex., diminuição da contratilidade, diminuição do débito cardíaco, insuficiência cardíaca e ectopia)
- Monitorar as manifestações pulmonares de hipofosfatemia (p. ex., respirações rápidas e superficiais; volume corrente diminuído e ventilação minuto diminuída)
- Monitorar as manifestações gastrintestinais de hipofosfatemia (p. ex., náuseas, vômitos, anorexia, função hepática comprometida e hipertensão portal)
- Monitorar as manifestações hematológicas da hipofosfatemia (p. ex., anemia; aumento da afinidade da hemoglobina com o oxigênio, levando ao aumento da SaO_2; aumento do risco de infecção resultante do funcionamento comprometido dos leucócitos; trombocitopenia; hematomas e hemorragia resultantes da disfunção plaquetária)
- Administrar suplementos de fosfato IV prescritos (taxa de reposição não superior a 10 mEq/hora), conforme apropriado
- Administrar terapia de reposição de fosfato VO quando possível (via preferida)
- Monitorar cuidadosamente os locais de administração IV para extravasamento, pois a lesão e a necrose tecidual ocorrem com a infiltração de suplementos de fosfato
- Monitorar a correção rápida ou excessiva da hipofosfatemia (p. ex., hiperfosfatemia, hipocalcemia, hipotensão, hiperpotassemia, hipernatremia, tetania, calcificações metastáticas)
- Monitorar a função renal durante a suplementação parenteral de fosfato, conforme apropriado
- Evitar medicamentos diuréticos e aglutinadores de fosfato (p. ex., hidróxido de alumínio, acetato de cálcio e carbonato de alumínio)
- Incentivar o aumento da ingestão oral de fosfato (p. ex., laticínios, cereais integrais, nozes, frutas ou vegetais secos e vísceras), conforme apropriado
- Conservar a força muscular (p. ex., auxiliar em exercícios passivos ou ativos de amplitude de movimento)
- Instituir cuidados preventivos para evitar infecções, pois a hipofosfatemia causa depleção grave de granulócitos
- Orientar o paciente e/ou a família sobre as medidas instituídas para tratar a hiperfosfatemia

1ª edição 1992; revisada em 2008

Controle de eletrólitos: hipomagnesemia 2008

Definição: promoção do equilíbrio do magnésio e prevenção de complicações resultantes de níveis séricos de magnésio abaixo do desejado

Atividades:
- Obter amostras para análise laboratorial do nível de magnésio, conforme apropriado
- Monitorar as tendências nos níveis de magnésio, conforme disponível
- Monitorar os desequilíbrios eletrolíticos associados à hipomagnesemia (p. ex., hipopotassemia e hipocalcemia), conforme apropriado
- Monitorar a ingestão reduzida devido a desnutrição, terapia prolongada com líquidos IV ou uso de nutrição enteral ou parenteral contendo quantidades insuficientes de magnésio, conforme apropriado
- Monitorar os níveis reduzidos de magnésio resultantes da absorção inadequada de magnésio (p. ex., ressecção cirúrgica do intestino, insuficiência pancreática, doença

inflamatória intestinal e ingestão excessiva de cálcio na dieta), conforme apropriado
- Monitorar o aumento da excreção urinária de magnésio (p. ex., diuréticos, distúrbios renais, excreção renal após transplante, cetoacidose diabética, hiperparatireoidismo, hipoparatireoidismo), conforme apropriado
- Monitorar o aumento da perda gastrintestinal de magnésio (p. ex., aspiração nasogástrica, diarreia, drenagem de fístula, pancreatite aguda), conforme apropriado
- Monitorar a suficiência renal em pacientes recebendo reposição de magnésio
- Oferecer alimentos ricos em magnésio (p. ex., grãos não moídos, vegetais de folhas verdes, nozes e leguminosas), conforme apropriado
- Administrar os suplementos orais prescritos conforme indicado, continuando por vários dias após o nível de magnésio retornar ao normal
- Administrar magnésio IV prescrito para hipomagnesemia sintomática, conforme apropriado
- Monitorar os efeitos colaterais da reposição IV de magnésio (p. ex., rubor, suor, sensação de calor e hipocalcemia), conforme apropriado
- Manter gluconato de cálcio disponível durante a reposição rápida de magnésio em caso de tetania hipocalcêmica associada ou apneia, conforme apropriado
- Evitar a administração de medicamentos depletores de magnésio (p. ex., diuréticos de alça e tiazídicos, antibióticos aminoglicosídeos, anfotericina B, digoxina e cisplatina), conforme apropriado
- Monitorar as manifestações do SNC de hipomagnesemia (p. ex., letargia, insônia, alucinações auditivas e visuais, agitação e alteração de personalidade)
- Monitorar as manifestações neuromusculares da hipomagnesemia (p. ex., fraqueza, espasmos musculares, cãibras nos pés ou pernas, parestesias, reflexos tendinosos profundos hiperativos, sinal de Chvostek, sinal de Trousseau, disfagia, nistagmo, convulsões e tetania)
- Monitorar as manifestações gastrintestinais de hipomagnesemia (p. ex., náuseas, vômitos, anorexia, diarreia e distensão abdominal)
- Monitorar as manifestações cardiovasculares da hipomagnesemia (p. ex., complexos QRS alargados, *torsades de pointes*, taquicardia ventricular; ondas T achatadas; segmentos ST deprimidos; QT prolongado; ectopia; taquicardia; nível sérico elevado de digoxina)
- Orientar o paciente e/ou a família sobre as medidas instituídas para tratar a hipopotassemia

1ª edição 1992; revisada em 2008

Controle de eletrólitos: hiponatremia 2009

Definição: promoção do equilíbrio do sódio e prevenção de complicações resultantes de níveis séricos de sódio inferiores ao desejado

Atividades:
- Monitorar tendências nos níveis séricos de sódio em populações de risco (p. ex., idosos confusos, pacientes com dieta com baixo teor de sal ou diuréticos)
- Monitorar os níveis de sódio rigorosamente em pacientes que apresentem condições com efeitos depletores nos níveis de sódio (p. ex., câncer pulmonar de pequenas células; deficiência de aldosterona; insuficiência adrenal; síndrome da secreção inapropriada do hormônio antidiurético [SIADH]; hiperglicemia; vômitos; diarreia; intoxicação hídrica; fístulas; sudorese excessiva)
- Monitorar manifestações neurológicas ou musculoesqueléticas de hiponatremia (p. ex., letargia; aumento da PIC; alteração do estado mental; cefaleia; apreensão; fadiga; tremores; fraqueza muscular ou cãibras; hiper-reflexia; convulsões; coma [sinais tardios])
- Monitorar as manifestações cardiovasculares da hiponatremia (p. ex., hipotensão ortostática, pressão arterial elevada, pele fria e úmida, turgor da pele diminuído, hipovolemia, hipervolemia)
- Monitorar as manifestações gastrintestinais de hiponatremia (p. ex., mucosa ressecada, diminuição da produção de saliva, anorexia, náuseas, vômitos, cólicas abdominais e diarreia)
- Obter amostras laboratoriais apropriadas para análise de níveis alterados de sódio (p. ex., sódio sérico e urinário, cloreto sérico e urinário, osmolalidade urinária e densidade específica da urina)
- Monitorar os desequilíbrios eletrolíticos associados à hiponatremia (p. ex., hipofosfatemia, acidose metabólica e hiperglicemia)
- Monitorar a perda renal de sódio (oligúria)
- Monitorar a função renal (p. ex., níveis de ureia e creatinina)
- Monitorar ingestão e eliminação
- Pesar diariamente e monitorar tendências
- Monitorar indicadores de sobrecarga/retenção de líquidos (p. ex., crepitações; pressão venosa central [PVC] elevada ou pressão capilar pulmonar em cunha; edema; distensão da veia do pescoço; e ascite), conforme apropriado
- Monitorar o estado hemodinâmico, incluindo níveis de PVC, pressão arterial média (PAM), pressão de artéria pulmonar (PAP) e pressão de oclusão da artéria pulmonar (POAP), conforme disponível
- Restringir a ingestão de água como tratamento de primeira linha mais seguro para hiponatremia em pacientes com volume hídrico normal ou excessivo (800 mℓ/24 horas)
- Manter restrição de líquidos, conforme apropriado
- Incentivar alimentos/líquidos ricos em sódio, conforme apropriado
- Monitorar todos os líquidos parenterais quanto ao teor de sódio
- Administrar solução salina hipertônica (3 a 5%) a 3 mℓ/kg/hora ou conforme protocolo para correção cautelosa da hiponatremia em ambientes de terapia intensiva, somente sob observação rigorosa, conforme apropriado
- Prevenir a correção rápida ou excessiva da hiponatremia (p. ex., nível sérico de Na acima de 125 mEq/ℓ e hipopotassemia)
- Administrar expansores de plasma com cautela e somente na presença de hipovolemia

- Evitar a administração excessiva de líquidos IV hipotônicos, especialmente na presença de SIADH
- Administrar diuréticos (p. ex., tiazídicos, diuréticos de alça semelhantes à furosemida ou ácido etacrínico), apenas conforme indicado
- Limitar as atividades do paciente para conservar energia, conforme apropriado
- Instituir precauções contra convulsões se indicado em casos graves de hiponatremia
- Orientar o paciente e/ou a família sobre as medidas instituídas para tratar a hiponatremia

1ª edição 1992; revisada em 2008

Controle de eletrólitos: hipopotassemia — 2007

Definição: promoção do equilíbrio do potássio e prevenção de complicações resultantes de níveis séricos de potássio abaixo do desejado

Atividades:
- Obter amostra para análise laboratorial de níveis de potássio e desequilíbrios eletrolíticos associados (p. ex., gasometria arterial, urina e sangue), conforme apropriado
- Monitorar a presença precoce de hipopotassemia para prevenir sequelas fatais em pacientes em risco (p. ex., fadiga, anorexia, fraqueza muscular, diminuição da motilidade intestinal, parestesias, arritmias)
- Monitorar os valores laboratoriais associados à hipopotassemia (p. ex., glicose elevada, alcalose metabólica, osmolalidade urinária reduzida, potássio urinário, hipocloremia e hipocalcemia), conforme apropriado
- Monitorar as alterações intracelulares que causam a diminuição dos níveis séricos de potássio (p. ex., alcalose metabólica; ingestão alimentar [especialmente carboidratos]; e administração de insulina), conforme apropriado
- Monitorar as causas renais da diminuição dos níveis séricos de potássio (p. ex., diuréticos, diurese, alcalose metabólica e nefrite perdedora de potássio), conforme apropriado
- Monitorar as causas gastrintestinais da diminuição dos níveis séricos de potássio (p. ex., diarreia, fístulas, vômitos e aspiração nasogástrica contínua), conforme apropriado
- Monitorar a(s) causa(s) diluicional(ais) da diminuição dos níveis séricos de potássio (p. ex., administração de soluções hipotônicas e aumento da retenção de água, secundária a hormônio antidiurético inadequado), conforme apropriado
- Administrar potássio suplementar, conforme prescrito
- Colaborar com o médico e o farmacêutico para preparações de potássio apropriadas ao suplementar potássio (p. ex., suplementos de potássio IV apenas para hipopotassemia grave ou sintomática ou quando o sistema gastrintestinal não pode ser usado)
- Monitorar as funções renais, o ECG e os níveis séricos de potássio durante reposição, conforme apropriado
- Prevenir/reduzir a irritação causada por suplementos orais de potássio (p. ex., administrar suplementos de potássio VO ou por SNG durante ou após as refeições para minimizar a irritação gastrintestinal; comprimidos microencapsulados de liberação controlada são preferidos para diminuir a irritação e erosão gastrintestinal; dividir doses orais diárias maiores)
- Prevenir/reduzir a irritação causada pelo suplemento IV de potássio (p. ex., considerar infusão via linha central para concentrações maiores que 10 mEq/ℓ; diluir o potássio IV adequadamente; administrar o suplemento IV lentamente; aplicar anestésico tópico no local IV), conforme apropriado
- Manter acesso IV desobstruído
- Monitorar manifestações cardíacas constantemente se a reposição de potássio exceder 10 mEq/hora
- Administrar diuréticos poupadores de potássio (p. ex., espironolactona ou triantereno), conforme apropriado
- Monitorar intoxicação digitálica (p. ex., relatar níveis séricos acima da faixa terapêutica, monitorar a frequência e o ritmo cardíacos antes de administrar a dose e monitorar os efeitos colaterais), conforme apropriado
- Evitar a administração de substâncias alcalinas (p. ex., bicarbonato de sódio IV e antiácidos VO ou por SNG), conforme apropriado
- Monitorar manifestações neurológicas de hipopotassemia (p. ex., fraqueza muscular, alteração do nível de consciência, sonolência, apatia, letargia, confusão e depressão)
- Monitorar manifestações cardíacas de hipopotassemia (p. ex., hipotensão, achatamento da onda T, inversão da onda T, presença de onda U, ectopia, taquicardia e pulso fraco)
- Monitorar manifestações renais de hipopotassemia (p. ex., urina ácida, osmolalidade urinária reduzida, nictúria, poliúria e polidipsia)
- Monitorar as manifestações gastrintestinais de hipopotassemia (p. ex., anorexia, náusea, cólicas, constipação, distensão e íleo paralítico)
- Monitorar manifestações pulmonares de hipopotassemia (p. ex., hipoventilação e fraqueza dos músculos respiratórios)
- Posicionar o paciente para facilitar a ventilação
- Monitorar os sintomas de insuficiência respiratória (p. ex., níveis baixos de PaO_2 e elevados de $PaCO_2$, fadiga dos músculos respiratórios)
- Monitorar para detecção de hiperpotassemia de rebote
- Monitorar diurese excessiva
- Monitorar o estado hídrico, como ingestão e eliminação, conforme apropriado
- Fornecer alimentos ricos em potássio (p. ex., substitutos do sal, frutas secas, bananas, vegetais verdes, tomates, vegetais amarelos, chocolate e laticínios), conforme apropriado
- Orientar o paciente e/ou a família sobre as medidas instituídas para tratar a hipopotassemia
- Fornecer educação ao paciente relacionada com a hipopotassemia resultante do uso abusivo de laxantes ou diuréticos

1ª edição 1992; revisada em 2008

Controle de energia 0180

Definição: regulação do uso de energia para tratar ou prevenir a fadiga e otimizar a função

Atividades:
- Avaliar o estado fisiológico do paciente quanto a déficits que resultam em fadiga no contexto da idade e do desenvolvimento
- Incentivar a verbalização de sentimentos sobre limitações
- Utilizar instrumentos válidos para medir a fadiga, conforme indicado
- Determinar a percepção do paciente/de pessoas significativas sobre as causas da fadiga
- Corrigir déficits do estado fisiológico (p. ex., anemia induzida por quimioterapia) como itens prioritários
- Selecionar intervenções para redução da fadiga usando combinações de categorias farmacológicas e não farmacológicas, conforme apropriado
- Determinar qual e quanta atividade é necessária para aumentar a resistência física
- Monitorar a ingestão nutricional para garantir recursos energéticos adequados
- Consultar um nutricionista sobre maneiras de aumentar a ingestão de alimentos ricos em energia
- Negociar os horários desejados para as refeições, que podem ou não coincidir com os horários padrão do hospital
- Monitorar o paciente quanto a evidências de excesso de fadiga física e emocional
- Monitorar a resposta cardiorrespiratória à atividade (p. ex., taquicardia, outras arritmias, dispneia, diaforese, palidez, pressões hemodinâmicas, frequência respiratória)
- Incentivar exercícios aeróbicos, conforme tolerado
- Monitorar/registrar o padrão de sono do paciente e o número de horas de sono
- Monitorar a localização e a natureza do desconforto ou dor durante o movimento/atividade
- Reduzir desconfortos físicos que podem interferir na função cognitiva e na automonitoração/regulação da atividade
- Estabelecer limites para a hiperatividade quando ela interfere em outros ou no paciente
- Auxiliar o paciente a entender os princípios de conservação de energia (p. ex., a necessidade de restrição de atividade ou repouso no leito)
- Ensinar técnicas de organização de atividades e gerenciamento de tempo para prevenir a fadiga
- Auxiliar o paciente a atribuir prioridades às atividades para acomodar os níveis de energia
- Auxiliar o paciente/pessoas significativas a estabelecer metas de atividade realistas
- Auxiliar o paciente a identificar preferências de atividade
- Incentivar o paciente a escolher atividades que gradualmente aumentem a resistência
- Auxiliar o paciente a identificar tarefas que a família e os amigos podem realizar em casa para prevenir/aliviar a fadiga
- Considerar a comunicação eletrônica (p. ex., *e-mail* ou mensagens instantâneas) para manter contato com amigos quando as visitas não forem práticas ou aconselháveis
- Auxiliar o paciente a limitar o sono diurno, proporcionando atividades que promovam a vigília, conforme apropriado
- Limitar os estímulos ambientais (p. ex., luz e ruído) para facilitar o relaxamento
- Limitar o número de visitantes e as interrupções, conforme apropriado
- Promover repouso no leito/limitação de atividades (p. ex., aumentar o número de períodos de descanso) com horários de descanso protegidos de sua escolha
- Incentivar períodos alternados de descanso e atividade
- Organizar atividades físicas para reduzir a competição pelo fornecimento de oxigênio para as funções vitais do corpo (p. ex., evitar atividades imediatamente após as refeições)
- Usar exercícios passivos e/ou ativos de amplitude de movimento para aliviar a tensão muscular
- Oferecer atividades calmas e que distraiam para promover o relaxamento
- Oferecer ajuda para promover o sono (p. ex., música ou medicamentos)
- Incentivar um cochilo à tarde, se for apropriado
- Auxiliar o paciente a programar períodos de descanso
- Evitar atividades de cuidado durante os períodos de descanso programados
- Planejar atividades para os períodos em que o paciente tem mais energia
- Auxiliar o paciente a sentar-se na lateral da cama e balançar as pernas, se não conseguir se transferir ou andar
- Auxiliar nas atividades físicas regulares (p. ex., deambulação, transferências, mudanças de decúbito e cuidados pessoais), conforme necessário
- Monitorar a administração e o efeito de estimulantes e sedativos
- Incentivar a atividade física (p. ex., deambulação, desempenho de atividades da vida diária) consistente com os recursos energéticos do paciente
- Avaliar aumentos programados nos níveis de atividades
- Monitorar a resposta de oxigênio do paciente (p. ex., frequência de pulso, ritmo cardíaco, frequência respiratória) às atividades de autocuidado ou atividades de enfermagem
- Auxiliar o paciente a se automonitorar, desenvolvendo e mantendo um registro escrito da ingestão de calorias e do gasto energético, conforme apropriado
- Orientar o paciente e/ou pessoa significativa sobre a fadiga, seus sintomas comuns e recorrências latentes
- Orientar o paciente e a pessoa significativa sobre técnicas de autocuidado que irão minimizar o consumo de oxigênio (p. ex., automonitoração e técnicas controle de ritmo para desempenho de atividades da vida diária)
- Orientar o paciente e/ou pessoa significativa a reconhecer sinais e sintomas de fadiga que exigem redução de atividade
- Orientar o paciente e/ou pessoa significativa sobre o estresse e intervenções de enfrentamento para diminuir a fadiga
- Orientar o paciente e/ou pessoa significativa a notificar o profissional de saúde se os sinais e sintomas de fadiga persistirem

1ª edição 1992; revisada em 2008

Controle de ideias delirantes 6450

Definição: promoção de conforto, segurança e orientação para a realidade do paciente com crenças falsas e arraigadas com pouco ou nenhum embasamento na realidade

Atividades:
- Estabelecer relação interpessoal de confiança com o paciente
- Transmitir aceitação e apoio incondicionais
- Proporcionar ao paciente oportunidades de discutir as ideias delirantes com cuidadores
- Evitar discutir sobre crenças falsas
- Declarar as dúvidas de forma prática
- Evitar reforçar as ideias delirantes
- Concentrar a discussão nos sentimentos subjacentes, e não no conteúdo dos delírios ("Parece que você está se sentindo assustado")
- Responder aos delírios do paciente com afirmações calmas e realistas
- Proporcionar conforto e tranquilização
- Encorajar o paciente a validar crenças delirantes com outras pessoas em quem confie (p. ex., testes de realidade)
- Encorajar o paciente a verbalizar as ideias delirantes aos cuidadores antes de agir sobre elas
- Auxiliar o paciente a identificar situações em que seja socialmente inaceitável discutir as ideias delirantes
- Encorajar a discussão dos medos, ansiedade e raiva sem pressupor que a ideia delirante esteja certa ou errada
- Proporcionar atividades recreacionais e de lazer que exijam atenção ou habilidades
- Monitorar a capacidade de autocuidados
- Auxiliar no autocuidado, conforme necessário
- Monitorar o estado físico do paciente
- Proporcionar repouso e nutrição adequados
- Monitorar as ideias delirantes quando seu conteúdo for autoprejudicial ou violento
- Proteger o paciente e outros dos comportamentos baseados em ideias delirantes que possam ser perigosos
- Manter um ambiente seguro
- Proporcionar um nível apropriado de vigilância e supervisão para monitorar o paciente
- Tranquilizar o paciente quanto a sua segurança
- Proporcionar segurança e o conforto ao paciente e de outros quando o paciente não for capaz de controlar o comportamento (p. ex., limite do ambiente, restrição de área, contenção física ou isolamento)
- Diminuir o excesso de estímulos ambientais, conforme necessário
- Auxiliar o paciente a evitar ou eliminar estressores que precipitem ideias delirantes
- Manter uma rotina diária consistente
- Designar os mesmos cuidadores diariamente
- Administrar medicamentos antipsicóticos e ansiolíticos rotineiramente e se necessário
- Oferecer orientação sobre medicamentos ao paciente e às pessoas significativas
- Monitorar efeitos colaterais terapêuticos desejados do medicamento
- Educar a família e pessoas significativas sobre as maneiras de lidar com o paciente com ideias delirantes
- Orientar paciente e pessoas significativas sobre a doença, se as ideias delirantes forem causadas por uma doença (p. ex., delírio, esquizofrenia ou depressão)

2ª edição 1996; revisada em 2018

Controle de infecção 6540

Definição: minimização da aquisição e da transmissão de agentes infecciosos

Atividades:
- Seguir as precauções universais para todas as atividades de cuidado
- Lavar as mãos ou usar desinfetante antimicrobiano para as mãos antes e depois de cada atividade de cuidado
- Promover o acesso fácil a desinfetantes antimicrobianos para as mãos (p. ex., pendurar o dispensador na parede ou colocá-lo perto das portas de todas as áreas de atendimento)
- Usar equipamento de proteção individual (EPI) sempre que houver expectativa de possível exposição a material infeccioso
- Garantir acesso fácil a EPI apropriado para fornecer cuidados a pessoas com material infeccioso ou doença conhecida (p. ex., luvas, máscaras faciais, óculos de proteção, aventais de isolamento)
- Promover a proteção dos olhos, nariz e boca
- Posicionar os pacientes de modo que os jatos e respingos sejam direcionados para longe do rosto do cuidador
- Fornecer protetores bucais, máscaras de ressuscitação de bolso com válvulas unidirecionais e outros dispositivos de ventilação para garantir alternativas à ressuscitação boca a boca e evitar a exposição do nariz e da boca do cuidador a fluidos orais e respiratórios durante os esforços de ressuscitação
- Empregar máscaras respiratórias de partículas (p. ex., N-95) durante procedimentos geradores de aerossol quando o aerossol provavelmente contém certos patógenos respiratórios (p. ex., *M. tuberculosis*, covid-19, vírus da gripe aviária ou vírus influenza pandêmico)
- Empregar práticas de trabalho seguras para evitar ferimentos por picadas de agulhas e outros objetos cortantes (p. ex., dispositivos de segurança projetados para objetos cortantes, áreas de descarte apropriadas para objetos cortantes)
- Disponibilizar quartos individuais quando houver preocupação com a transmissão de agentes infecciosos, de acordo com a política e a capacidade da instituição
- Priorizar quartos individuais para pessoas que tenham condições que facilitem a transmissão de material infeccioso para outras pessoas (p. ex., feridas com drenagem, incontinência fecal, secreções não contidas, hábitos inadequados de higiene pessoal)
- Priorizar quartos individuais para aqueles que apresentam maior risco de aquisição e resultados adversos resultantes

de infecções relacionadas com a assistência à saúde (IRAS) (p. ex., pessoas com imunossupressão, feridas abertas, cateteres permanentes)
- Alocar os pacientes por metros quadrados adequadamente, conforme indicado nas recomendações do Centers for Disease Control and Prevention (CDC)
- Isolar pessoas expostas a doenças transmissíveis ou com esse diagnóstico, de acordo com as precauções de isolamento apropriadas (p. ex., contato, transmissão aérea, gotículas, transmissão sanguínea)
- Limpar o ambiente da área de atendimento adequadamente após cada uso, conforme a política da instituição
- Limpar e desinfetar superfícies contaminadas com patógenos, incluindo aquelas próximas à pessoa (p. ex., grades da cama, sobre as mesas de cabeceira) e superfícies tocadas com frequência no ambiente de atendimento (p. ex., maçanetas, superfícies dentro e ao redor dos banheiros nos quartos) com mais frequência, em comparação com outras superfícies (p. ex., superfícies horizontais em salas de espera)
- Usar desinfetantes registrados pela Agência de Proteção Ambiental (EPA) que tenham atividade microbicida contra patógenos com maior probabilidade de contaminar o ambiente de atendimento, de acordo com as instruções do fabricante
- Limpar e desinfetar todos os itens ou equipamentos de contato ou cuidado, incluindo brinquedos em áreas pediátricas e dispositivos móveis multiúso movidos para dentro e para fora dos quartos
- Conter, transportar e manusear equipamentos e instrumentos ou dispositivos de cuidados que possam estar contaminados com materiais infecciosos, de acordo com a política da instituição
- Remover o material orgânico de instrumentos ou dispositivos críticos e semicríticos, usando os agentes de limpeza recomendados antes da desinfecção e esterilização de alto nível, para possibilitar processos eficazes de desinfecção e esterilização
- Manusear têxteis e tecidos usados com agitação mínima para evitar contaminação do ar, superfícies e pessoas
- Afixar avisos escritos indicando o tipo de isolamento para cada paciente isolado, como restrições de visitantes ou atividades exigidas para qualquer pessoa que entre no quarto (p. ex., lavagem das mãos, uso de EPI, duração da estadia permitida, distância a ser mantida da pessoa)
- Manter técnicas de isolamento para pessoas isoladas, conforme apropriado
- Limitar o número de visitantes para pessoas isoladas, conforme apropriado
- Colocar placas em áreas públicas (p. ex., entradas, refeitórios, elevadores) com instruções para limitar as visitas se houver sintomas de infecção respiratória, tosse ou espirros
- Fornecer lenços de papel e recipientes sem a necessidade de toque (p. ex., tampa operada por pedal, cesto de lixo aberto e revestido de plástico) para descarte de lenços de papel
- Orientar as pessoas sobre técnicas adequadas de lavagem das mãos e como higienizá-las ao entrar e sair dos quartos
- Manter os princípios básicos da técnica asséptica para preparação e administração de medicamentos parenterais (p. ex., uso de agulha e seringa estéreis, descartáveis e de uso único para cada injeção administrada; evitar a contaminação do equipamento de injeção e do medicamento; usar apenas frascos de dose única)
- Usar conjuntos de infusão e administração de líquidos (p. ex., bolsas com soluções IV, tubos, conectores) apenas para uma pessoa e descartá-los adequadamente após o uso
- Manter um ambiente asséptico ideal durante a inserção de linhas centrais ou qualquer acesso parenteral à beira do leito
- Manter um ambiente asséptico e manuseio asséptico de todas as linhas IV e ao trocar todos os tubos e frascos IV
- Manter um sistema fechado ao fazer monitoração hemodinâmica invasiva
- Trocar os locais e curativos da linha IV periférica e da linha central conforme indicado nas recomendações do CDC
- Usar técnica apropriada de tratamento de feridas
- Limitar o uso de dispositivos invasivos (p. ex., cateteres urinários, tubos de alimentação) para diminuir a suscetibilidade a infecção e colonização, sempre que possível
- Descontinuar dispositivos invasivos (p. ex., cateteres urinários, locais de IV) quando clinicamente indicado, para reduzir o risco de infecção
- Usar protocolos de cuidados com cateter urinário e diretrizes baseadas em evidências para reduzir o risco de infecção
- Administrar terapia antibiótica ou agentes imunizantes, conforme apropriado
- Manter o uso criterioso de antibióticos
- Orientar a tomar antibióticos conforme prescrito e até o término
- Orientar o paciente e a família sobre os sinais e sintomas de infecção e quando relatá-los ao profissional de saúde
- Orientar o paciente e os familiares sobre como evitar infecções
- Promover imunizações e vacinações como medidas preventivas de infecção, conforme apropriado
- Oferecer oportunidades de imunização e vacinação aos profissionais de saúde
- Fornecer serviços de saúde aos funcionários relacionados com a prevenção de infecções (p. ex., avaliação de risco, administração do tratamento recomendado após a exposição, triagem de tuberculose, vacinação contra gripe, teste de adequação do respirador)
- Fornecer e participar anualmente de educação relacionada com controle e transmissão de patógenos (p. ex., lavagem das mãos, uso de EPI, tipos de isolamento)
- Utilizar a técnica *teach-back* (paciente é solicitado a repetir a informação que recebeu) para garantir a compreensão

1ª edição 1992; revisada em 2000, 2024

Controle de infecção: intraoperatório 6545

Definição: prevenção de infecção nosocomial na sala de cirurgia

Atividades:
- Retirar a poeira de superfícies planas e luzes da sala de cirurgia diariamente
- Monitorar e manter a temperatura ambiente entre 20 e 24°C
- Monitorar e manter a umidade relativa entre 20 e 60%
- Monitorar e manter o fluxo de ar laminar
- Limitar e controlar o tráfego em áreas de centros cirúrgicos
- Verificar se os antibióticos profiláticos foram administrados, conforme apropriado
- Usar precauções universais
- Garantir que a equipe cirúrgica esteja usando roupas apropriadas
- Usar as precauções de isolamento designadas, conforme apropriado
- Monitorar técnicas de isolamento, conforme apropriado
- Verificar a integridade da embalagem estéril e dos indicadores de esterilização
- Abrir suprimentos e instrumentos esterilizados usando técnica asséptica
- Fazer assepsia, usar roupas e luvas, conforme política da instituição
- Seguir a política da instituição relacionada com o uso de esmaltes e unhas artificiais para funcionários
- Auxiliar na paramentação dos membros da equipe
- Auxiliar na cobertura do paciente, garantindo a proteção dos olhos e minimizando a pressão sobre as partes do corpo
- Separar os suprimentos estéreis dos não estéreis
- Monitorar o campo estéril para verificar se há quebra na técnica asséptica e corrigir os erros, conforme indicado
- Manter a integridade dos cateteres e linhas intravasculares
- Inspecionar a pele e o tecido ao redor do local cirúrgico
- Aplicar gaze para evitar o acúmulo de solução de preparação antimicrobiana
- Aplicar solução antimicrobiana no local cirúrgico, conforme política da instituição
- Remover as gazes
- Obter culturas, conforme necessário
- Conter a contaminação quando ela ocorrer
- Documentar incidências de contaminação e nível de quebra na técnica
- Administrar antibioticoterapia, conforme apropriado
- Manter o ambiente limpo e organizado para limitar a contaminação
- Aplicar e fixar curativos cirúrgicos
- Remover cortinas e suprimentos para limitar a contaminação
- Limpar e esterilizar os instrumentos, conforme apropriado
- Coordenar a limpeza e a preparação da sala cirúrgica após o procedimento

2ª edição 1996; revisada em 2013, 2024

Controle de medicamentos 2380

Definição: facilitação do uso seguro e eficaz de medicamentos

Atividades:
- Aplicar uma ferramenta padronizada para obter todas as informações sobre os medicamentos, incluindo medicamentos vendidos com prescrição, isentos de prescrição e suplementos dietéticos e fitoterápicos
- Determinar quais medicamentos são necessários e administrar de acordo com a autoridade ou protocolo prescritivo
- Identificar os tipos e quantidades de medicamentos isentos de prescrição utilizados
- Fornecer informações sobre o uso de medicamentos isentos de prescrição e como podem influenciar a condição existente
- Determinar se o paciente está usando remédios feitos em casa de base cultural e os possíveis efeitos sobre o uso de medicamentos isentos de prescrição e vendidos com prescrição
- Monitorar a eficácia da modalidade de administração de medicamentos
- Monitorar o efeito terapêutico do medicamento
- Monitorar os sinais e sintomas de toxicidade ou os efeitos adversos do medicamento
- Monitorar os níveis séricos sanguíneos (p. ex., eletrólitos, protrombina, medicamentos), conforme apropriado
- Monitorar para interações medicamentosas não terapêuticas
- Revisar periodicamente com o paciente e/ou família os tipos e as quantidades de medicamentos tomados
- Discutir questões financeiras relacionadas com o esquema de medicamentos e a capacidade de obter os medicamentos necessários
- Determinar a capacidade do paciente de se automedicar ou a necessidade de assistência na administração de medicamentos
- Descartar medicamentos antigos, descontinuados ou contraindicados
- Facilitar mudanças no medicamento com o médico, conforme apropriado
- Monitorar a resposta do paciente a mudanças no esquema de medicamento
- Determinar o conhecimento do paciente sobre o esquema de medicamento
- Determinar os fatores que impedem o paciente de tomar medicamentos, conforme prescrito
- Desenvolver estratégias para melhorar a concordância com o esquema de medicamento prescrito (ou seja, gerenciar os efeitos adversos dos medicamentos, usar versões genéricas de baixo custo quando apropriado, utilizar serviços de entrega de medicamentos)
- Investigar possíveis recursos financeiros para a aquisição de medicamentos prescritos, conforme apropriado

- Determinar o impacto do uso de medicamentos no estilo de vida do paciente
- Fornecer alternativas para horário de administração e modalidade de medicamentos autoadministrados para minimizar os efeitos indesejados no estilo de vida
- Auxiliar o paciente na realização dos ajustes necessários no estilo de vida associados aos medicamentos, conforme apropriado
- Consultar outros profissionais de saúde para minimizar o número e a frequência dos medicamentos necessários para o efeito terapêutico
- Comunicar-se claramente com outros profissionais de saúde para incorporar as prioridades e preferências do paciente
- Obter a prescrição médica para a autoadministração do medicamento pelo paciente, conforme apropriado
- Orientar o paciente e/ou familiares sobre o método de administração de medicamentos, conforme apropriado
- Orientar o paciente e/ou familiares sobre a ação esperada e os efeitos adversos do medicamento
- Orientar o paciente sobre quando deve procurar atendimento médico
- Fornecer informações escritas e visuais para melhorar a autoadministração de medicamentos, conforme apropriado
- Estabelecer protocolos para armazenamento, reabastecimento e monitoração de medicamentos mantidos à beira do leito para fins de autoadministração de medicamentos
- Revisar com o paciente as estratégias para a administração do esquema de medicamento
- Fornecer a lista de recursos para contato para obter mais informações sobre o esquema de medicamento
- Entrar em contato com o paciente e a família após a alta, conforme apropriado, para responder perguntas e discutir questões associadas ao esquema de medicamento
- Incentivar o paciente a realizar exames de triagem para determinar os efeitos dos medicamentos, conforme necessário
- Utilizar a técnica *teach-back* (paciente é solicitado a repetir a informação que recebeu) para garantir a compreensão

1ª edição 1992; revisada em 1996, 2000, 2004, 2024

Controle de medicamentos: Cannabis medicinal 2385

Definição: preparo, administração ou avaliação da efetividade da *Cannabis* medicinal

Atividades:
- Averiguar o estágio atual de legalização do uso medicinal e recreativo de *Cannabis* na prática
- Verificar os princípios dos dispensários locais de *Cannabis* medicinal (p. ex., como as pessoas se qualificam, quem pode obter *Cannabis* no dispensário)
- Fornecer certificação para condições qualificadas (p. ex., caquexia, náuseas e vômitos induzidos por quimioterapia, dor crônica, neuropatias)
- Orientar sobre os medicamentos a serem administrados e responder as perguntas adequadamente
- Seguir os "seis certos" da administração de medicamentos (p. ex., paciente certo, medicamento certo, dose certa, via certa, hora certa, documentação certa)
- Documentar dosagens e respostas em registros
- Monitorar efeitos adversos indesejáveis ou toxicidades da *Cannabis* (p. ex., alucinações, olho seco, paranoia, diminuição da pressão arterial, comprometimento da atenção ou memória)
- Orientar sobre como titular a própria dose usando o princípio de "comece devagar, vá devagar" e monitorar a eficácia e os efeitos adversos
- Orientar a monitorar regularmente a dose, os sintomas, o alívio e os efeitos adversos em um diário
- Orientar o armazenamento de *Cannabis* medicinal com segurança, em área trancada, fora do alcance das crianças e realizar o descarte adequadamente (ou seja, recipiente de coleta localizado na farmácia)
- Comunicar os achados do encontro clínico com outros profissionais de saúde
- Administrar *Cannabis* somente em programas aprovados para uso medicinal e por profissional registrado
- Administrar medicamentos de tetra-hidrocanabinol (THC) sintético, aprovados pela agência reguladora no país (p. ex., dronabinol, nabilona), de acordo com o formulário e a política da instituição
- Utilizar a técnica *teach-back* (paciente é solicitado a repetir a informação que recebeu) para garantir a compreensão

8ª edição 2024

Controle de medicamentos: dispositivo de infusão portátil 2398

Definição: facilitação da autoadministração de infusão contínua ou intermitente de medicamentos por meio de um dispositivo de administração

Atividades:
- Determinar a compreensão sobre o medicamento e o método de administração
- Determinar a capacidade de controlar a infusão
- Obter consentimento ou acordo para autogerenciamento
- Colaborar com a equipe de tratamento para garantir a comunicação precisa do plano de infusão
- Determinar o tipo de bomba e as etapas necessárias para a programação e o uso (p. ex., contínuo ou intermitente, ajuste da taxa de dose basal, monitoração contínua de glicose em circuito fechado, monitoração híbrida de circuito fechado)
- Desenvolver um plano de cuidados de autoadministração de medicamentos

- Garantir medidas de cuidado em vigor para episódios emergentes de saúde (p. ex., hipoglicemia, hiperglicemia)
- Orientar o paciente, a família e os cuidadores sobre o plano de cuidados, incluindo monitoração do nível sanguíneo, ajustes de dose (p. ex., basal, contínuo, em *bolus*) e requisitos para administração segura de medicamentos
- Revisar os ajustes de medicamento necessários com mudanças de atividade
- Revisar as mudanças na dieta necessárias com a administração de medicamentos
- Orientar o paciente, familiares e profissionais de saúde em relação às operações do dispositivo de administração
- Garantir que o paciente, a família e os profissionais de saúde tenham competência nas operações do dispositivo de administração de medicamentos
- Identificar problemas na bomba com episódios de saúde adversos (p. ex., tubos torcidos, conjunto de cateter com vazamento, deslocamento da cânula, hematoma nos locais de inserção, programação incorreta, bateria fraca, cartucho de medicamento vazio)
- Assegurar critérios para gerenciamento de emergência do dispositivo, incluindo possível interrupção da infusão de medicamentos
- Desenvolver um plano para rotulagem e armazenamento do dispositivo quando houver interrupção ou descontinuação temporária
- Monitorar o estado psicológico, o comportamento de autocuidado, a educação e o treinamento antes e durante o uso do dispositivo
- Garantir a manutenção da monitoração fisiológica básica (p. ex., padrões respiratórios, valores glicêmicos, taxa de infusão de insulina, dieta, exercício), conforme indicado pelo tipo de medicamento administrado
- Examinar regularmente o local de inserção em busca de vermelhidão, dor, sinais de infecção ou sinais de lipodistrofia, garantindo a rotação do local, conforme indicado
- Garantir a rotação do local a cada 2 ou 3 dias
- Auxiliar nos ajustes da infusão da bomba, conforme indicado
- Auxiliar nos ajustes da localização da bomba, conforme indicado (ou seja, remoção para atividades como banho, natação, esportes de contato)
- Fornecer motivação, educação e apoio contínuos, conforme indicado, especialmente para crianças e adolescentes em idade escolar
- Garantir acesso ao fabricante do dispositivo e informações de contato
- Orientar sobre como acessar os dados do dispositivo (p. ex., dose, tempo de infusão, valores sanguíneos)
- Obter suprimentos relacionados com a marca da bomba (p. ex., tubos, agulhas, braçadeira, baterias)
- Realizar a manutenção da bomba no prazo exigido
- Garantir requisitos de monitoração e avaliações de melhores práticas consistentes com as políticas institucionais
- Garantir que a documentação inclua o dispositivo utilizado, o medicamento administrado, o método de gerenciamento do dispositivo e os requisitos de monitoração, de acordo com as políticas de documentação institucional
- Fornecer informações de contato do(a) enfermeiro(a) para questões pós-alta
- Orientar a carregar a identificação das informações do dispositivo
- Utilizar a técnica *teach-back* (paciente é solicitado a repetir a informação que recebeu) para garantir a compreensão

8ª edição 2024

Controle de náusea 1450

Definição: prevenção e alívio da náusea

Atividades:
- Determinar o ramo da via emética envolvida (p. ex., sistema vestibular, zona de gatilho quimiorreceptora)
- Determinar a gravidade e a intensidade dos sintomas usando uma ferramenta ou escala de avaliação (p. ex., Diário de Autocuidados, Escalas Analógicas Visuais, Escalas Descritivas de Duke, Índice Rhodes de Náusea e Vômito (NV), Controle de Náusea e Vômito, conforme NOC)
- Avaliar fatores precipitantes e de alívio (p. ex., movimento, alimentos, líquidos, fome, aromas) e características (p. ex., duração, frequência)
- Observar sinais não verbais de desconforto, especialmente para lactentes, crianças e aqueles incapazes de se comunicarem de maneira efetiva, como indivíduos com doença de Alzheimer
- Avaliar experiências passadas com náuseas (p. ex., gravidez, enjoo devido ao movimento, medicamento, anestesia)
- Obter história completa do pré-tratamento
- Obter história da dieta, contendo o que o indivíduo gosta e não gosta de comer, além de preferências alimentares culturais
- Fornecer medicamentos antieméticos eficazes para prevenir náuseas, quando possível (ou seja, evitar náuseas relacionadas com a gravidez)
- Administrar medicamentos por vias apropriadas, considerando a condição e as necessidades (p. ex., intravascular, oral, retal, IM)
- Administrar medicamento considerando que dois ou mais antieméticos podem ser necessários para obter o controle adequado dos sintomas, dependendo da causa
- Prescrever medicamentos específicos para a etiologia da náusea (ou seja, os antieméticos variam em seus mecanismos de ação, dependem da causa e do receptor)
- Controlar os fatores ambientais que possam provocar náusea (p. ex., odores aversivos, sons e estimulação visual desagradável)
- Reduzir ou eliminar fatores pessoais que precipitem ou aumentem a náusea (p. ex., ansiedade, medo, fadiga, falta de conhecimento)
- Identificar estratégias que tiveram sucesso em aliviar a náusea
- Empregar abordagem multimodal que incorpore métodos de tratamento farmacológico e não farmacológico
- Colaborar com o paciente ao selecionar a estratégia de controle da náusea
- Considerar a influência cultural na resposta à náusea ao implementar intervenções
- Incentivar o paciente a ser assertivo com os profissionais de saúde para obter alívio farmacológico e não farmacológico

- Orientar sobre o uso de técnicas não farmacológicas (p. ex., *biofeedback*, hipnose, relaxamento, imaginação guiada, musicoterapia, distração, acupressão) para controlar náuseas
- Incentivar o uso de técnicas não farmacológicas antes, durante e após os tratamentos; antes que a náusea ocorra ou aumente; e em conjunto com outras medidas de controle da náusea
- Informar outros profissionais de saúde e familiares sobre quaisquer estratégias não farmacológicas aplicadas
- Promover repouso e sono adequados para facilitar o alívio das náuseas
- Realizar higiene oral frequente para promover conforto, a menos que estimule a náusea
- Incentivar a ingestão de pequenas quantidades de alimentos que sejam atraentes, se não contraindicados
- Orientar sobre alimentos ricos em carboidratos e com baixo teor de gordura, conforme apropriado
- Fornecer líquidos claros e frios, além de alimentos inodoros e incolores, conforme apropriado
- Monitorar a ingestão registrada para verificar o conteúdo nutricional e as calorias
- Avaliar o efeito da experiência de náusea sobre a qualidade de vida (p. ex., apetite, atividade, desempenho no trabalho, responsabilidade em seus papéis e sono)
- Fornecer informações sobre náuseas (p. ex., causas, duração)
- Fornecer apoio emocional
- Incentivar o paciente a aprender estratégias para controlar as próprias náuseas
- Fornecer medidas antináuseas de maneira preventiva, se indicado
- Monitorar os efeitos do controle da náusea
- Utilizar a técnica *teach-back* (paciente é solicitado a repetir a informação que recebeu) para garantir a compreensão

3ª edição 2000; revisada em 2024

Controle de prurido 3550

Definição: prevenção e tratamento da sensação de prurido na pele

Atividades:
- Determinar a causa (p. ex., dermatológica, sistêmica, medicamentosa, psicogênica)
- Realizar o exame físico do corpo inteiro para auxiliar na identificação da causa (p. ex., localização, início, duração, erupção cutânea, lesões, sintomas sistêmicos)
- Considerar a realização dos testes diagnósticos laboratoriais e radiológicos, conforme indicado
- Tratar ou remover a causa (p. ex., infestação de insetos, infecções, pele seca, reação alérgica), conforme indicado
- Fornecer medidas de conforto, conforme indicado (p. ex., aplicações frias, medicamentos, emolientes)
- Encorajar o uso de terapias emolientes completas (p. ex., óleos de banho dermatológicos, substitutos do sabonete, hidratantes), conforme indicado
- Orientar o paciente a evitar produtos perfumados (p. ex., banhos de espuma, sabonetes, óleos)
- Orientar o paciente a evitar sabonetes de banho e géis de banho que aumentem as áreas de pele seca
- Aplicar curativos ou imobilizadores nas mãos ou cotovelos durante o sono para limitar a coceira incontrolável, conforme apropriado
- Aplicar cremes e loções medicamentosas, conforme apropriado
- Administrar medicamentos antipruriginosos, conforme indicado
- Administrar antagonistas opiáceos, conforme indicado
- Aplicar creme anti-histamínico, conforme apropriado
- Aplicar compressa fria para aliviar a irritação
- Considerar terapias complementares e alternativas para pessoas qualificadas (p. ex., acupressão, aromaterapia, acupuntura)
- Orientar o paciente a utilizar um aparelho umidificador em sua casa
- Orientar o paciente a não utilizar roupas apertadas e tecidos de lã ou sintéticos
- Orientar o paciente a manter as unhas cortadas
- Orientar a minimizar a sudorese, evitando ambientes quentes
- Orientar o paciente a limitar o banho a 1 ou 2 vezes por semana e não mais do que 20 minutos de duração, conforme apropriado
- Orientar a tomar banho com água morna, secar a pele com toque leve e evitar esfregar vigorosamente a pele para secar
- Orientar a aplicação de emolientes após o banho para reter a hidratação absorvida no banho
- Incentivar o uso de tapete de banho antiderrapante se óleos e emolientes forem aplicados no banho
- Orientar o paciente a usar a palma da mão para esfregar sobre uma grande área da pele ou beliscar suavemente a pele entre o polegar e o dedo indicador para aliviar coceira
- Orientar as pessoas com aparelhos gessados para não inserir objetos no gesso para coçar a pele
- Utilizar a técnica *teach-back* (paciente é solicitado a repetir a informação que recebeu) para garantir a compreensão

3ª edição 2000; revisada em 2024

Controle de qualidade 7800

Definição: coleta e análise sistemáticas dos indicadores de qualidade de uma organização

Atividades:
- Identificar problemas de atendimento ao paciente ou oportunidades para melhorá-lo
- Participar da seleção e desenvolvimento de indicadores de qualidade apropriados ao ambiente clínico e à população de pacientes

- Incluir indicadores de qualidade de estrutura, processo e resultados
- Incorporar padrões dos grupos profissionais apropriados
- Utilizar critérios preestabelecidos ao coletar dados
- Entrevistar os pacientes, as famílias e a equipe de saúde, conforme apropriado
- Promover e utilizar prontuários eletrônicos de saúde para coleta, troca e análise de dados
- Revisar o registro de cuidados no prontuário do paciente para a documentação da assistência, conforme necessário
- Realizar a análise de dados, conforme apropriado
- Comparar os resultados dos dados coletados com as normas preestabelecidas
- Consultar a equipe de enfermagem ou outros profissionais de saúde para desenvolver planos de ação, conforme apropriado
- Negociar soluções que levem em consideração as cargas de trabalho locais
- Recomendar mudanças na prática com base nos achados
- Relatar os achados nas reuniões de equipe
- Analisar e revisar os padrões, conforme apropriado
- Participar de comitês de práticas baseadas em evidências e de melhoria da qualidade, conforme apropriado
- Fornecer orientação sobre a melhoria da qualidade para os novos funcionários da unidade
- Participar de equipes intradisciplinares e interdisciplinares para a solução de problemas

2ª edição 1996; revisada em 2018

Controle de situação perigosa 6170

Definição: uso de habilidades interpessoais e de comunicação não físicas para evitar que uma situação potencialmente perigosa se torne um episódio violento

Atividades:
- Examinar toda a situação, incluindo a pessoa e o ambiente, determinando o nível de agitação e o potencial de violência
- Garantir a segurança da pessoa, de si mesmo, da equipe e dos observadores, retirando os observadores se possível
- Recrutar outros funcionários para assistência, empregando trabalho em equipe (ou seja, um funcionário interagindo com a pessoa enquanto o outro funcionário gerencia a segurança ambiental para todos)
- Manter todas as pessoas interagindo em um espaço aberto
- Avaliar a capacidade da pessoa de se comunicar verbalmente, usando o nome preferido da pessoa
- Identificar-se verbalmente, considerando o motivo de a pessoa estar ali (p. ex., em uma unidade psiquiátrica para aconselhamento ou revisão de medicamentos)
- Utilizar uma abordagem usando tom de voz calmo, suave e claro, mantendo frases curtas e simples
- Determinar o que a pessoa deseja e seu nível de urgência, identificando estressores reais e potenciais
- Oferecer opções e escolhas claramente declaradas sempre que possível, evitando opiniões sobre situações e queixas que estão além do controle da equipe
- Oferecer segurança e auxiliar a estabelecer limites, evitando julgamentos
- Demonstrar controle da situação sem se tornar exigente ou autoritário
- Evitar reagir exageradamente à situação
- Ouvir as preocupações com uma abordagem empática, genuína e sem confrontos em todos os momentos
- Utilizar o silêncio para encorajar a expressão de sentimentos, pensamentos e preocupações
- Utilizar padrões não ameaçadores de comunicação verbal e não verbal, evitando estimulação excessiva, posturas agressivas e contato visual prolongado (ou seja, relaxar os ombros com os braços para baixo e as mãos abertas para fora)
- Evitar invadir o espaço da pessoa
- Evitar espelhar qualquer linguagem corporal negativa
- Evitar sorrisos ou expressões faciais diversas quando a pessoa estiver delirando ou alucinando
- Evitar fazer movimentos bruscos e posturas ameaçadoras (p. ex., gesticular, apontar, cruzar os braços, colocar as mãos nos quadris)
- Administrar medicamentos psicotrópicos para melhorar a capacidade de comunicação, se indicado e conforme necessário
- Permitir a escolha do tipo ou via de administração do medicamento, se possível
- Reavaliar a pessoa e o ambiente com frequência em relação a questões de segurança
- Abordar problemas de saúde, especialmente dor e desconforto
- Proporcionar o nível apropriado de cuidado para a pessoa uma vez que a situação esteja sob controle (p. ex., isolamento, contenção, retorno ao quarto)
- Promover o envolvimento com a rede social e de apoio, se apropriado
- Garantir uma comunicação eficaz relacionada com o episódio com outros profissionais de saúde
- Documentar episódio seguindo as diretrizes da instituição

8ª edição 2024

Controle de terapia trombolítica 4270

Definição: coleta e análise de dados do paciente para agilizar o fornecimento de um agente seguro e apropriado para a dissolução de um trombo

Atividades:
- Confirmar a identidade do paciente
- Obter história da doença atual e história clínica
- Realizar exame físico (p. ex., aparência geral, frequência cardíaca, pressão arterial, frequência respiratória, temperatura, nível de dor, altura e peso)

- Explicar todos os procedimentos ao paciente e outras pessoas significativas
- Permitir que outras pessoas significativas fiquem ao lado do leito do paciente, se possível
- Obter a oximetria de pulso e administrar oxigênio, conforme apropriado
- Realizar avaliação direcionada do sistema que é indicado pela história da doença atual
- Obter ECG de 12 derivações, conforme apropriado
- Puncionar acesso IVs e obter amostras de sangue para exames laboratoriais
- Obter tomografia computadorizada de crânio, conforme apropriado
- Obter avaliação de ventilação/perfusão (V/Q), conforme apropriado
- Considerar as diretrizes para candidatura à terapia (p. ex., critérios de inclusão e de exclusão da terapia)
- Determinar se o paciente receberá a terapia
- Obter consentimento informado
- Preparar o paciente para a terapia trombolítica, se indicado
- Obter local de acesso IV adicional
- Evitar amostragem arterial para prevenir complicações hemorrágicas
- Preparar agentes trombolíticos, conforme protocolo da instituição
- Administrar agentes trombolíticos, de acordo com as diretrizes específicas para administração
- Administrar medicamentos adicionais, conforme prescrito
- Monitorar continuamente o ritmo cardíaco, sinais vitais, nível de dor, sons cardíacos e pulmonares, nível de consciência, perfusão periférica, ingestão e eliminação, mudança no estado neurológico e resolução de sintomas, de acordo com a indicação
- Observar sinais de hemorragia
- Obter exames radiológicos adicionais (p. ex., radiografia de tórax), conforme indicado
- Preparar-se para iniciar medidas de suporte básico e avançado de vida, se indicado
- Preparar para transferência de cuidados definitivos (p. ex., laboratório de cateterismo cardíaco, UTI)

5ª edição 2008

Controle de transtornos alimentares 1030

Definição: prevenção e tratamento de restrições alimentares severas, compulsão alimentar, provocação de vômito de alimentos e líquidos e excesso de exercícios

Atividades:
- Determinar o estado de saúde, sistemas de apoio e objetivos para o tratamento
- Colaborar com outros membros da equipe de saúde para desenvolver um plano de tratamento
- Envolver a pessoa e outras pessoas significativas, conforme apropriado
- Conversar com a equipe e a pessoa para definir o peso-alvo, caso não esteja dentro da faixa de peso recomendada para a idade e estrutura corporal
- Estabelecer a quantidade de ganho de peso diário desejado
- Conversar com um nutricionista para determinar a ingestão calórica diária necessária para atingir e manter o peso desejado
- Orientar e reforçar conceitos de boa nutrição, conforme necessário
- Incentivar a discussão das preferências alimentares com o nutricionista
- Respeitar, sempre que possível, as escolhas de estilo de vida alimentar (p. ex., vegetariano, vegano, *pollotarian*)
- Construir uma relação de apoio com o paciente
- Utilizar regularmente comentários e ações que gerem esperança para encorajar esforços em direção à recuperação
- Monitorar parâmetros fisiológicos (p. ex., sinais vitais, eletrólitos), conforme necessário
- Estabelecer rotina de pesagem (ou seja, no mesmo horário do dia e após a evacuação)
- Tentar controlar variáveis que podem alterar o peso (p. ex., roupas diferentes, objetos escondidos dentro das roupas)
- Monitorar a ingestão e eliminação de líquidos, conforme apropriado
- Monitorar a ingestão calórica diária de alimentos
- Incentivar a automonitoração da ingestão diária de alimentos, ganho de peso e manutenção do peso, conforme apropriado
- Monitorar comportamentos suicidas ou de automutilação
- Estabelecer expectativas para comportamentos apropriados (p. ex., ingestão de alimentos e líquidos, quantidade de atividade física)
- Utilizar o contrato comportamental para obter ganhos de peso desejados ou comportamentos de manutenção
- Restringir a disponibilidade de alimentos a refeições programadas e pré-servidas e lanches
- Observar durante e após as refeições ou lanches para garantir que a ingestão adequada seja alcançada e mantida
- Acompanhar ao banheiro durante os horários de observação designados após as refeições ou lanches
- Limitar o tempo gasto no banheiro durante os períodos em que não estiver sob observação
- Monitorar comportamentos relacionados com alimentação, perda de peso e ganho de peso
- Usar técnicas de modificação de comportamento para promover comportamentos que contribuam para o ganho de peso e para limitar comportamentos de perda de peso, conforme apropriado
- Fornecer reforço para ganho de peso e comportamentos que promovam ganho de peso
- Promover consequências reparadoras em resposta à perda de peso, comportamentos de perda de peso ou ausência de ganho de peso
- Fornecer suporte (p. ex., terapia de relaxamento, exercícios de dessensibilização, oportunidades para falar sobre sentimentos) à medida que integra novos comportamentos alimentares, mudanças na imagem corporal e mudanças no estilo de vida
- Incentivar o uso de registros diários para registrar sentimentos e circunstâncias que envolvem a vontade de expurgar, vomitar e fazer exercícios excessivos
- Limitar a atividade física conforme necessário para promover o ganho de peso
- Fornecer programa de exercícios supervisionados, quando apropriado

- Possibilitar uma oportunidade de fazer escolhas limitadas sobre alimentação e exercícios à medida que o ganho de peso progride de maneira desejável
- Auxiliar a pessoa e outras pessoas significativas a examinar e resolver problemas pessoais que podem contribuir para o transtorno alimentar, conforme necessário
- Auxiliar no desenvolvimento da autoestima compatível com o peso corporal saudável
- Conversar com a equipe de saúde rotineiramente sobre o progresso
- Iniciar a fase de manutenção do tratamento quando o peso-alvo for atingido e o comportamento alimentar desejado tiver sido consistentemente demonstrado durante o período designado
- Monitorar o peso rotineiramente
- Determinar a faixa aceitável de variação de peso em relação à faixa de peso-alvo
- Atribuir a responsabilidade pelas escolhas alimentares e de atividade física à pessoa, conforme apropriado
- Fornecer suporte e orientação, conforme necessário
- Auxiliar a avaliar a adequação e as consequências das escolhas alimentares e de atividade física
- Reinstituir o protocolo de ganho de peso se não for possível permanecer na faixa de peso-alvo
- Instituir programa de tratamento e acompanhamento (p. ex., médico, de aconselhamento) para o controle de peso em casa

1ª edição 1992; revisada em 2000, 2024

Controle de vias aéreas 3140

Definição: facilitação da permeabilidade das vias aéreas

Atividades:
- Verificar se a respiração está ausente ou inadequada
- Verificar se a abertura da via aérea é necessária
- Usar equipamento de proteção individual (EPI) (luvas, óculos e máscara), conforme apropriado
- Fornecer respirações de resgate usando o equipamento disponível (p. ex., máscara de RCP com válvula unidirecional, ambu) se a respiração estiver ausente
- Determinar a causa do problema de permeabilidade das vias aéreas (p. ex., parada cardíaca, *overdose* de drogas, obstrução das vias aéreas superiores, trauma, doença pulmonar, insuficiência cardíaca congestiva)
- Abrir as vias aéreas, usando a técnica de elevação do queixo ou manobra de elevação da mandíbula, conforme apropriado
- Remover corpos estranhos das vias aéreas, se visíveis
- Certificar-se de que a máscara tenha vedação adequada
- Garantir o volume de respiração de resgate associado à elevação do tórax
- Administrar naloxona IM ou intranasal para pessoa com parada respiratória induzida por *overdose* de opioides conhecida ou suspeita, conforme apropriado
- Inserir um dispositivo de via aérea artificial (p. ex., oral, nasofaríngeo, traqueal), conforme apropriado
- Posicionar para maximizar o potencial de ventilação (ou seja, posição para aliviar a dispneia)
- Auscultar os sons respiratórios, observando áreas de ventilação diminuída ou ausente e presença de sons adventícios
- Remover secreções por meios apropriados (p. ex., tosse; aspiração da orofaringe, nasofaringe, traqueia, áreas endotraqueais)
- Realizar fisioterapia respiratória, conforme apropriado
- Monitorar o estado respiratório e de oxigenação, conforme apropriado
- Incentivar a respiração lenta e profunda, mudanças de posição e tosse
- Usar técnicas interativas e adequadas à idade para incentivar a respiração profunda das crianças (p. ex., soprar bolhas com um soprador de bolhas; soprar em cata-vento, balões, sopradores de festa [língua de sogra]; penas)
- Instruir como tossir eficazmente
- Auxiliar com espirômetro de incentivo, conforme apropriado
- Administrar broncodilatadores ou outros tratamentos por meio de aerossóis ou nebulizadores ultrassônicos, conforme prescrito
- Instruir como usar os tratamentos respiratórios prescritos, conforme apropriado
- Administrar ar umidificado ou oxigênio, conforme apropriado
- Regular a ingestão de líquidos para otimizar o equilíbrio hídrico
- Utilizar a técnica *teach-back* (paciente é solicitado a repetir a informação que recebeu) para garantir a compreensão

1ª edição 1992; revisada em 2000, 2004, 2024

Controle de vias aéreas artificiais 3180

Definição: manutenção de tubos endotraqueais e de traqueostomia e prevenção de complicações associadas ao seu uso

Atividades:
- Realizar a higiene das mãos
- Utilizar precauções universais
- Utilizar equipamento de proteção individual (EPI) (luvas, óculos e máscara), conforme apropriado
- Providenciar uma via aérea orofaríngea ou uma cânula orofaríngea para evitar morder o tubo endotraqueal (TE), conforme apropriado
- Fornecer 100% de umidificação do ar, oxigênio ou gás inspirado

- Fornecer hidratação sistêmica adequada por meio da administração de líquidos orais ou IV
- Inflar o balonete endotraqueal/da traqueostomia, usando a técnica de volume de oclusão mínimo (VOM) ou técnica de vazamento mínimo (TVM)
- Manter a insuflação do balonete endotraqueal/de traqueostomia entre 15 e 25 mmHg durante a ventilação mecânica e durante e após a alimentação
- Monitorar as pressões do balonete a cada 4 a 8 horas durante a expiração usando uma torneira de três vias, seringa calibrada e manômetro
- Verificar a pressão do balonete imediatamente após a administração de qualquer anestesia geral ou manipulação do TE
- Realizar aspiração endotraqueal, conforme apropriado
- Aspirar a orofaringe e as secreções da parte superior do balonete do tubo antes de esvaziá-lo
- Trocar a fixação endotraqueal a cada 24 horas, inspecionar a pele e a mucosa oral e reposicionar o TE para o outro lado da boca
- Afrouxar as fixações comerciais do TE pelo menos uma vez ao dia e cuidar da pele
- Auscultar para detecção da presença de murmúrios vesiculares bilateralmente após a inserção e após a troca das fixações endotraqueais/de traqueostomia
- Observar a marcação de referência em centímetros no TE para monitorar possível deslocamento
- Auxiliar no exame de radiografia do tórax para monitorar a posição do tubo, conforme necessário
- Minimizar elevação e tração da via aérea artificial suspendendo o circuito do ventilador em suportes posicionados acima da cabeça, usando bases giratórias e flexíveis e imobilizando os tubos durante a mudança de decúbito, aspiração e desconexão/reconexão do ventilador
- Monitorar a presença de roncos e estertores nas vias aéreas superiores
- Monitorar a coloração, a quantidade e a consistência das secreções
- Realizar cuidados orais (p. ex., utilizar escova de dentes, cotonetes, hidratante bucal e labial), conforme necessário
- Monitorar a diminuição do volume expiratório e o aumento da pressão inspiratória em pacientes em ventilação mecânica
- Instituir medidas para prevenir a extubação acidental (p. ex., fixar a via aérea artificial com fitas adesivas ou cadarços, administrar sedação e relaxante muscular, utilizar restrições nos membros superiores), conforme apropriado
- Dispor de equipamento adicional de intubação e ambu em um local facilmente disponível
- Realizar cuidados traqueais a cada 4 a 8 horas, conforme apropriado: limpar a cânula interna, limpar e secar a área ao redor do estoma e trocar a fixação da traqueostomia
- Inspecionar a pele ao redor do estoma traqueal para verificar se há drenagem, hiperemia, irritação e sangramento
- Inspecionar e palpar a pele para detecção de presença de enfisema subcutâneo a cada 8 horas
- Monitorar a presença de dor
- Manter técnica estéril ao aspirar e realizar cuidados à traqueostomia
- Proteger a traqueostomia contra a entrada de água
- Fixar o obturador da traqueostomia com fita na cabeceira da cama
- Manter uma segunda cânula de traqueostomia (mesmo tipo e tamanho) e uma pinça na cabeceira da cama
- Realizar fisioterapia respiratória, conforme apropriado
- Certificar-se de que o balonete endotraqueal/de traqueostomia esteja inflado durante a alimentação, conforme apropriado
- Elevar a cabeceira da cama em um ângulo igual ou superior a 30° ou auxiliar o paciente a sentar-se em uma cadeira durante a alimentação, conforme apropriado

1ª edição 1992; revisada em 2013

Controle de volume de líquidos 4120

Definição: promoção do equilíbrio hídrico e prevenção de complicações resultantes de níveis anormais ou indesejados de líquidos

Atividades:
- Determinar o estado hídrico basal (p. ex., sobrecarregado, desidratado, normovolêmico)
- Monitorar mudanças no estado hídrico usando dados obtidos regularmente (p. ex., pesos, valores laboratoriais, sinais vitais)
- Realizar reconciliação de medicamentos para determinar os medicamentos que influenciam o equilíbrio hídrico
- Tratar a causa subjacente do desequilíbrio hídrico sempre que possível (p. ex., uso excessivo de diuréticos, insuficiência cardíaca congestiva, hiperglicemia)
- Manter registro preciso da ingestão (p. ex., IV, oral) e da saída (p. ex., urina, cateter urinário, cuecas para incontinência, mensuração do peso das fraldas)
- Monitorar o estado de hidratação (p. ex., mucosas úmidas, adequação dos pulsos, pressão arterial ortostática, aparência da fontanela, turgor da pele), conforme apropriado
- Monitorar os resultados laboratoriais relevantes para a retenção de líquidos (p. ex., aumento da densidade específica, aumento da ureia, diminuição do hematócrito e aumento dos níveis de osmolalidade da urina)
- Monitorar sinais vitais e estado hemodinâmico
- Monitorar indicações de sobrecarga/retenção de líquidos (p. ex., crepitações; PVC elevada ou pressão capilar pulmonar em cunha; edema; distensão da veia do pescoço; e ascite), conforme apropriado
- Monitorar indicações de desidratação (p. ex., mucosas secas, pulsos periféricos fracos, veias inchadas no pescoço ou nas mãos, diminuição da produção de urina, tontura, síncope)
- Monitorar peso
- Monitorar a localização e a extensão do edema, se presente
- Monitorar alimentos e líquidos ingeridos e calcular a ingestão calórica diária, conforme apropriado
- Administrar terapia IV em temperatura ambiente, conforme prescrito
- Monitorar o estado nutricional
- Administrar diuréticos prescritos e medicamentos reguladores de líquidos (p. ex., aldosterona, eletrólitos, albumina), conforme apropriado
- Promover a ingestão oral (p. ex., fornecer canudo para beber; oferecer líquidos entre as refeições; trocar a água

gelada rotineiramente; fazer picolés usando o suco favorito da criança; cortar a gelatina em quadradinhos divertidos; usar copinhos de remédio), conforme apropriado
- Fornecer líquidos que observem as restrições alimentares prescritas (p. ex., sem açúcar, com baixo teor de sódio, espessados)
- Orientar sobre o *status* de nada por via oral (NPO), conforme apropriado
- Administrar a reposição prescrita por via nasogástrica com base na eliminação, conforme apropriado
- Distribuir a ingestão de líquidos ao longo de 24 horas, conforme apropriado
- Incentivar o familiar ou acompanhante a auxiliar com a alimentação, conforme apropriado
- Restringir a ingestão livre de água na presença de hiponatremia dilucional com nível sérico de Na menor que 130 mEq por litro
- Monitorar a resposta à terapia eletrolítica prescrita
- Consultar o médico se os sinais e sintomas de excesso de volume de líquido persistirem ou piorarem
- Providenciar a disponibilidade de hemoderivados para transfusão, se necessário
- Preparar para administração de hemoderivados (ou seja, conferir a bolsa de sangue com identificação do paciente e preparar a transfusão), conforme apropriado
- Administrar hemoderivados (p. ex., plaquetas e plasma fresco congelado), conforme apropriado
- Monitorar a resposta às terapias pelo menos a cada 2 horas
- Orientar sobre ingestão ou restrição de líquidos, medicamentos que influenciam o equilíbrio de líquidos e ingestão alimentar para manter o equilíbrio de líquidos adequado
- Orientar sobre sinais e sintomas de desequilíbrios hídricos
- Utilizar a técnica *teach-back* (paciente é solicitado a repetir a informação que recebeu) para garantir a compreensão

1ª edição 1992; revisada em 2000, 2024

Controle de volume de líquidos e eletrólitos 2080

Definição: regulação e prevenção de complicações decorrentes de níveis alterados de líquidos e/ou eletrólitos

Atividades:
- Monitorar os níveis anormais de eletrólitos séricos, conforme disponível
- Monitorar alterações no estado pulmonar ou cardíaco indicando sobrecarga de líquidos ou desidratação
- Monitorar sinais e sintomas de agravamento da hiperidratação ou desidratação (p. ex., crepitações nos sons pulmonares, poliúria ou oligúria, alterações de comportamento, convulsões, saliva espumosa ou viscosa, olhos edematosos ou fundos, respiração rápida e superficial)
- Obter amostras de laboratório para monitoração de níveis alterados de líquidos ou eletrólitos (p. ex., hematócrito, ureia, proteína, sódio e níveis de potássio, conforme apropriado
- Pesar diariamente e monitorar tendências
- Administrar líquidos, conforme apropriado
- Promover a ingestão oral (p. ex., fornecer líquidos orais de preferência do paciente, colocá-los em local de fácil acesso, fornecer um canudo e fornecer água fresca), conforme apropriado
- Administrar a reposição prescrita por via nasogástrica com base na eliminação, conforme apropriado
- Irrigar sondas nasogástricas com solução salina normal, conforme a política da instituição e conforme indicado
- Fornecer água livremente com alimentação por sonda, de acordo com a política da instituição e conforme indicado
- Administrar fibras conforme prescrito para o paciente alimentado por sonda para reduzir a perda de líquidos e eletrólitos por diarreia
- Minimizar a quantidade de pedaços de gelo ou ingestão oral consumida por pacientes com sondas gástricas conectadas à aspiração
- Minimizar a ingestão de alimentos e bebidas com efeitos diuréticos ou laxantes (p. ex., chá, café, ameixas, suplementos de ervas)
- Manter uma infusão IV adequada, transfusão de sangue ou taxa de fluxo enteral, especialmente se não for regulada por uma bomba
- Assegurar que a solução IV contendo eletrólitos seja administrada a uma taxa de fluxo constante, conforme apropriado
- Monitorar resultados laboratoriais relevantes para o equilíbrio hídrico (p. ex., hematócrito, ureia, albumina, proteína total, osmolalidade sérica e níveis de gravidade específica da urina)
- Monitorar os resultados laboratoriais relevantes para a retenção de líquidos (p. ex., aumento da gravidade específica, aumento da ureia, diminuição do hematócrito e aumento dos níveis de osmolalidade da urina)
- Monitorar o estado hemodinâmico, inclusive pressão venosa central (PVC), pressão arterial média (PAM), pressão de artéria pulmonar (PAP) e pressão de oclusão da artéria pulmonar (POAP), se disponíveis
- Manter um registro preciso da ingestão e da produção
- Monitorar sinais e sintomas de retenção de líquidos
- Restringir a ingestão de água livre na presença de hiponatremia dilucional com nível sérico de Na menor que 130 mEq por litro
- Instituir restrição de líquidos, conforme apropriado
- Monitorar os sinais vitais, conforme apropriado
- Corrigir desidratação pré-operatória, conforme apropriado
- Monitorar a resposta do paciente à terapia eletrolítica prescrita
- Monitorar manifestações de desequilíbrio eletrolítico
- Fornecer uma dieta prescrita apropriada para desequilíbrio específico de líquidos ou eletrólitos (p. ex., baixo teor de sódio, restrição de líquidos, renal e sem adição de sal)
- Administrar eletrólitos suplementares prescritos, conforme apropriado
- Administrar resinas de ligação ou excreção de eletrólitos prescritas, conforme apropriado
- Monitorar os efeitos colaterais (p. ex., náuseas, vômitos, diarreia) dos eletrólitos suplementares prescritos
- Observar a mucosa oral, a esclera e a pele do paciente para detectar indícios de alteração do equilíbrio de líquidos e eletrólitos (p. ex., secura, cianose e icterícia)
- Consultar um médico se os sinais e sintomas de desequilíbrio hídrico e/ou eletrolítico persistirem ou piorarem
- Instituir medidas para controlar a perda excessiva de eletrólitos (p. ex., repousando o intestino, mudando o tipo

de diurético ou administrando antipiréticos), conforme apropriado
- Instituir medidas para descansar o intestino (ou seja, restringir a ingestão de alimentos ou líquidos e diminuir a ingestão de produtos lácteos), se apropriado
- Administrar, após glicose de ação rápida, carboidratos de longa duração e proteínas para controle de hipoglicemia aguda, conforme apropriado
- Preparar o paciente para diálise (p. ex., auxiliar na colocação do cateter para diálise), conforme apropriado
- Monitorar a perda de líquidos (p. ex., sangramento, vômito, diarreia, transpiração e taquipneia)
- Promover uma imagem corporal positiva e autoestima se as preocupações forem expressas como resultado da retenção excessiva de líquidos, se apropriado
- Auxiliar os pacientes com condições físicas ou mentais prejudicadas (p. ex., disfagia, comprometimento cognitivo, deficiência mental, redução da força física ou coordenação) a atingirem o equilíbrio hídrico adequado
- Auxiliar pacientes com sequelas indesejáveis do esquema terapêutico prescrito (p. ex., paciente com medo de frequência urinária ou incontinência devido a diuréticos que limitam a ingestão de líquidos) para atingir o equilíbrio adequado de líquidos
- Instruir o paciente e a família sobre a justificativa para restrições de líquidos, medidas de hidratação ou administração de eletrólitos suplementares, conforme indicado

1ª edição 1992; revisada em 2013

Controle do ambiente 6480

Definição: estabelecimento e manutenção dos ambientes para benefício terapêutico, apelo sensorial e bem-estar psicológico

Atividades:
- Identificar as necessidades de segurança, com base no nível de função física e cognitiva e no histórico de comportamento
- Remover riscos ambientais (p. ex., tapetes soltos, móveis não fixos)
- Remover objetos nocivos do ambiente
- Proteger com grades laterais ou acolchoamento de grades laterais do leito, conforme apropriado
- Acompanhar durante atividades fora da unidade, conforme apropriado
- Fornecer cama baixa, conforme apropriado
- Fornecer dispositivos adaptáveis (p. ex., degraus, corrimãos), conforme apropriado
- Dispor a mobília do quarto de forma que melhor se adapte às deficiências
- Providenciar tubos suficientemente longos para permitir liberdade de movimento, conforme apropriado
- Colocar objetos utilizados com frequência ao alcance
- Providenciar quarto individual, conforme indicado
- Considerar a estética do ambiente ao selecionar colegas de quarto
- Fornecer cama e ambiente limpos e confortáveis
- Fornecer roupas de cama e camisolas em bom estado, sem manchas residuais
- Colocar o interruptor de posicionamento da cama em local de fácil acesso
- Organizar cuidadosamente os suprimentos e roupas de cama que devem permanecer à vista
- Bloquear a visão do banheiro, comadre ou outro equipamento usado para eliminação
- Remover os materiais usados durante as trocas de curativos e eliminações, bem como quaisquer odores residuais antes das visitas e refeições
- Reduzir os estímulos ambientais, conforme apropriado
- Evitar exposição desnecessária, correntes de ar, superaquecimento ou resfriamento
- Evitar interrupções desnecessárias que possam acordar a pessoa dos períodos de descanso
- Ajustar a temperatura ambiente para atender às necessidades do paciente, se a temperatura corporal estiver alterada
- Controlar ou prevenir ruídos indesejáveis ou excessivos, quando possível
- Fornecer música de sua escolha e fones de ouvido quando a música puder incomodar outras pessoas
- Controlar a iluminação e o ar para obter benefícios terapêuticos
- Oferecer refeições e lanches dispostos de modo atrativo
- Limpar as áreas destinadas aos utensílios de alimentação e bebidas antes do uso
- Permitir que a família permaneça
- Limitar visitantes, se indicado
- Individualizar as restrições de visita para atender às necessidades
- Individualizar a rotina diária para atender às necessidades
- Trazer objetos familiares de casa
- Facilitar o uso de itens pessoais, como pijamas, roupões e produtos de higiene pessoal
- Manter a constância da equipe de atendimento ao longo do tempo
- Fornecer meios imediatos e contínuos para solicitar enfermeiros
- Orientar sobre mudanças e precauções, para que não ocorram perturbações inadvertidas
- Fornecer informações sobre como tornar o ambiente domiciliar seguro
- Promover a segurança contra incêndios, conforme apropriado
- Controlar pragas ambientais, conforme apropriado
- Fornecer desodorizadores para ambientes, conforme necessário
- Orientar na organização de um ambiente seguro e tranquilo em casa
- Utilizar a técnica *teach-back* (paciente é solicitado a repetir a informação que recebeu) para garantir a compreensão

1ª edição 1992; revisada em 1996, 2000, 2004, 2024

Controle do ambiente: comunidade 6484

Definição: monitoração e modificação das condições físicas, sociais, culturais, econômicas e políticas que afetam a saúde da comunidade

Atividades:
- Iniciar triagem de riscos ambientais para a saúde
- Participar de equipes multiprofissionais para identificar ameaças à segurança na comunidade
- Identificar populações emergentes em risco
- Determinar informações sobre a cultura da comunidade para entender práticas, crenças e valores que afetam os cuidados de saúde
- Remover barreiras de acesso aos serviços de saúde
- Incentivar relacionamentos dentro da comunidade relacionados com promoção da saúde e prevenção de doenças
- Monitorar as condições dos riscos de saúde conhecidos
- Participar de programas comunitários para lidar com riscos conhecidos
- Colaborar no desenvolvimento de programas de ação comunitária
- Promover políticas governamentais para reduzir riscos específicos
- Incentivar os bairros a se tornarem participantes ativos na segurança da comunidade
- Coordenar serviços para grupos e comunidades em risco
- Realizar programas educacionais para grupos de risco específicos
- Trabalhar com grupos ambientais para garantir regulamentações governamentais apropriadas

2ª edição 1996; revisada em 2000, 2024

Controle do ambiente: prevenção de violência 6487

Definição: monitoração e manipulação do ambiente físico para diminuir o potencial de comportamento violento direcionado a si mesmo, aos outros ou ao ambiente

Atividades:
- Remover armas em potencial do ambiente (p. ex., objetos pontiagudos e semelhantes a cordas, como cordas de violão)
- Revistar o ambiente rotineiramente para mantê-lo livre de riscos
- Revistar o paciente e seus pertences em busca de armas/armas em potencial durante o procedimento de admissão hospitalar, conforme apropriado
- Monitorar a segurança dos itens trazidos ao ambiente pelos visitantes
- Orientar visitantes e outros cuidadores sobre questões relevantes de segurança do paciente
- Limitar o uso de armas em potencial pelo paciente (p. ex., objetos cortantes e semelhantes a cordas)
- Monitorar o paciente durante o uso de armas em potencial (p. ex., navalha)
- Alocar o paciente com potencial para autolesão com um companheiro de quarto para diminuir o isolamento e a oportunidade de agir sobre pensamentos de automutilação, conforme apropriado
- Designar quarto individual a paciente com potencial para violência contra outras pessoas
- Colocar o paciente no quarto localizado próximo ao posto de enfermagem
- Limitar o acesso às janelas, a menos que estejam trancadas e inquebráveis, conforme apropriado
- Trancar despensas e salas de armazenamento
- Fornecer pratos de papel e utensílios de plástico nas refeições
- Colocar o paciente no ambiente menos restritivo que permita o nível necessário de observação
- Fornecer vigilância contínua de todas as áreas de acesso do paciente para manter a segurança do paciente e intervir terapeuticamente, conforme necessário
- Afastar outras pessoas da proximidade de um paciente violento ou potencialmente violento
- Manter uma área segura designada (p. ex., sala de isolamento) para o paciente ser colocado quando violento
- Aplicar luvas, talas, capacetes ou contenções para limitar a mobilidade e a capacidade de iniciar a automutilação, se necessário
- Fornecer cabides de plástico, em vez de metal, conforme apropriado

1ª edição 1992; revisada em 2013

Controle do ambiente: segurança 6486

Definição: estabelecimento e manutenção do ambiente físico para promover a segurança

Atividades:
- Determinar as necessidades de segurança com base na função física, emocional e cognitiva
- Identificar riscos de segurança no ambiente
- Remover os perigos do ambiente
- Modificar o ambiente para minimizar perigos e riscos
- Fornecer dispositivos de adaptação (p. ex., degraus, corrimãos) para aumentar a segurança do ambiente
- Usar dispositivos de proteção (p. ex., contenções, grades laterais, portas trancadas, cercas, portões) para limitar fisicamente a mobilidade ou o acesso a situações prejudiciais
- Fornecer informações para contatos de emergência
- Monitorar o ambiente para mudanças no estado de segurança

- Auxiliar na mudança para um ambiente mais seguro (p. ex., encaminhamento para assistência habitacional
- Iniciar ou conduzir programas de triagem para riscos ambientais (p. ex., chumbo, radônio)
- Orientar sobre a necessidade de ar, luz e ambiente limpo periodicamente
- Orientar indivíduos e grupos de alto risco sobre os perigos ambientais
- Colaborar com instituições para melhorar a segurança ambiental (p. ex., departamento de saúde, Serviços Médicos de Emergência [EMS], Departamento de Serviços Humanos [DHS])
- Notificar instituições autorizadas a proteger o meio ambiente (p. ex., departamento de saúde, EMS, DHS
- Documentar situações de perigo para a segurança das pessoas e ações de mitigação
- Incentivar a comunicação de falhas e eventos adversos ao departamento institucional apropriado

1ª edição 1992; revisada em 1996, 2000, 2024

Controle do ambiente: segurança do trabalhador 6489

Definição: monitoração e manipulação do ambiente de trabalho para promover a segurança e a saúde dos trabalhadores

Atividades:
- Manter registros de saúde confidenciais dos funcionários
- Determinar a aptidão do funcionário para o trabalho
- Identificar riscos e estressores ambientais no local de trabalho (p. ex., físicos, biológicos, psicológicos, químicos, ergonômicos)
- Identificar os padrões do Ministério do Trabalho e Emprego aplicáveis e a conformidade do local de trabalho com os padrões
- Entender as legislações estaduais e municipais relacionadas com questões como armazenamento de produtos farmacêuticos e vacinas, requisitos de segurança no local de trabalho e resíduos médicos
- Informar os trabalhadores sobre seus direitos e responsabilidades de acordo com o Ministério do Trabalho e Emprego (p. ex., fornecer um pôster, cópias da Lei e cópias das normas)
- Informar os trabalhadores sobre as substâncias perigosas às quais podem estar expostos
- Usar etiquetas ou placas para alertar os trabalhadores sobre os riscos potenciais no local de trabalho
- Manter registros de lesões e doenças ocupacionais em formulários aceitáveis pelo Ministério do Trabalho e Emprego e participar de inspeções do Ministério do Trabalho e Emprego
- Manter registro de acidentes e doenças ocupacionais dos trabalhadores
- Identificar fatores de risco para lesões e doenças ocupacionais por meio da revisão de registros para padrões de lesões e doenças
- Iniciar a modificação do ambiente para eliminar ou minimizar os riscos (p. ex., programas de treinamento para prevenir lesões na coluna ou violência no local de trabalho)
- Iniciar programas de triagem no local de trabalho para detecção precoce de doenças e lesões relacionadas com o trabalho e não ocupacionais (p. ex., pressão arterial, audição e visão, testes de função pulmonar)
- Iniciar programas de promoção da saúde no local de trabalho com base em avaliações de risco à saúde (p. ex., cessação do tabagismo, controle do estresse, imunizações)
- Identificar e tratar doenças agudas no local de trabalho
- Desenvolver protocolos de emergência e treinar funcionários selecionados em atendimento de emergência
- Coordenar o acompanhamento de lesões e doenças relacionadas com o trabalho
- Levar ao conhecimento do empregador as condições de trabalho inseguras, preservando a confidencialidade do trabalhador nas discussões

2ª edição 1996; revisada em 2018

Controle do comportamento 4350

Definição: auxílio ao paciente no gerenciamento de comportamento negativo

Atividades:
- Identificar comportamento negativo indesejado
- Consultar a família para estabelecer o padrão individual de comportamentos indesejados
- Determinar por que, quando e como o comportamento indesejado ocorre
- Identificar eventos que desencadeiam ou mantêm comportamentos problemáticos
- Responsabilizar o paciente pelo comportamento
- Elogiar os esforços de autocontrole
- Estabelecer limites para comportamento negativo com o paciente
- Abster-se de discutir ou negociar sobre limites estabelecidos
- Desenvolver um plano de gestão do comportamento
- Comunicar a expectativa de que o paciente manterá o controle
- Desenvolver sequência específica de etapas associadas à instrução
- Fornecer reforço positivo conforme atinge cada expectativa específica
- Utilizar reforço positivo para aumentar o comportamento desejado
- Considerar o uso de *shaping strategies* (p. ex., promover gradualmente o desenvolvimento de novos comportamentos reforçando repetidamente pequenas melhorias ou etapas em direção aos comportamentos desejados)
- Criar situações para que o paciente imite o comportamento desejado

- Fornecer reforço positivo quando o paciente seguir o modelo de comportamento desejado
- Evitar dar reforço positivo se não seguir o modelo de comportamento desejado
- Estabelecer rotinas
- Estabelecer consistência no ambiente e nas rotinas de cuidados
- Utilizar a repetição consistente de rotinas de saúde como meio de estabelecer rotinas
- Evitar interrupções
- Aumentar a atividade física, conforme apropriado
- Limitar o número de cuidadores
- Utilizar tom de voz baixo e suave
- Evitar encurralar o paciente
- Redirecionar a atenção para longe da fonte de agitação
- Evitar projetar uma imagem ameaçadora
- Ignorar comportamentos inapropriados
- Desencorajar o comportamento passivo-agressivo
- Medicar, conforme prescrito
- Aplicar contenções para evitar automutilação ou danos a terceiros, conforme protocolo da instituição

1ª edição 1992; revisada em 2000, 2024

Controle do comportamento: autoagressão   4354

Definição: auxílio na redução ou na eliminação comportamentos automutilantes ou autoabusivos

Atividades:
- Determinar motivo, razão ou dinâmica subjacente para os comportamentos
- Identificar histórico anterior de comportamentos automutilantes ou autoabusivos
- Desenvolver expectativas e consequências comportamentais apropriadas com base no nível de funcionamento cognitivo e capacidade de autocontrole
- Comunicar expectativas comportamentais e consequências à pessoa
- Remover itens perigosos do ambiente
- Aplicar luvas, talas, capacetes ou restrições para limitar a mobilidade e a capacidade de iniciar a automutilação, se necessário
- Monitorar impulsos autodestrutivos que podem evoluir para pensamentos ou gestos suicidas
- Comunicar o risco de automutilação a outros prestadores de cuidados
- Identificar sinais que precedem o comportamento de automutilação
- Prever situações que podem desencadear a automutilação e intervir para preveni-las
- Usar abordagem calma e não punitiva ao lidar com comportamentos autodestrutivos
- Ajudar a identificar situações e sentimentos que podem levar à automutilação ou que levaram a comportamentos autodestrutivos
- Auxiliar a identificar estratégias de enfrentamento mais apropriadas e suas consequências
- Fazer um contrato de "não autoagressão" para permitir que a pessoa permaneça fisicamente segura
- Fornecer vigilância contínua de pessoas e ambientes
- Fornecer observação individual próxima da pessoa quando necessário para manter a segurança
- Incentivar a busca por profissionais de saúde para conversar quando surgir a vontade de se machucar
- Explicar e reforçar comportamentos eficazes de enfrentamento e expressão apropriada de sentimentos
- Formular um plano de cuidados com o paciente, incluindo metas para prevenir comportamentos indesejados de autoagressão
- Sugerir comportamentos alternativos, como buscar apoio interpessoal ou envolver-se em atividades adaptativas para reduzir a ansiedade
- Instruir sobre estratégias de enfrentamento (p. ex., treinamento de assertividade, treinamento de controle de impulso, relaxamento muscular progressivo), conforme apropriado
- Utilizar técnicas de controle do comportamento (p. ex., reforço diferencial, extinção, interrupção de resposta, redirecionamento), conforme apropriado
- Utilizar estratégias apropriadas de terapia comportamental dialética [TCD] (p. ex., orientação psicológica, resolução de problemas, treinamento em habilidades sociais, exercícios de monitoração de humor, apresentação de modelos pelo terapeuta, tarefas de casa, meditação)
- Envolver o paciente em terapias individuais e em grupo, conforme apropriado
- Administrar medicamentos para diminuir a ansiedade, estabilizar o humor e diminuir a autoestimulação, conforme apropriado
- Monitorar o paciente quanto aos efeitos colaterais e os resultados desejados dos medicamentos
- Fornecer instruções sobre administração de medicamento ao paciente e pessoas significativas
- Explicar as consequências predeterminadas se o paciente se envolver em comportamentos autodestrutivos
- Colocar o paciente em um ambiente de maior proteção (p. ex., restrição de área, isolamento) se os impulsos e comportamentos autodestrutivos aumentarem
- Auxiliar o paciente a assumir a responsabilidade pelas consequências do seu comportamento (p. ex., fazer seu curativo no ferimento autoinfligido)
- Evitar dar reforço positivo a comportamentos autodestrutivos
- Prestar cuidados para os ferimentos do paciente de maneira neutra e pragmática, evitando respostas punitivas ou excessivamente simpáticas, ou prestando atenção adicional
- Fornecer à família ou pessoas significativas diretrizes para gerenciar o comportamento autodestrutivo fora do ambiente de atendimento
- Orientar o paciente e pessoas significativas sobre a doença se o comportamento autodestrutivo for decorrente de um processo patológico (p. ex., transtorno de personalidade *borderline*, autismo)
- Reforçar comportamentos positivos que diminuam ou eliminem comportamentos automutilantes ou autoabusivos
- Desenvolver um plano de segurança com o paciente para lidar efetivamente com os precursores de comportamento não desejado quando estiver em casa

2ª edição 1996; revisada em 2018, 2024

Controle do comportamento: desatenção e hiperatividade   4352

Definição: fornecimento de estratégias terapêuticas que acomodem com segurança a desatenção e a hiperatividade e que, paralelamente, promovam uma capacidade funcional adequada

Atividades:
- Identificar comportamento desatento ou hiperativo indesejado
- Consultar a família para estabelecer o padrão de comportamento desatento ou hiperativo do paciente
- Determinar os fatores que desencadeiam ou mantêm comportamentos desatentos e hiperativos indesejados
- Identificar fatores que diminuam o comportamento desatento e hiperativo
- Determinar expectativas e consequências comportamentais apropriadas, dado o nível de funcionamento cognitivo e a capacidade de autocontrole do paciente
- Fornecer ambiente estruturado e fisicamente seguro
- Utilizar uma abordagem calma, prática e tranquilizadora
- Desenvolver um plano de controle do comportamento baseado em evidências, que seja executado consistentemente por todos os prestadores de cuidados
- Comunicar regras, expectativas comportamentais e consequências usando linguagem simples com dicas visuais, conforme necessário
- Evitar discutir ou negociar sobre limites estabelecidos
- Fornecer garantias de que a equipe ajudará o paciente a gerenciar o comportamento, conforme necessário
- Elogiar os comportamentos desejados e os esforços de autocontrole
- Fornecer consequências consistentes para comportamentos desejados e indesejados
- Obter a atenção do paciente antes de iniciar interações verbais (p. ex., chamar pelo nome, obter contato visual)
- Fornecer instruções ou explicações lentamente, usando uma linguagem simples e concreta
- Pedir ao paciente para repetir as instruções antes de iniciar as atividades
- Dividir múltiplas instruções em etapas simples
- Permitir que o paciente execute uma etapa antes de receber outra
- Prestar assistência para a conclusão das atividades, conforme necessário
- Fornecer *feedback* positivo para a conclusão de cada etapa
- Fornecer auxílios que aumentem a estrutura ambiental, a concentração e a atenção às atividades (p. ex., relógios, calendários, placas, instruções escritas passo a passo)
- Diminuir ou retirar as dicas verbais e físicas à medida que se tornem desnecessárias
- Monitorar e regular o nível de atividade e estimulação no ambiente
- Manter uma rotina que inclua um equilíbrio entre tempo estruturado (p. ex., atividades físicas e não físicas) e tempo de descanso
- Limitar as escolhas, conforme necessário
- Redirecionar ou remover o paciente da fonte de superestimulação (p. ex., colega, situação problemática)
- Utilizar controles externos para acalmar o paciente (p. ex., pausa, isolamento, contenção física), quando necessário
- Monitorar o estado físico do paciente hiperativo (p. ex., peso corporal, hidratação, condição dos pés em pacientes que andam de um lado para o outro)
- Monitorar a ingestão de líquidos e nutrientes
- Fornecer petiscos e líquidos com alto teor calórico e proteico e que possam ser consumidos em movimento
- Limitar a ingestão excessiva de alimentos e líquidos
- Limitar a ingestão de alimentos e líquidos com cafeína
- Orientar sobre habilidades de resolução de problemas
- Incentivar a expressão de sentimentos de forma apropriada
- Orientar e reforçar habilidades sociais apropriadas
- Estabelecer limites para comportamento(s) intrusivo(s) e interruptivo(s)
- Fornecer informações sobre doenças (p. ex., transtorno de déficit de atenção, hiperatividade, mania, esquizofrenia) ao paciente e pessoas significativas, conforme apropriado
- Administrar medicamentos (p. ex., estimulantes, antipsicóticos) para promover mudanças de comportamento desejadas
- Monitorar o paciente quanto aos efeitos colaterais dos medicamentos e aos resultados comportamentais desejados
- Fornecer instruções sobre medicamentos aos pacientes e outras pessoas significativas
- Utilizar terapias alternativas para promover comportamentos desejados, conforme apropriado
- Facilitar expectativas comportamentais razoáveis aos pacientes, família e pessoas significativas
- Demonstrar técnicas de controle comportamental para pessoas significativas
- Auxiliar pacientes e outras pessoas envolvidas (p. ex., família, empregadores, professores) a adaptar o ambiente doméstico, de trabalho ou escolar para acomodar as limitações impostas pela desatenção crônica e hiperatividade
- Facilitar o enfrentamento familiar por meio de grupos de apoio, cuidados paliativos e aconselhamento familiar, conforme apropriado
- Colaborar com provedores em escolas e outros na comunidade para melhorar a gestão do tratamento
- Utilizar a técnica *teach-back* (paciente é solicitado a repetir a informação que recebeu) para garantir a compreensão

2ª edição 1996; revisada em 2018, 2024

Controle do comportamento: sexual   4356

Definição: delineamento e prevenção de comportamentos sexuais socialmente inaceitáveis

Atividades:
- Identificar comportamentos sexuais inaceitáveis em determinado ambiente e população (p. ex., fazer comentários inapropriados em locais públicos, dirigir-se de maneira imprópria a pessoas conhecidas ou estranhas; ter avanços indesejados, como toques, abraços ou beijos em outra pessoa, além do apropriado; tentar ter relações sexuais com outras pessoas; expor-se ou masturbar-se em público)

- Especificar as expectativas explícitas (com base no estágio de desenvolvimento, nível de funcionamento cognitivo e capacidade de autocontrole) relativas a comportamento sexual ou verbalização que poderiam ser direcionadas a outras pessoas ou objetos no ambiente
- Discutir com o paciente as consequências do comportamento sexual e das verbalizações socialmente inaceitáveis
- Orientar os pais sobre comportamento sexual apropriado para a idade
- Discutir com os pais e as crianças a importância da segurança na internet e da prevenção do acesso a material de conteúdo sexual
- Encorajar os pais a não punirem ou reprenderem as crianças para que tenham comportamentos sexuais normativos
- Orientar os pais a usarem distrações gentis, como pedir à criança para dar a mão a eles, para redirecionar o comportamento
- Discutir, com base no desenvolvimento e na capacidade cognitiva, o efeito negativo que o comportamento sexual socialmente inaceitável pode ter sobre os outros, conforme apropriado
- Evitar designar companheiros de quarto com dificuldades de comunicação, histórico de atividade sexual inapropriada ou vulnerabilidades exacerbadas
- Colocar o paciente em um quarto privativo se tiver sido avaliado que há alto risco de comportamento sexual socialmente inaceitável
- Limitar a mobilidade física do paciente para diminuir a oportunidade de comportamentos sexuais socialmente inaceitáveis, conforme necessário
- Comunicar o risco a outros prestadores de cuidados
- Providenciar o nível de supervisão apropriado para monitorar o paciente
- Usar uma abordagem calma e objetiva ao responder a comentários e comportamentos sexuais socialmente inaceitáveis
- Redirecionar o paciente de quaisquer comportamentos ou verbalizações sexuais socialmente inaceitáveis
- Discutir com o paciente por que o comportamento ou verbalização sexual são inaceitáveis
- Explorar as intenções por trás de cada comportamento para abordar distorções cognitivas e técnicas de condicionamento negativo
- Fornecer as consequências predeterminadas para comportamento sexual indesejável
- Reforçar as habilidades sociais apropriadas
- Fornecer educação sexual apropriada para o nível de desenvolvimento
- Discutir com o paciente formas aceitáveis de satisfazer suas necessidades sexuais individuais de maneira privativa
- Desencorajar o início das relações sexuais ou íntimas enquanto sob forte estresse
- Incentivar a expressão apropriada dos sentimentos sobre situações do passado ou crises traumáticas
- Fornecer aconselhamento ao paciente que tenha sofrido abuso sexual, conforme necessário
- Considerar o tratamento farmacológico, conforme necessário
- Auxiliar a família a compreender e gerenciar os comportamentos sexuais inaceitáveis
- Proporcionar oportunidades para que a equipe processe sentimentos sobre comportamento sexual socialmente inaceitável
- Utilizar a técnica *teach-back* (paciente é solicitado a repetir a informação que recebeu) para garantir a compreensão

2ª edição 1996; revisada em 2018, 2024

Controle do conforto 6482

Definição: estabelecimento e manutenção do conforto ideal

Atividades:
- Determinar os objetivos quanto ao controle do ambiente e conforto ideal
- Facilitar a transição do paciente e da família recepcionando-os calorosamente no novo ambiente
- Considerar a alocação dos pacientes em quartos comunitários (ou seja, colegas de quarto com preocupações ambientais semelhantes, quando possível)
- Providenciar quarto individual se for da preferência do paciente (e de sua família) e caso seja necessário repouso e silêncio, se possível
- Prestar atenção imediata a chamadas da campainha, que deve estar sempre ao alcance do paciente
- Evitar interrupções desnecessárias e permitir período de repouso
- Proporcionar um ambiente seguro, limpo, calmo e arejado
- Proporcionar, sempre que possível, a escolha de atividades sociais e visitas
- Determinar a causa do desconforto, como curativos molhados, posicionamento dos tubos, curativos apertados, roupas de cama enrugadas e irritantes ambientais
- Ajustar a temperatura do quarto para a mais confortável para o paciente, se possível
- Fornecer ou remover cobertores para promover conforto térmico, conforme indicado
- Evitar exposição desnecessária, correntes de ar, superaquecimento ou resfriamento
- Ajustar a iluminação para atender às necessidades das atividades, evitando luz direta nos olhos
- Facilitar medidas de higiene (p. ex., enxugar a testa; aplicar cremes para a pele; limpar o corpo, o cabelo e a cavidade oral)
- Posicionar o paciente para facilitar o conforto (p. ex., usar princípios de alinhamento corporal, suporte com travesseiros, apoio das articulações durante o movimento, proteger a área da incisão e imobilizar a região dolorida)
- Incentivar ações não farmacológicas para aumentar o conforto (p. ex., musicoterapia, massoterapia)
- Incentivar estratégias de autoconforto
- Monitorar a pele, especialmente sobre as proeminências ósseas, para sinais de pressão ou irritação
- Evitar expor a pele ou as mucosas a irritantes (p. ex., fezes diarreicas, drenagem de feridas)
- Fornecer recursos educacionais relevantes e úteis sobre o gerenciamento de doenças e lesões
- Documentar ações tomadas para conforto

1ª edição 1992; revisada em 2008, 2024

Controle do delírio 6440

Definição: provisão de um ambiente seguro e terapêutico ao paciente em estado de confusão aguda

Atividades:
- Identificar os fatores etiológicos que causam o delírio (p. ex., verificar a saturação de oxigênio na hemoglobina)
- Iniciar terapias para reduzir ou eliminar os fatores que causem delírio
- Reconhecer e documentar o subtipo motor do delírio (p. ex., hipoativo, hiperativo ou misto)
- Monitorar o estado neurológico continuamente
- Aumentar a vigilância com uma escala de classificação de delírio universalmente compreendida pela equipe de enfermagem quando a confusão é apresentada pela primeira vez, para que as alterações agudas possam ser facilmente rastreadas
- Utilizar familiares ou voluntários do hospital para vigiar pacientes agitados em vez de restrições
- Reconhecer os medos e sentimentos do paciente
- Proporcionar garantias otimistas, porém realistas
- Permitir que o paciente mantenha rituais que limitem a ansiedade
- Fornecer ao paciente informações sobre o que está acontecendo e o que pode esperar que ocorra no futuro
- Evitar demandas de pensamento abstrato se o paciente só conseguir pensar em termos concretos
- Limitar a necessidade de tomada de decisão se for frustrante ou confuso para o paciente
- Administrar medicamentos prescritos "se necessário", mas limitar aqueles com efeitos colaterais anticolinérgicos
- Reduzir a sedação em geral, mas controlar a dor com analgésicos, conforme indicado
- Incentivar a visita de outras pessoas significativas, conforme apropriado
- Não validar as percepções equivocadas do paciente em delírio nem as interpretações imprecisas da realidade (p. ex., alucinações ou ideias delirantes)
- Afirmar sua percepção de maneira calma, tranquilizadora e não argumentativa
- Responder ao tom, em vez ao de conteúdo, da alucinação ou delírio
- Remover os estímulos que criem excesso de estimulação sensorial (p. ex., televisão ou anúncios do sistema de comunicação interna), quando possível
- Manter um ambiente bem iluminado que reduza contrastes pronunciados e sombras
- Auxiliar nas necessidades relacionadas com nutrição, eliminação, hidratação e higiene pessoal
- Manter um ambiente livre de riscos
- Colocar a pulseira de identificação do paciente
- Providenciar nível apropriado de supervisão e vigilância para monitorar o paciente e permitir ações terapêuticas, conforme necessário
- Utilizar restrições físicas, conforme prescrição médica
- Evitar frustrar o paciente questionando-o com perguntas de orientação que não possam ser respondidas
- Informar o paciente sobre a pessoa, o local e o tempo, conforme necessário
- Proporcionar um ambiente físico consistente e rotina diária
- Proporcionar cuidadores que sejam familiares ao paciente
- Utilizar pistas ambientais (p. ex., sinais, figuras, relógios, calendários e códigos de cores do ambiente) para estimular a memória, reorientar e promover o comportamento apropriado
- Proporcionar um ambiente de pouca estimulação para paciente em quem a desorientação aumente pela superestimulação
- Incentivar o uso de recursos auxiliares que aumentem *inputs* sensorial (p. ex., óculos, aparelhos auditivos e próteses dentárias)
- Aproximar-se do paciente lentamente e pela frente
- Chamar o paciente pelo nome ao iniciar a interação
- Reorientar o paciente quanto ao prestador de cuidados de saúde a cada contato
- Comunicar-se com declarações simples, diretas e descritivas
- Preparar o paciente para as próximas mudanças que irão ocorrer na rotina habitual e no ambiente
- Fornecer novas informações lentamente e em pequenas doses, com períodos frequentes de descanso
- Concentrar as interações interpessoais no que seja familiar e significativo para o paciente

1ª edição 1992; revisada em 2013

Controle do desfibrilador: externo 4095

Definição: cuidados com o paciente que recebe desfibrilação para controle de distúrbios do ritmo cardíaco que são uma ameaça à vida

Atividades:
- Iniciar ressuscitação cardiopulmonar, conforme indicado
- Preparar para desfibrilação imediata de paciente sem pulso e não responsivo e a ressuscitação cardiopulmonar juntamente
- Manter a ressuscitação cardiopulmonar quando não estiver sendo feita a desfibrilação externa
- Verificar o tipo e as técnicas de funcionamento do desfibrilador disponível
- Aplicar as pás de acordo com as recomendações do aparelho (p. ex., pás que precisam de agente de condução; pás que já possuem agente de condução)
- Instalar dispositivos de monitoração apropriados nos pacientes (pás de desfibrilador externo automático ou eletrodos do monitor)
- Posicionar as pás de modo a evitar as roupas do paciente ou lençóis ou cobertores, conforme apropriado

- Verificar a necessidade de choque de acordo com as instruções do desfibrilador ou a interpretação da arritmia
- Carregar o desfibrilador com os joules apropriados
- Utilizar precauções de segurança antes da descarga (p. ex., dizer três vezes a ordem de "afastar"; certifique-se de que ninguém esteja tocando no paciente, incluindo você mesmo)
- Monitorar os resultados e repetir, conforme indicado
- Minimizar interrupções nas compressões torácicas em pacientes não responsivos
- Registrar os eventos adequadamente
- Auxiliar na recuperação do paciente (p. ex., ativar serviço móvel de urgência quando estiver fora do hospital a fim de transportar o paciente para instituição de atendimento de emergência; providenciar transporte dentro do hospital para unidade de enfermagem apropriada para tratamento cardíaco intensivo), conforme indicado
- Orientar novas equipes de enfermagem quanto ao tipo e as técnicas de funcionamento do desfibrilador disponível
- Auxiliar na educação do público sobre o uso correto e às indicações da desfibrilação externa em parada cardiorrespiratória

5ª edição 2008

Controle do desfibrilador: interno 4096

Definição: cuidados ao paciente que está sendo monitorado permanentemente para detecção e controle de distúrbios do ritmo cardíaco, que são uma ameaça à vida, por meio da inserção e da utilização de um desfibrilador cardíaco interno

Atividades:
- Fornecer informações ao paciente e à família sobre o implante do desfibrilador (p. ex., indicações, funções, experiência de cardioversão, mudanças de estilo de vida necessárias, possíveis complicações)
- Fornecer informações concretas e objetivas quanto aos efeitos da terapia com desfibrilador para reduzir a incerteza, o medo e a ansiedade do paciente sobre os sintomas relacionados com o tratamento
- Registrar dados pertinentes no prontuário do paciente com referência à inserção inicial do desfibrilador (p. ex., fabricante, número do modelo, número de série, data do implante, modo de funcionamento, capacidade para estimulação e/ou choque, sistema de administração de choques, limites mínimos e máximos de frequência para os dispositivos que respondem à frequência)
- Confirmar o posicionamento do desfibrilador após o implante por meio de radiografia de tórax basal
- Monitorar possíveis complicações associadas à inserção do desfibrilador (p. ex., pneumotórax, hemotórax, perfuração miocárdica, tamponamento cardíaco, hematoma, extrassístoles ventriculares, infecções, soluços, contrações musculares)
- Observar as alterações no estado cardíaco ou hemodinâmico que indiquem a necessidade de modificações dos parâmetros do desfibrilador
- Monitorar condições que possam influenciar a captação (p. ex., mudanças no estado hídrico, derrame pericárdico, distúrbios eletrolíticos ou metabólicos, certos medicamentos, inflamação tecidual, fibrose tecidual, necrose tecidual)
- Monitorar quanto a edema do membro superior ou aumento da temperatura no lado ipsilateral ao dispositivo e eletrodos implantados
- Monitorar quanto a hiperemia ou edema no local do dispositivo
- Orientar o paciente a evitar roupas apertadas ou restritivas que possam causar fricção no local da inserção
- Orientar o paciente sobre as restrições de atividade (p. ex., restrições iniciais aos movimentos do membro superior em caso de implantes peitorais, evitar levantar peso, evitar esportes de contato, aderir às restrições sobre dirigir veículos)
- Monitorar sintomas de arritmias, isquemia ou insuficiência cardíaca (p. ex., tontura, síncope, palpitações, dor no peito, falta de ar), especialmente em cada consulta ambulatorial
- Orientar o paciente e os familiares quanto aos sintomas a relatar (p. ex., tontura, desmaio, fraqueza prolongada, náusea, palpitações, dor no peito, falta de ar, desconforto no local da inserção ou do eletrodo externo, choques elétricos)
- Orientar o paciente sobre os sintomas de emergência e o que fazer se eles ocorrerem (p. ex., ligar para o serviço de emergência em caso de tonturas)
- Monitorar os níveis de medicamentos e eletrólitos para pacientes que estejam recebendo antiarrítmicos
- Monitorar condições metabólicas com efeitos adversos sobre os desfibriladores (distúrbios acidobásicos, isquemia miocárdica, hiperpotassemia, hiperglicemia grave [maior que 600 mg/dℓ], insuficiência renal, hipotireoidismo)
- Orientar o paciente sobre possíveis complicações do desfibrilador por interferência eletromagnética (descargas inapropriadas, potenciais efeitos pró-arrítmicos do desfibrilador, diminuição da vida útil do gerador do desfibrilador, arritmia cardíaca e parada cardíaca)
- Orientar o paciente sobre segurança básica para evitar interferência eletromagnética (p. ex., manter pelo menos 15 cm de distância de fontes de interferência; não deixar celulares ligados no bolso da camisa sobre o desfibrilador)
- Orientar o paciente sobre as maiores fontes de interferência eletromagnética (p. ex., equipamentos de solda, estimuladores musculares eletrônicos, radiotransmissores, caixas de alto-falantes, grandes sistemas de motogeradores, furadeiras elétricas, detectores de metais portáteis, equipamento de ressonância magnética, tratamentos com radiação)
- Orientar o paciente sobre considerações especiais nos portões de segurança dos aeroportos ou prédios governamentais (p. ex., sempre informar o segurança sobre o desfibrilador implantável; passar pelos portões de segurança; NÃO permitir detectores de metais portáteis perto do local do dispositivo; sempre andar rapidamente ao passar pelos dispositivos de detecção de metais ou pedir para ser revistado manualmente; não se inclinar nem ficar em pé próximo a dispositivos de detecção por longos períodos)

- Informar o paciente que os detectores de metais portáteis contêm ímãs que podem reiniciar o desfibrilador e causar mau funcionamento
- Orientar o paciente a verificar as recomendações do fabricante quando em dúvidas sobre eletrodomésticos e utensílios domésticos
- Orientar o paciente a carregar o cartão de identificação do fabricante o tempo todo
- Orientar o paciente a usar uma pulseira ou colar de alerta que identifique o desfibrilador
- Orientar o paciente sobre a necessidade de exames regulares com o cardiologista responsável
- Monitorar problemas com o desfibrilador que tenham ocorrido entre as consultas de controle (p. ex., descargas inapropriadas, descargas frequentes)
- Orientar o paciente a manter um registro detalhado de todas as descargas (p. ex., horário, localização e atividade que o paciente estava fazendo quando a descarga ocorreu; sintomas físicos antes e depois da descarga) para que o médico analise
- Orientar o paciente a consultar o cardiologista responsável sobre todas as mudanças nos medicamentos
- Orientar o paciente com novo desfibrilador a não conduzir veículos motorizados até que receba a permissão do seu cardiologista (geralmente 3 a 6 meses depois do último evento arrítmico sintomático)
- Orientar o paciente sobre a necessidade de avaliação regular do desfibrilador pelo cardiologista para manutenção de rotina
- Orientar o paciente sobre a necessidade de fazer radiografia de tórax anualmente para confirmação da posição do desfibrilador
- Evitar assustar familiares ou amigos sobre choques inesperados
- Orientar a família do paciente (principalmente os parceiros sexuais) de que não acontecerá mal algum à pessoa que estiver tocando o paciente no momento em que ele receber uma descarga de desfibrilador (p. ex., pode sentir o choque, mas não é prejudicial)
- Orientar paciente e familiares sobre as precauções e restrições necessárias
- Explorar respostas psicológicas (p. ex., mudanças na autoimagem, depressão devido a restrições sobre dirigir, medo de choques, aumento da ansiedade, preocupações relacionadas com as atividades sexuais, mudanças nos relacionamentos com parceiros)
- Incentivar paciente e familiares a frequentarem aulas de ressuscitação cardiopulmonar
- Incentivar a participação em reuniões de grupos de apoio

5ª edição 2008

Controle do humor 5330

Definição: oferecimento de segurança, estabilização, recuperação e manutenção de um indivíduo com depressão ou humor elevado

Atividades:
- Revisar a avaliação inicial do humor (p. ex., sinais, sintomas, história pessoal)
- Avaliar regularmente alterações de humor à medida que o tratamento avança
- Administrar questionários de autorrelato (p. ex., PHQ-9, Escala de Depressão de Hamilton, Escala de Depressão Geriátrica, Inventário de Depressão de Beck, Questionário de Funcionamento Social, outras escalas de depressão e estado funcional), conforme apropriado
- Determinar se o paciente apresenta risco de segurança para si ou para os outros
- Considerar a hospitalização do paciente se a gravidade do transtorno de humor representar risco à segurança e se a pessoa não conseguir satisfazer às necessidades de autocuidado ou não tiver apoio social suficiente
- Iniciar as precauções necessárias para proteger aqueles em risco de danos físicos (p. ex., suicídio, autoagressão, fuga, violência)
- Fornecer ou encaminhar o paciente para tratamento de uso abusivo de substâncias, caso seja um fator contribuinte para o transtorno de humor
- Ajustar ou suspender os medicamentos que contribuem para transtornos de humor, por profissional devidamente licenciado
- Encaminhar o paciente para avaliação ou tratamento de doença clínica subjacente que possa contribuir para humor disfuncional (p. ex., distúrbios da tireoide)
- Monitorar a capacidade de autocuidado (p. ex., asseio, higiene, ingestão de alimentos e líquidos, eliminação)
- Auxiliar no autocuidado, quando necessário
- Monitorar o estado físico (p. ex., peso corporal, hidratação)
- Monitorar e regular o nível de atividade e estimulação no ambiente de acordo com as necessidades do paciente
- Auxiliar a manter o ciclo normal de sono e vigília (p. ex., horários de descanso programados, técnicas de relaxamento, medicamentos sedativos, limitar a cafeína)
- Ajudar o paciente a assumir a responsabilidade crescente pelo autocuidado
- Oferecer oportunidade para atividade física (p. ex., caminhar, pedalar bicicleta ergométrica)
- Monitorar o funcionamento cognitivo (p. ex., concentração, atenção, memória, capacidade de processar informações, capacidade de tomada de decisão)
- Utilizar uma linguagem simples, concreta e no presente durante as interações com o paciente, se houver comprometimento cognitivo
- Utilizar auxiliares de memória e dicas visuais para ajudar em caso de comprometimento cognitivo
- Limitar as oportunidades de tomada de decisão, se houver comprometimento cognitivo do paciente
- Orientar sobre habilidades de tomada de decisão para o paciente, conforme necessário
- Estimular o envolvimento do paciente em tomadas de decisões cada vez mais complexas
- Incentivar a assumir um papel ativo no tratamento e reabilitação, conforme apropriado
- Fornecer ou encaminhar para psicoterapia (p. ex., cognitivo-comportamental, interpessoal, conjugal, familiar, em grupo), quando apropriado

- Interagir com o paciente em intervalos regulares para transmitir carinho e proporcionar oportunidade de falar sobre sentimentos
- Ajudar o paciente a automonitorar conscientemente o humor (p. ex., escala de classificação de 1 a 10, registro no diário)
- Auxiliar o paciente a identificar pensamentos e sentimentos subjacentes ao humor disfuncional
- Limitar a quantidade de tempo permitido para expressar sentimentos negativos ou relatos de fracassos pregressos
- Auxiliar o paciente a ventilar sentimentos de maneira apropriada (p. ex., saco de pancadas, arteterapia e atividade física vigorosa)
- Auxiliar a identificar precipitantes de humor disfuncional (p. ex., desequilíbrios químicos, estressores situacionais, pesar e perda, problemas físicos)
- Ajudar a identificar aspectos de precipitantes que podem ou não ser alterados
- Auxiliar na identificação dos recursos disponíveis, pontos fortes pessoais e habilidades para usar na modificação de fatores precipitantes de humor disfuncional
- Fornecer orientações sobre novas habilidades de enfrentamento e resolução de problemas
- Incentivar o envolvimento em interações e atividades sociais com outras pessoas
- Fornecer treinamento em habilidades sociais e de assertividade, conforme necessário
- Fornecer *feedback* ao paciente sobre a adequação dos seus comportamentos sociais
- Utilizar fixação de limites e estratégias de gestão comportamental para ajudar o paciente a refrear o comportamento intrusivo e disruptivo
- Utilizar intervenções restritivas somente se necessário (p. ex., restrição de área, isolamento, contenção física, contenção química) para gerenciar comportamentos inseguros ou inadequados, que não respondem a intervenções de gestão de comportamento menos restritivas
- Gerenciar e tratar alucinações ou delírios que possam acompanhar o transtorno de humor
- Prescrever, ajustar e suspender os medicamentos utilizados para tratar o humor disfuncional, por profissional devidamente licenciado
- Administrar medicamentos estabilizadores do humor (p. ex., antidepressivos, lítio, anticonvulsivantes, antipsicóticos, ansiolíticos, hormônios, vitaminas)
- Monitorar efeitos adversos dos medicamentos
- Tratar efeitos adversos de medicamentos ou reações adversas de medicamentos
- Monitorar os níveis séricos de medicamentos (p. ex., antidepressivos tricíclicos, lítio, anticonvulsivantes), conforme apropriado
- Promover a adesão do paciente aos medicamentos
- Auxiliar no fornecimento de tratamentos com eletroconvulsoterapia (ECT), quando indicado
- Monitorar o estado fisiológico e mental imediatamente após a ECT
- Auxiliar no fornecimento de fototerapia para melhorar o humor
- Explicar procedimentos de ECT ou fototerapia para o paciente
- Monitorar a resposta à ECT ou à fototerapia
- Fornecer ensino sobre o medicamento
- Fornecer ensino sobre as doenças, se o humor disfuncional for baseado em determinada doença (p. ex., depressão, mania, síndrome pré-menstrual)
- Fornecer orientação sobre o desenvolvimento e a manutenção de sistemas de apoio (p. ex., família, amigos, recursos espirituais, grupos de apoio, aconselhamento)
- Ajudar o paciente a prever e lidar com mudanças na vida (p. ex., emprego novo, licença por ausência ao trabalho, novo grupo de pares)
- Fornecer acompanhamento ambulatorial em intervalos apropriados, quando necessário
- Utilizar a técnica *teach-back* (paciente é solicitado a repetir a informação que recebeu) para garantir a compreensão

2ª edição 1996; revisada em 2000, 2024

Controle do marca-passo: definitivo — 4091

Definição: cuidados do paciente que recebe suporte permanente de bombeamento cardíaco por meio da inserção e do uso de um marca-passo

Atividades:
- Fornecer informações ao paciente e à família com relação à implantação do marca-passo (p. ex., indicações, funções, códigos universais de programação, potenciais complicações)
- Fornecer informações concretas e objetivas relacionadas com os efeitos da terapia com o marca-passo para reduzir a incerteza, o medo e a ansiedade do paciente sobre os sintomas relacionados com o tratamento
- Documentar dados pertinentes no registro permanente do paciente para a inserção inicial do marca-passo (p. ex., fabricante, número do modelo, número de série, data da implantação, modo de operação, parâmetros programados, limites superiores e inferiores de frequência para dispositivos responsivos à frequência, tipo de fixação do eletrodo, sistema de eletrodos unipolar ou bipolar, capacidade para estimulação e/ou aplicação de choque, sistema de aplicação de choques)
- Assegurar que a colocação do marca-passo na inserção inicial seja confirmada com radiografia de tórax basal, após a implantação
- Monitorar sinais de melhora do débito cardíaco em intervalos específicos após o início da estimulação (p. ex., melhora do débito urinário, pele quente e seca, ausência de dor torácica, sinais vitais estáveis, ausência de distensão venosa jugular e de estertores, melhora do nível de consciência), conforme o protocolo da instituição
- Palpar os pulsos periféricos em intervalos especificados, conforme o protocolo da instituição, para se certificar de que há perfusão adequada com os batimentos estimulados
- Monitorar potenciais complicações associadas à inserção do marca-passo (p. ex., pneumotórax, hemotórax, perfuração do miocárdio, tamponamento cardíaco, hematoma, extrassístoles ventriculares, infecções, soluços, contraturas musculares involuntárias)

- Monitorar a falha na estimulação e determinar a causa (p. ex., deslocamento, fratura ou migração do eletrodo), conforme apropriado
- Monitorar a falha de captura e determinar a causa (p. ex., deslocamento ou posicionamento inadequado do eletrodo, estimulação com voltagem inferior ao limiar de captura, conexões defeituosas, fratura do eletrodo, perfuração ventricular), conforme apropriado
- Monitorar a falha de sensibilidade e determinar a causa (p. ex., ajuste muito alto da sensibilidade, mau posicionamento do eletrodo do cateter, fratura do eletrodo, ruptura do isolamento do eletrodo), conforme apropriado
- Obter radiografia de tórax imediatamente em caso de suspeita de fratura do eletrodo, enrugamento do dispositivo, deslocamento ou migração do eletrodo
- Monitorar os sintomas de arritmias, isquemia ou insuficiência cardíaca (p. ex., tontura, síncope, palpitações, dor torácica, falta de ar), particularmente em cada consulta ambulatorial
- Monitorar problemas com o marca-passo que ocorreram entre as consultas ambulatoriais programadas
- Monitorar edema do braço ou aumento da temperatura no lado ipsilateral aos eletrodos intravasculares implantados
- Monitorar hiperemia ou edema no local do dispositivo
- Realizar uma avaliação abrangente da circulação periférica (p. ex., verificar os pulsos periféricos, edema, enchimento capilar, temperatura da pele e diaforese) em qualquer avaliação inicial dos pacientes com marca-passo e antes de iniciar ações corretivas
- Determinar o tipo e o modo do marca-passo, incluindo informações universais do código do marca-passo para as cinco posições, antes de iniciar ações corretivas
- Coletar dados adicionais, se possível, do registro permanente do paciente (p. ex., data da implantação, frequência de uso, alterações e parâmetros de programação) antes de iniciar ações corretivas
- Assegurar monitoração contínua do ECG à beira do leito por indivíduos qualificados
- Registrar a frequência e a duração das arritmias
- Monitorar a resposta hemodinâmica às arritmias
- Facilitar a aquisição de um ECG com 12 derivações, conforme apropriado
- Monitorar as habilidades sensoriais e cognitivas
- Monitorar a pressão arterial em intervalos especificados e com as alterações da condição do paciente
- Monitorar a frequência cardíaca e o ritmo em intervalos especificados e com alterações na condição do paciente
- Monitorar os níveis de medicamentos e de eletrólitos para pacientes que recebem medicamentos antiarrítmicos concomitantes
- Monitorar as condições metabólicas com efeitos adversos sobre o marca-passo (desequilíbrios acidobásicos, isquemia do miocárdio, hiperpotassemia, hiperglicemia grave [superior a 600 mg/dℓ], insuficiência renal, hipotireoidismo)
- Orientar o paciente sobre os riscos potenciais de interferência eletromagnética por fontes externas (p. ex., manter-se pelo menos 15 cm de distância de fontes de interferência, não deixar celulares no modo "ligado" no bolso de camisa sobre o marca-passo)
- Orientar o paciente sobre as fontes de maior interferência eletromagnética (p. ex., equipamento de solda em arco, estimuladores musculares eletrônicos, radiotransmissores, alto-falantes, grandes sistemas geradores motorizados, furadeiras elétricas, detectores de metais portáteis, equipamentos de ressonância magnética e de radioterapia)
- Orientar o paciente a verificar as recomendações do fabricante em caso de dúvidas sobre equipamentos domiciliares
- Orientar o paciente sobre os riscos potenciais de interações ambientais (p. ex., estimulação ou detecção de ritmo inadequado, redução da vida útil do gerador, arritmias cardíacas, parada cardíaca)
- Orientar o paciente sobre os riscos potenciais de alterações metabólicas (p. ex., potencial para aumentar os limiares de captura do marca-passo)
- Orientar o paciente sobre a necessidade de consultas regulares com o cardiologista
- Orientar o paciente a consultar o cardiologista para todas as mudanças de medicamentos
- Orientar o paciente com o novo marca-passo a evitar operar veículos motorizados até que receba permissão do cardiologista (geralmente 3 meses, no mínimo)
- Orientar o paciente sobre a necessidade de monitoração regular dos limiares de sensibilidade e de captura do marca-passo
- Orientar o paciente sobre a necessidade de interrogação regular pelo cardiologista sobre evidências de interferência eletromagnética do marca-passo
- Orientar o paciente sobre a necessidade de realizar radiografia de tórax pelo menos anualmente para confirmação contínua da colocação do marca-passo
- Orientar o paciente sobre os sinais e sintomas de disfunção do marca-passo (p. ex., bradicardia abaixo de 30 batimentos por minuto [bpm], tonturas, fraqueza, fadiga, desconforto torácico, angina, falta de ar, ortopneia, edema dos pés, dispneia paroxística noturna, dispneia ao esforço físico, hipotensão, quase síncope, síncope, parada cardíaca)
- Orientar o paciente a carregar o cartão de identificação fornecido pelo fabricante durante todo o tempo
- Orientar o paciente a usar uma pulseira ou colar com alerta médico que o identifique como usuário de marca-passo
- Orientar o paciente sobre as considerações especiais em portões de segurança do governo ou no aeroporto (p. ex., sempre informar à segurança sobre o marca-passo implantável ao atravessar portões de segurança, NÃO permitir o uso de detectores de metais portáteis próximo ao local do equipamento e sempre caminhar rapidamente pelos equipamentos detectores de metais ou pedir para ser revistado manualmente, não se inclinar ou ficar parado próximo a equipamentos de detecção por longos períodos)
- Orientar o paciente de que os detectores de metais portáteis contêm ímãs que podem reconfigurar o marca-passo e causar mau funcionamento
- Orientar a família do paciente de que não há risco ao tocar um paciente que esteja recebendo uma descarga do marca-passo

5ª edição 2008

Controle do marca-passo: temporário 4092

Definição: suporte temporário do bombeamento cardíaco por meio da inserção e do uso de um marca-passo temporário

Atividades:
- Determinar as indicações para uso do marca-passo temporário e a duração do suporte de estimulação pretendida
- Determinar a mecânica planejada para o marca-passo (p. ex., interna ou externa, unipolar ou bipolar, transtorácica, epicárdica ou cateter venoso central), incluindo a adequação do tipo de gerador de pulso escolhido
- Realizar uma avaliação abrangente da circulação periférica (checar os pulsos periféricos, edema, enchimento capilar), temperatura da pele e diaforese
- Assegurar a monitoração contínua do ECG no leito por indivíduos qualificados
- Registrar a frequência e a duração das arritmias
- Monitorar a resposta hemodinâmica às arritmias
- Facilitar a aquisição de um ECG de 12 derivações, conforme apropriado
- Monitorar as habilidades sensoriais e cognitivas
- Monitorar a pressão arterial em intervalos especificados com as alterações da condição do paciente
- Monitorar a frequência e o ritmo cardíacos em intervalos especificados com as alterações da condição do paciente
- Orientar o paciente sobre o marca-passo escolhido (p. ex., propósito, indicações, mecânica, duração)
- Assegurar que os pacientes em uso de marca-passo externo estejam cientes da possibilidade de desconforto e da disponibilidade de sedação para conforto e/ou relaxamento
- Obter consentimento informado para inserção do marca-passo temporário selecionado
- Preparar a pele do tórax e do dorso, lavando-a com água e sabão e aparar os pelos do corpo com tesoura, não com lâmina de barbear, quando necessário
- Preparar o marca-passo escolhido para uso, conforme o protocolo da instituição (assegurar que a bateria seja nova, identificar as configurações dos fios atriais e ventriculares, identificar os eletrodos positivos e negativos para cada par de fios, usar etiquetas de identificação, conforme indicado/preferência)
- Auxiliar na inserção ou colocação do dispositivo selecionado, conforme apropriado
- Aplicar os eletrodos transcutâneos externos do marca-passo à pele limpa e seca da parede anterior esquerda torácica e na parede posterior torácica, conforme apropriado
- Fornecer sedação e analgesia a pacientes com marca-passo transcutâneo externo, conforme indicado
- Ajustar a frequência de acordo com a necessidade do paciente, conforme orientação do médico (diretrizes gerais: 90 a 110 batimentos por minuto (bpm) em pacientes cirúrgicos, 70 a 90 bpm em pacientes clínicos e 80 bpm para pacientes com parada cardíaca)
- Ajustar a miliamperagem (mA) de acordo com o paciente (diretrizes gerais para adultos: não urgente, 10 mA; emergência, 15 a 20 mA). Aumentar a mA até que uma captura esteja presente
- Monitorar a resposta do paciente ao ajuste de mA em intervalos regulares em antecipação às flutuações resultantes da formação de bainha endotelial ao redor das pontas dos eletrodos
- Ajustar a sensibilidade (diretrizes gerais para adultos: 2 a 5 milivolts, se ocorrer falha na sensibilidade, DIMINUIR a milivoltagem; se os batimentos não estiverem presentes, AUMENTAR a milivoltagem)
- Iniciar o uso do marca-passo aumentando lentamente o nível de mA liberado até que uma captura consistente (limiar de captura) ocorra (diretrizes gerais de saída de mA 1,5 a 3 vezes acima do limiar e, no mínimo, 15 a 20 mA em condições de emergência)
- Obter exame de radiografia do tórax após a inserção do marca-passo temporário invasivo
- Monitorar a presença do ritmo do marca-passo ou a resolução da arritmia inicial
- Monitorar os sinais de melhora do débito cardíaco em intervalos específicos após o início do uso do marca-passo (p. ex., melhora do débito urinário, pele quente e seca, ausência de dor torácica, sinais vitais estáveis, ausência de distensão venosa jugular e estertores, melhora do nível de consciência), de acordo com o protocolo da instituição
- Palpar os pulsos periféricos em intervalos especificados, conforme o protocolo da instituição, para garantir perfusão adequada com os batimentos estimulados
- Examinar a pele com frequência para prevenir possíveis queimaduras em pacientes com marca-passo transcutâneo externo
- Monitorar potenciais complicações associadas à inserção do marca-passo (p. ex., pneumotórax, hemotórax, perfuração do miocárdio, tamponamento cardíaco, hematoma, extrassístoles ventriculares, infecções, soluços, contraturas musculares involuntárias)
- Observar alterações no estado cardíaco ou hemodinâmico que indiquem a necessidade de modificações no estado do marca-passo
- Monitorar a ocorrência de falha no marca-passo e determinar a causa (p. ex., falha da bateria, deslocamento do eletrodo, ruptura do fio, fio ou cabo desconectado), conforme apropriado
- Monitorar a presença de falha na captura e determinar a causa (p. ex., deslocamento ou mau posicionamento do eletrodo, falha da bateria, estimulação em voltagem inferior ao limiar de captura, conexões incorretas, quebra do eletrodo, perfuração ventricular), conforme apropriado
- Monitorar a ocorrência de falha na sensibilidade e determinar a causa (p. ex., ajuste muito alto da sensibilidade, falha da bateria, mau posicionamento do eletrodo, quebra do eletrodo, falha do gerador de pulsos, ruptura do isolamento do eletrodo), conforme apropriado
- Monitorar as condições que potencialmente influenciam a captura e sensibilidade (p. ex., alterações da hidratação, derrame pericárdico, anormalidades eletrolíticas ou metabólicas, determinados medicamentos, inflamação, fibrose e necrose tecidual)
- Realizar testes de limiares de captura e de sensibilidade a cada 24 a 48 horas com marca-passos recentemente inseridos para determinar as melhores configurações do gerador (contraindicados em pacientes que utilizam o marca-passo em 90% ou mais do tempo)
- Realizar o teste de limiar separadamente para as câmaras atriais e ventriculares
- Providenciar os cuidados incisionais apropriados para marca-passos com locais de inserção (p. ex., troca de

curativo, curativo oclusivo antimicrobiano e estéril, de acordo com o protocolo da instituição)
- Assegurar que todo o equipamento esteja aterrado, em boas condições de funcionamento e cuidadosamente localizado (p. ex., em um local do qual não cairá ao chão)
- Assegurar que os fios tenham comprimento suficiente para impedir o deslocamento inadvertido dos eletrodos
- Utilizar luvas ao ajustar os eletrodos
- Isolar os fios dos eletrodos quando não estiverem em uso (p. ex., cobrir os fios torácicos não utilizados com a ponta do dedo de uma luva descartável)
- Orientar o paciente e os familiares sobre os sintomas a serem relatados (p. ex., tontura, desmaio, fraqueza prolongada, náusea, palpitações, dor torácica, dificuldade para respirar, desconforto na inserção ou no local do eletrodo externo, choques elétricos)
- Orientar o paciente e os familiares sobre as precauções e restrições necessárias quando o marca-passo temporário estiver em uso (p. ex., limitação dos movimentos, evitar manipular o marca-passo)

4ª edição 2004; revisada em 2008

Controle do peso 1260

Definição: facilitação da manutenção do peso corporal ideal e do percentual de gordura corporal

Atividades:
- Determinar a motivação para o controle de peso
- Discutir a relação entre ingestão de alimento, exercício, ganho e perda de peso
- Discutir as condições de saúde que possam afetar o peso
- Discutir os hábitos, costumes, fatores culturais e hereditários que influenciam o peso
- Discutir os riscos associados ao excesso e à falta de peso
- Determinar a motivação para a mudança dos hábitos alimentares
- Determinar o peso corporal ideal e o percentual de gordura corporal ideal do paciente
- Desenvolver um método para manter o registro diário da ingestão, sessões de exercícios ou mudanças do peso corporal
- Incentivar a anotar as metas semanais realistas para a ingestão de alimentos e exercícios e exibi-las em um local para a revisão diária
- Incentivar a registrar os pesos semanalmente, conforme apropriado
- Incentivar o consumo diário de quantidades adequadas de água
- Planejar recompensas para comemorar o alcance das metas de curto e longo prazos
- Informar sobre a disponibilidade de grupos de apoio
- Auxiliar na elaboração de planos alimentares bem balanceados, consistentes com o nível de gasto energético
- Utilizar a técnica *teach-back* (paciente é solicitado a repetir a informação que recebeu) para garantir a compreensão

1ª edição 1992; revisada em 2004, 2024

Controle do pessário 0630

Definição: colocação e monitoração de um dispositivo vaginal para o tratamento da incontinência urinária de esforço, retroversão uterina, prolapso genital ou incompetência cervical

Atividades:
- Revisar a história da paciente para contraindicações à terapia com pessário (p. ex., infecções pélvicas, lacerações, lesões que ocupem espaço na pelve, não adesão da paciente, endometriose)
- Determinar as necessidades do uso de estrógenos, conforme apropriado
- Discutir o regime de manutenção com a paciente antes de colocar o pessário (p. ex., o ajuste é uma questão de tentativa e erro; frequentes visitas de acompanhamento são necessárias; procedimentos de limpeza)
- Discutir as necessidades de atividade sexual antes de escolher o pessário
- Revisar as instruções do fabricante em relação ao tipo específico de pessário
- Selecionar o tipo de pessário, conforme apropriado
- Orientar a paciente a esvaziar a bexiga e o reto
- Realizar exame com espéculo para visualizar o estado da mucosa vaginal
- Realizar exame pélvico
- Inserir o pessário de acordo com as instruções do fabricante
- Pedir para a paciente alterar as posições (p. ex., ficar em pé, agachar-se, deambular e abaixar-se levemente)
- Realizar o segundo exame em posição ereta para verificar o encaixe
- Orientar sobre o método para remoção do pessário, conforme apropriado
- Orientar sobre as contraindicações para relações sexuais ou duchas vaginais, de acordo com o tipo de pessário
- Orientar a paciente a relatar desconfortos, disúria, mudanças na cor, consistência ou frequência das secreções vaginais
- Prescrever medicamentos para reduzir a irritação, conforme apropriado
- Determinar a capacidade da paciente de realizar o autocuidado com o pessário
- Agendar uma consulta para verificar novamente o ajuste do pessário entre 24 e 72 horas após a colocação e depois conforme apropriado
- Recomendar exames de Papanicolaou semestrais, conforme apropriado
- Determinar a resposta terapêutica ao uso do pessário

- Observar a presença de secreção vaginal anormal, odor, coceira ou alteração da cor da vagina
- Palpar o posicionamento do pessário
- Remover o pessário, conforme apropriado
- Inspecionar a vagina para verificar escoriações, laceração ou ulceração
- Limpar e inspecionar o pessário, de acordo com as orientações do fabricante
- Substituir ou reajustar o pessário, conforme apropriado
- Agendar o acompanhamento médico contínuo em intervalos de 1 a 3 meses
- Recomendar a higiene vaginal com água e sabão neutro
- Aplicar estrogênio tópico para reduzir a inflamação, conforme necessário
- Recomendar exercícios de fortalecimento do assoalho pélvico, conforme apropriado
- Fornecer espaço para expressar dúvidas e perguntas sobre o uso do pessário
- Determinar o impacto do pessário na saúde sexual
- Utilizar a técnica *teach-back* (paciente é solicitado a repetir a informação que recebeu) para garantir a compreensão

3ª edição 2000; revisada em 2024

Controle do prolapso retal 0490

Definição: prevenção e/ou redução manual do prolapso retal

Atividades:
- Identificar pacientes com história de prolapso retal
- Incentivar o paciente a evitar esforço durante a evacuação, levantar peso e ficar em pé por muito tempo
- Orientar o paciente a regular a função intestinal por meio de dieta, exercícios e medicamentos, conforme apropriado
- Auxiliar o paciente a identificar atividades específicas que desencadearam episódios de prolapso retal no passado
- Monitorar a incontinência fecal
- Monitorar o *status* do prolapso retal
- Posicionar o paciente em decúbito lateral esquerdo com os joelhos elevados em direção ao tórax, quando houver prolapso retal
- Colocar um pano embebido em soro fisiológico ou água morna sobre o intestino em protrusão para protegê-lo do ressecamento
- Encorajar o paciente a permanecer em decúbito lateral para facilitar o retorno natural do reto
- Reduzir manualmente o prolapso retal com a mão enluvada e lubrificada, aplicando leve pressão ao prolapso até que ele retorne à posição normal, conforme necessário
- Checar a área do reto 10 minutos após a redução manual para assegurar que o prolapso esteja na posição correta
- Identificar a frequência de ocorrência do prolapso retal
- Notificar o médico sobre a mudança de frequência da ocorrência ou incapacidade de reduzir manualmente o prolapso, conforme apropriado
- Realizar investigação pré-operatória, conforme apropriado, auxiliando na explicação dos exames e na redução da ansiedade do paciente que será submetido ao reparo cirúrgico

2ª edição 1996; revisada em 2018

Controle do risco cardíaco 4050

Definição: prevenção de um episódio agudo de função cardíaca prejudicada por meio de redução de eventos contribuintes e comportamentos de risco

Atividades:
- Avaliar o paciente quanto a comportamentos de risco associados a eventos cardíacos adversos (p. ex., tabagismo, obesidade, estilo de vida sedentário, hipertensão arterial, história de eventos cardíacos prévios, antecedentes familiares de eventos cardíacos)
- Identificar a disposição do paciente para aprender a modificar o estilo de vida (p. ex., dieta, tabagismo, consumo de álcool, exercícios e níveis de colesterol)
- Orientar o paciente e a família sobre os sinais e sintomas de doença cardíaca precoce e agravamento da doença cardíaca, conforme apropriado
- Orientar o paciente e a família sobre a modificação dos fatores de risco cardíaco, conforme apropriado
- Priorizar áreas para redução do risco, em colaboração com o paciente e a família
- Orientar o paciente e a família a monitorar a pressão arterial e a frequência cardíaca rotineiramente e durante o exercício, conforme apropriado
- Encorajar o exercício, conforme o fator de risco cardíaco do paciente
- Orientar o paciente quanto a exercício regular e progressivo, conforme apropriado
- Incentivar a prática de 30 minutos de exercícios diários, conforme apropriado
- Orientar o paciente sobre a necessidade de estabelecer metas de exercícios em períodos crescentes de 10 minutos, várias vezes ao dia, se o paciente não tolerar atividade contínuas de 30 minutos
- Orientar o paciente e a família sobre os sintomas de comprometimento cardíaco, indicando necessidade de descanso
- Orientar o paciente e a família sobre estratégias para restringir ou eliminar o tabagismo
- Orientar o paciente e a família sobre estratégias para uma dieta saudável para o coração (p. ex., baixo teor de sódio, baixo teor de gordura, baixo teor de colesterol, alto teor de fibras, líquidos adequados, ingestão calórica apropriada)
- Encorajar o paciente a manter a ingestão calórica em um nível que viabilize atingir o peso desejado
- Orientar o paciente e a família sobre terapias para reduzir o risco cardiovascular (p. ex., terapias medicamentosas,

monitoração da pressão arterial, restrições hídricas, restrições de álcool, reabilitação cardíaca)
- Fornecer informações verbais e por escrito ao paciente, família e cuidadores sobre todos os cuidados pertinentes, conforme apropriado
- Concentrar os objetivos de cuidados e tratamento na capacitação do paciente para manter o controle de peso, continuar sendo não fumante e manter-se ativo tanto quanto possível
- Encaminhar para programa de insuficiência cardíaca ou programa de reabilitação cardíaca para mudança do estilo de vida, conforme apropriado
- Promover alívio da ansiedade do paciente fornecendo informações precisas e corrigindo eventuais equívocos
- Avaliar ansiedade e depressão no paciente, conforme apropriado
- Identificar os métodos do paciente para enfrentar o estresse
- Promover técnicas efetivas para reduzir o estresse
- Realizar terapia de relaxamento, se apropriado
- Monitorar o progresso do paciente em intervalos regulares

1ª edição 1992; revisada em 2013

Controle do vômito 1570

Definição: prevenção e alívio do vômito

Atividades:
- Realizar avaliação abrangente dos episódios de vômito para determinar o ramo da via emética envolvida (p. ex., sistema vestibular, zona de gatilho quimiorreceptora)
- Verificar a gravidade e a intensidade dos sintomas, aplicando-se uma ferramenta ou escala de avaliação (p. ex., Diário de Autocuidado, Escalas Analógicas Visuais, Escalas Descritivas de Duke, Índice de Náuseas e Vômitos de Rhodes [INV] Formulário 2)
- Determinar a cor e a consistência do vômito e a presença de sangue
- Determinar o tempo e a força do vômito
- Medir ou estimar o volume do vômito
- Revisar a história pré-tratamento, incluindo história alimentar com informações sobre o que o paciente gosta, não gosta, assim como suas preferências alimentares culturais
- Observar a presença de sinais não verbais de desconforto, especialmente para lactentes, crianças e aqueles incapazes de se comunicarem efetivamente, como indivíduos com doença de Alzheimer
- Avaliar fatores precipitantes e de alívio (p. ex., movimento, comida, líquidos, fome, aromas) e características (p. ex., duração, frequência)
- Controlar fatores ambientais que possam desencadear vômito (p. ex., cheiros desagradáveis, sons, estimulação visual desagradável)
- Reduzir ou eliminar fatores pessoais que precipitem ou aumentem o vômito (p. ex., ansiedade, medo, falta de conhecimento)
- Posicionar o paciente para evitar aspiração durante os episódios
- Manter a via aérea oral durante os episódios
- Fornecer apoio físico durante o vômito (p. ex., ajudar a se inclinar, apoiar a cabeça do paciente)
- Manter a privacidade e a dignidade durante os episódios
- Fornecer conforto (p. ex., toalha úmida fria na testa, molhar a face, fornecer roupas limpas e secas) durante e após os episódios
- Demonstrar a aceitação do vômito
- Colaborar com a pessoa ao escolher a estratégia para controle do vômito
- Sugerir o uso de saco plástico para contenção do vômito
- Realizar higiene oral e do nariz
- Higienizar após os episódios de vômito, com atenção especial para a remoção de odores
- Aguardar pelo menos 30 minutos após os episódios, antes de oferecer mais líquidos (considerando sistema gastrintestinal e peristaltismo normais)
- Iniciar a ingestão de líquidos que sejam claros e livres de carbonatação
- Aumentar gradualmente a ingestão de líquidos se não houver vômito ao longo do período de 30 minutos
- Monitorar danos ao esôfago e à faringe posterior, se os vômitos e ânsias de vômito forem prolongados
- Monitorar o equilíbrio de líquidos e eletrólitos (p. ex., turgor da pele, resultados laboratoriais)
- Incentivar o repouso
- Utilizar os suplementos nutricionais para manter o peso corporal, se necessário
- Pesar regularmente
- Orientar sobre o uso de técnicas não farmacológicas (p. ex., *biofeedback*, hipnose, relaxamento, imaginação guiada, musicoterapia, distração, acupressão, óleos essenciais) para o controle do vômito
- Incentivar o uso de técnicas não farmacológicas associadas a outras medidas de controle do vômito
- Informar outros profissionais de saúde e familiares sobre quaisquer estratégias não farmacológicas em uso pelo paciente
- Auxiliar o paciente e a família na busca e fornecimento de apoio
- Monitorar os efeitos do controle do vômito
- Utilizar a técnica *teach-back* (paciente é solicitado a repetir a informação que recebeu) para garantir a compreensão

3ª edição 2000; revisada em 2024

Controle intestinal 0430

Definição: estabelecimento e manutenção de um padrão regular de eliminação intestinal

Atividades:
- Reunir informações sobre o histórico de saúde, incluindo diagnósticos, cirurgias e hábitos intestinais
- Identificar fatores que afetam os hábitos intestinais (p. ex., medicamentos, exercícios, sono, estresse, tabagismo, dieta)
- Observar problemas intestinais preexistentes, rotina intestinal e uso de laxantes e enemas
- Monitorar movimentos intestinais e evacuações com frequência, consistência, volume e cor, conforme apropriado
- Monitorar sinais e sintomas de diarreia, constipação intestinal e impactação (p. ex., qualidade dos sons intestinais, frequência e consistência das fezes)
- Avaliar se os medicamentos causam efeitos colaterais gastrintestinais
- Avaliar a ocorrência de incontinência fecal, se necessário
- Orientar o paciente sobre alimentos específicos que auxiliam na promoção da regularidade intestinal
- Consultar um nutricionista conforme necessário
- Orientar o paciente/familiares a registrar frequência, consistência, volume, forma e cor das fezes
- Inserir um supositório retal, enema ou dilatação retal digital conforme apropriado
- Iniciar programa individualizado de treinamento intestinal, conforme apropriado
- Instruir sobre os princípios do treinamento intestinal
- Iniciar um horário programado, ininterrupto e consistente para defecação
- Garantir a privacidade
- Modificar o programa intestinal, conforme necessário
- Instruir sobre hábitos intestinais saudáveis (p. ex., evitar esforço, posicionamento correto no vaso sanitário)
- Utilizar *biofeedback*, conforme prescrito
- Encorajar a diminuição do consumo de alimentos formadores de gases, conforme apropriado
- Orientar sobre alimentos ricos em fibras, conforme apropriado
- Oferecer líquidos mornos depois das refeições, conforme apropriado
- Utilizar a técnica *teach-back* (paciente é solicitado a repetir a informação que recebeu) para garantir a compreensão

1ª edição 1992; revisada em 2000, 2024

Controle no uso do torniquete pneumático 2865

Definição: cuidados com o paciente submetido a procedimentos por torniquete pneumático

Atividades:
- Confirmar a necessidade do uso do torniquete pneumático no plano de cuidados do médico ou do anestesista
- Verificar se todo o sistema de torniquete está completo, limpo e funcionando, de acordo com as instruções do fabricante para o uso
- Selecionar um manguito do torniquete de largura e comprimento apropriados para a extremidade (p. ex., o mais largo possível, sem inibir a exposição do local da cirurgia; utilizar manguitos moldados para as extremidades do paciente que se estreitam entre as bordas superior e inferior do manguito; o comprimento do manguito deve fornecer sobreposição à bexiga na extremidade e encaixe completo dos fechos de Velcro®)
- Orientar o paciente sobre o objetivo do torniquete e as sensações esperadas (p. ex., formigamento, dormência, dor intensa), conforme apropriado
- Avaliar o paciente quanto às considerações relacionadas com o uso do torniquete (p. ex., localização planejada do torniquete, condição da pele sob o local planejado do manguito e distalmente a ele, tamanho e formato da extremidade, pulsos periféricos e sensibilidade distal ao local planejado para o manguito, capacidade de movimentar os dedos da extremidade envolvida)
- Rastrear potenciais contraindicações para o uso do torniquete (p. ex., fatores de risco para trombose venosa profunda, extremidades isquêmicas)
- Certificar-se de que os tubos e os conectores do torniquete sejam incompatíveis com outros tubos (p. ex., cateteres, sistema de vácuo) ou rotulados para identificar claramente que fazem parte do sistema do torniquete
- Identificar os tubos do torniquete claramente para indicar quais pertencem a qual manguito e os que estão associados a quais componentes do(s) sistema(s) de torniquete durante os procedimentos que envolvam controle do torniquete em duas extremidades
- Posicionar o tubo do manguito na face lateral da extremidade ou perto dela
- Verificar o sítio cirúrgico correto antes da aplicação do manguito do torniquete
- Envolver um acolchoamento macio com poucos fios (p. ex., manga de proteção da extremidade, duas camadas de malha tubular, rolo de algodão) ao redor da extremidade sob o local do manguito do torniquete, garantindo que o acolchoamento não contenha dobras e não pressione a pele
- Aplicar e prender o manguito do torniquete confortavelmente em torno da extremidade, evitando sítios neurovasculares e garantindo que a pele não seja pressionada
- Proteger a pele do paciente sob o manguito do torniquete para evitar o acúmulo de líquidos (p. ex., soluções de preparação da pele, irrigação)
- Proteger os manguitos reutilizáveis do torniquete de possível contaminação por líquido, sangue e outros materiais potencialmente infecciosos durante a cirurgia
- Aplicar protetores de torniquete (p. ex., campos em forma de U, campos adesivos, coberturas do torniquete) para minimizar que fique sujo, conforme indicado
- Estabelecer a pressão do torniquete para manter uma mínima pressão efetiva, conforme instruções do médico, do anestesista ou de acordo com o protocolo da instituição e com base na pressão arterial sistólica e na circunferência da extremidade do paciente

Controle nutricional (1100)

- Alertar o anestesista antes de envolver a extremidade
- Exsanguinar a extremidade elevando-a e envolvendo-a com uma bandagem elástica antes de o manguito ser inflado
- Inflar o manguito sob a orientação do médico ou do anestesista
- Monitorar as respostas fisiológicas do paciente à insuflação do manguito do torniquete continuamente durante o uso e na deflação do torniquete
- Assegurar que os indicadores de ativação e os visores de pressão estejam visíveis e os alarmes sonoros sejam altos o suficiente para serem ouvidos acima de outros sons na sala de cirurgia
- Assegurar que o tempo de insuflação do torniquete pneumático seja mantido no mínimo
- Informar o médico sobre o tempo de insuflação do torniquete em intervalos regulares estabelecidos
- Discutir com o cirurgião e o anestesista sobre a deflação do torniquete por 10 a 15 minutos para permitir a reperfusão do tecido, quando a duração da insuflação do torniquete for superior a 2 horas
- Verificar a pressão de insuflação do torniquete durante o *time-out* (pausa de segurança na assistência à saúde)
- Evitar superaquecer o paciente quando o manguito do torniquete for inflado, principalmente em pacientes pediátricos
- Verificar a pressão do torniquete e a insuflação do manguito periodicamente durante o uso
- Monitorar o equipamento e a pressão do torniquete continuamente quando utilizado para um bloqueio IV
- Desinsuflar o manguito do torniquete sob a orientação do médico e do anestesista
- Desinsuflar gradualmente o manguito do torniquete utilizado para um bloqueio IV
- Confirmar a sequência e o ritmo de deflação de cada torniquete quando estes forem utilizados nas duas extremidades
- Remover o manguito do torniquete
- Inspecionar a pele sob o manguito do torniquete após a sua remoção
- Avaliar a força dos pulsos periféricos, a sensibilidade e a capacidade de movimentar os dedos após a deflação ou remoção do manguito
- Documentar o número de identificação do equipamento do torniquete, o local do manguito, a pressão, os horários de insuflação e deflação, a condição da pele sob o manguito e a avaliação circulatória periférica e neurológica, conforme protocolo da instituição
- Fornecer um relatório sobre os ajustes da pressão, a duração da insuflação do torniquete pneumático e os resultados do paciente ao transferir os seus cuidados para outros cuidadores
- Monitorar as respostas sistêmicas e a perda de sangue do paciente, após a deflação do manguito
- Relatar complicações ao médico e ao anestesista, assim como a outros profissionais quando o atendimento do paciente for transferido
- Avaliar e limpar o torniquete pneumático após o uso e de acordo com as instruções escritas pelo fabricante
- Limpar os manguitos e as bexigas reutilizáveis utilizando um desinfetante hospitalar registrado pela Agência Nacional de Vigilância Sanitária (Anvisa), de acordo com a política da instituição

7ª edição 2018

Controle nutricional 1100

Definição: oferecimento e promoção de ingestão balanceada de nutrientes

Atividades:
- Determinar o estado nutricional do paciente e sua capacidade de atender às necessidades nutricionais
- Identificar alergias ou intolerâncias alimentares do paciente
- Determinar as preferências alimentares do paciente
- Orientar o paciente sobre as necessidades nutricionais (ou seja, discutir as diretrizes dietéticas e as pirâmides alimentares)
- Auxiliar o paciente na determinação de diretrizes ou pirâmides alimentares (p. ex., Pirâmide Alimentar Vegetariana, Pirâmide Alimentar e Pirâmide Alimentar para Seniores acima de 70 anos) mais adequadas para atender às necessidades e preferências nutricionais
- Determinar a quantidade de calorias e o tipo de nutrientes necessários para atender às demandas nutricionais
- Fornecer seleção de alimentos, oferecendo orientação para escolhas mais saudáveis, se necessário
- Ajustar a dieta (ou seja, fornecer alimentos ricos em proteínas, sugerir o uso de ervas e especiarias como alternativa ao sal, fornecer substitutos para o açúcar, aumentar ou diminuir calorias, aumentar ou diminuir vitaminas, minerais ou suplementos), conforme necessário
- Fornecer um ambiente adequado para o consumo das refeições (p. ex., limpo, bem ventilado, relaxado e livre de odores fortes)
- Realizar ou auxiliar o paciente com os cuidados orais antes de comer
- Certificar-se de que o paciente use próteses dentárias bem adaptadas, se apropriado
- Administrar os medicamentos antes da refeição (p. ex., para alívio da dor, antieméticos), se necessário
- Incentivar o paciente a sentar-se ereto na cadeira, se possível
- Assegurar que o alimento seja servido de maneira atraente e na temperatura mais adequada para o consumo ideal
- Incentivar a família a trazer os alimentos favoritos do paciente enquanto estiver hospitalizado ou no centro de atendimento em saúde, conforme apropriado
- Auxiliar o paciente a abrir embalagens, a cortar alimentos e a comer, se necessário
- Orientar o paciente sobre as modificações necessárias na dieta (p. ex., jejum absoluto, líquidos claros, líquidos sem restrição, dieta pastosa ou dieta conforme tolerado), se necessário
- Orientar o paciente sobre os requisitos da dieta para o estado de doença (ou seja, para pacientes com doença renal, restrição de sódio, potássio, proteínas e líquidos)
- Orientar o paciente sobre necessidades dietéticas específicas com base no desenvolvimento ou na idade (p. ex., aumento de cálcio, proteínas, líquidos e calorias para

mulheres lactantes; aumento da ingestão de fibras para prevenir constipação intestinal entre idosos)
- Oferecer lanches ricos em nutrientes
- Certificar-se de que a dieta inclua alimentos ricos em fibras para prevenir a constipação intestinal
- Monitorar o consumo de calorias e de alimentos
- Monitorar as tendências de perda e ganho de peso
- Orientar o paciente a monitorar o consumo de calorias e de alimentos (p. ex., diário alimentar)
- Incentivar técnicas seguras de preparação e preservação dos alimentos
- Auxiliar o paciente no acesso a programas nutricionais comunitários (p. ex., para mulheres, lactentes e crianças, programas de nutrição suplementar e refeições entregues em casa)
- Oferecer encaminhamento

1ª edição 1992; revisada em 2013

Coordenação pré-operatória 2880

Definição: facilitação dos testes diagnósticos pré-admissão e preparação do paciente cirúrgico

Atividades:
- Revisar a cirurgia planejada
- Explicar os procedimentos do modo que o paciente possa compreender
- Obter a história do paciente, conforme apropriado
- Realizar uma avaliação física, conforme apropriado
- Revisar as prescrições médicas
- Solicitar ou coordenar os testes diagnósticos, conforme apropriado
- Descrever e explicar os tratamentos de pré-admissão e os testes diagnósticos
- Interpretar os resultados dos testes diagnósticos, conforme apropriado
- Obter amostras de sangue, conforme apropriado
- Obter amostra de urina, conforme necessário
- Comunicar quaisquer preocupações (p. ex., resultados anormais de exames laboratoriais ou diagnósticos, problemas relacionados com a compreensão do paciente sobre o procedimento planejado) ao cirurgião
- Informar o paciente e uma pessoa significativa sobre a data e a hora da cirurgia, hora de chegada e procedimento de admissão
- Informar paciente e pessoa significativa sobre a localização da unidade de atendimento, cirurgia e área de espera
- Determinar as expectativas do paciente sobre a cirurgia
- Envolver o paciente nas decisões relacionadas com a cirurgia
- Reforçar as informações fornecidas por outros profissionais de saúde, conforme apropriado
- Obter o consentimento para o tratamento, conforme apropriado
- Dar tempo para o paciente e pessoa significativa fazerem seus questionamentos e expressarem suas preocupações
- Obter autorização para o procedimento pelas fontes pagadoras, quando necessário
- Discutir os planos de alta pós-operatória
- Assegurar que o paciente tenha uma pessoa significativa para as necessidades pós-operatórias, como transporte para casa, conforme indicado
- Determinar a capacidade dos cuidadores
- Telefonar para o paciente para verificar a cirurgia planejada

2ª edição 1996; revisada em 2000, 2018

Cuidado ao adolescente 8272

Definição: facilitação de cuidados adequados ao desenvolvimento para apoiar o crescimento físico, cognitivo, social e emocional durante a transição da infância para a idade adulta

Atividades:
- Construir relacionamento de confiança com o adolescente
- Incentivar o adolescente a se envolver ativamente nas decisões relativas aos seus próprios cuidados de saúde
- Discutir marcos de desenvolvimento e comportamentos associados com adolescentes e pais
- Investigar problemas de saúde relevantes para adolescentes e sugeridos pela história (p. ex., anemia; hipertensão; distúrbios de audição e visão; hiperlipidemia; problemas de saúde bucal; maturação sexual anormal; crescimento físico anormal; distúrbios de imagem corporal; distúrbios alimentares; má nutrição; uso de álcool, tabaco ou drogas; comportamento sexual não saudável; doença infecciosa; autoconceito insatisfatório; baixa autoestima; depressão; relacionamentos difíceis; abuso; problemas de aprendizagem; problemas no trabalho)
- Incentivar exames físicos e de visão anuais
- Orientar sobre autoexame de mamas ou autoexame de testículos, conforme indicado
- Incentivar o exame dentário duas vezes por ano
- Incentivar a prática de uma boa higiene dentária
- Fornecer educação e incentivar imunizações adequadas à idade
- Fornecer aconselhamento e orientação de saúde ao adolescente e aos pais, conforme necessário
- Reconhecer o estágio de desenvolvimento puberal e fornecer orientação sobre o processo de desenvolvimento
- Promover a higiene pessoal e a aparência
- Promover privacidade
- Promover a independência com as AVD, conforme apropriado
- Incentivar a participação em exercícios seguros regularmente
- Promover uma alimentação saudável
- Facilitar o desenvolvimento da identidade sexual
- Incentivar o comportamento sexual responsável e fazer o rastreio de DST
- Fornecer contraceptivos com instruções de uso, se necessário
- Promover a prevenção do álcool, tabaco e drogas

- Promover a segurança dos veículos
- Facilitar a capacidade de tomada de decisão
- Melhorar as habilidades de comunicação e assertividade
- Facilitar o senso de responsabilidade por si mesmo e pelos outros
- Incentivar respostas não violentas para a resolução de conflitos
- Incentivar o estabelecimento de metas
- Incentivar o desenvolvimento e a manutenção de relações sociais
- Incentivar a participação em atividades escolares, extracurriculares e comunitárias
- Aumentar a eficácia parental dos adolescentes
- Avaliar o adolescente quanto a fatores estressantes e técnicas de gerenciamento de estresse
- Avaliar o humor e fornecer recursos para preocupações (p. ex., depressão, ideação suicida), conforme necessário
- Discutir modificações corporais, como tatuagens e *piercings*
- Encaminhar para aconselhamento, conforme necessário
- Utilizar a técnica *teach-back* (paciente é solicitado a repetir a informação que recebeu) para garantir a compreensão

3ª edição 2000; revisada em 2024

Cuidado infantil 8274

Definição: facilitação de cuidados adequados ao desenvolvimento para apoiar o crescimento físico, cognitivo, social e emocional

Atividades:
- Construir um relacionamento terapêutico de confiança com a criança e os cuidadores
- Estabelecer uma interação entre você e a criança
- Auxiliar cada criança a se conscientizar de que é importante como indivíduo
- Identificar as necessidades especiais da criança e as adaptações necessárias, conforme apropriado
- Incentivar a tomada de decisão compartilhada e o autocuidado durante a doença e o gerenciamento de doenças crônicas
- Modelar atividades que promovam o desenvolvimento dos cuidadores
- Facilitar o contato do cuidador com recursos comunitários, conforme apropriado
- Facilitar a participação do cuidador nos cuidados da criança, conforme apropriado
- Facilitar a colaboração entre família e profissional no plano de cuidados da criança
- Encaminhar os cuidadores para um grupo de apoio à criança e à família, conforme apropriado
- Assegurar-se de que a linguagem corporal esteja de acordo com a comunicação verbal
- Proporcionar à criança a oportunidade de interagir com os colegas, conforme apropriado
- Encorajar a criança a se expressar por meio de recompensas positivas ou *feedback* pelas tentativas
- Segurar ou embalar e confortar a criança, especialmente quando estiver chateada
- Criar um espaço seguro e bem definido para a criança explorar e aprender
- Ensinar a criança a procurar ajuda de outras pessoas, quando necessário
- Encorajar o sonho ou as fantasias, quando apropriado
- Oferecer brinquedos ou materiais adequados à idade
- Auxiliar a criança a aprender e desempenhar habilidades de autoajuda (p. ex., alimentar-se, ir ao banheiro, escovar os dentes, lavar as mãos, vestir-se)
- Falar, cantar ou dançar com a criança
- Ser consistente e organizado com estratégias de controle/modificação do comportamento
- Redirecionar a atenção, quando necessário
- Pedir à criança que esteja se comportando mal para que faça pausa para se acalmar, conforme apropriado
- Oferecer a oportunidade e materiais para expressão criativa (p. ex., para construir, recortar, colar, desenhar, fazer modelagem com massa, pintar e colorir)
- Proporcionar oportunidades para concluir trabalhos escolares ou atividades educacionais adequadas ao desenvolvimento
- Proporcionar oportunidades e encorajar a fazer exercício
- Proporcionar oportunidade de brincar no *playground*, conforme apropriado
- Passear com a criança
- Monitorar o regime de medicamentos prescritos, conforme apropriado
- Garantir que os exames e tratamentos sejam feitos em tempo hábil, conforme apropriado
- Fornecer informações honestas e adequadas ao desenvolvimento
- Revisar o estado de imunização, reforçar a importância de cumprir o calendário vacinal, conforme necessário
- Reforçar a importância da lavagem das mãos
- Incentivar a visita anual ao dentista
- Incentivar hábitos alimentares saudáveis
- Incentivar a higiene bucal usando uma escova de dentes de cerdas macias e uma quantidade do tamanho de uma ervilha de creme dental com flúor
- Aplicar, em intervalos regulares, ferramentas de triagem para avaliar o crescimento e o desenvolvimento da criança
- Avaliar os exames de audição e visão anualmente

3ª edição 2000; revisada em 2024

Cuidados cardíacos 4040

Definição: limitação de complicações resultantes de um desequilíbrio entre o a oferta e a demanda de oxigênio do miocárdio para paciente com sintomas de função cardíaca prejudicada

Atividades:
- Monitorar o paciente física e psicologicamente de acordo com a política da instituição
- Garantir um nível de atividade que não comprometa o débito cardíaco ou provoque eventos cardíacos
- Encorajar o aumento gradual da atividade quando a condição estiver estabilizada (ou seja, incentivar atividades em ritmo mais lento ou períodos mais curtos de atividade com períodos de descanso frequentes após o exercício)
- Orientar o paciente sobre a importância de relatar imediatamente qualquer desconforto no peito
- Avaliar quaisquer episódios de dor no peito (p. ex., intensidade, localização, irradiação, duração e fatores precipitantes e de alívio)
- Monitorar o ECG quanto a alterações do segmento ST, conforme apropriado
- Realizar uma avaliação abrangente da circulação periférica (p. ex., verificar pulsos periféricos, edema, enchimento capilar, cor e temperatura da extremidade) de acordo com a política da instituição
- Monitorar sinais vitais com frequência
- Monitorar o estado cardiovascular
- Monitorar quanto à presença de arritmias cardíacas, incluindo distúrbios de ritmo e condução
- Documentar arritmias cardíacas
- Observar sinais e sintomas de redução do débito cardíaco
- Monitorar o estado respiratório quanto aos sintomas de insuficiência cardíaca
- Monitorar o abdome quanto a indícios de diminuição da perfusão
- Monitorar equilíbrio hídrico (p. ex., ingestão/eliminação e peso diário)
- Monitorar valores laboratoriais apropriados (p. ex., enzimas cardíacas, níveis de eletrólitos)
- Monitorar o funcionamento de marca-passo, se apropriado
- Avaliar alterações da pressão arterial
- Avaliar a resposta do paciente à ectopia ou às arritmias
- Fornecer terapia antiarrítmica de acordo com a política da unidade (p. ex., medicamentos antiarrítmicos, cardioversão ou desfibrilação), conforme apropriado
- Monitorar a resposta do paciente aos medicamentos antiarrítmicos
- Orientar o paciente e a família quanto às modalidades de tratamento, restrição de atividades e evolução
- Organizar exercícios e períodos de descanso para evitar a fadiga
- Restringir o tabagismo
- Monitorar a tolerância do paciente à atividade
- Monitorar quanto à presença de dispneia, fadiga, taquipneia e ortopneia
- Estabelecer uma relação de apoio com o paciente e a família
- Identificar os métodos do paciente para lidar com o estresse
- Promover técnicas efetivas de redução do estresse
- Realizar terapia de relaxamento, se apropriado
- Reconhecer efeitos psicológicos da condição subjacente
- Avaliar o paciente quanto a ansiedade e depressão, encorajando o tratamento com antidepressivos adequados, conforme indicado
- Encorajar atividades não competitivas para pacientes com risco de comprometimento da função cardíaca
- Discutir modificações na atividade sexual com o paciente e com a pessoa significativa, se apropriado
- Orientar o paciente e a família quanto aos objetivos de cuidado e como a evolução será mensurada
- Garantir que toda equipe esteja ciente dos objetivos e esteja trabalhando em conjunto para proporcionar cuidados consistentes
- Encaminhar para um programa de insuficiência cardíaca ou um programa de reabilitação cardíaca para educação, avaliação e apoio orientado para aumentar a atividade e reestruturar a vida, conforme apropriado
- Oferecer apoio espiritual ao paciente e à família (p. ex., contato com um membro do clero), conforme apropriado

1ª edição 1992; revisada em 2000, 2013

Cuidados cardíacos: fase aguda 4044

Definição: limitação de complicações para paciente que sofreu recentemente um episódio de desequilíbrio entre a oferta e a demanda de oxigênio ao miocárdio resultando em função cardíaca prejudicada

Atividades:
- Avaliar dor torácica (p. ex., intensidade, localização, irradiação, duração e fatores precipitantes e de alívio)
- Orientar o paciente sobre a importância de relatar imediatamente qualquer desconforto no peito
- Fornecer meios imediatos e contínuos para acionar o enfermeiro e comunicar ao paciente e à família que as chamadas serão respondidas imediatamente
- Monitorar ECG quanto a alterações do segmento ST, conforme apropriado
- Realizar uma avaliação abrangente do estado cardíaco, incluindo a circulação periférica
- Monitorar ritmo e frequência cardíacos
- Auscultar os sons cardíacos
- Reconhecer a frustração e o medo causados pela incapacidade de se comunicar pela exposição a aparelhos e ambiente estranhos
- Auscultar os pulmões quanto à presença de crepitações ou outros sons adventícios
- Monitorar a efetividade da oxigenoterapia, se apropriado
- Monitorar os determinantes de oferta de oxigênio (p. ex., PaO_2 e níveis de hemoglobina e débito cardíaco), se apropriado
- Monitorar o estado neurológico

- Monitorar ingestão e eliminação, débito urinário e peso diário, conforme apropriado
- Selecionar a melhor derivação do ECG para monitoração contínua, conforme apropriado
- Obter ECG em 12 derivações, conforme apropriado
- Obter níveis séricos de CK, LDH e AST, conforme apropriado
- Monitorar a função renal (p. ex., níveis de ureia e creatinina), conforme apropriado
- Monitorar os testes de função hepática, se apropriado
- Monitorar os valores laboratoriais de eletrólitos que possam aumentar o risco de arritmias (p. ex., potássio e magnésio séricos), conforme apropriado
- Obter radiografia de tórax, conforme apropriado
- Monitorar tendências da pressão arterial e dos parâmetros hemodinâmicos, se disponíveis (p. ex., pressão venosa central e pressão de oclusão do capilar ou artéria pulmonar)
- Fornecer refeições pequenas e frequentes
- Fornecer dieta apropriada para cardiopatas (limitar o consumo de cafeína, sódio, colesterol e alimentos ricos em gordura)
- Evitar a administração de estimulantes orais
- Utilizar substitutos artificiais do sal, se apropriado
- Limitar estímulos ambientais
- Manter um ambiente propício ao descanso e à recuperação
- Evitar causar situações emocionais intensas
- Identificar os métodos do paciente para lidar com o estresse
- Promover técnicas efetivas para reduzir o estresse
- Realizar terapia de relaxamento, se apropriado
- Evitar discussões
- Desencorajar a tomada de decisão quando o paciente estiver sob forte estresse
- Evitar superaquecer ou resfriar o paciente
- Evitar inserir sonda retal
- Evitar aferir a temperatura retal
- Evitar fazer exame retal ou vaginal
- Adiar o banho, se apropriado
- Orientar o paciente a evitar atividades que resultem na manobra de Valsalva (p. ex., esforço durante a evacuação)
- Administrar medicamentos que previnam episódios da manobra de Valsalva (p. ex., emolientes fecais, antieméticos), conforme apropriado
- Prevenir a formação de trombos periféricos (p. ex., mudar o decúbito a cada 2 horas e administrar anticoagulantes em baixas doses)
- Administrar medicamentos para aliviar ou prevenir dor e isquemia, conforme necessário
- Monitorar a efetividade do medicamento
- Orientar o paciente e a família sobre os objetivos dos cuidados e como o progresso será medido
- Garantir que toda a equipe esteja ciente dos objetivos e trabalhem em conjunto para prestar atendimento consistente
- Oferecer apoio espiritual ao paciente e à família (p. ex., contato com um membro do clero), conforme apropriado

1ª edição 1992; revisada em 2000, 2013

Cuidados cardíacos: reabilitação 4046

Definição: promoção de nível máximo de atividade funcional para paciente que tenha apresentado episódio de função cardíaca prejudicada em consequência de desequilíbrio ente a oferta e a demanda de oxigênio ao miocárdio

Atividades:
- Monitorar a tolerância do paciente à atividade
- Manter cronograma de deambulação, conforme tolerado
- Incentivar expectativas realistas para o paciente e a família
- Orientar o paciente e a família sobre medicamentos apropriados prescritos e isentos de prescrição
- Orientar o paciente e a família sobre modificação dos fatores de risco cardiovascular (p. ex., cessação do tabagismo, dieta e exercícios), conforme apropriado
- Orientar o paciente quanto ao autocuidado com a dor no peito (p. ex., usar nitroglicerina sublingual a cada 5 minutos, três vezes; se a dor no peito não melhorar, procurar atendimento médico de emergência)
- Orientar o paciente e a família sobre o esquema de exercícios, inclusive aquecimento, resistência e relaxamento, conforme apropriado
- Orientar o paciente e a família sobre limitações de levantamento/deslocamento de objetos pesados, se apropriado
- Orientar o paciente e a família sobre qualquer consideração especial nas atividades da vida diária (p. ex., atividades isoladas e períodos de descanso permitidos), se apropriado
- Orientar o paciente e a família sobre cuidados e precauções com lesões (p. ex., incisão esternal ou local do cateterismo), se apropriado
- Orientar o paciente e a família sobre os cuidados de acompanhamento
- Coordenar encaminhamentos do paciente (p. ex., nutrição, serviços sociais e fisioterapia)
- Orientar o paciente e a família sobre o acesso a serviços de emergência disponíveis em sua comunidade, conforme apropriado
- Avaliar o paciente quanto a ansiedade e depressão, conforme apropriado

1ª edição 1992; revisada em 2000, 2013

Cuidados circulatórios: equipamento de suporte circulatório mecânico 4064

Definição: suporte temporário da circulação com o uso de dispositivos mecânicos ou bombas

Atividades:
- Determinar o estado da circulação periférica (p. ex. verificar pulsos periféricos, edema, enchimento capilar, cor e temperatura)
- Monitorar o sensório e as habilidades cognitivas
- Monitorar o grau de desconforto ou dor torácica
- Avaliar as pressões de artéria pulmonar e sistêmicas, o débito cardíaco e a resistência vascular sistêmica, conforme indicado
- Combinar as indicações e contraindicações do dispositivo para garantir que o dispositivo coincida com a condição
- Auxiliar na inserção ou implantação do dispositivo
- Coordenar as formas de onda com a insuflação e a deflação do dispositivo, conforme indicado
- Observar se há hemólise (p. ex., sangue na urina, amostras de sangue hemolisadas, aumento da concentração de hemoglobina sérica diária, hemorragia franca, hiperpotassemia, insuficiência renal)
- Observar as cânulas quanto a dobras ou desconexões
- Verificar os tempos de coagulação ativados a cada hora, conforme apropriado
- Administrar anticoagulantes ou antitrombolíticos, conforme prescrito
- Monitorar o dispositivo regularmente para assegurar o funcionamento adequado (p. ex., formas de onda, notas de alarme, informações sobre a posição do cateter)
- Ter equipamento de *backup* disponível o tempo todo
- Administrar agentes inotrópicos positivos, conforme apropriado
- Monitorar os perfis de coagulação a cada 6 horas, conforme apropriado
- Administrar hemoderivados, conforme apropriado
- Monitorar os sinais vitais e o débito urinário a cada hora
- Monitorar eletrólitos, ureia e creatinina diariamente
- Monitorar a ingestão e eliminação a cada hora, conforme prescritos
- Monitorar peso diariamente
- Monitorar a circulação periférica a cada hora com posicionamento de dispositivos femorais ou axilares
- Obter radiografia de tórax, conforme prescrito
- Usar técnica asséptica rigorosa para troca de curativos
- Administrar antibióticos profiláticos conforme prescrito
- Monitorar febre e leucocitose
- Realizar coletas de sangue, urina, escarro e culturas de feridas se estiver febril, conforme prescrito
- Administrar soluções orais antifúngicas
- Administrar nutrição parenteral total, conforme apropriado
- Administrar analgésicos, conforme necessário
- Planejar deambulação precoce com implantes de dispositivos axilares
- Orientar o paciente e a família sobre o dispositivo
- Fornecer apoio emocional para o paciente e a família
- Orientar o paciente e a família sobre a finalidade e cuidados com o dispositivo
- Utilizar a técnica *teach-back* (paciente é solicitado a repetir a informação que recebeu) para garantir a compreensão

2ª edição 1996; revisada em 2000, 2024

Cuidados circulatórios: insuficiência arterial 4062

Definição: promoção da circulação arterial

Atividades:
- Realizar avaliação abrangente da circulação periférica (p. ex., verificar os pulsos periféricos, edema, enchimento capilar, cor e temperatura)
- Realizar avaliação completa da história clínica e exame físico
- Realizar palpação dos pulsos carotídeos
- Determinar o índice tornozelo-braquial (ITB), conforme apropriado
- Medir a pressão arterial em ambos os braços
- Inspecionar a pele quanto a úlceras arteriais ou ruptura de tecido, especialmente feridas com má cicatrização ou que não cicatrizam
- Monitorar o grau de desconforto, fadiga ou dor com exercícios à noite ou durante o repouso
- Promover alívio da dor com agentes analgésicos, pendurando o pé na lateral da cama ou dormindo na cadeira, conforme apropriado
- Monitorar a dor em intervalos regulares
- Usar superfícies de apoio para reduzir a pressão
- Avaliar sintomas nas pernas com esforço, pois podem indicar claudicação
- Colocar a extremidade em posição dependente, conforme apropriado
- Administrar terapia medicamentosa com estatinas, anti-hipertensivos, antiplaquetários ou anticoagulantes, conforme prescrito
- Mudar de posição pelo menos a cada 2 horas, conforme apropriado
- Encorajar o paciente a se exercitar, conforme tolerado
- Incentivar o consumo de uma alimentação saudável e a perda de peso, conforme o caso
- Avaliar a presença de fatores de risco para doença arterial (p. ex., idade avançada, tabagismo, diabetes, dislipidemia, hipertensão, obesidade, hiper-homocisteinemia)
- Recomendar a cessação do tabagismo, conforme apropriado
- Incentivar o paciente à vacinação
- Proteger as extremidades contra lesões (p. ex., pele de ovelha sob os pés e pernas, estribo/suporte no pé da cama, sapatos bem ajustados)
- Fornecer calor (p. ex., roupas de cama adicionais, aumentar a temperatura ambiente), conforme apropriado
- Elevar a cabeceira da cama de 15 a 30°
- Proteger as extremidades do frio, calor e traumas
- Manter a hidratação adequada para diminuir a viscosidade do sangue
- Monitorar nutrição e estado hídrico, incluindo ingestão e eliminação

- Implementar tratamento de feridas, conforme apropriado
- Restaurar o fluxo sanguíneo cutâneo em úlceras arteriais, conforme apropriado, para controlar possíveis infecções
- Promover o fornecimento adequado de oxigênio à ferida
- Orientar o paciente sobre fatores que interferem na circulação (p. ex., roupas apertadas, exposição a baixas temperaturas e posição de pernas e pés cruzados)
- Orientar o paciente sobre os cuidados apropriados com os pés
- Utilizar a técnica *teach-back* (paciente é solicitado a repetir a informação que recebeu) para garantir a compreensão

3ª edição 2000; revisada em 2004, 2024

Cuidados circulatórios: insuficiência venosa 4066

Definição: promoção da circulação venosa

Atividades:
- Realizar avaliação da circulação periférica (p. ex., pulsos periféricos, edema, enchimento capilar, cor e temperatura)
- Inspecionar a pele quanto a lesões de estase e ruptura do tecido
- Revisar o histórico de comorbidades (p. ex., hipertensão, insuficiência cardíaca, doença vascular periférica, asma, doença pulmonar obstrutiva crônica, doença inflamatória intestinal, histórico atual ou progresso de câncer, anemia, desnutrição, falta de mobilidade)
- Identificar fatores de risco para úlceras venosas (p. ex., veias varicosas, trombose venosa profunda, insuficiência venosa crônica, função muscular deficiente da panturrilha, fístulas arteriovenosas, obesidade, histórico de fratura na perna)
- Encorajar o paciente quanto a modificações na dieta, ingestão de suplementos nutricionais, cessação do tabagismo, redução de peso, manutenção de atividades motoras e manutenção do estado cardíaco saudável, conforme apropriado
- Examinar as condições físicas, emocionais e de estilo de vida que podem contribuir para as condições de estase venosa
- Determinar a capacidade de conduzir medidas preventivas de autocuidado, incluindo o gerenciamento consistente do edema nos membros inferiores
- Esboçar um plano para o autocuidado, considerando a contribuição do paciente e da família
- Promover apoio psicossocial, econômico e do sistema de saúde, conforme apropriado
- Promover cuidados com o local da ferida por meio de limpeza, desbridamento, controle do equilíbrio bacteriano e controle do equilíbrio de umidade, conforme apropriado
- Irrigar úlceras com solução salina aquecida, conforme necessário
- Aplicar curativo apropriado para o tamanho e tipo da ferida, conforme indicado
- Administrar medicamentos antiplaquetários ou anticoagulantes, conforme prescrito
- Proteger as extremidades contra lesões (p. ex., pele de carneiro sob os pés e pernas, estribo/suporte no pé da cama, sapatos bem ajustados)
- Manter a hidratação adequada para diminuir a viscosidade do sangue
- Monitorar estado hídrico e nutricional, incluindo ingestão e eliminação
- Monitorar sinais de infecção, celulite, trombose venosa profunda e contraturas articulares
- Monitorar o grau de desconforto ou dor
- Implementar medidas de alívio da dor (p. ex., terapia de compressão, exercícios, elevação das pernas, analgesia)
- Aplicar modalidades de terapia de compressão (p. ex., bandagens de curta ou longa duração), conforme apropriado
- Instruir para remover a compressão e procurar orientação se houver algum efeito colateral (p. ex., dormência, formigamento, dor, mudança de coloração dos dedos)
- Elevar o membro acometido 20° ou mais acima do nível do coração, conforme apropriado
- Mudar de posição pelo menos a cada 2 horas, conforme apropriado
- Incentivar exercícios passivos ou ativos de amplitude de movimento, especialmente das extremidades inferiores, durante o repouso na cama
- Incentivar o paciente a permanecer ativo usando algum tipo de sistema de compressão
- Orientar sobre a importância da terapia de compressão, elevação diária das pernas e necessidade de compressão ao longo da vida
- Orientar sobre os cuidados adequados com os pés
- Orientar sobre os cuidados e a aplicação de meias de compressão, como a necessidade de substituir as meias a cada 6 meses se usadas diariamente
- Orientar para eliminar roupas restritivas, sentar-se sem cruzar as pernas e evitar ficar sentado ou em pé por longos períodos para reduzir a constrição dos vasos sanguíneos
- Orientar sobre medidas para prevenir lesões
- Utilizar a técnica *teach-back* (paciente é solicitado a repetir a informação que recebeu) para garantir a compreensão

3ª edição 2000; revisada em 2004, 2024

Cuidados com aparelho gessado: manutenção 0762

Definição: cuidados com aparelho gessado após o período de secagem

Atividades:
- Monitorar sinais de infecção (odor desagradável no gesso, eritema, febre)
- Monitorar sinais de comprometimento da circulação ou da função neurológica pelo gesso (p. ex., dor, palidez, ausência de pulso, parestesias, paralisia e pressão) na extremidade afetada
- Monitorar a circulação e a função neurológica dos tecidos acima e abaixo do aparelho gessado
- Tratar imediatamente os sintomas de circulação comprometida e dor (p. ex., reposicionar aparelho gessado, fazer

- exercícios de amplitude de movimento para a extremidade, ação imediata de alívio da pressão do gesso)
- Examinar o aparelho gessado em busca de sinais de drenagem de feridas abaixo dele
- Marcar a circunferência de qualquer drenagem como medida para futuras avaliações
- Proteger o gesso se estiver perto da região inguinal
- Orientar o paciente para não coçar a pele sob o gesso com nenhum objeto
- Oferecer alternativas ao ato de coçar (p. ex., ar frio de um secador de cabelo)
- Evitar molhar o gesso (p. ex., usar proteção apropriada para banho ou higiene íntima, meias ou luvas de proteção)
- Posicionar o gesso sobre travesseiros para diminuir a tensão sobre outras partes do corpo com o calcanhar do gesso fora do travesseiro
- Aplicar gelo nas primeiras 24 a 36 horas para reduzir edema ou inflamação
- Elevar a extremidade engessada até o nível do coração ou acima dele para reduzir edema ou inflamação
- Verificar o surgimento de fissuras ou rachaduras no gesso
- Aplicar uma tipoia ao membro superior para apoio, conforme apropriado
- Acolchoar as bordas ásperas do gesso e as conexões da tração
- Orientar o paciente e a família sobre os cuidados com o gesso
- Documentar as instruções de cuidados com o gesso fornecidas ao paciente e à família
- Documentar as observações sobre a capacidade do paciente para cuidar do gesso

1ª edição 1992; revisada em 2008

Cuidados com aparelho gessado: úmido 0764

Definição: cuidados com um novo gesso durante o período de secagem

Atividades:
- Monitorar sinais de comprometimento da circulação ou da função neurológica devido ao gesso (p. ex., dor, palidez, ausência de pulso, parestesias, paralisia e pressão) na extremidade afetada
- Monitorar a circulação e a função neurológica dos tecidos acima e abaixo do aparelho gessado
- Tratar imediatamente os sintomas de circulação comprometida e de dor, para evitar dano permanente ao estado neurovascular (p. ex., reposicionar o gesso, relatar quais sintomas não resolvidos necessitam de ação para alívio imediato da pressão do gesso)
- Apoiar o gesso com travesseiros durante o período de secagem
- Manusear a extremidade gessada somente com as palmas das mãos até que o gesso esteja seco para evitar endentações que possam levar a lesões por pressão
- Informar ao paciente que a sensação de calor no gesso passará à medida que ele seca
- Proteger o gesso se estiver próximo da região inguinal
- Manter os ângulos do aparelho gessado durante o período de secagem
- Examinar o aparelho gessado em busca de sinais de drenagem de feridas abaixo dele
- Marcar a circunferência de qualquer drenagem como medida para futuras avaliações
- Explicar a necessidade de limitar as atividades enquanto o gesso seca
- Identificar todas as mudanças na sensibilidade ou aumento de dor no local da fratura
- Aplicar gelo nas primeiras 24 a 36 horas para reduzir o edema ou inflamação, conforme indicado
- Elevar a extremidade gessada ao nível do coração ou acima dele para reduzir edema ou inflamação, conforme indicado
- Orientar o paciente e a família sobre os cuidados com o aparelho gessado
- Documentar as instruções de cuidados com o gesso fornecidas ao paciente e à família

1ª edição 1992; revisada em 2008

Cuidados com as orelhas 1640

Definição: prevenção ou minimização de ameaças à orelha ou à audição

Atividades:
- Monitorar a função auditiva
- Monitorar estruturas anatômicas para sinais e sintomas de infecção (p. ex., tecido inflamado e drenagem)
- Orientar o paciente sobre as estruturas anatômicas da orelha e sua função
- Monitorar os sinais e sintomas de disfunção relatados pelo paciente (p. ex., dor, sensibilidade, prurido, alteração na audição, zumbido e vertigem)
- Monitorar episódios de otite média crônica (ou seja, garantir que medidas preventivas e tratamentos adequados sejam empregados)
- Orientar os pais sobre como observar sinais e sintomas de disfunção auditiva ou infecção na criança
- Realizar teste auditivo, conforme apropriado
- Orientar o paciente sobre a importância do teste auditivo anual
- Orientar as mulheres em idade fértil sobre a importância dos cuidados pré-natais (p. ex., evitar medicamentos ototóxicos, ingestão alimentar adequada e controle rigoroso do alcoolismo)
- Orientar os pais sobre as vacinas, que eliminam a possibilidade de perda auditiva neurossensorial (p. ex., vacinação contra rubéola, sarampo e caxumba)
- Limpar a orelha externa usando o dedo coberto com uma toalha
- Orientar o paciente sobre como limpar as orelhas
- Monitorar o acúmulo excessivo de cerume

- Orientar o paciente a não usar objetos estranhos menores que a ponta do dedo do paciente (p. ex., aplicadores com ponta de algodão, grampos de cabelo, palitos de dente e outros objetos pontiagudos) para remoção de cerume
- Remover o excesso de cerume com a ponta torcida de uma toalhinha enquanto puxa a aurícula para baixo
- Considerar a irrigação da orelha para a remoção do excesso de cerume se a monitoração, a remoção manual e os agentes ceruminolíticos forem ineficazes
- Orientar os pais a garantir que a criança não coloque objetos estranhos na orelha
- Administrar gotas auriculares, conforme necessário
- Orientar o paciente sobre a administração correta das gotas auriculares
- Orientar o paciente sobre como monitorar a exposição persistente a ruídos altos
- Orientar o paciente sobre a importância da proteção auditiva durante a exposição persistente a ruídos altos
- Orientar os pais a evitarem dar mamadeira ou permitir que o lactente utilize a mamadeira quando estiver em decúbito dorsal
- Orientar o paciente com orelhas furadas sobre como evitar infecção no local da inserção
- Incentivar o uso de protetores auriculares para nadar se o paciente for suscetível a infecções de ouvido
- Orientar o paciente sobre o uso e os cuidados adequados com dispositivos de assistência ou tratamentos (p. ex., aparelhos auditivos, esquema de medicamento e tubos auriculares)
- Orientar o paciente sobre os sinais e sintomas que justificam a notificação ao profissional de saúde
- Encaminhar o paciente a um otorrinolaringologista, conforme necessário

1ª edição 1992; revisada em 2013

Cuidados com as unhas 1680

Definição: promoção de unhas limpas, bem-cuidadas e bonitas e prevenção de lesões de pele relacionadas com os cuidados inadequados das unhas

Atividades:
- Monitorar ou auxiliar na limpeza e corte de unhas, de acordo com a capacidade para o autocuidado do indivíduo
- Orientar a manter as unhas limpas e secas
- Cortar as unhas em linha reta com tesouras ou cortadores de unha afiados, mas arredondar levemente as pontas para obter força máxima ao aparar as unhas e reduzir a ocorrência de unhas encravadas
- Manter as unhas modeladas e sem fissuras, utilizando uma lixa para unhas
- Lixar a unha na mesma direção com uma lixa, pois o movimento de lixar para frente e para trás enfraquece a unha
- Deixar as cutículas, pois elas protegem as raízes das unhas contra infecção (ou seja, evitar cortá-las ou empurrá-las para trás)
- Orientar o paciente a não roer as unhas ou remover a cutícula, pois isso pode danificar a unha
- Orientar a não usar as unhas como ferramentas, para evitar lascas e rachaduras
- Cortar as unhas dos pés com menos frequência do que as unhas das mãos, pois as unhas dos pés crescem mais lentamente
- Cortar as unhas dos pés regularmente depois do banho, quando estão mais maleáveis, minimiza o risco de traumas e lesões
- Mergulhar os pés em água morna com sal por 5 a 10 minutos, quando as unhas dos pés estiverem grossas e difíceis de cortar
- Evitar "cavar" as unhas encravadas dos pés, especialmente se infectadas e doloridas
- Recomendar especialista em cuidados para unhas encravadas
- Orientar o paciente a usar calçados que se ajustem corretamente e a alternar os calçados utilizados todos os dias
- Orientar o paciente a usar chinelos nas piscinas e em chuveiros públicos para reduzir o risco de infecções causadas por fungos
- Utilizar instrumentos adequados (p. ex., cortador ou tesoura de unhas das mãos, cortador de unhas dos pés) e desinfetá-los mensalmente
- Monitorar as unhas para avaliar a presença de alterações de cor, textura ou forma
- Consultar um especialista em caso de alterações incomuns nas unhas para determinar se há sinais de doença ou infecção (p. ex., estrias escuras, vermelhidão e inchaço, baqueteamento digital, unhas grossas e com crescimento excessivo)
- Remover o esmalte antes da cirurgia, conforme apropriado
- Auxiliar na aplicação do esmalte, se desejado
- Educar sobre todos os aspectos do cuidado das unhas
- Reforçar as informações fornecidas por outros profissionais de saúde, conforme apropriado
- Fornecer orientações por escrito de cuidados das unhas
- Documentar as orientações, conforme indicado
- Utilizar a técnica *teach-back* (paciente é solicitado a repetir a informação que recebeu) para garantir a compreensão

1ª edição 1992; revisada em 2004, 2024

Cuidados com cateteres/drenos 1870

Definição: manejo do paciente com um dispositivo de drenagem externo saindo do corpo

Atividades:
- Determinar a indicação para o cateter ou dreno
- Utilizar lembretes automáticos para requisitar uma prescrição de remoção do dispositivo quando a indicação for resolvida
- Manter higiene adequada das mãos antes, durante e após a inserção ou manipulação do cateter/dreno
- Manter a desobstrução do cateter/dreno, conforme indicado pelo tipo de cateter/dreno e instruções do fabricante
- Manter o recipiente de drenagem no nível adequado

- Providenciar extensão suficientemente longa para permitir liberdade de movimento do cateter/dreno, conforme apropriado
- Fixar o cateter/dreno para prevenir a pressão e uma remoção acidental
- Monitorar quanto à desobstrução do cateter e do dispositivo ou sistema de drenagem do cateter/dreno, observando qualquer dificuldade na drenagem
- Monitorar a quantidade, cor e consistência da drenagem a partir do cateter/dreno
- Esvaziar o dispositivo de coleta, de acordo com a política institucional, a condição do paciente e as instruções do fabricante
- Assegurar-se em relação ao posicionamento correto do cateter/dreno
- Garantir o funcionamento do cateter/dreno e do equipamento associados
- Conectar o cateter/dreno à aspiração ou ao dispositivo de drenagem adequadamente, conforme apropriado
- Verificar a desobstrução do cateter/dreno, conforme apropriado
- Irrigar o cateter/dreno para garantir a desobstrução, de acordo com a política institucional, condição do paciente e instruções do fabricante
- Trocar o cateter/dreno, conforme indicado pelo protocolo da instituição
- Inspecionar a área ao redor do local de inserção do cateter/dreno para observar a presença de vermelhidão e ruptura da pele, conforme apropriado
- Administrar cuidados à pele e trocas de curativos no local da inserção do cateter/dreno, conforme apropriado
- Auxiliar o paciente na fixação do(s) cateteres/dreno(s) e dispositivos de drenagem ao andar, ficar sentado e de pé, conforme apropriado
- Incentivar os períodos de maior atividade, conforme apropriado
- Prender o cateter/dreno para facilitar a deambulação, se apropriado
- Monitorar as respostas do paciente e dos familiares à presença de dispositivos de drenagem externos
- Orientar o paciente e a família quanto à finalidade do cateter/dreno e como cuidar dele
- Fornecer apoio emocional para lidar com o uso prolongado de cateteres/drenos e dispositivos de drenagem externos, conforme apropriado

1ª edição 1992; revisada em 2013

Cuidados com cateteres/drenos: ventriculostomia/dreno lombar 1878

Definição: manejo de paciente com sistema externo de drenagem do líquido cefalorraquidiano

Atividades:
- Monitorar as tendências de drenagem
- Monitorar a quantidade e a taxa de drenagem do líquido cefalorraquidiano (LCR)
- Monitorar as características de drenagem do LCR: cor, transparência e consistência
- Registrar a drenagem de LCR
- Trocar ou esvaziar a bolsa de drenagem, conforme necessário
- Administrar antibióticos, conforme apropriado
- Monitorar o local de inserção quanto à infecção
- Reforçar o curativo do local de inserção, conforme necessário
- Conter o paciente, conforme necessário
- Explicar e reforçar as restrições de mobilidade ao paciente
- Monitorar a ocorrência de rinorreia e otorreia do LCR
- Renivelar o dispositivo de drenagem, conforme necessário

1ª edição 1992; revisada em 2013

Cuidados com cateteres: gastrintestinal 1874

Definição: cuidado do paciente com um cateter inserido no sistema gastrintestinal

Atividades:
- Monitorar o posicionamento correto do cateter a partir da inspeção da cavidade oral, verificando se há resíduos (p. ex., observar a quantidade, a cor e a aparência do aspirado) e monitorando o comprimento externo do cateter, de acordo com o protocolo da instituição
- Confirmar o posicionamento do cateter antes de usá-lo ou se houver preocupações quanto à sua localização, conforme protocolo institucional (p. ex., radiografia, teste de pH)
- Monitorar os laudos de radiografias de rotina do tórax e abdome para referência à localização do cateter
- Conectar o cateter para aspiração, se indicado
- Fixar o cateter a uma parte adequada do corpo, considerando o conforto do paciente e a integridade da pele
- Marcar o cateter no ponto de saída para manter o posicionamento adequado e verificar regularmente se há movimento, uma vez que o posicionamento seja confirmado por radiografia
- Irrigar o cateter, de acordo com o protocolo da instituição
- Evitar seringas IV ao administrar a dieta ou soluções em cateteres para diminuir a chance de acessar inadvertidamente as linhas IV
- Realizar as avaliações abdominais apropriadas antes de iniciar qualquer alimentação, irrigação ou administração de medicamentos por cateter
- Monitorar as sensações de plenitude, náusea e vômito
- Monitorar os ruídos intestinais
- Monitorar quaisquer sinais de desconforto respiratório
- Monitorar a ocorrência de diarreia, náusea, cólica ou inchaço
- Incentivar a mastigação de chicletes para evitar o íleo, conforme apropriado
- Monitorar o estado hídrico e eletrolítico

- Monitorar quantidade, cor e consistência do débito da sonda nasogástrica
- Substituir a quantidade de débito gastrintestinal com a solução IV apropriada, conforme prescrito
- Fornecer cuidados ao nariz e à boca, de 3 a 4 vezes ao dia ou conforme necessário
- Fornecer balas duras ou goma de mascar para umedecer a boca, conforme apropriado
- Iniciar e monitorar a administração da dieta enteral, conforme o protocolo institucional
- Determinar o nível de compreensão relacionado com o propósito e os cuidados com o cateter
- Orientar sobre a finalidade do cateter e a justificativa para o uso
- Orientar o paciente e a família a cuidar do cateter, quando indicado
- Fornecer cuidados à pele ao redor do local de inserção do cateter
- Remover o cateter, quando indicado
- Documentar o posicionamento do cateter, incluindo a tolerância do procedimento, confirmação por radiografia, profundidade da inserção

1ª edição 1992; revisada em 2000, 2024

Cuidados com cateteres: linha umbilical 1875

Definição: manejo de recém-nascido com cateter umbilical

Atividades:
- Auxiliar na inserção ou inserir o cateter umbilical em recém-nascidos, conforme prescrição ou de acordo com o protocolo (p. ex., peso ao nascimento acima de 1.500 g, choque)
- Verificar a posição do cateter por radiografia
- Monitorar e registrar a profundidade da inserção
- Infundir medicamentos e nutrientes via acesso venoso umbilical, conforme prescrição ou protocolo
- Evitar a administração de quaisquer medicamentos no cateter arterial
- Obter as pressões venosas ou arteriais, conforme apropriado
- Obter amostras de sangue, conforme apropriado, tomando cuidado para aspirar e enxaguar lentamente (1 mℓ/30 segundos), a fim de prevenir flutuações excessivas da pressão arterial
- Permeabilizar o cateter com solução heparinizada, conforme apropriado
- Trocar os equipos IV e o transdutor no máximo a cada 72 horas ou conforme as recomendações da instituição
- Trocar os equipos para sangue ou lipídios a cada 24 horas
- Utilizar um protocolo de assistência (*bundle*) para manutenção do acesso central para evitar infecções
- Higienizar as conexões com álcool, conforme necessário
- Estabilizar o cateter no abdome usando curativo oclusivo ou outro dispositivo de fixação
- Oferecer apoio para acalmar o recém-nascido (p. ex., chupeta, música, distração, massagem) durante o procedimento, conforme necessário
- Evitar o uso de contenções físicas, sempre que possível
- Posicionar o lactente em decúbito dorsal
- Documentar o aspecto do local umbilical e as ações do profissional de enfermagem
- Observar quanto aos sinais que exijam a remoção do cateter (p. ex., membro inferior sem pulso, escurecimento dos dedos dos pés, branqueamento dos dedos dos pés ou do membro inferior, hipertensão, eritema em torno do umbigo, coágulos visíveis no cateter)
- Remover o cateter, conforme apropriado, de acordo com a prescrição ou protocolo, retirando-o lentamente ao longo de 5 minutos
- Aplicar pressão ao umbigo por pelo menos 5 minutos
- Deixar o umbigo descoberto
- Observar a presença de hemorragia

2ª edição 1996; revisada em 2018

Cuidados com cateteres: urinário 1876

Definição: manejo de paciente com equipamento de drenagem urinária

Atividades:
- Determinar a indicação para o cateter urinário de demora
- Utilizar lembretes automáticos para solicitar uma prescrição para remover o dispositivo, quando a indicação estiver resolvida
- Manter higiene adequada das mãos antes, durante e após a inserção ou manipulação do cateter
- Manter um sistema de drenagem urinária fechado, estéril e sem obstruções
- Assegurar posicionamento da bolsa de drenagem abaixo do nível da bexiga
- Evitar inclinar as bolsas de urina para esvaziar ou mensurar o débito urinário (ou seja, medida preventiva de contaminação ascendente)
- Utilizar bolsas ou medidores de urina com dispositivos de esvaziamento localizados na parte inferior do dispositivo
- Manter a desobstrução do sistema de cateter urinário
- Irrigar o sistema de cateter urinário usando técnica estéril, conforme apropriado
- Realizar os cuidados de rotina ao meato urinário com água e sabão durante o banho diário
- Limpar o cateter urinário externamente ao meato urinário
- Higienizar a área da pele circundante em intervalos regulares
- Trocar o cateter urinário conforme indicado e de acordo com o protocolo institucional
- Trocar o dispositivo de drenagem urinária conforme indicado e de acordo com o protocolo institucional
- Observar as características de drenagem urinária
- Clampear o cateter suprapúbico ou de retenção, conforme solicitado

- Posicionar o paciente e o sistema de drenagem urinária para promover a drenagem urinária (ou seja, assegurar que a bolsa de drenagem esteja abaixo do nível da bexiga)
- Utilizar um dispositivo de fixação do cateter
- Esvaziar a bolsa de drenagem urinária em intervalos regulares e específicos
- Esvaziar a bolsa de drenagem antes de todos os transportes do paciente
- Evitar colocar a bolsa de drenagem entre as pernas do paciente durante o transporte
- Desconectar a bolsa da perna durante a noite e conectar à beira do leito
- Verificar a fixação da bolsa na perna quanto à constrição em intervalos regulares
- Manter cuidados meticulosos da pele para pacientes com uma bolsa fixada à perna
- Higienizar o equipamento de drenagem urinária, conforme o protocolo da instituição
- Obter amostra de urina por meio do sistema de drenagem urinária fechado
- Monitorar quanto à distensão da bexiga
- Assegurar remoção do cateter assim que indicado pela condição do paciente
- Investigar opções de eliminação para evitar reinserção (p. ex., ultrassom da bexiga, cômoda à beira do leito, mictório, absorventes de umidade, visitas de enfermagem)
- Orientar o paciente e a família sobre os cuidados adequados com o cateter

1ª edição 1992; revisada em 2000, 2013

Cuidados com circuncisão 3000

Definição: apoio pré e pós-procedimento a pessoas submetidas à circuncisão

Atividades:
- Verificar se o consentimento cirúrgico está assinado
- Verificar a identificação correta do paciente
- Administrar o analgésico aproximadamente 1 hora antes do procedimento (p. ex., paracetamol)
- Posicionar o paciente de maneira confortável durante o procedimento
- Utilizar assento acolchoado para circuncisão de lactentes
- Utilizar aquecedor irradiador para manter a temperatura corporal durante o procedimento
- Proteger os olhos da luz direta
- Usar chupeta embebida em sacarose 24% durante o procedimento e até a próxima mamada, com a permissão dos pais ou responsáveis, conforme indicado
- Enrolar a parte superior do corpo do lactente durante a circuncisão
- Tocar música suave e apropriada durante o procedimento
- Monitorar sinais vitais
- Administrar um analgésico tópico local (p. ex., mistura eutética de anestésicos locais [EMLA]), conforme prescrito
- Auxiliar no bloqueio do nervo peniano dorsal, conforme apropriado
- Aplicar vaselina branca e/ou curativo, conforme apropriado
- Monitorar quanto a sangramento a cada 30 minutos por pelo menos 2 horas após o procedimento
- Proporcionar controle da dor pós-procedimento a cada 4 a 6 horas por 24 horas (p. ex., paracetamol)
- Orientar paciente/pais sobre sinais e sintomas a relatar ao profissional de saúde (p. ex., aumento da temperatura, sangramento, edema, incapacidade de urinar)
- Orientar para acompanhamento em 3 a 5 dias com o profissional de saúde
- Orientar os pais para aplicar o curativo a cada troca de fralda ou após urinar até que a cicatrização esteja completa ou até que o anel de plástico caia, conforme indicado
- Providenciar adaptações culturais

4ª edição 2004; revisada em 2024

Cuidados com drenos: torácico 1872

Definição: manejo do paciente com um dispositivo de drenagem externo que sai da cavidade torácica

Atividades:
- Determinar a indicação para o dreno torácico permanente (p. ex., pneumotórax *versus* drenagem de líquidos)
- Manter a higiene adequada das mãos antes, durante e após a inserção ou manipulação do dreno torácico
- Monitorar a ocorrência de vazamentos audíveis de ar após a inserção, indicando inserção inadequada do dreno, que requer suturas ou reposicionamentos adicionais
- Assegurar a familiaridade com o dispositivo de válvula no tórax (p. ex., drenagem de selo d'água, válvula de drenagem ou válvula de *flutter*) e equipamento de drenagem
- Seguir as recomendações do fabricante quanto aos cuidados com o dispositivo valvulado torácico e equipamento de drenagem
- Monitorar quanto ao funcionamento adequado do dispositivo, posicionamento correto no espaço pleural e desobstrução do dreno (ou seja, oscilação respiratória ou oscilação do líquido conforme o paciente respira, seja no dreno ou no menisco fluido)
- Observar a presença de borbulhamento contínuo durante a inspiração e a expiração, indicando potencial agravamento da condição do paciente ou uma ruptura no sistema de drenagem fechado
- Monitorar quanto aos sinais e sintomas do pneumotórax
- Monitorar acerca dos sintomas de resolução do pneumotórax (p. ex., diminuição do borbulhamento, oscilação respiratória ou movimentos de ondulação sob o selo d'água e sistema de dreno)

- Avaliar o paciente que apresenta mudanças repentinas na oscilação, movimentos de ondulação ou borbulhamento para condições de emergência
- Certificar-se de que todas as conexões do dreno estejam firmemente presas e afixadas
- Assegurar o uso de um dispositivo de drenagem de via única, geralmente um frasco de drenagem com selo d'água
- Seguir o nível recomendado de água indicado no frasco de drenagem com selo d'água (ou seja, pouca água leva ao pneumotórax, muita água resulta em drenagem ineficaz ou resolução ineficiente do pneumotórax)
- Manter o frasco de drenagem com selo d'água abaixo do nível do tórax
- Clampear os drenos torácicos sempre que o frasco de drenagem com selo d'água externo for posicionado acima do nível do tórax por longos períodos, garantindo que os *clamps* estejam no local pelo menor tempo possível
- Utilizar apenas *clamps* não traumáticos no dreno do tórax
- Assegurar que os *clamps* não traumáticos do dreno de tórax estejam disponíveis para qualquer desconexão acidental ou dano ao sistema de drenagem ou aos drenos (p. ex., fixar o conjunto extra de *clamp* não traumático na cabeceira da cama ou parede atrás da placa da cabeceira)
- Fornecer extensão suficientemente longa para permitir liberdade de movimento do dreno, conforme apropriado
- Fixar os drenos com segurança
- Assegurar o uso de dispositivos de drenagem com selo d'água com múltiplas câmaras que ofereçam câmaras separadas para drenagem, selo d'água e aspiração, quando indicado pela condição do paciente
- Monitorar a radiografia de posicionamento do dreno
- Documentar movimentos de ondulação, débito e vazamentos de ar do dreno de tórax
- Documentar a formação de bolhas na câmara de aspiração do sistema de drenagem e movimentos de ondulação no selo d'água
- Realizar a remoção e a ordenha do dreno somente quando indicado pela condição do paciente (p. ex., paciente sintomático e dreno obstruído) ou conforme prescrito pelo médico
- Monitorar a presença de crepitação ao redor do local do dreno torácico
- Observar os sinais de acúmulo de líquido intrapleural
- Observar o volume, a tonalidade, a cor e a consistência da drenagem do pulmão e registrar adequadamente
- Observar a presença de sinais de infecção
- Enviar a drenagem suspeita para exames de cultura e testes de sensibilidade (p. ex., drenagem turva ou purulenta ou paciente com temperatura alta)
- Auxiliar o paciente a tossir, respirar profundamente e se virar a cada 2 horas
- Documentar a resposta do paciente à tosse, à respiração profunda e à mudança de posição, incluindo oscilação, movimento de ondulação e borbulhamento no dreno torácico e sistema de drenagem
- Limpar ao redor do local de inserção do dreno, conforme o protocolo da instituição
- Trocar o curativo ao redor do dreno torácico a cada 48 a 72 horas e conforme necessário, de acordo com o protocolo da instituição
- Utilizar cobertura para troca do curativo de acordo com protocolo da instituição
- Certificar-se de que o dispositivo de drenagem torácica seja mantido em posição vertical
- Trocar os frascos de drenagem torácica ou dispositivos de drenagem multicâmara para evitar extravasamento ou para o controle da infecção, conforme necessário
- Evitar a oclusão do frasco ou dispositivo de drenagem quando ainda conectado ao paciente, ao mudar os frascos ou dispositivos
- Orientar o paciente e a família sobre os cuidados adequados com o dreno torácico

1ª edição 1992; revisada em 2013

Cuidados com estomias 0480

Definição: manutenção da eliminação por meio de um estoma e cuidados do tecido circundante

Atividades:
- Determinar o tipo de estomia (p. ex., intestinal, vesical, continente, incontinente)
- Determinar o nível atual de conhecimento relacionado com estomias, equipamentos de estomia e cuidados necessários
- Determinar o nível de conforto e padrões habituais de cuidados com a estomia
- Explicar o procedimento e estabelecer o nível de participação
- Fornecer privacidade
- Auxiliar o paciente a ficar em uma posição confortável, seja sentado ou deitado na cama, ou sentado ou em pé no banheiro
- Esvaziar a bolsa de estomia e remover a barreira cutânea da estomia
- Não jogar fora a presilha (*clamp*) reutilizável da bolsa de estomia
- Observar a consistência, a cor e a quantidade de fezes ou urina, incluindo o odor da urina, se houver
- Limpar e secar a pele periestomal e o estoma
- Observar a aparência do estoma, incluindo tamanho (p. ex., saliente, retraído)
- Observar a condição da pele periestomal, incluindo sinais de irritação
- Utilizar gaze para cobrir o estoma durante a limpeza e a preparação da pele periestomal
- Preparar a área periestomal de acordo com o modelo da bolsa de estomia (ou seja, cortar a placa para seu encaixe ou garantir que a placa pré-modelada tenha o tamanho e o formato corretos, além de certificar-se de que a pele esteja limpa e seca)
- Fixar a bolsa de estomia seguindo as indicações em relação à placa ou bolsa pré-adaptada
- Fechar a bolsa de estomia de acordo com as instruções do modelo
- Cobrir o estoma com curativo ou bandagem, caso não esteja usando a bolsa de estomia
- Orientar o paciente a esvaziar os dispositivos de derivação urinária continente (p. ex., bolsa de Indiana) quando tiver a sensação de plenitude ou em intervalos regulares (p. ex., a cada 4 a 6 horas) usando equipamento de cateterismo urinário

- Orientar o paciente a esvaziar a bolsa de estomia e as bolsas de derivação urinária quando estiverem com um terço a metade delas cheias de urina, fezes ou gases
- Orientar o paciente a esvaziar a bolsa, movendo as fezes pelas laterais da bolsa com os dedos e limpando a extremidade da bolsa com um lenço de papel ou toalha pré-umedecida
- Irrigar a estomia com o cone na ponta do cateter do enema, em quantidades de 300 a 500 mℓ, conforme indicado
- Orientar sobre a capacidade de estabelecer um padrão regular de evacuação com a irrigação de rotina, se indicado
- Orientar sobre o uso do equipamento e cuidados com a estomia
- Auxiliar na obtenção dos equipamentos necessários
- Monitorar a incisão e a cicatrização do estoma
- Monitorar as complicações pós-operatórias (p. ex., obstrução intestinal, íleo paralítico, vazamentos anastomóticos, separação mucocutânea)
- Monitorar a cicatrização do estoma e do tecido circundante e a adaptação ao equipamento de estomia
- Orientar quando trocar a bolsa de estomia por uma nova bolsa, conforme apropriado
- Auxiliar o paciente no autocuidado
- Incentivar o paciente a expressar sentimentos e preocupações sobre as mudanças na imagem corporal
- Explicar ao paciente o significado do cuidado com a estomia para a rotina diária
- Auxiliar o paciente no planejamento do tempo para a rotina de cuidados
- Orientar como monitorar complicações (p. ex., falha mecânica, falha química, erupção cutânea, vazamentos, desidratação, infecção)
- Orientar o paciente sobre os mecanismos para reduzir o odor
- Monitorar os padrões de eliminação
- Auxiliar o paciente a identificar fatores que afetam o padrão de eliminação
- Orientar o paciente sobre a dieta apropriada e as mudanças esperadas na função de eliminação
- Fornecer apoio e assistência à medida que o paciente desenvolve habilidades no cuidado do estoma e do tecido circundante
- Orientar o paciente a mastigar bem os alimentos, evitar alimentos que causaram problemas digestivos no passado, adicionar novos alimentos um de cada vez e beber bastante líquido
- Orientar sobre exercícios de Kegel, se o paciente tiver um reservatório ileoanal
- Discutir preocupações sobre o funcionamento sexual, conforme apropriado
- Incentivar a visita de indivíduos do grupo de apoio que tenham a mesma condição
- Expressar confiança de que o paciente pode retornar à vida normal com a estomia
- Incentivar a participação do paciente em grupos de apoio aos estomizados após a alta
- Notificar o enfermeiro especializado em estomias e feridas para acompanhamento e instrução contínua do paciente, conforme apropriado
- Utilizar a técnica *teach-back* (paciente é solicitado a repetir a informação que recebeu) para garantir a compreensão

1ª edição 1992; revisada em 2000, 2004, 2024

Cuidados com lactente   6820

Definição: prestação de cuidados adequados ao desenvolvimento e centrados na família para crianças menores de 1 ano

Atividades:
- Incentivar a atribuição consistente de cuidadores profissionais
- Monitorar a altura e o peso do lactente
- Monitorar a ingestão e a eliminação
- Incorporar as preferências dos pais para o banho, quando possível
- Trocar fraldas
- Fornecer alimentos para lactentes que sejam adequados ao seu desenvolvimento
- Proporcionar oportunidades para sucção não nutritiva
- Manter as grades laterais do berço levantadas quando não estiver cuidando do lactente
- Remover pequenos itens do berço (p. ex., tampas de seringa e lenços umedecidos com álcool)
- Monitorar a segurança do ambiente do lactente
- Fornecer brinquedos e atividades seguras e adequados ao desenvolvimento
- Fornecer informações aos pais sobre o desenvolvimento e a criação dos filhos
- Fornecer estimulação visual, auditiva, tátil e cinética durante a brincadeira
- Estruturar a brincadeira e os cuidados de acordo com o temperamento do lactente
- Conversar com o lactente enquanto cuida dele
- Incentivar os pais a participarem das atividades de cuidado (p. ex., banho, alimentação, administração de medicamentos ou troca de curativos)
- Instruir os pais a realizar cuidados especiais com o lactente
- Reforçar a habilidade dos pais na realização de cuidados especiais para o lactente
- Informar os pais sobre o estado do lactente
- Envolver os pais na tomada de decisões, fornecendo apoio durante todo o processo
- Explicar aos pais a justificativa dos tratamentos e procedimentos
- Oferecer aos pais a opção de estarem presentes no procedimento ou retornarem após sua conclusão
- Aplicar restrições quando indicado e monitorar o uso todo o tempo
- Confortar o lactente por meio de balançar, segurar, abraçar e envolver
- Monitorar o lactente quanto a sinais de dor, como chutes, pernas encolhidas, choro constante e dificuldade de consolação
- Usar estratégias de controle da dor (p. ex., distração, envolvimento dos pais, posicionamento, enfaixamento ou manipulação ambiental)
- Explicar aos pais que a regressão é normal em momentos de estresse, como doença ou hospitalização

- Incentivar a família a visitar e pernoitar no hospital
- Fornecer apoio emocional e espiritual aos pais (p. ex., estar disponível para ouvir, ajudar a manter ou criar estratégias de enfrentamento ou encaminhar)
- Manter a rotina diária do lactente durante a hospitalização, quando possível
- Proporcionar um ambiente tranquilo e ininterrupto durante o momento da sesta e à noite

1ª edição 1992; revisada em 2013

Cuidados com lactente: apoio ao exame oftalmológico 6810

Definição: redução da dor e promoção do conforto durante o exame oftalmológico de lactentes

Atividades:
- Agendar exame oftalmológico para recém-nascido prematuro
- Informar os pais ou responsáveis sobre os procedimentos de triagem e exame oftalmológico
- Garantir um ambiente calmo e tranquilo
- Ajustar a luz ambiente para um nível moderado-baixo
- Obter frequência cardíaca basal, saturação de oxigênio e frequência respiratória
- Aplicar colírio 1 hora antes do exame para dilatar as pupilas e em intervalos apropriados depois disso, de acordo com as instruções do fabricante e o protocolo da instituição
- Colocar em decúbito dorsal sobre uma superfície plana com enfaixamento adequado e braços e pernas flexionados
- Colocar uma pequena almofada sob a cabeça para apoiar a coluna cervical e a primeira e segunda vértebras torácicas
- Oferecer glicose oral 10 a 15 minutos antes do procedimento e antes da contenção corporal
- Oferecer chupeta antes de iniciar o exame
- Deixar com a chupeta durante o exame caso a chupe
- Usar um tom suave ao falar com o lactente
- Garantir uma temperatura agradável nas mãos do enfermeiro e usar apenas toques suaves
- Hiperestender minimamente a cabeça
- Aplicar colírio anestésico nos olhos conforme indicado
- Monitorar a frequência cardíaca, a saturação de oxigênio e a frequência respiratória durante o procedimento
- Garantir que a cabeça esteja estável e imóvel
- Aguardar até que o oftalmologista coloque o afastador de pálpebra no olho esquerdo ou direito antes do exame
- Classificar a dor usando uma escala de dor apropriada para neonatos ou prematuros (p. ex., *Premature Infant Pain Profile*, N-PASS, CRIES)
- Fornecer oxigênio se a saturação estiver < 85% devido a manobras feitas durante o exame (p. ex., depressão escleral, tração dos músculos extraoculares, pressão no globo)
- Parar o procedimento e descansar o lactente se frequência cardíaca > 200 bpm
- Manter a posição de enfaixamento durante o exame para ambos os olhos, conforme indicado
- Oferecer chupeta e manter a posição de enfaixamento até se acalmar após a conclusão do exame
- Avaliar o nível de dor
- Registrar o procedimento
- Monitorar de perto náuseas, apneia, aumento de resíduos gástricos, alterações temporárias na frequência cardíaca e dessaturação por 24 horas após o exame oftalmológico

8ª edição 2024

Cuidados com lactente: pré-termo 6826

Definição: alinhamento das práticas de cuidado com as necessidades fisiológicas e de desenvolvimento individuais da criança pré-termo para dar suporte ao crescimento e desenvolvimento

Atividades:
- Criar um relacionamento terapêutico e de apoio com os pais
- Fornecer espaço para os pais na unidade e ao lado do leito do lactente
- Fornecer aos pais informações precisas e factuais sobre a condição, o tratamento e as necessidades do lactente
- Informar os pais sobre as considerações de desenvolvimento em crianças prematuras
- Facilitar o vínculo/apego entre pais e filhos
- Orientar os pais a reconhecerem os sinais e estados do lactente
- Demonstrar como despertar a atenção visual ou auditiva do recém-nascido
- Auxiliar os pais no planejamento de cuidados que sejam responsivos às indicações e aos estados do lactente
- Indicar as atividades de autorregulação do recém-nascido (p. ex., levar a mão à boca, sugar, usar estímulos visuais ou auditivos)
- Proporcionar uma "pausa" quando o lactente apresentar sinais de estresse (p. ex., dedos abertos, coloração fraca, flutuação das frequências cardíaca e respiratória)
- Orientar os pais sobre como consolar o lactente usando técnicas comportamentais para acalmar (p. ex., colocar a mão sobre o lactente, posicionamento e paninhos)
- Criar um plano de desenvolvimento individualizado e atualizá-lo regularmente (p. ex., Programa de Avaliação e Cuidados de Desenvolvimento Individualizado Neonatal [NIDCAP])
- Evitar a superestimulação estimulando um sentido de cada vez (ou seja, evitar conversar enquanto manuseia ou olhar durante a alimentação)
- Fornecer limites que mantenham a flexão das extremidades, mas ainda permitam espaço para extensão (p. ex., aninhamento, faixas, bandagens, *sling*, canguru, chapéu e roupas)
- Fornecer suporte para manter o posicionamento e evitar deformidades (p. ex., rolos nas costas, aninhamento, bandagens e travesseiros rosquinhas de cabeça)

- Reposicionar o lactente com frequência
- Fornecer orientação da linha média dos braços para facilitar as atividades de mão a boca
- Utilizar colchão de água e pele de carneiro, conforme apropriado
- Usar a menor fralda para evitar a abdução do quadril
- Monitorar os estímulos (p. ex., luz, ruído, manuseio e procedimentos) no ambiente do lactente e reduzir, quando possível
- Diminuir a luz ambiente
- Proteger os olhos do lactente quando usar luzes de alta potência pé-vela
- Alterar a iluminação do ambiente para fornecer ritmo diurno
- Diminuir o ruído ambiental (ou seja, diminuir o volume e responder rapidamente aos alarmes de telefones e monitores e mudar a conversa para longe do leito do paciente)
- Posicionar a incubadora longe de fontes de ruído (p. ex., pias, portas, telefone, alta atividade, rádio e padrão de tráfego)
- Planejar os cuidados e a alimentação do lactente próximos do ciclo de sono e vigília
- Reunir e preparar o equipamento necessário longe do leito do paciente
- Agrupar o cuidado para promover o maior intervalo de sono possível e conservação de energia
- Posicionar o lactente para dormir em decúbito ventral sobre o peito nu dos pais, se for apropriado
- Fornecer uma cadeira confortável em uma área tranquila para alimentação
- Usar movimentos lentos e suaves ao manusear, alimentar e cuidar do lactente
- Posicionar e apoiar durante a alimentação, mantendo a flexão e a posição da linha média (p. ex., apoiar os ombros e tronco, envolver os pés, segurar as mãos, usar bandagens ou panos)
- Alimentar na posição de decúbito elevado para promover a extensão da língua e a deglutição
- Promover a participação dos pais na alimentação
- Apoiar a amamentação
- Monitorar a ingestão e a eliminação
- Usar uma chupeta durante a alimentação por sonda e entre as mamadas para sucção não nutritiva para promover a estabilidade fisiológica e o estado nutricional
- Facilitar a transição de estado e acalmar durante procedimentos dolorosos, estressantes, mas necessários
- Estabelecer rotinas consistentes e previsíveis para promover ciclos regulares de sono e vigília
- Fornecer estimulação usando música instrumental gravada, móbiles, massagem, balanço e toque
- Monitorar e gerenciar as necessidades de oxigênio
- Cobrir os olhos e a genitália com proteção opaca para crianças que recebem fototerapia
- Remover a máscara ocular durante as mamadas e regularmente para monitorar se há secreção ou irritação da córnea
- Monitorar o hematócrito e administrar transfusões de sangue, quando necessário
- Informar os pais sobre as medidas de prevenção da síndrome da morte súbita infantil (SMSL)

6ª edição 2013

Cuidados com lactente: recém-nascido 6824

Definição: fornecimento de cuidados à criança durante a transição do nascimento para a vida extrauterina

Atividades:
- Limpar secreções das vias nasais e orais
- Realizar avaliação de Apgar 1 e 5 minutos após o nascimento
- Obter peso, comprimento e circunferência fronto-occipital
- Monitorar temperatura
- Manter a temperatura corporal adequada do recém-nascido (ou seja, secar o lactente imediatamente após o nascimento, envolvê-lo em um cobertor se não for colocado em um aquecedor ou pele a pele com os pais)
- Aplicar uma touca de malha e instruir os pais a manterem a cabeça coberta
- Monitorar a frequência respiratória e o padrão respiratório
- Reagir a sinais de insuficiência respiratória (p. ex., taquipneia, batimento de asa nasal, grunhidos, retrações, roncos, estertores)
- Monitorar a frequência cardíaca e a cor da pele
- Colocar o lactente em contato pele a pele com os pais durante as primeiras 1 a 2 horas após o nascimento, conforme apropriado
- Administrar injeção de vitamina K, conforme apropriado
- Determinar a idade gestacional dentro de 2 horas após o nascimento (p. ex., *New Ballard Score*)
- Comparar o peso com a idade gestacional estimada
- Colocar para amamentar imediatamente após o parto se a amamentação for o método preferido de alimentação
- Monitorar a primeira mamada
- Monitorar o reflexo de sucção durante a alimentação
- Segurar o lactente durante as mamadas, tentar fazê-lo arrotar durante e depois
- Fazer arrotar com a cabeça elevada
- Monitorar peso, ingestão e eliminação
- Registrar as primeiras micção e evacuação
- Auxiliar os pais no primeiro banho após a estabilização da temperatura
- Segurar ou tocar o recém-nascido regularmente na incubadora
- Fornecer cuidados oculares profiláticos
- Comparar grupos e tipos sanguíneos da mãe e do neonato
- Envolver o recém-nascido para promover o sono e proporcionar sensação de segurança
- Posicionar de costas ou manter reclinado após a alimentação
- Fornecer informações sobre necessidades nutricionais, técnicas de alimentação e sinais de estresse infantil durante a alimentação
- Determinar a condição do cordão antes da transfusão usando a veia umbilical
- Manter o cordão umbilical seco e exposto ao ar, colocando fraldas abaixo do cordão
- Monitorar o cordão umbilical quanto a vermelhidão e drenagem
- Limpar e aplicar um curativo de vaselina na circuncisão
- Colocar fraldas largas após a circuncisão
- Aplicar restrições quando indicado e monitorar

- Monitorar a resposta à circuncisão e os sinais de sangramento
- Monitorar hipoglicemia e anomalias se a mãe tiver diabetes
- Monitorar sinais de hiperbilirrubinemia a cada 8 a 12 horas
- Orientar os pais a reconhecerem os sintomas da hiperbilirrubinemia
- Proteger de fontes de infecção em ambiente hospitalar
- Determinar o estado de disposição do recém-nascido, antes de fornecer cuidados
- Manter contato visual e conversar com o recém-nascido enquanto cuida dele
- Proporcionar um ambiente tranquilo e relaxante
- Responder às sugestões de cuidados para facilitar o desenvolvimento da confiança
- Promover e facilitar o vínculo familiar e o apego com o recém-nascido
- Fornecer informações e facilitar a triagem de distúrbios metabólicos
- Orientar os pais a reconhecerem sinais de dificuldade respiratória
- Orientar os pais a colocarem o recém-nascido sozinho e de costas ao dormir, sem travesseiros ou cobertores soltos
- Manter o aspirador nasal acessível e instruir os pais sobre o uso
- Concluir o teste completo de triagem para cardiopatia congênita crítica com 24 e 48 horas de idade
- Desencorajar o uso de chupeta até que a amamentação esteja bem estabelecida
- Incentivar trocas frequentes de fraldas e fornecer orientação sobre as expectativas de transição das fezes
- Garantir que a triagem auditiva seja realizada antes da alta
- Realizar avaliação monitorada do assento do carro com o recém-nascido, conforme necessário
- Orientar os pais sobre a monitoração e os cuidados pós-circuncisão, conforme apropriado
- Concluir planejamento completo de alta e educação
- Utilizar a técnica *teach-back* (paciente é solicitado a repetir a informação que recebeu) para garantir a compreensão

6ª edição 2013; revisada em 2024

Cuidados com lentes de contato 1620

Definição: auxílio ao paciente no uso correto de lentes de contato

Atividades:
- Monitorar os olhos e a região circundante quanto a lesões abertas e equimoses
- Determinar a compreensão do paciente sobre os cuidados necessários com as lentes
- Determinar a capacidade física e emocional do paciente para aprender e realizar os cuidados necessários com as lentes
- Orientar o paciente a realizar a higiene das mãos antes de tocar nas lentes
- Orientar o paciente sobre os cuidados adequados com as lentes de contato, de acordo com o tipo (p. ex., rígidas ou flexíveis)
- Orientar o paciente para retirar as lentes no intervalo adequado (p. ex., remover as lentes de uso diário à noite e não usar lentes descartáveis mais de uma vez)
- Orientar o paciente que usa lentes de contato de uso prolongado sobre aumento dos riscos (p. ex., lesões de córnea e erupções causadas por infecção)
- Orientar o paciente que usa lentes de contato rígidas sobre o aumento dos riscos (p. ex., edema da córnea e abrasões da córnea)
- Orientar o paciente sobre os sintomas a serem relatados ao profissional de saúde (p. ex., hiperemia do olho e da conjuntiva, desconforto ou dor, lacrimejamento excessivo e alterações visuais)
- Orientar o paciente a usar as soluções recomendadas para limpar, umedecer, enxaguar e desinfetar as lentes
- Orientar o paciente a esfregar e enxaguar as lentes com solução recomendada antes e depois de serem guardadas
- Orientar o paciente sobre a importância de monitoração e interrupção do uso de produtos para lentes de contato recolhidos
- Orientar o paciente a não usar saliva, água da torneira ou soro fisiológico estéril encontrado nas instituições de saúde para lavagem ou armazenamento das lentes
- Orientar o paciente a evitar expor os olhos à água da torneira, à água de piscinas ou à água do *spa* se estiver usando lentes
- Orientar o paciente a guardar as lentes no recipiente apropriado com a solução recomendada
- Orientar o paciente sobre os cuidados com o recipiente para guardar as lentes (p. ex., limpar diariamente, deixar aberta ao ar e substituir regularmente)
- Orientar o paciente sobre como examinar se as lentes estão danificadas
- Orientar o paciente que usa produtos cosméticos nos olhos a ter cautela em sua escolha e aplicação (p. ex., escolher cosméticos sem propriedades irritantes e aplicar antes da colocação das lentes)
- Orientar o paciente a evitar exposição ou o uso de contaminantes ambientais que possam causar dano ou irritação (p. ex., poeira, fumaça, sabões, loções, cremes e *sprays*)
- Orientar o paciente a carregar a identificação adequada sobre o tipo e cuidados com as lentes
- Realizar cuidados com as lentes para o paciente incapaz de fazê-lo sozinho (p. ex., remoção, limpeza, armazenamento e colocação)
- Encaminhar ao oftalmologista, conforme apropriado

1ª edição 1992; revisada em 2013

Cuidados com lesões 3660

Definição: prevenção de complicações e promoção da cicatrização de lesões

Atividades:
- Remover qualquer curativo/cobertura, adesivo ou roupa existente ao redor da lesão
- Realizar a tricotomia ao redor da área afetada, conforme necessário
- Observar as características da lesão, incluindo drenagem, cor, tamanho e odor
- Mensurar a lesão inicialmente e a cada troca de curativo ou conforme solicitado
- Remover o material inserido na lesão (p. ex., lasca, carrapato, vidro, cascalho, metal), conforme necessário
- Limpar com soro fisiológico ou produto não citotóxico, incluindo a área ao redor da lesão (p. ex., área perilesão)
- Colocar a área afetada em imersão em um tanque de turbilhão, conforme apropriado
- Fornecer cuidados ao local da incisão, conforme necessário
- Aplicar tratamento tópico apropriado na pele ou lesão, conforme prescrito
- Aplicar um curativo apropriado (p. ex., curativo seco, curativo úmido, curativo estéril) que controle o exsudato, mas não desidrate ainda mais a lesão
- Manter a área ao redor seca, enquanto protege a lesão
- Reforçar o curativo, conforme necessário
- Trocar o curativo de acordo com a quantidade de exsudato e drenagem
- Trocar o tipo de curativo, conforme necessário, para o avanço adequado da cicatrização da lesão
- Examinar a lesão a cada troca de curativo
- Comparar e registrar regularmente quaisquer alterações na lesão
- Posicionar o paciente para evitar a tensão sobre a lesão, conforme apropriado
- Reposicionar o paciente a intervalos de pelo menos 2 horas, conforme apropriado
- Incentivar a ingestão de líquidos, conforme apropriado
- Encaminhar ao clínico especialista em estomia e lesões, conforme apropriado
- Encaminhar para o nutricionista, conforme apropriado
- Aplicar dispositivos de cicatrização de lesões (p. ex., estimulação elétrica nervosa transcutânea [TENS], curativo a vácuo [*vacuum-assisted closure*]), conforme prescrito
- Colocar dispositivos de alívio de pressão (p. ex., colchão pneumático, espuma ou gel; almofadas ou protetores de calcanhar ou cotovelo; almofada para cadeira), conforme apropriado
- Auxiliar a obter materiais para o cuidado com as lesões
- Considerar o tempo do cuidador, facilidade de uso, disponibilidade e custo ao selecionar curativos para uso domiciliar
- Orientar sobre o armazenamento e o descarte de curativos e materiais
- Orientar sobre os procedimentos de cuidados com a lesão
- Orientar sobre os sinais e sintomas de infecção
- Documentar localização, tamanho e aspecto da lesão em cada episódio de cuidados com a lesão
- Utilizar a técnica *teach-back* (paciente é solicitado a repetir a informação que recebeu) para garantir a compreensão

1ª edição 1992; revisada em 2000, 2004, 2024

Cuidados com lesões por pressão 3520

Definição: facilitação da cicatrização das lesões por pressão

Atividades:
- Descrever as características das lesões por pressão em intervalos regulares, incluindo tamanho (p. ex., comprimento, largura, profundidade), estágio (I a IV), localização, exsudato, tecido de granulação ou necrótico e epitelização
- Monitorar cor, temperatura, umidade e aparência da pele circundante
- Aplicar meio úmido à lesão por pressão, conforme prescrito
- Limpar a pele com sabão neutro e água, conforme indicado
- Limpar com solução não tóxica apropriada
- Observar as características da drenagem
- Aplicar uma membrana adesiva permeável sobre a lesão por pressão, conforme prescrito
- Aplicar compressas de soro fisiológico, pomadas e curativos, conforme prescrito
- Fornecer controle adequado da dor (p. ex., medicamentos, musicoterapia, distração, massagem)
- Monitorar sinais e sintomas de infecção
- Posicionar o paciente a cada 1 a 2 horas ou mais frequentemente, conforme apropriado
- Utilizar camas e colchões adequados, conforme apropriado
- Utilizar dispositivos de proteção
- Monitorar o estado nutricional, garantindo uma ingestão alimentar adequada
- Consultar um nutricionista
- Consultar a Sociedade Internacional de Enfermagem Wound Ostomy Continence Nurse (WOCN) ou a Associação Brasileira de Estomaterapia: Estomias, Feridas e Incontinências (SOBEST) conforme apropriado
- Orientar sobre os sinais de ruptura da pele, conforme apropriado
- Orientar sobre os procedimentos de tratamento das feridas (p. ex., desbridamento, estimulação elétrica)
- Utilizar a técnica *teach-back* (paciente é solicitado a repetir a informação que recebeu) para garantir a compreensão

1ª edição 1992; revisada em 2000, 2004, 2024

Cuidados com lesões: drenagem fechada 3662

Definição: manutenção de sistema de drenagem por pressão no local da lesão

Atividades:
- Reunir equipamentos e materiais necessários à beira do leito (p. ex., frasco de amostra calibrado, absorvente e luvas)
- Auxiliar o paciente a ficar em uma posição confortável
- Evitar a transferência de microrganismos (p. ex., lavar as mãos e colocar luvas limpas descartáveis)
- Expor o sítio de inserção do cateter e dreno, colocando o sistema de drenagem em um penso absorvente
- Verificar a bomba e o dreno quanto a patência, vedação e estabilidade, tomando cuidado para evitar a remoção inadvertida de suturas, se houver
- Monitorar sinais de infecção, inflamação e desconforto ao redor do dreno
- Notificar ao profissional de saúde apropriado sobre os drenos obstruídos, sinais de infecção ou desconforto, drenos deslocados e sistema de drenagem saturado
- Remover a tampa ou desconectar os drenos, dependendo do tipo de sistema de drenagem (p. ex., Hemovac® ou Jackson-Pratt®)
- Esvaziar a drenagem no frasco da amostra, evitando a contaminação do tubo de drenagem
- Limpar o tubo de drenagem utilizando um *swab* antisséptico
- Comprimir o sistema de drenagem e segurar firmemente ao reinserir a tampa ou conectar o dreno
- Posicionar o sistema adequadamente (p. ex., evitar torcer a tubulação e prender no vestuário ou na roupa de cama do paciente, conforme apropriado)
- Registrar o volume e as características da drenagem (p. ex., cor, consistência e odor)
- Comprimir o sistema para fornecer sucção em intervalos de tempo regulares, de acordo com a política institucional
- Numerar os dispositivos de coleta, se houver mais de um
- Descartar adequadamente os materiais contaminados

1ª edição 1992; revisada em 2013

Cuidados com lesões: lesão que não cicatriza 3664

Definição: cuidados paliativos e prevenção de complicações de lesão maligna ou outra lesão sem expectativa de cicatrização

Atividades:
- Fornecer controle adequado da dor (p. ex., relaxamento, distração, terapia analgésica a ser administrada antes e depois do curativo)
- Concordar em fazer pausas durante a realização de procedimentos na lesão
- Umedecer as compressas do curativo em soro fisiológico antes da remoção, quando apropriado
- Descrever as características da lesão, observando tamanho, localização, secreção, cor, sangramento, dor, odor e edema
- Registrar as alterações observadas ao longo da evolução da lesão
- Observar os sinais e sintomas de infecção da lesão
- Observar os sinais de dermatite na pele ao redor da lesão, utilizando cremes de barreira, quando apropriado
- Irrigar a lesão com água ou soro fisiológico, evitando pressão excessiva
- Evitar esfregar ao limpar
- Evitar o uso de antissépticos
- Limpar a lesão, começando do local mais limpo e seguindo em direção à parte mais suja
- Secar cuidadosamente a pele ao redor da lesão
- Evitar a remoção química ou mecânica do tecido
- Aplicar medicamento tópico (p. ex., citostático, antibiótico, analgésico), conforme necessário
- Utilizar curativos de carvão ativado, conforme apropriado
- Utilizar curativos altamente absorventes em casos de secreção abundante
- Instalar um dispositivo de drenagem, conforme necessário
- Aplicar pressão manual nos pontos de sangramento ou potenciais locais de sangramento
- Discutir com o paciente o aspecto mais preocupante da lesão
- Determinar o impacto da lesão em relação à qualidade de vida do paciente (p. ex., sono, apetite, atividade, humor, relacionamentos)
- Demonstrar ao paciente ou aos familiares o procedimento de cuidados da lesão, conforme apropriado
- Orientar o paciente e a família sobre os sinais de infecção
- Auxiliar o paciente e seus familiares na obtenção de materiais de cobertura necessários
- Demonstrar ao paciente e seus familiares como descartar as coberturas utilizadas
- Demonstrar os métodos para proteger a lesão de golpes, pressão e atrito (p. ex., uso de travesseiros, almofadas, protetores)
- Incentivar o paciente a participar de atividades sociais, exercícios e relaxamento, conforme apropriado
- Incentivar o paciente a olhar a parte do corpo que sofreu a alteração
- Fornecer apoio emocional ao paciente e ao cuidador da família
- Identificar métodos para reduzir o impacto causado por qualquer desfiguração, por meio do uso de roupas, conforme apropriado
- Auxiliar o paciente a ter mais responsabilidade com o autocuidado, na medida do possível
- Incentivar o paciente e seus familiares a exercerem um papel ativo no tratamento e na reabilitação, conforme apropriado

6ª edição 2013

Cuidados com lesões: proteção   3670

Definição: colocação de curativo para cobrir ou apoiar uma lesão, de modo a imobilizar, comprimir, evitar mais danos e promover a cicatrização

Atividades:
- Determinar o tipo e o tamanho da cobertura necessária (p. ex., tamponamento com compressas, seca, úmida, abdominal, tipoia, bandagem elástica compressiva)
- Explicar o procedimento, incluindo a finalidade do curativo ou bandagem
- Administrar o analgésico 30 a 60 minutos antes da aplicação, conforme indicado
- Colocar o paciente em posição adequada para aplicar o curativo (p. ex., decúbito dorsal para curativos no abdome, sentado para colocar tipoias ou bandagem compressiva das extremidades)
- Proporcionar privacidade adequada
- Remover quaisquer ataduras ou bandagens anteriores
- Limpar a área, evitando a contaminação da lesão e mantendo a área ao redor estéril
- Examinar a condição de qualquer lesão, incluindo tamanho, localização, exsudato ou edema
- Aplicar tratamentos tópicos, conforme prescrito
- Aplicar gaze de tecido frouxo como camada de contato e colocar camadas adicionais de gaze, finalizando com uma compressa mais grossa, conforme necessário
- Utilizar gaze dividida ao redor dos drenos
- Colocar a gaze úmida de malha fina ou de trama aberta nas lesões profundas, assegurando que todas as superfícies da lesão estejam em contato com a gaze úmida; cobrir com gaze de tecido frouxo e uma compressa almofadada de tecido mais grosso
- Aplicar adesivo sobre a gaze e além do curativo
- Utilizar adesivo não alérgico, conforme necessário
- Utilizar janela protetora de adesivo para estoma ou penso hidrocoloide como barreira adesiva, se indicado por irritação da pele
- Utilizar gaze enrolada ou atadura elástica para fixar os curativos das extremidades
- Elevar as extremidades por 15 minutos antes de aplicar a bandagem elástica
- Aplicar a bandagem elástica, começando na parte distal do corpo e envolvendo-o em direção ao limite proximal
- Envolver com faixa compressiva apropriada ou bandagem elástica, conforme necessário, para auxiliar na cicatrização da lesão
- Utilizar bandagem triangular, virando para trás, ou gravata para prender ou dar suporte a curativos em áreas de formato incomum (p. ex., orelha, topo da cabeça, axila, mandíbula, quadril)
- Utilizar a técnica de bandagem em forma de oito, espiral ou circular quando for necessário pressão na lesão
- Verificar com frequência a área envolta com bandagem durante a aplicação, para garantir que não esteja muito apertada, permanecendo no alinhamento adequado ou posição de imobilização
- Aplicar a bandagem abdominal ou mamária, deitando ou rolando o paciente sobre o curativo e envolvendo-o de trás para frente
- Utilizar os pontos de referência do corpo para assegurar a posição adequada do curativo (p. ex., sínfise púbica, margens costais, articulações)
- Utilizar acolchoamento sobre as proeminências ósseas abaixo dos curativos, conforme necessário
- Avaliar a circulação distal com a aplicação do curativo nas extremidades, pelo menos duas vezes nas próximas 8 horas e, depois, a cada 8 horas
- Avaliar a capacidade de respirar profundamente e tossir efetivamente quando a aplicação da compressa abdominal ou mamária for concluída
- Reaplicar, ajustar ou remover os curativos ou bandagens compressivas, se for observado algum comprometimento da circulação ou respiração
- Remover as coberturas para avaliar a lesão e a circulação, pelo menos a cada 8 horas
- Identificar o curativo com data, hora, iniciais
- Registrar o nível de conforto, estado da circulação, aspecto e tamanho da lesão, tipo de curativo aplicado, presença de inchaço e amplitude de movimento, capacidade de ventilação adequada, conforme aplicável
- Orientar sobre os cuidados e a aplicação de curativos
- Utilizar a técnica *teach-back* (paciente é solicitado a repetir a informação que recebeu) para garantir a compreensão

8ª edição 2024

Cuidados com lesões: queimaduras   3661

Definição: prevenção de complicações de lesões por queimaduras e facilitação de sua cicatrização

Atividades:
- Resfriar a queimadura com água morna (20°C) ou soro fisiológico no momento da lesão, se possível
- Lavar as lesões causadas por substâncias químicas continuamente, por pelo menos 30 minutos, para garantir a remoção total do agente causador da queimadura
- Determinar a área de entrada e saída das queimaduras elétricas, para avaliar quais órgãos podem estar envolvidos
- Obter um eletrocardiograma (ECG) em todos os casos de queimaduras elétricas
- Aumentar a temperatura do paciente que apresenta queimaduras causadas pelo frio
- Manter as vias aéreas desobstruídas para garantir a ventilação
- Monitorar o nível de consciência de pacientes com grandes queimaduras
- Avaliar a boca e as fossas nasais do paciente para identificar possíveis lesões por inalação
- Avaliar a lesão, examinando sua profundidade, extensão, localização, dor, agente causal, exsudação, tecido de granulação ou necrosado, epitelização e sinais de infecção

212 Cuidados com o local da incisão (3440)

- Administrar vacina antitetânica, conforme apropriado
- Utilizar medidas de isolamento físico para prevenir infecção (p. ex., máscara, avental, luvas estéreis, touca e protetores de pés)
- Informar o paciente sobre o procedimento a ser seguido para fazer o curativo da lesão
- Oferecer medidas de conforto antes da troca do curativo
- Preparar um campo estéril e manter a máxima assepsia durante todo o processo
- Remover a atadura/cobertura externa, cortando-a e umedecendo-a com soro fisiológico ou água estéril
- Realizar o desbridamento da lesão, conforme apropriado
- Aplicar agentes tópicos na lesão, conforme necessário
- Colocar um curativo oclusivo sem exercer compressão
- Posicionar o paciente para preservar a funcionalidade dos membros e articulações para evitar retração
- Oferecer controle adequado da dor com medidas farmacológicas e não farmacológicas
- Providenciar cuidados com a pele nos sítios doadores e de enxertia
- Assegurar a ingestão adequada de nutrientes e de líquidos
- Administrar gamaglobulina para evitar desvio de líquidos, conforme necessário
- Auxiliar o paciente a determinar a verdadeira extensão das alterações físicas e funcionais
- Oferecer ao paciente opções de correção estética
- Recomendar métodos para proteger a parte afetada
- Auxiliar o paciente a aceitar as alterações físicas e adaptá-las ao estilo de vida (p. ex., relações sexuais, familiares, profissionais e sociais)
- Promover aceitação e apoio emocional durante todo o tratamento

5ª edição 2008

Cuidados com o cabelo e o couro cabeludo 1670

Definição: promoção de cabelos e couro cabeludo saudáveis, limpos e asseados

Atividades:
- Monitorar a condição do cabelo e do couro cabeludo, incluindo anormalidades (p. ex., cabelo seco, áspero ou quebradiço, infestação de pragas, caspa e deficiências nutricionais)
- Fornecer tratamento para anormalidades ou notificar o profissional de saúde apropriado
- Preparar material para limpeza do cabelo (p. ex., bacia, suporte para xampu, almofada à prova d'água, toalha, xampu e condicionador)
- Ajudar o paciente a ficar em uma posição confortável
- Usar peróxido de hidrogênio ou álcool para dissolver sangue ressecado, se houver, antes de limpar o cabelo
- Colocar uma touca de limpeza descartável preparada comercialmente na cabeça do paciente e massagear a cabeça para a solução agir no cabelo e couro cabeludo, certificando-se de usar a touca de acordo com as instruções do fabricante
- Lavar e condicionar os cabelos, massageando o xampu e o condicionador no couro cabeludo e no cabelo
- Evitar resfriamento durante a limpeza (*i. e.*, ajustar a temperatura ambiente e fornecer toalhas aquecidas)
- Secar os cabelos com secador em temperatura baixa para evitar queimar o couro cabeludo
- Escovar ou pentear os cabelos, usando um pente de dentes largos ou um pente garfo, conforme necessário
- Aplicar uma pequena quantidade de óleo nas áreas secas ou descamadas do couro cabeludo
- Arrumar os cabelos
- Monitorar a resposta do paciente à queda de cabelo, fornecendo suporte (p. ex., ajudar na escolha de um chapéu, peruca ou lenço, encaminhar para uma instituição comunitária e discutir transplantes capilares e medicamentos para estimular o crescimento do cabelo), se indicado
- Providenciar um barbeiro ou cabeleireiro para um corte de cabelos
- Preparar materiais para o barbear (p. ex., creme de barbear, toalha e lâmina de barbear ou barbeador elétrico)
- Raspar os pelos do corpo com um barbeador elétrico para pacientes com risco de sangramento excessivo, se desejado
- Realizar procedimentos de remoção de pelos usando tesouras, máquinas de cortar cabelo ou agentes químicos depilatórios antes do procedimento cirúrgico, certificando-se de consultar as políticas institucionais e as ordens médicas
- Orientar o paciente ou os responsáveis sobre os cuidados com os cabelos (p. ex., limpeza do couro cabeludo e do cabelo da criança e prevenção de infestação de pragas)
- Providenciar encaminhamento, conforme apropriado

1ª edição 1992; revisada em 2008, 2013

Cuidados com o local da incisão 3440

Definição: limpeza, monitoração e promoção da cicatrização de uma ferida fechada com suturas, clipes ou grampos

Atividades:
- Explicar o procedimento ao paciente, usando a preparação sensorial
- Administrar medicamentos analgésicos 30 a 60 minutos antes do cuidado com a incisão
- Realizar higiene das mãos e técnica asséptica
- Inspecionar o local da incisão quanto a vermelhidão, inchaço, sinais de deiscência, evisceração ou drenagem
- Monitorar o processo de cicatrização e os sinais e sintomas de infecção no local da incisão
- Limpar a área ao redor da incisão com solução de limpeza adequada e fricção suave

- Limpar da área limpa para a área menos limpa (ou seja, da incisão para a pele ao redor; da inserção do dreno em movimento circular em espiral para fora)
- Direcionar qualquer líquido de irrigação para fluir da área menos para a mais contaminada
- Usar *swab* ou pedaço de gaze apenas uma vez na incisão e descartar
- Usar *swabs* estéreis para limpeza eficiente de suturas de fios bem ajustados, feridas profundas e estreitas ou feridas com bolsas
- Limpar a área ao redor de qualquer local de drenagem ou tubo de drenagem por último
- Manter a posição do tubo de drenagem, se indicado
- Aplicar tiras de fechamento de incisão, conforme apropriado
- Usar fita reutilizável ou cremes de barreiras de pele para evitar a remoção repetida de fita de áreas sensíveis da pele
- Aplicar pomada antisséptica, conforme prescrito
- Remover suturas, grampos ou clipes, conforme indicado
- Trocar o curativo em intervalos apropriados
- Aplicar curativo apropriado para proteger a incisão
- Facilitar a visualização da incisão pelo paciente
- Orientar sobre como cuidar da incisão durante o banho ou ducha
- Orientar sobre como minimizar o estresse no local da incisão
- Orientar sobre como cuidar da incisão, incluindo sinais e sintomas de infecção
- Orientar sobre os motivos para notificar o profissional de saúde (p. ex., febre, vermelhidão, edema, deiscência da ferida)
- Utilizar a técnica *teach-back* (paciente é solicitado a repetir a informação que recebeu) para garantir a compreensão
- Documentar cuidados com a incisão, estado da incisão e orientação fornecida

1ª edição 1992; revisada em 2000, 2024

Cuidados com o repouso no leito 0740

Definição: promoção do conforto, segurança e prevenção de complicações para um paciente impossibilitado de sair do leito

Atividades:
- Explicar as razões da exigência do repouso no leito
- Colocar em um colchão/cama terapêutica apropriada
- Posicionar em alinhamento corporal adequado
- Evitar o uso de roupas de cama com textura áspera
- Manter a roupa de cama limpa, seca e sem dobras
- Colocar na cama um apoio para os pés
- Usar dispositivos na cama que protejam o paciente
- Aplicar dispositivos que evitem a queda plantar
- Elevar grades laterais, conforme apropriado
- Colocar o dispositivo de mudança de posição na cama em local de fácil acesso ao paciente
- Colocar a campainha ao alcance do paciente
- Colocar a mesa de cabeceira ao alcance do paciente
- Anexar trapézio à cama, conforme apropriado
- Mudar o decúbito conforme indicado pela condição da pele
- Mudar o decúbito do paciente imobilizado pelo menos a cada 2 horas, de acordo com uma programação específica
- Monitorar a condição da pele
- Orientar exercícios no leito, conforme apropriado
- Facilitar pequenos movimentos para alívio do peso corporal
- Realizar exercícios passivos e ativos de amplitude de movimento
- Auxiliar nas medidas de higiene (p. ex., uso de desodorante ou perfume)
- Auxiliar nas atividades da vida diária
- Aplicar meias antiembolia
- Monitorar quanto a complicações do repouso no leito (p. ex., perda de tônus muscular, dor nas costas, constipação intestinal, aumento do estresse, depressão, confusão, alterações no ciclo do sono, infecções do sistema urinário, dificuldade com a micção, pneumonia)
- Posicionar em postura ereta de maneira intermitente os pacientes incapazes de sair da cama todos os dias para proteção contra intolerância ortostática

1ª edição 1992; revisada em 2013

Cuidados com os olhos 1650

Definição: prevenção ou minimização de ameaças à integridade ocular ou visual

Atividades:
- Explicar os procedimentos independentemente do nível de consciência
- Monitorar vermelhidão, exsudato ou ulceração
- Orientar para não tocar nos olhos
- Monitorar o reflexo da córnea e determinar se as pupilas são iguais, redondas e reativas à luz e à acomodação (p. ex., PERRLA)
- Observar a simetria do movimento dos olhos
- Posicionar em decúbito dorsal antes de qualquer procedimento
- Usar uma toalha limpa e morna ou bolas de algodão umedecidas com água morna ou soro fisiológico para limpar
- Remover as lentes de contato, conforme apropriado
- Aplicar protetor ocular e alternar conforme necessário para a visão, conforme apropriado
- Aplicar colírios ou pomadas lubrificantes, conforme apropriado
- Tapar as pálpebras, conforme apropriado
- Aplicar câmara de umidade, conforme apropriado
- Manter o movimento do lado interno ou área nasal para o lado externo ao limpar os olhos

- Começar com o olho mais limpo primeiro ao fazer procedimentos em ambos os olhos
- Certificar-se de que um novo cotonete, bola de algodão ou canto de uma toalha de rosto seja usado para cada olho
- Evitar compartilhar cotonetes ou protetores entre os olhos
- Realizar os cuidados com os olhos a cada 4 horas ou conforme prescrito
- Ajustar a frequência dos cuidados com os olhos ao receber terapias de oxigênio que ressecam os olhos
- Orientar sobre o uso de óculos escuros e chapéus para evitar ou reduzir a exposição ao sol ultravioleta
- Orientar sobre os cuidados adequados com os olhos, conforme indicado
- Orientar sobre exames oftalmológicos regulares (ou seja, pessoas com 65 anos ou mais precisam de exames oftalmológicos abrangentes com dilatação todos os anos)
- Documentar os cuidados e as condições dos olhos
- Utilizar a técnica *teach-back* (paciente é solicitado a repetir a informação que recebeu) para garantir a compreensão

1ª edição 1992; revisada em 2000, 2024

Cuidados com os pés 1660

Definição: higienização e inspeção dos pés para fins de relaxamento, limpeza e saúde

Atividades:
- Determinar o nível atual de conhecimento e habilidades do paciente relacionadas com o cuidado dos pés
- Determinar as práticas e rotinas atuais do paciente nos cuidados com os pés
- Inspecionar a pele dos pés, incluindo tornozelos, para verificar se há irritação, rachaduras, lesões, calos, calosidades, deformidades ou edema
- Inspecionar os sapatos para verificar se estão adequados, observando as áreas de desgaste
- Monitorar a marcha do paciente e a distribuição do peso nos pés
- Monitorar a limpeza e o estado geral dos sapatos e meias
- Monitorar o nível de hidratação dos pés, insuficiência arterial nas pernas e edema nas extremidades inferiores
- Lavar os pés ou aplicar escalda-pés, conforme necessário
- Secar cuidadosamente entre os dedos dos pés
- Aplicar loção ou pó absorvente de umidade, se indicado
- Inspecionar as unhas para verificar espessura ou mudança de coloração
- Limpar e cortar as unhas dos pés de espessura normal quando estiverem moles, usando um cortador de unhas e usando a curva do dedo como guia, seguindo o protocolo da instituição
- Não cortar no sulco ungueal
- Usar uma lixa para lixar as unhas e garantir cantos lisos
- Orientar sobre a importância do cuidado com os pés
- Fornecer informações relacionadas com o nível de risco de lesão
- Determinar a capacidade de realizar cuidados com os pés (p. ex., acuidade visual, mobilidade física, julgamento)
- Recomendar assistência de outra pessoa para os cuidados com os pés, em caso de deficiência visual ou problemas de mobilidade do paciente
- Oferecer *feedback* positivo sobre atividades de autocuidado com os pés
- Orientar para inspecionar o interior dos sapatos em busca de áreas ásperas
- Orientar para monitorar a temperatura dos pés usando o dorso da mão
- Orientar sobre a importância da inspeção regular, especialmente quando a sensibilidade diminui
- Auxiliar no desenvolvimento de um plano para avaliação e cuidados diários dos pés em casa
- Recomendar a inspeção diária dos pés em todas as superfícies e entre os dedos, procurando vermelhidão, inchaço, calor, secura, maceração, sensibilidade ou áreas abertas
- Orientar para usar o espelho ou a assistência de outra pessoa para realizar a inspeção dos pés, conforme necessário
- Aconselhar a lavagem diária dos pés com água morna e sabão neutro
- Aconselhar secar bem os pés após lavá-los, especialmente entre os dedos
- Orientar a hidratar a pele diariamente por meio de breves banhos de imersão, banhos em água em temperatura ambiente ou aplicação de emoliente
- Fornecer informações sobre a relação entre neuropatia, lesão e doença vascular e risco de ulceração e amputação de membros inferiores em pessoas com diabetes
- Orientar sobre quando entrar em contato com um profissional de saúde, incluindo a presença de lesões que não cicatrizam ou estão infectadas
- Aconselhar sobre medidas de autocuidado adequadas para problemas menores nos pés
- Ter cautela com possíveis fontes de lesões nos pés (p. ex., calor, frio, corte de calos ou calosidades, produtos químicos, antissépticos ou adstringentes fortes, fita adesiva, andar descalço ou usar chinelos ou sapatos abertos)
- Orientar sobre a técnica adequada para aparar as unhas dos pés (ou seja, cortar relativamente reto, seguindo o contorno do dedo e lixar as bordas afiadas com uma lixa de unha)
- Orientar sobre o cuidado de calosidades leves, incluindo polimento suave com toalha ou pedra-pomes após o banho
- Recomendar cuidados especializados para unhas grossas ou encravadas, calos, calosidades ou deformidades ósseas, conforme indicado
- Recomendar calçados apropriados (ou seja, salto baixo com formato de sapato que combine com o formato do pé; profundidade adequada da biqueira; solas feitas de material que absorva choques; ajustáveis por cadarço ou tiras; cabedal feito de materiais respiráveis, macios e flexíveis; alterações feitas para distúrbios da marcha e do comprimento dos membros e potencial para modificação, se necessário)
- Recomendar meias apropriadas (ou seja, absorventes e não apertadas)
- Recomendar orientações a serem seguidas ao comprar sapatos novos, incluindo ter os pés devidamente medidos e ajustados no momento da compra
- Recomendar o uso de sapatos novos apenas algumas horas por vez nas primeiras 2 semanas
- Orientar para inspecionar diariamente o interior dos sapatos em busca de objetos estranhos, pontas nas unhas, forros rasgados e áreas ásperas

- Orientar para trocar de calçado duas vezes (p. ex., meio-dia e 17h) por dia para evitar pressão repetitiva local
- Explicar a necessidade de calçados ou órteses prescritos, conforme apropriado
- Ter cuidado com atividades que causam pressão nos nervos e vasos sanguíneos, como faixas elásticas nas meias ou cruzar as pernas
- Aconselhar a parar de fumar, conforme apropriado
- Incluir a família na instrução, conforme apropriado
- Reforçar as informações fornecidas por outros profissionais de saúde, conforme apropriado
- Fornecer orientações escritas sobre cuidados com os pés
- Documentar as instruções fornecidas conforme indicado
- Utilizar a técnica *teach-back* (paciente é solicitado a repetir a informação que recebeu) para garantir a compreensão

1ª edição 1992; revisada em 2004, 2024

Cuidados com tração/imobilização 0940

Definição: manejo de paciente com tração e/ou um dispositivo de estabilização para imobilizar e estabilizar uma parte do corpo

Atividades:
- Posicionar em alinhamento corporal adequado
- Manter o alinhamento corporal adequado no leito para melhorar a tração
- Certificar-se de que os pesos adequados estejam sendo aplicados (p. ex., medidas de tração e contratração)
- Certificar-se de que as cordas e polias estejam funcionando corretamente e penduradas livremente no chão
- Certificar-se de que a tração das cordas e pesos permaneça ao longo do eixo do osso fraturado
- Fixar os pesos de tração ao movimentar o paciente
- Manter a tração o tempo todo
- Monitorar o sistema de tração pelo menos uma vez por plantão
- Monitorar a capacidade de autocuidado durante a tração
- Monitorar o dispositivo de fixação externa
- Monitorar os locais de inserção de pinos
- Remover os dispositivos de tração da pele pelo menos diariamente para inspeção e limpeza da pele
- Monitorar a pele e as proeminências ósseas quanto a sinais de lesões de pele
- Monitorar a circulação, o movimento e a sensibilidade da extremidade afetada
- Monitorar as complicações da imobilidade (p. ex., trombose venosa profunda, infecção torácica, atrofia muscular, pé caído)
- Fornecer medidas adequadas de alívio da dor
- Realizar cuidados no local de inserção de pinos pelo menos diariamente
- Administrar cuidados adequados com a pele nos pontos de atrito
- Providenciar um trapézio para movimento no leito, conforme apropriado
- Orientar sobre cuidados com o dispositivo de suporte, conforme necessário
- Orientar sobre cuidados com o dispositivo de fixação externa, conforme necessário
- Orientar sobre cuidados no local dos pinos, conforme necessário
- Orientar sobre a importância da nutrição adequada para a cicatrização óssea
- Monitorar a ocorrência de distúrbios da imagem corporal e necessidade de aconselhamento

1ª edição 1992; revisada em 1996, 2018

Cuidados com trauma por abuso sexual 6300

Definição: fornecimento de apoio emocional e físico imediatamente após uma denúncia de abuso sexual

Atividades:
- Fornecer suporte individual para permanecer com a pessoa
- Entrar em contato com os profissionais examinadores de enfermagem de agressão sexual (SANEs; do inglês, *Sexual Assault Nurse Examiners*), enfermeiros com treinamento forense, equipes de resposta ao abuso sexual (SART; do inglês, *Sexual Assault Response Teams*), examinadores forenses de abuso sexual (SAFEs; do inglês, *Sexual Assault Forensic Examiners*) ou examinadores de abuso sexual (SAEs; do inglês, *Sexual Assault Examiners*) para conduzir os exames, conforme disponível na organização
- Informar a pessoa sobre a disponibilidade de um conselheiro de crise de agressão sexual (entre as competências do enfermeiro forense brasileiro estão o reconhecimento e o acolhimento às vítimas de violência, bem como aos familiares)
- Entrar em contato com o conselheiro de crise de agressão sexual mediante solicitação da pessoa
- Explicar os procedimentos legais disponíveis
- Explicar o protocolo de agressão sexual e obter consentimento para prosseguir
- Registrar se tomou banho de chuveiro, ducha ou banheira após o incidente
- Registrar o estado mental e o estado físico (p. ex., roupas, sujidade, resíduos), histórico do incidente, evidências de violência e histórico ginecológico anterior
- Determinar a presença de ferimentos, hematomas, sangramento, lacerações ou outros sinais de lesão física
- Implementar o protocolo de agressão sexual (p. ex., etiquetar e guardar roupas sujas, secreções vaginais, raspagem de unhas, pentear os pelos vaginais com pente descartável para coleta do material) [ver Resolução Cofen nº 556/2017, Resolução Cofen nº 700/2022 e Resolução Cofen nº 757/2024]
- Obter amostras para evidências legais
- Oferecer medicamentos para prevenir a gravidez, conforme apropriado

- Providenciar medicamento antibiótico profilático contra infecções sexualmente transmissíveis (ISTs), conforme apropriado
- Oferecer vacinação contra hepatite B
- Informar o paciente do teste de HIV, conforme apropriado
- Fornecer instruções claras e por escrito sobre o uso de medicamentos, serviços de suporte à crise e apoio jurídico, conforme legislação vigente
- Fornecer o número de telefone do centro de crise de abuso sexual
- Registrar de acordo com a instituição e a política de coleta de agressão sexual
- Proteger todas as evidências coletadas em uma área de acesso restrito e guardá-las para aplicação da lei

1ª edição 1992; revisada em 2000, 2024

Cuidados da pele: local da doação 3582

Definição: prevenção de complicações da ferida e promoção da cicatrização no local da doação

Atividades:
- Inspecionar o curativo do local de doação, pelo menos diariamente, conforme o protocolo institucional
- Trocar o curativo, conforme o protocolo da instituição
- Providenciar controle adequado da dor (p. ex., medicamentos, musicoterapia, distração, massagem)
- Aplicar medicamentos no local da ferida, conforme o protocolo da instituição
- Monitorar a presença de sinais de infecção (p. ex., febre, dor) e outras complicações pós-operatórias
- Manter o local de doação de pele limpo, seco e livre de pressão
- Orientar o indivíduo a manter o local doador de pele cicatrizado macio e flexível
- Orientar a aplicação de pressão, quando houver sangramento excessivo e notificar o profissional de saúde se a aplicação de pressão não resultar em diminuição do sangramento
- Orientar o indivíduo a evitar a exposição do local doador de pele a extremos de temperatura, trauma externo e luz solar
- Orientar sobre sinais e sintomas que devem ser relatados imediatamente ao profissional de saúde
- Utilizar a técnica *teach-back* (paciente é solicitado a repetir a informação que recebeu) para garantir a compreensão

4ª edição 2004; revisada em 2024

Cuidados da pele: local do enxerto 3583

Definição: prevenção de complicações da ferida e promoção de cicatrização do local do enxerto

Atividades:
- Aplicar os curativos, conforme o protocolo da instituição
- Promover controle adequado da dor (p. ex., medicamento, musicoterapia, distração, massagem)
- Seguir o protocolo da instituição para tratamento do local do enxerto (p. ex., elevar o local do enxerto, aspiração por agulha, tratamento de bolhas)
- Evitar atrito e forças de cisalhamento no novo local do enxerto
- Orientar sobre as atividades permitidas até a aderência do enxerto
- Orientar o paciente a manter a parte afetada imobilizada durante a cicatrização
- Inspecionar o curativo diariamente, conforme o protocolo da instituição
- Monitorar a cor, o calor, o enchimento capilar e o turgor do enxerto
- Monitorar a presença de sinais de infecção (p. ex., febre, dor) e outras complicações
- Prevenir o desenvolvimento de complicações durante o período de imobilidade (p. ex., pneumonia, embolia pulmonar, lesão por pressão)
- Fornecer suporte emocional, compreensão e consideração
- Orientar sobre os cuidados com a área do local do enxerto (p. ex., meia de compressão, curativo, evitar luz solar e almofada térmica, não fumar), conforme prescrito
- Utilizar a técnica *teach-back* (paciente é solicitado a repetir a informação que recebeu) para garantir a compreensão

4ª edição 2004; revisada em 2024

Cuidados da pele: tratamento tópico 3584

Definição: aplicação de substâncias tópicas ou manipulação de dispositivos para promoção da integridade e minimização de rupturas na pele

Atividades:
- Inspecionar diariamente a pele de pacientes com risco de ruptura
- Instituir medidas para reduzir o risco de ruptura da pele ou do tecido (p. ex., redução da frequência de banhos completos, manutenção da pele livre de resíduos ou exsudato, uso de sabonetes suaves, uso de emolientes e virar ou reposicionar com frequência)
- Classificar quaisquer lesões ou áreas de ruptura com a aplicação de uma ferramenta ou escala padronizada (p. ex., Escala de Braden)
- Aplicar tratamento tópico na área afetada (p. ex., agente antibiótico, anti-inflamatório, emoliente, antifúngico, desbridante), conforme apropriado
- Aplicar curativo oclusivo transparente nas áreas afetadas, conforme necessário

- Aplicar ou borrifar as verrugas da pele com nitrogênio líquido, conforme apropriado
- Evitar fazer aplicações locais de calor
- Registrar o grau de ruptura da pele
- Evitar o uso de roupas de cama com textura áspera e mantê-las limpas, secas, sem vincos e objetos estranhos
- Limpar com sabão antibacteriano, conforme apropriado
- Evitar o uso de sabão alcalino na pele
- Utilizar água pura para limpar e evitar o ressecamento da pele sempre que possível (p. ex., recém-nascido)
- Enxaguar cuidadosamente a pele de modo completo para evitar os efeitos de ressecamento do sabonete
- Imergir em banho coloidal para aumentar a umidade da pele, conforme apropriado
- Secar a pele completamente
- Promover higiene íntima, conforme necessário
- Lavar a pele e fornecer roupas de cama limpas e secas após episódios de incontinência
- Manter a pele seca após episódios de sudorese
- Verificar as superfícies da pele nos locais onde a umidade causada pela transpiração pode ficar retida
- Aplicar talco em pó secante nas dobras profundas da pele ou polvilhar a pele com pó medicamentoso, conforme apropriado
- Remover fita adesiva e resíduos
- Proporcionar suporte em áreas edemaciadas (p. ex., travesseiro embaixo dos braços, suporte escrotal), conforme apropriado
- Aplicar lubrificante para umedecer os lábios e a mucosa oral, conforme necessário
- Administrar massagem no dorso ou no pescoço, conforme apropriado
- Trocar o coletor de urina tipo preservativo, conforme apropriado
- Utilizar roupas íntimas com folga para incontinência, conforme apropriado
- Colocar absorventes para incontinência, conforme apropriado
- Massagear ao redor das áreas afetadas por ressecamento ou vermelhidão, conforme apropriado
- Aplicar um dispositivo de ostomia corretamente ajustado, conforme necessário
- Iniciar a consulta com serviços especializados, conforme necessário
- Vestir o paciente com roupas folgadas
- Encorajar os adultos em risco de lesões na pele a usar mangas compridas, calças compridas ou meias até o joelho
- Cobrir as mãos com luvas para evitar arranhões excessivos ou lacerações na pele, conforme apropriado
- Utilizar dispositivos no leito e na cadeira (p. ex., almofadas) que protejam o indivíduo
- Colocar protetores de calcanhar, conforme apropriado
- Realizar mudança de decúbito do paciente no leito ou imobilizá-lo pelo menos a cada 2 horas, seguindo um esquema específico
- Providenciar coxins, almofadas, colchões ou camas apropriados que sejam desenvolvidos para reduzir a pressão para indivíduos em repouso no leito
- Providenciar cuidados completos com os pés
- Providenciar higiene dentária
- Orientar adultos idosos que estejam utilizando bicarbonato de sódio ou sal para limpeza dos dentes a evitar a ingestão em decorrência do alto teor de sódio
- Fornecer protetor solar com FPS recomendado para exposição
- Adicionar umidade ao ambiente com auxílio de umidificador, conforme necessário
- Instituir medidas para promover a cicatrização adequada (p. ex., proporcionar repouso, alimentação e líquidos adequados, avaliar as feridas e a pele diariamente, evitar lacerações na pele causadas por fitas adesivas)

1ª edição 1992; revisada em 1996, 2000, 2024

Cuidados da pele: uso de produtos absorventes   3570

Definição: prevenção de complicações cutâneas em adultos ao utilizar tecidos ou materiais permeáveis e protetores

Atividades:
- Estabelecer o tipo de incontinência (p. ex., incontinência leve ou branda, incontinência moderada a grave, incontinência fecal ou urinária) ou suor excessivo nas dobras cutâneas
- Utilizar ferramenta de avaliação ou escala padronizada para identificar indivíduos em risco de ruptura da pele (p. ex., Escala de Braden, *International Consultation on Incontinence Questionnaire – Short Form* [ICIQ-SF])
- Determinar as necessidades pessoais (p. ex., controle de odores, prevenção de manchas nas roupas, autoaplicação, áreas de ruptura ou atrito da pele, qualidades estéticas sonoras ou visuais, preço, tamanho bariátrico)
- Determinar expectativas para uso do produto (p. ex., proteção contra umidade nas dobras cutâneas, roupa de banho, roupa de dia, roupa de noite, roupa de viagem, prevenção de cama molhada, cobertura para incontinência urinária ou fecal, reutilizável ou lavável)
- Considerar atributos do produto (p. ex., forro do tecido, absorventes perineais, protetores diários, fraldas acolchoadas, produtos de cós, cuecas ou calcinhas descartáveis noturnas, cuecas ou calcinhas descartáveis diurnas, removíveis, reutilizáveis, *pull-ups* [fraldas ajustáveis e confortáveis], abas reutilizáveis)
- Ajustar a robustez do produto conforme indicado pelo momento da necessidade (ou seja, uso de absorventes perineais leves para vazamentos brandos, troca por peças íntimas mais reforçadas para cobertura noturna)
- Evitar exceder as instruções do fabricante para troca do produto (p. ex., troca a cada 3 horas)
- Combinar o produto com as necessidades de cuidados com a pele (ou seja, evitar produtos de plástico compactos em caso de risco de ruptura da pele)
- Ajustar o produto à anatomia (ou seja, uso das medidas do quadril, garantia de que as aberturas das pernas e da cintura estejam ajustadas, prevenção de ajustes muito apertados ou muito frouxos, uso de tabela de tamanhos de produtos, quando disponíveis, bem como corte dos protetores de dobras cutâneas no tamanho desejado antes de aplicá-los)
- Evitar o corte das camadas de dobra cutânea précortadas

- Dobrar a camada de dobra cutânea pré-cortada ao meio durante a aplicação para melhor ajuste, se indicado
- Trocar a camada de dobra cutânea pré-cortada diariamente ou quando estiver úmida
- Escolher um produto que se ajuste à roupa (p. ex., menos absorvente, produto menor, prevenção de adesivos ou desenhos coloridos sob roupas leves)
- Escolher um produto com facilidade de uso, conforme indicado pelas necessidades
- Assegurar as capacidades de neutralização de odores do produto, conforme indicado pela preferência
- Considerar as necessidades do produto ao administrar medicamentos com efeitos na incontinência (p. ex., laxantes, diuréticos)
- Inspecionar a área da pele a cada troca de produto ou ocorrência de ida ao banheiro
- Inspecionar a pele e as membranas mucosas quanto à presença de rubor, calor extremo, edema, drenagem ou sinais de acúmulo de pressão (p. ex., pele avermelhada que não empalidece)
- Aplicar tratamentos tópicos preventivos para a pele, conforme indicado
- Evitar a reutilização de produtos com sujeira, mesmo com o mínimo de resíduo aparente
- Orientar sobre os tipos de produtos, uso, indicações e contraindicações
- Determinar a capacidade de selecionar produtos e incluir no planejamento, quando apropriado
- Orientar acerca de sinais de ruptura da pele e potenciais mudanças no produto requeridas por ocorrência de ruptura
- Orientar sobre cuidados com a pele durante o uso de produtos
- Monitorar a pele quanto a erupções cutâneas e abrasões e trocar o produto, conforme indicado, na ocorrência de erupção cutânea ou abrasão
- Trocar o produto se causar rigidez ou restrição de movimento
- Registrar a condição da pele a cada 8 horas ou conforme indicado

8ª edição 2024

Cuidados de emergência 6200

Definição: fornecimento de medidas de avaliação e tratamento em situações de urgência

Atividades:
- Ativar o sistema médico de emergência
- Obter o desfibrilador externo automático (DEA) ou garantir que alguém o providencie, se possível e apropriado
- Iniciar ações de resgate aos pacientes mais graves em caso de múltiplas vítimas
- Avaliar os pacientes não responsivos para determinar as ações apropriadas
- Verificar se há sinais e sintomas de parada cardíaca
- Pedir ajuda se o paciente não estiver respirando ou com a respiração fora do normal e não responder
- Orientar outras pessoas a pedirem ajuda, se necessário
- Empregar medidas de precaução para reduzir o risco de infecção ao prestar cuidados
- Fixar o DEA e implementar as ações especificadas, conforme apropriado
- Garantir a desfibrilação imediata, conforme apropriado
- Realizar reanimação cardiopulmonar com foco em compressões torácicas em adultos e compressões associadas à ventilação em crianças, conforme apropriado
- Iniciar 30 compressões torácicas na frequência e profundidade especificadas, permitindo o retorno completo do tórax entre as compressões, minimizando as interrupções nas compressões e evitando ventilação excessiva, conforme apropriado
- Minimizar o intervalo entre a interrupção das compressões torácicas e a administração do choque, se indicado
- Adaptar as ações de resgate à causa mais provável da parada (p. ex., cardíaca ou respiratória)
- Criar ou manter uma via aérea desobstruída
- Verificar se há sinais e sintomas de respiração gravemente comprometida (p. ex., pneumotórax ou tórax instável)
- Realizar duas ventilações de resgate após as 30 compressões torácicas iniciais concluídas, conforme apropriado
- Realizar a manobra de Heimlich, conforme apropriado
- Fornecer cuidados adequados à idade para idosos e crianças
- Verificar se há sinais e sintomas de estado hemodinâmico gravemente comprometido (p. ex., trauma ou ruptura arterial)
- Instituir medidas (p. ex., aplicar pressão, curativo compressivo, posicionamento) para reduzir ou minimizar o sangramento
- Instituir medidas para o tratamento do choque (p. ex., posicionamento para perfusão ideal, uso de calça médica antichoque), conforme necessário
- Monitorar a quantidade e a natureza da perda de sangue
- Monitorar os sinais vitais, se possível e apropriado
- Verificar se há sinais e sintomas de comprometimento do estado neurológico (p. ex., paralisia, parestesia, incontinência intestinal ou da bexiga)
- Imobilizar o paciente com suspeita de trauma craniano ou medular usando dispositivos e técnicas apropriados (p. ex., aplicar colar cervical, mover o paciente em bloco e transportar o paciente em decúbito dorsal sobre uma prancha)
- Posicionar a parte do corpo do paciente ou o corpo em bloco na posição apropriada (p. ex., parte do corpo acometida pela picada de inseto abaixo do nível do coração e decúbito lateral esquerdo devido à ingestão de veneno ou intoxicação por substâncias)
- Imobilizar fraturas, grandes ferimentos e qualquer parte lesionada
- Mover o paciente apenas usando técnica e mecânica corporal apropriadas, quando necessário
- Monitorar os sinais e sintomas de hipoglicemia (p. ex., tremores, taquicardia, calafrios, pele úmida e pegajosa, sonolência, tontura, visão turva, confusão)
- Monitorar nível de consciência
- Remover o paciente do ambiente frio

- Remover as roupas molhadas do paciente
- Remover o paciente com febre da luz solar direta e da fonte de calor
- Refrescar o paciente com ventilador e administrar líquidos orais frios, conforme necessário
- Verificar se há etiquetas de alerta médico
- Administrar medicamentos (p. ex., nitroglicerina, broncodilatador, carvão ativado, insulina, epinefrina e antídoto), conforme necessário
- Determinar o histórico do acidente por relatos do paciente ou de outras pessoas na área
- Determinar em que tipo de veículo foi o acidente e o uso de dispositivos de contenção, se apropriado
- Determinar a natureza exata do trauma sofrido, se apropriado
- Determinar se houve *overdose* de entorpecentes ou se há outras substâncias envolvidas
- Determinar se há substâncias tóxicas ou venenosas envolvidas
- Enviar substâncias suspeitas envolvidas com o paciente para o centro de tratamento, conforme apropriado
- Entrar em contato com o centro de controle de intoxicações e prosseguir com o tratamento conforme as orientações
- Não deixar paciente suicida sozinho
- Fornecer segurança e apoio emocional ao paciente ou à família
- Auxiliar no tratamento contínuo, fornecendo informações pertinentes sobre situações de risco à vida de outros profissionais de saúde
- Coordenar o transporte médico, conforme apropriado
- Transportar usando uma prancha, conforme apropriado

1ª edição 1992; revisada em 2013

Cuidados durante o parto 6830

Definição: monitoração e gerenciamento dos estágios um e dois do parto

Atividades:
- Determinar o estágio do trabalho de parto, o estado de risco e a presença de membranas rompidas
- Internar na área de pré-parto
- Obter consentimento livre e esclarecido
- Determinar a preparação e os objetivos do parto
- Incentivar a participação da família no trabalho de parto, se for consistente com os objetivos pessoais
- Preparar a paciente para o trabalho de parto conforme o protocolo, solicitação do profissional responsável pelo mesmo e preferência da paciente
- Identificar as necessidades emocionais e psicológicas durante o parto
- Explicar que a duração do primeiro estágio do trabalho de parto varia entre as mulheres
- Fornecer lascas de gelo, pano úmido ou balas duras, conforme necessário
- Incentivar a esvaziar a bexiga a cada 2 horas
- Informar sobre dieta prescrita
- Fornecer cuidados de apoio individualizados
- Auxiliar a doula ou a família a fornecer conforto e apoio
- Realizar exame vaginal para determinar dilatação cervical completa, apagamento, posição fetal e estação após palpação abdominal
- Usar o partograma assim que o trabalho de parto for estabelecido para documentar a frequência das contrações e a frequência cardíaca fetal, conforme o protocolo
- Documentar exame cervical conforme protocolo
- Garantir a privacidade durante o processo de parto
- Pedir permissão para realizar exames conforme necessário
- Realizar manobras de Leopold para determinar a posição fetal
- Realizar exames vaginais na admissão e conforme necessário durante o trabalho de parto, evitando manipulação excessiva
- Monitorar os sinais vitais e o nível de dor conforme o protocolo
- Palpar as contrações para determinar a frequência, duração, intensidade e tônus de repouso, conforme necessário
- Realizar ausculta intermitente da frequência cardíaca fetal conforme protocolo
- Monitorar a frequência cardíaca fetal entre as contrações para estabelecer a linha de base e durante e após as contrações para detectar desacelerações ou acelerações
- Aplicar monitor fetal eletrônico conforme protocolo
- Instruir sobre o processo e equipamento de monitoração cardíaca fetal
- Relatar alterações anormais na frequência cardíaca fetal ao médico primário
- Auxiliar nas mudanças de posição para corrigir a frequência cardíaca fetal anormal
- Fornecer explicações claras, consistentes e baseadas em evidências sobre as possíveis posições durante o trabalho de parto
- Informar sobre os benefícios do posicionamento e da deambulação (p. ex., sentar-se, ficar em pé, ajoelhar)
- Usar ferramentas de parto (p. ex., bola de parto, bola feijão, barra de parto, hidroterapia) para apoiar um posicionamento confortável
- Educar sobre a importância de evitar longos períodos em decúbito dorsal ou na mesma posição
- Orientar sobre técnicas de respiração, relaxamento e visualização
- Realizar ou auxiliar na amniotomia conforme protocolo
- Auscultar a frequência cardíaca fetal antes e depois da amniotomia
- Documentar as características do líquido amniótico, frequência cardíaca fetal e padrão de contração
- Manter-se informado sobre o andamento do trabalho de parto
- Monitorar o enfrentamento durante o parto
- Orientar sobre técnicas de expulsão para o segundo estágio do trabalho de parto
- Incentivar esforços espontâneos de compressão durante o segundo estágio
- Monitorar a eficácia da evolução e a duração do segundo estágio
- Oferecer compressas mornas para as costas e região suprapúbica, conforme preferência
- Documentar eventos de trabalho de parto
- Notificar o médico ou enfermeiro obstétrico no momento apropriado para se paramentar para o parto

1ª edição 1992; revisada em 1996, 2018, 2024

Cuidados durante o parto: parto de alto risco 6834

Definição: assistência no parto vaginal de fetos múltiplos ou mal posicionados

Atividades:
- Informar a paciente e a pessoa que a acompanha sobre procedimentos e equipe extra a serem previstos durante o processo de parto
- Comunicar as alterações no estado materno ou fetal ao médico responsável, conforme apropriado
- Preparar o equipamento apropriado, incluindo monitor fetal eletrônico, ultrassom, máquina de anestesia, suprimentos de ressuscitação neonatal, fórceps (p. ex., Piper) e aquecedores extras para neonatos
- Notificar profissionais extras para assistir ao parto (p. ex., neonatologista, enfermeiros de terapia intensiva neonatal, anestesiologista)
- Prestar assistência à equipe obstétrica para a preparação de batas e luvas
- Continuar a monitoração eletrônica
- Orientar durante a segunda fase do trabalho de parto
- Alertar o médico responsável sobre anormalidades nos sinais vitais maternos ou no(s) traçado(s) cardíaco(s) fetal(ais)
- Incentivar a pessoa de apoio a ajudar com medidas de conforto
- Usar as precauções universais
- Realizar limpeza perineal
- Realizar ou auxiliar na rotação manual da cabeça fetal da posição occipital posterior para a anterior, conforme apropriado
- Registrar a hora do parto do primeiro gêmeo ou da apresentação pélvica no nível do umbigo
- Auxiliar na amniotomia de membranas amnióticas adicionais, conforme necessário
- Continuar monitorando a frequência cardíaca do segundo ou terceiro feto
- Realizar ultrassonografia para localizar a posição fetal, conforme apropriado
- Acompanhar a cabeça do feto com a mão para promover a flexão durante o parto pélvico, conforme orientação do médico responsável
- Realizar manobra de McRoberts e pressão suprapúbica a pedido do médico ou enfermeiro obstétrico
- Apoiar o corpo à medida que o médico faz o parto depois da saída da cabeça
- Auxiliar na aplicação de fórceps ou extrator a vácuo, conforme necessário
- Auxiliar na administração de anestésico materno (p. ex., intubação), conforme necessário
- Registrar a hora do(s) nascimento(s)
- Auxiliar na ressuscitação neonatal, conforme necessário
- Documentar os procedimentos (p. ex., anestesia, fórceps, extração a vácuo, pressão suprapúbica, manobra de McRoberts, ressuscitação neonatal) utilizados para facilitar o parto
- Explicar as características do recém-nascido relacionadas com o parto de alto risco (p. ex., hematomas e marcas de fórceps)
- Observar atentamente a ocorrência de hemorragia pós-parto
- Auxiliar a mãe a se recuperar da anestesia, conforme apropriado
- Encorajar a interação dos pais com o(s) recém-nascido(s) logo após o parto

2ª edição 1996; revisada em 2018

Cuidados durante o repouso do cuidador 7260

Definição: fornecimento de cuidados de curto prazo para proporcionar descanso ao cuidador familiar

Atividades:
- Estabelecer uma relação terapêutica com o paciente e a família
- Monitorar a resistência do cuidador
- Informar o paciente e a família sobre os recursos disponíveis para os cuidados durante o repouso do cuidador
- Providenciar substitutos de cuidadores domiciliares
- Coordenar os voluntários para os serviços domiciliares, conforme apropriado
- Coordenar os serviços de apoio comunitário (ou seja, refeições, cuidados diurnos, acampamentos de verão)
- Providenciar um cuidador substituto
- Monitorar o nível de habilidade da pessoa que irá substituir o cuidador durante o repouso
- Seguir a rotina usual de cuidados
- Providenciar cuidados, como exercícios, deambulação e higiene, conforme apropriado
- Providenciar um programa de atividades adequadas, conforme apropriado
- Obter os números de telefones de emergência
- Determinar como entrar em contato com o cuidador usual
- Providenciar cuidados de emergência, conforme necessário
- Manter o ambiente domiciliar normal
- Fornecer um relatório ao cuidador usual quando ele retornar

1ª edição 1992; revisada em 2013

Cuidados na admissão 7310

Definição: facilitação da entrada de uma pessoa em uma unidade de saúde

Atividades:
- Apresentar-se e informar seu papel na prestação de cuidados
- Identificar a pessoa usando pelo menos dois identificadores (p. ex., nome, data de nascimento)
- Colocar a pessoa em área apropriada para admissão
- Proporcionar privacidade adequada
- Verificar se há necessidade especial para comunicação (p. ex., óculos, aparelho auditivo, necessidade de um intérprete) ou método de comunicação preferido
- Providenciar serviços profissionais de tradutor ou intérprete por telefone se não falar, ler ou entender o idioma
- Determinar a formação educacional, o nível de conhecimento em saúde e a capacidade de entender instruções
- Fornecer declaração de direitos do paciente
- Fornecer informações sobre diretivas de cuidados antecipados (p. ex., testamento em vida, procuração permanente para cuidados de saúde)
- Obter cópias das diretivas de cuidados antecipados, se disponíveis
- Orientar sobre as expectativas de atendimento, incluindo políticas e procedimentos relevantes da agência de saúde
- Orientar sobre o ambiente imediato, incluindo luzes de chamada, instalações sanitárias e equipamentos
- Orientar sobre as instalações da instituição
- Revisar o histórico de saúde, como doenças pregressas, uso de medicamentos e alergias
- Revisar avaliações físicas, financeiras, psicossociais e religiosas, conforme apropriado
- Verificar variáveis culturais que requerem acomodação ou adaptação (p. ex., preferências alimentares, requisitos de vestuário, crenças sobre cura e bem-estar)
- Revisar medicamentos, como medicamentos fitoterápicos ou de venda livre
- Revisar o estado de risco (p. ex., risco de quedas, triagem para tuberculose, avaliação da pele)
- Verificar se utiliza algum dispositivo de assistência e fornecer, após garantir que o dispositivo seja seguro para uso
- Realizar testes e triagens preliminares de acordo com as políticas da instituição e a condição da pessoa
- Observar comportamentos e respostas verbais e não verbais
- Verificar a percepção da doença, as necessidades de cuidados de saúde, o conhecimento dos problemas de saúde e as expectativas de cuidados
- Identificar pessoas com alto risco de readmissão com base na condição, hospitalizações anteriores, consultas no pronto-socorro e determinantes sociais da saúde (p. ex., critérios LACE [tempo de permanência (*Lengh of stay*), urgência da admissão (*Acute admission*), índice de comorbidades presentes (*Charlson comorbity index*) e número de consultas em pronto-atendimento nos 6 meses anteriores à internação atual (*Emergency department visits*)])
- Iniciar um plano flexível contínuo para alta na admissão (p. ex., avaliação regular da prontidão para alta, discussões periódicas relacionadas com os planos de alta)
- Verificar os recursos domésticos, incluindo a disponibilidade da família ou do cuidador, o mais cedo possível
- Incentivar o envolvimento precoce em todas as interações relacionadas com os cuidados domiciliares e às necessidades de alta
- Implementar precauções de segurança, conforme apropriado (p. ex., protocolo de queda, precauções de isolamento)
- Identificar o prontuário clínico, a porta do quarto e a cabeceira da cama com alertas de segurança, como identificação por pulseira, conforme indicado
- Notificar o prestador de cuidados de saúde sobre a admissão e o *status*
- Obter solicitações de cuidados de saúde do prestador de cuidados
- Registrar informações pertinentes
- Manter a confidencialidade das informações

1ª edição 1992; revisada em 2004, 2024

Cuidados na amputação 3420

Definição: promoção de recuperação física e psicológica antes e depois da amputação de uma parte do corpo

Atividades:
- Incentivar o paciente a participar da decisão de amputar, quando possível
- Revisar o consentimento informado com o paciente
- Fornecer informações e suporte antes e depois da cirurgia
- Facilitar o uso de um colchão de alívio de pressão
- Posicionar o coto em alinhamento corporal adequado
- Posicionar o coto abaixo do joelho em uma posição estendida
- Evitar colocar o coto em posição pendente para diminuir o edema e a estase vascular
- Evitar mexer no curativo do coto imediatamente após a cirurgia, desde que não haja vazamento ou sinal de infecção
- Enfaixar o coto, conforme necessário
- Promover um coto liso e cônico usando envoltório para um ajuste adequado da prótese
- Monitorar a quantidade de edema presente no coto
- Monitorar a dor do membro fantasma (ou seja, verificar se há dor em queimação, cãibra, latejamento, sensação de esmagamento ou formigamento no local onde o membro estava)
- Explicar que a dor do membro fantasma pode começar várias semanas após a cirurgia e pode ser desencadeada pela pressão em outras áreas
- Administrar controle farmacológico e não farmacológico da dor (p. ex., TENS, fonoforese e massagem), conforme necessário
- Monitorar preocupações psicológicas (p. ex., depressão e ansiedade) e ajustes relacionados com a mudança na imagem corporal
- Monitorar a cicatrização da ferida no local da incisão

- Colocar a área acometida em uma banheira de hidromassagem, conforme apropriado
- Monitorar a integridade dos tecidos e da pele (p. ex., infecção fúngica, dermatite de contato e tratamento de cicatrizes)
- Orientar o paciente sobre como executar corretamente os exercícios pós-cirúrgicos (p. ex., amplitude de movimento, resistência e fortalecimento)
- Incentivar o paciente a realizar exercícios de amplitude de movimento, resistência e fortalecimento após a cirurgia, fornecendo assistência, quando necessário
- Orientar o paciente a evitar ficar sentado por longos períodos
- Orientar sobre técnicas de transferência e dispositivos de assistência (p. ex., trapézio)
- Auxiliar o paciente no processo de luto associado à perda de parte do corpo (p. ex., aceitar a necessidade inicial de ocultação do coto)
- Promover persuasão cuidadosa e suporte para visualizar e manusear a parte alterada do corpo
- Facilitar a identificação das modificações necessárias no estilo de vida e nos dispositivos de assistência (p. ex., casa e carro)
- Identificar modificações necessárias na vestimenta
- Estabelecer metas mútuas para autocuidado progressivo
- Incentivar o paciente a praticar o autocuidado do coto
- Fornecer educação adequada para o autocuidado após a alta
- Orientar o paciente sobre os sinais e sintomas que devem ser relatados ao profissional de saúde (p. ex., dor crônica, ruptura da pele, formigamento, pulso periférico ausente, temperatura fria da pele e alterações nas necessidades ou objetivos funcionais)
- Discutir potenciais objetivos de longo prazo para reabilitação (p. ex., caminhar sem um dispositivo de apoio)
- Incentivar e facilitar a interação com pessoas com amputações semelhantes, conforme apropriado
- Supervisionar o uso inicial e os cuidados com a prótese
- Limpar a prótese
- Orientar o paciente e a família sobre como cuidar e aplicar a prótese
- Avaliar a prótese regularmente quanto a estabilidade, facilidade de movimento, eficiência energética e aparência da marcha
- Remover a prótese antes da cirurgia, conforme apropriado
- Manter a prótese segura quando não estiver em uso
- Encaminhar para especialista para modificação da prótese ou tratamento de complicações relacionadas com o seu uso

1ª edição 1992; revisada em 2004, 2013

Cuidados na embolia: periférica 4104

Definição: manejo de um paciente com oclusão da circulação periférica

Atividades:
- Obter um histórico de saúde detalhado do paciente para planejar cuidados preventivos atuais e futuros
- Avaliar alterações no estado respiratório e cardíaco (p. ex., sibilância de início recente, hemoptise, dispneia, taquipneia, taquicardia, síncope), pois os pacientes com trombose venosa profunda (TVP) apresentam maior risco de recorrência e de embolia periféria (EP)
- Avaliar qualquer queixa de dor no peito, ombro, costas ou pleurítica (ou seja, verificar a intensidade, localização, irradiação, duração e fatores precipitantes e de alívio)
- Realizar uma avaliação abrangente da circulação periférica (ou seja, verificar pulsos periféricos, edema, enchimento capilar, cor e temperatura das extremidades)
- Monitorar a dor na área acometida
- Monitorar os sinais de diminuição da circulação venosa na extremidade acometida (p. ex., aumento da circunferência da extremidade; edema e sensibilidade dolorosos; piora da dor na posição pendente; dor persistente com o uso da extremidade; veia dura e palpável; aumento das veias superficiais; câimbras intensas; vermelhidão e calor; dormência e formigamento; alteração da coloração da pele; febre)
- Administrar medicamento anticoagulante
- Elevar qualquer extremidade suspeita de estar acometida 20° ou mais, acima do nível do coração, para melhorar o retorno venoso
- Aplicar o escore de predição de Wells para auxiliar no diagnóstico de TVP
- Orientar o paciente e a família sobre os procedimentos de diagnóstico (p. ex., pletismografia; pletismografia computadorizada; venografia; dosagem de dímero D; tomografia computadorizada espiral multidetectores; ressonância magnética; ultrassonografias), conforme apropriado
- Aplicar meias ou mangas de compressão elástica graduada para reduzir o risco de síndrome pós-trombótica ou recorrência de TVP
- Remover mangas ou meias elásticas de compressão gradual por 15 a 20 minutos a cada 8 horas ou de acordo com a política e o protocolo da instituição
- Evitar o acesso IV antecubital e orientar a equipe da radiologia e laboratório a limitar o acesso às veias antecubitais para testes, se possível
- Administrar prometazina IV apenas em solução salina de 25 mℓ a 50 mℓ em velocidade lenta e evitar administrar em diluição salina inferior a 10 mℓ
- Auxiliar o paciente com amplitude de movimento passiva ou ativa, conforme apropriado
- Manter o paciente em repouso no leito e mudar de posição a cada 2 horas
- Proporcionar deambulação precoce e exercícios sob a direção e supervisão de um fisioterapeuta
- Monitorar o estado neurológico
- Promover medidas de alívio da dor/conforto
- Elevar os lençóis utilizando um levantador de cobertor sobre a extremidade acometida, se apropriado
- Evitar massagear ou comprimir os músculos dos membros acometidos
- Orientar o paciente a não massagear ou comprimir a área acometida
- Monitorar o tempo de protrombina (TP) e o tempo parcial de tromboplastina (TPT) do paciente para manter um a dois tempos normais, conforme apropriado
- Monitorar os efeitos colaterais dos medicamentos anticoagulantes
- Manter sulfato de protamina e vitamina K disponíveis em caso de emergência

- Administrar antiácidos e analgésicos, conforme apropriado
- Orientar o paciente a não cruzar as pernas e evitar ficar sentado por longos períodos com as pernas penduradas
- Orientar o paciente a evitar atividades que resultem na manobra de Valsalva (p. ex., esforço durante a evacuação)
- Administrar medicamentos que previnam episódios da manobra de Valsalva (p. ex., emolientes fecais e antieméticos), conforme apropriado
- Orientar o paciente e a família sobre as precauções adequadas (p. ex., caminhar; beber muitos líquidos; evitar álcool; evitar longos períodos de imobilidade, especialmente com as pernas posicionadas de forma pendente, como em viagens aéreas ou longas viagens de automóvel)
- Orientar o paciente e a família sobre todos os medicamentos profiláticos, anticoagulantes de baixa dosagem e/ou antiplaquetários
- Orientar o paciente a relatar sangramento excessivo (p. ex., sangramento nasal incomum; hematêmese; sangue na urina; sangramento gengival; sangramento vaginal anormal; sangramento menstrual excessivo; evacuações com sangue (vivo ou escuro), hematomas incomuns, dor ou edema incomuns, coloração azulada ou roxa dos dedos dos pés, dor nos dedos dos pés, úlceras ou manchas brancas na boca ou na garganta
- Orientar o paciente a usar uma pulseira de alerta médico
- Orientar o paciente a manter uma dieta consistente (ou seja, comer quantidade constante de vegetais de folhas verde-escuras que são ricos em vitamina K e podem interferir nos anticoagulantes, pois a dosagem do medicamento será ajustada à ingestão alimentar)
- Administrar medicamentos profiláticos, anticoagulantes de baixa dosagem e/ou antiplaquetários (p. ex., heparina, clopidogrel, varfarina, ácido acetilsalicílico, dipiridamol, dextrano) de acordo com a política e o protocolo institucional
- Orientar o paciente a tomar o medicamento anticoagulante no mesmo horário todos os dias e não dobrar a dose no dia seguinte se uma dose for esquecida
- Orientar o paciente a consultar o profissional de saúde: antes de tomar qualquer medicamento ou preparação à base de ervas, incluindo produtos de venda livre; antes de mudar de marca de medicamento e antes de interromper um medicamento
- Orientar o paciente e a família sobre meias elásticas de compressão graduada
- Incentivar a cessação do tabagismo

1ª edição 1992; revisada em 2013

Cuidados na embolia: pulmonar   4106

Definição: manejo de um paciente com oclusão da circulação pulmonar

Atividades:
- Preparar-se para terapia trombolítica (p. ex., estreptoquinase, uroquinase, activase), conforme indicado
- Obter um histórico de saúde detalhado do paciente para planejar cuidados preventivos atuais e futuros
- Avaliar alterações no estado respiratório e cardíaco (p. ex., sibilância de início recente, hemoptise, dispneia, taquipneia, taquicardia, síncope), pois os pacientes que apresentam EP (embolia periférica) ou TVP (trombose venosa profunda) apresentam maior risco de recorrência
- Avaliar toda a dor no peito, ombro, costas ou pleurítica (i. e., verificar a intensidade, localização, radiação, duração e fatores precipitantes e de alívio)
- Auxiliar com exames e avaliações diagnósticas para descartar condições com sinais e sintomas semelhantes (p. ex., infarto agudo do miocárdio; pericardite; dissecção aórtica; pneumonia; pneumotórax; ansiedade com hiperventilação; asma; insuficiência cardíaca; tamponamento pericárdico; e anormalidades gastrintestinais, como úlcera péptica, ruptura esofágica, gastrite)
- Orientar o paciente e/ou a família sobre os procedimentos diagnósticos (p. ex., cintilografia ventilação-perfusão, ensaio de dímero D, TC espiral multidetectores, ultrassonografias), conforme apropriado
- Auscultar sons pulmonares em busca de crepitações ou outros ruídos adventícios
- Obter níveis de gasometria arterial, conforme indicado
- Monitorar os determinantes da oferta de oxigênio aos tecidos (p. ex., PaO_2, SaO_2, níveis de hemoglobina e débito cardíaco), se disponível
- Monitorar sintomas de oxigenação tecidual inadequada (p. ex., palidez, cianose e lentidão no enchimento capilar)
- Monitorar sintomas de insuficiência respiratória (p. ex., níveis baixos de PaO_2 e elevados de $PaCO_2$ e fadiga dos músculos respiratórios)
- Iniciar imediatamente o esquema de tromboprofilaxia apropriado de acordo com a política e o protocolo institucional
- Administrar medicamentos profiláticos, anticoagulantes de baixa dosagem e/ou antiplaquetários (p. ex., heparina, clopidogrel, varfarina, ácido acetilsalicílico, dipiridamol, dextrano) de acordo com a política e o protocolo da instituição
- Elevar qualquer membro suspeito de estar acometido 20° ou mais, acima do nível do coração, para melhorar o retorno venoso
- Aplicar meias ou mangas de compressão elástica graduada (MCG) para reduzir o risco de TVP ou recorrência de TVP de acordo com a política e o protocolo institucional
- Manter meias ou mangas de compressão elástica graduada para evitar o desenvolvimento da síndrome pós-trombótica (SPT)
- Aplicar meias de compressão pneumática intermitente de acordo com a política e o protocolo da instituição
- Remover as meias ou as mangas elásticas de compressão graduada por 15 a 20 minutos a cada 8 horas ou de acordo com a política e o protocolo da instituição
- Evitar o acesso IV antecubital e orientar equipe da radiologia e laboratório a limitar o acesso às veias antecubitais para exames, se possível
- Auxiliar o paciente com amplitude de movimento passiva ou ativa, conforme apropriado
- Incentivar a flexão e extensão dos pés e pernas pelo menos 10 vezes a cada hora
- Mudar a posição do paciente a cada 2 horas, incentivar a mobilização precoce ou deambulação conforme tolerado
- Incentivar uma boa ventilação (p. ex., espirometria de incentivo, tosse e respiração profunda a cada 2 horas)

- Monitorar os valores laboratoriais para alterações na oxigenação ou no equilíbrio acidobásico, conforme apropriado
- Orientar o paciente e/ou a família sobre quaisquer tratamentos planejados para remover o êmbolo (p. ex., fibrinólise, embolectomia por cateter ou embolectomia pulmonar cirúrgica)
- Incentivar o paciente a relaxar
- Monitorar os efeitos colaterais dos medicamentos anticoagulantes
- Evitar excessiva insuflação do cateter da artéria pulmonar para prevenir a ruptura da artéria pulmonar, se apropriado
- Monitorar o traçado do cateter da artéria pulmonar quanto ao encunhamento espontâneo do cateter, se apropriado
- Reposicionar o cateter da artéria pulmonar espontaneamente encunhado, se apropriado
- Manter tromboprofilaxia após embolia
- Orientar o paciente e a família sobre a necessidade de anticoagulação após uma embolia por um período mínimo de 3 meses
- Fornecer orientação detalhada ao paciente e à família relacionada com a prevenção de futuras embolias e tromboses

1ª edição 1992; revisada em 2013

Cuidados na gravidez de alto risco 6800

Definição: identificação e controle de uma gestação de alto risco para promover desfechos saudáveis para a mãe e o lactente

Atividades:
- Determinar a presença de fatores médicos relacionados com desfechos ruins na gestação (p. ex., diabetes, doença da tireoide, hipertensão, obesidade, trombofilias ou histórico de TVP, doenças autoimunes, herpes, hepatite, HIV, doenças cardíacas ou histórico de cirurgia cardíaca, condições de dor crônica tratadas com analgésicos opioides, uso de terapias de substituição de opioides, transtorno convulsivo)
- Revisar o histórico obstétrico para fatores de risco relacionados com a gestação (p. ex., perda recorrente da gravidez, prematuridade, pós-maturidade, pré-eclâmpsia, gestação multifetal, retardo do crescimento intrauterino, descolamento prematuro da placenta, placenta prévia, hiperêmese, sensibilização de Rh, ruptura prematura de membranas, histórico familiar de distúrbio genético)
- Reconhecer fatores demográficos e sociais relacionados com desfechos ruins na gestação (p. ex., idade materna jovem ou avançada, raça, etnia, baixas condições socioeconômicas, assistência pré-natal tardia ou inexistente, abuso físico, abuso de substâncias)
- Determinar a compreensão da paciente sobre a identificação dos fatores de risco
- Incentivar a expressão de sentimentos e medos sobre mudanças no estilo de vida da gestação e da paternidade, bem-estar fetal, mudanças financeiras, funcionamento familiar e segurança pessoal
- Fornecer materiais educacionais que abordem os fatores de risco, os exames de rotina e procedimentos usuais
- Orientar paciente sobre técnicas de autocuidado para aumentar a chance de um desfecho saudável (p. ex., hidratação, dieta, modificações de atividade, importância de exames pré-natais regulares, normalização dos níveis de açúcar no sangue, precauções sexuais)
- Orientar sobre métodos alternativos de satisfação sexual e intimidade
- Encaminhar, conforme apropriado, para programas específicos (p. ex., cessação do tabagismo, tratamento para abuso de substâncias, educação sobre diabetes, educação sobre prevenção de parto prematuro; abrigo para vítima de abuso, controle de dor pelos cuidadores, aconselhamento genético, clínica de doenças sexualmente transmissíveis)
- Orientar paciente sobre o uso de medicamentos prescritos (p. ex., insulina, tocolíticos, anti-hipertensivos, antibióticos, anticoagulantes, anticonvulsivantes)
- Orientar paciente sobre habilidades de automonitoração (p. ex., sinais vitais, teste de glicemia, monitoração da atividade uterina), conforme apropriado
- Fornecer instruções por escrito para tratar sinais e sintomas que demandem atenção médica imediata (p. ex., sangramento vaginal vermelho vivo, vazamento de líquido amniótico, corrimento vaginal incomum, diminuição do movimento fetal, quatro ou mais contrações por hora antes de 37 semanas de gestação, cefaleia, distúrbios visuais, dor epigástrica, ganho rápido de peso com edema facial)
- Discutir os riscos fetais associados ao parto prematuro em várias idades gestacionais
- Visitar a unidade de terapia intensiva neonatal, se houver previsão de parto prematuro (p. ex., gestação múltipla)
- Realizar exames para avaliar o estado fetal e a função placentária (p. ex., teste sem estresse, perfis biofísicos, exames de ultrassom)
- Obter amostras cervicais, conforme apropriado
- Auxiliar os procedimentos de diagnóstico fetal (p. ex., coleta de sangue, amniocentese, amostragem de vilosidade coriônica, amostragem percutânea de sangue umbilical, estudos de fluxo sanguíneo com Doppler)
- Auxiliar em procedimentos de terapia fetal (p. ex., transfusões fetais, cirurgia fetal, redução seletiva, procedimento de interrupção)
- Interpretar explicações médicas para resultados de exames e procedimentos
- Administrar imunoglobulina $Rh_o(D)$ (p. ex., RhoGAM® ou Gamulin® Rh) para prevenir a sensibilização ao Rh após procedimentos invasivos, conforme apropriado
- Estabelecer plano para acompanhamento clínico
- Fornecer orientação antecipada para possíveis tratamentos durante o processo de parto
- Incentivar a inscrição precoce em aulas pré-natais ou fornecer materiais de educação sobre o parto para pacientes em repouso no leito
- Fornecer orientação antecipada para experiências comuns que mães de alto risco têm durante o período pós-parto (p. ex., exaustão, depressão, estresse crônico, desencanto com a criação do lactente, perda de renda, discórdia com o parceiro, disfunção sexual)
- Encaminhar para grupo de apoio a mães de alto risco, conforme necessário
- Encaminhar para instituições de assistência domiciliar (p. ex., serviços especializados de enfermagem perinatal,

gerenciamento de casos perinatais, enfermagem de saúde pública)
- Monitorar de perto o estado físico e psicossocial durante a gestação
- Relatar imediatamente ao médico ou enfermeiro obstétrico qualquer desvio do estado normal da mãe e do feto
- Documentar a educação da paciente, os resultados laboratoriais, os resultados de exames fetais e as respostas da paciente

2ª edição 1996; revisada em 2018

Cuidados na incontinência intestinal 0410

Definição: promoção de continência intestinal e manutenção da integridade da pele perianal

Atividades:
- Revisar dados do histórico de saúde, incluindo diagnósticos, cirurgias e hábitos intestinais
- Identificar fatores que afetam os hábitos intestinais (p. ex., medicamentos, exercícios, sono, estresse, tabagismo, dieta, acesso ao banheiro)
- Observar problemas intestinais preexistentes, rotina intestinal e uso de laxantes e enemas
- Monitorar os movimentos intestinais, incluindo frequência, consistência, volume e cor, conforme apropriado
- Determinar a causa física ou psicológica da incontinência fecal
- Explicar a etiologia do problema e a justificativa das ações
- Eliminar a causa da incontinência (p. ex., medicamentos, infecção, impactação fecal), se possível
- Desenvolver um programa de controle intestinal com o paciente/familiares (p. ex., procedimento, resultados)
- Orientar o paciente ou a família a registrar a produção fecal, conforme apropriado
- Monitorar a pele perineal quanto a vermelhidão, prurido, dor, lesão por pressão e infecção
- Lavar a área perianal e secá-la completamente após cada evacuação (p. ex., água e sabão, detergente não iônico)
- Proteger a pele do excesso de umidade de urina, fezes ou perspiração usando creme de barreira contra umidade (p. ex., lanolina, dimeticona), conforme prescrito
- Evite talcos e cremes na área perineal, a menos que prescrito
- Manter a cama e as roupas limpas e secas
- Monitorar a necessidade de alimentação e de ingestão de líquidos
- Orientar para evitar alimentos que causem diarreia
- Administrar medicamentos prescritos para diarreia (p. ex., loperamida, atropina)
- Usar sonda retal, dispositivo de tamponamento anal ou dispositivo de coleta fecal, conforme protocolo
- Fornecer calças e absorventes para incontinência, conforme necessário
- Implementar programa de treinamento intestinal, conforme apropriado
- Utilizar a técnica *teach-back* (paciente é solicitado a repetir a informação que recebeu) para garantir a compreensão

1ª edição 1992; revisada em 2013, 2024

Cuidados na incontinência intestinal: encoprese 0412

Definição: promoção da continência intestinal em crianças

Atividades:
- Reunir informações sobre a história de treinamento intestinal, duração da encoprese e tentativas feitas para eliminar o problema
- Determinar a causa do escape fecal (p. ex., constipação intestinal e impactação fecal), conforme apropriado
- Solicitar exames para detecção de causas físicas (p. ex., endoscopia, procedimentos radiográficos e análise das fezes)
- Preparar a criança e a família para exames diagnósticos
- Realizar toque retal, conforme apropriado
- Orientar a família sobre a fisiologia da eliminação normal de fezes e o controle esfincteriano
- Elaborar um plano de reeducação intestinal com a família (p. ex., óleo mineral, dieta rica em fibras, rotina regular do uso do vaso sanitário)
- Encorajar a criança a sentar-se no vaso sanitário 10 a 15 minutos após as refeições, por intervalos de 10 minutos
- Colocar um banquinho sob os pés para relaxar o abdome
- Fornecer reforço positivo (p. ex., adesivos, elogios, atividades especiais) para estimular a criança a participar do treinamento intestinal
- Conduzir avaliação psicossocial familiar, incluindo respostas dos cuidados e autoestima da criança
- Discutir a dinâmica psicossocial da encoprese com os pais (p. ex., padrões familiares, separação da família, problemas de autoestima e características autolimitantes)
- Usar ludoterapia para ajudar a criança a elaborar os sentimentos
- Investigar padrões de comunicação familiar, pontos fortes e habilidades de enfrentamento
- Encorajar os pais a promover a segurança, eliminando a ansiedade associada à higiene íntima
- Encorajar os pais a demonstrarem amor e aceitação em casa para que a ridicularização de colegas seja neutralizada
- Encaminhar para terapia familiar, conforme apropriado

2ª edição 1996; revisada em 2018

Cuidados na incontinência urinária — 0610

Definição: assistência na promoção da continência e manutenção da integridade da pele perineal

Atividades:
- Identificar as causas multifatoriais de incontinência (p. ex., débito urinário, padrão miccional, função cognitiva, problemas urinários preexistentes, resíduo pós-miccional e medicamentos)
- Utilizar o acrônimo DIAPPERS (do inglês, *Delirium, Infection, Atrophic urethritis or vaginitis, Pharmacology, Psychological disorders, Endocrine disorders, Restricted mobility, Stool impaction* – delírio, infecção, uretrite ou vaginite atrófica, farmacologia, transtornos psicológicos, distúrbios endócrinos, restrição da mobilidade, impactação das fezes) para identificar possíveis causas de incontinência transitória
- Fornecer privacidade para a eliminação
- Explicar a etiologia do problema e a justificativa para suas ações
- Incluir os membros da família nas estratégias de controle, conforme apropriado
- Monitorar a eliminação de urina, incluindo frequência, consistência, odor, volume e cor
- Coletar urina para cultura e teste de sensibilidade, conforme necessário
- Discutir os procedimentos e os resultados esperados com o paciente
- Auxiliar no desenvolvimento e manutenção de um senso de esperança
- Modificar o vestuário e o ambiente para fornecer acesso fácil ao vaso sanitário
- Auxiliar na seleção de roupas ou absorventes adequados para incontinência para o tratamento em curto prazo enquanto um tratamento mais definitivo é planejado
- Fornecer roupas protetoras ou absorventes de incontinência, conforme necessário
- Higienizar a pele da área genital em intervalos regulares
- Fornecer *feedback* positivo para qualquer diminuição nos episódios de incontinência
- Limitar a ingestão de líquidos por 2 a 3 horas antes de dormir, conforme apropriado
- Programar a administração de diuréticos para ter o menor impacto no estilo de vida
- Orientar o paciente e a família a registrar o débito urinário e o padrão miccional, conforme apropriado
- Implementar programas de micção agendados (p. ex., oferecer para ajudar a usar o vaso sanitário a cada 2 horas, enquanto acordado) ou de micção estimulada (p. ex., incentivar o paciente a solicitar ajuda quando sentir urgência miccional), conforme apropriado
- Orientar o paciente a beber um mínimo de 1.500 mℓ de líquidos por dia
- Orientar o paciente sobre modos de evitar a constipação intestinal ou impactação das fezes
- Informar que até 5 a 10% de perda de peso pode ajudar nos sintomas
- Orientar sobre como realizar exercícios de Kegel para fortalecer os músculos do assoalho pélvico
- Limitar a ingestão de irritantes vesicais (p. ex., refrigerantes tipo cola, café, chá, chocolate, substitutos do açúcar, alimentos condimentados, álcool)
- Monitorar a efetividade de tratamentos cirúrgicos, clínicos, farmacológicos e autoprescritos
- Monitorar os hábitos intestinais
- Determinar a necessidade de colocação e de permanência de um cateter de demora, pois as complicações aumentam quanto maior for o tempo de uso do cateter
- Encaminhar o paciente para especialista em continência urinária, conforme apropriado

1ª edição 1992; revisada em 1996, 2018

Cuidados na incontinência urinária: enurese — 0612

Definição: promoção de continência urinária em crianças que apresentam enurese noturna após a idade de controle habitual

Atividades:
- Entrevistar os pais para obter dados sobre a história de treinamento do uso do vaso sanitário, padrão miccional, infecções do sistema urinário, hipersensibilidades alimentares e constipação intestinal
- Determinar a frequência, duração e circunstâncias da enurese
- Discutir métodos efetivos e não efetivos do tratamento prévio
- Monitorar o nível de frustração e estresse da família e da criança
- Auxiliar na avaliação diagnóstica (p. ex., exame físico, cistografia, cistoscopia e exames laboratoriais) para eliminar causas físicas
- Discutir as técnicas aplicadas para reduzir a enurese (p. ex., luz noturna, restrição da ingestão de líquidos 3 horas antes de dormir, idas noturnas programadas ao banheiro e uso de sistema de alarme)
- Discutir modos práticos de reduzir o impacto da enurese noturna (p. ex., proteções da cama, produtos laváveis e descartáveis)
- Promover uma dieta rica em fibras com frutas e verduras cruas
- Incentivar a criança a verbalizar seus sentimentos
- Enfatizar os pontos fortes da criança
- Incentivar os pais a demonstrarem amor e aceitação em casa para contrapor a ridicularização dos pares
- Informar as crianças e os jovens e seus pais e cuidadores que a enurese noturna não é culpa deles e que medidas punitivas não devem ser utilizadas
- Tranquilizar os pais e cuidadores, informando que muitas crianças com menos de 5 anos molham a cama cerca de uma vez por semana
- Sugerir uma tentativa de pelo menos duas noites seguidas sem fraldas descartáveis para uma criança com enurese noturna que tenha menos de 5 anos e esteja treinada

para utilizar o vaso sanitário durante o dia, por mais de 6 meses
- Utilizar recompensas positivas para comportamentos concordantes (p. ex., uso do vaso sanitário antes de dormir, tomar medicamentos) e não para as noites em que a criança não tenha urinado na cama
- Considerar o uso de um sistema de alarme quando a enurese noturna não responder a recomendações sobre líquidos, uso do vaso ou recompensas
- Informar os usuários e cuidadores dos benefícios dos alarmes combinados com sistemas de recompensa (p. ex., acordar quando o alarme disparar, ir ao banheiro depois que o alarme disparar, retornar à cama e reajustar o alarme)
- Continuar o tratamento com alarme até que um mínimo de 3 semanas de noites ininterruptas sem urinar na cama seja alcançado
- Discutir a dinâmica psicossocial da enurese com os pais (p. ex., padrões familiares, ruptura familiar, questões de autoestima)
- Administrar medicamentos para controle de curto prazo, conforme apropriado
- Encaminhar aqueles que não responderam ao curso do tratamento com alarme ou medicamentos a um especialista

2ª edição 1996; revisada em 2018

Cuidados na interrupção da gravidez 6950

Definição: manejo das necessidades físicas e psicológicas da mulher submetida a um aborto espontâneo ou voluntário

Atividades:
- Preparar a paciente física e psicologicamente para o procedimento de aborto
- Explicar as sensações que a paciente pode experimentar
- Orientar sobre os sinais a serem relatados (p. ex., aumento do sangramento, aumento das cólicas e eliminação de coágulos ou tecidos)
- Administrar analgésicos ou antieméticos, conforme apropriado
- Realizar massagem no dorso, conforme necessário
- Administrar medicamentos para interromper a gravidez, conforme o protocolo
- Monitorar a paciente quanto ao sangramento e às cólicas
- Iniciar infusão IV, conforme apropriado
- Observar sinais de aborto espontâneo (p. ex., término das cólicas, aumento da pressão pélvica e perda de líquido amniótico)
- Realizar o exame vaginal, conforme apropriado
- Auxiliar no trabalho de parto dependendo da idade gestacional do feto, conforme apropriado
- Avaliar a perda sanguínea, conforme apropriado
- Monitorar os sinais vitais
- Observar sinais de choque
- Guardar todos os tecidos eliminados
- Administrar ocitócicos após o parto, conforme apropriado
- Fornecer orientação à paciente sobre os procedimentos (p. ex., curetagem por aspiração, dilatação e curetagem e evacuação uterina)
- Administrar imunoglobulina Rho (D) para o *status* Rh negativo
- Orientar a paciente sobre os cuidados pessoais pós-aborto e monitoração dos efeitos adversos
- Fornecer orientação antecipada sobre a reação de luto à morte fetal
- Incentivar a pessoa próxima a apoiar a paciente antes, durante ou após o aborto, se desejado ou com consentimento da paciente
- Fornecer informações para encaminhamento a grupos de apoio (p. ex., grupos de apoio internacionais, tais como Resolve through Sharing, Compassionate Friends, SHARE Pregnancy and Infant Loss Support)
- Encaminhar para apoio ou aconselhamento psicológico, conforme necessário
- Considerar as crenças e valores culturais e religiosos
- Encaminhar para apoio religioso, conforme desejado
- Informar sobre o "fenômeno do aniversário"
- Preencher o registro de parto e o relatório de óbito, conforme apropriado
- Obter amostras para estudos genéticos ou necropsia, conforme apropriado

1ª edição 1992; revisada em 1996, 2018

Cuidados na retenção urinária 0620

Definição: assistência no alívio da distensão vesical

Atividades:
- Determinar a quantidade e as características do débito urinário (p. ex., padrão miccional, função cognitiva, problemas urinários preexistentes)
- Monitorar o uso e os efeitos de tratamentos farmacológicos que podem alterar o esvaziamento vesical
- Fornecer privacidade para a eliminação
- Utilizar o poder da sugestão ao deixar a água correr ou dar descarga no vaso sanitário
- Estimular a bexiga reflexa aplicando frio ao abdome, massageando a parte medial da coxa ou fazendo correr a água
- Fornecer tempo suficiente para o esvaziamento da bexiga (10 minutos)
- Utilizar óleo essencial de *wintergreen* (*Gaultheria procumbens*) na comadre ou urinol
- Utilizar a manobra de Credé, conforme necessário
- Utilizar a técnica da micção dupla (ou seja, esperar um tempo curto depois do esvaziamento da bexiga e em seguida, tentar novamente)
- Orientar o paciente ou familiar a registrar o débito urinário, conforme apropriado
- Orientar sobre maneiras de evitar a constipação intestinal ou impactação das fezes

- Monitorar a ingestão e a eliminação de líquidos
- Monitorar o grau de distensão vesical por palpação e percussão
- Auxiliar no uso do vaso sanitário em intervalos regulares, conforme apropriado
- Cateterizar para eliminar resíduos, conforme apropriado
- Implementar o cateterismo intermitente, conforme apropriado
- Inserir e monitorar o uso do cateter uretral de demora, conforme necessário
- Determinar a necessidade do uso contínuo de um cateter de demora, pois as complicações aumentam quanto mais tempo ele permanecer no local
- Estar atento para complicações do cateterismo (p. ex., infecção, obstrução, incrustação, efeitos psicológicos)
- Encaminhar o paciente ao especialista em continência urinária, conforme apropriado

1ª edição 1992; revisada em 1996, 2018

Cuidados no luto 5215

Definição: fornecimento de cuidados e apoio àqueles que estão enfrentando problemas emocionais e práticos com a perda de um ente querido

Atividades:
- Determinar a disposição para discutir a perda
- Facilitar o apoio espiritual à família e às pessoas significativas, conforme apropriado
- Promover uma relação aberta e de confiança
- Criar um ambiente terapêutico de apoio
- Aceitar valores sem julgamentos
- Respeitar solicitações específicas de cuidados
- Respeitar a necessidade de privacidade
- Incentivar a expressão e o compartilhamento de sentimentos e emoções
- Incentivar o compartilhamento de memórias favoritas
- Fornecer orientação antecipatória para sentimentos de luto e perda
- Auxiliar na identificação do significado compartilhado da perda
- Promover esperança realista
- Apoiar os membros da família em fases pessoais e individuais de luto
- Incentivar a implementação de costumes culturais, religiosos e sociais
- Aceitar respostas de luto culturalmente diversas
- Facilitar a discussão de arranjos memoriais (p. ex., honra militar, contato com líder religioso)
- Auxiliar no encaminhamento para serviços de luto
- Expressar condolências de maneira apropriada (p. ex., enviando um cartão, comparecendo ao serviço memorial, telefonema)

8ª edição 2024

Cuidados no parto cesáreo 6750

Definição: prestação de cuidados a uma paciente submetida ao parto por meio de técnica de incisão abdominal até o útero

Atividades:
- Orientar a paciente sobre a unidade
- Revisar a história pré-natal
- Explicar as razões para a cirurgia
- Discutir os sentimentos, as dúvidas e as preocupações da paciente sobre a cirurgia
- Obter ou confirmar o consentimento informado
- Obter exames de sangue necessários e documentar os resultados
- Monitorar os sinais vitais
- Monitorar a frequência cardíaca fetal
- Preparar o abdome para a cirurgia
- Puncionar o acesso IV
- Inserir cateter vesical de demora
- Administrar medicamentos
- Incentivar o parceiro íntimo ou a pessoa de apoio a estar presente durante o parto
- Fornecer informações sobre eventos que estão ocorrendo e sensações que a paciente possa vir a experimentar durante a cirurgia
- Dar informações sobre o recém-nascido
- Transferir a paciente para a sala de recuperação ou a sala de parto
- Monitorar os aspectos fisiológicos da recuperação (p. ex., dor, alterações uterinas, desobstrução das vias aéreas e lóquios)
- Inspecionar a condição da incisão cirúrgica e do curativo
- Auxiliar na realização de exercícios para os membros inferiores, mudança de posição, tosse e respiração profunda
- Incentivar a mãe a amamentar, se apropriado
- Proporcionar orientação adequada sobre o aleitamento materno e apoio, se apropriado (p. ex., demonstrar adaptações de posicionamento do lactante de acordo com as limitações de mobilidade)
- Facilitar os laços e vínculo familiar minimizando a separação entre a mãe e o recém-nascido (p. ex., posicionar o neonato face a face com a mãe, facilitar o contato pele a pele e transferir a mãe e o recém-nascido juntos)

1ª edição 1992; revisada em 2013

Cuidados no pré-natal 6960

Definição: fornecimento de cuidados à saúde durante o transcorrer da gravidez

Atividades:
- Identificar necessidades, preocupações e preferências individuais, promover o envolvimento na tomada de decisões, além de identificar e abordar barreiras ao cuidado
- Discutir a importância de participar dos cuidados pré-natais durante toda a gestação e incentivar o envolvimento do parceiro da paciente ou de outros membros da família
- Encorajar a paciente a frequentar cursos de cuidado pré-natal
- Monitorar o ganho de peso
- Monitorar a ocorrência de distúrbios hipertensivos (p. ex., pressão arterial, tornozelos, mãos e face edemaciadas, proteinúria)
- Monitorar os sons cardíacos fetais
- Medir a altura do fundo uterino e comparar com a idade gestacional
- Monitorar o movimento fetal
- Orientar a paciente sobre a aceleração e a importância da monitoração da atividade fetal
- Monitorar a apresentação fetal
- Revisar com a paciente as alterações observadas no crescimento e no estado fetal
- Orientar a paciente sobre os sinais de alerta que justifiquem a comunicação imediata
- Discutir sobre as necessidades e preocupações nutricionais (p. ex., dieta equilibrada, suplementação com ácido fólico, segurança alimentar e outros suplementos)
- Orientar a paciente sobre os efeitos da exposição ou ingestão de substâncias nocivas (p. ex., álcool, substâncias ilícitas, teratógenos, medicamentos, ervas e tabaco)
- Discutir sobre o nível de atividade com a paciente (p. ex., exercícios apropriados, atividades a serem evitadas e a importância do repouso)
- Fornecer aconselhamento genético e testes, se indicado
- Orientar a paciente sobre os testes laboratoriais de rotina que devem ocorrer durante a gestação (p. ex., exames de urina, nível de hemoglobina, ultrassonografia, diabetes gestacional e HIV)
- Orientar a paciente sobre testes e tratamentos não rotineiros (p. ex., teste sem estresse, perfil biofísico, imunoglobulina-Rh e remoção de membranas), se necessário
- Revisar os resultados dos testes com a paciente
- Discutir sobre os cuidados com a saúde bucal
- Discutir a sexualidade
- Monitorar o estado psicossocial da paciente e de seu parceiro
- Monitorar a presença de fatores de risco que afetam o estado de saúde da paciente ou do feto (p. ex., transtorno mental e violência por parceiro íntimo)
- Oferecer suporte e aconselhamento à paciente que apresenta uma gestação não planejada ou não desejada
- Fornecer orientação antecipada sobre alterações fisiológicas e psicológicas, assim como desconfortos (p. ex., náusea, vômito, alterações musculoesqueléticas, medos e sensibilidade nas mamas)
- Auxiliar a paciente a identificar estratégias para lidar com mudanças e aliviar desconfortos associados à gestação
- Discutir sobre as mudanças na imagem corporal com a paciente
- Revisar as precauções de segurança a serem tomadas durante a gestação (p. ex., uso do cinto de segurança, evitar banhos quentes e saunas, bem como restrições de viagem)
- Fornecer informações precisas relativas a riscos, benefícios, contraindicações e efeitos adversos das imunizações, se necessário
- Auxiliar a paciente na preparação para o trabalho de parto e o parto (p. ex., discutir as opções de controle da dor, rever os sinais e sintomas do parto, discutir circunstâncias especiais que exijam intervenção médica e incentivar o envolvimento planejado do parceiro ou da família da paciente)
- Oferecer orientação antecipada sobre cuidados e considerações relacionadas com o lactente (p. ex., circuncisão, alimentação e seleção de profissional de saúde pediátrico)
- Discutir preocupações e considerações pós-parto (p. ex., planejamento familiar e contracepção, retorno ao trabalho ou aos estudos e alterações fisiológicas e psicológicas)
- Fornecer encaminhamento para um serviço apropriado (p. ex., programa de suplementação alimentar, tratamento de dependência de substâncias e aconselhamento sobre saúde mental), se necessário

1ª edição 1992; revisada em 2013

Cuidados no processo de morrer 5260

Definição: promoção do conforto físico e paz psicológica na fase final da vida

Atividades:
- Identificar as prioridades de cuidados do paciente
- Comunicar a disposição de discutir a morte
- Incentivar o paciente e a família a compartilhar sentimentos sobre a morte
- Auxiliar o paciente e a família a identificar um significado compartilhado da morte
- Procurar entender as ações, sentimentos e atitudes do paciente
- Monitorar a ansiedade do paciente
- Permanecer fisicamente próximo do paciente assustado
- Monitorar deterioração das capacidades físicas e/ou mentais
- Reduzir a demanda do funcionamento cognitivo quando o paciente estiver se sentindo mal ou fatigado
- Monitorar as mudanças de humor
- Respeitar as solicitações específicas de cuidado do paciente e da família
- Incluir a família nas decisões e atividades de cuidado, conforme desejado
- Apoiar o paciente e a família nos estágios de luto
- Monitorar a dor

- Minimizar o desconforto, quando possível
- Medicar por via alternativa quando houver problemas de deglutição
- Adiar a alimentação quando o paciente estiver cansado
- Oferecer líquidos e alimentos pastosos com frequência
- Oferecer alimentos culturalmente apropriados
- Proporcionar períodos de repouso frequentes
- Auxiliar com cuidados básicos, conforme necessário
- Respeitar a necessidade de privacidade
- Modificar o ambiente, com base nas necessidades e desejos do paciente
- Apoiar os esforços da família para permanecer à beira do leito
- Facilitar a obtenção de apoio espiritual para o paciente e a família
- Facilitar os cuidados por terceiros, conforme apropriado
- Facilitar o encaminhamento para uma instituição de cuidados de longa permanência, conforme desejado
- Facilitar a discussão das providências para o funeral

1ª edição 1992; revisada em 2013

Cuidados perineais — 1750

Definição: manutenção da integridade da pele do períneo e alívio do desconforto perineal

Atividades:
- Auxiliar o paciente com a higiene
- Manter o períneo seco
- Fornecer proteção acolchoada para cadeiras, conforme apropriado
- Inspecionar a condição de incisão ou ruptura(s) (p. ex., episiotomia, laceração, circuncisão)
- Aplicar compressa fria, conforme apropriado
- Aplicar compressa quente ou fonte de calor, conforme apropriado
- Orientar o paciente sobre a justificativa dos banhos de assento
- Fornecer e auxiliar o indivíduo com os banhos de assento, conforme necessário
- Limpar o períneo cuidadosamente em intervalos regulares
- Manter o paciente em posição confortável
- Aplicar materiais absorventes para absorver a drenagem, conforme apropriado
- Aplicar barreira protetora (p. ex., óxido de zinco, petrolato), conforme apropriado
- Aplicar o medicamento prescrito (p. ex., antibacterianos, antifúngicos), conforme apropriado
- Documentar as características da drenagem, conforme apropriado
- Fornecer suporte escrotal, conforme apropriado
- Fornecer medicamentos para a dor, conforme apropriado
- Orientar o paciente ou pessoa significativa, quando apropriado, sobre a inspeção do períneo para a detecção de patologias (p. ex., infecção, solução de continuidade da pele, erupção cutânea, secreções anormais)

1ª edição 1992; revisada em 2013

Cuidados pós-anestesia — 2870

Definição: monitoração e manejo do paciente recentemente submetido à anestesia geral ou local

Atividades:
- Revisar as alergias do paciente, incluindo alergia ao látex
- Determinar a adequação das vias aéreas e circulatórias
- Administrar oxigênio, conforme apropriado
- Monitorar a oxigenação
- Ventilar, conforme apropriado
- Monitorar a qualidade e o número de respirações
- Encorajar o paciente a respirar profundamente e a tossir
- Obter o registro de transferência do cuidado do enfermeiro do centro cirúrgico e do anestesista
- Esclarecer quaisquer ordens pós-operatórias a serem iniciadas na unidade de recuperação pós-anestésica
- Monitorar e registrar os sinais vitais, incluindo a avaliação da dor, a cada 15 minutos ou mais frequentemente, conforme apropriado
- Monitorar a temperatura
- Administrar medidas para aquecer o paciente (p. ex., cobertores, mantas térmicas), conforme a necessidade
- Monitorar a diurese
- Fornecer medidas de alívio não farmacológico e farmacológico para dor, conforme necessário
- Administrar antiemético, de acordo com a prescrição
- Administrar antagonistas de narcóticos de acordo com o protocolo da instituição, conforme apropriado
- Entrar em contato com o anestesista, conforme apropriado
- Monitorar o nível de anestesia intratecal
- Monitorar o retorno das funções sensoriais e motoras
- Monitorar o estado neurológico
- Monitorar o nível de consciência
- Atender às necessidades de segurança do paciente
- Providenciar cobertores quentes, conforme apropriado
- Interpretar os exames diagnósticos, conforme apropriado
- Verificar o registro no prontuário do paciente para determinar os sinais vitais basais, conforme apropriado
- Comparar o estado atual com o estado prévio para detectar melhoras e deterioração da condição do paciente
- Oferecer estimulação verbal ou tátil, conforme apropriado
- Administrar medicamento IV para controlar tremores, conforme o protocolo da instituição
- Monitorar o sítio cirúrgico, conforme apropriado
- Conter o paciente, conforme apropriado
- Ajustar o leito, conforme apropriado
- Fornecer privacidade, conforme apropriado
- Oferecer apoio emocional ao paciente e à família, conforme apropriado
- Determinar as condições do paciente para alta
- Encaminhar o prontuário do paciente para a unidade de cuidados pós-operatórios
- Encaminhar o paciente para o próximo nível de atendimento

2ª edição 1996; revisada em 2004, 2018

Cuidados pós-morte 1770

Definição: prestação de cuidados ao paciente falecido e à sua família

Atividades:
- Remover objetos externos do corpo (p. ex., roupas, equipos, monitores), conforme a necessidade
- Limpar o corpo
- Colocar um protetor para incontinência sob as nádegas e entre as pernas
- Elevar a cabeceira ligeiramente do leito para evitar acúmulo de líquidos na cabeça ou na face
- Colocar próteses dentárias na boca, se possível
- Fechar os olhos
- Manter o alinhamento corporal adequado
- Notificar os diversos departamentos e pessoas, de acordo com o protocolo da instituição
- Etiquetar e proteger os pertences pessoais
- Notificar o agente religioso, se solicitado pela família
- Evitar restringir o número de visitantes
- Providenciar fotografias
- Facilitar e apoiar a família na visualização do corpo
- Respeitar as crenças e rituais religiosos da família
- Fornecer privacidade e apoio aos familiares
- Responder questões relacionadas com a doação de órgãos
- Responder questões relacionadas com a necropsia
- Identificar o corpo de acordo com o protocolo da instituição e após a família deixar o local
- Transferir o corpo para o necrotério
- Notificar o agente funerário
- Notificar o médico-legista, conforme apropriado

1ª edição 1992; revisada em 2013

Cuidados pós-parto 6930

Definição: fornecimento de cuidados à mulher durante o período de 6 semanas, iniciando imediatamente após o parto

Atividades:
- Monitorar os sinais vitais
- Monitorar cor, quantidade e odor de lóquios, além de presença de coágulos
- Solicitar à paciente para esvaziar a bexiga antes da verificação pós-parto com frequência
- Monitorar localização, altura e tônus do fundo uterino, certificando-se de apoiar o segmento uterino inferior durante a palpação
- Massagear suavemente o fundo do útero até ficar firme, conforme necessário
- Monitorar o períneo ou a incisão cirúrgica e o tecido circundante (p. ex., monitorar a presença de vermelhidão, edema, equimoses, secreções e aproximação das bordas da ferida)
- Encorajar a deambulação precoce e frequente, auxiliando a paciente quando necessário
- Encorajar a paciente no pós-operatório a realizar exercícios respiratórios, auxiliando-a quando necessário
- Monitorar a dor da paciente
- Fornecer conforto à paciente que está sentindo calafrios (p. ex., oferecer cobertores quentes e bebidas)
- Administrar analgésicos, quando necessário
- Orientar a paciente sobre o alívio não farmacológico da dor (p. ex., banhos de assento, deambulação, massagem, pensar em outras coisas, compressas de gelo, compressas com hamamélis e distração)
- Orientar a paciente sobre os cuidados perineais para prevenir infecções e reduzir o desconforto
- Realizar ou auxiliar nos cuidados perineais (p. ex., aplicar compressa de gelo, incentivar a paciente a fazer banhos de assento e aplicar calor seco)
- Monitorar a temperatura e a cor das mamas, além da condição dos mamilos
- Orientar a paciente sobre alterações nas mamas
- Monitorar a bexiga, incluindo a ingestão e o débito (p. ex., esvaziamento da bexiga, possibilidade de palpação, cor, odor, entradas e eliminação)
- Facilitar o retorno do funcionamento urinário normal (p. ex., auxiliar nos banhos de assento, promover a hidratação, molhar o períneo com água morna e incentivar a deambulação)
- Monitorar o trânsito intestinal (p. ex., data e hora da última evacuação, sons intestinais, presença de flatos)
- Facilitar o retorno para o funcionamento intestinal normal (p. ex., administrar emolientes fecais ou laxantes, orientar a paciente a aumentar o consumo de líquidos e fibras, além de incentivar a deambulação)
- Providenciar medidas para reduzir a probabilidade de desenvolvimento de trombose venosa profunda (p. ex., exercícios em membros inferiores e aplicação de bota compressiva)
- Monitorar os membros inferiores para o sinal de Homans e providenciar outros testes, se necessário
- Monitorar o estado emocional da paciente
- Encorajar a mãe a discutir sobre o trabalho de parto e a experiência do parto
- Oferecer estímulo à paciente sobre sua capacidade de autocuidado e de cuidar do lactente
- Fornecer informações sobre alterações do humor (p. ex., tristeza, depressão e psicose pós-parto), incluindo sintomas que justifiquem avaliação e tratamento adicionais
- Monitorar os sintomas de depressão ou psicose pós-parto
- Fornecer orientação antecipatória sobre alterações fisiológicas e psicológicas e seu manejo
- Discutir sobre as necessidades de atividade e repouso
- Discutir sobre a sexualidade e as opções de contraceptivos
- Monitorar os comportamentos interativos entre os pais e o lactente
- Facilitar uma interação ideal entre os pais e o lactente
- Orientar a paciente sobre as necessidades nutricionais, incluindo a importância de uma dieta balanceada e uso de suplementos, se indicado
- Orientar a paciente sobre as necessidades nutricionais do lactente

- Fornecer orientação e suporte adequados sobre o método de alimentação escolhido
- Encaminhar a paciente para um consultor sobre a lactação, se indicado
- Orientar a paciente sobre os sinais de alerta que justifiquem ser imediatamente relatados (p. ex., febre, depressão)
- Administrar imunoglobulina Rh e vacina contra rubéola, se indicado
- Auxiliar os pais na marcação de exames do neonato e exames pós-parto
- Encaminhar para recursos apropriados para suporte comunitário ou acompanhamento médico

1ª edição 1992; revisada em 2013

Dançaterapia 4367

Definição: uso de movimentos do corpo juntamente com a batida de um ritmo musical para facilitar mudança terapêutica específica física, mental, emocional ou espiritual

Atividades:
- Verificar o interesse da pessoa na terapia com dança
- Orientar a pessoa sobre a finalidade da experiência de dança
- Discutir com a pessoa as metas desejadas (p. ex., relaxamento, estimulação, concentração, redução da dor)
- Avaliar a capacidade da pessoa de movimentar-se
- Identificar preferência pelo tipo de música e dança relacionando isso aos objetivos desejados
- Determinar a duração da sessão
- Determinar os intervalos de tempo entre cada sessão
- Recomendar o uso de roupas e calçados confortáveis e apropriados para dançar
- Limitar estímulos visuais e auditivos que causem distração
- Escolher um local adequado e o equipamento necessário (p. ex., equipamento de som, seleção de músicas, espelhos, cadeiras), conforme apropriado
- Planejar as sessões de acordo com o progresso na execução dos movimentos
- Encorajar a expressão de emoções
- Proporcionar tempo para pausas e interrupções, conforme apropriado
- Orientar a pessoa a realizar a dançaterapia em seu domicílio, conforme apropriado
- Incorporar a participação da família nas sessões, conforme apropriado
- Monitorar continuamente o alcance dos objetivos e metas

7ª edição 2018

Defesa da saúde comunitária 8510

Definição: desenvolvimento de apoio público para mudar ideias e atitudes sobre assuntos específicos da atenção à saúde

Atividades:
- Definir os objetivos da defesa e a comunidade específica a ser assistida
- Auxiliar os membros da comunidade a navegarem no sistema de atenção à saúde (p. ex., acesso a cuidados com baixo custo ou gratuitos, resolução de problemas de cobrança, compreensão dos direitos do paciente
- Providenciar acesso a serviços de tradução, quando necessário
- Trabalhar com leigos que atuam na saúde comunitária e com líderes comunitários para identificar as necessidades e providenciar serviços
- Auxiliar os líderes comunitários a conduzirem uma avaliação por meio da qual as necessidades sejam priorizadas e as atividades identificadas
- Compreender as crenças e práticas culturais de saúde dos membros da comunidade
- Auxiliar a mobilizar recursos em uma comunidade que auxiliarão no cumprimento das metas
- Buscar consultoria, treinamento e apoio para os esforços de defesa da comunidade para construir coalizões
- Participar de campanhas na mídia para aumentar a conscientização pública
- Comparecer a reuniões de conselhos escolares para compartilhar o efeito negativo de não ter enfermagem escolar suficiente para monitorar o estado de saúde dos estudantes
- Frequentar e falar em fóruns públicos sobre o efeito positivo dos serviços de atenção à saúde propostos, projetos e legislação de saúde
- Fornecer informações e orientação adequadas sobre cuidados de saúde ao público e aos legisladores
- Auxiliar na proposta e aprovação de legislação sobre atenção à saúde, encontrando apoiadores e persuadindo potenciais coapoiadores a se juntarem à causa
- Usar exemplos reais da prática clínica para ilustrar as necessidades dos pacientes e os resultados de políticas públicas sobre cuidados aos pacientes
- Identificar obstáculos que impeçam o sucesso e implementar estratégias para reduzir barreiras

7ª edição 2018

Delegação 7650

Definição: transferência de responsabilidade pela realização do cuidado do paciente, ao mesmo tempo que a responsabilidade pelos resultados é mantida

Atividades:
- Determinar os cuidados do paciente que precisam ser realizados
- Identificar o potencial de danos
- Avaliar a complexidade dos cuidados a serem delegados
- Determinar as habilidades de solução de problemas e inovadoras necessárias
- Considerar a previsibilidade do resultado
- Estimar o efeito sobre o tempo do enfermeiro com o paciente e o subsequente desenvolvimento de uma relação de confiança
- Avaliar a competência e a formação do profissional de saúde
- Familiarizar-se com o escopo de prática do profissional de saúde que assumirá as tarefas, determinado pela lei estadual e diretrizes da instituição, conforme apropriado

- Explicar a tarefa ao profissional de saúde
- Fazer perguntas para conhecer e esclarecer a compreensão do outro sobre os cuidados que deverá proporcionar
- Determinar o nível de supervisão necessária para a intervenção ou atividade específica delegada (p. ex., presença física ou disposição imediata)
- Instituir controles, para que o enfermeiro possa rever as intervenções ou atividades do profissional de saúde e intervir, conforme necessário
- Acompanhar os profissionais de saúde regularmente para avaliar seu progresso na realização de tarefas específicas
- Avaliar o resultado da intervenção ou atividade delegada e o desempenho do profissional de saúde
- Monitorar a satisfação do paciente e da família com o cuidado

2ª edição 1996; revisada em 2018

Depoimento 7930

Definição: provisão de testemunho gravado e sob juramento para fins legais com base no conhecimento do caso

Atividades:
- Entrar em contato com seu empregador e seguradora de negligência médica quando receber notificação de depoimento ou intimação
- Preparar-se cuidadosamente
- Contratar um advogado, conforme necessário
- Discutir o caso apenas com um advogado que o represente no depoimento
- Evitar discutir o caso com colegas de trabalho, profissionais de saúde e outras pessoas envolvidas sem a presença de um advogado
- Solicitar que o advogado explique o processo de depoimento
- Preparar-se revisando o prontuário clínico e lendo ou relendo quaisquer documentos a serem apresentados durante o depoimento
- Manter todos os documentos em local seguro e protegido
- Revisar os documentos antes do depoimento
- Ouvir com atenção a pergunta completa e compreendê-la antes de tentar responder
- Pedir esclarecimentos se a pergunta não estiver clara
- Responder às perguntas de maneira direta e sincera
- Evitar pedir uma segunda opinião
- Evitar interromper ou interpor palavras quando forem feitas perguntas
- Responder apenas a perguntas relativas à experiência pessoal e à função; não especular sobre a função e os deveres dos outros
- Responder "não me lembro" ou "não me recordo" se não for capaz de lembrar de um fato
- Seguir as instruções do advogado para fornecer respostas
- Testemunhar apenas sobre documentos que tenha lido
- Esclarecer os fatos se estiverem distorcidos ou incorretos
- Ser respeitoso, cortês e educado
- Falar de modo calmo, claro e com confiança
- Soletrar palavras incomuns depois de enunciá-las claramente, se solicitado
- Evitar usar siglas
- Pedir para falar com o advogado em particular, se necessário
- Comunicar-se com o advogado da outra parte ou com a outra parte somente na presença do seu advogado
- Se estiver cansado, pedir para se levantar e fazer uma pausa

4ª edição 2004; revisada em 2024

Desenvolvimento de caminho crítico 7640

Definição: elaboração e uso de uma sequência programada de atividades de cuidado para melhorar os resultados desejados para o paciente de maneira custo-eficiente

Atividades:
- Realizar auditoria dos prontuários para determinar padrões atuais de cuidados para a população de pacientes
- Rever os padrões atuais de prática relacionados com a população de pacientes
- Colaborar com outros profissionais de saúde para desenvolver o caminho crítico
- Identificar resultados intermediários e finais apropriados com os seus prazos
- Identificar intervenções apropriadas com os seus prazos
- Colocar variáveis relevantes (p. ex., resultados, intervenções, exames laboratoriais e diagnósticos, consultas, orientação do paciente e da família) sequencialmente em uma árvore de decisão
- Manter a árvore de decisão o mais simples possível, mesmo quando os eventos clínicos forem complexos (p. ex., fornecer detalhes importantes, mas minimizar o uso de palavras e o comprimento do texto)
- Incluir pontos de decisão fundamentais nos quais o julgamento do prestador de atendimento seja crítico
- Compartilhar o caminho crítico com o paciente e a família, conforme apropriado
- Avaliar o progresso do paciente em direção aos resultados identificados em intervalos definidos
- Calcular as variâncias e relatar por meio de canais apropriados
- Documentar o progresso do paciente em direção aos resultados identificados, conforme com a política da instituição
- Documentar a razão para modificação de intervenções planejadas e resultados esperados
- Implementar ação(ões) corretiva(s) para a(as) modificação(ões), conforme apropriado
- Revisar o caminho crítico, conforme apropriado

2ª edição 1996; revisada em 2018

Desenvolvimento de interação nos cuidados 5000

Definição: estabelecimento de uma relação de ajuda com o paciente baseada em interação compassiva, boa comunicação, respeito pelos valores éticos, aceitação e empatia

Atividades:
- Identificar atitudes e sentimentos pessoais com relação ao paciente e à situação
- Determinar os limites éticos da relação
- Proporcionar conforto físico antes das interações
- Fornecer privacidade e confidencialidade
- Criar clima de cordialidade, cuidado e aceitação incondicional
- Demonstrar interesse pelas preocupações do paciente
- Usar autorrevelação, conforme apropriado
- Discutir as responsabilidades do paciente na relação e estabelecer limites de comportamento aceitável, conforme apropriado
- Estabelecer acordo mutuamente aceitável sobre o horário e a duração das interações, conforme apropriado
- Construir relação de igualdade
- Retornar no horário estabelecido para demonstrar confiabilidade e interesse
- Estabelecer uma postura corporal aberta com distanciamento físico e expressões não verbais apropriadas
- Monitorar a comunicação não verbal do paciente
- Responder às mensagens não verbais do paciente, conforme apropriado
- Identificar a prontidão do paciente para identificar e explorar problemas e desenvolver estratégias para mudança
- Refletir as principais ideias e retornar a conversa ao assunto principal, conforme necessário
- Encorajar a introspecção e a mudança comportamental
- Encorajar o paciente a levar o tempo necessário para se expressar
- Auxiliar o paciente a identificar sentimentos que comprometam sua capacidade de interagir com os outros (p. ex., raiva, ansiedade, hostilidade, tristeza)
- Desenvolver formas alternativas de comunicação (p. ex., imagens, outras palavras), conforme necessário
- Ouvir atentamente o paciente quanto às preocupações e discussões
- Auxiliar o paciente na identificação de necessidades a serem abordadas durante as interações
- Demonstrar reconhecimento das realizações do paciente durante a interação
- Apoiar esforços do paciente para interagir com outras pessoas de maneira positiva
- Facilitar as tentativas do paciente de analisar as experiências de relação terapêutica
- Fazer uma síntese da conversa ao fim da discussão
- Usar a síntese como ponto de partida para conversas futuras
- Estabelecer o horário para a próxima interação antes de terminar cada conversa
- Preparar para o término da interação, conforme apropriado

2ª edição 1996; revisada em 2004, 2008, 2024

Desenvolvimento de programa de saúde 8700

Definição: planejamento, implementação e avaliação de um conjunto coordenado de atividades para um grupo ou uma comunidade

Atividades:
- Identificar necessidades ou problemas de saúde significativos
- Utilizar recursos disponíveis para determinar as necessidades ou prioridades (p. ex., a ferramenta Community Health Needs Assessment)
- Convocar uma força-tarefa para examinar a necessidade ou o problema prioritário
- Educar as partes interessadas sobre o processo
- Identificar abordagens alternativas para atingir as necessidades ou resolver problemas
- Avaliar custo, necessidades de recursos, viabilidade e atividades necessárias
- Desenvolver as metas e os objetivos para abordar as necessidades ou problemas
- Descrever métodos, atividades e cronograma para implementação
- Identificar recursos e restrições para a implementação do programa
- Obter aceitação para o programa pelo grupo-alvo, provedores e grupos relacionados
- Contratar pessoal para implementar e gerenciar o programa, conforme apropriado
- Adquirir equipamentos e suprimentos, conforme apropriado
- Divulgar o programa para as partes interessadas pretendidas
- Facilitar a adoção do programa
- Monitorar o progresso da implementação do programa
- Avaliar o programa quanto a relevância, eficiência e custo-efetividade
- Modificar e refinar o programa

3ª edição 2000; revisada em 2024

Desenvolvimento de saúde comunitária   8500

Definição: auxílio aos membros de uma comunidade para identificar problemas de saúde da comunidade, mobilizar recursos e implementar soluções

Atividades:
- Identificar problemas de saúde, pontos fortes e prioridades junto aos parceiros da comunidade
- Oferecer oportunidades para participação de membros da comunidade
- Ajudar a aumentar a conscientização sobre problemas e preocupações de saúde
- Dialogar com a comunidade para esclarecer as prioridades das preocupações com a saúde
- Desenvolver iniciativas estratégicas de forma colaborativa com os membros da comunidade
- Facilitar a implementação e a revisão de planos comunitários
- Auxiliar os membros da comunidade com o desenvolvimento e captação de recursos
- Melhorar as redes de apoio da comunidade
- Identificar e desenvolver potenciais líderes comunitários
- Manter comunicação aberta com membros da comunidade e instituições
- Fortalecer os contatos entre indivíduos e grupos para discutir interesses comuns e concorrentes
- Proporcionar uma estrutura organizacional por meio da qual as pessoas possam melhorar as habilidades de comunicação e negociação
- Cultivar um ambiente que proporcione segurança para que os indivíduos expressem seus pontos de vista
- Desenvolver estratégias para gerenciamento de conflitos
- Unificar os membros da comunidade sob uma missão comum
- Assegurar que os membros da comunidade mantenham o controle da tomada de decisões
- Construir um compromisso dentro da comunidade demonstrando como a participação influenciará as vidas dos indivíduos e melhorará os resultados
- Desenvolver mecanismos para envolvimento dos membros em atividades locais, estaduais e nacionais relacionadas com os problemas de saúde da comunidade
- Facilitar o acesso a centros de saúde comunitários com prestação de cuidados de saúde gratuitos ou de baixo custo
- Fornecer programas educacionais relacionados com as necessidades de saúde da comunidade

3ª edição 2000; revisada em 2024

Desmame da ventilação mecânica   3310

Definição: assistência ao paciente para respirar sem o auxílio de um ventilador mecânico

Atividades:
- Determinar a preparação do paciente para o desmame (hemodinamicamente estável, condição que requer ventilação resolvida, ótima condição atual para o desmame)
- Monitorar preditores de capacidade de tolerar o desmame com base no protocolo da instituição (p. ex., grau de *shunt*, capacidade vital, V_d/V_t [volume espaço morto/volume corrente], VVM [ventilação voluntária máxima], força inspiratória, VEF_1 [volume expiratório forçado em 1 segundo], pressão inspiratória negativa)
- Monitorar para garantir que o paciente esteja livre de infecções significativas antes do desmame
- Monitorar o estado de volume de líquidos e eletrolítico ideal
- Colaborar com outros membros da equipe de saúde para otimizar o estado nutricional do paciente, garantindo que 50% da fonte calórica não proteica da dieta seja gordura e não de carboidratos
- Posicionar o paciente para o melhor uso da musculatura ventilatória e para otimizar a descida do diafragma
- Aspirar as vias aéreas, conforme necessário
- Administrar fisioterapia torácica, quando apropriado
- Consultar outros profissionais de saúde na escolha de um método para o desmame
- Iniciar o desmame com períodos de avaliação (30 a 120 minutos de respiração espontânea assistida por ventilador)
- Alternar os períodos de tentativa de desmame com períodos suficientes de descanso e sono
- Evitar atrasar o retorno à ventilação mecânica do paciente com músculos respiratórios fatigados
- Estabelecer um cronograma para coordenar outras atividades de atendimento ao paciente com as tentativas de desmame
- Promover o melhor uso de energia do paciente, iniciando as tentativas de desmame depois que o paciente estiver bem descansado
- Monitorar os sinais de fadiga muscular respiratória (p. ex., elevação abrupta da $PaCO_2$; ventilação rápida e superficial; movimento paradoxal da parede abdominal), hipoxemia e hipoxia tecidual, enquanto o desmame estiver em processo
- Administrar medicamentos que promovam a desobstrução das vias aéreas e as trocas gasosas
- Definir metas distintas e atingíveis com o paciente para o desmame
- Usar técnicas de relaxamento, conforme apropriado
- Treinar o paciente durante as tentativas de desmame difíceis
- Auxiliar o paciente a distinguir respirações espontâneas de respirações realizadas mecanicamente
- Minimizar o excesso de esforço respiratório que seja não terapêutico, eliminando o espaço morto extra, adicionando suporte à pressão, administrando broncodilatadores e mantendo a desobstrução das vias aéreas, conforme apropriado
- Evitar a sedação farmacológica durante as tentativas de desmame, conforme apropriado

- Fornecer algum meio de controle do paciente durante o desmame
- Permanecer com o paciente e oferecer apoio durante as tentativas iniciais de desmame
- Orientar o paciente sobre as alterações de configuração do ventilador que aumentem o esforço respiratório, conforme apropriado
- Fornecer ao paciente reforço positivo e relatórios de progresso frequentes
- Considerar o uso de métodos alternativos de desmame, conforme determinado pela resposta do paciente ao método atual
- Orientar o paciente e a família sobre o que esperar durante as várias fases de desmame
- Preparar arranjos de alta por meio do envolvimento multidisciplinar com o paciente e a família

1ª edição 1992; revisada em 1996, 2008

Detecção de tráfico humano 6525

Definição: ações para identificar e prevenir atos de recrutamento, abrigo, transporte, fornecimento ou obtenção de uma pessoa por meio de fraude, força ou coerção

Atividades:
- Determinar populações em risco (p. ex., pessoas que sofreram traumas emocionais, físicos e psicológicos)
- Identificar indicadores de possível tráfico (p. ex., hematomas ou feridas consistentes com a aplicação de restrições físicas; infecções não tratadas; dificuldades urinárias, gestação, trauma retal, desnutrição, falta de assistência médica)
- Estar alerta para pessoa acompanhada por alguém que a esteja controlando, fornecendo todas as informações ou fazendo toda a comunicação
- Observar circunstâncias incomuns, como pessoas sem identificação, identificação falsa ou o controlador tem a identificação do paciente com ele/ela
- Identificar pessoas que parecem confusas, submissas ou com medo, que se recusam a fazer contato visual, que parecem ter medo de falar na presença de outras pessoas ou que são relutantes em discutir ferimentos
- Estar alerta a pessoas que não informam endereço, dizem estar apenas visitando ou parecem incapazes de identificar sua localização
- Considerar os fatores de risco para possível tráfico (p. ex., absenteísmo escolar frequente ou fuga, infecções sexualmente transmissíveis recorrentes, relatos de alto número de parceiros sexuais, gestação avançada sem cuidados pré-natais, roupa inadequada, acompanhante que não deixa a pessoa ficar sozinha ou falar, roupa inadequada para o clima)
- Atender qualquer emergência relacionada com as necessidades físicas da pessoa ou preocupações imediatas de segurança (p. ex., ligar para as autoridades, se indicado)
- Proporcionar um ambiente seguro e sem julgamentos
- Falar com a pessoa a sós na consulta e abordar quaisquer preocupações, em uma sala privada com portas fechadas
- Pedir ao acompanhante para preencher formulários em um saguão separado ou declarar firmemente a necessidade de um exame privativo
- Comunicar-se com a pessoa usando um intérprete profissional e não permitir que um membro da família ou o acompanhante traduza a comunicação
- Fazer contato visual, praticar a escuta ativa e transmitir uma atitude de cuidado
- Fornecer questionário confidencial com perguntas de triagem de tráfico humano, se indicado
- Determinar perigo potencial e necessidades de cuidados
- Envolver as autoridades quando a pessoa for menor de idade, relatar que ela ou sua família estão em perigo, que há um traficante presente ou que funcionários ou outros indivíduos estão em perigo
- Respeitar os limites de confidencialidade, mas explicar os requisitos legais para relatar suspeitas de abuso, negligência ou violência a instituições externas, como necessidade de relatórios obrigatórios
- Não violar os regulamentos da Lei de Portabilidade e Responsabilidade de Seguro Saúde (HIPAA; do inglês, *Health Insurance Portability and Accountability Act*)
- Obter consentimento e permissão de qualquer paciente adulto antes de divulgar informações pessoais de saúde (IPS)
- Relatar IPS em caso de abuso ou negligência infantil conhecido ou suspeito à autoridade de saúde pública ou outra autoridade governamental apropriada autorizada por lei a receber tais relatórios
- Oferecer métodos para buscar ajuda quando estiver pronto, se não estiver disposto a discutir a situação de cativeiro ou se recusar ou negar a necessidade de assistência
- Usar métodos discretos de ajuda para evitar maiores perigos para a pessoa se o agressor descobrir (p. ex., esconder o número de telefone para Tráfico Nacional de seres humanos no código de barras de um item pessoal, como batom, sabonete, caixa de curativos)
- Documentar todos os achados e suspeitas para criar um registro legal para referência futura
- Garantir a educação anual dos funcionários sobre os sinais de alerta para identificar possíveis vítimas de tráfico e, se indicado, ajudá-los a denunciar
- Garantir a capacidade de oferecer às vítimas apoio e recursos comunitários para atender às necessidades reveladas durante o atendimento de saúde
- Trabalhar para desenvolver políticas e protocolos dentro das organizações a fim de agilizar a triagem, avaliação e resposta e garantir uma abordagem sistemática para a identificação e intervenção do tráfico humano
- Promover a saúde e o bem-estar da comunidade, o bem-estar infantil, a igualdade de gênero e a prevenção da violência com líderes comunitários

8ª edição 2024

Distração | 5900

Definição: desvio de atenção intencional ou supressão temporária das emoções negativas e pensamentos para longe das sensações indesejáveis

Atividades:
- Encorajar o paciente a escolher a(s) técnica(s) de distração desejada(s) (p. ex., música, conversa ou detalhes de um evento ou história, lembranças de um evento positivo, concentração em foto ou objeto neutro, imaginação guiada, humor ou exercícios de respiração profunda)
- Orientar o paciente sobre os benefícios de estimular vários sentidos (p. ex., música, cálculos, televisão, leitura, *videogames*/jogos manuais ou realidade virtual)
- Utilizar técnicas de distração para crianças (p. ex., brincadeiras, terapia ocupacional, leitura de histórias, músicas ou atividades rítmicas) que sejam inovadoras, atrativas para mais de um sentido e não exijam alfabetização ou capacidade de raciocínio
- Sugerir técnicas compatíveis com o nível de energia, a capacidade, a idade, o nível de desenvolvimento e uso efetivo no passado
- Identificar com o paciente uma lista de atividades prazerosas (p. ex., exercícios, caminhadas, banhos de espuma, conversar com amigos ou familiares)
- Individualizar o conteúdo da técnica de distração, com base naquelas usadas com sucesso no passado e na idade ou nível de desenvolvimento
- Orientar o paciente a praticar a técnica de distração antes da hora necessária, se possível
- Orientar o paciente a se envolver na distração (p. ex., incitando palavra neutra, equipamento ou materiais) antes da hora necessária, se possível
- Encorajar a participação da família e de pessoas significativas e proporcionar orientação, conforme necessário
- Utilizar a distração isoladamente ou em conjunto com outras medidas ou distrações, conforme apropriado
- Avaliar e documentar a resposta à distração

1ª edição 1992; revisada em 2013

Dizer a verdade | 5470

Definição: uso de toda a verdade, verdade parcial ou retardo na decisão para promover a autodeterminação e o bem-estar do paciente

Atividades:
- Esclarecer os próprios valores sobre a situação específica
- Esclarecer os valores do paciente, família, equipe de cuidados à saúde e instituição sobre situação específica
- Esclarecer a própria base de conhecimentos e habilidades de comunicação sobre a situação
- Determinar o desejo e a preferência do paciente pela verdade na situação
- Consultar a família do paciente antes de dizer a verdade, conforme culturalmente apropriado
- Apontar as discrepâncias entre crenças e comportamentos expressos pelo paciente, conforme apropriado
- Colaborar com outros profissionais de saúde sobre a escolha de opções (p. ex., verdade total, verdade parcial ou retardo na decisão) e sua participação necessária nas opções
- Determinar os riscos para o paciente e para si mesmo, associados a cada opção
- Escolher uma das opções, com base na ética da situação e ser mais favorável ao uso da verdade ou verdade parcial
- Estabelecer uma relação de confiança
- Dizer a verdade com sensibilidade, carinho e objetividade
- Reservar um tempo para lidar com as consequências da verdade
- Encaminhar para outra pessoa, se essa tiver melhor relação de confiança, melhor conhecimento e habilidades para dizer a verdade ou mais tempo e capacidade de lidar com as consequências de dizer a verdade
- Preparar os pacientes para dizerem a verdade, incentivando-os a convidar familiares ou outras pessoas significativas para estarem presentes
- Permanecer com o paciente a quem você contou a verdade e estar preparado para esclarecer, apoiar e receber *feedback*
- Estar fisicamente presente para comunicar carinho e apoio, caso tenha sido tomada a decisão de não fornecer informações
- Escolher adiar a decisão quando não houver informações, conhecimento e relação de confiança
- Prestar atenção aos sinais verbais e não verbais durante o processo de comunicação
- Monitorar as respostas do paciente e da família à interação, incluindo alterações na dor, agitação, ansiedade, mudança de humor, envolvimento no cuidado, capacidade de sintetizar novas informações, capacidade de verbalizar sentimentos e satisfação relatada com o cuidado, conforme apropriado
- Documentar as respostas do paciente nas várias fases da intervenção

1ª edição 1992; revisada em 2008

Documentação 7920

Definição: registro de informações (escritas ou eletrônicas) pertinentes ao paciente e ao processo de cuidado no prontuário de saúde

Atividades:
- Garantir o prontuário correto antes de iniciar a documentação
- Registrar os achados completos da avaliação inicial e contínua
- Documentar avaliações, diagnósticos, intervenções e resultados do cuidado de enfermagem prestado
- Utilizar princípios para documentação (p. ex., factual, preciso, completo, oportuno)
- Utilizar o formato padronizado, sistemático e prescrito necessário/requerido pela instituição
- Utilizar formulários padronizados e fluxogramas específicos da agência instituição, conforme indicado (p. ex., escala de Braden, risco de queda)
- Registrar todos os dados o mais rapidamente possível
- Evitar duplicação de informações no prontuário
- Utilizar abreviações aprovadas pela instituição
- Registrar data e horário exatos dos procedimentos, situações clínicas, envolvendo o paciente
- Descrever os comportamentos do paciente de maneira objetiva e precisa usando as palavras exatas dele, conforme necessário
- Registrar resposta do paciente às intervenções de enfermagem
- Registrar quando o prestador de cuidados foi notificado sobre a mudança no estado de saúde do paciente
- Registrar os desvios dos resultados esperados no prontuário, conforme apropriado
- Registrar o uso de medidas de segurança, conforme apropriado
- Incluir no prontuário fotos ou imagens de acordo com a política da instituição
- Registrar o envolvimento de pessoas significativas, conforme apropriado
- Registrar observações do ambiente domiciliar, conforme apropriado
- Registrar o estado atual dos problemas identificados
- Garantir que o registro esteja completo no momento da alta, conforme apropriado
- Assinar registro, usando assinatura legal, credenciais e titulação
- Manter a privacidade e a confidencialidade do registro
- Documentar e descrever situações, conforme exigido por lei

2ª edição 1996; revisada em 2000, 2024

Documentação: reuniões 7926

Definição: registro das atas das comissões de trabalho ou reuniões profissionais para criar um registro formal em livros-ata

Atividades:
- Preparar as atas com um *notebook* ou *tablet*, além de qualquer dispositivo de gravação utilizado
- Certificar-se de que todos os dispositivos eletrônicos e mídia estejam conectados e funcionando bem
- Sentar-se perto da pessoa que preside a reunião para fazer perguntas e obter esclarecimentos facilmente
- Circular uma lista de presença marcada com o nome e a data da reunião
- Atentar para etiquetas de identificação ou crachás se os nomes dos participantes não forem familiares
- Começar o documento com o nome da instituição ou da comissão, bem como localização, horário e data da reunião
- Relacionar os nomes dos presentes e possivelmente os nomes dos ausentes ou dispensados
- Identificar a finalidade da reunião e o nome da pessoa que a preside
- Utilizar pauta como estrutura para a ata, mas registrá-la refletindo a sequência real dos eventos (p. ex., aprovação das atas de reuniões anteriores, aprovação da pauta, assuntos não terminados, assuntos novos)
- Registrar todas as moções e os resultados de todas as votações
- Incluir itens-chave da discussão e ações sobre as quais houve acordo, inclusive atribuições e prazos
- Registrar qualquer item adicional, incluindo comunicações e adiamentos da reunião
- Criar uma lista de anexos de qualquer relatório distribuído para a reunião
- Manter a escrita clara, objetiva e sucinta
- Terminar a ata assim que possível, enquanto os detalhes estão frescos na mente
- Incluir seu nome no final como responsável pela ata
- Revisar o documento e enviar ao presidente para aprovação
- Distribuir a ata aos membros antes da reunião seguinte
- Arquivar atas aprovadas de acordo com a política da organização
- Consultar a edição mais atual das diretrizes da instituição para informações sobre o protocolo em reuniões e a confecção de atas

7ª edição 2018

Educação em saúde 5510

Definição: desenvolvimento e fornecimento de orientações e experiências de aprendizagem para facilitar mudanças voluntárias no comportamento que conduzam à saúde em indivíduos, famílias, grupos ou comunidades

Atividades:
- Marcar grupos de alto risco e faixas etárias que mais se beneficiariam da educação em saúde
- Marcar as necessidades identificadas nos "Objetivos de desenvolvimento sustentável das Nações Unidas, pessoas saudáveis 2030: objetivos nacionais de promoção da saúde e prevenção de doenças", ou outras necessidades locais, estaduais e nacionais
- Identificar fatores internos ou externos individuais, grupais ou comunitários que podem aumentar ou reduzir a motivação para um comportamento saudável
- Determinar o tipo e o foco do programa de educação em saúde (p. ex., saúde física, saúde social, saúde emocional e mental, saúde espiritual)
- Determinar o contexto pessoal e a história sociocultural do comportamento de saúde
- Determinar o conhecimento atual sobre saúde e comportamentos de estilo de vida
- Auxiliar no esclarecimento de crenças e valores de saúde
- Identificar origem étnica e cultural, apoio familiar e comunitário, ambiente social, acomodação, religião, crenças espirituais e fatores de estilo de vida
- Identificar características da população-alvo que afetam a seleção de estratégias de aprendizagem
- Priorizar as necessidades individuais de aprendizagem com base na preferência e nas necessidades da pessoa, nas habilidades do enfermeiro, nos recursos disponíveis e na probabilidade de atingir com sucesso a meta
- Formular metas claras e alcançáveis para o programa de educação em saúde
- Identificar os recursos (p. ex., pessoal, espaço, equipamento, financeiro) necessários para conduzir o programa
- Considerar a acessibilidade, a preferência do paciente e o custo no planejamento do programa
- Colocar estrategicamente anúncios atraentes para capturar a atenção do público-alvo
- Usar estratégias para motivar as pessoas a mudarem comportamentos de saúde ou estilo de vida
- Discutir as regras do grupo antes de iniciar o grupo de educação em saúde
- Enfatizar os benefícios positivos imediatos ou de curto prazo para a saúde em vez dos benefícios de longo prazo ou dos efeitos negativos da não conformidade
- Determinar modelo, metodologia, modalidade (individual ou em grupo) e duração da sessão educacional
- Realizar intervenção em saúde utilizando módulos de delineamento, número de sessões e cronograma de educação em saúde considerando as necessidades dos indivíduos, familiares ou cuidadores, comunidade e profissionais de saúde
- Utilizar as melhores informações disponíveis (p. ex., pesquisa de alta qualidade), compreensíveis e ajustadas às necessidades da linguagem e da cultura, utilizando aconselhamento facilitador e habilidades didáticas de ensino
- Incorporar estratégias para aumentar a autoestima do público-alvo
- Desenvolver materiais educacionais escritos em nível de legibilidade apropriado para o público-alvo
- Incorporar estratégias para resistir a comportamentos pouco saudáveis ou de riscos
- Facilitar o diálogo, a interação, a aprendizagem social, o espaço de apoio e a cooperação dentro da intervenção em grupo
- Fornecer conhecimento sobre doenças específicas (p. ex., curso da doença, fatores etiológicos, efeitos e impacto, sinais e sintomas comuns, papel do tratamento na recuperação, mitos e equívocos sobre doenças específicas), conforme necessário
- Orientar sobre o gerenciamento de medicamentos (p. ex., ensinar sobre medicamentos, conformidade e efeitos adversos, quando e como buscar tratamento, responder a perguntas, preparar-se para o autogerenciamento), conforme necessário
- Fornecer conhecimento relacionado com a recidiva (p. ex., identificação e gerenciamento de gatilhos, consequências, sinais e sintomas precoces, identificação precoce de recidiva iminente), conforme necessário
- Manter a apresentação focada e curta, e começar e terminar no ponto principal
- Incentivar atividades em grupo para fornecer apoio e aliviar inseguranças
- Utilizar líderes de pares, professores e grupos de apoio na implementação de programas para grupos menos propensos a ouvir profissionais de saúde ou adultos (p. ex., adolescentes), conforme apropriado
- Incentivar a troca pessoal de experiências
- Utilizar palestras para transmitir o máximo de informações, quando apropriado
- Utilizar discussões em grupo e dramatizações para influenciar crenças, atitudes e valores de saúde
- Utilizar demonstrações com demonstrações de retorno, participação do paciente e manipulação de materiais ao ensinar habilidades psicomotoras
- Utilizar instruções assistidas por computador, televisão, vídeo interativo e outras tecnologias para transmitir informações
- Utilizar teleconferência, telecomunicações e tecnologias de informática para ensino a distância
- Envolver-se no planejamento e implementação de planos para modificação do estilo de vida ou comportamento de saúde
- Determinar o apoio da família, dos colegas e da comunidade para um comportamento favorável à saúde
- Utilizar sistemas de apoio social e familiar para aumentar a eficácia da modificação do estilo de vida ou do comportamento de saúde
- Enfatizar a importância de padrões saudáveis de alimentação, sono e exercícios para pessoas que orientam esses valores e comportamentos para outras pessoas, especialmente crianças
- Utilizar uma variedade de estratégias e pontos de intervenção no programa educacional
- Utilizar a técnica *teach-back* (paciente é solicitado a repetir a informação que recebeu) para garantir a compreensão
- Planejar um acompanhamento de longo prazo para reforçar o comportamento de saúde ou mudanças no estilo de vida
- Implementar estratégias para medir os resultados em intervalos regulares durante e após a conclusão do programa

- Implementar estratégias para medir a eficácia do programa e o custo da educação, usando dados para melhorar a eficácia dos programas subsequentes
- Influenciar o desenvolvimento de políticas que garantam a educação em saúde como benefício aos funcionários
- Incentivar políticas nas quais as companhias de seguros considerem reduções de prêmios ou benefícios para práticas de estilo de vida saudáveis

2ª edição 1996; revisada em 2000, 2024

Encaminhamento 8100

Definição: providência para serviços por outro prestador de cuidados ou instituição

Atividades:
- Realizar a monitoração constante para determinar a necessidade de encaminhamentos
- Identificar a preferência de encaminhamento para instituições
- Identificar as recomendações dos profissionais da área de saúde para encaminhamento, conforme necessário
- Identificar os cuidados necessários
- Verificar se os cuidados de suporte apropriados estão disponíveis para o ambiente domiciliar ou comunidade
- Verificar se os serviços de reabilitação estão disponíveis para uso em casa
- Avaliar os pontos fortes e fragilidades da família e de outras pessoas importantes para a responsabilidade dos cuidados
- Avaliar a acessibilidade às necessidades ambientais para o paciente em seu domicílio ou comunidade
- Determinar o equipamento apropriado para uso após a alta, conforme necessário
- Avaliar se o paciente dispõe de recursos financeiros para pagar outros profissionais
- Providenciar serviços apropriados de cuidado domiciliar (*home care*), conforme necessário
- Informar ao paciente sobre *websites* apropriados para uso após a alta
- Encorajar uma consulta de avaliação pela instituição ou por outro profissional de saúde que receberá o paciente, conforme apropriado
- Entrar em contato com a instituição ou o profissional de saúde apropriado
- Minimizar o tempo entre a alta hospitalar e a consulta com o próximo profissional de saúde
- Preencher o formulário apropriado de encaminhamento
- Enviar um encaminhamento por escrito e o plano de cuidado do paciente por via eletrônica, conforme apropriado
- Fornecer ao paciente ou familiar uma cópia das informações do encaminhamento, conforme apropriado
- Verificar o modo de transporte adequado ao paciente
- Discutir o plano de cuidados do paciente com o próximo profissional de saúde responsável pela assistência

1ª edição 1992; revisada em 2013

Ensino: controle de infecção 5649

Definição: orientação para minimizar ou eliminar a aquisição e a transmissão de agentes infecciosos

Atividades:
- Determinar o nível atual de conhecimento relacionado com a aquisição e a transmissão de agentes infecciosos
- Orientar sobre condições preexistentes que aumentem o risco de infecção
- Determinar as práticas atuais de prevenção de infecção
- Orientar o uso de água e sabão ou antisséptico à base de álcool para higienizar as mãos
- Evitar enxaguar ou limpar as mãos após usar o antisséptico de mãos
- Incentivar o paciente a perguntar sobre a higiene das mãos para aqueles que cuidam dele (p. ex., o cuidador lavou as mãos ao entrar no quarto ou no domicílio do paciente)
- Orientar quando lavar as mãos para se proteger em casa e em ambientes de saúde (p. ex., antes, durante e depois do preparo de alimentos; antes de comer; depois de usar o banheiro; após contato com animais de estimação, produtos para animais de estimação ou dejetos de animais de estimação; após contato com lixo; antes e depois do contato com alguém que esteja doente)
- Encorajar a realizar a higiene das mãos mediante observação para assegurar que a técnica foi compreendida adequadamente
- Aconselhar a evitar contato próximo com pessoas doentes
- Aconselhar a ficar em casa e evitar viajar quando estiver doente
- Aconselhar a não compartilhar ou reutilizar copos, pratos ou utensílios sem lavá-los com água quente e sabão
- Aconselhar a não beber água que tenha ficado parada por mais de 15 minutos
- Aconselhar a utilizar máscaras e distanciamento social (p. ex., manter pelo menos de 1 a 1,8 metro de distância de outras pessoas que não estejam na casa) durante períodos de aumento da atividade de infecção respiratória na comunidade
- Orientar a cobrir a boca e o nariz com lenço de papel ao tossir ou espirrar
- Orientar a utilizar o recipiente de lixo mais próximo para descartar o lenço de papel após o uso
- Orientar a realizar a higiene das mãos após o contato com secreções respiratórias e objetos ou materiais contaminados
- Orientar as pessoas frágeis e em risco, além de familiares, a evitarem multidões e reuniões quando o distanciamento social não for possível
- Orientar, conforme indicado, para higiene corporal de rotina (p. ex., tomar banho diariamente, lavar axilas, virilha, genitais e área retal duas vezes por dia)
- Orientar a limpar a escova de dentes, duas vezes por semana
- Aconselhar a evitar tocar nos olhos, nariz ou boca o máximo possível

- Aconselhar a limpar e desinfetar superfícies tocadas com frequência em casa, no trabalho ou na escola, particularmente quando alguém estiver doente
- Incentivar a respiração profunda e a tosse, conforme apropriado
- Promover a ingestão adequada de nutrientes e líquidos
- Promover a conservação e a preparação segura de alimentos
- Incentivar a ingestão de líquidos, conforme apropriado
- Incentivar o repouso
- Orientar a tomar antibióticos, conforme prescrito e até o término do tratamento
- Orientar sobre sinais e sintomas de infecção e quando entrar em contato com o profissional de saúde
- Orientar como evitar infecções
- Orientar para o autoisolamento em caso de contágio com agente infeccioso, de acordo com as diretrizes locais de saúde pública
- Orientar a manter-se em quarentena quando exposto a pessoas em casos confirmados de infecção, de acordo com as diretrizes locais de saúde pública
- Incentivar a vacinação contra doenças infecciosas

8ª edição 2024

Ensino: desenvolvimento do adolescente de 12 a 21 anos 5670

Definição: orientação sobre atividades apropriadas para promover o desenvolvimento físico, cognitivo e social de um adolescente

Atividades:
- Fornecer materiais por escrito adequados às necessidades identificadas
- Orientar os pais a estabelecerem regras familiares e a permanecerem firmes na sua aplicação
- Orientar os pais na manutenção de linhas de comunicação abertas com o adolescente
- Incentivar a atividade física regular
- Orientar os pais a monitorarem e desestimularem o tempo excessivo de tela (p. ex., *videogames*, televisão, computador, telefone celular)
- Incentivar o adolescente a dormir de 9 a 10 horas por noite
- Orientar os pais a removerem dispositivos de mídia do quarto, conforme apropriado
- Orientar os pais a incentivarem e elogiarem as realizações do filho adolescente
- Orientar os pais na promoção de uma imagem corporal positiva e de autoestima do filho adolescente
- Educar sobre as mudanças esperadas na puberdade e incentivar uma discussão honesta e adequada à idade, com segurança
- Educar sobre práticas sexuais seguras e riscos potenciais, bem como incentivar uma discussão honesta e adequada à idade
- Orientar os pais a proporcionarem privacidade em casa, conforme apropriado
- Orientar os pais a promoverem a escolha de bons amigos e relacionamentos saudáveis
- Orientar os pais a continuarem como modelos de comportamento moral e de cidadania
- Orientar os pais a incentivarem a definição de metas e auxiliarem o adolescente a começar o planejamento do futuro
- Orientar os pais no ensino de estratégias para equilibrar os compromissos do adolescente (p. ex., escola, trabalho, vida social)
- Reforçar as habilidades de comunicação, controle da raiva e resolução de conflitos
- Incentivar a competência, a independência e a autorresponsabilidade
- Orientar os pais no estabelecimento de responsabilidades e privilégios para os adolescentes
- Incentivar *hobbies* ou atividades saudáveis
- Incluir adolescentes e pais nas orientações, conforme necessário
- Utilizar a técnica *teach-back* (paciente é solicitado a repetir a informação que recebeu) para garantir a compreensão

8ª edição 2024

Ensino: desenvolvimento do lactente de 0 a 3 meses 5655

Definição: orientação aos pais e cuidadores sobre atividades sensoriais adequadas para promover o desenvolvimento do lactente durante os três primeiros meses de vida

Atividades:
- Descrever o desenvolvimento normal do lactente
- Auxiliar a identificar sinais de prontidão do lactente e respostas à estimulação
- Proteger o lactente das estimulações excessivas
- Auxiliar a estabelecer uma rotina para a estimulação do lactente
- Orientar na realização de atividades que incentivem o movimento ou forneçam estimulação sensorial
- Demonstrar técnicas aprendidas durante o ensino
- Orientar na promoção da interação face a face com o lactente
- Orientar a conversar, cantar e sorrir para o lactente durante o cuidado
- Orientar para que elogiem o lactente pelos esforços em responder à estimulação
- Orientar a dizer ao lactente seu nome com frequência
- Orientar a sussurrar para o lactente
- Orientar a incentivar o toque e o abraço do lactente com frequência
- Incentivar a responder ao choro, segurando, balançando, cantando, falando, andando, reposicionando, esfregando ou massageando as costas e embalando, conforme apropriado

- Orientar a balançar o lactente na posição vertical ou na posição de embalo
- Orientar para dar banho de esponja ou de banheira, utilizando vários movimentos de massagem com um pano macio ou uma esponja e a secar com toalha macia
- Orientar a massagear o lactente esfregando uma loção com movimentos suaves, mas firmes
- Orientar a esfregar brinquedos macios no corpo do lactente
- Orientar a incentivar o lactente a sentir diferentes texturas e identificá-las para o lactente
- Orientar para soprar ar em círculos nos braços, pernas e barriga do lactente em estado de alerta
- Orientar a incentivar o lactente a pegar brinquedos macios ou os dedos do cuidador
- Incentivar a promoção da agitação dos chocalhos, estimulando a acuidade auditiva
- Orientar a oferecer oportunidades para o lactente alcançar objetos
- Orientar para incentivar o acompanhamento visual de objetos
- Orientar a reposicionar o lactente a cada hora, a menos que esteja dormindo
- Orientar a colocar o lactente de barriga para baixo, enquanto estiver acordado, para incentivar a elevação da cabeça
- Orientar a posicionar o lactente de costas sob o móbile do berço
- Orientar para mostrar imagens coloridas, como em livros cartonados (ou ilustrados com texturas e sons)
- Orientar para incentivar o lactente a olhar no espelho
- Utilizar a técnica *teach-back* (paciente é solicitado a repetir a informação que recebeu) para garantir a compreensão

5ª edição 2008; revisada em 2024

Ensino: desenvolvimento do lactente de 4 a 6 meses   5658

Definição: orientação aos pais e cuidadores sobre atividades sensoriais adequadas para promover o desenvolvimento do lactente do quarto ao sexto mês de vida

Atividades:
- Descrever o desenvolvimento normal do lactente
- Auxiliar na identificação de sinais de prontidão e respostas à estimulação
- Proteger o lactente dos estímulos excessivos
- Auxiliar a estabelecerem uma rotina para a estimulação do lactente
- Orientar na realização de atividades que incentivem o movimento ou forneçam estimulação sensorial
- Orientar a estimularem o lactente a deitar de costas e chutar com os pés
- Orientar a colocarem os brinquedos fora do alcance do lactente
- Orientar a oferecerem brinquedos para incentivar o lactente a agarrar
- Orientar a deitar o lactente de costas ou de barriga para baixo e ajudá-lo a rolar
- Orientar a proporcionar oportunidade para o lactente explorar livros de pano ou de plástico macio
- Orientar a estimular o lactente a utilizar brinquedos para a dentição
- Orientar a incentivar o lactente a bater os brinquedos uns nos outros e a transferi-los entre as mãos
- Orientar a apoiar o lactente na posição sentada
- Orientar a alimentar o lactente com colher
- Orientar a conversar e cantar para o lactente
- Orientar a brincar com canções e jogos de movimento (p. ex., *pat-a-cake* – canção infantil inglesa)
- Utilizar a técnica *teach-back* (paciente é solicitado a repetir a informação que recebeu) para garantir a compreensão

8ª edição 2024

Ensino: desenvolvimento do lactente de 7 a 9 meses   5656

Definição: orientação aos pais e cuidadores sobre atividades sensoriais adequadas para promover o desenvolvimento do lactente do sétimo ao nono mês de vida

Atividades:
- Descrever o desenvolvimento normal do lactente
- Auxiliar na identificação dos sinais de prontidão do lactente e respostas à estimulação
- Proteger o lactente de estimulação excessiva
- Auxiliar no estabelecimento de uma rotina para a estimulação do lactente
- Orientar na realização de atividades que estimulem o movimento ou forneçam estimulação sensorial
- Orientar a apoiarem o lactente na barriga, colocando as palmas das mãos nas solas dos pés do lactente, empurrando-o suavemente para frente
- Orientar a colocarem o lactente no colo, balançando de um lado para o outro
- Orientar a apresentarem ao lactente as partes do corpo
- Orientar a brincarem de esconde-esconde com o lactente
- Orientar a colocarem o lactente na cadeira alta, estimulando-o a sentir a comida e se alimentar sozinho
- Orientar a permitirem que o lactente segure a colher e o copo
- Incentivar a dançarem com o lactente, mantendo-o na posição vertical
- Utilizar a técnica *teach-back* (paciente é solicitado a repetir a informação que recebeu) para garantir a compreensão

5ª edição 2008; revisada em 2024

Ensino: desenvolvimento do lactente de 10 a 12 meses   5657

Definição: orientação aos pais e cuidadores sobre atividades sensoriais adequadas para promover o desenvolvimento do lactente do décimo ao décimo segundo mês de vida

Atividades:
- Descrever o desenvolvimento normal do lactente
- Auxiliar a identificar sinais de prontidão do lactente e respostas à estimulação
- Proteger o lactente da estimulação excessiva
- Auxiliar a estabelecer uma rotina para a estimulação infantil
- Orientar na realização de atividades que incentivem o movimento ou forneçam estimulação sensorial
- Orientar a auxiliarem o lactente a ficar em pé, segurando as suas mãos para estabilização
- Orientar a ensinarem o lactente a andar, segurando-o pelas mãos ou punhos com os braços acima da cabeça
- Orientar a incentivarem o lactente a jogar bola (p. ex., rolar, agarrar, parar, recuperar)
- Orientar a acenarem para o lactente, enquanto o incentivam a imitar
- Orientar a levarem o lactente para um passeio pela casa, identificando objetos e cômodos
- Orientar a brincar de "seguir o líder", praticando imitação de ruídos, animais ou músicas infantis
- Orientar a dizerem palavras para o lactente, incentivando-o a dizê-las de volta
- Orientar a demonstrarem ao lactente como remover e substituir objetos de um recipiente
- Orientar a demonstrarem o empilhamento de objetos
- Utilizar a técnica *teach-back* (paciente é solicitado a repetir a informação que recebeu) para garantir a compreensão

5ª edição 2008; revisada em 2024

Ensino: desenvolvimento na meia-infância de 6 a 12 anos   5650

Definição: orientação aos pais e cuidadores sobre atividades apropriadas para promover o desenvolvimento físico, cognitivo e social de crianças em idade escolar

Atividades:
- Fornecer materiais por escrito apropriados às necessidades identificadas
- Orientar a estabelecerem regras familiares e a permanecerem consistentes na aplicação
- Orientar para evitar punição física
- Orientar a reduzirem o tempo de tela para 1 a 2 horas por dia
- Orientar a incentivarem a realização de atividade física por 1 hora ou mais diariamente
- Orientar a leitura de histórias e a incentivar a criança a ler em voz alta
- Incentivar a manter um horário de dormir consistente
- Orientar a manter os eletrônicos fora do quarto da criança, para promover o sono (p. ex., televisão, celular, computador)
- Incentivar os elogios por realizações
- Orientar para promover uma imagem corporal positiva e a autoestima
- Orientar para servir de modelo de comportamentos morais e sociais
- Informar para ensinar habilidades de resolução de conflitos e controle da raiva
- Orientar para facilitar e estimular a fantasia e a brincadeira imaginativa
- Incentivar a educar a criança sobre a puberdade e encorajar discussões honestas e apropriadas para a idade
- Orientar a educar a criança sobre sexo e incentivar discussões honestas e apropriadas para a idade
- Orientar para promover a cooperação, não a competição, entre as crianças
- Orientar para estimular a competência, independência e autorresponsabilidade
- Orientar para atribuir tarefas, responsabilidades e privilégios adequados para a idade
- Informar para encorajar passatempos e atividades saudáveis que promovam aptidão física e desenvolvimento de habilidades motoras
- Utilizar a técnica *teach-back* (paciente é solicitado a repetir a informação que recebeu) para garantir a compreensão

8ª edição 2024

Ensino: desenvolvimento na primeira infância de 1 a 5 anos   5680

Definição: orientação aos pais e cuidadores sobre atividades apropriadas para promover o desenvolvimento de crianças pequenas e em idade pré-escolar

Atividades:
- Fornecer materiais por escrito adequados para as necessidades de conhecimento identificadas
- Orientar para fornecer oportunidade de brincar entre crianças de idade semelhante
- Orientar para oferecer escolhas às crianças, conforme apropriado
- Orientar para encorajar a criança a se expressar por meio de recompensas positivas ou *feedback* para as tentativas
- Orientar para auxiliar cada criança a se conscientizar da importância como indivíduo
- Orientar para serem firmes nas estratégias de gerenciamento ou modificação de comportamento da criança
- Orientar para conversar, ler e cantar para a criança

- Incentivar a descrever o que está acontecendo (p. ex., vamos lavar as mãos)
- Orientar para auxiliar a criança a aprender a expressar emoções
- Orientar para limitar as regras, mas aplicá-las de forma consistente
- Incentivar a reduzir o tempo de tela
- Orientar para que a criança malcomportada faça intervalos ou pausas nas atividades/brincadeiras
- Orientar para dar tranquilidade à criança
- Orientar para limitar o uso da palavra "não", mas redirecionar a atenção, quando necessário
- Orientar para fornecer oportunidades de atividades motoras amplas e finas
- Orientar para estabelecer uma rotina consistente na hora de dormir da criança
- Informar sobre os sinais de prontidão para o treinamento do uso do banheiro e estratégias de treinamento
- Orientar para ensinar e servir de modelo de boas maneiras à mesa
- Orientar para incentivar a criança a interagir com outras pessoas, servindo de modelo para as habilidades de interação
- Educar para habilidades de autoajuda (p. ex., alimentação, uso do banheiro, escovar os dentes, lavar as mãos, vestir-se)
- Orientar para ensinar a criança a buscar auxílio de outros, quando necessário
- Orientar para auxiliar a criança a compartilhar e revezar com outras
- Orientar para facilitar o desempenho de papéis ou brincadeiras imaginativas
- Utilizar a técnica *teach-back* (paciente é solicitado a repetir a informação que recebeu) para garantir a compreensão

8ª edição 2024

Ensino: dieta prescrita   5614

Definição: preparo do paciente para seguir corretamente uma dieta prescrita

Atividades:
- Avaliar o nível atual de conhecimento do paciente sobre a dieta prescrita
- Avaliar os padrões alimentares atuais e passados do paciente, bem como os alimentos preferidos e os hábitos alimentares atuais
- Determinar as perspectivas do paciente e da família, origens culturais e outros fatores que possam afetar a disposição do paciente em seguir a dieta prescrita
- Determinar quaisquer limitações financeiras que possam afetar as compras de alimentos
- Orientar o paciente quanto ao nome apropriado da dieta prescrita
- Explicar o propósito da adesão à dieta para a saúde em geral
- Informar o paciente sobre o tempo que a dieta deve ser seguida
- Orientar o paciente sobre como manter um diário alimentar, conforme apropriado
- Orientar o paciente a respeito dos alimentos permitidos e proibidos
- Informar o paciente das possíveis interações medicamentosas e alimentares, conforme apropriado
- Auxiliar o paciente a acomodar as preferências alimentares na dieta prescrita
- Auxiliar o paciente a substituir ingredientes para adequar as receitas favoritas à dieta prescrita
- Orientar o paciente sobre como ler os rótulos e escolher os alimentos apropriados
- Observar a seleção de alimentos adequados pelo paciente, de acordo com a dieta prescrita
- Orientar o paciente sobre como planejar refeições apropriadas
- Fornecer planos de refeições por escrito, conforme apropriado
- Recomendar um livro de receitas que inclua receitas de acordo com a dieta, conforme apropriado
- Reforçar as informações fornecidas por outros membros da equipe de saúde, conforme apropriado
- Reforçar a importância da monitoração contínua e das mudanças nas necessidades que possam requerer alterações adicionais nos cuidados com o planejamento alimentar
- Encaminhar o paciente ao nutricionista, conforme apropriado
- Incluir a família, conforme apropriado

1ª edição 1992; revisada em 2013

Ensino: exercício prescrito   5612

Definição: preparo do paciente para atingir ou manter um nível de exercício prescrito

Atividades:
- Avaliar o nível atual de exercício do paciente e o conhecimento sobre o exercício prescrito
- Monitorar o paciente quanto às limitações fisiológicas e psicológicas, bem como em relação às experiências passadas e à cultura
- Informar o paciente do propósito e dos benefícios do exercício prescrito
- Auxiliar o paciente a definir metas para o aumento lento e contínuo do exercício
- Orientar o paciente sobre o uso de medicamentos para dor e métodos alternativos para controlá-la antes do exercício, conforme necessário
- Orientar o paciente sobre como realizar o exercício prescrito
- Orientar o paciente sobre como monitorar a tolerância ao exercício
- Orientar o paciente sobre como manter exercícios diários conforme apropriado

- Informar o paciente sobre quais atividades são apropriadas com base na condição física
- Alertar o paciente acerca dos perigos de superestimar as capacidades, conforme apropriado
- Alertar o paciente sobre os efeitos do calor e frio extremos, conforme apropriado
- Orientar o paciente a respeito dos métodos para a conservação de energia, conforme apropriado
- Orientar o paciente sobre como se alongar adequadamente antes e depois do exercício e a justificativa para fazê-lo, conforme apropriado
- Orientar o paciente sobre como se aquecer e se resfriar antes e depois do exercício e a importância de fazê-lo, conforme apropriado
- Orientar o paciente sobre boa postura e mecânica corporal, conforme apropriado
- Orientar o paciente a relatar sinais de possíveis problemas (p. ex., dor, tontura e inchaço) ao profissional de saúde
- Observar o paciente realizar o exercício prescrito
- Fornecer informações sobre os dispositivos de assistência disponíveis, que podem ser utilizados para facilitar o desempenho da habilidade necessária, conforme apropriado
- Orientar o paciente sobre a montagem, utilização e manutenção dos dispositivos de assistência, conforme apropriado
- Auxiliar o paciente a incorporar o esquema de exercícios na rotina diária
- Auxiliar o paciente a alternar adequadamente os períodos de repouso e atividade
- Encaminhar o paciente ao fisioterapeuta, terapeuta ocupacional ou fisiologista do exercício, conforme apropriado
- Reforçar as informações fornecidas por outros membros da equipe de saúde, conforme apropriado
- Fornecer por escrito informações ou diagramas para consulta contínua
- Fornecer *feedback* frequente para evitar a ocorrência de maus hábitos
- Incluir a família, conforme apropriado
- Fornecer informações sobre os recursos comunitários disponíveis e grupos de apoio para aumentar a adesão do paciente aos exercícios, conforme apropriado
- Encaminhar o paciente a um centro de reabilitação, conforme apropriado

1ª edição 1992; revisada em 2013

Ensino: grupo — 5604

Definição: desenvolvimento, implementação e avaliação de programa de ensino para um grupo de indivíduos com a mesma condição de saúde

Atividades:
- Estabelecer a necessidade de um programa
- Fornecer um ambiente propício à aprendizagem
- Incluir a família ou outras pessoas significativas, conforme apropriado
- Determinar o apoio administrativo e o orçamento
- Coordenar os recursos na instituição para formar um comitê consultivo ou de planejamento que possa contribuir para os resultados positivos do programa e proporcionar um fórum para assegurar o compromisso com o programa
- Utilizar os recursos da comunidade, conforme apropriado
- Definir as populações-alvo em potencial
- Escrever os objetivos do programa e delinear as principais áreas de conteúdo com os objetivos de aprendizagem
- Escrever a descrição do trabalho para o coordenador responsável pela educação
- Selecionar o coordenador
- Estabelecer as regras básicas de comportamento nas reuniões
- Determinar os métodos ideais de aprendizagem para os membros do grupo
- Avaliar a versão preliminar dos materiais educacionais disponíveis
- Desenvolver novos materiais educacionais, conforme apropriado
- Listar possíveis estratégias de ensino, materiais educacionais e atividades de aprendizagem
- Capacitar o pessoal de ensino, conforme apropriado
- Educar a equipe sobre o programa de ensino, conforme apropriado
- Fornecer uma programação por escrito, incluindo datas, horários e locais das sessões de ensino ou aulas, para a equipe e os pacientes, conforme apropriado
- Determinar os dias e horários adequados para alcançar o número máximo de participantes
- Preparar anúncios ou memorandos para divulgar os resultados, conforme apropriado
- Gerenciar o tamanho e as competências do grupo, quando apropriado
- Orientar as pessoas a respeito dos programas educacionais e dos objetivos a serem alcançados
- Atender às necessidades especiais dos participantes (p. ex., facilidade de acesso, oxigênio portátil), conforme apropriado
- Adaptar os métodos ou materiais educacionais às necessidades ou características de aprendizado do grupo, conforme apropriado
- Fornecer instruções em grupo
- Avaliar o progresso do paciente no programa e o domínio do conteúdo
- Documentar o progresso no registro permanente de saúde, se indicado
- Avaliar as estratégias de ensino e as atividades de aprendizagem, se necessário, para aumentar a aprendizagem
- Fornecer formulários para avaliação do programa
- Fornecer mais instruções individuais, conforme apropriado
- Avaliar o grau em que as metas do programa foram alcançadas
- Comunicar a avaliação do alcance das metas do programa ao comitê de planejamento ou consultivo
- Realizar sessões de avaliação somativa pelo comitê de planejamento ou consultivo para reformular o programa, conforme apropriado
- Documentar o número de pessoas que alcançaram os objetivos de aprendizagem
- Encaminhar as pessoas a outros especialistas ou instituições para alcançar os objetivos de aprendizagem, conforme apropriado

1ª edição 1992; revisada em 2000, 2024

Ensino: habilidades psicomotoras 5620

Definição: preparo do paciente para desempenhar uma habilidade psicomotora

Atividades:
- Estabelecer uma relação de confiança
- Estabelecer credibilidade como professor, conforme apropriado
- Determinar as necessidades de aprendizagem do paciente
- Determinar a prontidão do paciente para aprender
- Estabelecer o nível de capacidade do paciente na execução da habilidade
- Ajustar a metodologia de ensino para adequar-se à idade e à capacidade do paciente, conforme necessário
- Demonstrar a habilidade ao paciente
- Dar instruções claras, passo a passo
- Orientar o paciente a realizar a habilidade com um passo de cada vez
- Informar o paciente quanto às razões para executar a habilidade de uma maneira específica
- Orientar os corpos dos pacientes para que eles possam experimentar as sensações físicas que acompanham os movimentos corretos, conforme apropriado
- Fornecer informações ou diagramas por escrito, conforme apropriado
- Fornecer sessões de prática (espaçadas para evitar fadiga, mas com frequência suficiente para evitar o esquecimento excessivo), conforme apropriado
- Fornecer tempo adequado para o domínio da tarefa
- Observar o retorno do paciente e demonstrar a habilidade
- Fornecer *feedback* frequente aos pacientes sobre o que eles estão fazendo corretamente e incorretamente, para que maus hábitos não sejam formados
- Fornecer informações sobre os dispositivos de assistência disponíveis que podem ser utilizados para facilitar o desempenho da habilidade necessária, conforme apropriado
- Orientar o paciente sobre a montagem, utilização e manutenção de dispositivos de assistência, conforme apropriado
- Incluir a família, conforme apropriado

1ª edição 1992; revisada em 2013

Ensino: indivíduo 5606

Definição: planejamento, implementação e avaliação de programa de ensino elaborado para atender às necessidades específicas de um paciente

Atividades:
- Estabelecer relação de confiança
- Estabelecer a credibilidade do professor, conforme apropriado
- Determinar as necessidades de aprendizagem do paciente
- Determinar a prontidão do paciente em aprender
- Avaliar o nível atual de conhecimento e compreensão do conteúdo do paciente
- Avaliar o nível educacional do paciente
- Avaliar as habilidades ou deficiências cognitivas, psicomotoras e afetivas do paciente
- Determinar a capacidade do paciente de aprender informações específicas (p. ex., nível de desenvolvimento, estado fisiológico, orientação, dor, fadiga, necessidades básicas não atendidas, estado emocional e adaptação à doença)
- Determinar a motivação do paciente para aprender informações específicas (p. ex., crenças de saúde, falta de adesão passada, experiências ruins com cuidados de saúde ou de aprendizagem e objetivos conflitantes)
- Melhorar a prontidão do paciente para aprender, conforme apropriado
- Definir metas de aprendizagem mútuas e realistas com o paciente
- Identificar os objetivos de aprendizagem necessários para alcançar as metas
- Determinar a sequência de apresentação das informações
- Avaliar o estilo de aprendizagem do paciente
- Selecionar métodos e estratégias apropriados de ensino
- Selecionar materiais educacionais apropriados
- Fornecer folhetos instrutivos, vídeos e recursos *online*, quando apropriado
- Adaptar o conteúdo às habilidades ou deficiências cognitivas, psicomotoras e de afetividade do paciente
- Ajustar as orientações para facilitar a aprendizagem, conforme apropriado
- Fornecer um ambiente propício à aprendizagem
- Orientar o paciente, quando apropriado
- Avaliar a realização dos objetivos declarados pelo paciente
- Reforçar o comportamento, conforme apropriado
- Corrigir as interpretações errôneas de informações, conforme apropriado
- Proporcionar tempo para o paciente fazer perguntas e discutir preocupações
- Selecionar novos métodos ou estratégias de ensino, se os anteriores forem ineficazes
- Encaminhar o paciente a outros especialistas ou instituições para atender aos objetivos de aprendizagem, conforme apropriado
- Documentar no prontuário do paciente o conteúdo apresentado, os materiais escritos fornecidos e a receptividade e compreensão das informações por parte do paciente ou os seus comportamentos que indiquem aprendizagem
- Incluir a família, conforme apropriado

1ª edição 1992; revisada em 2013

Ensino: medicamento prescrito 5616

Definição: preparo do paciente para tomar com segurança os medicamentos prescritos e monitorar seus efeitos

Atividades:
- Utilizar uma ferramenta padronizada para obter todas as informações sobre os medicamentos, incluindo medicamentos prescritos, medicamentos sem prescrição médica e suplementos dietéticos e fitoterápicos
- Fornecer uma abordagem individualizada das instruções, utilizando recursos visuais, livretos de instruções escritos em linguagem simples ou na linguagem da pessoa, ou vídeos, conforme apropriado
- Começar a orientação o mais rápido possível para permitir sessões instrucionais adicionais, conforme apropriado
- Assegurar que as informações sejam compatíveis com o nível de conhecimento sobre saúde
- Utilizar cenários de problemas para aumentar o aprendizado (p. ex., efeitos adversos, seringa contaminada)
- Fornecer intérpretes profissionais em vez de familiares ou amigos durante a instrução, conforme necessário
- Fornecer informações sobre o uso de medicamentos sem prescrição e como eles podem influenciar a condição existente
- Determinar se está usando remédios caseiros baseados na cultura
- Fornecer informações a respeito dos possíveis efeitos dos remédios caseiros sobre o uso de medicamentos prescritos e sem prescrição
- Orientar o paciente a reconhecer as características distintas dos medicamentos, conforme apropriado
- Informar os nomes genéricos e de marca de cada medicamento
- Orientar sobre a finalidade e a ação de cada medicamento
- Explicar como os profissionais de saúde escolhem o medicamento mais adequado
- Orientar sobre a dosagem, a via e a duração de cada medicamento
- Orientar sobre a administração ou a aplicação adequada de cada medicamento
- Avaliar o conhecimento do paciente sobre os medicamentos
- Reconhecer o conhecimento sobre os medicamentos do paciente
- Avaliar a capacidade de o paciente autoadministrar medicamentos
- Orientar para realizar os procedimentos necessários antes de tomar medicamentos (p. ex., verificar o pulso, glicose), conforme apropriado
- Informar o que fazer se a dose do medicamento for esquecida
- Orientar sobre os critérios a serem utilizados ao decidir alterar a dosagem ou o horário do medicamento, conforme apropriado
- Informar sobre as consequências de não tomar ou interromper abruptamente o uso dos medicamentos, conforme apropriado
- Orientar sobre as precauções específicas a serem observadas ao tomar medicamentos (p. ex., não dirigir, não utilizar equipamentos elétricos), conforme apropriado
- Orientar sobre os possíveis efeitos adversos de cada medicamento
- Orientar como aliviar ou prevenir determinados efeitos adversos, conforme apropriado
- Orientar em relação às ações apropriadas a serem tomadas na presença de efeitos adversos
- Orientar sobre os sinais e sintomas de superdosagem e subdosagem
- Informar sobre possíveis interações medicamentosas ou alimentares, conforme apropriado
- Fornecer informações sobre o processo de administração de medicamentos quando doente
- Orientar como armazenar adequadamente os medicamentos
- Orientar sobre os cuidados adequados com os dispositivos utilizados na administração
- Orientar sobre o descarte adequado de agulhas e seringas em casa e onde descartar o recipiente com objetos cortantes em sua comunidade, conforme apropriado
- Fornecer informações por escrito sobre a ação, finalidade, efeitos adversos e materiais necessários relacionados com os medicamentos
- Auxiliar a desenvolver um cronograma por escrito para facilitar o uso dos medicamentos
- Determinar se é necessária a adesão ou uma dica de memória (p. ex., recipientes de dose de medicamentos organizados por horas e dias da semana)
- Orientar a carregar a documentação do seu regime de medicamentos prescritos
- Orientar como preencher suas prescrições, conforme apropriado
- Informar sobre as possíveis mudanças na aparência ou dosagem ao preencher prescrições de medicamentos genéricos
- Alertar sobre os riscos associados à ingestão de medicamentos com prazo de validade vencido
- Alertar para não fornecer medicamentos prescritos para outros
- Determinar a capacidade do paciente de obter os medicamentos necessários
- Fornecer informações sobre o reembolso de medicamentos, conforme apropriado
- Fornecer informações sobre programas de redução de custos ou organizações para obtenção de medicamentos e equipamentos, conforme apropriado
- Fornecer informações sobre dispositivos de alerta de medicamentos e como obtê-los
- Reforçar as informações precisas fornecidas por outros membros da equipe de saúde, conforme apropriado
- Utilizar a técnica *teach-back* (paciente é solicitado a repetir a informação que recebeu) para garantir a compreensão

1ª edição 1992; revisada em 1996, 2004, 2024

Ensino: nutrição do adolescente de 12 a 21 anos   5672

Definição: orientação sobre nutrição e práticas alimentares para adolescentes

Atividades:
- Fornecer materiais por escrito adequados às necessidades identificadas
- Incentivar os pais a serem modelos de hábitos alimentares saudáveis
- Envolver-se na seleção e preparação de alimentos
- Orientar para que continuem a fazer refeições em família, sempre que possível
- Incentivar a variedade de alimentos saudáveis
- Reforçar a importância da alimentação saudável e ingestão de água
- Desencorajar o consumo excessivo de cafeína, alimentos e bebidas com alto teor de açúcar e bebidas energéticas
- Incentivar a escovação dos dentes com creme dental fluoretado, duas vezes ao dia
- Orientar os pais na promoção de exames odontológicos dos adolescentes, duas vezes ao ano
- Orientar os pais a incentivarem os adolescentes na prática de uma boa higiene dentária
- Educar sobre os perigos da dieta para perda de peso e distúrbios alimentares
- Monitorar o uso de suplementos, se indicado
- Incluir adolescentes e pais nas orientações, conforme necessário
- Utilizar a técnica *teach-back* (paciente é solicitado a repetir a informação que recebeu) para garantir a compreensão

8ª edição 2024

Ensino: nutrição do lactente de 0 a 3 meses   5640

Definição: orientação aos pais e cuidadores sobre nutrição e práticas alimentares durante os três primeiros meses de vida

Atividades:
- Fornecer materiais por escrito adequados para as necessidades identificadas
- Orientar a alimentar apenas com leite materno ou fórmula no primeiro ano (p. ex., evitar substituir fórmula ou leite materno por leite)
- Orientar a sempre segurar o lactente na posição vertical, semirreclinada, ao oferecer a mamadeira
- Orientar para fazer o lactente arrotar durante e após a alimentação
- Orientar sobre a preparação e armazenamento adequados de fórmula ou leite materno
- Orientar a nunca apoiarem a mamadeira ou oferecem a mamadeira na cama
- Orientar a evitarem colocar cereal na mamadeira, apenas fórmula ou leite materno
- Orientar a limitarem a ingestão de água de 15 a 30 mℓ por vez, 120 mℓ por dia
- Orientar a evitarem o uso de mel ou xarope de milho
- Orientar a permitirem sucção não nutritiva
- Orientar a descartarem a sobra da fórmula e a limparem a mamadeira depois de cada amamentação
- Orientar a administrar o suplemento de vitamina D, conforme apropriado
- Utilizar a técnica *teach-back* (paciente é solicitado a repetir a informação que recebeu) para garantir a compreensão

5ª edição 2008; revisada em 2024

Ensino: nutrição do lactente de 4 a 6 meses   5641

Definição: orientação aos pais e cuidadores sobre nutrição e práticas alimentares a partir do quarto ao sexto mês de vida

Atividades:
- Fornecer materiais por escrito adequados para as necessidades identificadas
- Orientar a introduzirem sólidos sem adição de sal ou açúcar, quando o lactente demonstrar sinais de prontidão
- Orientar a introduzirem alimentos ricos em ferro
- Orientar a introduzirem um novo alimento de cada vez
- Orientar a evitarem dar sucos ou bebidas adoçadas ao lactente
- Orientar a alimentarem o lactente somente com colher
- Utilizar a técnica *teach-back* (paciente é solicitado a repetir a informação que recebeu) para garantir a compreensão

5ª edição 2008; revisada em 2024

Ensino: nutrição do lactente de 7 a 9 meses 5642

Definição: orientação aos pais e cuidadores sobre nutrição e práticas alimentares do sétimo ao nono mês de vida

Atividades:
- Fornecer materiais por escrito adequados para as necessidades identificadas
- Orientar na introdução de alimentos sólidos quando o lactente conseguir se sentar
- Orientar a introduzirem o copo quando o lactente conseguir se sentar
- Orientar para que o lactente se junte à família nas refeições
- Informar que a bagunça na hora das refeições é esperada
- Orientar para observar sinais de saciedade
- Orientar para que o lactente comece a se alimentar sozinho e observá-lo para evitar engasgos
- Orientar a oferecerem líquidos depois dos sólidos
- Orientar a evitarem alimentos ou bebidas açucarados (p. ex., leites aromatizados, refrigerantes)
- Orientar a oferecerem uma variedade de alimentos, de acordo com a pirâmide alimentar
- Orientar a evitarem oferecer sucos
- Explicar que podem ser necessárias várias ofertas antes que o lactente aceite a ingestão de novos alimentos
- Utilizar a técnica *teach-back* (paciente é solicitado a repetir a informação que recebeu) para garantir a compreensão

5ª edição 2008; revisada em 2024

Ensino: nutrição do lactente de 10 a 12 meses 5643

Definição: orientação aos pais e cuidadores sobre nutrição e práticas alimentares do décimo ao décimo segundo mês de vida

Atividades:
- Fornecer materiais por escrito apropriados para as necessidades identificadas
- Orientar a oferecerem três refeições e lanches saudáveis
- Orientar a começarem o desmame da mamadeira para o copo
- Orientar a evitarem alimentos ou bebidas açucaradas (p. ex., leites aromatizados, refrigerantes)
- Orientar a começarem a oferecer refeições à mesa para o lactente
- Orientar a permitirem que o lactente se alimente sozinho com uma colher
- Orientar para que o lactente possa iniciar a ingestão de leite integral com 1 ano
- Utilizar a técnica *teach-back* (paciente é solicitado a repetir a informação que recebeu) para garantir a compreensão

5ª edição 2008; revisada em 2024

Ensino: nutrição infantil de 13 a 18 meses 5660

Definição: orientações aos pais e cuidadores sobre nutrição e práticas alimentares do décimo terceiro ao décimo oitavo mês de vida

Atividades:
- Fornecer materiais por escrito apropriados para as necessidades de conhecimento identificadas
- Orientar sobre a interrupção da alimentação com mamadeira
- Orientar sobre o oferecimento de alimentos sólidos texturizados
- Orientar a utilizarem continuamente uma colher e a auto-alimentação
- Orientar sobre a introdução de produtos lácteos
- Orientar sobre o fornecimento de lanches saudáveis
- Orientar a oferecerem pequenas porções e alimentações frequentes
- Orientar a evitarem alimentos/bebidas dietéticas (p. ex., leite desnatado, refrigerante dietético)
- Orientar a evitarem a alimentação forçada, pois há diminuição do apetite

5ª edição 2008

Ensino: nutrição infantil de 19 a 24 meses 5661

Definição: orientações a pais e cuidadores sobre nutrição e práticas alimentares do décimo nono ao vigésimo quarto mês de vida

Atividades:
- Fornecer materiais por escrito apropriados para as necessidades de conhecimento identificadas
- Orientar que o consumo de água para saciar a sede seja incentivado
- Orientar a limitarem o consumo de líquidos antes das refeições
- Orientar sobre o oferecimento de alimentos ricos em ferro e proteína

- Orientar a fazerem refeições regulares e a comerem em família
- Orientar sobre o aumento ou diminuição dos alimentos, conforme apropriado
- Orientar a evitar bebidas de frutas e leite aromatizado
- Orientar sobre a leitura dos rótulos para verificação do conteúdo nutritivo
- Orientar sobre a interrupção do uso da mamadeira

5ª edição 2008

Ensino: nutrição infantil de 25 a 36 meses — 5662

Definição: orientações aos pais e cuidadores sobre nutrição e práticas alimentares do vigésimo quinto ao trigésimo sexto mês de vida

Atividades:
- Fornecer materiais por escrito apropriados para as necessidades de conhecimento identificadas
- Orientar a proporcionarem às crianças escolhas alimentares saudáveis
- Orientar sobre o incentivo ao consumo de legumes crus/cozidos
- Orientar a fornecer lanches saudáveis entre as refeições
- Orientar a serem criativos no preparo de alimentos para crianças que escolhem poucos alimentos
- Orientar o oferecimento de pequenas porções de alimentos
- Orientar a limitarem o conteúdo de gordura nos alimentos
- Orientar sobre a participação do filho no preparo dos alimentos
- Orientar sobre o oferecimento de cereais fortificados com ferro, evitando aqueles com alto teor de açúcar
- Orientar a aumentarem as porções de alimentos proteicos
- Orientar sobre a inclusão de todos os grupos alimentares
- Orientar a evitarem o uso de alimentos como recompensa

5ª edição 2008

Ensino: nutrição na meia-infância de 6 a 12 anos — 5652

Definição: orientação a pais e cuidadores sobre nutrição e práticas alimentares para crianças em idade escolar

Atividades:
- Fornecer materiais por escrito apropriados para as necessidades identificadas
- Orientar para servir de modelo de hábitos alimentares saudáveis
- Orientar para que continuem a fazer refeições em família, sempre que possível
- Orientar a incentivar o consumo de uma variedade de alimentos saudáveis
- Orientar para ensinar a importância da alimentação saudável e da ingestão de água
- Incentivar a desencorajar ou limitar alimentos e bebidas açucarados
- Orientar a prever que o apetite pode variar às vezes (p. ex., surtos de crescimento, mudanças no nível de atividade)
- Orientar a permitirem que a criança responda a sinais internos de saciedade
- Incentivar a envolver a criança no planejamento das refeições, compras de supermercado, incluindo a leitura de rótulos de alimentos e preparação de alimentos
- Orientar para incentivar a criança a escovar os dentes com pasta de dente fluoretada, duas vezes por dia
- Orientar sobre os perigos da dieta para perda de peso
- Utilizar a técnica *teach-back* (paciente é solicitado a repetir a informação que recebeu) para garantir a compreensão

8ª edição 2024

Ensino: nutrição na primeira infância de 1 a 5 anos — 5682

Definição: orientação aos pais e cuidadores sobre nutrição e práticas alimentares para crianças pequenas e em idade pré-escolar

Atividades:
- Fornecer materiais por escrito adequados para as necessidades identificadas
- Orientar para servir de modelo de hábitos alimentares saudáveis
- Orientar para fornecer um ambiente estruturado para as refeições em família
- Orientar para oferecer copos e utensílios na hora das refeições
- Orientar para permitir que a criança pequena se alimente sozinha e com alimentos que possa comer com as mãos
- Orientar para fornecer refeições e lanches nutritivos em horários regularmente agendados para evitar o hábito de beliscar
- Orientar para evitar as quedas de apetite e continuar a oferecer opções de alimentos saudáveis
- Orientar para oferecer escolhas e permitir experimentação
- Orientar para alimentar a criança calmamente na posição sentada
- Orientar para limitar alimentos e bebidas açucarados
- Informar para introduzir leite integral de 1 a 2 anos, seguido de leite desnatado

- Orientar para evitar mamadeiras na cama
- Orientar para evitar riscos de asfixia (p. ex., pipoca, cachorro-quente, alimentos duros, goma de mascar, uvas inteiras)
- Orientar para escovar os dentes da criança com creme dental fluoretado
- Utilizar a técnica *teach-back* (paciente é solicitado a repetir a informação que recebeu) para garantir a compreensão

8ª edição 2024

Ensino: pré-operatório   5610

Definição: assistência ao paciente para que compreenda e se prepare mentalmente para a cirurgia e o período de recuperação pós-operatório

Atividades:
- Informar o paciente e a família da data, horário e local da cirurgia agendada
- Informar ao paciente e à família o tempo previsto de duração da cirurgia
- Determinar as experiências cirúrgicas prévias do paciente, histórico, cultura e nível de conhecimento em relação à cirurgia
- Avaliar a ansiedade do paciente e da família acerca da cirurgia
- Dar tempo para o paciente fazer perguntas e discutir suas preocupações
- Descrever as rotinas pré-operatórias (p. ex., anestesia, dieta, preparo intestinal, exames/testes laboratoriais, micção, preparo da pele, terapia IV, vestuário, área de espera da família, transporte para a sala de cirurgia), conforme apropriado
- Descrever quaisquer medicamentos pré-operatórios, os efeitos que irão causar no paciente e a justificativa para a sua utilização
- Informar à família o local para aguardar os resultados da cirurgia, conforme apropriado
- Realizar uma visita com o paciente/família pela unidade pós-cirúrgica e sala de espera, conforme apropriado
- Apresentar o paciente à equipe que estará envolvida na cirurgia e no cuidado pós-operatório, conforme apropriado
- Reforçar a confiança do paciente na equipe envolvida, conforme apropriado
- Fornecer informações sobre o que será ouvido, cheirado, visto, degustado ou apalpado durante o procedimento
- Discutir as possíveis medidas de controle da dor
- Explicar a finalidade das avaliações pós-operatórias frequentes
- Descrever as rotinas e os equipamentos pós-operatórios (p. ex., medicamentos, tratamentos respiratórios, sondas, máquinas, curativos cirúrgicos, deambulação, dieta, visitas da família) e explicar seus propósitos
- Orientar o paciente a respeito da técnica de sair da cama, conforme apropriado
- Avaliar a capacidade do paciente de demonstrar como sair da cama, conforme apropriado
- Orientar o paciente sobre a técnica de imobilização, tosse e respiração profunda
- Avaliar a capacidade do paciente de demonstrar a imobilização da incisão, tosse e respiração profunda
- Orientar o paciente sobre como utilizar a espirometria de incentivo
- Avaliar a capacidade do paciente de demonstrar o uso adequado da técnica de espirometria de incentivo
- Orientar o paciente sobre a técnica de exercícios para as pernas
- Avaliar a capacidade do paciente em demonstrar os exercícios para as pernas
- Enfatizar a importância da deambulação precoce e do cuidado pulmonar
- Informar ao paciente como auxiliar na recuperação
- Reforçar as informações fornecidas por outros membros da equipe de saúde, conforme apropriado
- Determinar as expectativas do paciente sobre a cirurgia
- Corrigir expectativas irreais quanto à cirurgia, conforme apropriado
- Dar tempo para que o paciente repasse os eventos que acontecerão, conforme apropriado
- Orientar o paciente a utilizar técnicas de enfrentamento direcionadas ao controle de aspectos específicos da experiência (p. ex., relaxamento, imaginação), conforme apropriado
- Orientar o paciente em relação à cessação do tabagismo, conforme apropriado
- Orientar de uma forma que corresponda ao estilo de aprendizagem do paciente, incluindo o uso de abordagens holísticas e materiais educativos, conforme apropriado
- Documentar o ensino, incluindo a resposta do paciente ao mesmo

1ª edição 1992; revisada em 2013

Ensino: prevenção de lesões desportivas   6648

Definição: orientação sobre prevenção de lesões relacionadas com o esporte

Atividades:
- Fornecer materiais por escrito apropriados para as necessidades identificadas
- Orientar sobre a aptidão física geral como pré-requisito
- Orientar sobre a modificação das regras do jogo de acordo com a idade e a habilidade dos participantes
- Explorar as opções para encontrar um esporte que seja adequado aos interesses e habilidades
- Definir metas realistas
- Incentivar a correspondência apropriada dos competidores por idade, peso e estágio de maturidade física
- Orientar sobre regras de segurança, diretrizes de treinamento e biomecânica correta
- Orientar sobre condições seguras de jogo
- Orientar sobre a adequação do uso e das condições de segurança do equipamento

- Orientar sobre a necessidade de supervisão apropriada ao treinar para eventos recreativos e competitivos
- Orientar sobre a necessidade de exame físico antes da participação
- Informar a importância das atividades de aquecimento e relaxamento
- Orientar sobre o uso de vestuários de proteção e suporte para todos os esportes e garantir que os jogadores sem roupas de proteção não sejam colocados em situações de contato
- Recomendar o envolvimento de treinadores de atletismo certificados para esportes competitivos
- Orientar sobre a necessidade de cobertura médica em eventos de competições desportivas, conforme apropriado
- Desenvolver um plano de emergência em caso de lesão grave
- Recomendar o uso de seminários pré-temporada para atletas, famílias e treinadores, para aumentar a conscientização sobre a prevenção de lesões
- Colaborar com outros profissionais no planejamento de programas relacionados com a prevenção de lesões
- Orientar os pais e os atletas sobre as medidas que eles podem tomar para a prevenção de lesões
- Orientar sobre os sinais e sintomas das lesões por uso excessivo, desidratação, exaustão pelo calor, uso de medicamentos para melhorar o desempenho, distúrbios alimentares, disfunção menstrual e estresse
- Orientar para coletar dados sobre o tipo de lesão, classificação, tratamento e encaminhamentos
- Orientar a monitorar a saúde de longo prazo dos atletas e o retorno dos atletas lesionados à participação, com o propósito de prevenir novas lesões
- Orientar para que haja apoio emocional aos atletas que sofreram lesões
- Incentivar os treinadores a obterem treinamento anual de RCP e primeiros socorros, com ênfase no reconhecimento de lesões na cabeça
- Comunicar a importância de enfatizar a "diversão" nos esportes com os treinadores
- Certificar-se de que os treinadores estejam bem-informados sobre o desenvolvimento normal e as necessidades físicas, emocionais e sociais do atleta
- Comunicar informações sobre preocupações especiais com a saúde de atletas individuais, conforme apropriado
- Desenvolver grupos de supervisão para assegurar a educação de treinadores escolares e voluntários
- Orientar os pais sobre as qualificações e o comportamento esperado dos treinadores
- Incentivar os pais a se envolverem com os programas esportivos dos filhos
- Orientar sobre a importância de monitorar os atletas quanto a sinais e sintomas de estresse
- Fornecer encaminhamentos de atletas com preocupações emocionais ou psicossociais
- Educar sobre técnicas de relaxamento e estratégias de enfrentamento para atletas, treinadores e pais
- Utilizar a técnica *teach-back* (paciente é solicitado a repetir a informação que recebeu) para garantir a compreensão

3ª edição 2000; revisada em 2024

Ensino: procedimentos ou tratamentos 5618

Definição: preparo do paciente para compreender e preparar-se mentalmente para o procedimento ou tratamento prescrito

Atividades:
- Determinar os métodos ideais de aprendizagem
- Informar quando e onde o procedimento ou tratamento será realizado, conforme apropriado
- Informar sobre a duração prevista do procedimento ou tratamento
- Informar sobre quem realizará o procedimento ou o tratamento
- Reforçar a confiança na equipe envolvida, conforme apropriado
- Determinar as experiências prévias e o nível de conhecimento relacionados com o procedimento ou o tratamento
- Explicar a finalidade do procedimento ou do tratamento
- Descrever as atividades prévias ao procedimento ou ao tratamento
- Explicar a finalidade do procedimento ou do tratamento
- Explicar o consentimento informado quanto ao procedimento ou ao tratamento de acordo com a política da instituição, conforme apropriado
- Orientar como colaborar e participar durante o procedimento ou o tratamento, conforme apropriado
- Incentivar a participação da criança no procedimento ou no tratamento
- Conduzir uma visita pela sala de procedimento ou de tratamento e pela sala de espera, conforme apropriado
- Apresentar o paciente à equipe envolvida no procedimento ou no tratamento, conforme apropriado
- Explicar a necessidade e a função de certos equipamentos (p. ex., dispositivos de monitoração)
- Discutir a necessidade de medidas especiais durante o procedimento ou o tratamento, conforme apropriado
- Fornecer informações sobre o que será ouvido, cheirado, visto, degustado ou palpado durante o procedimento
- Descrever as avaliações ou atividades após o procedimento ou tratamento e a sua justificativa
- Informar o paciente como ele pode auxiliar na recuperação
- Reforçar as informações fornecidas por outros membros da equipe de saúde, conforme apropriado
- Fornecer tempo para que o paciente repasse os eventos que ocorrerão, conforme apropriado
- Orientar a utilizar técnicas de enfrentamento direcionadas ao controle de aspectos específicos da experiência (p. ex., relaxamento, imaginação), conforme apropriado
- Fornecer distração para a criança que desviará sua atenção do procedimento
- Fornecer informações sobre quando e onde os resultados estarão disponíveis e quem vai explicá-los
- Determinar as expectativas do procedimento ou tratamento
- Corrigir expectativas irrealistas em relação ao procedimento ou tratamento, conforme apropriado

- Discutir tratamentos alternativos, conforme apropriado
- Incentivar a compartilhar dúvidas, medos e percepções sobre o tratamento ou procedimento
- Incluir a família e outras pessoas significativas, conforme apropriado
- Utilizar a técnica *teach-back* (paciente é solicitado a repetir a informação que recebeu) para garantir a compreensão

1ª edição 1992; revisada em 2000, 2024

Ensino: processo de doença 5602

Definição: assistência ao paciente para que compreenda as informações relacionadas com um processo de doença específico

Atividades:
- Determinar o nível atual de conhecimento do paciente relativo a um processo de doença específico
- Determinar os métodos ideais de aprendizagem
- Explicar a fisiopatologia da doença e sua relação com a anatomia e a fisiologia, no nível de compreensão do paciente
- Descrever os sinais e sintomas comuns da doença, conforme apropriado
- Explicar o que já foi feito para controlar os sintomas
- Descrever o processo da doença, conforme apropriado
- Identificar possíveis etiologias, conforme apropriado
- Fornecer informações ao paciente sobre a condição, conforme apropriado
- Identificar alterações na condição física do paciente
- Evitar reafirmações vazias
- Fornecer informações reais sobre o prognóstico e a condição, conforme apropriado
- Providenciar à família e a outras pessoas significativas informações sobre o progresso do paciente, conforme apropriado
- Fornecer informações sobre as medidas diagnósticas disponíveis, conforme apropriado
- Discutir as mudanças no estilo de vida que podem ser necessárias para prevenir complicações futuras ou controlar o processo da doença
- Discutir as opções de terapia e tratamento
- Descrever a lógica por trás das recomendações de manejo, terapia ou tratamento
- Incentivar o paciente a explorar opções ou obter uma segunda opinião, conforme apropriado ou indicado
- Descrever as possíveis complicações crônicas, conforme apropriado
- Incentivar o autocontrole e as mudanças comportamentais para melhorar os sintomas da doença e os desfechos de saúde
- Orientar o paciente sobre as medidas para controlar ou minimizar os sintomas, conforme apropriado
- Explorar possíveis recursos e apoios, conforme apropriado
- Encaminhar para instituições comunitárias locais e grupos de apoio, conforme apropriado
- Orientar o paciente sobre sinais e sintomas que devem ser informados ao profissional de saúde, conforme apropriado
- Fornecer números de telefone para contato em caso de complicações
- Reforçar as informações fornecidas por outros membros da equipe de saúde, conforme apropriado
- Utilizar a técnica *teach-back* (paciente é solicitado a repetir a informação que recebeu) para garantir a compreensão

1ª edição 1992; revisada em 2000, 2004, 2024

Ensino: segurança do adolescente de 12 a 21 anos 5674

Definição: orientação sobre a promoção de segurança para adolescentes

Atividades:
- Fornecer materiais por escrito adequados às necessidades identificadas
- Incentivar os pais a manterem linhas abertas de comunicação com o adolescente
- Orientar os pais para que estabeleçam regras familiares claras e permaneçam firmes na sua aplicação
- Orientar os pais a estabelecerem o "toque de recolher"
- Orientar os pais a serem modelos de segurança em veículos motorizados e a discutirem comportamentos de risco comuns aos adolescentes (p. ex., direção distraída, excesso de velocidade, "surfe de carro", direção noturna, não utilização de cintos de segurança no veículo)
- Incentivar a criação de um seguro para veículos motorizados
- Orientar os pais a retirarem as armas de casa ou a guardarem a munição e as armas separadamente em caixas trancadas
- Incentivar os pais a enfatizarem relacionamentos saudáveis (p. ex., amigos do grupo de adolescentes, relacionamentos românticos) e a tomarem cuidado com o *bullying*
- Incentivar o uso de equipamentos de segurança adequados para atividades motorizadas ou não motorizadas e durante a prática de esportes
- Incentivar a segurança na água (p. ex., não nadar sozinho, não utilizar substâncias enquanto estiver nadando, entrar na água de profundidade desconhecida com os pés primeiro)
- Orientar os pais a monitorarem sinais de comportamentos de alto risco (p. ex., uso de substâncias, relacionamentos inseguros, práticas de automutilação, distúrbios alimentares, distúrbios de humor, depressão)
- Orientar os pais a terem conhecimento sobre as atividades de mídia social dos adolescentes e a reforçarem o uso seguro
- Incluir adolescentes e pais nas orientações, conforme necessário
- Utilizar a técnica *teach-back* (paciente é solicitado a repetir a informação que recebeu) para garantir a compreensão

8ª edição 2024

Ensino: segurança do lactente de 0 a 3 meses   5645

Definição: orientação aos pais e cuidadores sobre segurança durante os três primeiros meses de vida

Atividades:
- Fornecer materiais por escrito apropriados para as necessidades identificadas
- Orientar na instalação e uso do assento de carro, de acordo com as recomendações do fabricante
- Orientar a colocar o lactente sozinho de costas para dormir e a manter roupas de cama soltas, travesseiros e brinquedos fora do berço
- Orientar sobre como vestir o lactente para regular adequadamente a temperatura
- Orientar a utilizar apenas berços que atendam aos padrões atuais de segurança
- Orientar a evitar o uso de joias, cordões ou correntes no lactente
- Orientar a utilizar e manter todos os equipamentos corretamente (p. ex., balanços, carrinhos de bebê, cercados, berços portáteis)
- Informar a evitar segurar o lactente enquanto fumam ou bebem líquidos quentes
- Orientar a segurar o lactente enquanto ele mama, evitar apoiar a mamadeira e testar a temperatura da fórmula
- Orientar a monitorarem profissionais de cuidados infantis experientes e treinados
- Orientar sobre como prevenir quedas
- Orientar a testar a temperatura da água do banho
- Orientar a não deixar o lactente sem supervisão perto de animais de estimação ou irmãos
- Orientar a verificarem se os detectores de fumaça estão instalados e funcionando em casa
- Informar sobre as precauções adequadas contra a exposição ao sol
- Orientar a evitar a ingestão de alimentos sólidos até 4 a 6 meses
- Incentivar a concluir o treinamento de reanimação cardiopulmonar (RCP)
- Orientar a nunca sacudir, jogar ou balançar o lactente no ar
- Utilizar a técnica *teach-back* (paciente é solicitado a repetir a informação que recebeu) para garantir a compreensão

5ª edição 2008; revisada em 2024

Ensino: segurança do lactente de 4 a 6 meses   5646

Definição: orientação aos pais e cuidadores sobre segurança do quarto ao sexto mês de vida

Atividades:
- Fornecer materiais por escrito apropriados para as necessidades identificadas
- Orientar a evitarem o uso de andadores ou *jumpers* devido ao perigo de lesões e efeitos prejudiciais ao desenvolvimento muscular
- Orientar para nunca deixar o lactente sozinho no banho, no carrinho de compras, em cadeira alta ou no sofá
- Orientar a avaliarem os brinquedos pendurados no berço
- Orientar o uso de cadeira alta segura quando o lactente conseguir se sentar
- Orientar a fornecerem apenas alimentos moles ou purês
- Orientar a remoção de pequenos objetos do alcance do lactente
- Orientar a evitarem o protetor solar até os 6 meses
- Utilizar a técnica *teach-back* (paciente é solicitado a repetir a informação que recebeu) para garantir a compreensão

5ª edição 2008; revisada em 2024

Ensino: segurança do lactente de 7 a 9 meses   5647

Definição: orientação aos pais e cuidadores sobre segurança do sétimo ao nono mês de vida

Atividades:
- Fornecer materiais por escrito apropriados para as necessidades identificadas
- Orientar a evitarem fontes de intoxicação por chumbo
- Orientar a manterem os itens perigosos fora do alcance do lactente
- Orientar para que haja barreiras em áreas perigosas
- Orientar a supervisão da atividade do lactente em todos os momentos
- Orientar a manterem um ambiente livre de fumo
- Orientar a terem sempre em mãos o número do controle de intoxicação
- Utilizar a técnica *teach-back* (paciente é solicitado a repetir a informação que recebeu) para garantir a compreensão

5ª edição 2008; revisada em 2024

Ensino: segurança do lactente de 10 a 12 meses 5648

Definição: orientação aos pais e cuidadores sobre segurança do décimo ao décimo segundo mês de vida

Atividades:
- Fornecer materiais por escrito apropriados para as necessidades identificadas
- Orientar o fornecimento de proteção contra móveis de vidro, bordas afiadas, móveis instáveis e eletrodomésticos
- Orientar sobre o armazenamento de todos os materiais de limpeza, medicamentos e produtos para cuidados pessoais fora do alcance do lactente
- Orientar o uso de travas de segurança para crianças nos armários
- Orientar a impedirem o acesso do lactente às janelas dos andares superiores, sacadas e escadas
- Orientar a manterem o lactente longe de lagos, piscinas, banheiros e todos os recipientes com líquido para evitar afogamento
- Orientar sobre a seleção de brinquedos de acordo com as recomendações do fabricante em relação à idade
- Orientar a assegurarem o uso de várias barreiras para a área da piscina ou banheira de hidromassagem
- Orientar a monitorarem o limite de peso do assento de carro e a considerarem o assento voltado para trás para crianças pequenas
- Orientar a nunca deixarem o lactente sozinho do lado de fora ou dentro do veículo
- Utilizar a técnica *teach-back* (paciente é solicitado a repetir a informação que recebeu) para garantir a compreensão

5ª edição 2008; revisada em 2024

Ensino: segurança infantil de 13 a 18 meses 5665

Definição: orientações aos pais e cuidadores sobre segurança do décimo terceiro ao décimo oitavo mês de vida

Atividades:
- Fornecer materiais por escrito apropriados para as necessidades de conhecimento identificadas
- Orientar a supervisionarem a criança ao ar livre
- Orientar a educarem a criança sobre os perigos de arremessar objetos e bater em objetos ou pessoas
- Orientar a impedirem o acesso a tomadas, cabos e equipamentos/aparelhos/ferramentas elétricas
- Orientar a armazenarem armas e itens semelhantes a armas em locais fechados
- Orientar a educarem a criança sobre maneiras seguras de interagir com animais de estimação
- Orientar a trancarem portas/portões para impedir o acesso da criança a áreas perigosas (p. ex., rua, calçada, piscina)
- Orientar a descartarem e/ou removerem as portas de geladeiras sem uso, caixas de gelo e outros recipientes herméticos
- Orientar sobre a colocação de proteção nas bocas do fogão, instalação de protetores nos botões e/ou a restrição do acesso da criança à cozinha
- Orientar a ajustarem a temperatura do aquecedor de água em casa entre 48,9°C e 54,4°C

5ª edição 2008

Ensino: segurança infantil de 19 a 24 meses 5666

Definição: orientações aos pais e cuidadores sobre segurança do décimo nono ao vigésimo quarto mês de vida

Atividades:
- Fornecer materiais por escrito apropriados para as necessidades de conhecimento identificadas
- Orientar a instalar o assento de carro e usá-lo de acordo com as recomendações do fabricante
- Orientar a guardar objetos cortantes, eletrodomésticos e utensílios de cozinha fora do alcance da criança
- Orientar a instruir a criança sobre os perigos da rua
- Orientar a armazenar todos os materiais de limpeza, medicamentos e produtos para cuidados pessoais fora do alcance da criança
- Orientar a garantir várias barreiras para piscina/área de hidromassagem

5ª edição 2008

Ensino: segurança infantil de 25 a 36 meses 5667

Definição: orientações aos pais e cuidadores sobre segurança do vigésimo quinto ao trigésimo sexto mês de vida

Atividades:
- Fornecer materiais por escrito apropriados para as necessidades de conhecimento identificadas
- Orientar a ensinarem a criança sobre os perigos das armas
- Orientar a escolherem os brinquedos de acordo com as recomendações do fabricante sobre a idade

- Orientar a supervisionarem e instruirem sobre o uso seguro de brinquedos grandes de escaladas e de montar
- Orientar a guardarem fósforos/isqueiros fora do alcance dos filhos e a explicarem sobre os perigos do fogo e dos acendedores de fogo
- Instruir a sempre supervisionarem a criança perto de piscinas, lagos e banheiras de hidromassagem
- Orientar a conversarem com a criança sobre o perigo de estranhos e o sobre "bom toque/mau toque"
- Orientar a fornecerem um capacete aprovado para andar de bicicleta e a instruirem a criança a sempre usá-lo
- Orientar a família sobre impedir o acesso da criança às janelas, sacadas e escadas dos andares superiores
- Orientar sobre a supervisão atenta da criança quando esta estiver em locais públicos
- Orientar a família a instruir a criança sobre como obter auxílio de um adulto quando se sentir assustada ou em perigo

5ª edição 2008

Ensino: segurança na meia-infância de 6 a 12 anos 5654

Definição: orientação aos pais e cuidadores sobre a promoção de segurança para crianças em idade escolar

Atividades:
- Fornecer materiais por escrito apropriados às necessidades identificadas
- Orientar sobre o uso adequado de contenção em veículos motorizados e a necessidade de a criança ir sentada no banco de trás
- Orientar e reforçar sobre a segurança com armas de fogo
- Orientar a reforçar sobre os conceitos de "toque bom, toque ruim" e ensinar a "apenas dizer não"
- Encorajar a discutir sobre como pedir ajuda
- Orientar a usar protetor solar ao ar livre
- Orientar para reforçar a segurança aquática e incentivar as aulas de natação
- Orientar para reforçar o uso de equipamentos de segurança adequados, como capacete ao andar de bicicleta ou em outras atividades não motorizadas, desencorajar o uso de veículos motorizados (p. ex., quadriciclos, ciclomotores, motos de neve)
- Orientar a incentivarem o uso de equipamentos de segurança adequados durante a prática de esportes (p. ex., protetor bucal, capacete, proteção para os olhos)
- Orientar para ter um plano de segurança contra incêndio e praticar simulações regulares de incêndio
- Orientar para fornecer supervisão adequada, pois a criança não deve ser deixada sozinha
- Incentivar a monitorar a presença de sinais de comportamentos de alto risco (p. ex., uso abusivo de substâncias, relacionamentos inseguros)
- Orientar para ter conhecimento sobre a atividade digital e de mídia social da criança, manter o computador na área central da casa e ensinar a segurança nas redes sociais
- Utilizar a técnica *teach-back* (paciente é solicitado a repetir a informação que recebeu) para garantir a compreensão

8ª edição 2024

Ensino: segurança na primeira infância de 1 a 5 anos 5684

Definição: orientação aos pais e cuidadores sobre segurança para crianças pequenas e em idade pré-escolar

Atividades:
- Fornecer materiais por escrito apropriados às necessidades identificadas
- Orientar para que a criança fique sentada calmamente durante a alimentação
- Orientar para evitar que a criança se alimente no carro
- Orientar para evitar riscos de asfixia (p. ex., pipoca, cachorro-quente, alimentos duros, uvas inteiras, chiclete, grandes pedaços de frutas ou vegetais crus)
- Orientar sobre as práticas recomendadas para assentos de carro
- Orientar para nunca deixar a criança sozinha ao ar livre ou no veículo
- Orientar para remover ou trancar armas de fogo em local seguro na residência
- Incentivar a ensinar e reforçar o "toque bom, toque ruim" e sobre a segurança com estranhos
- Orientar para aplicar protetor solar com frequência para evitar queimaduras solares
- Orientar para manter um ambiente de vida e de lazer sem risco para crianças
- Incentivar para ensinar e reforçar a segurança da criança na água
- Orientar para nunca deixar uma criança desacompanhada perto da água
- Orientar para que a criança use capacete ao andar em brinquedos com rodas
- Utilizar a técnica *teach-back* (paciente é solicitado a repetir a informação que recebeu) para garantir a compreensão

8ª edição 2024

Ensino: sexo seguro 5622

Definição: fornecimento de orientações sobre proteção durante a atividade sexual

Atividades:
- Obter história sexual, incluindo o número de parceiros sexuais anteriores, frequência das relações sexuais e as ocorrências passadas de tratamentos para infecções sexualmente transmissíveis (ISTs)
- Orientar o paciente sobre a anatomia e a fisiologia da reprodução humana
- Orientar o paciente a respeito de IST e concepção, conforme necessário
- Orientar o paciente sobre os fatores que aumentam o risco de IST (p. ex., relações sexuais sem proteção, aumento da área da superfície da mucosa genital, aumento do número de contatos sexuais, presença de feridas genitais, doença avançada e relações sexuais durante a menstruação)
- Discutir conhecimento, compreensão, motivação e nível de comprometimento do paciente em relação a vários métodos de proteção sexual
- Discutir métodos de proteção sexual para relações sexuais e sexo oral (p. ex., não medicamentosos, barreira, vacinação, hormônio, dispositivo intrauterino, abstinência e esterilização), incluindo efetividade, efeitos adversos, contraindicações e os sinais e sintomas que justifiquem o relato a um profissional de saúde
- Discutir considerações religiosas, culturais, de desenvolvimento, socioeconômicas e individuais relativas à escolha da proteção sexual
- Fornecer informações precisas relativas às implicações de ter múltiplos parceiros sexuais
- Orientar o paciente sobre práticas sexuais de baixo risco, como aquelas que evitam a penetração do corpo ou a troca de fluidos corporais
- Orientar o paciente sobre a importância de uma boa higiene, utilizando um lubrificante solúvel em água e da micção após a relação sexual, para diminuir a suscetibilidade a infecções
- Orientar o paciente sobre o uso correto de preservativos (p. ex., como escolher, manter intactos, aplicar e remover)
- Fornecer produtos de proteção sexual (p. ex., preservativos e isolamento dentário) ao paciente
- Incentivar o paciente a realizar exames de rotina e relatar sinais e sintomas de ISTs a um profissional de saúde
- Incentivar o paciente a discutir histórias sexuais e práticas sexuais seguras com o parceiro
- Discutir com o paciente a importância da notificação do parceiro sexual quando diagnosticado com IST
- Considerar os fatores populacionais que afetam a educação sobre sexo seguro (p. ex., intervenções culturalmente adaptadas, profissionais da mesma etnia)
- Utilizar as redes sociais (p. ex., *internet*, telefone) para alcançar as populações marginalizadas ou geograficamente isoladas

1ª edição 1992; revisada em 2013

Ensino: sexualidade 5624

Definição: auxílio a indivíduos para que compreendam as dimensões físicas e psicossociais do crescimento e desenvolvimento sexuais

Atividades:
- Criar uma atmosfera de aceitação e sem julgamentos
- Explicar a anatomia humana e a fisiologia dos corpos masculino e feminino
- Explicar a anatomia e a fisiologia da reprodução humana
- Discutir os sinais de fertilidade (relacionados com a ovulação e o ciclo menstrual)
- Explicar o desenvolvimento emocional durante a infância e a adolescência
- Facilitar a comunicação entre a criança, o adolescente e os pais
- Apoiar o papel dos pais como os educadores sexuais primários de seus filhos
- Educar os pais sobre o crescimento e desenvolvimento sexuais ao longo da vida
- Fornecer aos pais uma bibliografia de materiais sobre educação sexual
- Discutir o que são valores, como podemos obtê-los e seus efeitos em nossas escolhas durante a vida
- Facilitar a conscientização da criança e do adolescente sobre a influência da família, dos pares, da sociedade e da mídia sobre os valores
- Utilizar perguntas apropriadas para auxiliar a criança e o adolescente a refletirem sobre o que é importante pessoalmente
- Discutir as pressões sociais e dos pares em relação à atividade sexual
- Explorar o significado dos papéis sexuais
- Discutir o comportamento sexual e as formas apropriadas para expressar os sentimentos e necessidades de alguém
- Informar as crianças e os adolescentes sobre os benefícios em adiar a atividade sexual
- Educar crianças e adolescentes sobre as consequências negativas da gravidez precoce (p. ex., pobreza e perda de oportunidades de educação e carreira)
- Orientar sobre infecções sexualmente transmissíveis e AIDS
- Promover a responsabilidade pelo comportamento sexual
- Discutir os benefícios da abstinência
- Informar sobre os contraceptivos efetivos, conforme apropriado
- Orientar sobre a acessibilidade a contraceptivos e como obtê-los
- Auxiliar na escolha de um contraceptivo apropriado, conforme apropriado
- Facilitar a interpretação de papéis, em que a tomada de decisão e as habilidades de comunicação assertiva possam ser praticadas para resistir às pressões sociais e dos pares quanto à atividade sexual
- Aumentar a autoestima por meio dos modelos de papéis e interpretação dos pares

- Discutir como as mudanças pelo envelhecimento (p. ex., medicamentos, condições clínicas, doenças crônicas) podem afetar os desejos e as atividades sexuais, conforme apropriado
- Identificar recursos úteis na *internet*, fornecidos por organizações responsáveis (p. ex., Center for Parent Education and Resources, Health World Education, National Association of School Nurses, Planned Parenthood of Northern New England)

2ª edição 1996; revisada em 2018

Ensino: treinamento dos esfíncteres 5634

Definição: orientação sobre como determinar a prontidão da criança e estratégias para ajudá-la a aprender habilidades independentes de uso do vaso sanitário

Atividades:
- Orientar os pais sobre como determinar a prontidão física da criança para o treinamento dos esfíncteres (p. ex., a criança tem pelo menos 18 a 24 meses; mostra evidências de ser capaz de reter a urina antes de urinar; reconhece a vontade de ir ou que acabou de urinar ou evacuar; mostra alguma regularidade nos padrões de eliminação; é capaz de ir ao banheiro/penico, sentar-se nele e sair ao terminar; é capaz de remover e substituir a roupa antes e depois de evacuar; é capaz de se limpar e lavar as mãos após a eliminação)
- Orientar os pais sobre como determinar a prontidão psicossocial da criança para o treinamento dos esfíncteres (p. ex., a criança expressa interesse e desejo de participar/cooperar no uso do vaso sanitário; tem vocabulário para comunicar a necessidade de eliminar; está ansiosa para agradar os pais; imita os comportamentos dos outros)
- Orientar os pais sobre como determinar a sua prontidão e de familiares para o treinamento dos esfíncteres da criança (p. ex., os pais têm conhecimento e tempo para se dedicarem ao processo de treinamento; os pais/familiares não estão passando por nenhuma transição importante durante ou logo após o processo, como mudança de emprego ou residência, divórcio, nascimento de outro filho; a família tem expectativas realistas sobre o desenvolvimento da criança e o tempo e a energia necessários para concluir com êxito o processo; compreende que a criança pode regredir durante períodos de estresse ou doença)
- Informar sobre estratégias para promover o treinamento dos esfíncteres
- Fornecer informações sobre como vestir a criança com roupas folgadas e fáceis de remover
- Indicar como devem concordar com o vocabulário a ser utilizado durante o processo de treinamento
- Informar sobre oportunidades para a criança observar outras pessoas durante o processo de treinamento dos esfíncteres
- Fornecer informações sobre como levar a criança ao banheiro para apresentá-la ao equipamento e ao processo
- Informar sobre como levar a criança ao banheiro regularmente e incentivá-la a se sentar
- Informar sobre e reforçar o sucesso da criança em qualquer parte do processo
- Fornecer informações a respeito de como considerar o temperamento ou estilo de comportamento da criança ao planejar estratégias
- Informar sobre como esperar e ignorar acidentes
- Fornecer informações sobre como comunicar estratégias, expectativas e o progresso a outros profissionais de cuidados
- Apoiar os pais durante todo esse processo
- Incentivar os pais a serem flexíveis e criativos no desenvolvimento e implementação de estratégias de treinamento
- Fornecer informações adicionais, conforme solicitado ou necessário

4ª edição 2004; revisada em 2008

Entrevista motivacional 4395

Definição: uso de uma abordagem conversacional colaborativa centrada no indivíduo para fortalecer a motivação e o compromisso com a mudança

Atividades:
- Estabelecer parcerias baseadas na confiança e no respeito
- Demonstrar interesse pelo paciente
- Demonstrar aceitação incondicional
- Transmitir valor absoluto e compaixão
- Incentivar a expressão de pensamentos e sentimentos
- Estabelecer mutuamente propósitos e metas para a conversação
- Perguntar qual mudança o paciente gostaria de fazer
- Perguntar por que o paciente quer realizar mudanças
- Extrair perspectiva sobre preocupações, questões ou problemas
- Utilizar a escuta reflexiva (p. ex., espelhar o que a pessoa está dizendo, repetindo o que foi expresso)
- Orientar para conectar sentimentos a pensamentos
- Esforçar-se pela compreensão mútua da experiência
- Afirmar esforços e pontos fortes
- Oferecer informações destinadas a proporcionar uma compreensão mais profunda das preocupações, com permissão
- Auxiliar na definição das mudanças necessárias
- Auxiliar no desenvolvimento de soluções próprias (ou seja, perguntar como proceder para fazer mudanças para ter sucesso)
- Concentrar-se em resolver a ambivalência sobre fazer as mudanças desejadas
- Pedir para identificar pelo menos três razões para fazer mudanças
- Explorar de forma colaborativa a motivação e o compromisso de fazer mudanças (ou seja, perguntar quão importante é fazer mudanças)

- Reconhecer que o verdadeiro poder para a mudança reside dentro da pessoa
- Auxiliar o paciente a identificar as conquistas já alcançadas para fazer as mudanças desejadas
- Ajudar a identificar barreiras que limitem a mudança
- Explorar mutuamente estratégias para superar barreiras que limitem a mudança
- Evocar o plano de mudança enquanto reforça motivações positivas para a mudança
- Concluir com um resumo da conversa e do plano de mudança

8ª edição 2024

Esclarecimento de valores 5480

Definição: assistência ao outro para o esclarecimento de seus próprios valores, de modo a facilitar a tomada de decisão efetiva

Atividades:
- Considerar os aspectos éticos e legais da livre escolha, considerando a situação específica, antes de iniciar a intervenção
- Criar uma atmosfera de aceitação e sem julgamentos
- Incentivar a consideração das preocupações
- Incentivar a consideração dos valores inerentes às escolhas e as consequências delas
- Utilizar questões apropriadas para ajudar o paciente a refletir sobre a situação e o que é pessoalmente importante
- Auxiliar o paciente a priorizar os valores
- Utilizar uma técnica de esclarecimento com tabelas de valores (situações e questões escritas), conforme apropriado
- Realizar questões reflexivas e esclarecedoras que ofereçam ao paciente algo para pensar
- Evitar o uso de perguntas de interrogatório
- Incentivar o paciente a fazer uma lista das coisas importantes e das não importantes na vida e o tempo gasto com cada uma delas
- Incentivar o paciente a listar os valores que orientam seu comportamento em vários ambientes e situações
- Desenvolver e implementar um plano com o paciente para avaliar as opções
- Avaliar a efetividade do plano com o paciente
- Fornecer reforço para as ações no plano que apoiam os valores do paciente
- Auxiliar o paciente a definir alternativas e suas vantagens e desvantagens
- Ajudar o paciente a avaliar como os valores estão de acordo ou em conflito com os de familiares e outras pessoas significativas
- Apoiar o paciente na comunicação de seus próprios valores a outros
- Evitar o uso da intervenção com pessoas que apresentam sérios problemas emocionais

1ª edição 1992; revisada em 2008

Escuta ativa 4920

Definição: atenção criteriosa e atribuição de significado às mensagens verbais e não verbais

Atividades:
- Estabelecer propósito para interação
- Demonstrar interesse pessoalmente
- Utilizar perguntas ou declarações abertas para encorajar a expressão de pensamentos, sentimentos e preocupações
- Evitar fazer julgamentos sobre a pessoa e sua experiência (p. ex., preconceito, parcialidade, suposições)
- Concentrar-se na interação suprimindo preocupações pessoais e outras distrações
- Evitar barreiras à escuta ativa (p. ex., minimizar sentimentos, oferecer soluções fáceis, interromper, falar sobre si mesmo, encerramento prematuro)
- Demonstrar consciência e sensibilidade às emoções
- Usar comportamento não verbal para facilitar a comunicação (ou seja, estar ciente da postura física que transmite mensagens não verbais)
- Usar o silêncio para encorajar a expressão de sentimentos, pensamentos e preocupações
- Ouvir mensagens e sentimentos não expressos, bem como o conteúdo da conversa
- Atentar para as palavras evitadas, bem como para a mensagem não verbal que acompanha as palavras expressas
- Atentar para o tom, ritmo, volume, timbre e inflexão da voz
- Espelhar e refletir sobre informações e emoções parafraseando periodicamente pontos-chave
- Identificar temas predominantes
- Verificar o significado da mensagem refletindo sobre atitudes, experiências passadas e situação atual
- Responder após um tempo, de modo a refletir e compreender a mensagem recebida
- Esclarecer a mensagem por meio do uso de perguntas investigativas e *feedback*
- Verificar a compreensão das mensagens por meio de perguntas e *feedback*
- Utilizar uma série de interações para descobrir o significado do comportamento
- Resumir reafirmando os temas principais
- Combinar quaisquer responsabilidades mútuas e acompanhamento, se necessário

1ª edição 1992; revisada em 1996, 2004, 2024

Estabelecimento de limites   4380

Definição: estabelecimento de parâmetros do comportamento desejável e aceitável do paciente

Atividades:
- Usar uma abordagem consistente, prática e sem julgamentos
- Estabelecer limite ou identificar (com a participação do paciente, quando apropriado) comportamento indesejável do paciente
- Comunicar o limite em termos positivos (p. ex., "mantenha suas roupas vestidas", em vez de "esse comportamento é inapropriado")
- Discutir as preocupações com o paciente sobre o comportamento
- Estabelecer consequências (com a participação do paciente, quando apropriado) para a ocorrência ou não ocorrência de comportamentos desejados
- Discutir com o paciente qual é o comportamento desejável em determinada situação ou cenário, quando apropriado
- Estabelecer expectativas razoáveis para o comportamento do paciente com base na situação e no paciente
- Evitar discutir ou negociar com o paciente sobre as consequências e expectativas comportamentais estabelecidas
- Comunicar as consequências estabelecidas e as expectativas comportamentais ao paciente em uma linguagem de fácil compreensão e não punitiva
- Comunicar as consequências estabelecidas e as expectativas comportamentais com a equipe de tratamento para consistência e continuidade no atendimento
- Auxiliar o paciente a demonstrar os comportamentos desejados, quando necessário e apropriado
- Monitorar o paciente quanto à ocorrência ou não dos comportamentos desejados
- Iniciar as consequências estabelecidas para a ocorrência ou não ocorrência dos comportamentos desejados
- Modificar consequências e expectativas de comportamento, conforme necessário, para acomodar mudanças razoáveis na situação do paciente
- Diminuir o estabelecimento de limites conforme o comportamento do paciente se aproxima dos comportamentos desejados

1ª edição 1992; revisada em 2008

Estabelecimento de metas mútuas   4410

Definição: colaboração com o paciente para identificar e priorizar as metas em cuidados e, em seguida, desenvolver um plano para alcançar tais metas

Atividades:
- Incentivar a identificação de valores de vida específicos
- Auxiliar o paciente e outras pessoas significativas a desenvolverem expectativas realistas de si mesmos no desempenho de suas funções
- Determinar o reconhecimento do próprio problema pelo paciente
- Incentivar o paciente a identificar seus próprios pontos fortes e habilidades
- Auxiliar o paciente a identificar metas realistas e alcançáveis
- Construir e usar uma escala de realização dos objetivos, conforme apropriado
- Identificar com o paciente os objetivos do cuidado
- Estabelecer as metas em termos positivos
- Auxiliar o paciente a separar metas complexas em etapas pequenas e gerenciáveis
- Reconhecer o sistema de valores e crenças do paciente ao estabelecer as metas
- Incentivar o paciente a estabelecer metas claras, evitando o uso de alternativas
- Evitar impor valores pessoais ao paciente durante o estabelecimento de metas
- Explicar ao paciente que apenas um comportamento deve ser modificado por vez
- Auxiliar o paciente a priorizar (ponderar) as metas identificadas
- Esclarecer com o paciente os papéis do profissional de saúde e do paciente, respectivamente
- Explorar com o paciente formas de melhor atingir os objetivos
- Ajudar o paciente a examinar os recursos disponíveis para atingir as metas
- Auxiliar o paciente no desenvolvimento de um plano para atingir as metas
- Ajudar o paciente a estabelecer prazos realistas
- Ajudar o paciente a priorizar atividades usadas para atingir metas
- Avaliar o nível atual de funcionamento do paciente em relação a cada objetivo
- Auxiliar o paciente na identificação dos resultados individualizados e esperados para cada objetivo
- Ajudar o paciente a identificar um indicador de medida específica (p. ex., comportamento, evento social) para cada objetivo
- Preparar os resultados comportamentais para o uso no dimensionamento do cumprimento de metas
- Ajudar o paciente a se concentrar nos desfechos esperados, em vez de desejados
- Incentivar a aceitação da satisfação parcial da meta
- Desenvolver uma escala de níveis superiores e inferiores relacionados com os desfechos esperados para cada meta
- Identificar níveis de escala definidos por eventos comportamentais ou sociais para cada objetivo
- Auxiliar o paciente a especificar o período de tempo em que cada indicador será medido
- Explorar com o paciente os métodos para medir o progresso em direção às metas
- Coordenar com o paciente as datas de revisão periódica para avaliação do progresso em direção às metas
- Revisar a escala (conforme desenvolvida com o paciente) durante as datas de revisão para avaliação do progresso
- Calcular um escore de cumprimento de metas
- Reavaliar metas e planos, conforme apropriado

1ª edição 1992; revisada em 2000

Estimulação cognitiva 4720

Definição: promoção de percepção e compreensão do ambiente por meio do uso de estímulos planejados

Atividades:
- Consultar a família para estabelecer o nível cognitivo basal do paciente
- Informar o paciente sobre notícias de eventos recentes não ameaçadores
- Oferecer estimulação ambiental por meio de contato com profissionais variados
- Apresentar mudanças gradualmente
- Fornecer um calendário
- Estimular a memória repetindo o último pensamento expresso pelo paciente
- Orientar em relação ao tempo, ao espaço e à pessoa
- Conversar com o paciente
- Demonstrar sensibilidade de cuidador respondendo pronta e apropriadamente às pistas
- Estimular o desenvolvimento por meio da participação em atividades para melhorar o desempenho e a aprendizagem, estando em sintonia com as necessidades do paciente
- Oferecer estimulação cognitiva no trabalho, tal como oportunidades de treinamento, enriquecimento cognitivo para conteúdo de trabalho, oportunidades de crescimento e multitarefas
- Encorajar a estimulação cognitiva fora do trabalho, como leitura ou participação ativa em atividades culturais e artísticas
- Encorajar o uso de um programa de multiestimulação (p. ex., cantar e ouvir música, atividades criativas, exercícios, conversação, interações sociais ou resolução de problemas) para promover e proteger a capacidade cognitiva
- Pedir opiniões e pontos de vista em vez de respostas factuais
- Fornecer estimulação sensorial planejada
- Usar televisão, rádio ou música como parte de um programa de estímulos planejados
- Possibilitar períodos de descanso
- Colocar objetos familiares e fotografias no ambiente do paciente
- Usar a repetição para apresentar material novo
- Variar os métodos de apresentação de material
- Usar recursos auxiliares para memória: listas de verificação, cronogramas e lembretes
- Reforçar ou repetir as informações
- Apresentar as informações em proporções pequenas e concretas
- Pedir ao paciente para repetir as informações
- Usar o toque deliberadamente, conforme apropriado
- Fornecer orientações verbais e por escrito

1ª edição 1992; revisada em 2013

Estimulação cutânea 1340

Definição: estimulação da pele e tecidos subjacentes para reduzir sinais e sintomas indesejáveis, como dor, espasmo muscular, inflamação ou náusea

Atividades:
- Discutir vários métodos de estimulação cutânea, seus efeitos sobre a sensibilidade e as expectativas do paciente durante a atividade
- Escolher uma estratégia específica de estimulação cutânea com base na vontade do indivíduo em participar, capacidade de participar, preferência, apoio das pessoas significativas e contraindicações
- Selecionar o tipo mais adequado de estimulação cutânea para o paciente e a condição (p. ex., massagem, frio, gelo, calor, mentol, vibração ou TENS)
- Orientar sobre indicações, frequência e procedimento para aplicação
- Escolher o local de estimulação, considerando locais alternativos quando a aplicação direta não for possível (p. ex., adjacente, distal, entre as áreas afetadas e o encéfalo)
- Considerar pontos de acupressão como locais de estimulação, conforme apropriado
- Determinar a duração e a frequência da estimulação, com base no método escolhido
- Certificar-se de que o dispositivo de estimulação elétrica esteja em boas condições de funcionamento, conforme apropriado
- Aplicar estimulação diretamente ou em torno do local afetado, conforme apropriado
- Encorajar o uso de um método intermitente de estímulo, conforme apropriado
- Permitir que a família participe, tanto quanto possível
- Selecionar método ou local alternativo da estimulação se não for obtida alteração da sensação
- Descontinuar a estimulação se ocorrer aumento da dor ou irritação da pele
- Avaliar e documentar a resposta à estimulação

1ª edição 1992; revisada em 2013

Estimulação da tosse 3250

Definição: promoção da inspiração profunda com geração subsequente de pressões intratorácicas elevadas e compressão do parênquima pulmonar subjacente para a expulsão forçada do ar

Atividades:
- Auxiliar o paciente a sentar-se com a cabeça ligeiramente flexionada, os ombros relaxados e joelhos flexionados
- Incentivar o paciente a respirar profundamente várias vezes
- Encorajar o paciente a respirar fundo, segurar por 2 segundos e tossir duas ou três vezes, sucessivamente
- Utilizar técnicas variadas para auxiliar na tosse efetiva (p. ex., tosse bufante, tosse quádrupla, tosse assistida manualmente, respiração diafragmática)
- Orientar o paciente a inspirar profundamente, curvar-se ligeiramente para a frente e realizar três ou quatro respirações forçadas (contra a glote aberta)
- Orientar a inspirar profundamente várias vezes, para expirar lentamente e tossir no final da expiração
- Iniciar técnicas de compressão do arco costal da parede torácica lateral durante a fase de expiração da manobra de tosse, conforme apropriado
- Comprimir o abdome abaixo do xifoide com a mão espalmada enquanto auxilia o paciente a flexionar para frente à medida que ele tosse
- Orientar para continuar tossindo com várias respirações profundas
- Estimular o uso de espirometria de incentivo, conforme apropriado
- Promover hidratação com líquidos sistêmicos, conforme apropriado
- Incentivar a deambulação, conforme apropriado
- Oferecer dispositivos de suporte (p. ex., cobertor dobrado, travesseiro, palmas das mãos) para imobilizar as incisões para minimizar a dor durante a tosse direcionada
- Auxiliar no uso de travesseiro ou cobertor enrolado como apoio à incisão ao tossir
- Avaliar a eficácia da tosse
- Incentivar os pacientes com infecções respiratórias ou doenças pulmonares crônicas a respirar profundamente e tossir a cada 2 horas enquanto estiverem acordados
- Incentivar os pacientes com grande produção de escarro a respirar profundamente e tossir a cada hora enquanto estiverem acordados
- Monitorar os resultados dos testes de função pulmonar, particularmente capacidade vital, força inspiratória máxima, volume expiratório forçado em 1 segundo (VEF_1) e a razão do VEF_1 sobre a capacidade vital forçada (VEF_1/CVF), conforme apropriado

1ª edição 1992; revisada em 2004, 2024

Estimulação elétrica nervosa transcutânea (TENS) 1540

Definição: estimulação da pele e tecidos subjacentes com pulsos elétricos controlados e de baixa voltagem

Atividades:
- Discutir as razões para os limites e os potenciais problemas da TENS com o paciente e a família
- Determinar quando uma recomendação para TENS é apropriada
- Não utilizar a TENS se o paciente tiver um marca-passo
- Discutir a terapia com o profissional de saúde e obter prescrição para TENS, se apropriado
- Verificar se a unidade TENS está com a bateria totalmente carregada
- Inspecionar os fios quanto aos primeiros sinais de desgaste, substituindo-os, conforme necessário
- Selecionar o local de estimulação, considerando locais alternativos quando a aplicação direta não for possível (p. ex., adjacente, distal, entre o local, entre as áreas afetadas e o cérebro e contralateral à dor)
- Aplicar eletrodos descartáveis ou reutilizáveis no local da estimulação
- Aplicar os fios aos eletrodos e à unidade TENS, certificando-se de que os fios estejam firmemente conectados
- Determinar amplitude, frequência e largura terapêuticas de pulso
- Ajustar amplitude, frequência e largura de pulso nas configurações predeterminadas indicadas
- Manter a estimulação por um intervalo predeterminado (p. ex., contínua ou intermitente)
- Fixar a unidade TENS ao paciente (p. ex., no cinto do paciente ou no cós das calças), se for necessária aplicação contínua
- Interromper o uso quando a sensação for forte, mas tolerável
- Ajustar o local e as configurações para obter a resposta desejada com base na tolerância individual
- Inspecionar os locais dos eletrodos para possível irritação da pele em cada aplicação ou pelo menos a cada 12 horas
- Fornecer instruções verbais e por escrito sobre o uso de TENS e sua operação
- Utilizar TENS isoladamente ou em conjunto com outras medidas, conforme apropriado
- Documentar a efetividade da TENS

1ª edição 1992; revisada em 2013

Estímulo para rituais religiosos 5424

Definição: facilitação da participação em práticas religiosas desejáveis

Atividades:
- Tratar o indivíduo com dignidade e respeito
- Fornecer oportunidades para a discussão de vários sistemas de crenças
- Encorajar a discussão sobre questões religiosas
- Encorajar a participação em rituais ou práticas religiosas que não sejam prejudiciais à saúde ou à segurança
- Identificar os desejos do paciente em relação à expressão religiosa (p. ex., acender velas, jejum, cerimônias de circuncisão, práticas alimentares)
- Proporcionar acesso aos cuidados pastorais ou ao conselheiro religioso da escolha do paciente
- Oferecer espaço calmo ou sagrado para a pessoa e aos visitantes, quando possível
- Fornecer acesso a itens relevantes para as práticas religiosas (p. ex., Bíblia, Alcorão, tapete de oração, rosário, chador, véu, kipá, xale de oração)
- Demonstrar respeito quando itens religiosos são exibidos ou fornecidos
- Encorajar o planejamento, a participação e o comparecimento em rituais, conforme apropriado
- Coordenar ou fornecer transporte para o local do culto, quando apropriado
- Fornecer acesso de vídeo ou áudio aos serviços religiosos, quando possível
- Coordenar ou proporcionar serviços de cura, comunhão, meditação ou oração no local de residência ou em outros ambientes, quando apropriado
- Explorar alternativas para o culto
- Encorajar a refletir sobre experiências espirituais significativas do passado
- Desenvolver um senso de tempo para rezas ou rituais para evitar interrupções
- Auxiliar na realização das mudanças desejadas

3ª edição 2000; revisada em 2004, 2024

Exame das mamas 6522

Definição: inspeção e palpação das mamas e áreas relacionadas

Atividades:
- Investigar possíveis fatores de risco para o desenvolvimento de câncer de mama (p. ex., idade atual, idade na primeira gravidez, idade na menarca, idade na menopausa, antecedente familiar, antecedente de doença da mama, estado de paridade, história de amamentação)
- Determinar se há dor, caroço, espessamento ou sensibilidade; secreção, distorção, retração ou descamação do mamilo
- Auxiliar a paciente a posicionar-se com conforto durante o exame, permitindo privacidade e sensibilidade
- Explicar cada etapa específica do exame enquanto é realizado
- Realizar o exame em posição ereta e depois em decúbito dorsal
- Orientar a paciente a retirar o avental
- Inspecionar o tamanho, formato, alterações na textura ou cor da pele das mamas, incluindo vermelhidão, aspecto em casca de laranja, enrugamento, descamação ou retração da pele
- Observar simetria e contorno das mamas e a posição dos mamilos bilateralmente, quanto a qualquer desvio ou anormalidade
- Orientar a paciente a utilizar quatro posições diferentes para inspeção visual (p. ex., braços ao lado do corpo, mãos na cintura e fazendo pressão contra os quadris, mãos atrás da cabeça e braços passando pela cintura com o tórax inclinado para frente)
- Avaliar se há secreção mamilar apertando suavemente cada mamilo
- Inspecionar e palpar as cadeias de linfonodos – incluindo os supraclaviculares, os infraclaviculares, os laterais, os centrais, os subescapulares e os anteriores – quanto a quaisquer anormalidades
- Observar o número, o tamanho, a localização, a consistência e a mobilidade dos linfonodos
- Posicionar um pequeno travesseiro ou toalha sob a escápula do mesmo lado da mama que está sendo examinada e colocar a mão da paciente atrás da cabeça
- Usar uma abordagem sistêmica, palpar o tecido mamário com a superfície palmar dos primeiros três dedos da mão dominante do examinador
- Mover a mão de forma rotativa e comprimir o tecido mamário contra a parede torácica
- Examinar todos os quatro quadrantes da mama, incluindo a cauda axilar
- Verificar quaisquer massas, incluindo localização, formato, tamanho (em cm), sensibilidade, mobilidade e consistência
- Observar o local da cicatriz da mastectomia quanto à presença de erupção cutânea, edema, espessamento e eritema, conforme apropriado
- Repetir o mesmo processo na outra mama
- Documentar todos os achados
- Relatar anormalidades ao profissional de saúde responsável, conforme apropriado
- Encorajar a paciente a demonstrar a autopalpação durante e depois do exame clínico das mamas
- Orientar a paciente sobre a importância do autoexame regular das mamas, necessidade de estar familiarizada com o aspecto e a sensação normais das próprias mamas e relatar quaisquer alterações ao profissional de saúde
- Recomendar mamografias regulares conforme apropriado para idade, condição, histórico, etnia, raça, dieta, atividade e presença de fatores de risco

3ª edição 2000; revisada em 2024

Exercício para a musculatura pélvica 0560

Definição: fortalecimento e treinamento dos músculos levantador do ânus e urogenital por meio de contrações voluntárias e repetitivas para diminuir os tipos de incontinência urinária de esforço, de urgência ou misto

Atividades:
- Determinar a capacidade do indivíduo em reconhecer a urgência miccional
- Orientar a realizar a contração e depois o relaxamento do anel do músculo ao redor da uretra e do ânus, como se estivesse tentando impedir a micção ou evacuação
- Orientar a evitar contrair abdome, coxas e nádegas, prender a respiração ou fazer esforço para baixo durante o exercício
- Assegurar que o indivíduo consiga diferenciar entre a contração muscular desejada, direcionando o movimento para dentro e para cima e o esforço indesejado em sentido contrário
- Orientar pacientes do sexo feminino a identificarem os músculos levantador do ânus e urogenital, colocando um dedo na vagina e comprimindo
- Orientar indivíduos a contraírem os músculos do assoalho pélvico e a segurarem, contando até 10 e relaxando os músculos completamente contando novamente até 10; orientar a fazerem de 8 a 12 repetições, três a cinco vezes ao dia (ou seja, manhã, tarde e noite)
- Informar ao indivíduo que demora de 8 a 12 semanas para que os exercícios sejam eficazes
- Fornecer *feedback* positivo pela realização dos exercícios, conforme prescrito
- Orientar o indivíduo a monitorar a resposta ao exercício, tentando interromper o fluxo urinário não mais do que uma vez por semana
- Incorporar o *biofeedback* ou estimulação elétrica para indivíduos selecionados quando a assistência for indicada, para identificar corretamente os músculos a contrair e obter a força desejada na contração muscular
- Fornecer instruções por escrito, descrevendo a intervenção e o número recomendado de repetições
- Elaborar um registro diário da continência com o indivíduo para fornecer o reforço
- Incentivar, conforme apropriado e sob supervisão, exercícios de ponte e agachamento
- Utilizar a técnica *teach-back* (paciente é solicitado a repetir a informação que recebeu) para garantir a compreensão

2ª edição 1996; revisada em 2000, 2004, 2024

Extubação endotraqueal 3270

Definição: remoção proposital do tubo endotraqueal da via aérea nasofaríngea ou orofaríngea

Atividades:
- Orientar o paciente e pessoas significativas sobre o procedimento
- Garantir que o dispositivo seja removido do paciente o mais cedo possível
- Assegurar que o paciente seja capaz de manter as vias aéreas desobstruídas e ventilação espontânea adequada e não necessite de altos níveis de pressão positiva nas vias aéreas para manter a oxigenação normal do sangue arterial
- Assegurar que os critérios de prontidão para extubação sejam atendidos (p. ex., estabilidade no estado hemodinâmico, estado respiratório, capacidade vital, pico de fluxo expiratório; frequência respiratória para volume corrente; pressão expiratória máxima)
- Assegurar que o paciente seja candidato para extubação sem problemas (p. ex., respirando espontaneamente, bem oxigenado, CO_2 normal, acordado e responsivo, seguindo comandos, tosse eficaz para remover secreções, função laríngea adequada, estado nutricional adequado, eliminação de efeitos sedativos e de bloqueio neuromuscular)
- Avaliar fatores de risco conhecidos para falha de extubação (p. ex., idade acima de 70 ou abaixo de 24 anos; hemoglobina (Hb) menor do que 10 mg/dℓ; uso de sedação IV contínua; maior duração de sedação mecânica; presença de uma síndrome ou condição médica crônica; condição médica ou cirúrgica conhecida das vias aéreas; higiene pulmonar frequente; perda dos reflexos de proteção das vias aéreas)
- Oferecer um ambiente no qual o paciente possa ser monitorado fisiologicamente e no qual o equipamento de emergência e os profissionais de saúde devidamente treinados com habilidades no controle das vias aéreas estejam imediatamente disponíveis
- Providenciar equipamentos para garantir a oxigenação do paciente durante a extubação (p. ex., fonte de oxigênio; dispositivos para fornecer oxigênio; fonte de aspiração de alto volume e cateteres para aspiração traqueal e faríngea; máscaras faciais de tamanho apropriado; equipamentos de intubação, como lâminas de laringoscópio, cabos e baterias)
- Providenciar equipamento para procedimentos cirúrgicos de emergência das vias aéreas durante a extubação (p. ex., bisturi, lidocaína, cânulas cirúrgicas de emergência)
- Providenciar equipamento para monitoração adequada do paciente durante a extubação (p. ex., oxímetro de pulso, monitor cardíaco, suprimentos para gasometria arterial)
- Proporcionar conforto ao paciente durante a extubação (p. ex., medicamentos para sedação, posicionamento adequado)
- Posicionar o paciente para melhor uso dos músculos ventilatórios, geralmente com a cabeceira da cama elevada a 75 graus
- Hiperoxigenar o paciente e aspirar a via aérea endotraqueal
- Aspirar a via aérea oral
- Desinsuflar o balonete endotraqueal e remover o tubo endotraqueal
- Incentivar o paciente a tossir e expectorar catarro
- Administrar oxigênio, conforme prescrito
- Incentivar a tosse e a respiração profunda
- Aspirar as vias aéreas, conforme necessário
- Providenciar medidas para prevenir aspiração pós-extubação, conforme indicado

- Monitorar os reflexos de proteção das vias aéreas para depressão imediatamente após a extubação e por algum tempo após a extubação para evitar complicações de aspiração (*i.e.*, período de alto risco imediatamente após a extubação)
- Monitorar o período pós-extubação, como garantir que o equipamento, o pessoal e os medicamentos estejam prontamente disponíveis em caso de fenômenos emergentes pós-extubação
- Monitorar a dificuldade respiratória, como a avaliação respiratória frequente que inclui sinais vitais, avaliação do estado neurológico, permeabilidade das vias aéreas, achados auscultatórios, trabalho respiratório e estado hemodinâmico
- Observar os sinais de oclusão das vias aéreas
- Monitorar sinais vitais
- Incentivar o repouso vocal por 4 a 8 horas, conforme apropriado
- Monitorar a capacidade de deglutir e de falar
- Utilizar precauções-padrão para todos os pacientes, aplicando as recomendações dos Centros de Controle e Prevenção de Doenças para controle da exposição à tuberculose e núcleos de gotículas
- Instituir precauções adequadas empiricamente para agentes transportados pelo ar, por gotículas e por contato, encerrando a confirmação do diagnóstico em pacientes com suspeita de infecções graves
- Interagir com o paciente e a família para determinar as necessidades de cuidados domiciliares

2ª edição 1996; revisada em 2018

Extubação endotraqueal: paliativa 1360

Definição: remoção proposital do tubo endotraqueal e ventilação mecânica com conhecimento de que pode resultar em morte natural

Atividades:
- Determinar a adequação da extubação com base nos desejos da pessoa e da família
- Envolver a equipe multiprofissional no processo de tomada de decisão
- Revisar os registros para garantir que os desejos relativos à descontinuação do suporte ventilatório sejam documentados
- Preparar a família sobre o que esperar (p. ex., episódios de respiração anormal ou movimentos involuntários, descontinuação de intervenções que não proporcionam conforto)
- Providenciar apoio espiritual conforme desejado
- Descontinuar os agentes bloqueadores neuromusculares em intervalos apropriados antes da extubação, conforme prescrito
- Manter acesso IV ou subcutâneo conforme indicado
- Elevar a cabeceira da cama de 35 a 45 graus
- Incentivar a família a passar tempo com a pessoa antes da extubação
- Remover equipamentos desnecessários da cabeceira da cama
- Remover amarrações macias, luvas e outros dispositivos que impeçam o contato entre a pessoa e a família
- Diminuir ou desligar o som dos equipamentos de monitoração e dispositivos eletrônicos (p. ex., configurações de alarme, televisão, rádios, telefones, computadores), exceto quando solicitado de outra forma pela família
- Pré-medicar antes da extubação para maior conforto, conforme prescrito
- Prosseguir com as etapas de extubação (p. ex., esvaziar o balonete, remover o tubo)
- Manter cânula para pessoa com traqueostomia ou edema significativo das vias aéreas
- Aspirar secreções residuais, conforme necessário
- Administrar medicamentos para aliviar a dificuldade respiratória, dor ou ansiedade, conforme prescrito
- Proporcionar apoio familiar conforme indicado
- Documentar processo, medicamentos e resultados (p. ex., instabilidade, estabilidade, morte)

8ª edição 2024

Facilitação da aprendizagem 5520

Definição: aumento da vontade e da capacidade de receber, processar e compreender informações

Atividades:
- Determinar a vontade e a capacidade de receber, processar e compreender informações
- Proporcionar um ambiente propício à aprendizagem e livre de distrações
- Atender às necessidades fisiológicas básicas (p. ex., fome, sede, calor, dor, fadiga)
- Incentivar a participação ativa
- Recrutar a participação da família e de outras pessoas, conforme apropriado
- Estabelecer metas e objetivos de aprendizagem mútuos e realistas
- Adaptar o conteúdo às habilidades cognitivas, psicomotoras e emocionais
- Fornecer informações apropriadas ao nível de desenvolvimento
- Organizar as informações em sequência lógica
- Adaptar as informações para atender ao estilo de vida, rotinas e crenças
- Usar múltiplas modalidades de ensino, conforme apropriado
- Fornecer folhetos instrucionais, vídeos e recursos *online*, conforme apropriado
- Garantir que o material educacional esteja atualizado
- Usar uma linguagem simples, palavras e frases curtas e evitar jargões médicos
- Relacionar o novo conteúdo ao conhecimento anterior, conforme apropriado
- Incentivar a partilha de experiências válidas ao longo da experiência de aprendizagem
- Usar instruções em seu próprio ritmo, sempre que possível
- Incentivar a livre expressão de diferentes opiniões e ideias
- Repetir informações importantes
- Fornecer lembretes e instruções verbais, conforme apropriado
- Garantir que as informações fornecidas pela equipe interprofissional sejam consistentes
- Proporcionar oportunidades de prática, conforme apropriado
- Fornecer *feedback* frequente sobre o progresso da aprendizagem
- Corrigir interpretações errôneas de informações, conforme apropriado
- Conceder tempo para perguntas e preocupações
- Responder às perguntas de maneira clara e concisa
- Consultar recursos apropriados, incluindo grupos de apoio
- Utilizar a técnica *teach-back* (paciente é solicitado a repetir a informação que recebeu) para garantir a compreensão

1ª edição 1992; revisada em 2013, 2024

Facilitação da auto-hipnose 5922

Definição: ensino e monitoração do uso de um estado hipnótico autoiniciado para benefício terapêutico

Atividades:
- Determinar se o paciente é apropriado como candidato à auto-hipnose
- Utilizar a auto-hipnose como auxiliar de outras modalidades de tratamento (p. ex., hipnoterapia individual conduzida por um terapeuta, psicoterapia individual, terapia em grupo, terapia familiar etc.)
- Introduzir ao paciente o conceito de auto-hipnose como modalidade terapêutica
- Identificar com o paciente os problemas/aspectos sensíveis ao tratamento com auto-hipnose
- Obter história do problema a ser tratado por auto-hipnose
- Determinar as metas da auto-hipnose com o paciente
- Determinar a receptividade do paciente ao uso da auto-hipnose
- Corrigir mitos e conceitos equivocados acerca da auto-hipnose
- Assegurar a aceitação do tratamento pelo paciente
- Avaliar a adequação do paciente por meio da análise de sua sugestionabilidade hipnótica
- Fornecer ao paciente um procedimento individualizado para o processo de auto-hipnose que reflita suas necessidades e metas específicas
- Auxiliar o paciente a identificar as técnicas de indução adequadas (p. ex., ilusão do pêndulo de Chevreul, relaxamento, imaginar que está descendo uma escadaria, fechamento dos olhos, levitação dos braços, relaxamento muscular simples, exercícios de visualização, atenção à respiração, repetição de palavras/frases-chave, entre outros)
- Auxiliar o paciente a identificar técnicas de aprofundamento apropriadas (p. ex., movimento de uma das mãos até a face, técnica de escalação imaginária, fracionamento, entre outras)
- Incentivar o paciente a se tornar proficiente em auto-hipnose com a prática da técnica
- Combinar com o paciente um esquema prático, se necessário
- Monitorar a resposta do paciente à auto-hipnose de forma contínua
- Solicitar *feedback* do paciente a respeito do seu conforto com o procedimento e experiência de auto-hipnose
- Auxiliar o paciente a processar e interpretar o que ocorre como resultado das sessões de auto-hipnose
- Recomendar modificações na prática de auto-hipnose do paciente (frequência, intensidade, técnicas específicas) com base em sua resposta e nível de conforto
- Auxiliar o paciente a avaliar o progresso feito rumo ao alcance das metas da terapia

4ª edição 2004; revisada em 2008

Facilitação da autorresponsabilidade 4480

Definição: encorajamento ao paciente para que assuma maior responsabilidade pelo próprio comportamento

Atividades:
- Manter o paciente responsável pelo seu próprio comportamento
- Discutir com o paciente a extensão da responsabilidade pela condição de saúde atual
- Determinar se o paciente tem conhecimento adequado sobre a condição de saúde
- Incentivar verbalizações de sentimentos, percepções e medos em relação a assumir responsabilidades
- Auxiliar os pacientes na identificação de áreas nas quais poderiam prontamente assumir mais responsabilidade
- Incentivar o estabelecimento de metas
- Facilitar que o paciente e a família façam escolhas referentes ao próprio cuidado, quando apropriado
- Encorajar a independência, mas auxiliar o paciente quando não for capaz de desempenhar uma tarefa ou função
- Certificar-se de que os pacientes e os familiares tenham os recursos apropriados para assumir mais responsabilidade
- Discutir as consequências de não lidar com as próprias responsabilidades
- Fornecer oportunidades para autoavaliação e autorreflexão
- Monitorar o nível de responsabilidade que o paciente assume
- Fornecer *feedback* construtivo e positivo para aceitar a responsabilidade adicional pela mudança de comportamento
- Incentivar a admissão de erros, conforme apropriado
- Estabelecer limites aos comportamentos manipulativos
- Evitar discutir ou negociar com o paciente sobre os limites estabelecidos
- Incentivar o paciente a assumir o máximo de responsabilidade possível para seu autocuidado
- Auxiliar os pais a identificarem tarefas apropriadas para a idade pelas quais uma criança pode ser responsável, conforme apropriado
- Incentivar os pais a comunicarem claramente as expectativas para o comportamento responsável na criança, conforme apropriado
- Encorajar os pais a persistirem nas expectativas de comportamento responsável na criança, conforme apropriado
- Facilitar o apoio da família para um novo nível de responsabilidade desejado ou atingido pelo paciente
- Auxiliar na criação de um cronograma para orientar o aumento de responsabilidade no futuro

1ª edição 1992; revisada em 1996, 2018

Facilitação da distância física 6594

Definição: facilitação da distância entre os indivíduos e redução do número de vezes que os indivíduos entram em contato próximo uns com os outros para evitar a propagação de uma doença contagiosa

Atividades:
- Determinar a necessidade de distanciamento social (p. ex., indivíduo infectado, necessidade de sair de casa durante o surto de doença contagiosa)
- Determinar a presença de fatores de risco para o contágio (p. ex., idade, deficiência, baixa classe socioeconômica, moradia lotada com ventilação insuficiente, doença respiratória) ou aumento da mortalidade (p. ex., comorbidades, doença respiratória crônica, idosos)
- Orientar a encontrar e seguir as orientações das autoridades locais de saúde pública antes de sair de casa (p. ex., restrições de viagem, saída de casa, requisitos de distanciamento físico)
- Incentivar a evitar o contato físico próximo entre indivíduos que não moram juntos quando estiverem fora de casa ou com indivíduos infectados dentro de casa (p. ex., manter distância entre os indivíduos conforme as diretrizes estabelecidas)
- Minimizar o tempo de contato com indivíduos que não moram juntos ou com indivíduos infectados
- Incentivar o uso de equipamento de proteção individual (EPI) quando fora de casa ou em contato com indivíduo infectado (p. ex., máscaras, luvas)
- Incentivar o uso de outras ações preventivas cotidianas (p. ex., evitar tocar o rosto com as mãos sujas, lavar as mãos frequentemente com água e sabão por pelo menos 20 segundos, usando antissépticos para as mãos)
- Orientar a cobrir o nariz e a boca com lenço de papel ao tossir ou espirrar, descartar o lenço de papel e realizar a higiene das mãos após o contato com secreções respiratórias
- Incentivar a evitar o toque desnecessário em itens sem a higiene adequada das mãos
- Incentivar a evitar saídas desnecessárias de casa e a limitar as oportunidades de encontrar pessoas fora de casa
- Estabelecer o distanciamento social saudável em todas as interações (p. ex., conforme as diretrizes estabelecidas)
- Orientar a considerar as opções de distanciamento social disponíveis para viajar com segurança ao executar tarefas ou ir e voltar do trabalho (p. ex., capacidade de manter o distanciamento caminhando, andando de bicicleta, em cadeira de rodas ou usando transporte público, caronas compartilhadas ou táxis)
- Incentivar a organizar o trabalho em casa sempre que possível
- Incentivar a evitar o uso desnecessário de transporte público
- Orientar a manutenção de distância de outros passageiros ou operadores de transporte ao utilizar transporte público, conforme as diretrizes estabelecidas (p. ex., espera na estação de ônibus, seleção de assentos em ônibus, carona compartilhada ou trem)
- Orientar a evitar viagens com aglomeração ao usar serviços de transporte compartilhado ou táxis

- Orientar a sentar no banco de trás em veículos maiores em situação de carona compartilhada, para manter a distância adequada do motorista
- Orientar a manter a distância ao encontrar outros indivíduos pessoalmente, conforme as diretrizes estabelecidas
- Orientar a evitar locais lotados e reuniões em que o distanciamento seja difícil
- Permitir que outros indivíduos tenham espaço adequado ao transitar entre eles, em ambientes internos e externos
- Orientar a visitar lojas pessoalmente apenas para itens essenciais para a casa quando absolutamente necessário
- Orientar a manter a distância apropriada de outros indivíduos enquanto faz compras e em filas
- Orientar a seguir guias físicos para auxiliar na manutenção do distanciamento adequado (p. ex., uso de máscaras, marcações de fita no chão, placas nas paredes)
- Orientar a usar serviços de *drive-thru*, retirada na calçada ou serviços de entrega para limitar o contato pessoal com outros indivíduos sempre que possível
- Orientar a usar máscaras e manter distância física entre os prestadores de serviços de entrega e de autoatendimento durante as trocas
- Incentivar a ficar em casa e longe de outros indivíduos, mantendo uma distância adequada das pessoas em casa, se estiver infectado
- Restringir os movimentos da pessoa infectada na casa para um quarto individual com banheiro privativo, se possível
- Evitar o compartilhamento de itens como toalhas e utensílios quando estiver infectado
- Orientar sobre higiene frequente das mãos
- Incentivar a permanecer conectado socialmente e espiritualmente por meio da tecnologia
- Incentivar a visitar entes queridos por dispositivos eletrônicos sempre que possível
- Incentivar a escolha de atividades sociais seguras (p. ex., ligação, bate-papo por vídeo, conexões de mídia social)
- Incentivar a permanecer ativo enquanto estiver socialmente distanciado (p. ex., caminhar, andar de bicicleta, andar de cadeira de rodas no bairro onde o distanciamento pode ser mantido)

8ª edição 2024

Facilitação da justiça social — 8740

Definição: envolvimento em práticas planejadas para promover ambientes de cuidados de saúde ideais que adotem conceitos de diversidade, equidade e inclusão

Atividades:
- Identificar desigualdades sociais e determinar como elas contribuem para disparidades nos resultados em saúde
- Avaliar como os processos de exclusão social (p. ex., história de colonialismo, não reconhecimento, desrespeito, estigma, medo da diferença, dominância, opressão) contribuem para as disparidades no cuidado à saúde
- Avaliar como fatores iniciais do planejamento (p. ex., baixa escolaridade ou oportunidade, disparidades de renda, discriminação, marginalização social) impedem os resultados positivos em saúde de forma ampla e desigual
- Avaliar como fatores intermediários (p. ex., falta de moradia, insegurança alimentar, trauma) contribuem com fatores individuais e necessidades sociais que podem afetar a saúde
- Utilizar as perspectivas pós-coloniais e interseccionais para compreender como as desigualdades estruturais e a violência estrutural resultam em disparidades em saúde
- Reconhecer as desigualdades em saúde como resultados da discriminação de raça, classe e gênero
- Colaborar com pessoas diretamente afetadas por injustiças sociais
- Adotar abordagem inclusiva
- Transmitir respeito pela dignidade humana para todos
- Transmitir respeito e consideração positiva incondicional por diferenças individuais e de grupo, uma vez que o reconhecimento valorizado é condição fundamental para a dignidade humana
- Evitar fazer julgamentos com base em gênero, raça, classe, orientação sexual, habilidades, idade ou circunstâncias
- Reconhecer tendenciosidades, suposições, atitudes preconceituosas e estereótipos que contribuem para injustiças sociais e desigualdades na assistência à saúde ao se relacionar com as pessoas
- Promover a solidariedade social criando oportunidades desenvolvidas para promover o senso de pertencimento e segurança
- Estabelecer parcerias de trabalho não hierárquicas, conscientes da dignidade humana, atenciosas, honestas e diplomáticas
- Criar e participar de reuniões comunitárias, reuniões municipais, ações sociais e programas intergrupais para o diálogo a fim de explorar questões de cultura, política, racismo, localização geográfica, violência e religião e sua contribuição para as desigualdades na saúde
- Trabalhar com parcerias para descobrir condições sociais, ambientais, educacionais e econômicas associadas a injustiças que influenciam o bem-estar
- Identificar mudanças sociais e estruturais específicas necessárias para corrigir injustiças sociais e institucionais que sustentam as desigualdades e perpetuam vantagens para alguns e desvantagens para outros
- Adaptar o cuidado a pessoas e grupos com maiores necessidades para fornecer mais recursos e suporte
- Identificar os pontos fortes e as características positivas existentes nas pessoas, famílias, comunidades e populações afetadas por situações injustas
- Desenvolver estratégias colaborativas para retificar dinâmicas de poder opressivas e condições desumanas que interferem no desenvolvimento humano
- Colaborar com outros enfermeiros, profissionais de saúde e partes interessadas (p. ex., políticos, empresários, filantropos, professores, líderes comunitários, clérigos, advogados, engenheiros) para desenvolver estratégias multifacetadas para desmantelar estruturas sociais, políticas ou econômicas responsáveis por desigualdades sociais e de saúde
- Facilitar o acesso a serviços de saúde para indivíduos, famílias e comunidades em ambientes onde os enfermeiros trabalham, Estratégia de Saúde da Família com atendimento a populações vulneráveis, clínicas de varejo, saúde domiciliar e visita domiciliar, telessaúde, enfermagem escolar e centros de saúde-escola, assim como centros de saúde gerenciados por enfermeiros

- Desenvolver e utilizar estratégias (p. ex., gestão de cuidados, cuidados centrados no indivíduo, humildade cultural) para superar barreiras ao atendimento de qualidade, desigualdades estruturais e preconceitos implícitos
- Utilizar os princípios de enfermagem transcultural para fornecer cuidados a comunidades diversas que sejam culturalmente respeitosos e apropriados
- Advogar e se manifestar contra o racismo, a discriminação e a injustiça
- Promover a equidade em saúde, trabalhando com formuladores de políticas públicas e líderes organizacionais para transformar as políticas públicas que contribuem para as disparidades em saúde

8ª edição 2024

Facilitação da meditação 5960

Definição: facilitação de um estado interno relaxado de consciência expandida no presente momento, concentrando o foco em um som, objeto, imagem visual, na respiração ou em um movimento

Atividades:
- Discutir a experiência anterior do paciente com a meditação
- Discutir o desejo do paciente de aprender meditação
- Explicar que, durante a meditação, o paciente fica calmo, embora alerta
- Proporcionar tempo de silêncio, sem interrupções
- Selecionar um ambiente calmo e pacífico
- Sugerir ao paciente que use roupas confortáveis
- Decidir quanto tempo durará a sessão de meditação
- Orientar o paciente a sentar-se em uma posição confortável, com o dorso reto e as mãos apoiadas no colo, se possível
- Orientar o paciente que os olhos podem permanecer fechados ou abertos, olhando um pouco para baixo, cerca de 1 metro à sua frente
- Ajudar o paciente a escolher um objeto para focalizar a atenção, como a respiração, uma palavra ou o corpo como um todo
- Orientar o paciente a concentrar a atenção no objeto escolhido e, quando a mente divagar em pensamentos, deixar de lado o pensamento e gentilmente trazer a atenção de volta ao objeto escolhido
- Orientar o paciente a apenas sentar-se livre de pensamentos, se o objeto de consciência se tornar mais sutil ou esmaecer
- Orientar a voltar a atenção ao objeto escolhido sempre que pensamentos surgirem na mente, em vez de envolver-se no pensamento ou devaneio
- Incentivar o paciente a meditar por aproximadamente 10 minutos todos os dias, eventualmente aumentando o tempo, conforme desejado, para cerca de 25 minutos ou duas vezes por dia
- Sugerir grupos de meditação nos quais o paciente possa receber apoio e orientações adicionais sobre meditação

1ª edição 1992; revisada em 2000, 2018

Facilitação da presença da família 7170

Definição: facilitação da presença da família em apoio a um paciente submetido a reanimação e procedimentos invasivos

Atividades:
- Obter consenso da equipe multiprofissional sobre o momento e a presença da família
- Avaliar a situação para determinar quando a presença da família é apropriada
- Minimizar o risco de presença física seguindo as diretrizes adequadas de controle de infecção
- Comunicar-se proativamente para que as famílias estejam cientes de quaisquer restrições
- Providenciar membros da equipe especificamente capacitados (p. ex., capelão, enfermeiro, assistente social) para que possam lidar com situações familiares difíceis e excepcionais
- Estabelecer claramente exceções compassivas ao controle de infecção ou outras restrições
- Usar a abordagem de tomada de decisão compartilhada para comunicar riscos e benefícios em casos em que a família pode estar fisicamente presente
- Autorizar a presença da família durante a ressuscitação, conforme apropriado
- Apresentar-se e apresentar outros membros da equipe multiprofissional à família e ao paciente
- Determinar a adequação do local físico para a presença da família
- Garantir que a família seja informada sobre o que esperar (p. ex., o que eles verão, ouvirão, que cheiros vão sentir, a condição da pessoa, equipamento usado)
- Informar a família para relatar se sentir fraqueza ou indisposição
- Informar a família sobre as expectativas e limites de comportamento
- Garantir que os membros da família não fiquem sozinhos
- Informar a equipe multiprofissional sobre a reação emocional da família à condição da pessoa, conforme apropriado
- Obter informações sobre o estado da pessoa, resposta ao tratamento, necessidades identificadas
- Fornecer informações e explicações oportunas à família sobre o estado da pessoa, a resposta ao tratamento e as necessidades identificadas, em termos compreensíveis
- Recrutar a familiares para ajudar a garantir que outros membros cumpram os protocolos de segurança estabelecidos, se indicado
- Usar o nome da pessoa ao falar com a família

- Determinar as necessidades de apoio emocional, físico, psicossocial e espiritual da pessoa e da família e iniciar medidas para atender a essas necessidades, conforme necessário
- Determinar a carga psicológica do prognóstico para a família
- Promover esperança realista, conforme apropriado
- Advogar pela família, conforme necessário
- Acompanhar a família de e para a área de tratamento ou ressuscitação e anunciar sua presença à equipe de tratamento sempre que entrarem na área de tratamento
- Acompanhar a família até a saída do leito, se solicitado pela equipe que presta atendimento direto ao paciente
- Oferecer oportunidade para a família fazer perguntas, ver, tocar ou falar com a pessoa antes das transferências
- Auxiliar a pessoa ou os familiares a fazer chamadas telefônicas, conforme necessário
- Melhorar a educação e o acompanhamento de alta para apoiar transições de cuidados bem-sucedidas (p. ex., cuidados paliativos)
- Fornecer medidas de conforto e apoio, incluindo encaminhamentos apropriados, conforme necessário
- Participar da avaliação das necessidades emocionais da equipe
- Auxiliar na identificação da necessidade de *debriefing* em incidentes críticos e redução de eventos
- Participar, iniciar ou coordenar o acompanhamento do luto familiar em intervalos estabelecidos, conforme apropriado

4ª edição 2004; revisada em 2024

Facilitação da quarentena 6596

Definição: prestação de cuidados a pessoas que necessitam ficar em quarentena

Atividades:
- Buscar confirmação da necessidade de quarentena
- Notificar a necessidade de quarentena com base nas recomendações de instituições de saúde locais, estaduais ou nacionais
- Fornecer informações detalhadas sobre a duração esperada da quarentena
- Orientar para que o paciente monitore os sintomas da doença infecciosa transmissível à qual foi exposto
- Fornecer justificativa para a necessidade de quarentena
- Identificar se o paciente reside sozinho ou com outras pessoas
- Fornecer recomendações para ficar em quarentena longe de outras pessoas que moram na casa, conforme aplicável
- Orientar sobre práticas de prevenção de infecções
- Informar o indivíduo sobre as restrições de quarentena específicas para sua doença infecciosa transmissível (p. ex., não ir ao supermercado, não interagir com vizinhos)
- Fornecer recursos comunitários, conforme disponíveis, para dar suporte ao indivíduo durante a quarentena
- Assegurar o acesso às necessidades humanas básicas – incluindo alimentos, água, suprimentos domésticos e médicos – e apoio psicológico
- Promover atividade física com base no estado geral de saúde, durante a quarentena
- Avaliar os efeitos nutricionais, de bem-estar, de peso e cardiovasculares resultantes da quarentena, caso necessária por um longo período
- Fornecer documentação para dar suporte à proteção do emprego (p. ex., atestado médico de doença)
- Orientar para continuar o medicamento atual e os esquemas de saúde, conforme apropriado
- Monitorar o aumento da ansiedade e da depressão
- Recomendar intervenções apropriadas para promoção do bem-estar físico e mental durante a quarentena
- Fornecer uma lista escrita de métodos de comunicação para contato com o profissional de saúde
- Oferecer consultas de telessaúde, conforme apropriado, para necessidades de saúde física e mental
- Utilizar a técnica *teach-back* (paciente é solicitado a repetir a informação que recebeu) para garantir a compreensão
- Defender a consistência das leis e políticas locais, estaduais e nacionais de quarentena e isolamento

8ª edição 2024

Facilitação da visita 7560

Definição: promoção de visitas benéficas de família e amigos

Atividades:
- Determinar as preferências do paciente em relação à visita e à liberação de informações
- Considerar as implicações legais/éticas em relação ao paciente, à visita de familiares e aos direitos à informação
- Determinar a necessidade de limitar as visitas em caso de número excessivo de visitantes, paciente inquieto ou cansado ou em decorrência do estado físico
- Determinar a necessidade de um número maior de visitas de familiares e amigos
- Identificar problemas específicos com as visitas, se houver
- Estabelecer políticas de visita flexíveis e centradas no paciente, conforme apropriado
- Preparar o ambiente para a visita
- Discutir sobre as políticas de visita com familiares/pessoas significativas
- Discutir sobre a política de estada noturna de familiares/pessoas significativas
- Discutir a compreensão da família sobre a condição do paciente
- Negociar com familiares e pessoas significativas as responsabilidades e atividades que auxiliam o paciente, como a alimentação
- Estabelecer horários ideais para a família/pessoas significativas visitarem o paciente
- Fornecer justificativa do tempo limitado de visita

Facilitação do crescimento espiritual (5426)

- Avaliar periodicamente com a família e o paciente se as práticas de visitação estão atendendo às necessidades do paciente/família e revisar em acordo
- Informar os visitantes, incluindo crianças, o que eles podem esperar ver e ouvir antes da primeira visita ao hospital, conforme apropriado
- Explicar o procedimento realizado
- Incentivar o membro da família a utilizar o toque, bem como a comunicação verbal, conforme apropriado
- Fornecer uma cadeira ao lado do leito
- Ser flexível com a visita e facilitar os períodos de repouso
- Monitorar a resposta do paciente à visita familiar
- Observar os sinais verbais e não verbais transmitidos pelo paciente em relação às visitas
- Facilitar a visita de crianças, conforme apropriado
- Incentivar o uso do telefone para manter contato com outras pessoas significativas, conforme apropriado
- Verificar os visitantes, especialmente crianças, em relação a doenças transmissíveis antes da visita
- Esclarecer o significado do que o membro da família percebeu durante a visita
- Fornecer suporte e cuidados para os membros da família após a visita, conforme necessário
- Fornecer o número de telefone da unidade para a família ligar quando voltar para casa
- Informar à família que um enfermeiro ligará para a família em caso de alteração significativa no estado do paciente
- Fornecer acomodações para os familiares dormirem próximo ao hospital, conforme apropriado
- Auxiliar os membros da família a encontrarem locais adequados de repouso e de refeições
- Informar os familiares sobre a legislação trabalhista nos casos de ausência prolongada do trabalho
- Responder a questões e dar explicações sobre os cuidados em uma linguagem que os visitantes possam compreender
- Transmitir sentimentos de aceitação aos visitantes
- Facilitar reuniões/consultas com médicos e outros profissionais de saúde
- Conversar com os visitantes, incluindo crianças, após a visita
- Auxiliar os pais a planejarem o apoio contínuo às crianças após a visita
- Providenciar a visita de animais, conforme apropriado

1ª edição 1992; revisada em 2000

Facilitação de licença 7440

Definição: organização de uma licença para o paciente deixar temporariamente uma instituição de saúde

Atividades:
- Obter autorização médica para a licença, conforme apropriado
- Estabelecer objetivos para a licença
- Fornecer informações sobre restrições e duração da licença
- Fornecer informações necessárias para casos de emergência durante o período de licença
- Fornecer informações sobre a cobertura de assistência para subsídios durante a licença *bed-hold*, conforme apropriado
- Determinar quem é responsável pelo paciente, conforme apropriado
- Discutir a licença com a pessoa responsável, descrevendo os cuidados de enfermagem e autocuidado, conforme necessário
- Obter medicamentos a serem administrados durante a licença e orientar a pessoa responsável
- Fornecer instrumentos e equipamentos de assistência, quando apropriado
- Oferecer sugestões para atividades apropriadas durante a licença, conforme necessário
- Auxiliar o paciente a arrumar seus pertences pessoais para a licença, conforme necessário
- Proporcionar tempo para que o paciente, sua família e amigos façam seus questionamentos e expressem suas preocupações
- Orientar a pessoa responsável sobre informações necessárias sobre medicamentos, alimentos, consumo de álcool e atividades durante a licença
- Fornecer orientações por escrito, conforme necessário
- Obter assinatura do paciente ou responsável no formulário de saída
- Documentar no formulário de saída a data e o horário da partida; nome, apresentação, dose e quantidade dos medicamentos fornecidos; orientações fornecidas; e outras ações pertinentes
- Avaliar se os objetivos da licença foram atingidos no retorno
- Verificar se os medicamentos foram administrados conforme as instruções, no retorno

2ª edição 1996; revisada em 2018

Facilitação do crescimento espiritual 5426

Definição: facilitação do crescimento da capacidade do paciente ou da família de identificar, fazer uma conexão e recorrer à fonte de sentido, finalidade, conforto, fortalecimento e esperança em suas vidas

Atividades:
- Reconhecer as próprias crenças espirituais sobre relacionamentos com uma força maior
- Transmitir engajamento, interesse e compaixão
- Construir relacionamentos de confiança
- Demonstrar presença cuidadosa e conforto ao passar tempo com o paciente, sua família ou outras pessoas significativas
- Modelar habilidades de relacionamento e raciocínio saudáveis
- Proporcionar um ambiente que promova uma atitude meditativa ou contemplativa para autorreflexão
- Encorajar os diálogos que ajudem a pessoa a resolver suas preocupações e crenças espirituais
- Determinar as necessidades espirituais únicas e expressas

- Auxiliar a pessoa a identificar barreiras e atitudes que impeçam o crescimento, a autodescoberta ou a capacidade de atingir necessidades espirituais pessoais
- Encorajar o exame de comprometimento espiritual, com base em crenças e valores
- Auxiliar a explorar crenças relacionadas com a cura do corpo, da mente e do espírito
- Oferecer suporte em oração, conforme apropriado
- Cultivar a fé em um poder superior durante os encontros de cuidado espiritual por meio de devoções, orações, toque físico, escrituras ou música, conforme apropriado
- Tomar a iniciativa nas orações, monitorando a disposição, a abertura e o nível de conforto para orar ou receber orações, conforme indicado
- Encorajar a participação em serviços de devoção, retiros e programas especiais de oração ou estudo
- Promover relacionamentos com outras pessoas para amizade e trabalho
- Encorajar o uso de celebrações e rituais espirituais
- Encaminhar para grupos de apoio, autoajuda mútua ou outros programas baseados na espiritualidade, conforme apropriado
- Encaminhar para cuidados da pastoral ou cuidador espiritual primário, conforme indicado
- Encaminhar para orientação e apoio adicionais na conexão do corpo, mente e espírito, conforme necessário

3ª edição 2000; revisada em 2024

Facilitação do desenvolvimento profissional 7770

Definição: assistência com educação continuada para melhorar a aprendizagem ao longo da vida

Atividades:
- Encorajar a autoavaliação para incluir o interesse profissional, o conhecimento e as habilidades
- Auxiliar na criação do plano de carreiras com objetivos, metas e estratégias mensuráveis
- Certificar-se de que o plano inclua o equilíbrio entre vida profissional e vida pessoal
- Identificar oportunidades para melhorar o conhecimento e as habilidades (p. ex., comunicação, tecnologia)
- Priorizar oportunidades de educação continuada para aumentar o conhecimento e as habilidades
- Oferecer orientação na busca por educação avançada (p. ex., bacharelado, mestrado, doutorado)
- Encorajar a participação em organizações profissionais
- Encorajar a leitura de periódicos profissionais
- Recomendar a busca por certificações reconhecidas pelo conselho da especialidade
- Encorajar a participação em equipes de melhoria de qualidade, segurança ou tomada de decisão
- Recomendar a participação em iniciativas de práticas baseadas em evidências
- Buscar planos de avanço de carreira organizacional (p. ex., desenvolvimento de carreira), conforme apropriado
- Participar de atividades de revisão por pares, conforme apropriado
- Colaborar com a equipe interdisciplinar
- Recomendar oportunidades para avançar na função (p. ex., enfermeiro responsável, preceptor, líder)
- Encorajar atividades voluntárias
- Auxiliar na criação de portfólio profissional ou currículo
- Fornecer orientação para conduzir a revisão periódica de metas, objetivos e estratégias

8ª edição 2024

Facilitação do perdão 5280

Definição: assistência na disposição de um indivíduo de substituir sentimentos de raiva e ressentimento em relação a outro, a si mesmo ou a um poder superior, com benevolência, empatia e humildade

Atividades:
- Identificar as crenças do paciente que podem dificultar/ajudar a "deixar de lado" um problema
- Reconhecer quando a raiva e o ressentimento são justificáveis
- Identificar a fonte da raiva e do ressentimento, quando possível
- Ouvir com empatia, sem julgamento moral e sem oferecer trivialidades
- Explicar que o perdão é um processo
- Auxiliar o paciente a explorar sentimentos de raiva, amargura e ressentimento
- Usar a presença, o toque e a empatia para facilitar o processo, conforme apropriado
- Explorar possibilidades de fazer as pazes e reconciliar-se consigo mesmo, com os outros e/ou com um poder superior
- Auxiliar o paciente a examinar a dimensão de saúde e cura do perdão
- Auxiliar o paciente a superar os bloqueios à cura usando práticas espirituais (p. ex., orações de louvor, orientação e discernimento; cura, toque, visualização da cura e ação de graças), conforme apropriado
- Orientar a arte da liberação emocional e relaxamento
- Auxiliar o paciente a procurar um mediador (parte objetiva) para facilitar o processo de preocupação individual ou de grupo
- Encorajar o uso de rituais de tradição religiosa, conforme apropriado (p. ex., unção, confissão, reconciliação)
- Comunicar o perdão de Deus/poder superior ou do eu interior por meio de oração, escrituras e outras leituras, conforme apropriado
- Comunicar aceitação do nível de progresso do indivíduo

3ª edição 2000; revisada em 2008

Facilitação do processo de culpa 5300

Definição: assistência ao outro para lidar com sentimentos dolorosos de responsabilidade real ou percebida

Atividades:
- Guiar o paciente/família na identificação de sentimentos dolorosos de culpa
- Auxiliar o paciente/família a identificar e examinar as situações em que esses sentimentos são vivenciados ou gerados
- Auxiliar o paciente/familiares a identificar seus comportamentos em situação de culpa
- Auxiliar o paciente/família a entender que a culpa é uma reação comum ao trauma, ao abuso, ao sofrimento, às doenças catastróficas ou aos acidentes
- Aplicar testes de realidade para ajudar o paciente/família a identificar possíveis crenças irracionais
- Auxiliar o paciente/família a identificar um deslocamento destrutivo de sentimentos em relação a outras pessoas que compartilham a responsabilidade na situação
- Facilitar a discussão sobre o impacto da situação nos relacionamentos familiares
- Facilitar o aconselhamento genético, conforme apropriado
- Encaminhar o paciente/família a um grupo de trauma, abuso, pesar, doença ou para grupo de sobreviventes para educação e apoio
- Facilitar o apoio espiritual, conforme apropriado
- Orientar o paciente a usar a técnica de parar o pensamento e substituição do pensamento em conjunto com relaxamento muscular deliberado quando pensamentos persistentes de culpa aparecem na mente
- Guiar o paciente por meio de medidas de autoperdão quando a culpa for válida
- Auxiliar o paciente/família a identificar opções de prevenção, restituição, expiação e resolução, quando apropriado

1ª edição 1992; revisada em 2008

Facilitação do processo de pesar 5290

Definição: assistência na resolução de uma perda significativa

Atividades:
- Proporcionar privacidade e assegurar confidencialidade
- Transmitir autenticidade, cordialidade, genuinidade, interesse e cuidado incondicional
- Apresentar-se e certificar-se de que a pessoa esteja confortável
- Identificar perda
- Auxiliar na identificação da natureza do apego ao objeto ou à pessoa perdida
- Considerar o contexto social da pessoa que está vivenciando a perda
- Auxiliar a identificar a reação inicial à perda
- Incentivar a expressão de sentimentos sobre a perda
- Ouvir ativamente as expressões de pesar
- Auxiliar na expressão do sentimento de culpa
- Incentivar a discussão sobre experiências de perdas anteriores
- Incentivar a expressão de memórias de perdas, tanto passadas como presentes
- Assegurar que o pesar seja uma reação natural à experiência da perda
- Assegurar que todos vivenciem o pesar de uma maneira única
- Fazer declarações empáticas sobre o pesar
- Incentivar a identificação dos maiores medos relacionados com a perda
- Orientar sobre as fases do processo de pesar, conforme apropriado
- Apoiar a progressão através das fases de pesar pessoal
- Incluir outras pessoas significativas nas discussões e decisões, conforme apropriado
- Auxiliar a identificar estratégias de enfrentamento pessoal
- Incentivar a implementação de costumes culturais, religiosos e sociais associados à perda
- Comunicar a aceitação de discutir sobre perdas
- Responder às perguntas das crianças relacionadas com a perda
- Utilizar palavras claras, como "morto" ou "morreu", em vez de eufemismos
- Incentivar as crianças a discutirem seus sentimentos
- Incentivar a expressão de sentimentos de uma forma confortável para a criança, como escrever, desenhar ou brincar
- Auxiliar a criança a esclarecer equívocos
- Identificar fontes de apoio comunitário
- Recomendar a participação em um grupo de apoio ao pesar, se for apropriado
- Apoiar os esforços para resolver conflitos anteriores, conforme apropriado
- Reforçar o progresso alcançado no processo de pesar
- Auxiliar na identificação de modificações necessárias no estilo de vida

1ª edição 1992; revisada em 2004, 2024

Facilitação do processo de pesar: morte perinatal 5294

Definição: assistência na resolução de uma perda perinatal

Atividades:
- Discutir com os pais e a família o que esperar se a perda for iminente ou provável
- Incentivar a participação nas decisões sobre a interrupção do suporte de vida
- Auxiliar na manutenção do lactente vivo até a chegada dos pais
- Batizar o lactente, conforme apropriado
- Incentivar os pais a segurarem o lactente enquanto ele está morrendo, conforme apropriado
- Apoiar os pais e a família em qualquer vínculo que possam ou não ter com a gravidez e o feto
- Determinar como e quando a morte fetal ou infantil foi diagnosticada
- Discutir os planos que foram feitos (p. ex., enterro, funeral, nome do lactente)
- Discutir decisões que precisarão ser tomadas sobre arranjos funerários, autópsia, aconselhamento genético e participação da família
- Descrever as lembranças que serão obtidas, incluindo impressões digitais dos pés e das mãos, fotos, gorros, roupinhas, cobertores, fraldas e medidores de pressão arterial, conforme apropriado
- Discutir sobre os grupos de apoio disponíveis, conforme apropriado
- Discutir as diferenças entre os padrões de pesar masculino e feminino, conforme apropriado
- Obter impressões digitais dos pés, das mãos, comprimento e peso do lactente, conforme necessário
- Preparar o lactente para a visita, dando-lhe banho e vestindo-o, incluindo os pais nas atividades, conforme apropriado
- Incentivar os membros da família a verem e segurarem o lactente pelo tempo que desejarem
- Discutir a aparência do lactente com base na idade gestacional e tempo da morte
- Concentrar-se nas características normais do lactente, enquanto discute com sensibilidade as anomalias
- Incentivar a família a passar um tempo sozinha com o lactente, conforme desejar
- Providenciar encaminhamentos para capelão, serviço social, conselheiro de pesar e conselheiro genético, conforme apropriado
- Criar recordações e oferecer à família antes do enterro, conforme apropriado
- Oferecer-se para preencher uma certidão de nascimento comemorativa se a lei estadual não exigir uma na idade gestacional do parto
- Discutir as características normais e anormais do pesar, incluindo os gatilhos que precipitam sentimentos de tristeza
- Notificar o laboratório ou a funerária para disposição do corpo, conforme apropriado
- Transferir o lactente para o necrotério ou preparar o corpo para ser transportado pela família para a funerária

2ª edição 1996; revisada em 2018

Fisioterapia respiratória 3230

Definição: auxílio ao paciente para mobilizar as secreções das vias aéreas por meio de percussão, vibração e drenagem postural

Atividades:
- Verificar a presença de contraindicações ao uso de fisioterapia respiratória (p. ex., exacerbação aguda de DPOC, pneumonia sem evidência de produção excessiva de escarro, osteoporose, câncer de pulmão e edema cerebral)
- Realizar fisioterapia respiratória pelo menos 2 horas após as refeições
- Explicar ao paciente a finalidade e os procedimentos usados durante a fisioterapia respiratória
- Posicionar qualquer equipamento necessário perto (p. ex., equipamento de aspiração, frasco coletor de secreções e lenços de papel)
- Monitorar o estado respiratório e cardíaco (p. ex., frequência, ritmo, sons respiratórios e profundidade da respiração)
- Monitorar a quantidade e o aspecto das secreções
- Verificar o(s) segmento(s) pulmonar(es) que contém(êm) secreções excessivas
- Posicionar o paciente com o segmento pulmonar a ser drenado na posição mais alta, fazendo modificações para os pacientes incapazes de tolerar a posição prescrita (p. ex., evitar colocar o paciente com DPOC, traumatismo craniano agudo e problemas cardíacos na posição de Trendelenburg, pois isso pode aumentar a falta de ar, a pressão intracraniana e o estresse, respectivamente)
- Usar travesseiros para apoiar o paciente na posição determinada
- Golpear o tórax ritmicamente e em sucessão rápida com as mãos em concha sobre a(s) área(s) a ser(em) drenada(s) por 3 a 5 minutos, evitando percussão sobre coluna, rins, mamas femininas, incisões e costelas fraturadas
- Aplicar percussores torácicos pneumáticos, acústicos ou elétricos
- Vibrar as mãos rápida e vigorosamente, mantendo os ombros e os braços retos e os punhos rígidos, na(s) área(s) a ser(em) drenada(s) enquanto o paciente expira ou tosse 3 a 4 vezes
- Orientar o paciente a expectorar as secreções que se soltaram por meio da respiração profunda
- Estimular a tosse durante e após o procedimento
- Aspirar secreções desprendidas
- Monitorar a tolerância do paciente durante e após o procedimento (p. ex., oximetria de pulso, sinais vitais e nível de conforto relatado)

1ª edição 1992; revisada em 2013

Fitoterapia 2420

Definição: uso de ingredientes ativos ou substâncias contidas em plantas medicinais para manter a saúde ou tratar doenças

Atividades:
- Utilizar a história de saúde para determinar a adequação da terapia com ervas ou essências florais
- Verificar a história de saúde para alergias
- Orientar o paciente sobre o uso terapêutico de ervas ou essências florais (p. ex., história, filosofia, modos de ação, contraindicações)
- Selecionar diversas plantas indicadas em relação ao estado de saúde do indivíduo
- Obter substâncias medicinais de fonte confiável
- Considerar o uso de essências florais em estoques preparados, como a coleção de 38 essências florais de Bach
- Preparar ervas medicinais ou essências florais (p. ex., colher, lavar, cortar, cozinhar), conforme indicado
- Determinar a forma em que a planta medicinal ou parte da planta é preparada (p. ex., infusão, decocção, maceração)
- Armazenar as preparações longe da luz solar direta em um ambiente moderado
- Determinar a dose e as diretrizes para a administração dos produtos à base de plantas
- Auxiliar o paciente no uso correto de produtos herbáceos (p. ex., preparação, tempo e método de administração)
- Explicar os efeitos da interação com outros medicamentos prescritos, se necessário
- Monitorar a resposta esperada ou potenciais efeitos adversos
- Registrar na história clínica a ação e a resposta à fitoterapia

7ª edição 2018

Fototerapia: pele 3510

Definição: administração de doses de luz para tratar doenças crônicas ou complexas da pele ou controlar a inflamação

Atividades:
- Determinar o tipo de condição a ser tratada
- Obter prescrição médica para a fototerapia, incluindo frequência, distância, intensidade e duração, conforme apropriado
- Orientar sobre o tratamento (p. ex., indicações de uso, procedimento de tratamento, preparação da área a ser tratada)
- Testar uma pequena área da pele, inicialmente, com a fonte luminosa prescrita
- Aumentar os tempos de tratamento, conforme tolerado e de acordo com o protocolo
- Supervisionar o paciente durante o tratamento, conforme necessário
- Monitorar os efeitos adversos do tratamento (p. ex., aumento das áreas de irritação, sinais ou sintomas de infecção)
- Assegurar a familiaridade com a condição inicial da pele para discernir se a terapia é eficaz
- Assegurar a disponibilidade para tratamentos programados (p. ex., uma vez por semana, duas ou três vezes por semana, mensalmente)
- Finalizar ou modificar o tratamento, se o paciente desenvolver efeitos adversos indesejáveis, conforme solicitado
- Reduzir o tratamento em estágios incrementais após o efeito desejado ser alcançado
- Educar sobre os cuidados da área de tratamento entre as visitas
- Utilizar a técnica *teach-back* (paciente é solicitado a repetir a informação que recebeu) para garantir a compreensão
- Documentar o tratamento e a resposta do paciente

8ª edição 2024

Fototerapia: recém-nascido 6924

Definição: uso de terapia com luz para reduzir os níveis de bilirrubina em recém-nascidos

Atividades:
- Revisar a história materna e do lactente para fatores de risco para hiperbilirrubinemia (p. ex., incompatibilidade Rh ou ABO, policitemia, sepse, prematuridade, apresentação fetal anômala)
- Monitorar a presença de sinais de icterícia
- Solicitar os níveis de bilirrubina sérica, conforme protocolo ou solicitação do profissional responsável
- Relatar os valores laboratoriais ao profissional responsável
- Colocar o lactente em incubadora ou berço aquecido
- Orientar a família sobre os procedimentos e cuidados relacionados com a fototerapia
- Aplicar protetores para cobrir ambos os olhos, evitando pressão excessiva
- Remover os protetores oculares a cada 4 horas, ou quando as luzes estiverem apagadas, para contato com os pais e alimentação
- Monitorar edema, drenagem e coloração dos olhos
- Colocar as luzes da fototerapia acima do lactente em altura apropriada
- Verificar a intensidade das luzes diariamente
- Monitorar os sinais vitais a cada 3 horas, conforme o protocolo ou quando necessário
- Verificar a temperatura a cada 3 horas ou conforme necessário
- Trocar a posição do lactente a cada 3 horas ou conforme o protocolo

- Monitorar os níveis séricos de bilirrubina, conforme o protocolo ou solicitação do profissional responsável
- Avaliar o estado neurológico a cada 4 horas ou conforme o protocolo
- Monitorar sinais de desidratação (p. ex., fontanelas deprimidas, turgor cutâneo diminuído, perda de peso)
- Pesar diariamente
- Incentivar oito mamadas por dia
- Incentivar a família a participar da fototerapia
- Orientar a família sobre a fototerapia domiciliar, conforme apropriado

2ª edição 1996; revisada em 2000, 2024

Fototerapia: regulação do humor   6926

Definição: administração de doses de luz brilhante para elevar o humor e ajustar o ritmo circadiano

Atividades:
- Obter prescrição médica para a fototerapia, incluindo frequência, distância, intensidade e duração, conforme apropriado
- Orientar sobre o tratamento (p. ex., indicações de uso, procedimento de tratamento)
- Auxiliar na obtenção de fonte luminosa apropriada para o tratamento, incluindo brilho, intensidade, lux e filtragem corretos de luz ultravioleta (p. ex., lâmpadas fluorescentes que emitem luz branca são a fonte preferida)
- Aumentar os tempos de tratamento para fontes luminosas com menor intensidade em lux
- Auxiliar na configuração da fonte luminosa prescrita na preparação do tratamento, incluindo distância e intensidade corretas
- Incentivar o uso do tratamento
- Monitorar o nível de humor (p. ex., tristeza prolongada, perda de energia, mudança no padrão de sono, irritabilidade)
- Supervisionar o paciente durante o tratamento, conforme necessário
- Monitorar os efeitos adversos do tratamento (p. ex., dor de cabeça, fadiga visual [astenopia], náusea, insônia, hiperatividade)
- Assegurar a familiaridade com os sintomas básicos para discernir se a terapia está exacerbando os sintomas e os efeitos adversos
- Interromper o tratamento, se o paciente manifestar efeitos adversos
- Notificar o profissional de saúde prescritor sobre os efeitos adversos
- Modificar o tratamento para diminuir ou eliminar os efeitos adversos, conforme prescrição
- Considerar o aumento da dosagem ou adicionar doses noturnas ao esquema de tratamento, se os sintomas não melhorarem em 2 a 4 semanas
- Documentar o tratamento e a resposta do paciente

4ª edição 2004; revisada em 2024

Gerenciamento de caso 7320

Definição: defender, planejar, implementar, monitorar e avaliar o atendimento ao paciente e à família dentro e entre as diferentes situações

Atividades:
- Identificar indivíduos ou populações que se beneficiariam do gerenciamento de caso (p. ex., alto custo, alto volume e/ou alto risco)
- Explicar o papel do gerente do caso ao paciente e à família
- Explicar o custo do serviço para o paciente e/ou a família antes de prestar o atendimento
- Identificar fonte pagadora de serviço de gerenciamento de caso
- Obter permissão do paciente ou da família para inscrição em um programa de gerenciamento de caso, conforme indicado
- Desenvolver relacionamento com o paciente, a família e outros prestadores de cuidados de saúde, conforme necessário
- Usar habilidades de comunicação efetivas
- Tratar o paciente e a família com dignidade e respeito
- Manter a privacidade e a confidencialidade
- Avaliar estado de saúde física, estado mental e capacidade funcional do paciente, sistemas formais e informais de apoio, recursos financeiros e condições ambientais, conforme necessário
- Individualizar o plano de tratamento e os resultados desejados com a contribuição do paciente e da família
- Explicar o plano de cuidados ao paciente e à família
- Validar os resultados desejados com o paciente e a família
- Discutir o plano de cuidados e os resultados desejados com o profissional de saúde do paciente
- Integrar as informações de gerenciamento de cuidados e intervenções revisadas na passagem de caso entre os turnos e reuniões de prática em grupo, conforme necessário
- Avaliar o progresso em direção às metas estabelecidas
- Revisar as intervenções e metas para atender às necessidades do paciente, conforme necessário
- Coordenar provisão de recursos ou serviços necessários
- Coordenar o cuidado com outros profissionais de saúde pertinentes (p. ex., prestadores de cuidados primários enfermeiros, enfermeiros de prática avançada, médicos assistentes sociais, farmacêuticos, fisioterapeutas, pagadores terceirizados)
- Orientar o paciente e/ou a família sobre a importância do autocuidado
- Encorajar atividades de tomada de decisão adequadas
- Documentar todas as atividades de gerenciamento de caso
- Monitorar o plano de cuidados quanto a qualidade, quantidade, pontualidade e efetividade dos serviços
- Facilitar o acesso ao sistema de saúde
- Auxiliar o paciente e/ou a família a acessar o sistema de prestação de cuidados de saúde
- Auxiliar o paciente e/ou a família a tomar decisões informadas sobre cuidados de saúde
- Defender o paciente conforme necessário
- Incluir preocupações clínicas e financeiras do paciente/família nas tomadas de decisões
- Notificar o paciente e/ou a família quanto a mudança de serviço, interrupção do serviço e alta do programa de gerenciamento de caso
- Promover o uso eficiente dos recursos
- Monitorar custo-efetividade dos cuidados
- Modificar o cuidado para reduzir custos, conforme indicado
- Estabelecer um programa de melhoria da qualidade para avaliar as atividades de gerenciamento de caso
- Documentar custo-efetividade do gerenciamento de casos
- Relatar resultados aos planos de saúde e outros terceiros
- Divulgar os serviços de gerenciamento de casos para indivíduos, famílias, seguradoras e empregadores

3ª edição 2000; revisada em 2024

Gerenciamento de protocolo de pesquisa 8130

Definição: implementação e coordenação de protocolo de pesquisa

Atividades:
- Assegurar o preenchimento do formulário de consentimento informado e a aprovação por Comitê de Ética em Pesquisa (CEP)
- Revisar a implementação do protocolo de estudos, conforme especificado
- Confirmar a compreensão dos participantes sobre os riscos e benefícios da pesquisa
- Realizar as atividades de rotina enquanto os participantes estiverem sob observação no estudo
- Documentar os dados de acordo com o procedimento e o protocolo do estudo
- Fornecer um espaço privado para a condução de entrevistas ou coleta de dados, quando necessário
- Auxiliar os pacientes no preenchimento dos questionários do estudo ou outras ferramentas de coleta de dados, de acordo com o protocolo do estudo
- Obter um resumo dos resultados do estudo para a equipe participante e os participantes interessados no estudo
- Comunicar-se regularmente com o pesquisador sobre o progresso da coleta de dados, conforme apropriado
- Monitorar o grau de participação nos estudos da pesquisa
- Monitorar a resposta dos participantes ao protocolo da pesquisa
- Informar o pesquisador sobre quaisquer eventos adversos

8ª edição 2024

Gerenciamento de recursos financeiros 8550

Definição: obtenção e direcionamento do uso de recursos financeiros

Atividades:
- Desenvolver plano de negócios
- Desenvolver análise de custo-benefício de programas e serviços
- Manter orçamento adequado aos serviços prestados
- Identificar fontes de serviços de financiamento
- Gerar solicitações de subsídios
- Identificar esforços de *marketing* para aprimorar programas
- Solicitar contribuições correspondentes que apoiem programas e serviços
- Analisar a viabilidade econômica do programa com base em tendências
- Implementar políticas e procedimentos relevantes para garantir o reembolso
- Maximizar o reembolso potencial (p. ex., certificação do programa, provedores qualificados)
- Utilizar métodos de contabilidade apropriados para garantir o uso preciso e designado dos fundos
- Usar métodos apropriados para abordar a responsabilidade fiduciária
- Avaliar os resultados e a relação custo-benefício do programa
- Fazer as mudanças apropriadas na gestão financeira em resposta à avaliação

3ª edição 2000; revisada em 2024

Gerenciamento do código de emergência 6140

Definição: coordenação de medidas de emergência para manter a vida

Atividades
- Avaliar a responsividade do paciente para determinar as ações apropriadas
- Pedir ajuda se não houver respiração ou se a respiração não for normal e o paciente não responder
- Acionar o código de acordo com o padrão da instituição ao obter o desfibrilador externo automático (DEA) ou assegurar que alguém peça o desfibrilador externo automático
- Garantir que as vias aéreas do paciente estejam desobstruídas
- Realizar reanimação cardiopulmonar (RCP) que se concentre em compressões torácicas em adultos e compressões torácicas e ventilação para crianças, conforme apropriado
- Realizar cardioversão ou desfibrilação assim que possível
- Minimizar o intervalo entre a interrupção das compressões torácicas e a aplicação do choque, se indicado
- Trazer o carrinho de emergência para perto do leito
- Monitorar a qualidade de RCP fornecida
- Instalar o monitor cardíaco e determinar o ritmo, assegurando que as desfibrilações não sejam interrompidas
- Garantir que alguém esteja ventilando o paciente e auxiliando com a intubação, conforme indicado
- Obter um acesso IV e administrar líquidos, conforme indicado
- Garantir que alguém esteja: (1) preparando os medicamentos; (2) administrando os medicamentos; (3) interpretando o ECG e realizando cardioversão/desfibrilação, conforme necessário; e (4) documentando o atendimento
- Lembrar à equipe sobre os protocolos atualizados do Suporte Avançado de Vida em Cardiologia (*Advanced Cardiac Life Support*), conforme apropriado
- Assegurar que sejam instituídos os protocolos especiais de reanimação (p. ex., asma, anafilaxia, gravidez, obesidade mórbida, embolia pulmonar, desequilíbrio eletrolítico, ingestão de substâncias tóxicas, trauma, hipotermia acidental, avalanche, afogamento, choque elétrico ou acidente com raios, intervenções coronárias percutâneas, tamponamento cardíaco, cirurgia cardíaca) quando apropriado
- Oferecer oportunidades de estarem presentes, durante a reanimação, os familiares e as pessoas significativas quando for do interesse do paciente
- Apoiar os familiares que estiverem presentes durante a reanimação (*i.e.*, garantir um ambiente seguro, fornecer explicações e comentários, possibilitar uma comunicação adequada com o paciente, avaliar continuamente as necessidades, oferecer oportunidades para refletir sobre os esforços de reanimação após o evento)
- Assegurar que alguém esteja coordenando os cuidados de outros pacientes na unidade de enfermagem
- Finalizar o atendimento, conforme indicado de acordo com a condição do paciente
- Assegurar os cuidados organizados pós-parada cardíaca (p. ex., suporte cardiorrespiratório e neurológico, hipotermia terapêutica, diminuição gradual da concentração de oxigênio inspirado para evitar hiperóxia prejudicial, evitar hiperventilação)
- Implementar procedimentos apropriados para uma possível doação de tecidos e órgãos que sejam oportunos, efetivos e conforme os desejos dos familiares e do paciente
- Revisar as ações depois do atendimento para identificar pontos fortes e os que precisam ser melhorados
- Proporcionar oportunidades para que os membros da equipe estejam envolvidos na discussão ou reflexões sobre os esforços de reanimação depois do evento
- Realizar verificação do carrinho de emergência de acordo com o protocolo da instituição

1ª edição 1992; revisada em 2008, 2013

Gestão por competências 7850

Definição: desenvolvimento, manutenção e monitoramento do nível de conhecimento e habilidade da equipe

Atividades:
- Identificar necessidades de aprendizagem da equipe (p. ex., novidades ou mudança nas políticas e nos procedimentos, mudanças de práticas, novo equipamento)
- Identificar as características do aprendiz (p. ex., instrução, idioma, histórico escolar, experiência anterior, idade, motivação, atitude)
- Identificar problema(s) de desempenho (p. ex., déficit de conhecimento, déficit de habilidade, déficit motivacional), conforme apropriado
- Identificar meta(s) de instrução, objetivos e atividades de aprendizagem
- Identificar recursos que apoiam a instrução (p. ex., consultoria especializada, materiais de aprendizagem, tempo, recursos financeiros)
- Desenvolver conteúdo instrucional
- Criar métodos de pré e pós-avaliação de projeto
- Oferecer programa de instrução (p. ex., pacotes de aprendizagem autodirecionados, sala de aula, *online*, simulação)
- Avaliar a eficácia da instrução
- Oferecer *feedback* sobre os resultados das instruções de desenvolvimento da equipe para os indivíduos adequados
- Determinar a frequência da avaliação de conhecimentos e habilidades
- Fornecer assistência financeira e tempo livre para participação em programas educacionais, conforme exigido pelo emprego

3ª edição 2000; revisada em 2024

Grupo de apoio 5430

Definição: uso de um ambiente em grupo para oferecer apoio emocional e informações relacionadas com a saúde para os membros

Atividades:
- Determinar o nível e a adequação do atual sistema de apoio do paciente
- Utilizar um grupo de apoio durante os estágios de transição para auxiliar o paciente a se adaptar ao novo estilo de vida
- Determinar a finalidade do grupo e a natureza do processo de grupo
- Determinar o local mais apropriado para a reunião do grupo (p. ex., presencial ou *online*)
- Identificar grupos fundamentados na fé como opções disponíveis para os pacientes, conforme apropriado
- Criar uma atmosfera relaxante e receptiva
- Esclarecer antecipadamente as metas do grupo e as responsabilidades dos membros e líderes
- Usar um vice-líder, conforme apropriado
- Utilizar um contrato por escrito, se considerado apropriado
- Escolher os membros que possam contribuir e se beneficiar com a interação do grupo
- Formar um grupo de tamanho ideal (p. ex., cinco a 12 membros)
- Abordar a questão da frequência obrigatória
- Abordar a questão de saber se novos membros podem se unir a qualquer momento ao grupo
- Estabelecer horário e local para a reunião do grupo
- Reunir em sessões de 1 a 2 horas, conforme apropriado
- Começar e terminar no horário e esperar que os participantes permaneçam até o final
- Organizar as cadeiras em círculo, bem próximas umas das outras
- Agendar um número limitado de sessões (p. ex., 6 a 12), em que o trabalho do grupo será realizado
- Divulgar as políticas de associação para evitar problemas que possam surgir durante a evolução do grupo
- Monitorar e direcionar o envolvimento ativo dos membros do grupo
- Encorajar a expressão e o compartilhamento de conhecimentos com as experiências
- Encorajar a manifestação de ajuda mútua
- Encorajar encaminhamentos adequados a profissionais para obter informações
- Enfatizar a responsabilidade e o controle pessoal
- Manter pressão positiva para mudanças de comportamento
- Enfatizar a importância do enfrentamento ativo
- Identificar sugestões de temas que surgem na discussão em grupo
- Não permitir que o grupo se torne um encontro social improdutivo
- Auxiliar o grupo a progredir pelos estágios de desenvolvimento do grupo, desde a orientação à coesão até a finalização
- Atender às necessidades do grupo como um todo, bem como às necessidades de membros individuais
- Encaminhar o paciente para outros especialistas, conforme apropriado

1ª edição 1992; revisada em 2013

Hipnose 5920

Definição: auxílio ao paciente para atingir um estado de atenção, concentração focada com suspensão de parte da consciência periférica para criar mudanças em sensações, pensamentos ou comportamentos

Atividades:
- Obter histórico do problema a ser tratado pela hipnose
- Determinar objetivos para hipnose com o paciente
- Determinar a receptividade do paciente ao uso da hipnose
- Corrigir mitos e equívocos sobre hipnose
- Garantir que o paciente aceitou o tratamento
- Avaliar a aceitação do paciente avaliando sua sugestionabilidade hipnótica
- Determinar o histórico do paciente com estados de transe, como devaneio e "hipnose de estrada"
- Confirmar a presença de uma relação de confiança
- Preparar um ambiente tranquilo e confortável
- Tomar precauções para evitar interrupções
- Orientar o paciente sobre o propósito da intervenção
- Orientar o paciente que ele/ela induzirá o estado de transe e manterá o controle
- Sentar-se confortavelmente, meio de frente para o paciente, quando apropriado
- Discutir com o paciente as sugestões hipnóticas a serem usadas antes da indução
- Selecionar uma técnica de indução (p. ex., ilusão do pêndulo de Chevreul, relaxamento, imaginar descendo uma escada, fechamento dos olhos, levitação do braço, relaxamento muscular simples, exercícios de visualização, atenção à respiração, repetição de palavras/frases-chave e outros)
- Utilizar a linguagem do paciente o máximo possível
- Fornecer um pequeno número de sugestões de maneira assertiva
- Combinar sugestões com eventos naturais
- Transmitir atitude permissiva para auxiliar na indução do transe
- Utilizar voz rítmica, suave e monótona durante a indução do paciente
- Sincronizar as afirmações com a respiração do paciente
- Incentivar o paciente a respirar profundamente para intensificar o estado de relaxamento e diminuir a tensão
- Auxiliar o paciente a escapar para um lugar agradável, usando imagens guiadas
- Auxiliar o paciente a identificar técnicas de aprofundamento apropriadas (p. ex., movimento de uma das mãos em direção ao rosto, técnica de escalonamento de imagens, fracionamento e outras)
- Evitar adivinhar o que o paciente está pensando
- Auxiliar o paciente a usar todos os sentidos durante o processo
- Determinar se deve usar imagens diretas ou indiretas com o paciente, conforme apropriado
- Facilitar a indução rápida por meio de uma sinalização específica (verbal ou visual) com experiência
- Orientar o paciente que o nível de transe não é importante para o sucesso da hipnose
- Facilitar a saída do paciente do transe contando até um número preestabelecido, conforme apropriado
- Auxiliar o paciente a sair do transe em seu próprio ritmo, conforme apropriado
- Fornecer *feedback* positivo ao paciente após cada episódio
- Incentivar o paciente a usar a autoindução independente de o enfermeiro gerenciar o problema em tratamento
- Identificar situações, como procedimentos dolorosos, em que o paciente requer suporte adicional da equipe para uma indução eficaz

1ª edição 1992; revisada em 2008

Huddle *de segurança* 7810

Definição: troca de comunicação interprofissional breve e focada sobre preocupações, riscos, necessidades de cuidados essenciais, informações organizacionais e reconhecimento do desempenho

Atividades:
- Planejar reuniões agendadas com horário e local consistentes
- Promover a participação interprofissional
- Utilizar uma ferramenta de comunicação estruturada para organizar tópicos
- Analisar os problemas de segurança de acompanhamento e identificar proativamente as preocupações de segurança para o dia atual (p. ex., queda de alto risco, infusões de medicamentos de alto risco, cuidadores, monitoramento por vídeo, dias de cateter venoso central ou urinário permanente, pessoas com nomes semelhantes)
- Fornecer a cada membro da equipe a oportunidade de contribuir
- Incentivar o compartilhamento de observações e preocupações positivas (p. ex., o que funciona, o que não funciona)
- Incluir a discussão de problemas com equipamentos e preocupações com a sala
- Direcionar as preocupações levantadas durante os *huddles* para a pessoa ou grupos apropriados para resolução
- Manter as reuniões breves (p. ex., 5 a 10 minutos)
- Utilizar o quadro de gerenciamento visual para fornecer informações sobre a agenda do *huddle*, problemas de segurança atuais e métricas de desempenho, se disponíveis
- Garantir a privacidade das informações compartilhadas evitando o uso de qualquer informação que possa identificar o paciente (Proteção das Informações de Saúde [PHI; do inglês, *Protected Health Information*], limitar os detalhes escritos no quadro de gerenciamento visual)
- Utilizar o membro designado da equipe para anotar os problemas para acompanhamento
- Fornecer atualizações sobre anúncios e iniciativas de segurança relevantes recentes ou futuras (p. ex., alterações em medicamentos de alto risco, adesão a listas de verificação padronizadas)
- Avaliar o processo periodicamente e revisar, conforme indicado

8ª edição 2024

Humor 5320

Definição: facilitação ao paciente para perceber, apreciar e expressar o que é engraçado, divertido ou caricato, a fim de estabelecer relações, aliviar a tensão, liberar a raiva, facilitar o aprendizado ou lidar com sentimentos dolorosos

Atividades:
- Determinar os tipos de humor apreciados pelo paciente
- Determinar respostas de humor típicas do paciente (p. ex., risadas ou sorrisos)
- Determinar o período do dia em que o paciente está mais receptivo
- Evitar áreas de conteúdo sobre as quais o paciente é sensível
- Discutir as vantagens do riso com o paciente
- Selecionar materiais humorísticos que criem excitação moderada para o indivíduo
- Disponibilizar uma seleção de jogos engraçados, desenhos animados, piadas, vídeos, gravações, livros etc.
- Apontar incongruência humorística em uma situação
- Incentivar a visualização com humor (p. ex., imaginar uma figura de autoridade proibitiva vestida apenas com roupa íntima)
- Incentivar amenidades e brincadeiras
- Remover barreiras ambientais que impeçam ou diminuam a ocorrência espontânea de humor
- Monitorar a resposta do paciente e interromper a estratégia de humor se for ineficaz
- Evitar o uso em pacientes com comprometimento cognitivo
- Demonstrar uma atitude apreciativa em relação ao humor
- Responder positivamente às tentativas de humor feitas pelo paciente

1ª edição 1992; revisada em 2008

Identificação de risco 6610

Definição: análise dos fatores de risco em potencial, determinação dos riscos à saúde e priorização das estratégias de redução de riscos para um indivíduo ou grupo

Atividades:
- Rever história de saúde e documentos pregressos quanto a evidências de diagnósticos e tratamentos médicos e de enfermagem existentes ou anteriores
- Analisar os dados derivados das medidas rotineiras para a avaliação do risco
- Determinar a disponibilidade e a qualidade dos recursos (p. ex., psicológicos, financeiros, nível educacional, familiares e outros recursos sociais e comunitários)
- Identificar os recursos da instituição para auxiliar na redução dos fatores de risco
- Manter registros e estatísticas precisos
- Identificar riscos biológicos, ambientais e comportamentais e suas inter-relações
- Identificar as estratégias típicas de enfrentamento
- Verificar o nível de funcionamento passado e atual
- Verificar o estado das necessidades básicas para a vida
- Verificar os recursos da comunidade apropriados para as necessidades básicas de vida e de saúde
- Verificar a adesão aos tratamentos médicos e aos cuidados de enfermagem
- Orientar sobre os fatores de risco e planejar a redução dos riscos
- Utilizar a definição de objetivos mútuos, conforme apropriado
- Considerar critérios úteis na priorização de áreas para redução de riscos (p. ex., nível de conscientização e motivação, efetividade, custo, viabilidade, preferências, equidade, estigmatização e gravidade dos desfechos, se os riscos não forem abordados)
- Discutir e planejar as atividades de redução de risco em colaboração com um indivíduo ou grupo
- Implementar atividades de redução de risco
- Iniciar encaminhamentos para profissionais e/ou instituições de cuidados de saúde, conforme apropriado
- Planejar a monitoração de longo prazo dos riscos à saúde
- Planejar o acompanhamento de longo prazo das estratégias e atividades de redução de riscos

1ª edição 1992; revisada em 2013

Identificação de risco: doenças infecciosas 6620

Definição: análise de potenciais fatores de risco, determinação de riscos à saúde e priorização das estratégias de redução de riscos para indivíduos com doenças infecciosas

Atividades:
- Determinar os fatores de risco utilizando as diretrizes de instituições apropriadas (p. ex., Organização Mundial da Saúde, Centros de Controle e Prevenção de Doenças)
- Avaliar história de viagens recentes para determinar a exposição
- Verificar o estado de imunização
- Verificar a exposição a grupos de indivíduos e a necessidade de rastreamento de contatos (p. ex., creches, centros-dia, residências universitárias, instituições de longa permanência, hospitais)
- Manter a privacidade ao rastrear contatos para identificar outros indivíduos que possam ter sido expostos
- Verificar se há comportamentos de alto risco (p. ex., sexo desprotegido, contato próximo com pessoas em risco por mais de 15 minutos)
- Recomendar procedimentos adequados de teste, tratamento e quarentena para indivíduos com exposição conhecida
- Isolar-se de outras pessoas se houver preocupação com a disseminação por gotículas ou pelo ar enquanto aguarda a confirmação do teste
- Orientar sobre os métodos apropriados para prevenir a disseminação
- Seguir o esquema de tratamento prescrito
- Informar os cuidadores sobre os sintomas que podem significar transmissão, conforme aplicável
- Iniciar medidas preventivas apropriadas em vários ambientes
- Relatar a ocorrência de doenças infecciosas transmissíveis, conforme exigido por lei, aos departamentos de saúde pública apropriados em níveis local, estadual e nacional

8ª edição 2024

Identificação de risco: genético 6614

Definição: identificação e análise de potenciais fatores de risco genéticos em um indivíduo, família ou grupo

Atividades:
- Assegurar privacidade e confidencialidade
- Explorar fatores de risco genéticos confirmados ou suspeitos para determinar o nível de compreensão
- Avaliar a história de saúde completa, incluindo história pré-natal e obstétrica, história do desenvolvimento e estado de saúde atual e passado relacionado com fatores de risco genéticos confirmados ou suspeitos

- Avaliar o ambiente quanto a possíveis fatores de risco (p. ex., potenciais exposições a teratógenos e aos carcinógenos)
- Avaliar o estilo de vida para determinar a presença de possíveis fatores de risco (p. ex., tabaco, álcool, medicamentos prescritos, uso de substâncias)
- Verificar a presença e a qualidade dos sistemas de apoio e as habilidades de enfrentamento anteriores
- Obter história familiar detalhada e construir uma árvore genealógica com pelo menos três gerações
- Obter diagnóstico documentado dos membros da família afetados
- Rever as opções de testes diagnósticos que possam confirmar ou prever a presença de um distúrbio genético, como estudos bioquímicos ou radiográficos, análise cromossômica, análises de ligações ou testes diretos do DNA
- Fornecer informações sobre os procedimentos diagnósticos
- Discutir vantagens, riscos e custos financeiros das opções diagnósticas
- Discutir questões de seguro e eventuais problemas de discriminação no trabalho, conforme relevância
- Discutir questões sobre a realização dos testes de outros membros da família, conforme apropriado
- Iniciar a intervenção de aconselhamento genético baseada na identificação de riscos, conforme apropriado
- Encaminhar para especialistas em saúde genética para aconselhamento genético, conforme necessário
- Fornecer ao paciente um resumo por escrito do aconselhamento de identificação de riscos, conforme indicado

3ª edição 2000; revisada em 2024

Identificação de risco: perinatológico   6612

Definição: identificação de um indivíduo ou família com possibilidade de enfrentar dificuldades na parentalidade e priorização de estratégias de prevenção de problemas parentais

Atividades:
- Verificar a idade da mãe
- Verificar o estágio de desenvolvimento dos pais
- Verificar o número de gestações da mãe
- Verificar a condição econômica da família
- Verificar o estado educacional da mãe
- Verificar o estado civil da mãe
- Verificar o estado de moradia da mãe (p. ex., local de residência, em situação de rua, morar com alguém, estado de imigração)
- Verificar o grau de letramento
- Verificar os desfechos de todas as gestações anteriores
- Verificar se os filhos previamente nascidos daquela mãe ainda estão sob seus cuidados
- Determinar a compreensão do português ou de outro idioma utilizado na comunidade
- Verificar o envolvimento prévio com serviços sociais
- Verificar história prévia de abuso e violência
- Verificar a presença de história prévia de depressão ou outras doenças mentais
- Verificar o estado de saúde e de imunização dos irmãos
- Monitorar comportamentos que possam indicar um problema de interação da mãe com a criança após o parto
- Rever os registros pré-natais e durante o parto para sinais documentados de interação pré-natal
- Rever história pré-natal em busca de fatores que predisponham a paciente a complicações
- Verificar, atualizar e completar as informações durante a gestação e nas admissões intraparto, pós-parto e neonatais, conforme necessário
- Observar os medicamentos que a mãe recebeu durante o período pré-natal
- Rever história pré-natal quanto a possíveis estressores que afetem as reservas neonatais de glicose (p. ex., diabetes, hipertensão induzida pela gestação e distúrbios cardíacos ou renais)
- Rever história de padrões de crescimento pré-natal anormais, detectados por ultrassonografia ou alterações no fundo do útero
- Rever história materna de dependência química, observando a duração, o tipo de substâncias utilizadas (incluindo o álcool), além do tempo e dosagem da última dose antes do parto
- Verificar os sentimentos da paciente sobre uma gestação indesejada
- Verificar se a gestação indesejada é aprovada pela família
- Verificar se a gestação indesejada é apoiada pela família
- Documentar a adaptação psicossocial à gestação pela paciente, o pai, outras crianças e adultos no mesmo lar, familiares e outros relacionados intimamente com a gestante
- Observar a presença de gestação múltipla e considerar os desafios de criar múltiplos
- Observar o uso de quaisquer medicamentos (p. ex., sedativos, anestésicos ou analgésicos) administrados à mãe durante o período do parto
- Observar morbidades maternas que possam retardar a integração ao seu filho (p. ex., parto prolongado, infecção, medicamentos sedativos)
- Observar morbidades fetais e neonatais (p. ex., sofrimento fetal, hipoxia, oligoidrâmnio ou polidrâmnio, hiperglicemia ou hipoglicemia) que possam retardar sua capacidade de interagir com os cuidadores
- Identificar o motivo para separação do recém-nascido após o nascimento
- Monitorar as interações entre pais e lactente, observando os comportamentos para determinar a integração
- Observar os comportamentos de integração com múltiplos (p. ex., gêmeos, trigêmeos)
- Promover a integração familiar por meio da orientação da paciente
- Implementar atividades que promovam a integração entre a criança e os pais
- Realizar a avaliação comportamental dos neonatos durante as primeiras visitas pediátricas para possíveis indicações de problemas de ajustamento dos pais
- Promover o acompanhamento materno pós-parto depois de 2 a 6 semanas por um profissional qualificado da área de saúde
- Promover o acompanhamento do recém-nascido após 2 e 6 semanas por um profissional qualificado da área de saúde

- Priorizar áreas para redução de risco, em colaboração com o indivíduo ou com a família
- Planejar atividades para a redução de riscos, em colaboração com o indivíduo ou a família
- Promover a segurança do recém-nascido, solicitando que a criança só tenha alta hospitalar quando houver um assento adequado no carro
- Encaminhar para uma instituição comunitária apropriada para acompanhamento na presença de problemas na relação parental ou no vínculo entre mãe e filho

1ª edição 1992; revisada em 2013

Identificação do paciente 6574

Definição: verificação positiva da identidade de um paciente

Atividades:
- Explicar ao paciente a importância da identificação adequada durante toda a sua permanência na instituição de saúde
- Perguntar ao paciente seu primeiro nome, sobrenome e data de nascimento
- Verificar se as informações fornecidas pelo paciente são as mesmas informações contidas no dispositivo de identificação (p. ex., pulseiras, identificação no leito, *software* de reconhecimento de digitais, escaneamento das veias da palma da mão) e no prontuário do paciente
- Escolher o(s) local(ais) mais apropriado(s) para colocar o(s) dispositivos(s) de identificação
- Certificar-se de que os dispositivos de identificação sejam colocados em locais apropriados
- Ter à mão diversas pulseiras de reposição e um processo fácil para a personalização e colocação de uma nova pulseira, caso a anterior seja removida
- Padronizar o formato das pulseiras em toda a instituição de saúde
- Comparar as informações fornecidas pelo paciente com as informações no dispositivo de identificação antes de cada administração de cuidados (p. ex., administração de medicamentos, realização de procedimentos invasivos, condução de exames diagnósticos, transferência do paciente)
- Utilizar pelo menos dois identificadores do paciente quando forem obtidas amostras de laboratório ou na administração de medicamentos ou hemoderivados
- Conduzir a verificação do paciente em múltiplos momentos quando o procedimento for complexo e envolver vários estágios
- Utilizar a identificação por um membro da família ou amigo próximo quando o paciente não puder fornecer as informações
- Instituir uma política de *stop the line* se houver suspeita de erro de identificação (p. ex., não executar a ação pretendida até que a identificação positiva seja feita)
- Educar o paciente sobre os riscos relacionados com uma identificação incorreta
- Comparar as informações fornecidas por um membro da família com as informações no dispositivo de identificação para confirmar o óbito de um paciente
- Assegurar a melhor prática para a identificação do paciente, estabelecendo uma política institucional claramente escrita e de fácil compreensão

6ª edição 2013

Imaginação guiada 6000

Definição: uso intencional da imaginação para alcançar determinado estado, resultado ou ação específica ou para desviar a atenção de sensações indesejáveis

Atividades:
- Avaliar quanto a problemas emocionais graves, histórico de doença psiquiátrica ou alucinações
- Avaliar quanto a diminuição do nível atual de energia, incapacidade de concentração ou outros sintomas que possam interferir na capacidade cognitiva de criar foco em imagens mentais
- Descrever o fundamento e os benefícios, limitações e tipos de técnicas de imaginação guiadas disponíveis
- Obter informações sobre experiências de enfrentamento anteriores para determinar se a imaginação guiada pode ser útil
- Discutir a capacidade de criar e vivenciar imagens mentais como se fossem reais
- Determinar a capacidade de realizar imaginação guiada sem enfermeiros (p. ex., sozinho ou com gravação)
- Incentivar o indivíduo a escolher entre uma variedade de técnicas de imaginação guiadas (p. ex., guiadas por enfermeiros, gravadas)
- Sugerir que o indivíduo adote uma posição confortável com roupas sem restrições e olhos fechados
- Proporcionar um ambiente confortável e sem interrupções (p. ex., usando fones de ouvido), sempre que possível
- Discutir uma imagem que o paciente tenha vivenciado que seja prazerosa e relaxante, como deitar-se na praia, observar uma nova nevasca, flutuar em uma jangada ou assistir ao pôr do sol
- Individualizar as imagens escolhidas, considerando crenças religiosas ou espirituais, interesses artísticos ou outras preferências individuais
- Descrever a cena usando o máximo possível dos cinco sentidos
- Fazer sugestões para induzir relaxamento (p. ex., imagens pacíficas, sensações agradáveis ou respiração rítmica), conforme apropriado
- Usar voz modulada ao guiar a imaginação
- Fazer com que o paciente viaje mentalmente até a cena e ajudá-lo a descrever o cenário em detalhes

- Usar instruções e sugestões permissivas ao conduzir as imagens, como "talvez", "se desejar" ou "talvez você goste"
- Fazer com que o paciente vivencie lentamente a cena: qual a aparência? O cheiro? O som? A sensação? O sabor?
- Utilizar palavras ou frases que transmitam imagens prazerosas, como flutuar, derreter, liberar e assim por diante
- Desenvolver processo de limpeza ou interrupção das imagens (p. ex., toda a dor aparece como poeira vermelha e é levada rio abaixo em um riacho quando você entra)
- Auxiliar o paciente a desenvolver um método para encerrar a técnica de imaginação, como contar lentamente enquanto respira profundamente, movimentos lentos e pensamentos de estar relaxado, revigorado e alerta
- Incentivar o paciente a expressar pensamentos e sentimentos sobre a experiência
- Preparar o paciente para experiências inesperadas (mas frequentemente terapêuticas), como o choro
- Orientar o paciente a praticar a imaginação, se possível
- Gravar a experiência imaginada se for útil
- Planejar com o paciente um momento apropriado para fazer a imaginação guiada
- Utilizar técnicas de imaginação preventivamente
- Planejar o acompanhamento para avaliar os efeitos da imaginação e quaisquer alterações resultantes na sensação e percepção
- Utilizar a imaginação guiada como uma estratégia adjuvante aos medicamentos para dor ou em conjunto com outras medidas, conforme apropriado
- Avaliar e documentar a resposta da imaginação guiada

1ª edição 1992; revisada em 2008

Imobilização 0910

Definição: estabilização, imobilização e proteção de uma parte do corpo lesionada com um dispositivo de apoio

Atividades:
- Monitorar a circulação (p. ex., pulso, enchimento capilar e sensibilidade) na parte lesionada do corpo
- Monitorar o movimento distal ao sítio da lesão
- Monitorar sangramento no sítio da lesão
- Cobrir a lesão aberta com curativo e controlar o sangramento antes de colocar o imobilizador
- Minimizar o movimento do paciente, especialmente da parte lesionada do corpo
- Identificar o material de imobilização mais apropriado (p. ex., rígido, mole, anatômico ou com tração)
- Acolchoar os imobilizadores rígidos
- Imobilizar a articulação acima e abaixo do sítio de lesão
- Sustentar os pés usando apoio para os pés
- Colocar a mão ou o punho lesionado em posição funcional
- Aplicar o imobilizador na posição em que a parte lesionada do corpo for encontrada, utilizando as mãos para sustentar o sítio de lesão, minimizando o movimento e usando o auxílio de outro membro da equipe de saúde, quando possível
- Realizar a imobilização com tipoia, conforme apropriado
- Monitorar a integridade da pele sob o dispositivo de apoio
- Encorajar os exercícios isométricos, conforme apropriado
- Orientar o paciente ou seus familiares sobre como cuidar do imobilizador

1ª edição 1992; revisada em 2013

Indução de hipotermia 3790

Definição: alcance e manutenção da temperatura corporal central abaixo de 35°C e monitoração dos efeitos colaterais e/ou prevenção de complicações

Atividades:
- Monitorar os sinais vitais, conforme apropriado
- Monitorar a temperatura do paciente, usando um dispositivo de monitoração contínua da temperatura central, conforme apropriado
- Colocar o paciente em um monitor cardíaco
- Instituir medidas ativas de resfriamento externo (p. ex., bolsas de gelo, manta de resfriamento de água, almofadas de resfriamento de água circulante), conforme apropriado
- Instituir medidas ativas de resfriamento interno (p. ex., cateteres de resfriamento intravascular), conforme apropriado
- Monitorar a cor e a temperatura da pele
- Monitorar tremores
- Utilizar bandagens isolantes ou aquecedoras faciais ou para as mãos para diminuir a resposta de tremores, conforme apropriado
- Administrar medicamento apropriado para prevenir ou controlar tremores
- Monitorar e tratar arritmias, conforme apropriado
- Monitorar o desequilíbrio eletrolítico
- Monitorar o desequilíbrio ácido-base
- Monitorar a ingestão e a eliminação
- Monitorar o estado respiratório
- Monitorar estudos de coagulação, como tempo de protrombina, tempo de tromboplastina parcial ativada e contagem de plaquetas, conforme indicado
- Monitorar o paciente de perto para sinais e sintomas de sangramento persistente
- Monitorar a contagem de glóbulos brancos, conforme apropriado
- Monitorar o estado hemodinâmico (p. ex., pressão de oclusão da artéria pulmonar, débito cardíaco, resistência vascular sistêmica), usando monitoração hemodinâmica invasiva, conforme apropriado
- Promover ingestão adequada de líquidos e nutrientes

5ª edição 2008

Indução do trabalho de parto 6850

Definição: início ou aumento do trabalho de parto por métodos mecânicos ou farmacológicos

Atividades:
- Determinar indicações médicas e obstétricas para indução
- Revisar o histórico obstétrico para obter informações pertinentes que possam influenciar a indução (p. ex., idade gestacional, duração do trabalho de parto anterior, placenta prévia, deformidades estruturais pélvicas, ruptura uterina anterior, herpes genital ativo, prolapso do cordão umbilical, posição transversa, frequência cardíaca fetal [FCF] de categoria III)
- Determinar o escore de Bishop para avaliar a prontidão do colo do útero para indução do parto (ou seja, uma pontuação de 8 ou mais é mais favorável para parto vaginal)
- Monitorar os sinais vitais maternos e fetais antes da indução
- Realizar ou auxiliar na aplicação de agentes mecânicos ou farmacológicos nos intervalos apropriados para aumentar a prontidão cervical, conforme necessário
- Auxiliar na ruptura da membrana se a gestação for maior ou igual a 39 semanas
- Monitorar os efeitos colaterais dos procedimentos usados para preparar o colo do útero
- Reavaliar o estado do colo do útero e verificar a apresentação antes de iniciar outras medidas de indução
- Realizar ou auxiliar na amniotomia se a dilatação do colo do útero for adequada e o vértice estiver bem encaixado
- Determinar a frequência cardíaca fetal por ausculta ou monitoração eletrônica fetal pós-amniotomia e de acordo com o protocolo
- Incentivar a deambulação, se não houver contraindicações para a mãe e o feto
- Observar o início ou alteração da atividade uterina
- Iniciar medicamento IV (p. ex., ocitocina) para estimular a atividade uterina de acordo com o protocolo, conforme necessário
- Regular o estimulante uterino até que o parto seja iminente, conforme necessário ou conforme o protocolo
- Monitorar de perto o progresso do trabalho de parto, estando alerta a sinais de progresso anormal do trabalho de parto
- Evitar taquissistolia uterina, usando protocolo de baixa dosagem para infundir ocitocina para atingir frequência, duração e relaxamento adequados das contrações
- Monitorar dados fornecidos pelo cateter de pressão intrauterina
- Observar os sinais de insuficiência uteroplacentária (p. ex., desacelerações tardias e alterações da frequência cardíaca fetal de categoria III) durante o processo de indução
- Monitorar a retenção de líquidos durante a administração de ocitocina

2ª edição 1996; revisada em 2018

Indução e intubação em sequência rápida 3340

Definição: coordenação de sedação e intubação rápidas, minimizando a aspiração em lesões ou doenças com risco à vida

Atividades:
- Determinar as indicações clínicas para a indução
- Verificar a identificação do paciente
- Explicar o procedimento e a justificativa, se indicado
- Montar o equipamento apropriado
- Determinar os pontos de referência anatômicos e a ausência de obstrução (p. ex., corpo estranho, epiglotite, edema) para facilitar a colocação do tubo endotraqueal
- Pré-oxigenar com máscara e bolsa por 3 minutos no mínimo
- Pré-medicar, conforme indicado, para atenuar a resposta fisiológica do corpo à intubação (p. ex., lidocaína, atropina, fentanila)
- Administrar sedativos (p. ex., propofol, cetamina, etomidato) e bloqueadores neuromusculares (p. ex., vecurônio, rocurônio, succinilcolina) ao mesmo tempo ou rapidamente após a indução
- Colocar na posição de intubação adequada (p. ex., coxins na região suboccipital do paciente, alinhamento das orelhas com o esterno) após a sedação e a paralisia
- Inserir o tubo endotraqueal e insuflar o balonete do *cuff*, no máximo 1 minuto após a sedação e a paralisia
- Marcar o nível de inserção nos dentes e fixar o tubo
- Obter confirmação de posicionamento adequado do tubo
- Documentar os cuidados, incluindo o tipo de tubo, os medicamentos utilizados e a tolerância ao procedimento

8ª edição 2024

Informações sensoriais preparatórias 5580

Definição: descrição em termos concretos e objetivos das experiências sensoriais típicas e eventos associados a um próximo procedimento em saúde ou tratamento estressante

Atividades:
- Assegurar a prontidão para explicações ou descrições
- Descrever a sequência futura de eventos e o ambiente associado ao procedimento ou tratamento
- Descrever as sensações típicas associadas ao procedimento ou tratamento (p. ex., visão, tato, olfato, paladar, audição)
- Apresentar as descrições de experiências anteriores à experiência atual

- Fornecer à pessoa em situações emergenciais a explicação de procedimentos com fundamentos à medida que eles ocorrem, sempre que possível
- Apresentar as sensações e os eventos do procedimento ou tratamento na sequência experimentada
- Fornecer descrições em linguagem específica, usando intérprete conforme necessário
- Utilizar ferramentas apropriadas para a idade conforme a necessidade de pacientes pediátricos (p. ex., fantoches, brinquedos coloridos)
- Explicar as sensações usando palavras descritivas e a duração de tempo
- Evitar adjetivos de avaliação que reflitam o grau de sensação ou resposta emocional
- Relacionar as sensações com a sua causa, mesmo que isso não seja evidente
- Fornecer oportunidade ao paciente para fazer perguntas e esclarecer mal-entendidos

1ª edição 1992; revisada em 2000, 2024

Infusão de células-tronco 4266

Definição: infusão de células-tronco hematopoiéticas e monitoração da resposta do paciente

Atividades:
- Certificar-se de que o produto a ser infundido foi preparado, rotulado e classificado de acordo com o protocolo da instituição
- Explicar o procedimento e o objetivo da infusão de células-tronco hematopoiéticas aos pacientes e cuidadores
- Informar ao paciente e aos seus familiares as possíveis reações adversas (p. ex., reação transfusional, sobrecarga de volume, embolia pulmonar, alterações dos sinais vitais e náusea/vômito) que podem surgir durante a infusão
- Utilizar óleo de hortelã-pimenta ou bala de menta para neutralizar o odor e o gosto desagradáveis
- Preparar o equipamento de infusão sem filtro e outros materiais necessários (p. ex., solução salina ou soro fisiológico a 0,9%, sistemas de mensuração de pressão venosa, esfigmomanômetro, estetoscópio, termômetro e pulsômetro)
- Verificar se o equipamento de infusão está sem filtro e sem bombas de infusão, para evitar dano celular
- Utilizar soro fisiológico para realizar o *flush* do equipamento
- Preparar o material de emergência e os medicamentos para tratar reações adversas graves, incluindo o uso de *kit* de anafilaxia, equipamento de administração de oxigênio e equipamento de succção
- Utilizar luvas durante a manipulação do produto de infusão
- Assegurar a manipulação asséptica do equipamento, conexões e produto
- Administrar a solução de pré-hidratação, de acordo com o protocolo
- Coordenar a administração imediata do produto de infusão descongelado
- Administrar a pré-medicação prescrita, de acordo com o protocolo da instituição
- Evitar irradiação e qualquer tipo de dano mecânico ou físico ao produto de infusão
- Certificar-se de que o produto de infusão seja recebido em condições ideais de isolamento e refrigeração (1 a 24°C)
- Verificar o rótulo e a identificação das bolsas e do paciente (utilizando o nome do paciente e o registro do hospital) imediatamente antes da infusão
- Administrar a infusão por meio de um cateter venoso central, com o maior lúmen disponível para facilitar o fluxo
- Infundir cada bolsa na velocidade, sequência e tempo estabelecidos pelas diretrizes do protocolo da instituição e de acordo com a tolerância do paciente
- Monitorar possíveis reações adversas (p. ex., náusea, vômito, cólicas abdominais, diarreia, rubor facial, arritmia, dispneia) e, se necessário, interromper a infusão e chamar o profissional de saúde
- Irrigar o cateter de infusão com soro fisiológico após a infusão de cada bolsa
- Irrigar o acesso IV com soro fisiológico se as seringas forem utilizadas para infundir o produto a fim de reduzir a perda de células-tronco que poderiam permanecer no lúmen do cateter ou do sistema de infusão
- Descartar o material excedente e resíduos perigosos, de acordo com o protocolo da instituição
- Monitorar os sinais vitais durante e após o procedimento, de acordo com o protocolo institucional
- Registrar o volume de células-tronco e de soro fisiológico administrado
- Monitorar a eliminação de urina prestando atenção ao volume, cor e osmolalidade
- Observar os sinais e sintomas de sobrecarga circulatória
- Registrar a resposta do paciente (p. ex., tolerância e efeitos colaterais), de acordo com o protocolo da instituição
- Registrar as reações adversas, de acordo com o protocolo da instituição
- Fornecer suporte emocional aos pacientes e familiares

6ª edição 2013

Inserção e estabilização de vias aéreas 3120

Definição: inserção ou assistência na inserção e estabilização de uma via aérea artificial

Atividades:
- Realizar a higiene das mãos
- Utilizar equipamento de proteção individual (EPI) (luvas, óculos e máscara), conforme apropriado
- Selecionar o tamanho e o tipo corretos de cânula orofaríngea ou nasofaríngea
- Posicionar o paciente e sua cabeça, conforme apropriado
- Aspirar a boca e a orofaringe
- Inserir cânula oro/nasofaríngea, garantindo que alcance a base da língua, oferecendo apoio na posição projetada para frente
- Fixar a cânula oro/nasofaríngea no local adequado

- Monitorar dispneia, ronco ou estridores inspiratórios quando a cânula oro/nasofaríngea estiver posicionada
- Trocar diariamente o local de fixação da cânula oro/nasofaríngea e examinar a mucosa
- Inserir uma máscara laríngea (ML), conforme apropriado
- Inserir obturador esofágico (OE), conforme apropriado
- Auscultar os sons aéreos bilaterais antes de inflar o balonete do OE
- Colaborar com o profissional de saúde para selecionar o tamanho e o tipo corretos da cânula endotraqueal (CET) ou de traqueostomia
- Selecionar vias aéreas artificiais com balonetes de alto volume e baixa pressão
- Limitar a inserção das cânulas endotraqueais e de traqueostomias a profissionais qualificados e credenciados
- Incentivar os profissionais de saúde a colocarem a CET pela via orofaríngea, conforme apropriado
- Auxiliar na inserção de uma CET reunindo os equipamentos de intubação e de emergência necessários, posicionando o paciente, administrando os medicamentos conforme solicitado e monitorando o paciente quanto a complicações durante a inserção
- Auxiliar no procedimento de traqueostomia de emergência, preparando o equipamento de suporte apropriado, administrando medicamentos, promovendo um ambiente estéril e monitorando as mudanças no estado do paciente
- Orientar o paciente e a família sobre o procedimento de intubação
- Hiperoxigenar com oxigênio a 100% por 3 a 5 minutos, conforme apropriado
- Auscultar o tórax após a intubação
- Observar o movimento sistemático da parede torácica
- Monitorar a saturação de oxigênio (SpO_2) por meio da oximetria de pulso não invasiva e detecção de CO_2
- Monitorar o estado respiratório, conforme apropriado
- Inflar o balonete endotraqueal/de traqueostomia, usando a técnica de volume de oclusão mínimo ou técnica de vazamento mínimo
- Fixar a cânula endotraqueal/de traqueostomia com fita adesiva, cadarço ou dispositivo de estabilização disponível comercialmente
- Marcar a CET na posição dos lábios ou narinas, usando as marcações em centímetros da CET, e registrar
- Verificar o posicionamento da cânula com uma radiografia de tórax, garantindo a canulação da traqueia 2 a 4 cm acima da carina
- Minimizar a elevação e a tração da via aérea artificial pela suspensão do sistema do ventilador do suporte, utilizando suportes de cateter flexíveis e giratórios de modo a apoiar o tubo durante a mudança de decúbito, aspiração e desconexão/reconexão do ventilador

1ª edição 1992; revisada em 2013

Inspeção corporal 6425

Definição: inspeção de roupas, pertences pessoais e do corpo para detecção de itens considerados uma preocupação de segurança

Atividades:
- Determinar o motivo da inspeção (p. ex., danos a si mesmo, danos a terceiros, posse de substâncias ilegais)
- Seguir o protocolo da instituição para permissão de inspeções corporais (p. ex., obter autorização do profissional de saúde, documentar a necessidade de inspeção)
- Criar uma lista de itens perigosos não permitidos na unidade ou área de atendimento e garantir que a lista seja acessível a todas as pessoas e visitantes que entram na área de atendimento (p. ex., placas)
- Fornecer ao paciente informações acerca dos direitos e deveres quando admitido, incluindo a possibilidade de inspeção corporal
- Perguntar ao paciente se possui algum item não permitido na área de atendimento e pedir que o entregue à equipe de saúde
- Informar o paciente sobre os seus direitos antes de iniciar a inspeção
- Informar o padrão de inspeção, bem como o que será examinado
- Obter consentimento do paciente ou responsável
- Fornecer informações sobre a inspeção com uma linguagem e de uma maneira que permitam a compreensão adequada
- Disponibilizar um intérprete, se necessário
- Determinar quando realizar a inspeção (p. ex., no momento da admissão, ao retornar de licenças, quando considerado necessário)
- Utilizar EPI e equipamentos de segurança durante a inspeção, quando necessário
- Estabelecer um padrão de inspeção (ou seja, revistar primeiro as roupas, depois os pertences pessoais e terminar com o corpo)
- Realizar inspeção com equipe treinada
- Observar se há protuberâncias ou áreas inapropriadas que a pessoa reluta em revelar
- Evitar conversas ou atividades que distraiam o paciente durante a inspeção
- Proporcionar conforto e privacidade adequados durante a inspeção (ou seja, possibilitar que uma pessoa do mesmo sexo esteja presente ou realize a inspeção)
- Remover todo o contrabando obtido durante a inspeção e guardar em local seguro, de acordo com a política da instituição
- Pedir aos visitantes que entreguem itens proibidos à equipe para que sejam guardados
- Analisar cada situação individualmente, garantindo que as inspeções corporais sejam realizadas apenas quando necessário
- Documentar as inspeções em detalhes, incluindo necessidade de inspeção e os itens encontrados
- Documentar o armazenamento de quaisquer itens recuperados durante a inspeção

8ª edição 2024

Interpretação de dados laboratoriais 7690

Definição: análise crítica de dados laboratoriais dos pacientes a fim de auxiliar na tomada de decisão clínica

Atividades:
- Familiarizar-se com as abreviações aceitas por determinada instituição
- Utilizar os valores de referência do laboratório que está realizando o(s) teste(s) específico(s)
- Reconhecer fatores fisiológicos que podem afetar os valores laboratoriais, incluindo raça, sexo, idade, gravidez, ciclo menstrual, dieta (especialmente hidratação), hora do dia, nível de atividade e estresse
- Reconhecer o efeito dos medicamentos nos valores laboratoriais, incluindo medicamentos prescritos, bem como medicamentos de uso não controlado
- Anotar a hora e o local da coleta da amostra, conforme apropriado
- Utilizar os níveis máximos de medicamentos ao testar toxicidade
- Reconhecer quais níveis mínimos de medicamentos são úteis para demonstrar um nível terapêutico satisfatório
- Considerar as influências da farmacocinética (p. ex., meia-vida, pico, ligação às proteínas e excreção) ao avaliar os níveis tóxicos e terapêuticos dos medicamentos
- Considerar que múltiplas alterações dos testes têm mais probabilidade de serem significativas do que anormalidades individuais dos testes
- Comparar os resultados dos testes a outro teste de laboratório e/ou diagnóstico
- Comparar os resultados com valores anteriores obtidos quando o paciente não estava doente (se disponível) para determinar os valores basais
- Monitorar os resultados dos exames sequenciais para tendências ou mudanças súbitas
- Consultar referências apropriadas para implicações clínicas de exames desconhecidos
- Reconhecer que resultados incorretos de testes resultam, geralmente, em erros de escrita
- Realizar a confirmação de resultados de exames extremamente anormais com atenção especial à identificação do paciente e da amostra, condição da amostra e entrega imediata ao laboratório
- Relatar os resultados dos exames laboratoriais ao paciente, conforme apropriado
- Enviar amostras fracionadas ao laboratório para verificação dos resultados, se apropriado
- Informar imediatamente ao médico mudanças bruscas nos valores laboratoriais
- Informar valores críticos (conforme determinado pela instituição) ao médico imediatamente
- Analisar se os resultados obtidos são consistentes com o comportamento e o estado clínico do paciente

2ª edição 1996; revisada em 2018

Intervenção na crise 6160

Definição: uso de estratégias de curto prazo para facilitar o gerenciamento de uma situação de intensa dificuldade, problema ou perigo

Atividades:
- Proporcionar atmosfera segura e de apoio
- Estabelecer relação terapêutica
- Determinar se o paciente representa risco de segurança para si ou para os outros
- Iniciar as precauções necessárias para proteger o paciente ou outras pessoas em risco de dano físico
- Usar uma abordagem ativa e perspicaz de gerenciamento de crise, conforme necessário
- Apoiar o paciente para que ele se sinta seguro e menos ansioso
- Promover o senso de controle e autoeficácia do paciente para recuperar o controle o mais rápido possível
- Concentrar-se na interação com o paciente eliminando preconceitos, presunções, preocupações pessoais e outras distrações
- Ouvir com total atenção usando técnicas de comunicação (p. ex., contato visual, harmonia, respostas frequentes para verificar e transmitir compreensão, resumir o que a pessoa está dizendo)
- Evitar dar falsas garantias
- Incentivar a expressão de sentimentos de forma não destrutiva
- Incentivar a utilização de recursos próprios do paciente para fazer mudanças
- Reconhecer o tipo de crise (p. ex., maturacional, situacional, adventícia) para ajudar a desenvolver um plano de cuidados centrado no paciente, conforme apropriado
- Monitorar reações cognitivas, emocionais e comportamentais para ajustar as intervenções adequadamente
- Auxiliar na identificação dos precipitantes e da dinâmica da crise
- Incentivar a focar na situação presente e imediata ("aqui e agora") e não antecipar eventos futuros
- Identificar se previamente foi acordado um plano de crise e se ele é aplicável na situação atual
- Desenvolver um plano de prevenção de crises para delinear as formas preferidas de gerir e prevenir crises futuras (p. ex., informações sobre sinais de alerta precoce de crise, medicamentos, apoios que ajudem a gerir crises, preferências de cuidados, detalhes de contato de familiares, informações sobre serviços 24 horas), conforme necessário
- Identificar crenças culturais ou práticas espirituais que devem ser abordadas na avaliação e intervenção da crise
- Desenvolver a consciência do significado da crise do ponto de vista do paciente
- Reconhecer e compreender o impacto das histórias de trauma de pacientes que vivenciam crises
- Envolver-se na identificação de intervenções realistas e adequadas

- Encorajar o paciente a se concentrar em uma implicação por vez
- Auxiliar na identificação de pontos fortes e habilidades pessoais que sejam usadas na resolução da crise
- Auxiliar na identificação de habilidades de enfrentamento passadas e presentes e suas efetividades
- Auxiliar no desenvolvimento de novas habilidades de enfrentamento e resolução de problemas, conforme necessário
- Explorar e possibilitar as necessidades educacionais do paciente e da família, conforme apropriado
- Instruir sobre habilidades específicas de enfrentamento (p. ex., tomada de decisão, resolução de problemas, assertividade, meditação, relaxamento), conforme necessário
- Fornecer treinamento em habilidades sociais, conforme necessário
- Auxiliar na identificação de cursos alternativos de ação para resolver crises
- Auxiliar na avaliação das possíveis consequências de vários cursos de ação
- Auxiliar o paciente a decidir sobre um curso de ação em particular
- Auxiliar na formulação de um prazo para implementação do curso de ação escolhido
- Avaliar com o paciente se a crise foi resolvida pelo curso de ação escolhido
- Planejar com o paciente como usar habilidades de enfrentamento adaptativas para lidar com crises futuras
- Auxiliar na identificação de sistemas de suporte disponíveis
- Conectar o paciente e a família com os recursos comunitários, conforme necessário
- Fornecer orientação para desenvolver e manter sistemas de suporte
- Apresentar a pessoas ou grupos que passaram com sucesso pela mesma experiência
- Identificar apoios sociais disponíveis para a família (p. ex., grupos; educação sobre doenças, tratamento, prognóstico, medicamentos; apoios comunitários para a família; apoios comunitários para que a pessoa alcance o funcionamento ideal)
- Fornecer informações ou encaminhar o paciente e a família para suporte ou serviços adicionais, conforme necessário
- Facilitar o acesso ao apoio comunitário, aos prestadores de cuidados de saúde adequados, aos trabalhadores de apoio entre pares e aos serviços de saúde mental e de consumo de substâncias
- Planejar um acompanhamento do paciente regularmente (p. ex., ligações telefônicas, visitas clínicas, visitas domiciliares)
- Documentar o progresso do paciente
- Avaliar e encaminhar para programa de reabilitação, conforme necessário
- Incentivar o uso de soluções baseadas em telecomunicações e tecnologia (p. ex., psicoeducação, habilidades *online*, ferramentas *online*) para receber avaliação de emergência, triagem e suporte, ou para suporte de enfrentamento e autogerenciamento, conforme apropriado
- Utilizar a técnica *teach-back* (paciente é solicitado a repetir a informação que recebeu) para garantir a compreensão

1ª edição 1992; revisada em 2008, 2024

Ioga 6050

Definição: orientação de um indivíduo ou grupo para realizar movimentos físicos repetitivos, posturais, meditação, respiração e técnicas de relaxamento

Atividades:
- Avaliar a disposição e a capacidade funcional para a prática de ioga
- Verificar se existem contraindicações que limitem ou proíbam a participação (p. ex., trombose venosa profunda, cirurgia na coluna, inflamação, áreas com lesões abertas)
- Descrever os tipos de ioga, incluindo os benefícios e as limitações de cada tipo (p. ex., Yin, hot [em ambiente aquecido], aéreo, pré-natal, barre, Ashtanga)
- Identificar o propósito ou objetivo pessoal e mútuo (p. ex., aumentar a concentração, flexibilidade, empatia, relaxamento, redução do estresse)
- Selecionar a rotina e o estilo de ioga para atingir os objetivos
- Selecionar áreas específicas do corpo a serem abordadas pelos movimentos
- Criar um espaço calmo, confortável e privado
- Providenciar tapete de ioga e música apropriada
- Limitar distrações desnecessárias (p. ex., luz, barulho, visitantes)
- Recomendar o uso de roupas confortáveis e ausência de itens restritivos (p. ex., cinto, sapatos)
- Evitar comer 2 horas antes da prática
- Evitar beber água durante a prática
- Explicar quais alimentos podem ser consumidos antes da prática, se necessário (p. ex., alimentos de fácil digestão, carboidratos de grãos integrais, alimentos ricos em proteínas)
- Oportunizar a modificação das posturas e o uso de acessórios (p. ex., cobertores, cadeiras) para aqueles que se beneficiariam com as modificações (p. ex., gestantes, idosos)
- Auxiliar a atingir a posição inicial confortável com foco no equilíbrio
- Encorajar a concentrar-se (p. ex., focar com algumas respirações profundas, focar a consciência do eu interior, relaxar a mente e o corpo, sintonizar-se com a energia da Terra)
- Discutir os componentes básicos da ioga (p. ex., exercícios iniciais de respiração, várias posturas para fortalecimento, flexibilidade e equilíbrio, período final de meditação)
- Orientar sobre os exercícios iniciais de respiração (p. ex., consciência do padrão atual, postura e relação com a respiração, mudanças estruturais na inspiração, contração dos músculos durante a expiração, padrão suave, foco na respiração quando a atenção se dispersar)
- Aconselhar a olhar para um ponto fixo ou fechar os olhos
- Encorajar a concentração e o foco do padrão respiratório em qualquer região com dor ou desconforto
- Orientar sobre as técnicas de postura (p. ex., garantir 15 minutos de posturas, combinar as posturas [em pé, sentado, ajoelhado, decúbito dorsal, decúbito ventral], alternando com períodos de relaxamento

- Reconhecer alguma dor e desconforto frequentemente inevitáveis durante as posturas
- Incentivar as flexões para frente, flexões para trás, flexões laterais, torções, inversões e equilíbrios durante as transições de posturas
- Terminar a sessão usando a postura Savasana (ou seja, deitar de costas, colocar os pés no tapete em posição aberta e relaxada, relaxar os braços a alguns centímetros do corpo com as palmas das mãos voltadas para cima, inclinar o queixo em direção ao tórax para alongar a nuca, fechar os olhos, respirar profundamente com foco em liberar a energia gasta)
- Verificar a capacidade de aumentar a frequência e a duração da prática e integrar às rotinas diárias
- Incentivar o aumento do tempo de meditação em intervalos curtos a cada prática e integração em sessões regulares
- Identificar as condições que causam desconforto antes e depois (p. ex., fadiga, estado de alerta, estresse, presença de outras pessoas)
- Monitorar as respostas físicas, sociais, mentais, emocionais e espirituais durante a sessão
- Fornecer *feedback* relacionado com o trabalho energético em termos compreensíveis
- Incentivar o foco no que é possível ser feito, não nas deficiências
- Utilizar a técnica *teach-back* (paciente é solicitado a repetir a informação que recebeu) para garantir a compreensão

8ª edição 2024

Ioga do riso 5930

Definição: uso do riso voluntário prolongado auxiliado por cânticos e exercícios como palmas, meditação, movimentos corporais e alongamentos

Atividades:
- Avaliar a prontidão e a vontade do indivíduo ou do grupo
- Identificar objetivos mútuos e mudanças específicas desejadas no comportamento ou fisiologia com o indivíduo (p. ex., redução do estresse, aumento da sensação de bem-estar, diminuição da dor, melhor qualidade do sono)
- Proporcionar um ambiente calmo, confortável e privado para garantir o conforto pessoal
- Determinar a frequência e a duração das sessões (ou seja, geralmente 25 a 30 minutos)
- Obter consentimento, se indicado
- Começar com exercícios de aquecimento de 10 minutos (p. ex., respiração profunda do abdome, alongamento do corpo, alongamentos suaves do pescoço e dos ombros, sorrir para soltar os músculos do rosto)
- Variar o aquecimento com alongamentos, sons e movimentos adicionais (p. ex., rugido de leão com gargalhadas, bater palmas ritmicamente com palavras cantadas, respiração profunda usando o abdome para encher os pulmões)
- Seguir o aquecimento com 15 minutos de atividade física (ou seja, usar a mão esquerda para bater cinco vezes do ombro ao pulso no lado direito e repetir para o lado esquerdo; em seguida, bater cinco vezes em ambas as pernas) enquanto canta repetidamente
- Garantir a repetição de cânticos com atividade física e aumentar progressivamente o toque e o cântico
- Aumentar a atividade lentamente, incluindo exercícios lúdicos (p. ex., cantar uma música sem sentido e rir depois de cada verso, dançar pela sala enquanto ri, imitar um cenário de faz de conta e rir durante ou no final)
- Incentivar o indivíduo a usar exercícios de respiração profunda durante a sessão
- Incorporar várias risadas exuberantes e divertidas com movimentos
- Demonstrar movimentos e risos, se necessário, para facilitar a compreensão
- Incentivar sentimentos felizes e um humor otimista usando atividades alegres (p. ex., fazer desejos e alegrar-se como se os desejos tivessem se tornado realidade)
- Parar a sessão imediatamente se alguém se sentir desconfortável ou com dor
- Usar relaxamento corporal, sorriso e respiração profunda nos últimos 5 minutos
- Monitorar as respostas físicas, sociais, mentais, emocionais e espirituais

8ª edição 2024

Irrigação de lesões 3680

Definição: enxágue ou lavagem da lesão com solução

Atividades:
- Reunir equipamento e materiais necessários à beira do leito (p. ex., *kit* de irrigação estéril, protetor impermeável, bacia estéril, solução de irrigação estéril, luvas estéreis e materiais para troca de curativos)
- Identificar quaisquer alergias relacionadas com os produtos utilizados
- Explicar o procedimento ao paciente
- Providenciar analgésicos antes de cuidar da lesão, conforme necessário
- Auxiliar o paciente a se posicionar de maneira confortável, certificando-se de que a solução fluirá por ação da gravidade da área menos contaminada para a mais contaminada até a bacia de coleta
- Colocar protetor impermeável e toalhas de banho sob o paciente
- Realizar a higiene das mãos
- Colocar máscara, óculos de proteção e avental, conforme necessário

- Remover o curativo e examinar a lesão e o tecido adjacente, relatando anormalidades ao profissional de saúde apropriado (p. ex., infecção e necrose)
- Colocar a solução de irrigação prescrita no frasco de irrigação estéril, certificando-se de aquecer a solução até a temperatura corporal
- Utilizar luvas estéreis
- Abrir a seringa de irrigação e acoplar ao frasco contendo a solução
- Colocar a bacia estéril na extremidade distal da lesão
- Encher a seringa de irrigação com a solução
- Evitar aspirar a solução de volta para dentro da seringa
- Esguichar a solução delicadamente na lesão, até a solução no compartimento ficar límpida, certificando-se de manter a ponta da seringa a 2,5 cm acima da lesão e lavar a área menos contaminada para a mais contaminada
- Acoplar o cateter de látex ou silicone estéril à seringa cheia, quando necessário (para irrigar lesões profundas)
- Evitar fazer pressão com o cateter em uma lesão abdominal para impedir a perfuração do intestino
- Repor a solução da seringa de irrigação, mantendo a esterilidade (p. ex., ao utilizar o cateter, desconectá-lo, encher a seringa e reconectá-lo)
- Abrir a embalagem comercial da solução de limpeza, se for usada para irrigação e, utilizar conforme as orientações
- Limpar e secar a pele ao redor após o procedimento
- Realizar os cuidados adequados para a lesão ou queimadura
- Aplicar cobertura estéril
- Cobrir a lesão com o tipo apropriado de curativo estéril
- Monitorar os níveis de dor, tolerância, conforto e ansiedade do paciente durante o procedimento
- Manter um campo estéril durante o procedimento, conforme apropriado (p. ex., utilizar assistentes para impedir que a criança se mova e contamine a lesão ou o campo estéril e orientar a criança a não tocar na lesão)
- Orientar o paciente ou a família que realiza o procedimento em casa sobre a técnica adequada e as modificações necessárias (p. ex., enfatizar a importância de lavar as mãos antes e depois da irrigação, quando a técnica estéril não for utilizada)
- Descartar os materiais adequadamente

1ª edição 1992; revisada em 2013

Irrigação nasal 3316

Definição: melhora da função da mucosa nasal usando lavagem com solução salina (soro fisiológico)

Atividades:
- Considerar as contraindicações antes do procedimento (p. ex., pacientes com trauma facial não totalmente curado e pacientes com problemas neurológicos ou musculoesqueléticos que aumentem o risco de aspiração)
- Preparar a solução de irrigação usando bolsas preparadas antecipadamente ou ingredientes domésticos
- Misturar uma colher de chá de sal com meia colher de chá de bicarbonato de sódio com meio litro de água potável morna, ajustando a salinidade e a temperatura da solução, de acordo com as diretrizes institucionais ou a preferência do paciente, se necessário
- Utilizar sal que não contenha iodo, agentes antiaglomerantes ou conservantes para evitar irritação da mucosa nasal (ou seja, usar sal *kosher*, enlatado ou sal decapado)
- Aspirar a solução usando um dispositivo com baixa pressão positiva (p. ex., seringa em bulbo ou um frasco com *spray*) ou dispositivo com pressão à base da gravidade (p. ex., irrigador nasal Neti Pot ou outro produto de enxágue nasal com soro fisiológico comercializado)
- Posicionar o paciente sobre a pia ou bacia com a cabeça inclinada para trás e virada para que uma narina fique mais alta que a outra
- Inserir delicadamente a ponta ou bico do aplicador na narina mais alta até formar uma vedação confortável, evitando pressionar a ponta ou bico em direção ao septo
- Instilar aproximadamente metade da solução preparada na narina
- Orientar o paciente a respirar normalmente pela boca
- Monitorar a remoção do retorno de líquido pela narina na posição mais baixa (p. ex., quantidade, coloração, consistência)
- Repetir o procedimento na outra narina
- Ajustar a posição da cabeça, para evitar a drenagem da solução para a parte posterior da faringe ou para as orelhas, conforme necessário
- Incentivar o paciente a assoar o nariz de maneira delicada
- Irrigar as vias nasais de uma a três vezes por dia ou conforme a prescrição
- Limpar o dispositivo de irrigação depois de cada uso
- Preparar a solução nova diariamente
- Interromper o procedimento se o paciente sentir dor, epistaxe ou outros problemas
- Orientar o paciente sobre técnicas para autoirrigação
- Administrar medicamento nasal, se necessário
- Oferecer encaminhamento para um profissional de saúde

6ª edição 2013

Irrigação ocular 1655

Definição: lavar o olho para administrar medicamentos ou remover partículas ou produtos químicos nocivos

Atividades:
- Verificar a precisão e a integridade de cada registro de administração de medicamentos (RAM) antes de administrar qualquer medicamento, se indicado
- Seguir seis passos certos na administração de medicamentos se estes forem administrados
- Identificar usando pelo menos dois identificadores (p. ex., nome, data de nascimento)

- Anotar o histórico médico e as alergias, se indicado
- Determinar o conhecimento do medicamento e a compreensão do método de administração ou procedimento
- Realizar avaliações pré-medicação ou pré-procedimento necessárias (p. ex., pressão arterial, pulso)
- Posicionar em decúbito lateral com o olho acometido para baixo
- Colocar almofadas absorventes sob a cabeça, pescoço e ombros
- Colocar a bacia próxima ao olho para coletar a drenagem
- Expor o saco conjuntival inferior
- Preparar para expor as pálpebras superiores e inferiores se a irrigação for feita em etapas (ou seja, primeiro segure a pálpebra inferior para baixo e depois a pálpebra superior para cima)
- Usar uma leve pressão nas proeminências ósseas das órbitas oculares para manter as pálpebras no lugar e evitar o piscar reflexivo
- Segurar o irrigador ocular 2,5 cm (1 polegada) acima do olho para evitar pressão excessiva durante a irrigação
- Irrigar o olho direcionando a solução para a área conjuntival do canto interno ao canto externo
- Evitar irrigar em direção ao ducto lacrimal nasal
- Irrigar até que a solução que sai do olho esteja limpa ou conforme prescrito para o medicamento
- Orientar para fechar e mover os olhos a intervalos regulares durante a irrigação para aumentar a secreção ou a remoção de detritos
- Limpar e secar os olhos conforme necessário quando terminar
- Limpar as pálpebras do canto interno para o externo
- Aplicar a compressa ocular conforme indicado
- Monitorar a resposta à irrigação conforme indicado
- Documentar a administração de medicamentos e a capacidade de resposta de acordo com o protocolo da instituição

8ª edição 2024

Irrigação vesical 0550

Definição: instilação de solução na bexiga para limpeza ou medicação

Atividades:
- Orientar o paciente e pessoas significativas sobre o procedimento
- Manter a privacidade e assegurar um tempo sem interrupções durante o procedimento
- Determinar se a irrigação será contínua ou intermitente
- Observar precauções universais
- Preparar materiais estéreis de irrigação, mantendo a técnica asséptica conforme protocolo da instituição
- Posicionar o paciente confortavelmente, deitado, posição semissentada
- Higienizar o ponto de entrada ou a terminação do conector em Y com álcool antes e depois do procedimento
- Instilar fluidos de irrigação, conforme protocolo da instituição
- Manter o paciente inteiramente informado de cada irrigação, se for necessário repetição
- Monitorar o nível de conforto do paciente e a facilidade de irrigação a cada instilação, se for necessário repetição
- Descontinuar as irrigações se o procedimento se tornar difícil demais ou se parecer que o cateter está obstruído
- Notificar o médico se o cateter estiver obstruído
- Monitorar e manter o fluxo correto com infusões contínuas
- Conectar o cateter a uma nova bolsa de drenagem no final da irrigação
- Registrar a quantidade de líquido utilizado, as características do líquido, a quantidade retornada e a responsividade do paciente, de acordo com o protocolo da instituição
- Assegurar o conforto do paciente ao fim do procedimento

2ª edição 1996; revisada em 2018

Lavagem auricular — 1645

Definição: lavar a orelha para limpar o canal auditivo externo de cerume ou detritos

Atividades:
- Verificar a precisão e a integridade de cada registro de administração de medicamentos (RAM) antes de administrar qualquer medicamento, se indicado
- Seguir os seis certos na administração de medicamentos
- Identificar o paciente usando pelo menos dois identificadores (p. ex., nome e data de nascimento)
- Anotar o histórico médico e as alergias, se indicado
- Determinar o conhecimento do medicamento e do método de administração ou tratamento
- Realizar avaliações pré-medicação ou pré-procedimento necessárias (p. ex., pressão arterial, pulso)
- Posicionar o paciente deitado de lado ou sentado com a cabeça inclinada em direção à orelha acometida
- Colocar almofadas absorventes sob a cabeça, pescoço e ombros
- Colocar uma bacia sob a orelha para coletar o líquido drenado
- Limpar o pavilhão auricular e o meato do canal auditivo
- Solução de irrigação morna
- Explicar a sensação de plenitude comum durante o procedimento
- Orientar que pode haver desconforto quando a solução atinge a membrana timpânica
- Encher a seringa com solução aquecida
- Endireitar o canal auditivo e inserir a ponta da seringa no meato auditivo
- Direcionar a solução suavemente para cima, contra o topo do canal
- Continuar instilando líquido até que toda a solução seja usada ou até que o canal esteja limpo
- Evitar bloquear o fluxo de saída da solução com a seringa
- Pendurar o recipiente de irrigação e passar a solução pelo tubo com o bico, se não estiver usando o método de seringa, garantindo que não haja ar no tubo antes de instilar na orelha
- Auxiliar a ficar na posição deitada de lado no lado acometido quando a irrigação for concluída, para drenar o excesso de líquido
- Colocar uma bola de algodão no meato auditivo para absorver o excesso de líquido, conforme indicado
- Monitorar a resposta à irrigação conforme indicado
- Documentar as características e a quantidade da secreção, o aspecto do canal, o desconforto imediatamente após a instilação e novamente quando o medicamento, se usado, deve agir
- Inspecionar a bola de algodão para verificar se há drenagem quando removida, caso tenha sido utilizada
- Documentar a administração de medicamentos e a capacidade de resposta de acordo com o protocolo da instituição

8ª edição 2024

Manutenção da saúde oral   1710

Definição: manutenção e promoção da higiene oral e da saúde dentária para o paciente em risco de desenvolver lesões orais ou dentárias

Atividades:
- Estabelecer rotina de cuidados bucais, incluindo inspeções orais regulares com instrumentos de medição de saúde bucal
- Aplicar lubrificante para umedecer os lábios e a mucosa oral, quando necessário
- Monitorar a coloração, o brilho e a presença de resíduos nos dentes
- Incentivar e auxiliar o paciente a enxaguar a boca, se possível
- Facilitar a escovação dos dentes e o uso de fio dental em intervalos regulares (p. ex., após as refeições, na hora de dormir)
- Incentivar os pais a fazerem com que os filhos comecem a escovar os dentes e usar o fio dental regularmente na idade pré-escolar
- Recomendar o uso de escova de dentes com cerdas macias
- Orientar o paciente a escovar os dentes, as gengivas e a língua
- Orientar sobre a técnica adequada de escovação necessária para a higiene oral (p. ex., Sulcular, Bass, Stillman e Charter)
- Orientar e auxiliar o paciente a realizar a higiene oral após as refeições e sempre que necessário
- Realizar a higiene oral, incluindo escovação dos dentes e uso do fio dental, se o paciente não puder, no mínimo duas vezes ao dia
- Combinar a escovação dos dentes com o uso de antissépticos orais para pacientes em risco
- Inspecionar a boca para garantir que os dentes estejam limpos, conforme necessário
- Enxaguar a boca vigorosamente com água, se não for possível escovar ou usar fio dental
- Monitorar sinais e sintomas de glossite, estomatite ou colonização bacteriana
- Consultar profissional de saúde especializado ou dentista sobre o reajuste de arcos e aparelhos e métodos alternativos de cuidados orais, em caso de ocorrência de irritação da membrana mucosa oral por esses dispositivos
- Consultar profissional de saúde especializado, se houver persistência de secura, irritação e desconforto oral ou se for observada colonização por bactérias ou leveduras
- Recomendar uma dieta saudável com alimentos fibrosos e espessos (p. ex., frutas e vegetais) e ingestão adequada de água fluoretada
- Programar aplicações tópicas de flúor, se a água fluoretada não estiver disponível
- Monitorar os efeitos terapêuticos de anestésicos tópicos, pastas de proteção oral e analgésicos tópicos ou sistêmicos, conforme apropriado
- Identificar qualquer risco de desenvolvimento de estomatite secundária à terapia medicamentosa
- Agendar exames dentários, conforme necessário (p. ex., a cada 6 meses)
- Determinar o tipo de dentes artificiais (p. ex., placa inferior, placa superior, ponte, conjunto completo)
- Garantir que os dentes artificiais sejam removidos para limpeza (p. ex., ponte fixa)
- Assegurar que os dentes artificiais estejam bem adaptados e não causem desconforto indevido
- Determinar a rotina atual de limpeza (p. ex., diariamente, após as refeições, imersão em solução higienizadora, escovação)
- Usar pasta de dente ou materiais de imersão apropriados para os dentes (p. ex., dentifrício, comprimidos efervescentes) e compostos de limpeza, conforme indicado para placas
- Seguir as instruções do fabricante relacionadas com o tempo ou a frequência com que as próteses dentárias devem ser imersas em solução higienizadora e como armazená-las durante a noite
- Notificar o dentista se as próteses dentárias estiverem soltas ou mal-adaptadas
- Incentivar os usuários de próteses dentárias a escovarem as gengivas e a língua e a enxaguarem a cavidade oral diariamente
- Orientar sobre os cuidados e a aplicação das próteses dentárias
- Desencorajar o tabagismo, o hábito de mascar tabaco e a ingestão excessiva de alimentos e bebidas com alto teor de açúcar entre as refeições
- Orientar o paciente a mascar chiclete sem açúcar para aumentar a saliva e a limpar os dentes entre as refeições, se indicado
- Utilizar a técnica *teach-back* (paciente é solicitado a repetir a informação que recebeu) para garantir a compreensão

1ª edição 1992; revisada em 2004, 2024

Manutenção de acesso para diálise   4240

Definição: conservação dos locais de acesso vascular (arteriovenoso)

Atividades:
- Monitorar o local de saída do cateter quanto à migração
- Monitorar o local de acesso quanto a hiperemia, edema, calor, drenagem, sangramento, hematoma e diminuição da sensibilidade
- Aplicar gaze estéril, pomada e curativo no local do cateter de diálise venosa central a cada tratamento
- Monitorar a permeabilidade da fístula AV em intervalos frequentes (p. ex., palpar para verificar frêmito e auscultar se há sopro)
- Heparinizar os cateteres de diálise venosa central recém-inseridos
- Heparinizar novamente o cateter após diálise ou a cada 72 horas

- Evitar compressão mecânica de locais de acesso periféricos
- Evitar compressão mecânica dos membros do paciente perto do cateter central de diálise
- Orientar o paciente a evitar compressão mecânica no local de acesso periférico
- Orientar o paciente sobre como cuidar do local de acesso para diálise
- Evitar punção venosa e aferição da pressão arterial na extremidade de acesso periférico

4ª edição 2004

Manutenção do processo familiar — 7130

Definição: minimização dos efeitos da interrupção do processo familiar

Atividades:
- Determinar processos familiares típicos
- Determinar a interrupção nos processos familiares típicos
- Identificar os efeitos das mudanças de papéis no processo familiar
- Incentivar o contato contínuo com os familiares, conforme apropriado
- Manter as oportunidades de visita flexíveis para atender às necessidades dos familiares e do paciente
- Discutir estratégias para normalizar a vida familiar com os membros da família
- Auxiliar os familiares a implementarem estratégias de normalização para sua situação
- Discutir os mecanismos de apoio social existentes para a família
- Auxiliar os familiares a utilizarem os mecanismos de apoio existentes
- Minimizar a interrupção da rotina familiar facilitando as rotinas e rituais familiares, como refeições privadas em conjunto ou discussões familiares para comunicação e tomada de decisão
- Proporcionar mecanismos para que os familiares permaneçam em contato com outros membros da família (p. ex., telefones, mensagens de *e-mail*, fotos, vídeos)
- Proporcionar oportunidades de cuidados parentais contínuos para crianças hospitalizadas
- Proporcionar oportunidades para que os familiares adultos mantenham compromissos contínuos com seus empregos, se possível, ou usar a Lei de Licença Familiar no caso dos EUA
- Auxiliar os familiares a facilitarem as visitas domiciliares do paciente, quando apropriado
- Identificar as necessidades de cuidados domiciliares e como estas podem ser incorporadas ao estilo de vida familiar
- Elaborar cronogramas de atividades de cuidado domiciliar que minimizem a interrupção da rotina familiar
- Ensinar habilidades de organização/gerenciamento do tempo da família ao realizar cuidados domiciliares, conforme necessário

1ª edição 1992; revisada em 2008

Marketing social — 8750

Definição: uso de princípios de *marketing* para influenciar crenças, atitudes e comportamentos de saúde em benefício de uma população-alvo

Atividades:
- Manter o foco no público-alvo ao longo de todas as atividades
- Cultivar parcerias com o público-alvo e profissionais apropriados
- Identificar a meta geral a ser alcançada em colaboração com o público-alvo
- Identificar os principais grupos formais, sociais e governamentais envolvidos
- Conduzir uma avaliação das necessidades do ambiente, identificando os desejos do público-alvo
- Realizar avaliação do grupo ou da organização
- Identificar pesquisas quantitativas e qualitativas apropriadas para fornecer informações, suporte e indicadores de sucesso
- Delinear um plano de ação com base em metas mutuamente acordadas
- Cultivar a base voluntária da mudança social planejada
- Identificar o produto (mudança de comportamento), o preço (ações do consumidor) e o local (como o produto chega ao consumidor)
- Considerar os recursos financeiros necessários e disponíveis
- Identificar atividades específicas para cada meta, incluindo a nomeação de participantes apropriados
- Implementar o plano em colaboração com a população-alvo
- Controlar o plano por meio da monitoração das tarefas atribuídas
- Fornecer relatórios apropriados em tempo hábil
- Avaliar o plano para alcançar as metas considerando a sustentabilidade e a acessibilidade
- Modificar o plano, conforme necessário

5ª edição 2008

Massagem   1480

Definição: estimulação da pele e de tecidos subjacentes com graus variáveis de pressão manual para diminuir a dor, produzir relaxamento e/ou melhorar a circulação

Atividades:
- Verificar se há contraindicações, tais como diminuição de plaquetas, diminuição da integridade da pele, trombose venosa profunda, áreas com lesões abertas, vermelhidão ou inflamação, tumores e hipersensibilidade ao toque
- Avaliar a disposição do paciente para receber a massagem
- Estabelecer um período de tempo para que a massagem produza a resposta desejada
- Selecionar a área ou áreas do corpo a ser(em) massageada(s)
- Lavar as mãos com água morna
- Preparar um ambiente aconchegante, confortável e privado, sem distrações
- Colocar o paciente em uma posição confortável que facilite a massagem
- Usar coberturas para expor apenas a área a ser massageada, conforme necessário
- Cobrir áreas não expostas com cobertores, lençóis ou toalhas de banho, conforme necessário
- Usar loção, óleo ou pó seco para reduzir o atrito (não utilizar loção ou óleo na cabeça ou no couro cabeludo), avaliando qualquer sensibilidade ou contraindicações
- Aquecer a loção ou o óleo na palma das mãos ou colocar o frasco em água morna por alguns minutos
- Massagear com golpes contínuos, uniformes e longos; amassamento ou vibração com as palmas das mãos, os dedos e os polegares
- Adaptar a área, a técnica e a pressão de massagem à percepção do paciente sobre o conforto e o objetivo da massagem
- Massagear as mãos ou os pés, se outras áreas forem inconvenientes ou se forem mais confortáveis para o paciente
- Incentivar o paciente a respirar profundamente e relaxar durante a massagem
- Incentivar o paciente a informar sobre qualquer parte da massagem que seja desconfortável
- Orientar o paciente, ao término da massagem, a descansar até que esteja pronto e, em seguida, a se mover lentamente
- Usar a massagem isoladamente ou em conjunto com outras medidas, conforme apropriado
- Avaliar e documentar a resposta à massagem

1ª edição 1992; revisada em 2008

Massagem abdominal   1310

Definição: processo de movimentos circulares das mãos no abdome para reduzir a dor, diminuir o inchaço e melhorar a constipação

Atividades:
- Investigar contraindicações (p. ex., diminuição de plaquetas, diminuição da integridade da pele, trombose venosa profunda, áreas com lesões abertas, vermelhidão ou inflamação, tumores, hipersensibilidade ao toque)
- Colocar em decúbito dorsal de maneira relaxada
- Explicar o procedimento e os benefícios da massagem abdominal
- Orientar sobre a técnica de respiração diafragmática
- Manter a privacidade antes de expor o abdome
- Aquecer as mãos
- Mover as mãos no sentido horário ou anti-horário, ou forme as letras I, L, U e O com movimentos das mãos
- Realizar massagem abdominal pelo menos 2 horas após a refeição
- Orientar sobre o volume apropriado de ingestão diária de líquidos se não houver limitação de líquidos
- Orientar sobre a quantidade adequada de fibras
- Usar óleos essenciais durante a massagem para melhorar os sintomas reduzidos (p. ex., hortelã-pimenta, erva-doce, gengibre, anis, canela)
- Orientar a defecar sentado com o quadril dobrado em um ângulo de 90 graus, enquanto o corpo está ereto, se possível
- Orientar a pessoa em repouso absoluto a defecar em posição lateral com o quadril e o joelho flexionados
- Monitorar os hábitos intestinais e qualquer distensão após massagem abdominal diariamente
- Registrar a massagem e a resposta

8ª edição 2024

Mediação de conflitos   5020

Definição: facilitação do diálogo construtivo entre partes contrárias para resolução de controvérsias de maneira mutuamente aceitável

Atividades:
- Providenciar um ambiente privativo e neutro para a conversa
- Possibilitar que as partes expressem suas preocupações pessoais
- Oferecer orientação ao longo do processo
- Criar e manter um ambiente não ameaçador
- Manter a neutralidade durante todo o processo
- Empregar uma variedade de técnicas de comunicação (p. ex., escuta ativa, estabelecer um ponto comum, esclarecer o significado, reformular, parafrasear, refletir)
- Facilitar a definição dos problemas
- Auxiliar as partes a identificarem possíveis soluções para os problemas

- Facilitar a busca de resultados aceitáveis para ambas as partes
- Apoiar os esforços dos participantes para promover a resolução
- Monitorar o processo de mediação

3ª edição 2000; revisada em 2024

Melhora da autoeficácia 5395

Definição: fortalecimento da confiança do indivíduo em sua capacidade de realizar um comportamento de saúde

Atividades:
- Explorar a percepção do indivíduo sobre sua capacidade de realizar o comportamento desejado
- Explorar a percepção do indivíduo quanto aos benefícios de realizar o comportamento desejado
- Identificar a percepção do indivíduo sobre os riscos de não realizar o comportamento desejado
- Identificar as barreiras para mudar o comportamento
- Fornecer informações acerca do comportamento desejado
- Auxiliar o indivíduo a comprometer-se com um plano de ação para mudar o comportamento
- Reforçar a confiança na adoção de mudanças de comportamento e na tomada de atitudes
- Propiciar um ambiente favorável ao aprendizado do conhecimento e das habilidades necessárias para realizar o comportamento
- Utilizar estratégias de ensino que sejam apropriadas para a cultura e a idade (p. ex., jogos, educação assistida por computador ou mapas de conversação)
- Simular/demonstrar o comportamento desejado
- Utilizar técnicas de desempenho de papéis para treinar o comportamento
- Fornecer reforço positivo e apoio emocional durante o processo de aprendizagem e na implementação do comportamento
- Fornecer oportunidades para dominar experiências (p. ex., êxito na implementação do comportamento)
- Utilizar afirmativas positivas persuasivas acerca da habilidade do indivíduo de assumir o comportamento
- Incentivar a interação com outros indivíduos que estejam tendo sucesso com a mudança do comportamento (p. ex., participação em grupos de apoio ou orientação em grupo)
- Preparar o indivíduo para os estados fisiológicos e emocionais que possam ser vivenciados durante as tentativas iniciais de assumir um novo comportamento

5ª edição 2008

Melhora da autoestima 5400

Definição: assistência ao paciente para aumentar o julgamento pessoal do próprio valor

Atividades:
- Monitorar as declarações de autovalorização do paciente
- Determinar o *locus* de controle do paciente
- Determinar a confiança do paciente no próprio julgamento
- Incentivar o paciente a identificar pontos fortes
- Auxiliar o paciente a encontrar autoaceitação
- Incentivar o contato visual durante a comunicação com os outros
- Reforçar os pontos fortes pessoais reconhecidos pelo paciente
- Encorajar o paciente a se envolver em um diálogo interno e verbalizar afirmações positivas diariamente para si mesmo
- Proporcionar experiências que aumentem a autonomia do paciente, conforme apropriado
- Auxiliar o paciente a identificar respostas positivas de outras pessoas
- Evitar fazer críticas negativas
- Auxiliar o paciente a lidar com *bullying* ou provocações
- Transmitir confiança na capacidade do paciente de lidar com a situação
- Auxiliar o paciente no estabelecimento de metas realistas para alcançar maior autoestima
- Auxiliar o paciente a aceitar a dependência em relação a outros, conforme apropriado
- Auxiliar o paciente a reavaliar as percepções negativas de si mesmo
- Encorajar o aumento da responsabilidade por si mesmo, conforme apropriado
- Auxiliar o paciente a identificar o impacto do grupo de pares sobre os sentimentos de autoestima
- Explorar conquistas alcançadas
- Explorar os motivos de autocrítica ou culpa
- Incentivar o paciente a avaliar o próprio comportamento
- Incentivar o paciente a aceitar novos desafios
- Recompensar ou elogiar o progresso do paciente em direção ao alcance de metas
- Facilitar um ambiente e atividades que aumentem a autoestima do paciente
- Auxiliar o paciente a identificar a importância da cultura, religião, raça, gênero e idade sobre a autoestima
- Orientar os pais sobre a importância de seu interesse e apoio no desenvolvimento de um autoconceito positivo dos filhos
- Orientar os pais a estabelecerem expectativas claras e a definir limites com seus filhos
- Orientar os pais a reconhecerem as conquistas dos filhos
- Monitorar a frequência de verbalizações de autonegatividade
- Monitorar a falta de continuidade na obtenção de metas
- Monitorar os níveis de autoestima ao longo do tempo, conforme apropriado
- Fazer afirmações positivas sobre o paciente

1ª edição 1992; revisada em 2013

Melhora da autopercepção 5390

Definição: assistência a um paciente para explorar e compreender seus pensamentos, sentimentos, motivações e comportamentos

Atividades:
- Encorajar o paciente a reconhecer e discutir pensamentos e sentimentos
- Auxiliar o paciente a perceber que cada pessoa é única
- Auxiliar o paciente a identificar os valores que contribuem para o autoconceito
- Auxiliar o paciente a identificar os sentimentos usuais sobre si mesmo
- Compartilhar observações ou pensamentos sobre o comportamento ou resposta do paciente
- Facilitar a identificação dos padrões de resposta usuais a diversas situações pelo paciente
- Auxiliar o paciente a identificar as prioridades da vida
- Auxiliar o paciente a identificar o impacto da doença sobre o autoconceito
- Verbalizar a negação da realidade do paciente, conforme apropriado
- Confrontar os sentimentos ambivalentes (raiva ou depressão) do paciente
- Fazer observações acerca do estado emocional atual do paciente
- Auxiliar o paciente a aceitar a dependência de outros, conforme apropriado
- Auxiliar o paciente a mudar a visão de si mesmo como vítima, definindo seus próprios direitos, conforme apropriado
- Auxiliar o paciente a ter consciência das afirmativas negativas sobre si mesmo
- Auxiliar o paciente a identificar sentimentos de culpa
- Ajudar o paciente a identificar situações que precipitam a ansiedade
- Explorar com o paciente a necessidade de controle
- Auxiliar o paciente a identificar seus próprios atributos positivos
- Auxiliar o paciente/família a identificar motivos para melhorar
- Auxiliar o paciente a identificar habilidades e estilos de aprendizado
- Auxiliar o paciente a reexaminar as percepções negativas de si mesmo
- Auxiliar o paciente a identificar a fonte de motivação
- Auxiliar o paciente a identificar comportamentos autodestrutivos
- Facilitar a autoexpressão com grupo de pares
- Auxiliar o paciente a reconhecer afirmações contraditórias

1ª edição 1992; revisada em 2004

Melhora da colaboração 7615

Definição: melhora da cooperação entre disciplinas e profissionais da saúde

Atividades:
- Procurar informações e respeitar as contribuições de outros
- Formar equipes com aproximadamente 5 a 9 membros
- Reservar espaços para trabalho em grupo que possam facilmente receber 5 a 9 pessoas, tendo todas elas acesso igual a informações digitais e analógicas e sendo capazes de se verem frente a frente
- Assegurar-se de que os espaços para trabalho tenham recursos de projeção e teleconferência fáceis
- Encorajar os membros do grupo a trocarem de lugar regularmente para construir redes mais fortes
- Proporcionar estações de trabalho individuais para favorecer a privacidade no trabalho centrado com visão dos outros e lugar para um visitante se sentar (p. ex., um banco)
- Proporcionar um espaço social em que os indivíduos possam conversar casualmente
- Possibilitar que os trabalhadores tenham escolha e controle de onde trabalham, fornecendo uma variedade de configurações
- Apoiar programas de educação interdisciplinar, incluindo dias de orientação interprofissional e eventos sociais, reuniões com docentes e atividades de estudo e clínicas interdisciplinares
- Providenciar recursos baseados na internet (p. ex., calendário, agendas, atribuições de comissões, formulários e documentos apropriados) para ajudar os trabalhadores a coordenarem e se comunicarem
- Incluir o paciente como um colega de equipe, conforme apropriado
- Usar ferramentas de comunicação (p. ex., *huddles* diários; repetições; Situação, *Background*, Avaliação, Recomendação [SBAR; do inglês, *Situation, Background, Assessment, Recommendation*]; oportunidade para perguntas), conforme necessário
- Continuar o diálogo sobre assuntos legais e éticos no que se aplicar à situação
- Abordar concepções equivocadas e estereótipos entre os membros da equipe
- Usar a negociação como estratégia para resolução de conflitos
- Valorizar os benefícios alcançados pelos esforços colaborativos da equipe

7ª edição 2018

Melhora da comunicação: déficit auditivo 4974

Definição: uso de estratégias que aumentam as capacidades de comunicação de uma pessoa com audição diminuída

Atividades:
- Realizar ou organizar avaliações auditivas e triagens de rotina
- Monitorar o acúmulo de cerume
- Orientar o paciente a não usar objetos menores do que a ponta do seu dedo (p. ex., cotonetes, grampos de cabelo, palitos de dente e outros objetos pontiagudos) para remoção de cerume
- Remover o cerume excessivo com a extremidade torcida de uma toalha de rosto enquanto puxa a orelha para baixo
- Considerar a irrigação da orelha para a remoção do excesso de cerume caso a remoção manual e os agentes ceruminolíticos não tiverem efeito
- Observar e documentar o método de comunicação preferido do paciente (p. ex., verbal, escrita, leitura labial ou linguagem de sinais) no plano de cuidados
- Ganhar a atenção do paciente antes de falar (p. ex., obter sua atenção por meio do toque)
- Evitar ambientes ruidosos ao se comunicar
- Evitar comunicar-se a mais de 60 a 90 centímetros do paciente
- Usar gestos, quando necessário
- Ouvir atentamente, dando tempo adequado ao paciente para processar a comunicação e responder
- Evitar gritar com o paciente
- Facilitar a leitura labial olhando para o paciente diretamente, em local com boa iluminação
- Pedir ao paciente para sugerir estratégias para melhora da comunicação (p. ex., falar em direção à orelha melhor e dirigir-se para área bem iluminada)
- Ficar de frente para o paciente, estabelecendo contato visual e evitar voltar-se para o outro lado em meio a uma frase
- Simplificar a linguagem (p. ex., não usar gíria e usar frases curtas e simples), conforme apropriado
- Usar voz mais grave e profunda ao falar
- Evitar "fala infantilizada" e expressões exageradas
- Evitar fumar, mastigar alimentos ou chicletes e cobrir a boca ao falar
- Verificar o que foi dito ou escrito usando a resposta do paciente antes de continuar
- Facilitar o uso de aparelhos auditivos e dispositivos de escuta assistida (p. ex., amplificador de telefone, dispositivo com fio, modulação de frequência pessoal e computadores)
- Remover e introduzir o aparelho auditivo apropriadamente
- Remover a bateria do aparelho auditivo quando não estiver em uso há vários dias
- Limpar o molde auricular destacável usando uma solução de sabão neutro, removendo a umidade e os resíduos com um pano macio e evitando álcool isopropílico, solventes e óleo
- Limpar o molde auricular não destacável com pano úmido, removendo a umidade ou os resíduos com um pano macio e evitando álcool isopropílico, solventes e óleo
- Verificar as baterias dos aparelhos auditivos, trocando quando necessário
- Consultar as instruções do fabricante sobre o uso apropriado, os cuidados e a manutenção dos aparelhos auditivos e dispositivos de assistência à audição
- Orientar o paciente, a equipe de enfermagem e a família sobre o uso, os cuidados e a manutenção de aparelhos auditivos e dispositivos de assistência à audição
- Auxiliar o paciente ou a família na aquisição de aparelho auditivo e dispositivos de assistência à audição
- Encaminhar ao provedor de cuidados primários ou especialista para avaliação, tratamento e reabilitação auditiva

1ª edição 1992; revisada em 2000, 2013

Melhora da comunicação: déficit da fala 4976

Definição: uso de estratégias que aumentam as capacidades de comunicação de uma pessoa com a fala prejudicada

Atividades:
- Monitorar a velocidade da fala, pressão, ritmo, quantidade, volume e dicção
- Monitorar os processos cognitivos, anatômicos e fisiológicos associados à capacidade de fala (p. ex., memória, audição e linguagem)
- Orientar o paciente ou a família sobre os processos cognitivos, anatômicos e fisiológicos envolvidos nas capacidades da fala
- Monitorar o paciente quanto a frustração, raiva, depressão ou outras respostas ao comprometimento da capacidade de falar
- Reconhecer comportamentos emocionais e físicos como formas de comunicação
- Fornecer métodos alternativos à comunicação pela fala (p. ex., *tablet* para escrever, cartazes, piscar de olhos, quadro de comunicação com figuras e letras, sinais manuais ou outros gestos e computador)
- Fornecer métodos alternativos de escrita ou leitura, conforme apropriado
- Ajustar o estilo de comunicação para atender às necessidades do paciente (p. ex., ficar em pé em frente ao paciente para falar, escutar atentamente, apresentar uma ideia ou pensamento de cada vez, falar devagar, evitar gritar, usar comunicação escrita ou solicitar assistência da família para compreender a fala do paciente)
- Manter ambiente estruturado e rotina (p. ex., garantir programação diária consistente, fornecer lembretes frequentes e fornecer calendários e outros estímulos ambientais)
- Modificar o ambiente para minimizar o excesso de ruído e diminuir a ansiedade (p. ex., limitar o ruído excessivo de visitantes e equipamentos)

Melhora da imagem corporal (5220)

- Certificar-se de que a campainha de chamada esteja ao alcance e que o sistema central de atendimento de luz de chamada esteja indicando que o paciente não pode falar
- Repetir o que o paciente disse para garantir a precisão
- Orientar o paciente a falar devagar
- Formular perguntas de modo que o paciente consiga responder usando um simples "sim" ou "não", estando ciente de que o paciente com afasia de expressão pode fornecer respostas automáticas incorretas
- Colaborar com a família e com o fonoaudiólogo ou terapeuta para desenvolver um plano de comunicação efetiva
- Fornecer válvula unidirecional para paciente com traqueostomia, substituindo a necessidade de oclusão com o dedo sobre a cânula
- Orientar o paciente ou a família sobre o uso de auxiliares da fala após laringectomia (p. ex., fala esofágica, eletrolaringes, fístulas traqueoesofágicas)
- Possibilitar ao paciente ouvir a linguagem falada frequentemente, conforme apropriado
- Fornecer reforço positivo, conforme apropriado
- Usar intérprete, conforme necessário
- Encaminhar o paciente para sistemas de apoio na comunidade (p. ex., a International Association of Laryngectomees and American Cancer Society)
- Providenciar encaminhamento para fonoaudiólogo ou terapeuta
- Coordenar as atividades da equipe de reabilitação

2ª edição 1996; revisada em 2013

Melhora da comunicação: déficit visual 4978

Definição: uso de estratégias que aumentam as capacidades de comunicação de uma pessoa com visão reduzida

Atividades:
- Realizar ou providenciar avaliações da visão e triagens de rotina
- Monitorar as implicações funcionais da diminuição da visão (p. ex., risco de lesão, depressão, ansiedade e capacidade de realizar atividades da vida diária e atividades valorizadas)
- Identificar-se ao entrar no espaço do paciente
- Auxiliar o paciente a melhorar a estimulação dos outros sentidos (p. ex., aromas, paladar e textura dos alimentos)
- Certificar-se de que os óculos ou lentes de contato do paciente tenham prescrição atualizada, estejam limpos e acondicionados adequadamente quando não estiverem em uso
- Fornecer iluminação adequada no ambiente
- Minimizar a luz forte (p. ex., oferecer óculos de sol ou fechar as cortinas)
- Fornecer literatura com fontes grandes
- Descrever o ambiente para o paciente
- Manter o ambiente organizado
- Evitar reorganizar itens no ambiente do paciente sem notificá-lo
- Fornecer auxiliares para as atividades da vida diária (p. ex., relógio e telefone com números grandes)
- Aplicar etiquetas para distinguir itens frequentemente usados (p. ex., colocar códigos coloridos nos mostradores de aparelhos, marcar os frascos de medicamentos usando cores contrastantes ou elásticos e marcar com alfinetes de segurança roupas com cores semelhantes)
- Utilizar cores brilhantes e contrastantes no ambiente
- Ler a correspondência, o jornal e outras informações pertinentes para o paciente
- Identificar itens na bandeja de refeição em sentido horário
- Dobrar cédulas de dinheiro de modos diferentes para facilitar a identificação
- Fornecer aparelhos de aumento (p. ex., lentes de aumento portáteis, de pé e de vídeo)
- Fornecer substitutos visuais (p. ex., material em Braille, audiolivros, relógios sonoros e marcadores táteis)
- Auxiliar pais, famílias, educadores e cuidadores envolvidos com uma criança com diminuição da visão no atendimento das necessidades de informação (p. ex., como ensinar a criança, orientação antecipada e considerações sobre o desenvolvimento)
- Orientar pais, família, educadores e cuidadores a reconhecer e responder a formas de expressão não tradicionais de comunicação (p. ex., movimentos e expressões faciais)
- Auxiliar os pais, a família, os educadores e os cuidadores a desenvolver sistemas de comunicação confiáveis e funcionais (p. ex., microinterruptores ou dispositivos de saída de voz)
- Auxiliar o paciente ou a família a identificar os recursos disponíveis para reabilitação da visão
- Providenciar encaminhamento para o paciente que necessita de tratamento cirúrgico ou outro tratamento médico
- Providenciar encaminhamento para serviços de apoio (p. ex., social, ocupacional e psicológico)

1ª edição 1992; revisada em 2013

Melhora da imagem corporal 5220

Definição: melhora das percepções e atitudes conscientes e inconscientes do paciente em relação ao seu corpo

Atividades:
- Determinar as expectativas do paciente quanto à imagem corporal com base no estágio do desenvolvimento
- Usar orientação antecipada para preparar o paciente para mudanças previsíveis da imagem corporal
- Determinar se a aversão percebida com relação a algumas características físicas cria paralisia social disfuncional em adolescentes e grupos de alto risco
- Auxiliar o paciente a discutir as mudanças causadas por doença ou cirurgia, conforme apropriado

- Auxiliar o paciente a determinar o alcance das mudanças reais no corpo ou no nível de funcionamento
- Determinar se alguma mudança física recente foi incorporada à imagem corporal do paciente
- Auxiliar o paciente a separar a aparência física de sentimento de valor pessoal, conforme apropriado
- Discutir com o paciente as mudanças causadas pela puberdade, conforme apropriado
- Discutir aspectos cognitivos (p. ex., crenças irracionais, pensamento dicotômico, pensamentos automáticos, erros cognitivos) e sentimentos e comportamentos relacionados com a imagem corporal
- Discutir as mudanças causadas pela gravidez normal, conforme apropriado
- Discutir as mudanças causadas pelo envelhecimento, conforme apropriado
- Determinar as percepções do paciente e da família sobre a alteração da imagem corporal *versus* realidade
- Orientar o paciente quanto às mudanças normais no corpo associadas aos vários estágios do envelhecimento, conforme apropriado
- Determinar se uma mudança da imagem corporal contribuiu para aumento do isolamento social
- Discutir os fatores que afetam a imagem corporal devido a condições congênitas, lesão, doenças ou cirurgia
- Identificar os efeitos da cultura, religião, raça, sexo, gênero e idade em termos de imagem corporal
- Monitorar a frequência das declarações de autocrítica
- Monitorar se o paciente consegue olhar para a parte corporal afetada
- Discutir como a imagem corporal negativa é expressa em vários comportamentos (p. ex., verificação do corpo, pesagem, medição, beliscões, verificação do espelho), evitação do corpo (p. ex., evitar espelhos, usar roupas largas) ou preocupação com a aparência (ou seja, esforços demorados para cuidar, gerenciar ou alterar a aparência)
- Orientar o paciente a automonitorar e reestruturar pensamentos usando um registro ou diário
- Orientar o paciente a mudar e melhorar o uso da linguagem negativa sobre a imagem corporal para descrever o corpo (p. ex., "tenho uma barriga nojenta") para declarações sem julgamento e baseadas em fatos como "tenho uma barriga redonda"
- Orientar o paciente a concentrar menos atenção em partes do corpo que não gosta e mais atenção em outras partes do corpo e ver o corpo como um todo
- Realizar exercícios de imagens guiadas projetadas para focar e direcionar a imaginação a fim de reviver eventos importantes que influenciaram a imagem corporal
- Discutir transtornos alimentares e comportamentais incluindo fatores de risco para o desenvolvimento de transtornos alimentares, padrões alimentares pouco saudáveis (p. ex., compulsão alimentar, jejum, restrição alimentar, exercícios excessivos)
- Utilizar exercícios de autorrevelação com o objetivo de extinguir gradualmente reações e situações negativas de imagem corporal (p. ex., exposição ao espelho para expor os participantes ao próprio corpo)
- Acordar com o paciente verbalmente ou por escrito as tarefas a serem realizadas
- Auxiliar o paciente a identificar as barreiras para a mudança de comportamento e planejar maneiras de superá-las
- Fornecer *feedback* sobre comportamentos ou desempenho de tarefa
- Incentivar quanto à execução contínua de exercícios cognitivos ou comportamentais projetados para melhorar as percepções da imagem corporal
- Discutir o conceito de estresse (p. ex., formas saudáveis *versus* não saudáveis), o que causa estresse e as consequências para a saúde e o bem-estar
- Utilizar técnicas de controle do estresse que busquem reduzir a ansiedade e o estresse (p. ex., relaxamento muscular progressivo, respiração profunda)
- Fornecer ao paciente informações sobre recursos de ajuda alternativos (p. ex., livros de autoajuda, *sites*, mídias sociais, grupos de apoio)
- Discutir sobre as causas da imagem corporal negativa (p. ex., influência da mídia, receber comentários negativos específicos ou provocações sobre o próprio peso, necessidade interna de perfeccionismo)
- Fornecer ao paciente treinamento em letramento midiático para ajudar a compreender mensagens da mídia que estabelecem imagens irrealistas de beleza críticas aos tipos de corpo
- Discutir estereótipos, preconceitos e discriminação relacionados com o gênero ou a aparência (p. ex., estereótipos sobre mulheres ou homens, pessoas magras ou acima do peso, impacto do preconceito e da discriminação na imagem corporal)
- Auxiliar no uso de estratégias projetadas para resistir ao impacto da mídia (p. ex., evitar fontes negativas)
- Fornecer ao paciente imagens alternativas de empoderamento de mulheres ou homens que vão contra o ideal de beleza atual
- Discutir o conceito de autoestima (como a autoestima se formou, quais fatores influenciam a autoestima, como a autoestima se relaciona com o bem-estar)
- Fornecer exercícios de aumento da autoestima projetados para aumentar a autoestima positiva (p. ex., escrever uma lista de talentos e traços de personalidade positivos)
- Discutir a atividade física e seu papel na promoção de uma imagem corporal saudável
- Discutir as relações interpessoais que impactam nas imagens corporais (p. ex., pressão dos colegas, rejeição social, inaceitabilidade e impacto das provocações baseadas na aparência, efeitos da conversa sobre gordura)
- Orientar o paciente sobre o uso de habilidades interpessoais projetadas para melhorar a comunicação com outras pessoas (p. ex., expressar opiniões, como resolver conflitos interpessoais)
- Fornecer ao paciente exercícios de atenção plena projetados para promover uma imagem corporal positiva (p. ex., respiração profunda, varredura corporal, meditação, alimentação consciente)
- Discutir as consequências psicológicas da imagem corporal negativa, como o desenvolvimento de transtornos alimentares, depressão, baixa autoestima, ansiedade social
- Identificar estratégias de enfrentamento utilizadas pelos pais em resposta às mudanças na aparência da criança
- Determinar como a criança responde às reações dos pais, conforme apropriado
- Orientar sobre a importância das respostas da criança às mudanças corporais e aos ajustes futuros, conforme apropriado
- Auxiliar na identificação de sentimentos antes de intervir com a criança, conforme apropriado
- Auxiliar na identificação de partes do corpo que têm percepções positivas associadas a elas
- Identificar meios de reduzir o efeito de qualquer desfiguração por meio de roupas, perucas ou cosméticos, conforme apropriado

- Auxiliar o paciente na identificação de ações que melhorem a aparência
- Auxiliar o paciente hospitalizado a aplicar cosméticos antes de receber visitas, conforme apropriado
- Utilizar a técnica *teach-back* (paciente é solicitado a repetir a informação que recebeu) para garantir a compreensão

1ª edição 1992; revisada em 2000, 2024

Melhora da socialização 5100

Definição: facilitação da capacidade de uma pessoa de interagir com outros

Atividades:
- Encorajar o maior envolvimento em relacionamentos já estabelecidos
- Encorajar o paciente a desenvolver relacionamentos
- Promover relacionamentos com pessoas que têm interesses e objetivos comuns
- Incentivar atividades sociais e comunitárias
- Promover o compartilhamento de problemas comuns com outras pessoas
- Encorajar a honestidade ao se apresentar aos outros
- Promover o envolvimento em interesses totalmente novos
- Encorajar o respeito pelos direitos dos outros
- Facilitar o uso de dispositivos auxiliares de déficits sensoriais, como óculos e aparelhos auditivos
- Incentivar a participação em atividades de reminiscência em grupo e/ou individual
- Facilitar a participação do paciente em grupos de narrativas de histórias
- Encaminhar o paciente para grupos de habilidades interpessoais ou programas que permitam intensificar a compreensão das transações, conforme apropriado
- Permitir o teste dos limites interpessoais
- Fornecer *feedback* sobre a melhora do cuidado com a aparência pessoal ou outras atividades
- Auxiliar o paciente a aumentar a consciência em relação aos pontos fortes e limitações na comunicação com os outros
- Utilizar a dramatização para praticar habilidades e técnicas de comunicação melhoradas
- Fornecer modelos de papéis que expressem raiva apropriadamente
- Confrontar o paciente a respeito do comprometimento do julgamento, quando apropriado
- Solicitar e esperar a comunicação verbal
- Fornecer *feedback* positivo quando o paciente conseguir aproximar-se de outras pessoas
- Encorajar o paciente a mudar de ambiente, como sair para fazer caminhadas ou ir ao cinema
- Facilitar a contribuição do paciente e o planejamento de atividades futuras
- Incentivar o planejamento de pequenos grupos para atividades especiais
- Explorar os pontos fortes e fracos da atual rede de relacionamentos

1ª edição 1992; revisada em 2000, 2004, 2008

Melhora de habilidades da vida 5326

Definição: desenvolvimento da capacidade de um indivíduo de lidar de maneira independente e eficaz com as exigências e os desafios da vida cotidiana

Atividades:
- Estabelecer relacionamento usando empatia, cordialidade, espontaneidade, organização, paciência e persistência
- Determinar as necessidades de aprendizagem de habilidades para a vida do paciente, família, grupo ou comunidade
- Avaliar o nível educacional do paciente
- Determinar o nível de conhecimento da habilidade de vida
- Avaliar o nível atual de habilidade e compreensão do conteúdo pelo paciente
- Avaliar o estilo de aprendizagem do paciente
- Concordar mutuamente sobre os objetivos do programa de habilidades para a vida
- Determinar o número de sessões e a duração do programa
- Aumentar a motivação definindo metas incrementais alcançáveis
- Avaliar as capacidades e deficiências cognitivas, psicomotoras e afetivas do paciente
- Determinar a capacidade do paciente de aprender informações específicas (ou seja, considerar o nível de desenvolvimento do paciente, estado fisiológico, orientação, dor, fadiga, necessidades básicas não satisfeitas, estado emocional e adaptação à doença)
- Determinar a motivação do paciente para aprender informações específicas (ou seja, considerar as crenças de saúde do paciente, não adesão anterior, experiências ruins com cuidados de saúde ou aprendizagem e objetivos conflitantes)
- Escolher métodos e estratégias de ensino apropriados
- Escolher materiais educacionais apropriados
- Adaptar o conteúdo às capacidades e deficiências cognitivas, psicomotoras e afetivas do paciente
- Dividir habilidades mais complexas em seus componentes graduais para permitir um progresso incremental
- Ajustar a instrução para facilitar a aprendizagem, conforme apropriado
- Proporcionar um ambiente propício à aprendizagem
- Utilizar dramatizações de comportamentos apropriados com cenários que simulem interações interpessoais da vida real
- Fornecer *feedback* positivo dependente de melhorias na habilidade de aprendizagem do paciente
- Utilizar tarefas para praticar e melhorar o desempenho de novas habilidades em situações da vida real
- Orientar sobre estratégias projetadas para aprimorar as habilidades de comunicação, se necessário

- Fornecer treinamento de assertividade, se necessário
- Utilizar estratégias para aumentar a autoconsciência do paciente
- Fornecer treinamento apropriado em habilidades sociais, se necessário
- Auxiliar o paciente a resolver problemas de maneira construtiva
- Orientar o paciente sobre como gerenciar conflitos, se necessário
- Orientar o paciente na definição de prioridades e na tomada de decisões
- Auxiliar o paciente no esclarecimento de valores
- Fornecer instruções sobre gerenciamento de tempo, se necessário
- Fornecer instruções sobre dieta, nutrição e preparação de alimentos, se necessário
- Orientar o paciente sobre o uso de técnicas de gerenciamento de estresse, conforme apropriado
- Orientar o paciente sobre como controlar os sintomas da doença, se for o caso
- Orientar o paciente sobre o gerenciamento de medicamentos, se apropriado
- Orientar o paciente sobre os fundamentos do local de trabalho (p. ex., melhorar o desempenho no trabalho, aprender sobre expectativas específicas do local de trabalho e desempenho, fazer amigos e socializar adequadamente)
- Identificar e organizar a participação em atividades de lazer
- Prestar assistência na gestão das finanças e na criação de um orçamento, se indicado
- Incluir a família ou outras pessoas significativas, conforme apropriado

6ª edição 2013

Melhora do desenvolvimento: lactente — 8278

Definição: facilitação de excelente desenvolvimento físico, cognitivo, social e emocional de crianças com menos de 1 ano

Atividades:
- Orientar os pais no que constitui nutrição e os hábitos nutricionais adequados do lactente
- Discutir e apoiar a decisão de amamentar ou dar mamadeira
- Orientar sobre armazenamento, preparação e manuseio adequados do leite materno ou fórmula infantil
- Introduzir alimentos sólidos aproximadamente aos 6 meses, orientando os pais sobre a seleção e preparação dos alimentos, métodos de introdução e armazenamento dos alimentos
- Orientar os pais a evitar oferecer ao lactente mamadeira contendo suco ou leite quando estiverem deitados
- Oferecer orientação antecipada para o desmame do lactente, incluindo sinais de prontidão
- Encorajar o estabelecimento de rituais de hora de dormir que reduzam ou eliminem distúrbios do ciclo sono-vigília
- Auxiliar os pais a identificarem a presença de desequilíbrio ou distúrbios do sono
- Determinar a técnica de controle apropriada para o desequilíbrio ou distúrbios do sono
- Discutir os riscos e benefícios de colocar o lactente para dormir junto com o adulto
- Proporcionar estímulos visuais, auditivos, táteis e sinestésicos durante as brincadeiras
- Estruturar as brincadeiras e os cuidados, considerando o estilo comportamental e os padrões de temperamento do lactente
- Providenciar brinquedos e atividades seguros e apropriados ao desenvolvimento
- Explicar a necessidade de suplementação de flúor, começando com 6 meses
- Orientar os pais a começarem a limpeza da cavidade oral do lactente com um pano úmido após a erupção do primeiro dente
- Utilizar escova de dente com cerdas macias com água ou creme dental sem flúor depois que vários dentes tiverem irrompido
- Determinar o cronograma adequado para exames odontológicos iniciais e subsequentes
- Realizar investigações recomendadas (p. ex., anemia, exposição ao chumbo e visão)
- Fornecer informações precisas com relação a riscos, benefícios, contraindicações e efeitos colaterais das imunizações programadas
- Identificar a necessidade de imunizações adicionais para grupos de crianças selecionados
- Fornecer orientação antecipada com relação a disciplina, dependência, aumento da mobilidade e segurança
- Discutir estratégias de colocar de castigo
- Orientar os pais sobre estratégias de prevenção de lesões de acordo com o estágio de desenvolvimento específico da criança e ao seu nível de curiosidade
- Estimular que seja providenciado um espaço seguro para que o lactente explore
- Discutir estratégias de prevenção de trauma por queimaduras pelo fogo e elétricas, sufocamento e aspiração, intoxicação, quedas, lesão corporal, afogamento e trauma em veículos
- Orientar os pais sobre estratégias de prevenção da síndrome da morte súbita infantil (SMSI)
- Orientar os pais sobre o temperamento da criança e sua associação com o tipo de interação do lactente com os outros
- Promover e facilitar o laço e o vínculo familiar com o lactente
- Apoiar e elogiar as habilidades e esforços dos pais
- Discutir o retorno dos pais ao trabalho e as opções dos cuidados da criança
- Identificar e abordar a presença de conflito familiar, falta de apoio e patologia
- Providenciar informações aos pais sobre o desenvolvimento da criança e sua criação
- Encaminhar para educação parental, conforme necessário

6ª edição 2013

Melhora do enfrentamento 5230

Definição: facilitação de esforços cognitivos e comportamentais para controlar estressores, mudanças ou ameaças percebidas que interferem no atendimento às demandas e aos papéis da vida

Atividades:
- Auxiliar o paciente a identificar metas adequadas de curto e longo prazo
- Auxiliar o paciente a examinar os recursos disponíveis para cumprir as metas
- Auxiliar o paciente a decompor metas complexas em etapas menores e administráveis
- Incentivar as relações com pessoas que tenham interesses e objetivos comuns
- Auxiliar o paciente a resolver problemas de maneira construtiva
- Avaliar o ajuste de um paciente às mudanças na imagem corporal, conforme indicado
- Avaliar o impacto da situação de vida do paciente sobre papéis e relacionamentos
- Encorajar o paciente a identificar uma descrição realista da mudança no papel
- Avaliar a compreensão do paciente sobre o processo de doença
- Avaliar e discutir respostas alternativas à situação
- Usar abordagem calma e tranquilizadora
- Proporcionar um ambiente de aceitação
- Auxiliar o paciente a desenvolver uma avaliação objetiva do evento
- Auxiliar o paciente a identificar as informações que esteja mais interessado em obter
- Fornecer informações factuais referentes a diagnóstico, tratamento e prognóstico
- Fornecer ao paciente opções realistas sobre determinados aspectos dos cuidados
- Encorajar uma atitude de esperança realista como modo de lidar com sentimentos de desamparo
- Avaliar a capacidade do paciente para tomar decisões
- Procurar compreender a perspectiva do paciente sobre uma situação estressante
- Desencorajar a tomada de decisão quando o paciente estiver sob forte estresse
- Encorajar o domínio gradual da situação
- Encorajar a paciência no desenvolvimento de relacionamentos
- Encorajar atividades sociais e comunitárias
- Encorajar a aceitação das limitações dos outros
- Reconhecer a formação espiritual/cultural do paciente
- Encorajar o uso de recursos espirituais, se desejado
- Explorar as conquistas anteriores do paciente
- Explorar as razões do paciente para a autocrítica
- Confrontar os sentimentos ambivalentes do paciente (raiva ou depressão)
- Fomentar saídas construtivas para a raiva e a hostilidade
- Organizar situações que estimulem a autonomia do paciente
- Auxiliar o paciente a identificar respostas positivas dos outros
- Encorajar a identificação de valores de vida específicos
- Explorar com o paciente os métodos prévios de lidar com os problemas da vida
- Apresentar o paciente a pessoas (ou grupos) que tenham passado pela mesma experiência com sucesso
- Apoiar o uso de mecanismos de defesa apropriados
- Incentivar a verbalização de sentimentos, percepções e medos
- Discutir as consequências de não lidar com a culpa e a vergonha
- Encorajar o paciente a identificar seus pontos fortes e habilidades
- Reduzir estímulos no ambiente que possam ser mal interpretados como ameaças
- Avaliar as necessidades/desejos do paciente de apoio social
- Auxiliar o paciente a identificar os sistemas de apoio disponíveis
- Determinar o risco de o paciente se automutilar
- Encorajar a participação da família, conforme apropriado
- Encorajar a família a verbalizar os sentimentos sobre o familiar doente
- Fornecer treinamento apropriado de habilidades sociais
- Auxiliar o paciente a identificar estratégias positivas para lidar com as limitações e administrar mudanças necessárias no estilo de vida ou dos papéis
- Orientar o paciente sobre o uso de técnicas de relaxamento, conforme necessário
- Auxiliar o paciente no luto e trabalhar as perdas relacionadas com doença crônica e/ou incapacidade, se apropriado
- Auxiliar o paciente a esclarecer concepções erradas
- Encorajar o paciente a avaliar o seu próprio comportamento

1ª edição 1992; revisada em 2013

Melhora do letramento em saúde 5515

Definição: auxílio a pessoas com capacidade limitada para obter, processar e compreender informações relacionadas com a saúde e a doença

Atividades:
- Criar um ambiente de cuidados com a saúde no qual um paciente com baixo nível educacional possa procurar ajuda sem se sentir envergonhado ou estigmatizado
- Usar uma comunicação adequada e clara
- Usar uma linguagem simples
- Simplificar a linguagem sempre que possível
- Usar um ritmo de fala lento
- Evitar jargões médicos e o uso de siglas
- Comunicar-se considerando a cultura, a idade e a adequação ao gênero
- Determinar a experiência do paciente com o sistema de saúde, incluindo promoção da saúde, proteção da saúde, prevenção de doenças, cuidados e manutenção da saúde e uso do sistema de saúde

- Determinar o *status* educacional em saúde no início do contato com o paciente por meio de avaliações informais e/ou formais
- Determinar o estilo de aprendizagem do paciente
- Observar se há indícios de conhecimento sobre saúde prejudicado (p. ex., não conseguir preencher formulários escritos, faltar a consultas, não tomar medicamentos adequadamente, ser incapaz de identificar medicamentos ou de descrever os motivos para tomá-los, recorrer a familiares para obter informações sobre o estado de saúde, fazer várias perguntas sobre tópicos já abordados em folhetos e brochuras, evitar ler coisas na frente de profissionais de saúde)
- Obter serviços de informação, conforme necessário
- Fornecer informações essenciais escritas e orais a um paciente em sua primeira língua
- Determinar o que o paciente já sabe sobre sua condição de saúde ou riscos e relacionar novas informações com o que já é conhecido
- Fornecer educação ou aconselhamento individual sempre que possível
- Fornecer materiais escritos compreensíveis (p. ex., usar frases curtas e palavras comuns com poucas sílabas, destacar os pontos principais, usar uma voz ativa, usar letras grandes, ter um *layout* e um *design* de fácil interação, agrupar conteúdo semelhante em segmentos, enfatizar comportamentos e ações que devem ser tomadas, usar imagens ou diagramas para esclarecer e diminuir a carga de leitura)
- Utilizar estratégias para melhorar a compreensão (p. ex., começar com as informações mais importantes, concentrar-se nas mensagens principais e repetir, limitar a quantidade de informações apresentadas de cada vez, usar exemplos para ilustrar pontos importantes, relacioná-los com a experiência do indivíduo, usar um estilo de narrativa)
- Usar várias ferramentas de comunicação (p. ex., gravações, vídeos, dispositivos de vídeo digital, computadores, pictogramas, modelos, diagramas)
- Avaliar a compreensão do paciente pedindo que repita com suas próprias palavras ou demonstre habilidade
- Encorajar a pessoa a fazer perguntas e buscar esclarecimentos (p. ex., qual é meu problema principal? O que preciso fazer? Para mim, por que é importante fazer isso?)
- Auxiliar a pessoa a prever suas experiências no sistema de saúde (p. ex., ser questionado, consultar diferentes profissionais de saúde, precisar informar os provedores quando as informações não forem compreendidas, obter os resultados de exames laboratoriais, marcar e comparecer a consultas)
- Incentivar o uso de medidas eficazes para lidar com a dificuldade no letramento em saúde (p. ex., ser persistente ao pedir ajuda, levar uma lista escrita de perguntas ou preocupações para cada consulta de saúde, dependendo de explicações orais ou demonstrações de tarefas, buscar a ajuda de familiares ou amigos para obter informações sobre saúde)

5ª edição 2008

Melhora do papel 5370

Definição: auxílio a um paciente, pessoas significativas e/ou familiares para melhorar as relações, esclarecendo e complementando comportamentos específicos

Atividades:
- Auxiliar o paciente a identificar os vários papéis no ciclo de vida
- Auxiliar o paciente a identificar seu papel habitual na família
- Auxiliar o paciente a identificar os períodos de transição de papéis durante sua vida
- Auxiliar o paciente a identificar a insuficiência no desempenho de papéis
- Auxiliar o paciente a identificar comportamentos necessários para o desenvolvimento de papéis
- Auxiliar o paciente a identificar mudanças específicas nos papéis, consideradas necessárias, em decorrência de doenças ou incapacidades
- Auxiliar os filhos adultos a aceitarem a dependência dos pais idosos e as mudanças de papéis envolvidas, conforme apropriado
- Encorajar o paciente a identificar uma descrição realista da mudança de papel
- Auxiliar o paciente a identificar estratégias positivas para gerenciar as mudanças de papéis
- Facilitar a discussão sobre as adaptações de papéis da família para compensar as mudanças de papéis dos membros doentes
- Auxiliar o paciente a imaginar como uma situação específica pode ocorrer e como um papel deve evoluir
- Facilitar a troca de papéis, fazendo com que o paciente antecipe as reações dos outros a determinada situação
- Facilitar a discussão de como o papel do irmão mudará com a chegada do recém-nascido, conforme apropriado
- Fornecer oportunidades de alojamento conjunto para ajudar a esclarecer os papéis dos pais, conforme apropriado
- Facilitar a discussão das adaptações a papéis relacionadas com a saída do filho de casa (síndrome do ninho vazio), conforme apropriado
- Atuar como modelo para aprender novos comportamentos, conforme apropriado
- Facilitar a oportunidade para o paciente desempenhar novos comportamentos
- Facilitar a discussão das expectativas entre o paciente e pessoas significativas em papéis recíprocos
- Ensinar novos comportamentos necessários para que o paciente e os pais possam desempenhar um papel
- Facilitar as interações do grupo de referência como parte do aprendizado de novos papéis

1ª edição 1992; revisada em 2008

Melhora do sistema de apoio   5440

Definição: facilitação do apoio ao paciente pela família, amigos e comunidade

Atividades:
- Identificar a resposta psicológica à situação e a disponibilidade do sistema de apoio
- Determinar a adequação das redes sociais existentes
- Identificar o grau de apoio familiar, apoio financeiro e outros recursos
- Determinar as barreiras aos sistemas de apoio não utilizados e subutilizados
- Monitorar a atual situação familiar e a rede de apoio
- Encorajar o paciente a participar das atividades sociais e comunitárias
- Encorajar as relações com pessoas que tenham interesses e metas comuns
- Encaminhar para um grupo de autoajuda ou recurso com base na Internet, conforme apropriado
- Identificar os pontos fortes e fracos dos recursos da comunidade e defender mudanças, quando apropriado
- Encaminhar para um programa de prevenção ou tratamento baseado na comunidade, conforme apropriado
- Oferecer serviços de maneira cuidadosa e apoiadora
- Envolver a família/outras pessoas significativas e amigos no cuidado e planejamento
- Identificar recursos disponíveis para oferecer apoio ao cuidador
- Explicar aos demais interessados como podem ajudar

1ª edição 1992; revisada em 2013

Melhora do sono   1850

Definição: facilitação dos ciclos regulares de sono e vigília

Atividades:
- Determinar o padrão de sono e atividade
- Aproximar o ciclo regular de sono e vigília no planejamento dos cuidados
- Explicar a importância do sono adequado durante as várias fases e ocorrências na vida (p. ex., gravidez, doença, estresse psicossocial)
- Determinar os efeitos dos medicamentos no padrão de sono
- Monitorar e registrar o padrão de sono e o número de horas de sono
- Monitorar o padrão de sono e observar as circunstâncias físicas (p. ex., apneia do sono, obstrução das vias aéreas, dor ou desconforto, frequência urinária) e psicológicas (p. ex., medo, ansiedade) que interrompem o sono
- Orientar a monitoração dos padrões de sono
- Monitorar a participação em atividades geradoras de fadiga durante a vigília, para evitar o cansaço excessivo
- Ajustar o ambiente (p. ex., luz, ruído, temperatura, colchão, leito) para promover o sono
- Orientar o paciente a limitar o uso de dispositivos eletrônicos (p. ex., telefone, Internet, televisão)
- Diminuir ou eliminar os cuidados noturnos rotineiros e não essenciais
- Incentivar a estabelecer uma rotina de hora de dormir, para facilitar a transição da vigília para o sono
- Facilitar a manutenção das rotinas habituais de hora de dormir, sugestões ou suporte pré-sono e objetos familiares (p. ex., para crianças, um cobertor ou brinquedo favorito, balanço, chupeta, contar histórias; para adultos, um livro para ler, banho morno), conforme apropriado
- Auxiliar na eliminação de situações estressantes antes de dormir
- Monitorar a ingestão de alimentos e bebidas na hora de dormir, considerando os itens que facilitam ou interferem no sono
- Orientar a evitar alimentos e bebidas na hora de dormir que possam interferir no sono (p. ex., bebidas com cafeína, alimentos com alto teor de açúcar, alimentos formadores de gases)
- Auxiliar o paciente a limitar o sono diurno, fornecendo atividades que promovam a vigília, conforme apropriado
- Orientar sobre o relaxamento muscular autogênico ou outras formas não farmacológicas de indução de sono
- Iniciar medidas de conforto como massagem, posicionamento e toque afetivo
- Incentivar o uso de dispositivos e aplicativos de melhoria do sono, conforme apropriado
- Providenciar medidas não farmacológicas para melhoria do sono (p. ex., aromaterapia, diminuição da intensidade da luz)
- Considerar a aplicação de combinações de dispositivos, medidas de conforto, melhorias não farmacológicas
- Promover o aumento do número de horas de sono, se necessário
- Proporcionar cochilos durante o dia, se indicado, para atender às necessidades de sono
- Agrupar as atividades de cuidados para minimizar o número de despertares e proporcionar ciclos de sono de pelo menos 90 minutos
- Ajustar o esquema de administração de medicamentos para dar suporte ao ciclo de sono e vigília
- Orientar sobre fatores (p. ex., fisiológicos, psicológicos, estilo de vida, mudanças frequentes de turno de trabalho, mudanças rápidas de fuso horário, horas de trabalho excessivamente longas, outros fatores ambientais) que contribuam para os distúrbios do padrão de sono
- Orientar o paciente no desenvolvimento de um protocolo de higiene do sono (p. ex., seguir um horário regular de sono, sair da cama quando não conseguir dormir, não passar muito tempo na cama, evitar tarefas excessivas na cama, deixar o quarto confortável)
- Considerar o uso de medicamentos para dormir
- Incentivar o uso de medicamentos para dormir que não contenham supressor(es) do sono REM (p. ex., melatonina)
- Regular os estímulos ambientais para manter os ciclos normais de dia e noite, conforme indicado

- Discutir com o paciente as técnicas de melhoria do sono
- Fornecer informações por escrito sobre técnicas para melhorar o sono
- Registrar as instruções e respostas
- Usar a técnica *teach-back* (paciente é solicitado a repetir a informação que recebeu) para garantir a compreensão

1ª edição 1992; revisada em 2004, 2024

Método canguru   6840

Definição: facilitação do contato pele a pele entre os pais ou outros cuidadores e o lactente prematuro fisiologicamente estável

Atividades:
- Explicar as vantagens e implicações de proporcionar contato pele a pele com o lactente
- Monitorar os fatores dos pais que influenciam o envolvimento nos cuidados (p. ex., disposição, saúde, disponibilidade e presença de sistema de apoio)
- Certificar-se que o estado fisiológico do lactente atenda às diretrizes para participação nos cuidados
- Preparar um ambiente tranquilo, privado e acolhedor
- Oferecer aos pais uma cadeira reclinável ou de balanço
- Orientar os pais a utilizarem roupas confortáveis e abertas na frente
- Orientar os pais sobre como transferir o lactente da incubadora, leito aquecido ou berço enquanto manuseia o equipamento e as sondas
- Posicionar o lactente de fralda na posição prona e ereta sobre o peito nu dos pais
- Virar a cabeça do lactente para um lado em uma posição ligeiramente estendida para facilitar o contato visual com os pais e manter as vias aéreas abertas
- Evitar a flexão para frente e a hiperextensão da cabeça do lactente
- Os quadris e os braços do lactente devem ser flexionados
- Manter a posição do lactente e dos pais (p. ex., amarrar com um laço ou tecido [*sling*] ao redor do lactente e da mãe – ou do pai –, colocar as roupas do adulto em questão em volta do recém-nascido e colocar um cobertor sobre os dois)
- Orientar os pais sobre como colocar e retirar o lactente do tecido de ligação (*sling*)
- Incentivar os pais a se concentrarem no lactente e não no ambiente e equipamentos de alta tecnologia
- Incentivar os pais a acariciarem delicadamente o lactente na posição prona ereta
- Estimular os pais a ninarem suavemente o lactente na posição prona ereta
- Incentivar a estimulação auditiva do lactente
- Apoiar os pais durante a nutrição e a prestação de cuidados práticos ao lactente
- Orientar os pais a segurarem o lactente com as mãos inteiras, envolvendo-o
- Incentivar os pais a identificarem os sinais comportamentais do lactente
- Apontar as mudanças de estado do lactente para os pais
- Estimular os pais a sentarem, ficarem em pé, andarem e se envolverem em outras atividades de interesse, proporcionando contato pele a pele
- Incentivar as mães no período pós-parto a deambularem a cada 90 minutos, mantendo o contato pele a pele, para prevenir doenças trombolíticas
- Orientar os pais a diminuírem a atividade quando o lactente mostrar sinais de superestimulação, angústia ou evitação
- Incentivar os pais a deixarem o lactente dormir durante o atendimento
- Encorajar a amamentação durante o atendimento, conforme apropriado
- Incentivar os pais a prestarem cuidados por pelo menos 60 minutos para evitar mudanças frequentes e potencialmente estressantes, se possível
- Orientar os pais a aumentarem gradualmente o tempo de cada contato pele a pele para que a duração se torne o mais contínua possível
- Monitorar a reação emocional e as preocupações dos pais em relação ao método canguru
- Observar o estado fisiológico do lactente (p. ex., cor, temperatura, frequência cardíaca e apneia)
- Orientar os pais sobre como monitorar o estado fisiológico do lactente
- Apoiar os pais a continuarem o contato pele a pele em casa
- Interromper o tratamento se o lactente tornar-se fisiologicamente comprometido ou ficar agitado

2ª edição 1996; revisada em 2013

Micção induzida   0640

Definição: promoção da continência urinária por meio de lembretes verbais em horários determinados para uso do toalete, e *feedback* social positivo para o uso do toalete bem-sucedido

Atividades:
- Determinar a capacidade de reconhecer a urgência miccional
- Manter um registro de especificação de continência por 3 dias para estabelecer o padrão de micção e determinar a probabilidade de sucesso
- Estabelecer o intervalo inicial do esquema programado de micção induzida, com base no padrão miccional
- Estabelecer o tempo de início e término do esquema programado de micção induzida, caso não seja por 24 horas
- Abordar 15 minutos antes do horário programado para a micção induzida
- Reservar um tempo para solicitar a assistência para o uso do toalete
- Determinar a ciência do paciente sobre o estado de continência, perguntando se está molhado ou seco

- Determinar a precisão da resposta, verificando fisicamente as vestimentas ou roupas de cama, conforme apropriado
- Fornecer *feedback* positivo sobre a precisão da resposta ao estado de continência e o sucesso de manutenção da continência entre os horários programados para uso do toalete
- Utilizar uma comunicação respeitosa em todas as solicitações de micção
- Solicitar o uso do toalete ou substituto, no máximo três vezes, independentemente do estado de continência
- Oferecer auxílio para uso do toalete, independentemente do estado de continência
- Fornecer privacidade para uso do toalete
- Fornecer *feedback* positivo elogiando o comportamento desejado de uso do toalete
- Não comentar sobre incontinências ou recusa em utilizar o toalete
- Informar o paciente sobre o horário da próxima sessão de uso do toalete
- Orientar o paciente a controlar conscientemente a micção entre as sessões de uso do toalete, se não houver comprometimento cognitivo
- Orientar o paciente a utilizar voluntariamente o toalete em resposta à urgência miccional
- Documentar os resultados das sessões de uso do toalete no prontuário do paciente
- Discutir sobre o registro de continência com a equipe para reforçar e incentivar a adesão a um esquema programado de micção induzida semanalmente e conforme a necessidade
- Fornecer treinamento regular para a equipe para assegurar um nível de conforto adequado com a intervenção

3ª edição 2000; revisada em 2024

Mobilização familiar 7120

Definição: utilização dos pontos fortes da família para influenciar a saúde do paciente em uma direção positiva

Atividades:
- Ser um ouvinte para os membros da família
- Estabelecer relações de confiança com os membros da família
- Identificar os familiares como potenciais especialistas no cuidado do paciente
- Identificar pontos fortes e recursos dentro da família, nos familiares e no seu sistema de apoio e da comunidade
- Determinar a prontidão e a capacidade dos membros da família para aprender
- Fornecer informações frequentes à família para ajudá-la a identificar as limitações, o progresso e as implicações para o cuidado do paciente
- Promover a tomada de decisões mútuas com os familiares relacionadas com o plano de cuidados do paciente
- Orientar os cuidadores domiciliares sobre a terapia do paciente, conforme apropriado
- Explicar aos familiares a necessidade de continuidade dos cuidados de saúde profissionais, conforme apropriado
- Colaborar com os familiares no planejamento e na implementação de terapias e mudanças no estilo de vida do paciente
- Apoiar as atividades familiares na promoção da saúde do paciente ou no gerenciamento da condição, quando apropriado
- Auxiliar os familiares a identificarem serviços de saúde e recursos comunitários que podem ser utilizados para melhorar o estado de saúde do paciente
- Monitorar a situação familiar atual
- Encaminhar os familiares para grupos de apoio, conforme apropriado
- Determinar sistematicamente a obtenção dos resultados esperados pelo paciente

1ª edição 1992; revisada em 2000, 2024

Modificação do comportamento 4360

Definição: promoção de mudança de comportamento

Atividades:
- Determinar a motivação do paciente para mudar
- Auxiliar o paciente a identificar pontos fortes e reforçá-los
- Identificar o problema em termos comportamentais
- Identificar o comportamento a ser mudado (comportamento-alvo) em termos específicos e concretos
- Fragmentar o comportamento a ser alterado em unidades menores e mensuráveis de comportamento (p. ex., parar de fumar; número de cigarros fumados)
- Utilizar períodos específicos de tempo ao medir unidades de comportamento (p. ex., número de cigarros fumados por dia)
- Determinar se o comportamento-alvo identificado precisa ser aumentado, diminuído ou aprendido
- Considerar que é mais fácil intensificar um comportamento do que o diminuir
- Estabelecer objetivos comportamentais por escrito
- Desenvolver programa de mudança de comportamento
- Estabelecer um ponto de partida de ocorrência do comportamento antes de iniciar a mudança
- Desenvolver um método (p. ex., figura ou tabela) para registrar comportamento e suas modificações
- Incentivar a substituição de hábitos indesejáveis por hábitos desejáveis
- Apresentar pessoas e grupos que passaram com sucesso pela mesma experiência
- Promover a aprendizagem do comportamento desejado usando técnicas de modelagem
- Garantir a consistência na implementação de estratégias de mudança por toda a equipe
- Reforçar decisões construtivas sobre as necessidades de saúde
- Fornecer *feedback* quando o paciente estiver livre de sintomas e parecer relaxado

- Evitar demonstrar rejeição ou menosprezo durante os esforços para a mudança de comportamento
- Oferecer reforço positivo para decisões tomadas de maneira independente
- Incentivar a examinar o próprio comportamento
- Auxiliar o paciente na identificação de pequenos sucessos
- Incentivar a participação no monitoramento e registro de comportamentos
- Discutir o processo de modificação de comportamento com todas as pessoas envolvidas
- Facilitar o envolvimento de outros prestadores de cuidados de saúde no processo de modificação, conforme apropriado
- Facilitar o envolvimento da família no processo de modificação de comportamento, conforme apropriado
- Desenvolver contrato de tratamento para dar suporte à implementação do sistema de *tokens* ou pontos
- Promover a aquisição de competências que reforçam sistematicamente componentes simples de competências ou tarefas
- Dar reforços positivos para comportamentos desejados em ocasiões predeterminadas (contínuo ou intermitente)
- Retirar reforços positivos a comportamentos indesejados e adicionar reforços a comportamentos de substituição mais desejáveis
- Incentivar a participação na seleção de reforços significativos
- Escolher reforçadores que possam ser controlados (p. ex., usados somente quando ocorrer o comportamento a ser alterado)
- Coordenar sistema de símbolos ou pontos de reforço para comportamentos complexos ou múltiplos
- Determinar mudanças no comportamento comparando as ocorrências de base com as ocorrências de comportamento pós-intervenção
- Documentar e comunicar o processo de modificação à equipe de tratamento, conforme necessário
- Acompanhar o reforço durante longo prazo por telefone ou contato pessoal
- Utilizar a técnica *teach-back* (paciente é solicitado a repetir a informação que recebeu) para garantir a compreensão

1ª edição 1992; revisada em 2013, 2024

Modificação do comportamento: habilidades sociais 4362

Definição: usar estratégias comportamentais para desenvolver ou melhorar habilidades sociais interpessoais

Atividades:
- Abordar o paciente com preocupação genuína
- Solicitar ao paciente que conte a sua história relacionada com problemas de comportamento interpessoal
- Ajudar o paciente a identificar problemas comportamentais que resultam da maneira como uma pessoa se relaciona com outra
- Utilizar um programa de treinamento de habilidades interpessoais baseado em evidências comportamentais
- Incentivar o compartilhamento de sentimentos (negativos e positivos) oriundos de problemas interpessoais
- Ajudar o paciente a determinar os objetivos ou metas desejadas para relações ou situações interpessoais problemáticas
- Ajudar o paciente a determinar se os objetivos desejados são realistas e atingíveis, ou se são necessários objetivos melhores
- Auxiliar o paciente a identificar possíveis cursos de ação e suas consequências sociais ou interpessoais, incluindo mudanças que provavelmente experimentará devido a novos objetivos de relacionamento
- Ajudar a identificar mudanças que uma pessoa está disposta a fazer para atingir novos objetivos interpessoais
- Identificar habilidades sociais específicas usando discussão guiada e exemplos que serão o foco do treinamento
- Auxiliar na identificação de etapas comportamentais para habilidades sociais específicas que incluem mudanças que a pessoa está disposta a fazer
- Fornecer métodos (p. ex., dramatização, apresentação de vídeo) que demonstrem comportamentos no contexto de situações que sejam significativas
- Encorajar o paciente a auxiliar na dramatização de comportamentos, caso se sinta confortável
- Envolver pessoas significativas em sessões de treinamento de habilidades sociais (p. ex., dramatização), conforme apropriado
- Fornecer *feedback* (p. ex., elogios ou recompensas) ao paciente sobre o desempenho das habilidades sociais-alvo
- Orientar as pessoas significativas (p. ex., família, colegas, empregadores) sobre o propósito e o processo de treinamento de habilidades sociais, conforme apropriado
- Fornecer *feedback* sobre a adequação das respostas sociais em situações de treinamento
- Fornecer materiais educacionais para auxiliar na compreensão das mudanças interpessoais que ajudarão a atingir as metas, incluindo materiais educacionais que usam dramatização, vídeos ou informações escritas
- Encorajar o paciente ou pessoas significativas a autoavaliarem os resultados das interações sociais, a se recompensarem por resultados positivos e a resolver problemas nos resultados menos desejáveis
- Utilizar a técnica *teach-back* (paciente é solicitado a repetir a informação que recebeu) para garantir a compreensão

2ª edição 1996; revisada em 2018, 2024

Monitoração acidobásica 1920

Definição: coleta e análise de dados do paciente para regular o equilíbrio acidobásico

Atividades:
- Obter amostra solicitada para análise laboratorial do equilíbrio acidobásico (p. ex., gasometria arterial, urina e soro) em população de risco, conforme apropriado
- Obter amostras sequenciais para determinar tendências
- Analisar tendências do pH sérico em pacientes que apresentem condições crescentes nos níveis de pH (p. ex., pacientes com hiperventilação, pacientes com cetoacidose diabética ou alcoólica, pacientes sépticos)
- Analisar as tendências do pH sérico em populações de risco (p. ex., pacientes com comprometimento do estado respiratório, insuficiência renal, diabetes melito, diarreia ou vômito prolongado, síndrome de Cushing)
- Observar se o nível de pH arterial está alcalino ou ácido na média (7,35 a 7,45)
- Observar se o nível de $PaCO_2$ mostra acidose respiratória, alcalose respiratória ou normalidade
- Observar se o nível de HCO_3 mostra acidose metabólica, alcalose metabólica ou normalidade
- Examinar as tendências do pH sérico em conjunto com as tendências de $PaCO_2$ e HCO_3 para determinar se a acidose ou alcalose está compensada ou descompensada
- Observar se a compensação é pulmonar, metabólica ou fisiologicamente tamponada
- Monitorar possíveis etiologias antes de tentar tratar desequilíbrios acidobásicos, pois é mais eficaz tratar a etiologia do que o desequilíbrio
- Identificar a presença ou ausência de *anion gap* (maior que 14 mEq/ℓ), sinalizando um aumento na produção ou diminuição na excreção de produtos ácidos
- Monitorar sinais e sintomas de déficit de HCO_3 e de acidose metabólica (p. ex., respirações de Kussmaul-Kien, fraqueza, desorientação, cefaleia, anorexia, coma, nível de pH urinário menor que 6, nível de HCO_3 plasmático menor que 22 mEq/ℓ, nível de pH plasmático menor que 7,35, excesso de base menor que −2 mEq/ℓ, hiperpotassemia associada e possível déficit de CO_2)
- Monitorar as causas de acidose metabólica (p. ex., ingestão de metanol ou etanol, uremia, cetoacidose diabética, cetoacidose alcoólica, ingestão de paraldeído, acidose láctica, sepse, hipotensão, hipoxia, isquemia, desnutrição, diarreia, insuficiência renal, hiperalimentação, hiperparatireoidismo, toxicidade por salicilato, ingestão de etilenoglicol)
- Monitorar sinais e sintomas de excesso de HCO_3 e de alcalose metabólica (p. ex., dormência e formigamento das extremidades, hipertonicidade muscular, respiração superficial com pausa, bradicardia, tetania, nível de pH urinário maior que 7, nível de HCO_3 plasmático maior que 26 mEq/ℓ, nível de pH plasmático maior que 7,45, BE maior que 2 mEq/ℓ, hipopotassemia associada e possível retenção de CO_2)
- Monitorar as causas da alcalose metabólica (p. ex., diuréticos, vômitos, sonda nasogástrica, pós-hipercapnia, deficiência de potássio, ingestão de álcalis, síndrome de Cushing, hiperaldosteronismo, hipocloremia, ingestão excessiva de medicamentos contendo HCO_3)
- Monitorar sinais e sintomas de déficit de nível de $PaCO_2$ e de alcalose respiratória (p. ex., suspiros e bocejos frequentes, tetania, parestesia, espasmos musculares, palpitações, formigamento e dormência, tontura, visão turva, sudorese, boca seca, convulsões, nível de pH superior a 7,45, $PaCO_2$ inferior a 35 mmHg, hipercloremia associada e possível déficit de HCO_3)
- Monitorar as causas da alcalose respiratória (p. ex., hiperventilação, hiperventilação mecânica, doença hepática, gravidez, sepse, dor, lesões do SNC e febre)
- Monitorar sinais e sintomas de excesso de nível de $PaCO_2$ e da acidose respiratória (p. ex., tremor nas mãos que se estende aos braços, confusão, sonolência que evolui para coma, cefaleia, diminuição da resposta verbal, náusea, vômito, taquicardia, extremidades quentes e úmidas, nível de pH menor que 7,35, nível de $PaCO_2$ maior que 45 mmHg, hipocloremia associada e possível excesso de HCO_3)
- Monitorar as possíveis causas de acidose respiratória (p. ex., obstrução das vias aéreas, depressão ventilatória, depressão do SNC, doença neurológica, doença pulmonar crônica, doença musculoesquelética, trauma torácico, infecção, SARA, insuficiência cardíaca, ingestão aguda de opioides e uso de medicamentos depressores respiratórios)
- Comparar o estado atual com o estado anterior para detectar melhorias e deterioração na condição do paciente
- Iniciar e/ou alterar o tratamento clínico para manter os parâmetros do paciente dentro dos limites determinados pelo profissional de saúde, usando protocolos estabelecidos

1ª edição 1992; revisada em 2013

Monitoração da pressão intracraniana (PIC) 2590

Definição: mensuração e interpretação de dados do paciente para regular a pressão intracraniana

Atividades:
- Auxiliar na inserção do dispositivo de monitoração da PIC
- Fornecer informações ao paciente, à família e a outras pessoas importantes/significativas
- Calibrar o transdutor
- Nivelar o transdutor externo para um ponto de referência anatômico consistente
- Preparar o sistema de lavagem, conforme apropriado
- Definir alarmes de monitor
- Registrar as leituras de pressão da PIC
- Monitorar a qualidade e as características do formato de onda da PIC
- Monitorar a pressão de perfusão cerebral
- Monitorar o estado neurológico
- Monitorar a PIC e a resposta neurológica do paciente às atividades de cuidado e aos estímulos ambientais

- Monitorar a quantidade, a média e as características da drenagem do líquido cefalorraquidiano (LCR)
- Manter a posição da câmara de coleta do LCR conforme prescrito
- Monitorar a ingesta e eliminação de líquidos
- Prevenir o deslocamento do equipamento
- Manter a esterilidade do sistema de monitoramento
- Monitorar os tubos de pressão para bolhas de ar, detritos ou sangue coagulado
- Trocar o transdutor, o sistema e a bolsa de drenagem, conforme indicado
- Trocar e/ou reforçar o curativo do local de inserção, conforme necessário
- Monitorar o local de inserção para detectar infecção ou vazamento de líquido
- Obter amostras de drenagem do líquido cefalorraquidiano, conforme apropriado
- Monitorar a temperatura e o leucograma
- Verificar se o paciente apresenta rigidez na nuca
- Administrar antibióticos
- Posicionar o paciente com a cabeça e o pescoço em posição neutra, evitando flexão extrema do quadril
- Ajustar a cabeceira da cama para otimizar a perfusão cerebral
- Monitorar o efeito dos estímulos ambientais na PIC
- Espaçar os cuidados de enfermagem para minimizar a elevação da PIC
- Alterar o procedimento de aspiração para minimizar o aumento da PIC com a introdução do cateter (p. ex., administrar lidocaína e limitar o número de passagens de aspiração)
- Monitorar os níveis de CO_2 e mantê-los dentro dos parâmetros especificados
- Manter a pressão arterial sistêmica dentro da faixa especificada
- Administrar agentes farmacológicos para manter a PIC dentro da variação especificada
- Notificar o médico sobre PIC elevada que não responde aos protocolos de tratamento

1ª edição 1992; revisada em 2008

Monitoração das extremidades inferiores 3480

Definição: coleta, análise e uso de dados pessoais para categorizar riscos e prevenir lesões nas extremidades inferiores

Atividades:
- Revisar o histórico de lesões nas extremidades inferiores e mudanças recentes
- Determinar a mobilidade e a percepção do estado de mobilidade (ou seja, anda sem assistência, anda com assistência de dispositivo, não anda, usa cadeira de rodas)
- Determinar evidências de higiene precária, edema, presença de alterações nas unhas dos pés (p. ex., espessamento, infecção fúngica, corte inadequado, cuidados com as unhas)
- Determinar cor, temperatura, hidratação, crescimento do cabelo, textura, deformidades e condição da pele
- Monitorar a força muscular e a mobilidade das articulações do tornozelo e do pé
- Determinar evidências de áreas de pressão nas extremidades inferiores (ou seja, presença de vermelhidão localizada, aumento de temperatura, bolhas, calos ou formação de calosidades)
- Perguntar sobre parestesia (p. ex., dormência, formigamento, queimação)
- Monitorar pulsos de membros inferiores
- Determinar o índice tornozelo-braquial, conforme prescrito
- Determinar a presença de claudicação intermitente, dor em repouso ou dor noturna
- Determinar o tempo de reenchimento capilar
- Monitorar o nível de sensação protetora usando testes aprovados de perda sensorial (p. ex., monofilamento de náilon Semmes-Weinstein)
- Determinar o limiar de percepção de vibração
- Determinar respostas proprioceptivas
- Provocar reflexos tendinosos profundos (ou seja, tornozelo e joelho), conforme indicado
- Monitorar a marcha e a distribuição do peso nos pés (p. ex., observar a caminhada, determinar o padrão de desgaste dos sapatos)
- Monitorar a adequação e a condição dos sapatos e meias
- Realizar vigilância contínua das extremidades inferiores para determinar a necessidade de encaminhamento pelo menos quatro vezes por ano ou conforme prescrito
- Determinar os serviços especializados de cuidados com os pés necessários
- Consultar um profissional de saúde sobre recomendações para avaliação e terapia adicionais (p. ex., radiografias), conforme necessário
- Fornecer informações sobre serviços recomendados de cuidados especiais com os pés
- Determinar a preferência de encaminhamento para profissional ou instituição de saúde, conforme apropriado
- Prestar assistência na obtenção dos recursos financeiros necessários, conforme apropriado
- Orientar sobre as necessidades de cuidados com os membros inferiores
- Utilizar a técnica *teach-back* (paciente é solicitado a repetir a informação que recebeu) para garantir a compreensão

4ª edição 2004; revisada em 2024

Monitoração de eletrólitos 2020

Definição: coleta e análise de dados do paciente para regular o equilíbrio eletrolítico

Atividades:
- Monitorar os níveis séricos de eletrólitos
- Monitorar os níveis séricos de albumina e proteína total, conforme indicado
- Monitorar os desequilíbrios acidobásicos associados
- Identificar possíveis causas de desequilíbrios eletrolíticos
- Reconhecer e relatar a presença de desequilíbrios eletrolíticos
- Monitorar a perda de líquidos e a perda associada de eletrólitos, conforme apropriado
- Monitorar para sinais de Chvostek e/ou Trousseau
- Monitorar a manifestação neurológica do desequilíbrio eletrolítico (p. ex., alteração do sensório e fraqueza)
- Monitorar a adequação da ventilação
- Monitorar os níveis de osmolalidade sérica e urinária
- Monitorar traçados de ECG para alterações relacionadas com níveis anormais de potássio, cálcio e magnésio
- Observar alterações como parestesia e tremores nas extremidades
- Observar a força muscular
- Monitorar náuseas, vômitos e diarreia
- Identificar tratamentos que podem alterar o estado eletrolítico, como aspiração gastrintestinal, diuréticos, anti-hipertensivos e bloqueadores dos canais de cálcio
- Monitorar doenças clínicas subjacentes que possam levar ao desequilíbrio eletrolítico
- Monitorar os sinais e sintomas de hipopotassemia: fraqueza muscular; irregularidades cardíacas (contrações ventriculares prematuras [CVP]); intervalo QT prolongado; onda T achatada ou deprimida; segmento ST deprimido; presença de onda U; fadiga; parestesia; reflexos diminuídos; anorexia; constipação; motilidade gastrintestinal diminuída; tontura; confusão; aumento da sensibilidade aos digitálicos e depressão respiratória
- Monitorar sinais/sintomas de hiperpotassemia: irritabilidade; inquietação; ansiedade; náuseas; vômitos; cólicas abdominais; fraqueza; paralisia flácida; dormência e formigamento periorais; taquicardia progredindo para bradicardia; taquicardia/fibrilação ventricular; ondas T altas e apiculadas; onda P achatada; complexo QRS alargado e bloqueio cardíaco progredindo para assistolia
- Monitorar sinais/sintomas de hiponatremia: desorientação; espasmos musculares; náuseas e vômitos; cólicas abdominais; cefaleias; alterações de personalidade; convulsões; letargia; fadiga; abstinência e coma
- Monitorar os sinais e sintomas de hipernatremia: sede intensa; febre; mucosas secas e pegajosas; taquicardia; hipotensão, letargia, confusão, alteração do estado mental e convulsões
- Monitorar sinais e sintomas de hipocalcemia: irritabilidade; tetania muscular; sinal de Chvostek (espasmo muscular facial); sinal de Trousseau (espasmo do carpo); dormência e formigamento periféricos; cãibras musculares; diminuição do débito cardíaco; prolongamento do segmento ST e do intervalo QT; sangramento; e fraturas
- Monitorar os sinais e sintomas de hipercalcemia: dor óssea profunda; sede excessiva; anorexia; letargia; músculos enfraquecidos; segmento QT encurtado; onda T apiculada; complexo QRS alargado e intervalo PR prolongado
- Monitorar sinais e sintomas de hipomagnesemia: depressão dos músculos respiratórios; apatia mental; sinal de Chvostek (espasmo dos músculos faciais); sinal de Trousseau (espasmo do carpo); confusão; tiques faciais; espasticidade; e arritmias cardíacas
- Monitorar sinais e sintomas de hipermagnesemia: fraqueza muscular; incapacidade de deglutição; hiporreflexia; hipotensão; bradicardia; depressão do SNC; depressão respiratória; letargia; coma e depressão
- Monitorar sinais e sintomas de hipofosfatemia: tendências a sangramento; fraqueza muscular; parestesia; anemia hemolítica; redução da função dos leucócitos; náuseas; vômitos; anorexia e desmineralização óssea
- Monitorar sinais e sintomas de hiperfosfatemia: taquicardia; náusea; diarreia; cólicas abdominais; fraqueza muscular; paralisia flácida e aumento dos reflexos
- Monitorar sinais e sintomas de hipocloremia: hiperirritabilidade; tetania; excitabilidade muscular; respiração lenta e hipotensão
- Monitorar os sinais e sintomas de hipercloremia: fraqueza; letargia; respiração profunda e rápida e coma
- Administrar eletrólitos suplementares prescritos, conforme apropriado
- Fornecer uma dieta apropriada para o desequilíbrio eletrolítico do paciente (p. ex., alimentos ricos em potássio ou dieta hipossódica)
- Ensinar ao paciente maneiras de prevenir ou minimizar o desequilíbrio eletrolítico
- Orientar o paciente e a família sobre modificações dietéticas específicas, conforme apropriado
- Consultar um médico se os sinais e sintomas de desequilíbrio hídrico e/ou eletrolítico persistirem ou piorarem

1ª edição 1992; revisada em 2008

Monitoração de políticas de saúde 7970

Definição: vigilância e influência de regulamentações, regras e padrões governamentais e organizacionais que afetam os sistemas e práticas de enfermagem para garantir cuidados de qualidade aos pacientes

Atividades:
- Revisar as políticas e padrões propostos na literatura organizacional, profissional e governamental e na mídia popular
- Monitorar *sites* relevantes *online* (p. ex., Centros de Serviços Medicare e Medicaid, *sites* de políticas governamentais do estado de origem) para mudanças de políticas em andamento que podem afetar o atendimento ao paciente
- Comparar as exigências de novas políticas e padrões com as práticas atuais
- Determinar os efeitos negativos e positivos das políticas e padrões de saúde na prática de enfermagem, no paciente e no custo dos resultados
- Identificar e resolver discrepâncias entre as políticas e normas de saúde e as práticas de enfermagem atuais

- Familiarizar os formuladores de políticas com as implicações das políticas e padrões atuais e propostos para o bem-estar do paciente
- Pressionar os formuladores de políticas para fazer mudanças nas políticas e normas de saúde para beneficiar os pacientes
- Enviar comentários por escrito sobre regras e ações pendentes relacionadas com mudanças na política de saúde
- Testemunhar em fóruns organizacionais, profissionais e públicos para influenciar a formulação de políticas e normas de saúde que beneficiem os pacientes
- Apoiar e participar dos esforços das organizações de enfermagem, como a American Nursing Association (ANA),* para responder e influenciar a política nacional de saúde
- Ajudar a eleger enfermeiros para cargos de liderança importantes em conselhos e comitês de saúde
- Ajudar os pacientes a serem informados sobre as mudanças atuais e propostas nas políticas e normas de saúde e as implicações para os resultados em saúde

2ª edição 1996; revisada em 2018

Monitoração de sinais vitais 6680

Definição: coleta e análise de dados cardiovasculares, respiratórios, de dor e de temperatura corporal

Atividades:
- Monitorar pressão arterial, pulso, temperatura, dor e estado respiratório, conforme apropriado
- Seguir o protocolo da instituição para uso de sistemas automáticos de monitoração de sinais vitais
- Auscultar as pressões arteriais manuais em ambos os braços e comparar
- Comparar as leituras manuais da pressão arterial com as leituras de monitoração automática pelo menos uma vez ao dia
- Observar as tendências e amplas oscilações na pressão arterial
- Monitorar a pressão arterial com o paciente deitado, sentado e em pé, antes e depois das mudanças de posição, conforme apropriado
- Monitorar a pressão arterial após a administração de medicamentos para problemas cardiovasculares, se possível
- Monitorar a pressão arterial, o pulso e as respirações antes, durante e depois da atividade, conforme apropriado
- Iniciar o método apropriado de mensuração da temperatura (p. ex., axilar, retal, oral, membrana timpânica), considerando a condição e a capacidade
- Iniciar e manter o dispositivo de monitoração contínua da temperatura, conforme apropriado
- Monitorar e relatar sinais e sintomas de hipotermia e hipertermia
- Monitorar a presença e a qualidade dos pulsos centrais e periféricos
- Monitorar o pulso quanto a frequência, ritmo, volume, amplitude e simetria
- Verificar os pulsos apicais e radiais simultaneamente e observar a diferença, conforme apropriado
- Monitorar quanto ao pulso paradoxal
- Monitorar quanto ao pulso alternante
- Monitorar em relação ao aumento ou à diminuição da pressão de pulso
- Monitorar ritmo e frequência cardíacos
- Monitorar o débito cardíaco
- Monitorar as bulhas cardíacas
- Monitorar frequência e ritmo respiratórios (p. ex., profundidade, simetria)
- Monitorar os sons respiratórios
- Monitorar os níveis de oxigênio com oximetria de pulso
- Monitorar os padrões respiratórios anormais (p. ex., Cheyne-Stokes, Kussmaul, ortopneico, paradoxal, Biot, apneia, ataxia, suspiro excessivo)
- Monitorar cor, temperatura e umidade da pele
- Monitorar quanto à cianose central e periférica
- Monitorar quanto ao baqueteamento digital
- Monitorar quanto à presença da tríade de Cushing (p. ex., pressão de pulso ampla, bradicardia e aumento da pressão arterial sistólica)
- Monitorar a dor com o uso de uma escala de avaliação validada
- Monitorar a dor antes e depois da administração de analgésicos
- Identificar possíveis causas de mudanças nos sinais vitais
- Verificar a precisão dos instrumentos utilizados para a aquisição dos dados do paciente rotineiramente, de preferência a cada 8 horas

1ª edição 1992; revisada em 2004, 2024

Monitoração do volume de líquidos 4130

Definição: coleta e análise de dados do paciente para regular o equilíbrio de líquidos

Atividades:
- Determinar o histórico da quantidade e do tipo de ingestão de líquidos e hábitos de eliminação
- Determinar possíveis fatores de risco para desequilíbrio hídrico (p. ex., estado de perda de albumina, queimaduras, desnutrição, sepse, síndrome nefrótica, hipertermia, terapia diurética, patologias renais, insuficiência cardíaca, diaforese, disfunção hepática, exercícios extenuantes, exposição ao calor, infecção, estado pós-operatório, poliúria, vômitos e diarreia)
- Determinar se o paciente está com sede ou sintomas de alterações hídricas (p. ex., tontura, alteração do estado mental, vertigem, apreensão, irritabilidade, náusea, espasmos)
- Examinar o preenchimento capilar segurando a mão do paciente no mesmo nível do coração e pressionando a ponta do dedo médio por 5 segundos, liberando a pressão

---

*N.R.T.: Conselho Federal de Enfermagem (COFEn) e Associação Brasileira de Enfermagem (ABEn) são órgãos correspondentes no Brasil.

e contando o tempo até que a cor retorne (deve ser inferior a 2 segundos)
- Examinar o turgor da pele segurando o tecido sobre uma área óssea, como a mão ou a canela, beliscando a pele suavemente, segurando por 1 segundo e soltando (ou seja, a pele voltará rapidamente se o paciente estiver bem hidratado)
- Monitorar peso
- Monitorar a entrada e a saída
- Monitorar os valores de eletrólitos séricos e urinários, conforme apropriado
- Monitorar os níveis séricos de albumina e proteína total
- Monitorar os níveis séricos e urinários de osmolalidade
- Monitorar a PA, a frequência cardíaca e o estado respiratório
- Monitorar a pressão arterial ortostática e a alteração do ritmo cardíaco, conforme apropriado
- Monitorar parâmetros hemodinâmicos invasivos, conforme apropriado
- Manter um registro preciso da ingestão e da saída (p. ex., ingestão oral, ingestão enteral, ingestão intravenosa, antibióticos, líquidos administrados com medicamentos, sondas nasogástricas, drenos, vômitos, sondas retais, drenagem de colostomia e urina)
- Medir todas as entradas e eliminações em todos os pacientes com terapia intravenosa, infusões subcutâneas, alimentação enteral, sondas nasogástricas, cateteres urinários, vômitos, diarreia, drenos de feridas, drenos torácicos e condições clínicas que afetem o equilíbrio hídrico (p. ex., insuficiência cardíaca, insuficiência renal, desnutrição, queimaduras, sepse)
- Registrar episódios de incontinência em pacientes que necessitam de ingestão e eliminação precisas
- Corrigir problemas mecânicos (p. ex., cateter dobrado ou bloqueado) em pacientes que apresentam interrupção repentina da produção de urina
- Monitorar membranas mucosas, turgor da pele e sede
- Monitorar a cor, a quantidade e a densidade específica da urina
- Monitorar veias distendidas no pescoço, crepitações nos pulmões, edema periférico e ganho de peso
- Monitorar os sinais e sintomas de ascite
- Observar a presença ou ausência de vertigem ao se levantar
- Administrar líquidos, conforme apropriado
- Garantir que todos os dispositivos de administração intravenosa e enteral estejam com gotejamento correto, especialmente se não forem regulados por uma bomba de infusão
- Restringir e determinar ingesta de líquidos, conforme adequado
- Consultar um médico se o débito urinário for menor que 0,5 mℓ/kg/hora ou se a ingestão de líquidos em adultos for menor que 2.000 mℓ em 24 horas, conforme apropriado
- Administrar agentes farmacológicos para aumentar o débito urinário, conforme apropriado
- Realizar diálise observando a resposta do paciente, conforme apropriado
- Manter tabelas de referência precisas dos recipientes de líquidos para garantir a padronização das suas medições
- Revisar gráficos de balanço hídrico periodicamente para garantir os padrões de boas práticas

1ª edição 1992; revisada em 2013

Monitoração eletrônica do feto: intraparto 6772

Definição: avaliação eletrônica da resposta da frequência cardíaca fetal às contrações uterinas durante o cuidado intraparto

Atividades:
- Verificar as frequências cardíacas materna e fetal antes do início do monitoramento eletrônico fetal
- Orientar a mulher e a pessoa de apoio sobre o motivo do monitoramento eletrônico, bem como as informações a serem obtidas
- Realizar manobra de Leopold para determinar posições fetais
- Aplicar o tocotransdutor delicadamente no fundo para observar a frequência, intensidade e a duração da contração
- Aplicar o transdutor de ultrassom na área do útero em que os sons cardíacos fetais são audíveis e traçados claramente
- Diferenciar múltiplos fetos documentando o traçado quando traçados simultâneos são realizados, usando um monitor fetal eletrônico (p. ex., feto A, feto B)
- Distinguir entre vários fetos comparando dados quando traçados simultâneos são conduzidos, usando dois monitores fetais separados
- Discutir aspectos do traçado rítmico com a mãe e com a pessoa de apoio
- Tranquilizar sobre os sinais normais da frequência cardíaca fetal, incluindo características típicas como artefato, perda de sinal com movimento fetal, frequência alta e aspecto irregular
- Ajustar os monitores para obter e manter a clareza do traçado
- Avaliar a tira a cada 30 minutos na primeira fase e a cada 15 minutos durante a segunda fase
- Documentar elementos do traçado externo (p. ex., frequência cardíaca basal, padrões oscilatórios, variabilidade a longo prazo, acelerações, desacelerações, frequência e duração das contrações)
- Documentar os cuidados intraparto relevantes (p. ex., exames vaginais, administração de medicamentos, sinais vitais maternos) diretamente na tira do monitor, conforme apropriado
- Remover os monitores eletrônicos antes da deambulação, após verificar se o traçado está normal
- Usar monitoração fetal intermitente ou por telemetria, se disponível, para facilitar a deambulação e o conforto materno
- Iniciar intervenções de reanimação fetal para tratar padrões cardíacos fetais preocupantes (anormais), conforme apropriado
- Documentar alterações nos padrões cardíacos fetais após a reanimação
- Calibrar o equipamento, conforme apropriado, para monitoramento interno com um eletrodo espiral e/ou cateter de pressão intrauterina

- Usar as precauções universais
- Aplicar eletrodo fetal interno após ruptura de membranas para redução de artefato ou para avaliação de variabilidade de curto prazo, quando necessário
- Aplicar cateter de pressão uterina interna após ruptura de membranas para obtenção de dados de pressão para contrações uterinas e tônus de repouso, quando necessário
- Documentar a resposta materna à aplicação de monitores internos, incluindo grau de desconforto ou dor, aparência de líquido amniótico e presença de sangramento
- Documentar a resposta fetal à colocação do monitor interno, incluindo variabilidade de curto prazo e acelerações ou desacelerações da frequência cardíaca fetal
- Manter o médico informado sobre alterações pertinentes na frequência cardíaca fetal, intervenções para padrões preocupantes, resposta fetal subsequente, progresso do trabalho de parto e resposta materna ao trabalho de parto
- Continuar a monitoração eletrônica durante a segunda fase do trabalho de parto ou até o momento do parto cesáreo
- Remover os monitores internos antes da cesárea para evitar infecção materna
- Documentar a interpretação do monitor, de acordo com a política institucional
- Garantir a guarda da tira intraparto como parte do registro permanente da paciente

2ª edição 1996; revisada em 2018

Monitoração eletrônica do feto: pré-parto 6771

Definição: avaliação eletrônica da resposta da frequência cardíaca fetal a movimentos, estímulos externos ou contrações uterinas durante o teste pré-parto

Atividades:
- Revisar o histórico obstétrico, se disponível, para determinar fatores de risco obstétricos ou clínicos que exijam testes pré-parto do estado fetal
- Determinar o conhecimento da paciente sobre os motivos dos testes pré-parto
- Monitorar os sinais vitais maternos
- Fornecer material educativo escrito à paciente e à família sobre testes pré-parto (p. ex., testes sem estresse, teste de estímulo com ocitocina, testes de perfil biofísico), bem como monitor fetal eletrônico
- Informar-se sobre a ingestão oral, incluindo dieta, tabagismo e uso de medicamentos
- Rotular a tira do monitor conforme o protocolo
- Revisar os exames pré-parto anteriores
- Verificar as frequências cardíacas materna e fetal antes do início da monitoração eletrônica fetal
- Orientar a paciente sobre o motivo da monitoração eletrônica, bem como sobre os tipos de informações que podem ser obtidas
- Incentivar a mãe a esvaziar a bexiga
- Realizar manobra de Leopold para determinar a posição fetal, conforme apropriado
- Certificar-se de que a mãe esteja em uma posição confortável
- Aplicar o tocotransdutor delicadamente no fundo para observar a frequência e a duração das contrações
- Aplicar o transdutor de ultrassom na área do útero em que os sons cardíacos fetais são audíveis e traçados claramente
- Diferenciar múltiplos fetos documentando no traçado quando diferentes traçados simultâneos forem obtidos, usando um monitor fetal eletrônico
- Distinguir múltiplos fetos comparando dados quando traçados simultâneos forem obtidos, usando dois monitores fetais diferentes
- Discutir aspectos do traçado rítmico com a mãe e com a pessoa de apoio
- Tranquilizar quanto à frequência cardíaca fetal normal, incluindo características típicas como artefato, perda de sinal com movimento fetal, frequência alta e aspecto irregular
- Ajustar os monitores para obter e manter a clareza do traçado
- Obter o traçado basal da frequência cardíaca fetal por protocolo para procedimento de teste específico
- Interpretar a tira do monitor eletrônico para frequência cardíaca basal, variabilidade de longo prazo e presença de acelerações, desacelerações ou contrações espontâneas
- Fornecer estimulação vibroacústica, conforme protocolo ou por solicitação médica ou do enfermeiro obstetra
- Iniciar infusão intravenosa conforme protocolo para começar o teste de estímulo com ocitocina, conforme apropriado, por solicitação do médico ou do enfermeiro obstetra
- Aumentar a infusão de ocitocina, conforme o protocolo, até que o número apropriado de contrações seja alcançado (ou seja, geralmente três contrações em 10 minutos)
- Observar presença ou ausência de desacelerações tardias na tira de monitoração
- Interpretar o traçado com base nos critérios do protocolo para teste sem estresse ou com estímulo pela ocitocina
- Realizar ultrassonografia para teste de perfil biofísico, conforme protocolo ou por solicitação do médico ou do enfermeiro obstetra
- Avaliar a ultrassonografia com base nos critérios do protocolo para exame de perfil biofísico
- Comunicar os resultados dos exames ao médico principal ou do enfermeiro obstetra
- Fornecer orientação antecipada para resultados de testes anormais (p. ex., teste sem estresse preocupante; teste positivo no estímulo com ocitocina; ou pontuação baixa no perfil biofísico)
- Reprogramar os exames pré-parto, conforme protocolo ou solicitação do médico ou do enfermeiro obstetra
- Fornecer instruções de alta por escrito para lembrar a paciente sobre os próximos exames e outros motivos para retornar ao atendimento (p. ex., início do trabalho de parto, rompimento espontâneo da bolsa, sangramento, diminuição dos movimentos fetais)
- Limpar o equipamento, incluindo a cinta abdominal

2ª edição 1996; revisada em 2018

Monitoração hemodinâmica invasiva 4210

Definição: mensuração e interpretação da pressão intravascular, fluxo e oxigenação

Atividades:
- Obter consentimento livre e esclarecido
- Explicar o propósito e o procedimento da monitoração hemodinâmica
- Auxiliar na inserção de linhas hemodinâmicas invasivas
- Monitorar a pressão arterial (p. ex., sistólica, diastólica, média), pressão venosa central e atrial direita, pressão da artéria pulmonar (p. ex., sistólica, diastólica, média) e pressão capilar pulmonar em cunha e da artéria
- Zerar e calibrar o equipamento a cada 4 a 12 horas, conforme política institucional
- Monitorar as formas de onda hemodinâmicas para alterações na função cardiovascular
- Comparar sinais e sintomas clínicos com parâmetros hemodinâmicos
- Reposicionar para resolver problemas de cateter ou tubulação (p. ex., dobras na tubulação, bolhas de ar, coágulos)
- Monitorar a perfusão periférica distal ao local de inserção do cateter a cada 4 horas ou conforme protocolo
- Monitorar dispneia, fadiga, taquipneia e ortopneia
- Evitar insuflar o balão mais frequentemente do que a cada 1 a 2 horas ou conforme apropriado
- Monitorar a ruptura do balão (ou seja, avaliar a resistência ao inflar o balão e permitir que o balão esvazie passivamente após obter pressão capilar pulmonar ou pressão arterial em cunha)
- Prevenir êmbolos gasosos (ou seja, remover bolhas de ar do tubo; se houver suspeita de ruptura do balão, evitar tentativas de reinflar o balão e prender a porta do balão)
- Manter a esterilidade do sistema de pressão fechada, conforme apropriado
- Realizar trocas de curativos estéreis e cuidados no local, conforme protocolo
- Inspecionar o local de inserção para sinais de sangramento, hematoma, dor ou infecção
- Trocar a solução intravenosa e os equipos a cada 24 a 72 horas, conforme protocolo
- Monitorar resultados laboratoriais
- Administrar líquidos ou agentes farmacológicos para manter os parâmetros hemodinâmicos dentro da faixa especificada, conforme prescrito
- Auxiliar no exame de radiografia do tórax após a inserção do cateter da artéria pulmonar
- Orientar sobre o uso terapêutico de cateteres de monitoração hemodinâmica
- Orientar sobre a restrição de atividades enquanto os cateteres permanecem no lugar
- Utilizar a técnica *teach-back* (paciente é solicitado a repetir a informação que recebeu) para garantir a compreensão
- Auxiliar na remoção de linhas hemodinâmicas invasivas

1ª edição 1992; revisada em 2000, 2004, 2024

Monitoração neurológica 2620

Definição: coleta e análise de dados do paciente para prevenir ou minimizar complicações neurológicas

Atividades:
- Monitorar o nível de consciência
- Monitorar o nível de orientação
- Monitorar a tendência da Escala de Coma de Glasgow
- Monitorar memória recente, capacidade de atenção, memória passada, humor, afeto e comportamentos
- Monitorar o olfato
- Monitorar distúrbios visuais (p. ex., diplopia, nistagmo, alterações dos campos visuais, visão turva, acuidade visual)
- Monitorar tamanho, formato, simetria e reatividade das pupilas
- Monitorar os músculos extraoculares (MEO) e as características do olhar
- Monitorar a resposta de acompanhamento
- Monitorar o reflexo corneano
- Monitorar a simetria facial
- Monitorar a tosse e o reflexo faríngeo
- Monitorar a protrusão da língua
- Monitorar o tônus muscular, a motricidade, a marcha e a propriocepção, comparando ambos os lados do corpo simultaneamente
- Monitorar a presença de desvio dos pronadores, comparando ambos os lados do corpo simultaneamente
- Monitorar a força do aperto de mão, comparando os dois lados do corpo simultaneamente
- Monitorar se há tremores, comparando ambos os lados do corpo simultaneamente
- Monitorar os sinais vitais (p. ex., temperatura, pressão arterial, pulso, respiração)
- Monitorar as condições respiratórias (p. ex., níveis de gasometria arterial, oximetria de pulso, profundidade, padrão, frequência, esforço)
- Monitorar parâmetros hemodinâmicos invasivos, conforme apropriado
- Monitorar pressão intracraniana (PIC) e pressão de perfusão cerebral (PPC)
- Anotar queixa de cefaleia
- Monitorar as características da fala (p. ex., fluência, presença de afasias ou dificuldade para encontrar palavras)
- Monitorar a resposta a estímulos (p. ex., verbais, táteis, nocivos)
- Monitorar a discriminação entre pontiagudo e rombo ou quente e frio
- Monitorar a presença de dormência e formigamento
- Monitorar padrões de sudorese
- Monitorar a resposta de Babinski
- Monitorar a presença da resposta de Cushing (ou seja, pressão sistólica em elevação com aumento do pulso e bradicardia)
- Monitorar a ocorrência de drenagem no curativo da craniotomia ou laminectomia

- Monitorar a resposta aos medicamentos
- Consultar colegas de trabalho para confirmar os dados, conforme apropriado
- Identificar padrões emergentes nos dados
- Aumentar a frequência da monitoração neurológica, conforme apropriado
- Evitar atividades que aumentem a pressão intracraniana
- Espaçar as atividades de enfermagem necessárias que aumentem a pressão intracraniana
- Notificar o médico sobre mudanças na condição do paciente
- Instituir protocolos de emergência, se necessário
- Estabelecer protocolo da instituição para condição neurológica específica (p. ex., acidente vascular encefálico, tumor, aneurisma, trauma), conforme necessário

1ª edição 1992; revisada em 1996, 2018

Monitoração nutricional 1160

Definição: coleta e análise dos dados do paciente relacionados com o consumo de nutrientes

Atividades:
- Pesar o paciente
- Monitorar o crescimento e o desenvolvimento
- Obter medidas antropométricas da composição corporal (p. ex., índice de massa corporal, medida da cintura e medidas de pregas cutâneas)
- Monitorar as tendências de perda e ganho de peso (p. ex., em pacientes pediátricos, plotar a altura e o peso em um gráfico de crescimento padronizado)
- Identificar as alterações recentes no peso corporal
- Determinar a quantidade apropriada de ganho de peso durante o período pré-parto
- Monitorar o turgor e a mobilidade da pele
- Identificar anormalidades na pele (p. ex., hematomas excessivos, má cicatrização de feridas e sangramento)
- Identificar anormalidades nos cabelos (p. ex., secos, finos, ásperos e facilmente quebradiços)
- Monitorar náuseas e vômitos
- Identificar anormalidades na evacuação intestinal (p. ex., diarreia, sangue, muco e evacuação irregular ou dolorosa)
- Monitorar a ingestão calórica e alimentar
- Identificar mudanças recentes no apetite e na atividade
- Monitorar o tipo e a quantidade de exercícios habituais
- Discutir o papel dos aspectos sociais e emocionais do consumo de alimentos
- Determinar os padrões alimentares (p. ex., preferências e aversões alimentares, consumo excessivo de *fast food*, refeições perdidas, pressa ao comer, interação entre pais e filhos durante a alimentação, frequência e duração da alimentação infantil)
- Monitorar palidez, hiperemia e ressecamento do tecido conjuntival
- Identificar anormalidades nas unhas (p. ex., unhas em formato de colher, rachadas, divididas, quebradas, frágeis e estriadas)
- Realizar avaliação da deglutição (p. ex., função motora dos músculos faciais, orais e da língua, reflexo de deglutição e reflexo de vômito)
- Identificar anormalidades na cavidade oral (p. ex., inflamação; gengivas esponjosas, retraídas ou com sangramento; lábios secos e rachados; feridas; língua escarlate seca; e hiperemia e hipertrofia das papilas)
- Monitorar o estado mental (p. ex., confusão, depressão e ansiedade)
- Identificar anormalidades no sistema musculoesquelético (p. ex., atrofia muscular, dor nas articulações, fraturas ósseas, má postura)
- Realizar exames laboratoriais com a monitoração dos resultados (p. ex., colesterol, albumina sérica, transferrina, pré-albumina, nitrogênio urinário de 24 horas, nitrogênio da ureia sanguínea, creatinina, hemoglobina, hematócrito, imunidade celular, contagem total de linfócitos e níveis de eletrólitos)
- Determinar a recomendação energética (p. ex., Ingestão Diária Recomendada) com base nos fatores do paciente (p. ex., idade, peso, altura, gênero e nível de atividade física)
- Determinar os fatores que afetam a ingestão nutricional (p. ex., conhecimento, disponibilidade e acessibilidade a produtos alimentares de qualidade em todas as categorias de alimentos; influências religiosas e culturais; gênero; capacidade de preparar alimentos; isolamento social; hospitalização; mastigação inadequada; deglutição prejudicada; doença periodontal; próteses dentárias mal-adaptadas; diminuição da sensibilidade ao paladar; uso abusivo de substâncias ilícitas ou medicamentos; e doenças ou estados pós-cirúrgicos)
- Revisar outras fontes de dados referentes ao estado nutricional (p. ex., diário alimentar do paciente e registros por escrito)
- Iniciar o tratamento ou fornecer encaminhamento, conforme apropriado

1ª edição 1992; revisada em 2013

Monitoração respiratória 3350

Definição: coleta e análise de dados de pacientes para assegurar a desobstrução das vias aéreas e a troca gasosa adequada

Atividades:
- Monitorar frequência, ritmo, profundidade e esforço das respirações
- Observar os movimentos torácicos, verificando simetria, uso dos músculos acessórios e retração da musculatura supraclavicular e intercostal

- Monitorar as respirações ruidosas, como estridores e roncos
- Monitorar os padrões respiratórios (p. ex., bradipneia, taquipneia, hiperventilação, respirações de Kussmaul, respirações de Cheyne-Stokes, apneia, respirações de Biot, padrões atáxicos)
- Monitorar os níveis de saturação de oxigênio continuamente em pacientes sedados (p. ex., SaO_2, SvO_2, SpO_2), de acordo com a política da instituição e conforme indicado
- Providenciar sensores de oxigênio contínuos não invasivos (p. ex., dispositivos utilizados nos dedos, nariz ou testa) com sistemas de alarme apropriados em pacientes de alto risco (p. ex., com obesidade mórbida, apneia obstrutiva do sono confirmada, história de problemas respiratórios que necessitem de oxigenoterapia, extremos de idade), conforme a política da instituição e quando indicado
- Palpar para verificar expansão pulmonar simétrica
- Realizar percussão anterior e posterior do tórax, dos ápices para as bases bilateralmente
- Observar a localização da traqueia
- Monitorar a ocorrência de fadiga muscular diafragmática, conforme indicado por movimentos paradoxais
- Auscultar os sons respiratórios, observando as áreas de ventilação diminuída ou ausente e a presença de sons adventícios
- Determinar a necessidade de aspiração por meio da ausculta de estertores e roncos nas grandes vias aéreas
- Auscultar os sons pulmonares após os tratamentos para anotar os resultados
- Monitorar os valores dos testes de função pulmonar (TFP), particularmente a capacidade vital, a força inspiratória máxima, o volume expiratório forçado em 1 segundo (VEF_1) e o VEF_1/CVF (capacidade vital forçada), conforme disponibilidade
- Monitorar as leituras do ventilador mecânico, observando elevações nas pressões inspiratórias e diminuições no volume corrente, conforme apropriado
- Monitorar o aumento da inquietação, ansiedade e sensação de "fome de ar"
- Observar a presença de alterações nos valores de SaO_2, SvO_2, CO_2 expirado e gasometria, conforme apropriado
- Monitorar a capacidade do paciente de tossir efetivamente
- Observar o início, as características e a duração da tosse
- Monitorar as secreções respiratórias do paciente
- Fornecer monitoração frequente e intermitente do estado respiratório de pacientes em risco (p. ex., terapia com opioides, recém-nascidos, ventilação mecânica, queimaduras da face ou tórax, distúrbios neuromusculares)
- Monitorar a ocorrência de dispneia e eventos que resultem em melhora ou piora da falta de ar
- Monitorar a rouquidão e as mudanças de voz a cada hora em pacientes com queimaduras faciais
- Monitorar a crepitação, conforme apropriado
- Monitorar os laudos de radiografias do tórax
- Desobstruir as vias aéreas, usando a técnica de elevação do queixo ou tração da mandíbula, conforme apropriado
- Colocar o paciente em decúbito lateral, quando indicado, para prevenir a aspiração; realizar o movimento em bloco (*log roll*), se houver suspeita de lesão cervical
- Instituir esforços de reanimação, se necessário
- Instituir tratamentos de terapia respiratória (p. ex., uso de nebulizador), conforme necessário

1ª edição 1992; revisada em 2013

Musicoterapia 4400

Definição: uso da música para ajudar a alcançar uma mudança específica no comportamento, em um sentimento ou na fisiologia

Atividades:
- Definir mudanças específicas desejadas no comportamento e na fisiologia (p. ex., relaxamento, estimulação, concentração, redução da dor)
- Identificar preferências musicais do indivíduo
- Informar o propósito da experiência musical
- Escolher seleções musicais representativas de preferências do indivíduo
- Auxiliar o indivíduo a assumir uma posição confortável
- Limitar estímulos externos (p. ex., luzes, sons, visitantes, chamadas telefônicas) durante a experiência auditiva
- Disponibilizar equipamento musical para o indivíduo
- Garantir que o equipamento esteja em boas condições de funcionamento
- Fornecer dispositivo de escuta (p. ex., fone de ouvido), conforme indicado
- Garantir que o volume esteja adequado
- Evitar ligar a música e deixá-la ligada por longos períodos
- Facilitar a participação ativa do indivíduo (p. ex., tocar instrumento, cantar), se isso for desejado e viável dentro do ambiente
- Monitorar os sinais vitais, se indicado
- Monitorar a qualidade, a duração e a resposta do sono

1ª edição 1992; revisada em 2000, 2004, 2024

Negociação de cuidados culturais 7330

Definição: auxílio na acomodação, facilitação ou habilitação de ações que promovam cuidados culturalmente congruentes, seguros e eficazes

Atividades:
- Determinar a compreensão do paciente acerca da sua condição de saúde usando perguntas exploratórias (p. ex., como essa doença afeta você? O que você acha que pode ser a causa da sua doença?)
- Usar ferramentas de avaliação cultural, se necessário, para determinar áreas de concordância ou discordância acerca das práticas de assistência médica ou recomendações de demais profissionais da saúde (p. ex., *ABCD Cultural Assessment Tool, LEARN Model of Cross-Cultural Communication*)
- Promover discussão aberta sobre crenças culturais
- Reconhecer semelhanças entre o provedor de cuidados e o paciente
- Resolver lacunas na comunicação
- Identificar práticas culturais que podem afetar negativamente a saúde
- Discutir e esclarecer discrepâncias abertamente
- Negociar, quando os conflitos não puderem ser resolvidos, um compromisso aceitável de tratamento com base em conhecimento biomédico, no conhecimento dos sistemas de crenças do paciente e nos padrões éticos
- Recomendar um plano de cuidados que envolva o paciente e a família e inclua estratégias culturalmente apropriadas e relevantes, compatíveis com as recomendações do profissional de saúde
- Possibilitar mais do que o tempo habitual para processar informações e trabalhar uma decisão
- Parecer relaxado e sem pressa nas interações com o paciente
- Usar linguagem não técnica
- Providenciar acomodação cultural
- Fornecer informações à equipe de saúde sobre preferências culturais
- Incluir a família no plano de adesão ao regime prescrito, quando apropriado
- Selecionar o plano final com o envolvimento do profissional da saúde e do paciente
- Organizar o envolvimento da família para dar apoio aos cuidados diretos
- Facilitar a comunicação intercultural entre todos os profissionais (p. ex., fazer uso de um tradutor e materiais/mídia escrita bilíngue, aplicar comunicação não verbal precisa, evitsear estereótipos)
- Fornecer informações ao paciente sobre o sistema de atenção à saúde
- Auxiliar outros profissionais de saúde a compreenderem e aceitarem as razões do paciente para não adesão
- Fornecer cuidadores que compartilhem experiências de vida ou linguagem semelhante com a do paciente, sempre que possível
- Alterar o ambiente terapêutico, incorporando elementos culturais apropriados
- Tratar cada encontro com pacientes de origens culturais diversas como experiências únicas
- Modificar as intervenções típicas (p. ex., ensino do paciente) de maneiras culturalmente congruentes

1ª edição 1992; revisada em 2000, 2024

Orientação antecipada 5210

Definição: preparo do paciente para uma crise de desenvolvimento ou situacional prevista

Atividades:
- Auxiliar o paciente a identificar possíveis crises futuras, de desenvolvimento ou situacionais e os efeitos que a crise pode ter na vida pessoal e familiar
- Orientar sobre o desenvolvimento e comportamento normais, conforme apropriado
- Informar sobre expectativas realistas relacionadas com o comportamento do paciente
- Verificar os métodos habituais de resolução de problemas do paciente
- Auxiliar o paciente a decidir como o problema será resolvido
- Auxiliar o paciente a decidir quem resolverá o problema
- Utilizar exemplos de casos para melhorar as habilidades de resolução de problemas do paciente, conforme apropriado
- Auxiliar o paciente a identificar os recursos e as opções disponíveis para o curso de ações, conforme apropriado
- Praticar as técnicas necessárias para enfrentar uma crise de desenvolvimento ou situacional futura, conforme apropriado
- Auxiliar o paciente a se adaptar às mudanças previstas de papel
- Fornecer uma referência pronta para o paciente (p. ex., materiais educacionais, panfletos), conforme apropriado
- Sugerir literatura impressa e fontes eletrônicas para o paciente ler, conforme apropriado
- Encaminhar o paciente para instituições comunitárias, conforme apropriado
- Agendar visitas em períodos estratégicos de desenvolvimento ou situacionais
- Agendar visitas extras para pacientes com preocupações ou dificuldades
- Agendar ligações telefônicas de acompanhamento para avaliar o sucesso ou as necessidades de reforço
- Fornecer ao paciente um número de telefone para ligar e pedir assistência, se necessário
- Incluir a família e outras pessoas significativas, quando possível

1ª edição 1992; revisada em 2013

Orientação aos pais: adolescente 5562

Definição: assistência aos pais para compreender e auxiliar seus filhos adolescentes

Atividades:
- Pedir aos pais para descreverem as características de seu filho adolescente
- Discutir o relacionamento entre pais e filhos durante os primeiros anos de vida escolar
- Compreender a relação entre o comportamento dos pais e os objetivos apropriados para a idade da criança
- Identificar fatores pessoais que impactem sobre o sucesso do programa educacional (p. ex., valores culturais, presença de experiências negativas com assistentes sociais, barreiras de linguagem, compromisso com horário, problemas com horários, viagem e falta de interesse geral)
- Identificar a presença de estressores familiares (p. ex., depressão dos pais, dependência de substâncias, alcoolismo, baixo nível de alfabetização, educação limitada, violência doméstica, conflitos matrimoniais, união de famílias após divórcio e punição excessiva dos filhos)
- Discutir sobre a disciplina dos próprios pais quando eram adolescentes
- Orientar os pais sobre as características fisiológicas, emocionais e cognitivas normais dos adolescentes
- Identificar desafios ou objetivos de desenvolvimento do período de vida do adolescente
- Identificar os mecanismos de defesa mais comumente utilizados por adolescentes, como negação e intelectualização
- Abordar os efeitos do desenvolvimento cognitivo do adolescente no processamento de informações
- Abordar os efeitos do desenvolvimento cognitivo do adolescente na tomada de decisões
- Pedir aos pais para descreverem os métodos de disciplina utilizados antes de a criança se tornar adolescente e se consideram que tiveram sucesso com essas medidas
- Fornecer fontes *online*, livros e literatura destinada a orientar os pais sobre a criação dos filhos adolescentes
- Descrever a importância de assuntos relacionados com o poder e o controle para os pais e adolescentes durante a adolescência
- Orientar os pais sobre habilidades essenciais de comunicação que aumentarão a capacidade para desenvolver uma relação de empatia com seus filhos adolescentes e os auxiliarão na solução de problemas
- Orientar os pais sobre métodos de demonstrar seu amor para seus filhos adolescentes
- Explorar paralelos entre dependência de filhos adolescentes em relação a seus pais e aos grupos sociais da mesma idade
- Reforçar a normalidade da hesitação do adolescente entre o desejo de independência e a regressão para a dependência
- Discutir os efeitos da separação entre adolescentes e seus pais nas relações conjugais
- Compartilhar as estratégias para o manejo da percepção do adolescente sobre a rejeição parental
- Facilitar a expressão dos sentimentos dos pais
- Auxiliar os pais a identificarem os motivos de suas reações com os adolescentes
- Identificar maneiras para auxiliar o adolescente a controlar a raiva
- Orientar os pais sobre como usar os conflitos para compreensão mútua e crescimento familiar
- Criar situações imaginárias para estimular o manejo de conflitos familiares
- Discutir com os pais sobre assuntos que eles aceitarão ou não a se comprometer

- Discutir a necessidade e a legitimidade de estabelecer limites para adolescentes
- Abordar estratégias para o estabelecimento de limites para os adolescentes
- Orientar os pais a utilizarem a realidade e as consequências para lidar com o comportamento do adolescente
- Encaminhar os pais para grupos de apoio ou cursos de educação, conforme apropriado

1ª edição 1992; revisada em 2013

Orientação aos pais: cuidados com os filhos 5566

Definição: assistência aos pais para a compreensão e a promoção do crescimento e desenvolvimento físico, psicológico e social de seus filhos quando pequenos, em fase pré-escolar ou na idade escolar

Atividades:
- Pedir aos pais para descreverem os comportamentos da criança
- Compreender a relação entre o comportamento dos pais e os objetivos apropriados para a idade da criança
- Desenvolver um programa educacional com base nos pontos fortes da família
- Envolver os pais na elaboração e no conteúdo do programa educacional
- Identificar fatores pessoais que tenham impacto no sucesso do programa educacional (p. ex., valores culturais, presença de quaisquer experiências negativas com assistentes sociais, barreiras de linguagem, compromisso de tempo, problemas relacionados com horários, viagens e falta de interesse geral)
- Identificar a presença de estressores familiares (p. ex., depressão dos pais, dependência de substâncias, alcoolismo, baixo nível de escolaridade, educação limitada, violência doméstica, conflito conjugal, união de famílias após o divórcio e punição excessiva de crianças)
- Identificar tarefas ou objetivos de desenvolvimento adequados para a criança
- Identificar os mecanismos de defesa mais utilizados por grupo etário
- Facilitar a discussão com os pais sobre a seleção de métodos de disciplina disponíveis e os resultados obtidos
- Orientar os pais sobre as características fisiológicas, emocionais e comportamentais normais da criança
- Fornecer fontes *online*, livros e literatura destinados ao ensino dos pais sobre a criação de seus filhos
- Fornecer aos pais leituras e outros materiais que sejam úteis no desempenho de seu papel
- Orientar os pais sobre a importância de uma dieta equilibrada, três refeições por dia e lanches nutritivos
- Revisar as necessidades nutricionais para grupos etários específicos
- Revisar as informações sobre higiene bucal com os pais
- Revisar as informações sobre higiene pessoal com os pais
- Revisar as questões de segurança com os pais (p. ex., crianças encontrando pessoas estranhas, segurança dentro d'água, segurança no uso de bicicletas)
- Discutir as maneiras pelas quais os pais podem auxiliar as crianças a lidarem com a raiva
- Discutir as abordagens que os pais podem utilizar para auxiliar as crianças a expressarem sentimentos de forma positiva
- Auxiliar os pais na identificação de critérios de avaliação para creches e escolas
- Informar os pais sobre os recursos comunitários
- Identificar e orientar os pais sobre como utilizar uma variedade de estratégias para lidar com o comportamento da criança
- Encorajar os pais a tentarem diferentes estratégias na criação dos filhos, conforme apropriado
- Encorajar os pais a observarem outros pais interagindo com seus filhos
- Elaborar técnicas de dramatização sobre a criação de filhos e habilidades de comunicação
- Encaminhar os pais para grupos de apoio ou cursos de educação parental, conforme apropriado

1ª edição 1992; revisada em 2013

Orientação aos pais: lactente 5568

Definição: orientação sobre nutrição e cuidados físicos necessários durante o primeiro ano de vida

Atividades:
- Determinar conhecimentos, disponibilidade e capacidade dos pais para aprender sobre os cuidados dos lactentes
- Monitorar as necessidades de aprendizagem da família
- Fornecer orientação antecipada sobre as mudanças de desenvolvimento
- Auxiliar na articulação de maneiras de integrar o lactente ao sistema familiar
- Orientar os pais sobre as habilidades para cuidar do lactente
- Encorajar a prática do aleitamento materno exclusivo até os 6 meses
- Fornecer orientação antecipada sobre sinais de problemas na amamentação
- Orientar sobre a preparação e a escolha de fórmulas
- Fornecer aos pais informações sobre os riscos e a necessidade de usar chupetas
- Fornecer orientação sobre a introdução de alimentos sólidos após 6 meses
- Fornecer orientação sobre os riscos da obesidade infantil
- Orientar os pais sobre a suplementação adequada de flúor
- Fornecer informações sobre o desenvolvimento da dentição e da higiene oral
- Discutir alternativas para a amamentação com mamadeira na hora de dormir para prevenir a formação de cáries
- Fornecer orientação antecipada sobre as mudanças nos padrões de eliminação

- Orientar os pais sobre como tratar e prevenir assaduras
- Fornecer orientação antecipada sobre as mudanças nos padrões de sono
- Orientar sobre as posições de dormir do lactente
- Demonstrar maneiras de estimular o desenvolvimento do lactente
- Encorajar a segurar, acalentar, massagear e tocar o lactente
- Encorajar a conversar e a ler para o lactente
- Encorajar a proporcionar estímulos auditivos e visuais agradáveis
- Encorajar os pais a brincarem com o lactente
- Dar exemplos de brinquedos seguros ou objetos disponíveis em casa que possam ser utilizados como brinquedos
- Encorajar os pais a participarem de cursos de educação parental
- Fornecer materiais escritos adequados às necessidades de conhecimento identificadas
- Reforçar a capacidade de aplicar o aprendizado nos cuidados do lactente
- Fornecer apoio no aprendizado de habilidades de cuidados com o lactente
- Auxiliar na interpretação de sinais fornecidos pelo lactente, sinais não verbais, choro e vocalizações
- Fornecer informações sobre as características comportamentais do recém-nascido
- Demonstrar os reflexos para os pais e explicar sua importância para os cuidados do lactente
- Discutir as capacidades de interação do lactente
- Auxiliar os pais na identificação de características comportamentais do lactente
- Explicar e demonstrar a condição clínica do lactente
- Demonstrar técnicas para acalmar o lactente
- Monitorar a habilidade dos pais em reconhecer as necessidades fisiológicas do lactente
- Reforçar o papel comportamental do cuidador
- Reforçar as habilidades que os pais já desempenham bem, nos cuidados do lactente, para promover a confiança
- Fornecer aos pais informações sobre como tornar o ambiente domiciliar seguro para o lactente
- Fornecer informações sobre as necessidades de segurança do lactente durante o transporte em veículo motorizado
- Orientar os pais sobre a maneira de entrar em contato com os profissionais de saúde
- Fazer uma ligação telefônica de acompanhamento 1 a 2 semanas após o encontro
- Fornecer informações sobre recursos comunitários
- Fornecer informações sobre a importância de vacinar o lactente
- Fornecer orientação sobre a exposição do lactente a dispositivos eletrônicos
- Encorajar a participação dos pais em consultas de rotina para monitorar o crescimento e o desenvolvimento do lactente
- Utilizar a técnica *teach-back* (paciente é solicitado a repetir a informação que recebeu) para garantir a compreensão

3ª edição 2000; revisada em 2024

Orientação para a realidade   4820

Definição: promoção da consciência do paciente sobre sua identidade pessoal, tempo e espaço

Atividades:
- Dirigir-se ao paciente pelo nome ao iniciar uma interação
- Aproximar-se do paciente lentamente e pela parte frontal
- Utilizar uma metodologia calma e lenta ao interagir com o paciente
- Utilizar uma abordagem consistente (p. ex., firmeza gentil, amizade ativa, amizade passiva, baseada na realidade e sem demandas) que reflita as necessidades e capacidades específicas do paciente
- Falar de modo distinto com ritmo, volume e tom apropriados
- Fazer uma pergunta de cada vez
- Evitar frustrar o paciente com demandas que excedam sua capacidade (p. ex., repetidas questões sobre a orientação que não podem ser respondidas, pensamentos abstratos quando o paciente consegue pensar apenas em termos concretos, atividades que não podem ser realizadas, tomadas de decisão além da preferência ou capacidade do paciente)
- Informar o paciente sobre sua orientação no tempo e no espaço, conforme necessário
- Apresentar a realidade de modo a preservar a dignidade do paciente (p. ex., fornecer uma explicação alternativa, evitar questionamentos e tentativas de convencer o paciente)
- Repetir o último pensamento expresso pelo paciente, conforme apropriado
- Interromper a confabulação, mudando o assunto ou respondendo a sentimentos ou temas, em vez do conteúdo da verbalização
- Dar uma orientação simples de cada vez
- Utilizar gestos e objetos para aumentar a compreensão das comunicações verbais
- Envolver o paciente em atividades concretas e imediatas, do tipo "aqui e agora" (p. ex., atividades da vida diária), que enfoquem algo fora da mente do paciente e que sejam concretas e orientadas para a realidade
- Fornecer auxílio físico para a postura (p. ex., mover as mãos do paciente para auxiliá-lo a escovar os dentes), quando necessário para a conclusão da tarefa
- Encorajar o uso de acessórios que aumentem a percepção sensorial (p. ex., óculos, aparelhos auditivos e dentaduras)
- Recomendar que o paciente utilize suas roupas pessoais e auxiliá-lo conforme necessário
- Fornecer objetos que simbolizem a identidade de gênero (p. ex., bolsa ou boné), conforme apropriado
- Utilizar pistas visuais para promover o uso apropriado de itens
- Evitar situações não familiares, quando possível
- Preparar o paciente para mudanças futuras na rotina usual e no ambiente antes que elas ocorram
- Proporcionar repouso e sono adequados, incluindo cochilos diurnos de curta duração, conforme necessário
- Providenciar cuidadores que sejam familiarizados com o paciente
- Encorajar a família a participar nos cuidados com base nas habilidades, necessidades e preferências
- Providenciar um ambiente físico consistente e uma rotina diária
- Providenciar acesso a objetos familiares, quando possível
- Rotular os itens no ambiente para promover o reconhecimento

- Modular os estímulos sensitivos humanos e ambientais (p. ex., sessões de visitas, imagens, sons, iluminação, odores e estímulos táteis) com base nas necessidades do paciente
- Utilizar pistas ambientais (p. ex., sinais, quadros, relógios, calendários e codificação de cores do ambiente) para estimular a memória, reorientar e promover um comportamento apropriado
- Remover os estímulos (p. ex., quadros na parede e televisão) que criem uma percepção errônea em um paciente particular, quando possível
- Providenciar acesso a eventos de notícias atuais (p. ex., televisão, jornais, rádio e relatos verbais), quando apropriado
- Envolver o paciente em um grupo de orientação para a realidade, quando apropriado e disponível
- Providenciar orientação psicológica para a família e outras pessoas significativas em relação à promoção da orientação para a realidade
- Monitorar quanto a mudanças na orientação, no funcionamento cognitivo e comportamental e na qualidade de vida

1ª edição 1992; revisada em 2008

Orientação quanto ao sistema de saúde 7400

Definição: facilitação do uso de serviços de saúde adequados com base na localização

Atividades:
- Determinar serviços qualificados disponíveis por local
- Determinar o conhecimento atual sobre o sistema de saúde e as necessidades de saúde
- Explicar os serviços de assistência médica imediata, como eles funcionam e o que esperar
- Auxiliar na coordenação dos cuidados de saúde e da comunicação
- Auxiliar na escolha de profissionais de saúde adequados
- Orientar sobre que tipo de serviços esperar de cada tipo de profissional de saúde
- Informar sobre os diferentes tipos de unidades de saúde (p. ex., hospital geral, hospital especializado, hospital de ensino, clínica sem hora marcada, clínica cirúrgica ambulatorial), conforme apropriado
- Informar sobre os requisitos de acreditação e do departamento estadual de saúde para julgar a qualidade das instalações
- Informar sobre reconhecimentos e prêmios para julgar a qualidade das instalações (p. ex., *Leapfrog Safety, Magnet, Pathway to Excellence*)
- Informar sobre os recursos comunitários apropriados e pessoas para contato
- Incentivar o uso de uma segunda opinião, quando apropriado
- Informar como acessar os serviços de emergência, conforme apropriado
- Facilitar a comunicação entre os profissionais de saúde e a pessoa, conforme apropriado
- Incentivar a consulta com outros profissionais de saúde, conforme apropriado
- Revisar e reforçar as informações fornecidas por outros profissionais de saúde
- Fornecer informações sobre como obter equipamentos
- Coordenar ou programar o tempo necessário para cada serviço prestar cuidados, conforme apropriado
- Informar sobre custo, tempo, alternativas e riscos envolvidos em teste ou procedimento específico
- Fornecer instruções escritas ou impressas sobre a finalidade e o local das atividades pós-hospitalares ou ambulatoriais, conforme apropriado
- Fornecer instruções escritas ou impressas sobre a finalidade e o local das atividades de assistência médica, conforme apropriado
- Discutir o resultado da visita com outros profissionais de saúde, conforme apropriado
- Facilitar as necessidades de transporte para obtenção de serviços de saúde
- Fornecer contato de acompanhamento, conforme apropriado
- Monitorar a adequação do acompanhamento atual dos cuidados de saúde
- Fornecer relatório aos cuidadores pós-hospitalares, conforme apropriado
- Incentivar a fazer perguntas sobre serviços e cobranças
- Cumprir as regulamentações para reembolso de terceiros
- Auxiliar no preenchimento de formulários de assistência (p. ex., moradia, auxílio financeiro), conforme necessário
- Notificar sobre compromissos agendados, conforme apropriado
- Fornecer instruções escritas ou impressas, conforme apropriado
- Usar a técnica *teach-back* (paciente é solicitado a repetir a informação que recebeu) para garantir a compreensão

1ª edição 1992; revisada em 2000, 2004, 2024

Oxigenoterapia 3320

Definição: administração de oxigênio e monitoramento de sua eficácia

Atividades:
- Verificar a prescrição para a oxigenoterapia antes da administração, conforme indicado
- Orientar sobre a oxigenoterapia, o papel no fornecimento e a necessidade de evitar o tabagismo
- Certificar-se de que a oximetria de pulso esteja disponível para monitorar a resposta à terapia, conforme indicado
- Documentar observações basais, incluindo saturações, frequência respiratória, pressão arterial e pulso
- Manter a desobstrução das vias aéreas
- Monitorar o esforço respiratório, a cor da pele e o nível de consciência
- Limpar as secreções orais, nasais e traqueais para otimizar a desobstrução das vias aéreas

- Posicionar o paciente de forma a obter a melhor eficiência respiratória (p. ex., posição elevada ou semi-Fowler)
- Introduzir o medidor de fluxo na saída e conectar o tubo de oxigênio e o dispositivo de fornecimento apropriados (p. ex., máscara, cânula nasal, tubo endotraqueal [TE])
- Adaptar o método de fornecimento de acordo com a idade (p. ex., tenda de oxigênio ou incubadora Isolette para crianças pequenas e neonatos)
- Conectar a unidade de umidificação ao medidor de fluxo, conforme indicado (ou seja, o oxigênio deve ser umidificado para evitar o ressecamento da mucosa quando o fornecimento passar pela cavidade oral ou quando fornecido em níveis superiores a 6 ℓ/minuto)
- Assegurar que o medidor de fluxo esteja na dose adequada
- Colocar a sinalização apropriada ao redor da sala ou no ambiente domiciliar
- Monitorar o fluxo em litros de oxigênio
- Monitorar a posição do dispositivo de fornecimento de oxigênio
- Planejar os cuidados de enfermagem de modo que a tenda ou a Isolette seja utilizada o mínimo possível para evitar a queda dos níveis de oxigênio
- Fornecer às crianças o brinquedo ou cobertor favorito quando tiverem medo da tenda
- Orientar o paciente sobre a importância de deixar ligado o dispositivo de fornecimento de oxigênio (p. ex., o oxigênio aliviará a dispneia ou o desconforto)
- Incentivar o paciente a respirar pelo nariz se estiver usando cânula nasal
- Orientar sobre as precauções de segurança associadas ao uso de oxigênio
- Verificar o dispositivo de fornecimento de oxigênio rotineiramente para garantir que a concentração prescrita seja fornecida (ou seja, o tubo não está dobrado, a máscara ou a cânula em posição incorreta)
- Monitorar a efetividade da oxigenoterapia (p. ex., oximetria de pulso, gasometria arterial)
- Certificar-se da substituição da máscara ou cânula de oxigênio sempre que o dispositivo for removido
- Monitorar a capacidade do paciente de tolerar a remoção do oxigênio enquanto estiver se alimentando
- Trocar o dispositivo de fornecimento de oxigênio da máscara para a cânula nasal durante as refeições, conforme tolerado
- Observar a presença de sinais de hipoventilação induzida por oxigênio (p. ex., ansiedade, diminuição do nível de consciência, incapacidade de concentração, fadiga, tontura, arritmias cardíacas, palidez, cianose e dispneia)
- Monitorar sinais de toxicidade pelo oxigênio e de atelectasia por absorção
- Monitorar o equipamento de oxigênio para garantir que não haja interferência nas tentativas do paciente em respirar
- Monitorar a ansiedade relacionada com a necessidade de oxigenoterapia
- Monitorar se há solução de continuidade da pele (ruptura da pele) por fricção do dispositivo de oxigênio
- Providenciar oxigênio durante o transporte
- Orientar o paciente a obter uma prescrição de oxigênio suplementar antes de viagens aéreas ou viagens a grandes altitudes, conforme apropriado
- Consultar outros profissionais de saúde sobre o uso de oxigênio suplementar durante a atividade ou o sono
- Orientar sobre o uso de oxigênio em casa (p. ex., como usar o equipamento, quando reabastecer o oxigênio, não fumar)
- Incentivar o uso de um fornecedor de oxigênio cujos serviços incluam pessoal treinado para orientar sobre o uso e a manutenção do equipamento, serviço de emergência 24 horas e visitas mensais de acompanhamento para manutenção e instrução do equipamento
- Providenciar o uso de dispositivos de oxigênio que facilitem a mobilidade e orientar o paciente adequadamente
- Converter para um dispositivo alternativo de fornecimento de oxigênio para promover o conforto do paciente, conforme apropriado
- Incentivar o paciente a compartilhar medos e preocupações sobre a oxigenoterapia
- Encaminhar para um grupo de apoio local que utilize oxigênio domiciliar, conforme indicado
- Utilizar a técnica *teach-back* (paciente é solicitado a repetir a informação que recebeu) para garantir a compreensão

1ª edição 1992; revisada em 2000, 2024

Parto — 6720

Definição: nascimento de uma criança

Atividades:
- Fornecer orientação antecipada para o parto
- Incluir pessoa(s) de apoio na experiência do parto, conforme apropriado
- Realizar exame vaginal para determinar a posição fetal e o encaixe
- Manter a discrição e a privacidade da paciente em um ambiente silencioso durante o parto
- Atender às solicitações da paciente quanto à condução do parto, quando forem coerentes com os padrões de cuidados perinatal
- Obter permissão da paciente e do(a) parceiro(a) quando outros profissionais de saúde entrarem na sala de parto
- Auxiliar a paciente a posicionar-se para o parto
- Informar a paciente sobre a necessidade de episiotomia
- Administrar anestésico local antes do parto ou episiotomia, conforme indicado
- Realizar episiotomia, conforme apropriado
- Orientar a paciente quanto à respiração superficial (p. ex., respiração curta e rápida) com o coroamento da cabeça do feto
- Conduzir a passagem da cabeça do feto lentamente, mantendo flexão até que os ossos parietais tenham saído
- Apoiar o períneo durante o parto
- Verificar se há uma circular de cordão na nuca
- Desfazer o cordão nucal (p. ex., clampear e cortar o cordão ou deslizá-lo sobre a cabeça), conforme apropriado
- Aspirar secreções das narinas e boca do recém-nascido com a pera de aspiração após a saída da cabeça
- Aspirar se houver líquido com coloração de mecônio, conforme apropriado
- Auxiliar a passagem dos ombros
- Utilizar manobras para liberar a distocia do ombro (p. ex., pressão suprapúbica ou manobra de McRobert), conforme apropriado
- Conduzir a passagem do corpo do recém-nascido lentamente
- Apoiar o corpo do recém-nascido
- Clampear e cortar o cordão umbilical após o término das pulsações, se não houver contraindicação
- Obter sangue do cordão se o Rh for negativo ou quando necessário para avaliação da gasometria do cordão
- Estar atento antecipadamente à expulsão espontânea da placenta
- Atribuir o escore de Apgar no primeiro minuto
- Aplicar tração controlada ao cordão umbilical enquanto protege o fundo do útero
- Inspecionar o colo do útero quanto a lacerações após a expulsão da placenta
- Administrar anestésico local antes do reparo cirúrgico, conforme indicado
- Suturar a episiotomia ou lacerações, conforme apropriado
- Realizar exame retal para assegurar a integridade do tecido
- Inspecionar placenta, membranas e cordão após o parto
- Estimar a perda de sangue após o parto
- Higienizar o períneo
- Aplicar absorvente perineal
- Elogiar os esforços da mãe e da pessoa que deu apoio
- Fornecer informações sobre a aparência e a condição do recém-nascido
- Encorajar a verbalização de dúvidas ou preocupações sobre a experiência do parto e sobre o recém-nascido
- Consultar o médico sobre indicadores de complicações reais ou potenciais
- Documentar os eventos do parto
- Assinar a certidão de nascimento, conforme apropriado

1ª edição 1992; revisada em 1996, 2018

Passagem de caso — 8140

Definição: troca de informações essenciais sobre cuidados ao paciente com outros profissionais de enfermagem na mudança de turno ou mudança de ambiente de atendimento

Atividades:
- Selecionar o tipo de passagem (p. ex., pessoalmente, em gravação de áudio, à beira do leito do paciente, rondas, resumo do prontuário eletrônico, reunião da equipe) a ser usado
- Apresentar-se à equipe que chega, conforme necessário
- Revisar os dados demográficos pertinentes, como nome, idade e número do quarto
- Identificar a queixa principal, o motivo da admissão e as cirurgias recentes, conforme apropriado
- Identificar médicos atendentes e os que são consultados
- Resumir o histórico de saúde relevante, conforme necessário
- Identificar os principais diagnósticos médicos e de enfermagem, conforme apropriado
- Identificar os diagnósticos médicos e de enfermagem resolvidos, conforme apropriado
- Apresentar as informações de forma sucinta, com foco em dados recentes e significativos necessários para a equipe de enfermagem que assume a responsabilidade pelo cuidado
- Incentivar o paciente a contribuir para a passagem e a fazer perguntas se a passagem for feita à beira do leito
- Utilizar um formato de passagem, instrumento ou mnemônico padronizados (p. ex., SBAR: Situação, Histórico (*background*), Avaliação, Recomendação)
- Descrever o regime de tratamento, como dieta, terapia de líquidos, medicamentos e exercícios
- Revisar os tubos que o paciente possui, onde estão, quando foram colocados e quando os recipientes precisam ser esvaziados, conforme apropriado
- Identificar os exames laboratoriais e diagnósticos a serem realizados nas próximas 24 horas
- Revisar os resultados dos exames laboratoriais e diagnósticos pertinentes recentes, conforme apropriado

- Descrever os dados sobre o estado de saúde, incluindo sinais vitais e sinais e sintomas presentes durante a troca de turno
- Descrever as intervenções de enfermagem que estão sendo implementadas
- Descrever a resposta do paciente e da família às intervenções de enfermagem
- Resumir o progresso em direção às metas
- Resumir os planos de alta, conforme apropriado
- Treinar novos enfermeiros no ambiente clínico do processo de passagem de caso
- Avaliar o processo de passagem de caso periodicamente e revisá-lo, conforme indicado

2ª edição 1996; revisada em 2018

Planejamento antecipado de cuidados 7300

Definição: fornecimento de suporte para desenvolver um plano para decisões referentes ao fim da vida que incorpore valores pessoais, objetivos de vida e preferências

Atividades:
- Verificar a prontidão para receber informações
- Facilitar discussões sobre preferências relativas a cuidados de saúde futuros
- Facilitar a tomada de decisões e escolhas com base nas preferências
- Incentivar a expressão de sentimentos e emoções durante as discussões
- Identificar esperanças, medos e objetivos e valores de vida pessoal relacionados com os cuidados de saúde futuros
- Discutir tratamento, riscos e benefícios e gestão de sintomas
- Respeitar o direito de receber ou não informações sobre saúde e prognóstico
- Auxiliar na identificação do tomador de decisão substituto quando não for possível tomar suas próprias decisões
- Facilitar a hierarquia de tomada de decisões com procuração duradoura para cuidados de saúde
- Incluir outros profissionais de saúde nas discussões, incluindo apoio espiritual e religioso
- Auxiliar no arquivamento de diretivas antecipadas legalmente reconhecidas, se apropriado
- Encaminhar à assistência jurídica, se indicado
- Encaminhar para serviços de cuidados paliativos conforme indicado
- Revisar a discussão e atualizar ao longo do tempo conforme as mudanças nas condições de saúde
- Documentar discussões, preferências e decisões

8ª edição 2024

Planejamento da dieta 1020

Definição: instituição de restrições alimentares necessárias, com progressão subsequente da dieta conforme a tolerância

Atividades:
- Verificar a presença de ruídos hidroaéreos
- Instituir jejum por via oral, conforme necessário
- Fechar a sonda nasogástrica/nasoentérica e monitorar a tolerância, conforme apropriado
- Monitorar o estado de alerta e a presença do reflexo de vômito, conforme apropriado
- Monitorar a tolerância à ingestão de lascas de gelo e água
- Verificar se o paciente está eliminando flatos
- Colaborar com outros membros da equipe de saúde para progredir a dieta o mais rápido possível, sem complicações
- Progredir a dieta líquida leve, líquida geral, leve, para regular ou especial, conforme tolerado, para adultos e crianças
- Progredir de solução glicosada ou de eletrólitos orais, fórmula pouco enriquecida para fórmula totalmente enriquecidas para lactentes
- Monitorar a tolerância à progressão da dieta
- Oferecer seis refeições pequenas, em vez de três refeições, conforme apropriado
- Encontrar maneiras de incluir as preferências do paciente na dieta prescrita
- Tornar o ambiente em que a refeição é oferecida o mais agradável possível
- Colocar as restrições da dieta na cabeceira do leito, no prontuário e no plano de cuidados

1ª edição 1992; revisada em 2013

Planejamento da dieta: cirurgia para perda de peso 1024

Definição: implementação de mudanças necessárias na dieta nas fases progressivas posteriores à cirurgia bariátrica

Atividades:
- Implementar jejum ou pequenas quantidades de água apenas nas 24 a 48 horas seguintes à cirurgia, de acordo com a política da instituição
- Administrar soluções de dextrose, salina ou Ringer lactato a fim de proporcionar nutrição adequada nas primeiras 24 horas e até que o paciente tolere uma dieta líquida completa
- Progredir para dieta líquida que dure de 2 a 3 semanas

- Orientar o paciente a tomar pequenas quantidades de líquidos em temperatura ambiente (p. ex., caldos, suco não adoçado, leite) lentamente, consumindo entre 60 e 90 mℓ de cada vez
- Orientar os pacientes a terem consigo bebidas sem açúcar e bebê-las com frequência
- Incorporar alimentos em forma de purê (p. ex., caldo batido com feijão, peixe ou carne moída bem cozidos; iogurte; frutas batidas) na dieta, uma vez que o corpo do paciente esteja ajustado aos líquidos
- Adicionar alimentos sólidos amassados (p. ex., carnes picadas, frutas em conserva, mingau de aveia, ovos) entre 6 e 8 semanas após a cirurgia
- Orientar o paciente a ingerir primeiramente os alimentos proteicos da refeição
- Progredir para alimentos mais firmes, com baixo teor de açúcar, de gordura saturada e *trans* e que contenham proteína de alta qualidade, mantendo essa dieta por toda a vida
- Encorajar o paciente a tomar o café da manhã e a fazer de quatro a cinco refeições pequenas por dia
- Orientar o paciente a morder porções pequenas, a comer lentamente e a mastigar sólidos que estejam bem cozidos
- Orientar os pacientes a incorporar frutas frescas e vegetais ao seu consumo de líquidos e alimentos
- Monitorar a intolerância à lactose como possível complicação cirúrgica
- Trabalhar com um nutricionista depois da cirurgia para garantir que a nutrição proteica seja ideal e para modificar a dieta conforme a necessidade
- Encontrar maneiras de incluir as preferências do paciente na dieta prescrita
- Tornar o ambiente em que a refeição é oferecida o mais agradável possível
- Colocar as restrições à dieta na cabeceira do leito, no prontuário e no plano de cuidados
- Orientar o paciente a evitar alimentos e bebidas com grandes quantidades de açúcar (p. ex., refrigerantes, sucos, *milk-shakes*, sorvetes comuns), pois eles podem causar a síndrome de *dumping*
- Orientar o paciente a evitar a ingestão de líquidos aproximadamente meia hora antes de comer, durante a refeição e meia hora depois da refeição para reduzir a ocorrência de vômitos e diarreia
- Orientar o paciente sobre a necessidade de tomar multivitamínicos para adultos com ferro, complexo B e cálcio
- Monitorar a tolerância à progressão da dieta
- Encorajar os pacientes a manter um registro dos tipos e quantidades de alimentos que causam desconforto, mal-estar ou intolerância
- Encorajar os pacientes a fazer pelo menos 35 minutos de exercício aeróbico diário com treinamento de força três vezes por semana para manter uma boa taxa metabólica
- Encorajar o comparecimento ao grupo de apoio por vários meses após a cirurgia

6ª edição 2013

Planejamento de alta — 7370

Definição: preparo para a transferência de um paciente de um nível de cuidado para outro, no âmbito da mesma instituição de saúde ou para outro local

Atividades:
- Reunir dados relacionados com as necessidades de saúde na alta, na admissão e durante a internação
- Identificar os idiomas preferidos para comunicação verbal presencial, por telefone e materiais educativos
- Verificar se há indícios de déficit de conhecimento sobre saúde (p. ex., falhas em preencher formulários, incapacidade de identificar medicamentos ou motivos para tomá-los, encaminhamento a familiares para obter informações sobre o estado de saúde)
- Providenciar um tradutor qualificado em cuidados de saúde, incluindo a tradução de materiais educativos, conforme apropriado
- Favorecer a descrição dos objetivos do paciente para alta
- Oferecer orientações continuadas relacionadas com a internação hospitalar ao paciente, à família e aos cuidadores (p. ex., motivo da internação, tratamentos, cuidados necessários)
- Assegurar que o paciente, a família e os cuidadores sejam participantes ativos nos cuidados
- Discutir os recursos domésticos, os desafios e a disponibilidade da família ou do cuidador
- Auxiliar paciente, família e pessoas significativas no planejamento de um ambiente de apoio necessário para fornecer cuidados pós-hospitalares ao paciente
- Desenvolver um plano de alta que considere as necessidades, sociais, culturais, financeiras e de cuidado à saúde do paciente
- Desenvolver um plano para acompanhamento pós-alta com envolvimento do paciente, família e cuidador
- Favorecer um aconselhamento nutricional consistente com as práticas religiosas ou culturais do paciente
- Assegurar a capacidade de obter os medicamentos necessários e sua ingesta conforme prescrito
- Monitorar a prontidão para alta
- Auxiliar na preparação para a alta conforme apropriado
- Orientar sobre os cuidados de acompanhamento pós-hospitalares necessários (p. ex., medicamentos, dieta, exercícios, suplementos herbais)
- Revisar todas as áreas de baixa compreensão durante as orientações
- Comunicar os planos de alta à equipe interprofissional, conforme apropriado
- Assegurar que a comunicação com os prestadores de cuidados primários seja contínua
- Coordenar os esforços da equipe interprofissional para garantir a alta oportuna
- Relatar quaisquer áreas de preocupação relacionadas com ensino ou planejamento de alta, antes da alta
- Fornecer cópias de todas as informações no idioma de sua preferência
- Facilitar a transmissão do resumo de alta aos profissionais de saúde que aceitam os cuidados do paciente após alta
- Informar os cuidadores sobre o idioma preferido e as necessidades culturais
- Colocar as orientações de alta no portal eletrônico para fácil acesso, se apropriado
- Fornecer informações de contato com instruções de alta

- Agendar consultas para acompanhamento (p. ex., consultas, exames pós-alta)
- Organizar uma avaliação pós-alta, conforme apropriado
- Organizar os resultados de exames pendentes no momento da alta
- Organizar serviços ambulatoriais pós-alta e materiais necessários para alta
- Fornecer reforço do plano de alta dentro de 48 horas após a alta (p. ex., por telefone, mensagens de texto, *web* conferências, visita domiciliar)
- Orientar sobre empresas de saúde domiciliar para aumentar as informações de alta, acompanhamento e cuidados pós-hospitalares, conforme indicado
- Organizar apoio ao cuidador, conforme apropriado
- Documentar planos de alta
- Utilizar a técnica *teach-back* (paciente é solicitado a repetir a informação que recebeu) para garantir a compreensão

1ª edição 1992; revisada em 2008, 2024

Planejamento de alta: preparo do lar 6485

Definição: preparo do domicílio para oferecimento de cuidado seguro e eficaz

Atividades:
- Identificar as necessidades de cuidados domiciliares com base na saúde atual (p. ex., comorbidades, déficits cognitivos ou motores)
- Revisar o ambiente domiciliar com o paciente ou família para determinar as necessidades de cuidados
- Consultar o paciente e a família com referência à preparação para a oferta de cuidados domiciliares
- Solicitar e validar o funcionamento de qualquer equipamento necessário
- Solicitar e confirmar a entrega de medicamentos e suprimentos necessários
- Organizar o cronograma da equipe de apoio
- Confirmar se os planos de emergência estão em ordem
- Confirmar a data e a hora da transferência para casa
- Confirmar a organização do transporte para casa com acompanhante, conforme necessário
- Incentivar a transição de cuidados, com atenção especial ao fortalecimento do vínculo entre a paciente e a família e a nova equipe ou serviço
- Acompanhar para garantir que os planos sejam viáveis e executados
- Fornecer materiais por escrito com referência aos medicamentos, suprimentos e dispositivos de assistência como guias para cuidadores, conforme necessário
- Orientar a família ou cuidador sobre o processo de saúde-doença que o paciente vivencia
- Fornecer orientação sobre a organização de um ambiente arejado, claro e limpo
- Orientar a família sobre situações que exijam retorno ao hospital
- Preparar orientações educativas para uso no domicílio que sejam condizentes com qualquer orientação anterior já realizada
- Fornecer documentação para atender às diretrizes da instituição
- Documentar o estado de saúde do paciente ao chegar em casa

3ª edição 2000; revisada em 2024

Planejamento familiar: contracepção 6784

Definição: auxílio ao paciente para determinar e fornecer métodos de prevenção da gravidez

Atividades:
- Avaliar o conhecimento e a compreensão do paciente sobre as opções contraceptivas
- Instruir o paciente sobre a fisiologia da reprodução humana, incluindo os sistemas reprodutivos feminino e masculino, conforme necessário
- Realizar exame físico relevante se indicado pelo histórico do paciente
- Determinar a capacidade e a motivação para usar um método
- Determinar o nível de comprometimento para usar o método de maneira consistente
- Discutir considerações religiosas, culturais, de desenvolvimento, socioeconômicas e individuais relativas à escolha de contraceptivos
- Discutir métodos de contracepção (p. ex., não medicamentosos, barreira, hormonal, dispositivo intrauterino e esterilização), incluindo eficácia, efeitos colaterais, contraindicações e sinais e sintomas que justificam o relato a um profissional de saúde
- Auxiliar os adolescentes a obter informações sobre contraceptivos de maneira confidencial
- Auxiliar a paciente a determinar a ovulação por meio da temperatura corporal basal, alterações nas secreções vaginais e outros indicadores fisiológicos
- Fornecer contracepção ao paciente, se indicado
- Discutir a contracepção de emergência, conforme necessário
- Fornecer contracepção de emergência (p. ex., pílula do dia seguinte, dispositivo intrauterino de cobre), conforme apropriado
- Instruir sobre atividades sexuais seguras, conforme indicado
- Encaminhar o paciente para outro profissional de saúde ou recursos comunitários (p. ex., assistente social e profissional de saúde domiciliar), conforme necessário
- Determinar recursos financeiros para contracepção e encaminhar, conforme apropriado

1ª edição 1992; revisada em 2013

Planejamento familiar: gravidez não planejada   6788

Definição: facilitação da tomada de decisões sobre a gravidez

Atividades:
- Determinar se a paciente fez uma escolha sobre o resultado da gravidez
- Discutir com a paciente e pessoa significativa (se envolvida) as opções relativas aos resultados da gravidez, como interrupção da gravidez, guarda do recém-nascido ou sua entrega para adoção
- Discutir fatores relacionados com a gravidez não planejada (p. ex., múltiplos parceiros, uso abusivo de substâncias, violência do parceiro íntimo, probabilidade de infecção sexualmente transmissível)
- Auxiliar a paciente a identificar o sistema de apoio
- Incentivar a paciente a envolver o sistema de apoio durante o processo de tomada de decisão
- Apoiar a paciente e outros envolvidos na decisão sobre o resultado da gravidez
- Esclarecer qualquer informação errada sobre o uso de anticoncepcionais
- Encaminhar para instituições comunitárias que tenham serviços de apoio à paciente na tomada de decisão sobre o resultado da gravidez, bem como outros problemas de saúde (p. ex., infecção sexualmente transmissível, uso abusivo de substâncias, violência do parceiro íntimo)

1ª edição 1992; revisada em 1996, 2018

Planejamento familiar: infertilidade   6786

Definição: gerenciamento, educação e apoio ao paciente e outras pessoas significativas na avaliação e tratamento para infertilidade

Atividades:
- Apoiar o casal durante o histórico e a avaliação da infertilidade, reconhecendo o estresse frequentemente vivenciado ao obter a história detalhada e durante o longo processo de avaliação e tratamento
- Explicar os tipos de infertilidade (p. ex., primária ou secundária, masculina ou feminina)
- Explicar o ciclo reprodutivo feminino ao paciente, conforme necessário
- Auxiliar a paciente a determinar a ovulação por meio da temperatura corporal basal, alterações nas secreções vaginais, nível sérico de progesterona na fase lútea média e outros indicadores fisiológicos
- Preparar a paciente física e psicologicamente para o exame ginecológico
- Explicar o propósito do procedimento e as sensações que a paciente pode apresentar durante o procedimento
- Auxiliar o parceiro masculino a concluir a análise do sêmen e o exame médico
- Determinar a compreensão do casal sobre os resultados dos testes e a terapia recomendada
- Determinar até que ponto os parceiros são capazes e estão dispostos a participar de um tratamento complexo de infertilidade
- Auxiliar durante expressões de pesar e decepção e sentimentos de fracasso
- Incentivar expressões de sentimentos sobre sexualidade, autoimagem e autoestima
- Auxiliar os indivíduos a redefinirem os conceitos de sucesso e fracasso, conforme necessário
- Encaminhar para um grupo de apoio para casais inférteis, conforme apropriado
- Auxiliar na resolução de problemas para ajudar o casal a avaliar alternativas à paternidade biológica
- Determinar o efeito da infertilidade no relacionamento do casal

1ª edição 1992; revisada em 1996, 2018

Posicionamento   0840

Definição: posicionamento do corpo do paciente para promover benefício terapêutico, bem-estar fisiológico e psicológico

Atividades:
- Utilizar um colchão ou cama terapêutica apropriada
- Proporcionar um colchão firme
- Explicar ao paciente o procedimento de mudanças de posição, conforme apropriado
- Encorajar o paciente a se envolver nas mudanças de posição, conforme apropriado
- Monitorar o estado de oxigenação antes e após as mudanças de posições
- Pré-medicar o paciente antes de virá-lo, conforme apropriado
- Colocar o paciente na posição terapêutica prescrita
- Monitorar o alinhamento neutro, sem rotação lateral extrema ou hiperextensão, conforme apropriado
- Prescrever a posição preferida do paciente para dormir no plano de cuidados, se não for contraindicada
- Posicionar em alinhamento corporal apropriado
- Imobilizar ou apoiar a parte do corpo afetada, conforme apropriado
- Elevar a parte do corpo afetada, conforme apropriado
- Posicionar para aliviar a dispneia (p. ex., posição de semi-Fowler), conforme apropriado
- Fornecer apoio para áreas edemaciadas (p. ex., travesseiro sob os braços e suporte escrotal), conforme apropriado

- Posicionar para facilitar a ventilação ou a perfusão, conforme apropriado
- Encorajar exercícios ativos ou passivos de amplitude de movimento, conforme apropriado
- Encorajar metas conjuntas para reduzir o risco de lesões ou outras complicações da imobilidade
- Identificar o número de profissionais necessários para o posicionamento passivo
- Fornecer apoio apropriado para o pescoço
- Evitar colocar o paciente em posições que aumentem a dor
- Evitar colocar o coto de amputação em posição de flexão
- Evitar mudar de posicionamento logo após as refeições
- Minimizar o atrito e as forças de cisalhamento ao posicionar ou virar o paciente
- Colocar apoio para os pés na cama, se indicado
- Girar utilizando a técnica da rolagem de tronco
- Posicionar para promover a drenagem urinária, conforme apropriado
- Posicionar para evitar o tensionamento das feridas, conforme apropriado
- Colocar um apoio para o dorso, conforme apropriado
- Elevar o membro afetado acima do nível do coração para melhorar o retorno venoso, conforme apropriado
- Orientar o paciente sobre como utilizar uma boa postura e uma boa mecânica corporal ao realizar qualquer atividade
- Monitorar os equipamentos de tração para ajuste apropriado
- Manter a posição e a integridade da tração
- Elevar a cabeceira do leito, conforme apropriado
- Virar o paciente de acordo com a condição da pele, conforme indicado
- Desenvolver uma rotina por escrito para reposicionamento, conforme apropriado
- Virar o paciente imobilizado pelo menos a cada 2 horas, de acordo com uma rotina específica, conforme apropriado
- Utilizar equipamentos apropriados para apoiar as extremidades (p. ex., rolo para as mãos, rolo para trocanter)
- Colocar a luz de chamada e os objetos utilizados com frequência ao alcance do paciente
- Colocar o acionamento de mudança de posição do leito ao alcance do paciente
- Documentar o tempo e o procedimento de posicionamento passivo

1ª edição 1992; revisada em 2000, 2024

Posicionamento: cadeira de rodas 0846

Definição: colocação de um paciente em uma cadeira de rodas adequadamente selecionada para aumentar o conforto, promover a integridade da pele e estimular a independência

Atividades:
- Selecionar uma cadeira de rodas apropriada para o paciente (p. ex., padrão para adultos, semirreclinável, totalmente reclinável, para amputados, extragrande, estreita)
- Selecionar uma cadeira de rodas com assento baixo em relação ao chão para o paciente que se locomoverá usando a propulsão com os pés
- Selecionar uma almofada adaptada às necessidades do paciente
- Utilizar uma mecânica corporal apropriada durante o posicionamento do paciente
- Verificar a posição do paciente na cadeira de rodas enquanto ele se senta sobre a almofada selecionada e utilizar calçados adequados
- Posicionar a pelve na linha média e o mais recuado possível no assento
- Verificar o nivelamento e o alinhamento das cristas ilíacas de um lado ao outro
- Assegurar que haja um espaço de pelo menos 5 a 7 cm em cada lado da cadeira
- Assegurar que a cadeira de rodas permita um afastamento de pelo menos 5 a 7 cm entre a face posterior do joelho e o assento
- Verificar se os suportes para os pés têm pelo menos 5 cm de distância do chão
- Manter o ângulo dos quadris em 100 graus, os joelhos em 105 graus e os tornozelos em 90 graus, com os calcanhares apoiados nos suportes para os pés
- Medir a distância da almofada até logo abaixo do cotovelo, acrescentar 2,5 cm e ajustar os apoios para braços nessa altura
- Ajustar o encosto da cadeira para que ele forneça o suporte necessário, geralmente de 10 a 15 graus do alinhamento vertical
- Inclinar o assento em 10 graus em direção às costas
- Posicionar as pernas de modo que elas fiquem a 20 graus da posição vertical
- Monitorar a incapacidade do paciente em manter a postura correta na cadeira de rodas
- Monitorar os efeitos de períodos prolongados na posição sentada (p. ex., lesões por pressão, rupturas na pele, contusões, contraturas, desconforto, incontinência, isolamento social, quedas)
- Fornecer modificações ou acessórios para a cadeira de rodas para corrigir problemas do paciente ou fraqueza muscular
- Fornecer acolchoamento e outros acessórios (p. ex., encostos acolchoados moldados, painéis de apoio acolchoados para as pernas, apoio para os braços, bandejas acolchoadas) para pacientes com necessidades especiais
- Facilitar pequenas trocas de posição corporal frequentemente
- Determinar o período de tempo apropriado para o paciente permanecer na cadeira de rodas, com base em seu estado de saúde
- Orientar o paciente sobre como transferir-se do leito para a cadeira de rodas, conforme apropriado
- Providenciar um trapézio ou uma prancha de deslizamento para auxiliar na transferência, conforme apropriado
- Orientar o paciente sobre como operar uma cadeira de rodas, conforme apropriado
- Orientar o paciente sobre exercícios para aumentar a força da região superior do corpo, conforme apropriado

1ª edição 1992; revisada em 2013

Posicionamento: intraoperatório 0842

Definição: posicionamento do paciente ou de parte de seu corpo para promover a exposição cirúrgica e, ao mesmo tempo, reduzir ou eliminar o risco de desconforto e complicações

Atividades:
- Determinar a duração e o tipo de procedimento, necessidades anestésicas, idade do paciente, peso corporal e esquema de medicamentos atual
- Anotar o estado nutricional, presença de doença crônica, comorbidades, lesões por pressão preexistentes e condições de risco (p. ex., obesidade, diabetes, anemia, idade avançada, condições de desmineralização óssea, pacientes pediátricos)
- Identificar situações cirúrgicas de alto risco (p. ex., procedimento com duração superior a 2 horas, pacientes com obesidade mórbida, cirurgias vasculares, pressão sustentada excessiva a determinadas áreas do corpo, ambiente frio com exposição de grandes superfícies corporais)
- Determinar a amplitude de movimento do paciente, estabilidade articular ou presença de próteses ou implantes
- Verificar a circulação periférica e as condições neurológicas
- Verificar a integridade da pele
- Documentar os fatores de risco específicos que possam predispor o paciente a lesões relacionadas com o posicionamento
- Verificar a mesa de cirurgia antes da transferência do paciente para assegurar que esteja funcionando, travada e devidamente preparada com fixações acolchoadas corretamente
- Assegurar que todo o equipamento necessário esteja limpo e em boas condições de funcionamento
- Assegurar um mínimo de quatro pessoas para auxiliar na transferência do paciente para a mesa da sala cirúrgica
- Travar as rodas da maca e da mesa da sala cirúrgica durante a transferência do paciente
- Documentar o modo de transferência para a mesa cirúrgica e o número de pessoas que prestaram assistência
- Verificar com o anestesista antes de mover um paciente anestesiado
- Manter a mecânica corporal e empregar a teoria ergonômica para prevenir lesões a si mesmo
- Mover o paciente lenta e suavemente
- Fornecer calor, privacidade e tranquilidade, conforme a necessidade
- Proteger todos os tubos, drenos, acessos, circuitos respiratórios e outros dispositivos
- Utilizar dispositivos de assistência para imobilização para prender o paciente à mesa cirúrgica sem comprometer a circulação por baixo das cintas de contenção
- Empregar as cintas de contenção para prevenir o deslizamento das extremidades
- Apoiar a cabeça e o pescoço do paciente durante a transferência
- Coordenar a transferência e o posicionamento de acordo com o nível da anestesia ou o nível de consciência
- Apoiar todas as partes corporais e manter o alinhamento do corpo ao movimentar um paciente anestesiado
- Evitar tracionar ou arrastar os pacientes durante as transferências
- Proteger os olhos, conforme apropriado
- Utilizar dispositivos para apoiar as extremidades e a cabeça
- Imobilizar ou apoiar qualquer parte do corpo, conforme apropriado
- Manter o alinhamento adequado do corpo do paciente o tempo todo
- Colocar o paciente em um colchão ou almofada terapêutica apropriada, conforme indicado
- Posicionar o paciente de forma confortável, enquanto estiver dormindo ou acordado
- Assegurar que o campo operatório fique adequadamente exposto
- Assegurar que nenhuma posição incômoda, pressão indevida sobre uma parte do corpo ou uso de fixadores ou tração promova a obstrução do suprimento vascular de qualquer parte do corpo do paciente
- Assegurar que as respirações não sejam impedidas pela pressão dos membros superiores sobre o tórax ou por vestimenta do paciente que cause compressão no pescoço ou no tórax
- Empregar órteses de ombro acolchoadas para prevenir lesões irreparáveis nos nervos quando for empregada a posição de Trendelenburg
- Colocar o paciente na posição cirúrgica adequada para cirurgia específica (p. ex., decúbito dorsal, decúbito ventral, tórax lateral, litotomia, posição de canivete ou de Kraske)
- Elevar as extremidades, conforme apropriado
- Aplicar proteção acolchoada nas proeminências ósseas
- Aplicar proteção acolchoada ou posicionar o paciente para evitar pressão sobre os nervos superficiais
- Aplicar a cinta de segurança e a contenção do membro superior, conforme necessário
- Ajustar a mesa cirúrgica, conforme apropriado
- Monitorar os efeitos fisiológicos dos dispositivos de posicionamento e tração, conforme apropriado
- Monitorar a posição intraoperatória do paciente
- Intervir em situações nas quais a posição comprometa os desfechos clínicos do paciente
- Assegurar o acesso às vias aéreas, aos cateteres IV e aos equipamentos de monitoração
- Assegurar que o equipamento ou o pessoal não crie ou aplique pressão sobre o paciente durante o procedimento
- Monitorar a posição, as cintas e a proteção acolchoada para assegurar que o posicionamento seja mantido durante todo o procedimento
- Registrar a posição e os dispositivos utilizados, inclusive os de proteção e as medidas de segurança empregadas
- Documentar todas as avaliações intraoperatórias relacionadas com o posicionamento e as medidas de segurança
- Reposicionar o paciente lentamente no fim do procedimento para permitir acomodação hemodinâmica adequada

2ª edição 1996; revisada em 2018

Posicionamento: neurológico   0844

Definição: obtenção de um alinhamento corporal ideal e apropriado para o paciente com lesão ou em risco de lesão espinal ou irritabilidade vertebral

Atividades:
- Imobilizar ou apoiar a parte corporal afetada, conforme apropriado
- Colocar na posição terapêutica prescrita
- Evitar aplicar pressão sobre a parte corporal afetada
- Apoiar a parte corporal afetada
- Fornecer suporte apropriado para o pescoço
- Utilizar mecânica corporal adequada ao posicionar o paciente
- Providenciar um colchão firme
- Colocar o paciente sobre um colchão de ar, se possível
- Fornecer ao paciente um sistema de alarme adaptado (p. ex., baixa pressão, controle de voz, acionamento tipo canudo por sopro e sucção, acionamento pelo movimento do queixo), dependendo do nível de função motora
- Manter o alinhamento corporal adequado
- Posicionar com a cabeça e o pescoço em alinhamento
- Utilizar imobilizadores de calcanhar para manter os tornozelos em posição neutra
- Evitar posicionar o paciente sobre o sítio de remoção de enxertos ósseos
- Posicionar a cabeceira do leito o mais baixo possível (de acordo com a função pulmonar) para aumentar a área de superfície do corpo e diminuir a pressão sobre as proeminências ósseas
- Virar utilizando a técnica da rolagem de tronco, a cada 2 horas ou mais frequentemente, conforme indicado
- Estabilizar a coluna durante as mudanças de posição, mantendo-a em alinhamento anatômico (p.ex., sem rotação)
- Monitorar os níveis de oxigênio nos tecidos encefálicos e a pressão intracraniana em pacientes gravemente enfermos durante as mudanças de posição, conforme apropriado
- Aplicar uma órtese tipo colar
- Orientar sobre os cuidados com as órteses tipo colar, conforme necessário
- Monitorar a capacidade de autocuidado do paciente durante o uso de uma órtese tipo colar ou imobilizadores
- Aplicar e manter um imobilizador
- Monitorar a integridade da pele sob o dispositivo imobilizador ou órtese
- Orientar sobre os cuidados com os imobilizadores, conforme necessário
- Colocar um coxim de mão sob os quirodáctilos
- Orientar o paciente sobre como utilizar uma boa postura e boa mecânica corporal ao realizar qualquer atividade
- Orientar sobre os cuidados com o sítio dos pinos de tração, conforme necessário
- Monitorar o local de inserção dos pinos
- Realizar os cuidados com o local de inserção do pino de tração ou órtese
- Monitorar o ajuste do dispositivo de tração
- Fixar os pesos de tração durante a mobilização do paciente
- Monitorar as lesões de pele sobre as proeminências ósseas (p. ex., sacro, túberes isquiáticos, calcanhares)
- Fornecer amplitude de movimento passivo para os membros afetados, conforme determinado pela equipe de reabilitação
- Orientar os membros da família sobre como auxiliar o paciente a se virar no leito e como fornecer amplitude de movimento, conforme apropriado
- Encorajar o paciente a participar das mudanças de posição (p. ex., lembrar a equipe quando for o momento de virar o paciente) sempre que possível
- Orientar sobre modos (p. ex., inclinar, reclinar) de aliviar a pressão para diminuir o potencial de lesões na pele ao utilizar uma cadeira de rodas
- Monitorar a hipotensão ortostática ao transferir o paciente para uma posição sentada em uma cadeira de rodas
- Utilizar uma prancha deslizante para auxiliar na transferência para uma cadeira ou cadeira de rodas para os pacientes com equilíbrio razoável

1ª edição 1992; revisada em 2013

Posicionamento: prona   3330

Definição: assistência a pacientes em ventilação mecânica em posição prona

Atividades:
- Considerar os critérios clínicos para o posicionamento (p. ex., razão entre a pressão parcial de oxigênio no sangue arterial e a fração inspirada de oxigênio inferior a 150 mmHg) e contraindicações para o posicionamento (p. ex., instabilidade da coluna vertebral, fraturas faciais ou pélvicas, tórax aberto ou parede torácica instável, pressão intracraniana não controlada, instabilidade hemodinâmica grave)
- Utilizar políticas e procedimentos institucionais para padronizar o posicionamento em prona (p. ex., lista de verificação, protocolo, diretrizes, instruções de trabalho sobre cuidados de enfermagem)
- Explicar a justificativa e o procedimento para a posição prona, incluindo riscos e benefícios
- Assegurar um número adequado de profissionais para o posicionamento com funções pré-atribuídas (p. ex., terapeuta respiratório, enfermeiros, fisioterapeuta)
- Assegurar a estabilidade e o posicionamento de dispositivos médicos durante o posicionamento (p. ex., tubo orotraqueal, dreno torácico, alimentação enteral, cateter vesical)
- Registrar os sinais vitais basais, dados hemodinâmicos e aspectos das regiões anterolaterais da pele
- Aplicar curativo de espuma em áreas com risco de lesão por pressão (p. ex., fronte, queixo, esterno, ombros, joelhos, região anterior das cristas ilíacas)
- Pausar a alimentação enteral por 1 hora antes da pronação e depois retomar
- Certificar-se de que o equipamento de intubação de emergência esteja à beira do leito

- Fornecer sedação adequada
- Realizar cuidados com os olhos (p. ex., aplicar lubrificante ou pomadas, fechar as pálpebras com fita adesiva)
- Posicionar os membros da equipe em ambos os lados do leito (p. ex., três de cada lado e a cabeça apoiada)
- Mover o paciente para cima no leito, de modo que a cabeça fique fora do leito durante o giro e a cabeça seja apoiada por um membro da equipe
- Colocar os braços na posição de nadador ou ao longo do corpo
- Avaliar os sinais vitais e a gasometria na primeira hora após a manobra e a cada 4 ou 6 horas, ou conforme indicado
- Monitorar continuamente os níveis de oxigênio periférico e de saturação de oxigênio para que fiquem em níveis de 92 a 96%
- Monitorar o desconforto respiratório
- Retornar à posição supina, se ocorrer instabilidade hemodinâmica (p. ex., extubação não programada, obstrução do tubo endotraqueal, hemoptise, SpO_2 <85% ou PaO_2 <55 mmHg por mais de 5 minutos, parada cardíaca, frequência cardíaca inferior a 30 bpm, pressão arterial sistólica inferior a 60 mmHg por mais de 5 minutos)
- Verificar a posição do tubo orotraqueal após a manobra para evitar lesões na comissura labial e uma eventual extubação
- Girar os braços e as posições da cabeça a cada 2 horas
- Recalibrar o equipamento invasivo
- Registrar o tempo de pronação
- Registrar a tolerância do procedimento

8ª edição 2024

Precauções circulatórias — 4070

Definição: proteção de uma área localizada com perfusão limitada

Atividades:
- Realizar avaliação abrangente da circulação periférica (p. ex., verificar pulsos periféricos, edema, enchimento capilar, cor, temperatura da extremidade e índice tornozelo-braquial, se indicado)
- Atentar aos pacientes de risco (p. ex., diabéticos, tabagistas, idosos, hipertensos e aqueles com níveis elevados de colesterol) para avaliações periféricas abrangentes e modificação de fatores de risco
- Não instalar acesso IV e nem coletar sangue na extremidade afetada
- Evitar aferir a pressão arterial na extremidade afetada
- Evitar aplicar pressão ou torniquete na extremidade afetada
- Manter a hidratação adequada para prevenir aumento da viscosidade sanguínea
- Evitar lesionar a área afetada
- Prevenir infecção nas feridas
- Orientar o paciente a testar a água do banho antes de entrar para evitar queimar a pele
- Orientar o paciente sobre cuidados com os pés e unhas
- Orientar o paciente e a família sobre a proteção contra lesões na área afetada
- Encorajar a cessação do tabagismo e a prática de exercício físico regular em pacientes com claudicação
- Encorajar caminhadas até o ponto de claudicação e um pouco mais a cada vez para auxiliar no desenvolvimento de circulação colateral nas extremidades inferiores
- Orientar o paciente e a família sobre terapias medicamentosas para controle da pressão arterial, anticoagulação e redução dos níveis de colesterol
- Orientar o paciente sobre como evitar betabloqueadores para controle da pressão arterial, pois eles causam constrição dos vasos periféricos e pioram a claudicação
- Orientar o paciente sobre medidas dietéticas para melhorar a circulação (p. ex., dieta pobre em gordura saturada e consumo de óleos de peixe com ômega 3)
- Orientar os pacientes diabéticos sobre a necessidade de um controle adequado da glicemia
- Orientar o paciente sobre os cuidados adequados com a pele (p. ex., hidratação da pele seca das pernas, atenção imediata a feridas e lesões em potencial)
- Fornecer ao paciente e à família informações sobre a cessação do tabagismo, se aplicáveis
- Monitorar as extremidades para detecção de calor, rubor, dor ou edema na pele
- Orientar o paciente sobre os sinais e sintomas que indiquem a necessidade de cuidado de emergência (p. ex., dor que não cessa com repouso, complicações de feridas, perda de sensibilidade)
- Encorajar a participação dos pacientes em programas de reabilitação vascular

1ª edição 1992; revisada em 2013

Precauções cirúrgicas — 2920

Definição: minimização do potencial de lesão iatrogênica ao paciente relacionada com um procedimento cirúrgico

Atividades:
- Checar o aterramento do fio do monitor
- Preparar os equipamentos e materiais de oxigenação e de ventilação artificial (p. ex., laringoscópios, tubos, aspirador, máscaras, pinça de Magill, fios-guia, estetoscópio)
- Confirmar o funcionamento correto do equipamento
- Monitorar os acessórios específicos para a posição cirúrgica necessária (p. ex., suportes, estribos, fixadores)
- Checar a sucção quanto à pressão adequada e concluir a montagem dos recipientes, tubos e cateteres
- Remover todos os equipamentos em condições de segurança precária

- Confirmar o consentimento para cirurgia e outros tratamentos, conforme apropriado
- Participar com os membros da equipe das instruções pré-operatórias, conforme a política da instituição
- Receber o paciente, estabelecendo uma relação de confiança e oferecendo aconselhamento
- Confirmar com o paciente ou outras pessoas apropriadas o procedimento e o sítio cirúrgico
- Confirmar se a pulseira de identificação e a pulseira do tipo sanguíneo do paciente estão corretas
- Perguntar o nome e a data de nascimento ao paciente ou outra pessoa relevante
- Participar do *time-out* (pausa de segurança) pré-operatório para verificar se o paciente, o procedimento e o sítio estão corretos, conforme a política institucional
- Assegurar o registro e a comunicação de quaisquer alergias
- Auxiliar na transferência do paciente para a mesa cirúrgica com os dispositivos de monitoração
- Preservar a privacidade do paciente, evitando exposição desnecessária ou calafrios
- Contar as esponjas, objetos cortantes e instrumentos antes, durante e depois da cirurgia, conforme a política da instituição
- Registrar os resultados das contagens, conforme a política da instituição
- Remover e guardar as próteses adequadamente
- Fornecer um recipiente estéril para depositar os objetos cortantes
- Providenciar uma unidade eletrocirúrgica, fio terra e eletrodo ativo, conforme apropriado
- Confirmar a integridade dos fios elétricos
- Confirmar o funcionamento adequado da unidade eletrocirúrgica
- Confirmar a ausência de marca-passo cardíaco, outros implantes elétricos ou próteses metálicas que contraindiquem o uso de cauterização eletrocirúrgica
- Confirmar se o paciente não está em contato com peças metálicas
- Examinar a pele do paciente no sítio do fio terra
- Aplicar o fio terra na pele seca e intacta, com o mínimo de pelos, sobre ampla massa muscular e o mais próximo possível do sítio operatório
- Confirmar se as soluções preparatórias não são inflamáveis ou se os agentes preparatórios inflamáveis evaporaram antes da colocação dos campos cirúrgicos
- Remover agentes preparatórios inflamáveis residuais antes do início da cirurgia
- Retirar o oxigênio existente sob os campos cirúrgicos
- Adotar medidas preventivas contra a radiação ionizante ou utilizar equipamento de proteção em situações que o exijam, antes do início da cirurgia
- Proteger o fio terra contra soluções preparatórias e de irrigação e contra danos
- Aplicar e usar o *holster* para armazenar o eletrodo ativo durante a cirurgia
- Ajustar as correntes de coagulação e de corte, conforme as instruções do profissional de saúde ou a política da instituição
- Examinar a pele do paciente para verificar a presença de lesões após o uso da eletrocirurgia
- Depositar os materiais de descarte em recipientes apropriados
- Auxiliar na transferência do paciente, verificando a posição correta dos tubos, cateteres e drenos, além de adotar a posição correta para a cirurgia realizada
- Cobrir o paciente para evitar exposição desnecessária e perda de calor
- Registrar as informações pertinentes no prontuário cirúrgico
- Participar de um relatório (*debriefing*) pós-operatório, conforme a política institucional

2ª edição 1996; revisada em 2013

Precauções contra aspiração 3200

Definição: prevenção ou minimização dos fatores de risco em paciente com risco de aspiração

Atividades:
- Monitorar nível de consciência, reflexo de tosse, reflexo de vômito e capacidade de deglutição
- Investigar disfagia, conforme apropriado
- Manter uma via aérea
- Minimizar o uso de narcóticos e sedativos
- Minimizar o uso de medicamentos conhecidos por retardar o esvaziamento gástrico, conforme apropriado
- Monitorar o estado pulmonar
- Monitorar as necessidades de cuidados intestinais
- Posicionar a cabeceira a 30 graus ou mais (alimentação NG) a 90 graus ou o mais elevado possível
- Manter a cabeceira da cama elevada por 30 a 45 minutos após a alimentação
- Manter o balonete traqueal inflado, conforme apropriado
- Manter o equipamento de aspiração disponível
- Supervisionar ou auxiliar a alimentação, conforme necessário
- Fornecer pequenas quantidades de alimentos
- Verificar a posição da sonda nasogástrica ou da gastrostomia antes de iniciar a dieta
- Verificar o resíduo gástrico antes de iniciar a dieta
- Evitar iniciar a dieta se o resíduo gástrico for alto (p. ex., superior a 250 mℓ para sonda nasogástrica ou superior a 100 mℓ para gastrostomia)
- Utilizar bomba de infusão para dieta enteral em vez de gravidade ou de infusão em *bolus*, se apropriado
- Utilizar agentes procinéticos, conforme apropriado
- Evitar líquidos ou usar agente espessante
- Oferecer alimentos ou líquidos que possam ser transformados em *bolus* antes da deglutição
- Cortar os alimentos em pedaços pequenos
- Solicitar medicamentos em forma de elixir
- Cortar ou macerar os comprimidos antes da administração
- Inspecionar a cavidade oral quanto a resíduos de alimentos ou medicamentos
- Proporcionar cuidados orais
- Sugerir consulta de fonoaudiologia, conforme apropriado
- Sugerir exame com ingestão de bário ou fluoroscopia por vídeo, conforme apropriado

1ª edição 1992; revisada em 2013

Precauções contra convulsões 2690

Definição: prevenção ou minimização de potenciais lesões apresentadas por um paciente com um distúrbio convulsivo comprovado

Atividades:
- Providenciar leito de altura baixa, conforme apropriado
- Acompanhar o paciente durante as atividades fora do setor, conforme apropriado
- Monitorar o regime farmacológico
- Monitorar a adesão ao uso de medicamentos anticonvulsivantes
- Instruir o paciente ou outra pessoa significativa para que mantenha um registro dos medicamentos tomados e da ocorrência de crise convulsiva
- Orientar o paciente a não dirigir
- Orientar o paciente sobre medicamentos e efeitos colaterais
- Orientar a família ou outra pessoa significativa sobre os primeiros socorros para convulsões
- Monitorar os níveis de medicamentos anticonvulsivantes, conforme apropriado
- Orientar o paciente a levar consigo o cartão de alerta de medicamentos
- Remover do ambiente objetos potencialmente perigosos
- Manter a aspiração à beira do leito
- Manter a bolsa-válvula-máscara (ambu) à beira do leito
- Manter material para acesso às vias aéreas orais ou nasofaríngeas à beira do leito
- Utilizar grades laterais acolchoadas
- Manter as grades laterais levantadas
- Orientar o paciente em relação a potenciais fatores precipitantes
- Orientar o paciente a buscar atendimento se ocorrer aura

1ª edição 1992; revisada em 2013

Precauções contra embolia 4110

Definição: redução do risco de embolia em paciente com trombos ou com risco de formação de trombos

Atividades:
- Obter um histórico de saúde detalhado do paciente para determinar o nível de risco do paciente (p. ex., cirurgia recente, fraturas ósseas, tratamento atual de câncer, gravidez, pós-parto, imobilidade, paralisia, extremidades edemaciadas, doença pulmonar obstrutiva crônica [DPOC], acidente vascular encefálico, dispositivo para acesso venoso central, história de trombose venosa profunda [TVP] ou embolia periférica [EP] ou obesidade colocam o paciente em alto risco)
- Implementar protocolo da instituição para pacientes considerados em risco
- Avaliar criticamente quaisquer relatos de: sibilância de início recente, hemoptise ou dor na inspiração; dor no peito, ombro, costas ou pleurítica; dispneia, taquipneia, taquicardia ou síncope
- Avaliar a presença da tríade de Virchow: estase venosa, hipercoagulabilidade e trauma resultando em dano da camada íntima
- Realizar uma avaliação abrangente do estado pulmonar
- Realizar uma avaliação abrangente da circulação periférica (i. e., verificar pulsos periféricos, edema, enchimento capilar, cor, presença de dor na extremidade acometida e temperatura da extremidade)
- Iniciar imediatamente o esquema de tromboprofilaxia apropriado de acordo com a política e o protocolo institucional
- Administrar medicamentos profiláticos, anticoagulantes de baixa dosagem e/ou antiplaquetários (p. ex., heparina, clopidogrel, varfarina, ácido acetilsalicílico, dipiridamol, dextrano) de acordo com a política e o protocolo institucional
- Elevar qualquer membro suspeito de estar acometido 20 graus ou mais, acima do nível do coração, para melhorar o retorno venoso
- Aplicar meias ou mangas de compressão elástica graduada (MCG) para reduzir o risco de TVP (trombose venosa profunda) ou recorrência de TVP de acordo com a política e o protocolo institucional
- Manter meias ou mangas de compressão elástica graduada para evitar o desenvolvimento da síndrome pós-trombótica (SPT), que é precipitada por coágulos de longo prazo na extremidade acometida e fluxo venoso deficiente
- Aplicar meias de compressão pneumática intermitente de acordo com a política e o protocolo da instituição
- Remover as meias ou as mangas elásticas de compressão graduada por 15 a 20 minutos a cada 8 horas ou de acordo com a política e o protocolo da instituição
- Evitar o acesso IV antecubital e orientar a equipe de radiologia e laboratório a limitar o acesso às veias antecubitais para exames, se possível
- Administrar prometazina IV em 25 ml a 50 ml de soro fisiológico a uma velocidade lenta e evitar administrar menos de 10 ml de diluição salina
- Auxiliar o paciente com amplitude de movimento passiva ou ativa, conforme apropriado
- Incentivar a flexão e extensão dos pés e pernas pelo menos 10 vezes a cada hora
- Mudar a posição do paciente a cada 2 horas, incentivar a mobilização precoce ou deambular conforme tolerado
- Prevenir lesões no lúmen do vaso prevenindo pressão local, trauma, infecção ou sepse
- Evitar massagear ou comprimir os músculos dos membros acometidos
- Orientar o paciente a não cruzar as pernas e evitar ficar sentado por longos períodos com as pernas penduradas
- Orientar o paciente a evitar atividades que resultem na manobra de Valsalva (p. ex., esforço durante a evacuação)
- Administrar medicamentos que previnam episódios da manobra de Valsalva (p. ex., emolientes fecais, antieméticos), conforme apropriado
- Orientar o paciente e/ou a família sobre as precauções adequadas (p. ex., caminhar; beber muitos líquidos; evitar álcool; evitar longos períodos de imobilidade,

especialmente com as pernas posicionadas de forma pendente, como em viagens aéreas ou longas viagens de automóvel)
- Orientar o paciente e/ou a família sobre todos os medicamentos anticoagulantes profiláticos de baixa dosagem e/ou antiplaquetários novos
- Orientar o paciente a relatar sangramento excessivo (p. ex., sangramento nasal incomum; hematêmese; sangue na urina; sangramento gengival; sangramento vaginal inesperado; sangramento menstrual anormalmente intenso; evacuações com sangue (vivo ou escuro), hematomas incomuns, dor ou edema incomuns, coloração azulada ou roxa dos dedos dos pés, dor nos dedos dos pés, lesões ou manchas brancas na boca ou na garganta
- Orientar o paciente a usar uma pulseira de alerta médico
- Orientar o paciente a manter uma dieta consistente (ou seja, comer uma quantidade constante de vegetais de folhas verde-escuras que são ricos em vitamina K podem interferir nos anticoagulantes, pois a dosagem do medicamento será ajustada à ingestão alimentar)
- Orientar o paciente a tomar o medicamento anticoagulante no mesmo horário todos os dias e não dobrar a dose no dia seguinte se uma dose for esquecida
- Orientar o paciente a consultar o profissional de saúde antes de tomar qualquer medicamento ou preparação à base de ervas, incluindo produtos de venda livre; antes de mudar de marca de medicamento e antes de interromper um medicamento
- Orientar o paciente e a família sobre meias elásticas de compressão gradual
- Incentivar a cessação do tabagismo

1ª edição 1992; revisada em 2013

Precauções contra fuga   6470

Definição: redução do risco de um paciente deixar um ambiente de tratamento sem autorização quando a saída representar uma ameaça à própria segurança ou de outras pessoas

Atividades:
- Monitorar o estado mental do paciente (p. ex., demência, delírio, deficiências de desenvolvimento, estado mental alterado devido a lesão ou doença cerebral, psicose, depressão)
- Monitorar o paciente quanto a indicadores de potencial de fuga (p. ex., indicadores verbais, vagar demoradamente perto de saídas, várias camadas de roupa, empacotamento de pertences, desorientação, ansiedade de separação, saudade de casa, ideação suicida)
- Esclarecer a situação legal do paciente (p. ex., menor ou adulto e tratamento voluntário ou ordenado pelo tribunal)
- Comunicar o risco a outros profissionais
- Familiarizar o paciente com o ambiente e a rotina para diminuir a ansiedade
- Limitar o paciente a um ambiente fisicamente seguro (p. ex., portas trancadas ou com alarme nas saídas, janelas trancadas), conforme necessário
- Providenciar dispositivos adaptativos para aumentar a segurança (p. ex., grades laterais no leito, berços, portões, saídas camufladas, contenção física), sempre mantendo o ambiente menos restritivo possível
- Fornecer nível apropriado de supervisão para monitorar o paciente
- Aumentar a supervisão quando o paciente estiver fora do ambiente seguro (p. ex., segurá-lo pelas mãos, aumentar a proporção de equipe para paciente)
- Fornecer dispositivos adaptáveis que monitorem a localização física do paciente (p. ex., sensores eletrônicos colocados no paciente que acionam alarmes ou travas)
- Registrar a descrição física (p. ex., altura; peso; cor dos olhos, cabelo, pele; quaisquer características distintivas) para referência, caso o paciente fuja
- Providenciar uma pulseira de identificação do paciente
- Manter rotina diária constante e cuidadores
- Implementar um programa de exercícios para o local, conforme apropriado
- Envolver o paciente em atividades estruturadas (p. ex., musicoterapia, leitura, pintura, desenho, atividades supervisionadas ao ar livre), conforme apropriado para o ambiente
- Incentivar o paciente a procurar assistência de profissionais de saúde quando tiver sentimentos (p. ex., ansiedade, raiva, medo) que possam levar à fuga
- Proporcionar segurança e conforto
- Discutir com o paciente o motivo do desejo de deixar o ambiente de tratamento
- Identificar com o paciente as consequências positivas e negativas de abandonar o tratamento, conforme apropriado
- Identificar com o paciente quaisquer variáveis que possam ser alteradas para que ele se sinta mais confortável em permanecer no ambiente de tratamento, quando possível
- Incentivar o paciente a assumir o compromisso de continuar o tratamento, conforme apropriado

2ª edição 1996; revisada em 2018

Precauções contra hemorragia subaracnoide   2720

Definição: redução de estímulos ou estressores internos e externos para minimizar o risco de novo sangramento antes da cirurgia ou procedimento endovascular para proteger o aneurisma rompido

Atividades:
- Colocar o paciente em um quarto privado
- Prescrever repouso no leito, mantendo próxima uma cadeira higiênica, conforme apropriado

Manter o ambiente com iluminação reduzida
Reduzir os estímulos no ambiente do paciente
Restringir televisão, rádio e outros estímulos
Monitorar a reação às visitas
Limitar as visitas, se indicado
Fornecer informações ao paciente e à família sobre a necessidade de mudanças ambientais e limitações às visitas
Fornecer sedação, se necessário
Administrar medicamentos para a dor, conforme a necessidade
Monitorar o estado neurológico
Avisar o profissional de saúde sobre a deterioração neurológica
Monitorar o pulso e a pressão arterial (PA)
- Manter os parâmetros hemodinâmicos dentro dos limites prescritos
- Monitorar a pressão intracraniana (PIC) e a pressão de perfusão cerebral (PPC), se indicado
- Monitorar o débito e as características do líquido cefalorraquidiano (LCR), se indicado
- Administrar emolientes fecais ou laxantes
- Evitar a estimulação retal
- Orientar o paciente a não fazer esforço ou realizar a manobra de Valsalva
- Implementar precauções contra convulsões
- Administrar anticonvulsivantes, conforme apropriado

1ª edição 1992; revisada em 2008

Precauções contra hipertermia maligna 3840

Definição: prevenção ou redução de resposta hipermetabólica a agentes farmacológicos utilizados durante a cirurgia

Atividades:
- Perguntar ao paciente sobre história pessoal ou familiar de hipertermia maligna, mortes inesperadas decorrentes do uso de anestésico, distúrbio muscular ou febre pós-operatória inexplicada
- Encaminhar o paciente com história familiar de hipertermia maligna para testes adicionais a fim de determinar o risco (p. ex., teste de contratura muscular, teste genético molecular)
- Notificar a equipe cirúrgica sobre a história do paciente ou condição de risco
- Manter os equipamentos de emergência para a hipertermia maligna, por protocolo
- Revisar os cuidados de emergência de hipertermia maligna com a equipe, por protocolo
- Monitorar os sinais vitais, incluindo a temperatura corporal central
- Fornecer aparelho de anestesia livre de precipitação de agentes anestésicos para pacientes em risco de hipertermia maligna ou descontinuar o uso de aparelho de anestesia para pacientes com hipertermia maligna
- Colocar colchão de água para resfriamento sob o paciente em risco de hipertermia maligna no início do procedimento
- Utilizar agentes anestésicos não desencadeadores para pacientes em risco ou que sofrem de hipertermia maligna (p. ex., opioides, benzodiazepínicos, anestésicos locais, óxido nitroso e barbitúricos)
- Evitar ou interromper o uso de agentes desencadeantes (p. ex., succinilcolina usada isoladamente ou em conjunto com agentes inalatórios voláteis, como halotano, enflurano, isoflurano, sevoflurano ou desflurano)
- Monitorar os sinais de hipertermia maligna (p. ex., hipercarbia, hipertermia, taquicardia, taquipneia, acidose metabólica, arritmias, cianose, pele manchada, rigidez muscular, sudorese profusa e pressão arterial instável)
- Interromper o procedimento, se possível
- Fornecer suprimentos para tratamento de emergências
- Obter amostras de sangue e urina
- Monitorar anormalidades nos valores laboratoriais (p. ex., aumento do nível de dióxido de carbono ao final da expiração com diminuição da saturação de oxigênio, aumento do cálcio sérico, aumento do potássio, acidose metabólica inexplicável, hematúria e mioglobinúria)
- Monitorar os resultados do eletrocardiograma
- Intubar ou auxiliar na intubação, se o tubo endotraqueal ainda não estiver instalado
- Hiperventilar com oxigênio a 100% com a maior taxa de fluxo possível
- Preparar e administrar medicamentos (p. ex., dantroleno sódico, bicarbonato de sódio, insulina, outros agentes antiarrítmicos que não sejam bloqueadores dos canais de cálcio e diuréticos osmóticos ou de alça)
- Administrar soro fisiológico ou solução salina gelada
- Aplicar cobertor com sistema de resfriamento ou dispositivo de resfriamento comercial sobre o tronco
- Esfregar ou envolver as extremidades com toalhas frias, molhadas ou geladas
- Realizar lavagem de estômago, bexiga, reto e cavidades corporais abertas com solução salina estéril, gelada
- Inserir sonda nasogástrica, tubo retal e cateter urinário, se necessário
- Monitorar o débito urinário
- Administrar líquidos IV suficientes para manter o débito urinário
- Iniciar segundo acesso IV
- Auxiliar com inserção de acesso arterial e de pressão venosa central
- Evitar o uso de medicamentos, incluindo cloreto ou gluconato de cálcio, glicosídeos cardíacos, adrenérgicos, atropina e soluções de lactato de Ringer
- Diminuir estímulos ambientais
- Observar sinais de complicações tardias (p. ex., coagulopatia de consumo, insuficiência renal, hipotermia, edema pulmonar, hiperpotassemia, sequelas neurológicas, necrose muscular e recorrência de sintomas após tratamento de um episódio inicial)
- Fornecer orientação ao paciente e à família (ou seja, discutir as precauções necessárias para a futura administração do anestésico, discutir métodos para determinar o risco de hipertermia maligna)
- Encaminhar para aconselhamento genético

2ª edição 1996; revisada em 2013

Precauções contra incêndio 6506

Definição: prevenção de comportamentos causadores de incêndios

Atividades:
- Revistar o paciente em busca de materiais incendiários (p. ex., fósforos ou isqueiros) na admissão e sempre que ele retornar ao ambiente de atendimento (p. ex., de uma licença ou de uma atividade recreativa)
- Pesquisar rotineiramente o ambiente do paciente, para remoção de materiais inflamáveis
- Determinar expectativas comportamentais e consequências apropriadas, considerando o nível de funcionamento cognitivo e a capacidade de autocontrole do paciente
- Comunicar regras, expectativas comportamentais e consequências ao paciente
- Comunicar o risco a outros prestadores de cuidados
- Realizar vigilância contínua em um ambiente livre de materiais inflamáveis
- Realizar supervisão rigorosa, caso o paciente tenha permissão para fumar
- Obter acordo verbal com o paciente para abster-se de atividades que possam causar incêndio
- Incentivar a expressão de sentimentos de forma adequada
- Auxiliar o paciente com treinamento para o controle de impulso, conforme apropriado
- Aumentar a vigilância e a segurança (p. ex., restrição ou isolamento de área) se o risco de comportamento incendiário aumentar

2ª edição 1996; revisada em 2018

Precauções contra pandemia 6592

Definição: promoção de estratégias para proteger os indivíduos contra a disseminação de uma doença infecciosa

Atividades:
- Fornecer informações científicas e baseadas em fatos sobre precauções contra pandemia
- Evitar a estigmatização e a marginalização durante discussões sobre precauções contra pandemia
- Identificar razões para resistência a precauções contra pandemia, conforme necessário
- Discutir as áreas de alto risco que podem aumentar a probabilidade de contrair doenças relacionadas com a pandemia (p. ex., instalações industriais ou de processamento de alimentos, instalações correcionais, estabelecimentos de saúde, indústrias de serviços)
- Determinar os arranjos habitacionais para identificar ambientes de aglomeração, lares multigeracionais ou em condição de falta de moradia, que podem contribuir para a disseminação da doença
- Identificar comportamentos específicos que influenciariam o aumento da probabilidade de contrair doenças relacionadas com a pandemia
- Educar sobre sintomas comuns associados a doenças relacionadas com a pandemia
- Identificar maneiras de monitorar a saúde diariamente
- Incentivar a lavagem frequente das mãos em pelo menos 20 segundos com água e sabão após visitar espaços públicos, tocar no rosto ou entrar em contato com superfícies frequentemente tocadas
- Educar para usar higienizadores de mãos com pelo menos 60% de álcool, se as mãos não estiverem visivelmente sujas e não houver água e sabão disponíveis
- Identificar medidas para descontaminar superfícies frequentemente tocadas em casa e no local de trabalho
- Demonstrar a mecânica adequada para cobrir tosses e espirros
- Educar sobre a lógica científica e a técnica adequada para usar máscaras faciais
- Educar sobre o uso de vacinas, com base na disponibilidade, para ajudar a reduzir a transmissão de doenças relacionadas com a pandemia
- Orientar a manter distância física de outros indivíduos, pois o contato próximo em fase pré-sintomática ou assintomática pode levar à infecção
- Discutir os benefícios das ordens de permanência em casa e dos decretos estaduais para uso de máscaras na redução da transmissão de doenças relacionadas com a pandemia
- Discutir o impacto de espaços mal ventilados e áreas de aglomeração na disseminação de doenças durante pandemias
- Educar indivíduos e membros da família sobre procedimentos adequados de autoisolamento e quarentena, caso alguém na casa de um indivíduo seja diagnosticado com doença relacionada com a pandemia
- Identificar contatos potenciais com indivíduos que foram diagnosticados com doença relacionada com a pandemia, inclusive antes do diagnóstico, conforme necessário
- Identificar recursos locais, estaduais, regionais e nacionais disponíveis para fornecer suprimentos e recursos aos indivíduos

8ª edição 2024

Precauções contra sangramento 4010

Definição: redução de estímulos que possam induzir sangramento ou hemorragia em pacientes de risco

Atividades:
- Revisar a história do paciente quanto a fatores de risco específicos (p. ex., cirurgia, trauma, úlceras, hemofilia, função de coagulação prejudicada, inibição da coagulação por esquema de medicamento)

- Monitorar o paciente rigorosamente quanto a sinais e sintomas de hemorragia interna e externa (p. ex., distensão ou edema da parte do corpo acometida, alteração do tipo ou quantidade da drenagem de um dreno cirúrgico, curativos saturados de sangue, acúmulo de sangue debaixo do paciente)
- Atentar para os níveis de hemoglobina e hematócrito antes e depois da perda de sangue, conforme indicado
- Monitorar sinais e sintomas de sangramento persistente (p. ex., hipotensão, pulso fraco e rápido, pele fria e pegajosa, respiração rápida, inquietação, diminuição da diurese)
- Manter cuidadoso registro do balanço de ganhos e perdas
- Manter acesso IV, conforme apropriado
- Monitorar os testes de coagulação, inclusive o tempo de protrombina, tempo de tromboplastina parcial, fibrinogênio, os produtos de degradação/divisão da fibrina e a contagens de plaquetas, conforme apropriado
- Monitorar sinais vitais na posição ortostática
- Manter repouso no leito durante sangramento ativo
- Administrar hemoderivados (p. ex., plaquetas e plasma fresco congelado), conforme apropriado
- Proteger o paciente contra trauma, que pode causar sangramento
- Evitar injeções (IM ou SC), conforme apropriado
- Evitar administrar medicamentos que comprometam ainda mais os tempos de coagulação (p. ex., clopidogrel, heparina, varfarina ou anti-inflamatórios não esteroides [AINEs], como ácido acetilsalicílico)
- Orientar o paciente a evitar medicamentos que comprometerão ainda mais os tempos de coagulação (p. ex., clopidogrel, heparina, varfarina ou anti-inflamatórios não esteroides [AINEs], como ácido acetilsalicílico), conforme apropriado
- Orientar o paciente que deambula a usar calçados
- Utilizar escova de dentes macia ou esponjinha para cuidados orais
- Utilizar barbeador elétrico, em vez de lâmina, para fazer a barba
- Orientar o paciente a evitar procedimentos invasivos; se eles forem necessários, monitorar atentamente quanto a sangramentos
- Coordenar a programação de procedimentos invasivos com transfusões de plaquetas ou de plasma fresco congelado, se apropriado
- Evitar introduzir objetos em um orifício sangrando
- Evitar verificar a temperatura retal
- Orientar o paciente a evitar levantar objetos pesados
- Administrar medicamentos (p. ex., antiácidos), conforme apropriado
- Orientar o paciente a aumentar a ingestão de alimentos ricos em vitamina K (p. ex., verduras com folhas verde-escuras, como espinafre e couve, couve-flor, brócolis e soja), conforme apropriado
- Utilizar colchão terapêutico para minimizar traumas na pele
- Orientar o paciente a evitar a constipação intestinal (p. ex., incentivar o consumo de líquidos e emolientes fecais), conforme apropriado
- Orientar o paciente e a família sobre sinais de sangramento (p. ex., equimoses fáceis, sangramentos nasais, sangramento gengival, sangue na urina ou nas fezes ou períodos menstruais extremamente intensos) e sobre as providências apropriadas (p. ex., notificar o enfermeiro) caso ocorra sangramento

1ª edição 1992; revisada em 1996, 2018

Precauções no uso de artigos de látex 6570

Definição: redução do risco de uma reação sistêmica ao látex

Atividades:
- Determinar se a pessoa tem alergia ao látex
- Determinar se há histórico de defeito do tubo neural (p. ex., espinha bífida) ou condição urológica congênita (p. ex., extrofia da bexiga)
- Determinar alergias a alimentos como banana, *kiwi*, abacate, manga e castanhas
- Determinar o tipo de reação ao látex ou outras alergias no passado
- Determinar histórico de reações sistêmicas ao látex de borracha natural (p. ex., edema facial ou escleral, lacrimejamento, urticária, rinite, sibilância)
- Encaminhar ao alergista para testes de alergia, conforme apropriado
- Registrar alergia ou risco no prontuário do paciente
- Colocar a pulseira de alergia no paciente
- Colocar placa de aviso indicando precauções com o látex
- Pesquisar o ambiente e remover os produtos de látex
- Usar substitutos sem látex no ambiente sempre que possível (ou seja, evitar balões, elásticos, revisar as embalagens de bandagens quanto ao conteúdo, garantir que os *kits* de emergência nas escolas tenham apenas produtos sem látex)
- Monitorar sinais e sintomas de reação sistêmica
- Relatar as informações ao profissional de saúde, farmacêutico e outros profissionais de saúde, conforme indicado
- Administrar medicamentos, conforme apropriado
- Orientar sobre os fatores de risco para o desenvolvimento de alergia ao látex
- Explicar sobre sinais e sintomas de reação
- Orientar sobre o conteúdo de látex em produtos domésticos e sua substituição por produtos sem látex, conforme apropriado
- Fornecer lista escrita de substitutos sem látex para produtos domésticos
- Orientar para usar etiqueta de alerta de cuidados de saúde
- Orientar a pessoa e a família sobre o tratamento de emergência (p. ex., epinefrina), conforme apropriado
- Orientar os visitantes sobre o ambiente sem látex (p. ex., balões de látex)
- Garantir educação anual para a equipe relacionada com reações alérgicas ao látex e tratamentos
- Utilizar a técnica *teach-back* (paciente é solicitado a repetir a informação que recebeu) para garantir a compreensão

2ª edição 1996; revisada em 2004, 2024

Precauções no uso do laser 6560

Definição: limitação do risco de lesões relacionadas com o *laser* para a paciente e para outros

Atividades:
- Assegurar que toda a equipe que trabalha em um ambiente com *laser* tenha conhecimento da segurança de *laser* estabelecida, como a revisão das informações de segurança fornecidas pelo fabricante do *laser*
- Assegurar que toda a equipe que opera o equipamento a *laser* receba treinamento adequado
- Determinar a zona de risco nominal (ou seja, o espaço no qual o nível de radiação direta, refletida ou espalhada usada durante a operação normal do *laser* excede a exposição máxima permitida aplicável)
- Colocar placas sobre o *laser* claramente marcadas em todas as entradas das áreas de tratamento quando os *lasers* estiverem em uso
- Garantir que todas as portas e janelas na zona de risco nominal permaneçam fechadas
- Certificar-se de que as janelas, incluindo as janelas das portas, estejam cobertas com uma barreira que bloqueie a transmissão de um feixe de *laser* que esteja sendo usado, conforme apropriado
- Implementar procedimentos para prevenir ativação acidental ou direcionamento incorreto de feixes de *laser*
- Restringir o acesso às chaves do *laser* ao pessoal autorizado
- Colocar os *lasers* em modo de espera quando não estiverem em uso ativo
- Colocar o pedal do *laser* em uma posição conveniente para o operador, com o mecanismo de ativação identificado
- Remover outros pedais da área
- Garantir que o usuário do *laser* seja o único a ativar o dispositivo com o pedal
- Garantir que o assistente de *laser* não tenha responsabilidades conflitantes que exijam deixar o *laser* sem supervisão durante o uso ativo
- Fornecer acesso fácil ao interruptor de desligamento de emergência para desabilitar o *laser* em caso de quebra de componente ou evento adverso
- Minimizar as superfícies reflexivas durante a cirurgia a *laser*
- Fornecer *laser*, fibras, filtros, lentes e acessórios adequados, conforme apropriado
- Garantir que as pessoas na zona de risco nominal usem óculos de proteção ou filtros de comprimento de onda e densidade óptica específicos para o *laser* em uso
- Garantir que o comprimento de onda correto do *laser* e a densidade óptica da proteção ocular estejam disponíveis na entrada de uma sala onde um *laser* esteja em uso
- Garantir que os olhos e as pálpebras do paciente estejam protegidos do feixe de *laser*
- Verificar se os instrumentos e suprimentos são à prova de *laser*
- Verificar se as pomadas e soluções não são inflamáveis
- Configurar e conectar o evacuador de pluma, conforme apropriado
- Remover a fumaça cirúrgica usando um sistema de evacuação de fumaça em procedimentos abertos e minimamente invasivos para evitar a exposição ocupacional a contaminantes atmosféricos gerados por *laser*
- Considerar os filtros, tubos e varinhas de evacuação de fumaça usados como resíduos potencialmente infecciosos e manuseá-los usando as precauções padrão; descartar como resíduos biológicos perigosos
- Garantir que a equipe use proteção respiratória (p. ex., respirador facial com filtro N-95 cirúrgico testado e ajustado, máscara cirúrgica de alta filtragem) durante procedimentos que gerem fumaça cirúrgica
- Verificar os suprimentos e equipamentos de extinção de incêndio
- Garantir que a equipe esteja preparada para extinguir incêndios usando o extintor apropriado para cada tipo de *laser*, com base nas sugestões do fabricante
- Configurar o *laser* conforme o protocolo
- Inspecionar cabos elétricos
- Inspecionar as fibras do *laser* para verificar se há rupturas
- Ativar o sistema de controle de entrada da área, conforme apropriado
- Testar o disparo do *laser*
- Orientar o paciente sobre a importância de não se mover durante o uso do *laser*, conforme apropriado
- Imobilizar a parte do corpo do paciente, conforme apropriado
- Proteger o tecido ao redor do local que receberá a aplicação do *laser* com toalhas ou esponjas umedecidas
- Proteger os tecidos expostos ao redor do local cirúrgico com materiais saturados com solução salina quando forem usados *lasers* com efeito térmico
- Fornecer uma bolsa retal, conforme apropriado
- Ajustar as configurações do *laser* de acordo com a indicação médica ou protocolo da instituição
- Monitorar o paciente para possíveis lesões
- Monitorar o ambiente para possíveis incêndios, respeitando as regulamentações locais, estaduais e federais relativas ao uso do *laser*
- Monitorar o ambiente quanto a substâncias inflamáveis ou problemas nas precauções, garantindo que a cirurgia a *laser* não seja realizada em um ambiente rico em oxigênio
- Garantir que tubos endotraqueais resistentes a *laser* sejam usados para minimizar o potencial de incêndio durante procedimentos a *laser* que envolvam as vias aéreas ou o sistema digestivo do paciente
- Retornar a chave do *laser* ao local seguro designado
- Esterilizar lentes de *laser*, conforme apropriado
- Registrar as informações, conforme protocolo
- Utilizar uma lista de verificação de segurança do *laser*
- Fornecer um registro de *laser* como um complemento à documentação perioperatória, conforme apropriado
- Documentar atividades de manutenção e serviço

2ª edição 1996; revisada em 2018

Precauções para neutropenia 6581

Definição: minimização ou eliminação da aquisição e transmissão de agentes infecciosos em pacientes imunocomprometidos

Atividades:
- Verificar a história de saúde, incluindo condições preexistentes, medicamentos e tratamentos, para determinar o nível de risco
- Determinar o estado basal do sistema imunológico por meio de exames de sangue e exame físico
- Instituir precauções de isolamento protetor, conforme indicado
- Fornecer quarto privativo, quando indicado, ou garantir metros quadrados apropriados por indivíduo, conforme exigido pela Agência Nacional de Vigilância Sanitária (Anvisa), quando não for possível oferecer um quarto privativo
- Colocar um aviso na porta com a indicação dos requisitos para qualquer indivíduo que entre no quarto (p. ex., lavar as mãos, uso de equipamento de proteção individual [EPI])
- Restringir os microrganismos no ambiente sempre que possível, ao utilizar uma sala de isolamento com pressão positiva (ou seja, ar limpo bombeado para a sala, criando continuamente uma pressão de ar que impede a entrada de microrganismos)
- Utilizar salas de isolamento com sistemas de filtro de ar particulado de alta eficiência (HEPA), sempre que possível
- Assegurar que todos os equipamentos e móveis do quarto sejam desinfetados
- Utilizar equipamento descartável e exclusivo, sempre que possível
- Deixar equipamentos reutilizáveis no quarto e desinfetar após cada uso (p. ex., termômetros, aparelhos de pressão arterial, aparelhos de eletrocardiograma [ECG] e suportes IV)
- Assegurar que os membros da equipe sigam sempre uma técnica asséptica rigorosa
- Exigir a lavagem das mãos com água e sabão ou soluções antimicrobianas antes de entrar, conforme indicado
- Exigir que todos os indivíduos que entrem no quarto usem EPI adequado, conforme indicado
- Restringir ou proibir visitas com crianças ou indivíduos com resfriados, gripes ou outras doenças, conforme indicado
- Minimizar o tráfego no quarto do paciente, permitindo apenas a entrada e a saída de pessoal necessário
- Certificar-se de que a porta permaneça sempre fechada
- Monitorar atentamente a temperatura corporal, os exames laboratoriais e os sinais vitais para garantir a conscientização do estado imunocomprometido em todos os momentos
- Realizar exames laboratoriais em caso de ocorrência de febre para temperatura de 38,3°C uma vez ou 38,0°C, duas vezes, com intervalo de 4 horas (p. ex., hemoculturas, uroculturas, culturas de feridas abertas)
- Certificar-se de que a terapia antimicrobiana empírica seja iniciada no período de 2 horas após a avaliação da febre
- Assegurar que o paciente siga uma dieta neutropênica (ou seja, alimentos bem cozidos; nenhum alimento que possa conter bactérias, como frutas não lavadas)
- Fornecer água engarrafada ou filtrada para ingestão de líquidos, conforme tolerado
- Evitar o uso de água da torneira para ingestão de líquidos
- Evitar arranhar, cortar ou furar a pele do indivíduo
- Evitar dispositivos de acesso venoso permanentes ou semipermanentes quando o paciente estiver neutropênico funcional ou quantitativamente
- Trocar os cateteres IV de acordo com o protocolo da organização, a menos que sangue, lipídios ou nutrição parenteral sejam infundidos por acessos IV e, em seguida, trocar os cateteres IV diariamente
- Evitar procedimentos médicos pela via retal (p. ex., enemas, supositórios)
- Assegurar-se de realizar cuidados orais frequentes, incluindo escovação dos dentes e limpeza suave com fio dental, conforme tolerado
- Assegurar o uso de enxaguantes bucais antimicrobianos, quando houver má higiene oral ou gengivite
- Certificar-se de usar máscara, sempre que necessário, ao sair da sala (p. ex., radiografia, tomografia computadorizada, procedimento cirúrgico)
- Restringir flores, vasos de plantas, arranjos florais com água em vasos e arranjos de flores secas
- Garantir que a limpeza regular do ambiente, incluindo a limpeza com pano úmido, seja realizada
- Monitorar o estado emocional do paciente para detectar ansiedade elevada e episódios de medo relacionados com o isolamento
- Fornecer apoio para necessidades emocionais, conforme indicado
- Limpar o ambiente adequadamente após a alta
- Determinar o nível de conhecimento atual relacionado com a aquisição e a transmissão de agentes infecciosos
- Determinar as práticas atuais de controle de infecção e adaptar o ensino às necessidades de aprendizagem
- Orientar o paciente sobre condições preexistentes que aumentem o risco de infecção
- Orientar o paciente sobre a condição e a necessidade de isolamento e como seguir as precauções
- Orientar o paciente sobre a condução de precauções de isolamento em casa, se necessário, após a alta
- Orientar o paciente para manter-se o mais limpo possível
- Orientar o paciente a lavar as mãos com frequência, inclusive antes e depois de comer ou ao usar o banheiro
- Informar o paciente para tomar banho diariamente, certificando-se de limpar áreas suadas como pés, axilas e virilha
- Incentivar outros indivíduos a lavarem as mãos com frequência, principalmente amigos e familiares visitantes
- Educar o paciente a evitar relações sexuais, mas se fizer sexo, utilizar sempre lubrificante solúvel em água
- Orientar o paciente a evitar o contato com qualquer indivíduo que esteja doente, mesmo que seja apenas um resfriado leve
- Orientar o paciente a evitar o contato com indivíduos recém-vacinados, crianças ou adultos
- Informar o paciente a ficar distante de grandes multidões, incluindo transporte público, restaurantes e lojas
- Educar o paciente a evitar completamente o contato com animais, se possível, e especialmente evitar tocar em dejetos animais
- Orientar o paciente a tomar medidas para prevenir a constipação intestinal, pois o esforço causado pode irritar

- a área retal (ou seja, comer bastante fibra e beber cinco a seis copos de água diariamente)
- Informar o paciente a evitar plantas vivas, quando possível
- Orientar o paciente a usar luvas quando estiver ao ar livre em um jardim ou gramado
- Informar as pacientes do sexo feminino para que evitem tampões (absorventes internos) e usem absorventes externos para diminuir o risco de síndrome do choque tóxico
- Educar o paciente para a prática de bons cuidados orais (ou seja, escovar os dentes depois de comer e antes de dormir, usando uma escova macia e com movimentos suaves)
- Orientar o paciente a sempre utilizar protetor solar com alto fator de proteção solar
- Educar para manter os acessos IV limpos (ou seja, garantir que o acesso IV esteja sempre seco e limpo e sem vermelhidão ou dor todos os dias)
- Orientar o paciente a evitar cortes e ferimentos, como arranhões (ou seja, evitar objetos pontiagudos e assegurar o uso de luvas durante a limpeza)
- Orientar o paciente a adiar ou evitar tratamentos odontológicos ou vacinas, a menos que tenha aprovação do profissional de saúde
- Orientar a praticar a higiene da cozinha ao preparar as refeições (p. ex., lavar as mãos antes e depois de preparar os alimentos e comer; utilizar utensílios, copos e pratos limpos e lavar após cada utilização; lavar bem frutas e vegetais frescos)
- Educar o paciente a evitar alimentos não cozidos e crus (p. ex., frutas e vegetais crus ou não lavados; carne crua ou malcozida, incluindo carne bovina, suína, frango e peixe; grãos não cozidos, nozes cruas e mel)
- Orientar a cozinhar a carne até a temperatura interna segura, usando um termômetro de alimentos para a mensuração
- Educar o paciente a evitar contaminação cruzada no preparo dos alimentos, mantendo a carne crua longe dos alimentos cozidos
- Orientar o paciente a não compartilhar alimentos ou bebidas com outros indivíduos e evitar locais de autoatendimento, como recipientes de alimentos a granel, bufês de alimentos e saladas
- Informar o paciente a procurar atendimento médico imediatamente na presença de quaisquer sinais ou sintomas de infecção, pois as infecções que ocorrem durante a neutropenia são potencialmente fatais e requerem cuidados de emergência
- Educar o paciente a verificar a temperatura duas vezes ao dia
- Orientar sobre sinais e sintomas de infecção (p. ex., febre, calafrios ou sudorese, tosse persistente, dor de garganta, dificuldade em respirar, qualquer nova dor, vômito, diarreia, urina com sangue, erupção cutânea, vermelhidão ou inchaço no local da administração IV)
- Informar o paciente a comparecer a todas as consultas de acompanhamento e a consultar o profissional de saúde em caso de exposição a pessoas infectadas
- Utilizar a técnica *teach-back* (paciente é solicitado a repetir a informação que recebeu) para garantir a compreensão

8ª edição 2024

Preceptor: estudante 7726

Definição: assistência e apoio em experiências de aprendizagem para um estudante

Atividades:
- Apresentar os estudantes aos membros da equipe e aos pacientes
- Descrever o foco clínico da unidade e da instituição
- Comunicar os objetivos da unidade e da instituição
- Orientar os estudantes sobre a unidade e a instituição
- Demonstrar uma atitude de aceitação ao estudante destinado à unidade e à instituição
- Reconhecer a importância do seu comportamento como exemplo
- Discutir os objetivos da experiência, conforme apropriado
- Incentivar a comunicação aberta entre a equipe e os estudantes
- Fazer recomendações para designações de pacientes ou potenciais experiências de aprendizagem disponível aos estudantes, considerando os objetivos do curso e o nível de habilidade do estudante, conforme apropriado
- Assegurar a aceitação dos estudantes como cuidadores pelos pacientes
- Determinar o nível de conhecimento e de habilidade do estudante antes de delegar uma tarefa
- Fornecer o máximo de oportunidades possível para praticar habilidades complexas (p. ex., inserção IV, inserção de cateter, liderar reuniões de equipe, apresentações à equipe)
- Auxiliar os estudantes na consulta dos manuais de políticas e procedimentos
- Assegurar que os estudantes conheçam e compreendam as políticas de combate a incêndio e desastre e os procedimentos de emergência
- Auxiliar os alunos na localização dos suprimentos necessários
- Fornecer informações e padrões para precauções universais
- Discutir o plano de cuidados para os pacientes designados, conforme apropriado
- Orientar os estudantes na aplicação do Processo de Enfermagem
- Incluir os estudantes nas discussões de planejamento de cuidados, conforme apropriado
- Facilitar a comunicação do estudante com os médicos e o fornecimento de relatos sobre os pacientes
- Discutir quaisquer problemas envolvendo os estudantes com o instrutor clínico o mais rápido possível, conforme apropriado
- Oferecer experiências de observação para atividades além do nível de habilidade do estudante
- Fornecer *feedback* ao instrutor clínico sobre o desempenho do estudante, conforme apropriado
- Estabelecer e utilizar tecnologias eletrônicas (p. ex., *e-mail*, mensagens de texto, redes sociais) para se manter em contato com os membros da instituição de ensino e estudantes, conforme apropriado
- Fornecer *feedback* construtivo ao estudante, quando apropriado

- Auxiliar o estudante com os novos procedimentos, conforme apropriado
- Discutir questões de prática de enfermagem com os estudantes com base em situações específicas dos pacientes, conforme apropriado
- Assinar as evoluções com os estudantes, conforme apropriado
- Envolver os estudantes em atividades de pesquisa, conforme apropriado
- Apoiar experiências de liderança dos estudantes, conforme apropriado
- Servir de exemplo para desenvolver relacionamentos colaborativos com outros profissionais de saúde
- Informar o instrutor clínico sobre quaisquer mudanças na política da instituição, conforme apropriado
- Orientar o uso do sistema informatizado, conforme apropriado
- Incentivar o estudante a trabalhar nos mesmos dias e horários que o preceptor
- Desestimular o uso de vários preceptores por estudante

2ª edição 1996; revisada em 2018

Preceptor: funcionário 7722

Definição: auxílio e apoio a um funcionário novo ou transferido, por meio de orientação planejada para uma área clínica específica

Atividades:
- Apresentar o novo funcionário aos outros membros da equipe
- Descrever o foco clínico da unidade e da instituição
- Comunicar os objetivos da unidade e da instituição
- Demonstrar uma atitude receptiva ao indivíduo contratado pela unidade e instituição
- Discutir os objetivos do período de orientação
- Fornecer uma lista de checagem para as orientações, de modo apropriado
- Adaptar a orientação às necessidades do novo funcionário
- Discutir a organização do setor e/ou os outros tipos de profissionais de saúde e suas responsabilidades específicas
- Revisar as habilidades necessárias para preencher o cargo clínico
- Revisar os planos para incêndios e desastres, conforme apropriado
- Revisar os procedimentos do código de emergência, conforme apropriado
- Discutir sobre o uso dos manuais de políticas e procedimentos, conforme a necessidade
- Orientar sobre o uso dos protocolos clínicos e outros registros, conforme apropriado
- Fornecer informações e padrões para precauções universais, conforme apropriado
- Discutir os protocolos da unidade, conforme apropriado
- Compartilhar responsabilidades de trabalho durante a orientação, conforme apropriado
- Auxiliar com a localização de suprimentos necessários
- Orientar em relação aos sistemas informatizados, conforme apropriado
- Auxiliar com novos procedimentos, conforme apropriado
- Ajustar as expectativas de carga e horário de trabalho
- Estar ciente de sua própria personalidade e como isso afeta o estilo de ensino
- Definir metas semanais com o novo funcionário
- Estar atento sobre como as diferenças entre gerações podem influenciar as atitudes e relacionamentos no trabalho
- Responder às perguntas e discutir as preocupações, conforme apropriado
- Identificar os especialistas clínicos à disposição para consulta, conforme apropriado
- Fornecer *feedback* sobre o desempenho em intervalos específicos
- Compartilhar histórias clínicas e lições aprendidas para ajudar a moldar o julgamento clínico
- Oferecer apoio emocional, especialmente durante momentos altamente estressantes
- Incluir nas funções sociais da unidade, conforme apropriado

2ª edição 1996; revisada em 2018

Preparo cirúrgico 2930

Definição: fornecimento de cuidado a um paciente imediatamente antes da cirurgia e determinação se os procedimentos e exames exigidos estão documentados no prontuário clínico

Atividades:
- Identificar o nível de ansiedade ou medo do paciente em relação ao procedimento cirúrgico
- Reforçar as informações de ensino pré-operatórias
- Explicar os procedimentos de maneira que o paciente possa compreender
- Preencher a lista de verificação (*checklist*) pré-operatória
- Certificar-se de que o paciente esteja em jejum absoluto, conforme apropriado
- Certificar-se de que a história completa e o exame físico sejam registrados no prontuário
- Verificar se o termo de consentimento cirúrgico está devidamente assinado
- Assegurar que o sítio cirúrgico esteja marcado com um marcador permanente pelo cirurgião, conforme indicado
- Envolver o paciente na marcação do sítio cirúrgico, conforme indicado
- Verificar se os resultados dos exames laboratoriais e diagnósticos exigidos estão no prontuário
- Confirmar a disponibilidade de transfusões sanguíneas, conforme apropriado
- Confirmar a realização do ECG, conforme apropriado

- Listar as alergias na parte frontal do prontuário
- Informar quaisquer preocupações (p. ex., resultados anormais de exames laboratoriais ou diagnósticos, problemas relacionados com a compreensão do paciente sobre o procedimento planejado) ao cirurgião
- Informar as considerações sobre cuidados especiais, como cegueira, perda auditiva ou deficiência, à equipe da sala de cirurgia, conforme apropriado
- Determinar se os desejos do paciente sobre a assistência à saúde são conhecidos (p. ex., diretrizes avançadas, cartões de doadores de órgãos)
- Confirmar se a pulseira de identificação do paciente, a pulseira de alergia e as pulseiras com o tipo sanguíneo estão legíveis e no local correto
- Remover as joias e colocar esparadrapo sobre os anéis, conforme apropriado
- Remover esmalte das unhas, maquiagem e grampos de cabelo, conforme apropriado
- Remover dentaduras, óculos, lentes de contato ou outras próteses, conforme a necessidade
- Certificar-se de que dinheiro ou outros itens de valor estejam em local seguro, conforme apropriado
- Administrar medicamentos de preparação intestinal, conforme apropriado
- Explicar os medicamentos pré-operatórios que serão utilizados, conforme apropriado
- Administrar e registrar os medicamentos pré-operatórios, conforme apropriado
- Iniciar a terapia IV, conforme as instruções
- Enviar medicamentos ou equipamentos necessários com o paciente para a sala cirúrgica, conforme apropriado
- Inserir a sonda NG ou o cateter de Foley, conforme apropriado
- Descrever os tubos e equipamentos associados às atividades de preparação
- Realizar tricotomia, degermação das mãos e dos antebraços, banho, enema ou ducha, conforme apropriado
- Aplicar meias antiembolia, conforme apropriado
- Aplicar manguitos com dispositivo de compressão sequencial, conforme apropriado
- Orientar o paciente a urinar imediatamente antes da administração dos medicamentos pré-operatórios, conforme apropriado
- Verificar se o paciente está com as roupas adequadas, com base na política institucional
- Dar apoio ao paciente com alto nível de ansiedade ou medo
- Auxiliar o paciente a subir na maca de transporte, conforme apropriado
- Proporcionar tempo para os familiares conversarem com o paciente antes do transporte
- Incentivar os pais a acompanharem o filho até a sala de cirurgia, conforme apropriado
- Fornecer informações à família sobre as áreas de espera e horários de visita para pacientes cirúrgicos
- Dar apoio aos familiares, conforme apropriado
- Preparar o quarto para o retorno do paciente no pós-operatório

1ª edição 1992; revisada em 2000, 2018

Preparo contra o bioterrorismo 8810

Definição: preparo para uma resposta efetiva a eventos ou desastres bioterroristas

Atividades:
- Desenvolver um plano de resposta para tipos de agentes químicos e biológicos que são prováveis agentes terroristas (p. ex., agentes que afetem o sistema nervoso, gás mostarda, cianeto, antraz, varíola, botulismo, peste)
- Identificar prioridades de notificação para cada tipo potencial de agente
- Garantir o acesso aos números de contato necessários (p. ex., pessoal de controle de infecção interna, epidemiologista, administração de unidade de saúde, agências de saúde locais, estaduais e federais, polícia federal e local, agência de controle de doenças, serviços de emergência médica)
- Garantir que o plano de resposta inclua detalhes para o gerenciamento de ambos os tipos de cenários potenciais (p. ex., surto de bioterrorismo em evento secreto, eventos ou ameaças de bioterrorismo anunciados)
- Procurar assistência de autoridades de saúde do governo para determinar o tipo de evento
- Seguir as instruções relativas sobre envolvimento na triagem de pacientes durante eventos de bioterrorismo, usando critérios preestabelecidos com base em síndromes para identificar potenciais surtos
- Utilizar princípios epidemiológicos para determinar surtos incomuns *versus* doenças endêmicas (p. ex., grupos de pessoas chegando de um único local, incidência de doenças de aumento rápido, grande número de casos rapidamente fatais)
- Integrar o terrorismo biológico e químico no planejamento e avaliação da preparação para desastres da instituição
- Identificar todos os recursos médicos, de emergência e de agências sociais da comunidade disponíveis (p. ex., Organização Mundial da Saúde [OMS], Federal Emergency Management Agency [FEMA], Sistema National Disaster Medical System [NDMS], Centers for Disease Control and Prevention [CDC], agências de saúde pública estaduais e locais)
- Considerar estratégias atualmente recomendadas pela OMS e pelo CDC para conter doença natural ou deliberada e eventos químicos
- Garantir que os funcionários estejam familiarizados com os sinais, sintomas e manifestações comuns de pacientes expostos a agentes bioterroristas
- Modificar as perguntas e a história de avaliação inicial de enfermagem para incluir o risco de exposição e os sintomas físicos da exposição
- Monitorar os pacientes com sintomas vagos, mas possivelmente significativos (p. ex., semelhantes aos da gripe)
- Notificar sintomas suspeitos aos oficiais de triagem e agências de saúde apropriados
- Consultar profissionais de controle epidemiológico e de infecções, conforme necessário
- Considerar a confiabilidade das informações, especialmente em emergências, desastres potenciais ou exposições em massa

- Garantir treinamento regular da equipe para equipamentos e procedimentos de proteção e técnicas de isolamento
- Garantir que os equipamentos de proteção (p. ex., roupas especiais, capacetes, luvas, respiradores) estejam disponíveis e em boas condições de funcionamento
- Garantir que toda a equipe esteja familiarizada e siga todas as políticas, procedimentos e protocolos de descontaminação
- Fornecer educação continuada à equipe para manter o conhecimento atualizado
- Garantir treinamento regular, incluindo simulações, para todo o pessoal
- Utilizar a técnica *teach-back* (paciente é solicitado a repetir a informação que recebeu) para garantir a compreensão

4ª edição 2004; revisada em 2024

Preparo da comunidade para catástrofes   8840

Definição: preparação para uma resposta efetiva a um desastre em grande escala

Atividades:
- Identificar potenciais tipos de desastres para a área (p. ex., industrial, ambiental)
- Identificar todos os recursos de instituições sociais e de saúde disponíveis na comunidade para reagir a um desastre
- Trabalhar com outras agências no planejamento para desastres (p. ex., serviços de emergência médica, agências locais, estaduais e governamentais)
- Construir uma equipe de liderança em desastres com funções preestabelecidas, disponibilidade adequada e centro de comando designado
- Desenvolver planos para tipos específicos de desastres (p. ex., incidentes com múltiplas vítimas, bomba, tornado, furacão, enchente, derramamentos de produtos químicos), conforme apropriado
- Desenvolver uma rede de notificação de desastres para alertar a equipe
- Desenvolver procedimentos de triagem
- Identificar local de encontro para ajudar vítimas de desastres
- Identificar locais de encontro alternativos para profissionais de saúde
- Garantir pessoal adequado
- Garantir alojamento para que os profissionais de saúde permaneçam no local, se necessário
- Saber onde os equipamentos de desastres e suprimentos são armazenados
- Desenvolver rotas de evacuação internas (p. ex., local de trabalho, residência) e externas (p. ex., cidade, condado, estado) para vários cenários de desastre (p. ex., terremoto, furacão, inundação, terrorismo)
- Incentivar a revisão regular das rotas de evacuação internas e externas em toda a comunidade
- Incentivar a publicação de planos de evacuação em todos os edifícios
- Criar abrigos para pessoas deslocadas (p. ex., abrigos antibombas, abrigos contra inundações) e sinalização para localizar os abrigos
- Realizar verificações periódicas dos equipamentos de desastres
- Verificar e reabastecer os suprimentos dos abrigos rotineiramente
- Desenvolver preparativos comunitários para eventos de desastres
- Auxiliar na preparação de abrigos e postos de atendimento de emergência
- Educar os membros da comunidade sobre segurança, autoajuda, localização de abrigos, rotas de evacuação e medidas de primeiros socorros
- Encorajar os membros da comunidade a terem um plano de preparo pessoal (p. ex., números de telefone de emergência, rádios que funcionam a bateria, lanterna funcionante, *kit* de primeiros socorros, informações médicas, informações sobre profissional de saúde, pessoas a serem notificadas em caso de emergência, medicamentos pessoais)
- Educar os profissionais de saúde sobre planos de desastres rotineiramente
- Realizar simulações de desastres anualmente ou conforme apropriado
- Avaliar o desempenho da equipe de desastres após um desastre ou treinamento de desastre simulado
- Identificar mecanismo de *debriefing* para os profissionais de saúde após desastre
- Sensibilizar os profissionais de saúde para os potenciais efeitos psicológicos (p. ex., depressão, tristeza, medo, raiva, fobias, culpa, irritabilidade, ansiedade) de um desastre
- Identificar recursos para encaminhamento pós-desastre (p. ex., reabilitação, convalescença, aconselhamento)
- Identificar necessidades pós-desastre (p. ex., necessidades contínuas de cuidados de saúde relacionadas com o desastre, coleta de dados epidemiológicos, avaliação da causa do desastre, medidas para prevenção de nova ocorrência)
- Atualizar os planos para desastre, conforme necessário

3ª edição 2000; revisada em 2024

Preparo para o nascimento   6760

Definição: fornecimento de informações e apoio para facilitar o nascimento e aumentar a capacidade de indivíduos de desenvolver e desempenhar o papel de pais

Atividades:
- Orientar a mãe e o parceiro sobre a fisiologia do trabalho de parto e do parto em si
- Explorar o plano para o trabalho de parto e para o parto (p. ex., ambiente do nascimento, quem assistirá à mãe, quem estará presente, qual tecnologia será utilizada, quem

cortará o cordão umbilical, preferências de alimentação e plano de alta)
- Orientar a mãe e o(a) parceiro(a) sobre os sinais do trabalho de parto
- Informar a mãe sobre quando ir ao hospital para se preparar para o parto
- Discutir as opções de controle da dor com a mãe
- Orientar a mãe sobre as medidas a serem tomadas se o desejo for evitar a episiotomia, como massagem perineal, exercícios de Kegel, nutrição ideal e tratamento imediato de vaginite
- Orientar a mãe sobre as opções de parto se surgirem complicações
- Explicar a monitoração de rotina que pode ocorrer durante o trabalho de parto e o parto
- Orientar mãe e parceiro(a) sobre técnicas de respiração e relaxamento a serem utilizadas durante o trabalho de parto e o parto
- Orientar parceiro(a) sobre medidas de conforto para a mãe durante o trabalho de parto, p. ex., massagem nas costas, pressão nas costas e posicionamento)
- Preparar o(a) parceiro(a) para dar assistência à mãe durante o trabalho de parto e o parto
- Revisar as recomendações da American Academy of Pediatrics para amamentação
- Discutir as vantagens e desvantagens do aleitamento materno e do uso da mamadeira
- Orientar a mãe a preparar os mamilos para a amamentação, conforme indicado
- Encorajar a mãe a colocar o recém-nascido no peito após o parto
- Proporcionar oportunidade à mãe para ficar próxima do recém-nascido durante a hospitalização após o parto, para facilitar a criação de vínculo e a amamentação
- Determinar os conhecimentos e as atitudes dos pais acerca da paternidade
- Promover a autoeficácia dos pais em assumir seu papel
- Fornecer orientação antecipada acerca da parentalidade
- Discutir as providências para os cuidados de irmão(s) durante a hospitalização
- Verificar como os pais prepararam o(s) irmão(s) para a chegada da nova criança, conforme apropriado
- Auxiliar os pais no planejamento de estratégias para preparar o(s) irmão(s) do recém-nascido
- Encaminhar os pais para aulas sobre preparo dos irmãos
- Auxiliar os pais a escolherem um médico ou clínica para receberem supervisão da saúde infantil para o recém-nascido
- Encorajar a mãe a obter um assento de segurança infantil para carros aprovado para o transporte de recém-nascido do hospital para casa

1ª edição 1992; revisada em 2008

Prescrição de medicamentos 2390

Definição: prescrição de medicamentos para a promoção da saúde

Atividades:
- Avaliar sinais e sintomas de problema de saúde atual
- Determinar a história de saúde pregressa e uso de medicamentos pelo paciente
- Revisar os medicamentos atuais e as indicações para o uso de cada medicamento
- Identificar no paciente as alergias e reações conhecidas
- Determinar a capacidade do paciente/família para administrar os medicamentos
- Identificar medicamentos indicados para problemas atuais
- Comparar novos medicamentos com medicamentos atuais para garantir compatibilidade, medicamentos potencialmente inapropriados, interações medicamentosas e interações medicamentos-doenças em pacientes com comorbidades
- Prescrever medicamentos de acordo com a autoridade e/ou protocolo prescritivos
- Escrever a prescrição, usando o nome do medicamento e incluindo a dose e orientações para a administração
- Escrever por extenso as abreviaturas problemáticas que sejam facilmente mal interpretadas (p. ex., microgramas, miligramas, unidades)
- Verificar se as vírgulas decimais utilizadas nas dosagens são claramente vistas, com o uso de zeros à esquerda (p. ex., 0,2 versus ,2)
- Evitar o uso de zeros à direita (p. ex., 2 versus 2,0)
- Utilizar métodos de prescrição eletrônica, se disponíveis
- Utilizar abreviaturas, siglas e símbolos padronizados
- Verificar se todas as solicitações de medicamentos foram escritas de forma precisa, completa e com a discriminação necessária para o uso pretendido
- Seguir as recomendações para doses iniciais de medicamento (p. ex., miligramas por quilograma de peso corporal, área de superfície corporal ou menor dose eficaz)
- Usar a monitoração laboratorial apropriada dos efeitos do medicamento, conforme indicado
- Consultar o farmacêutico, quando apropriado
- Buscar informações regulares do farmacêutico para reduzir a prescrição inadequada
- Consultar referências confiáveis, conforme necessário
- Simplificar o esquema de medicamento usando dosagem única diária e medicamentos genéricos, sempre que possível
- Iniciar os medicamentos, um de cada vez, na dose mais baixa possível
- Identificar riscos e benefícios de qualquer novo medicamento antes de prescrever
- Revisar regularmente a lista de medicamentos para reduzir a prescrição inadequada e a polifarmácia
- Orientar sobre o método de administração de medicamentos, conforme apropriado
- Orientar sobre a justificativa de uso, ação esperada e efeitos adversos do medicamento
- Considerar potencial evento adverso medicamentoso como causa de qualquer novo sintoma
- Evitar a "cascata de prescrição" na qual os medicamentos são iniciados para tratar eventos farmacológicos adversos
- Fornecer alternativas para o horário de administração e a modalidade de medicamentos autoadministrados para minimizar os efeitos no estilo de vida
- Orientar o paciente e a família sobre como preencher a prescrição, se necessário

- Incentivar o uso de uma farmácia e informar o farmacêutico sobre quaisquer alterações do medicamento para diminuir o risco de erro
- Orientar o paciente e a família sobre quando procurar assistência adicional
- Verificar rotineiramente a conformidade com o esquema de medicamento
- Monitorar os efeitos terapêuticos e adversos do medicamento, conforme apropriado
- Revisar a eficácia do medicamento e o uso continuado, conforme necessário para cada medicamento
- Descontinuar o uso de medicamentos com relatos de efeitos adversos intoleráveis, falta de efeitos terapêuticos ou falta de adesão ao esquema de medicamento
- Manter o conhecimento de medicamentos utilizados na prática, incluindo indicações de uso, precauções, efeitos adversos, efeitos tóxicos e informações sobre dosagem, conforme exigido pelas normas e regulamentos de autoridade prescritiva
- Utilizar a técnica *teach-back* (paciente é solicitado a repetir a informação que recebeu) para garantir a compreensão

2ª edição 1996; revisada em 2004, 2024

Prescrição: testes diagnósticos 8080

Definição: solicitação de um teste diagnóstico para identificar ou monitorar um problema de saúde

Atividades:
- Avaliar os sinais e os sintomas do problema de saúde atual
- Considerar o estado de condição de saúde crônica existente
- Revisar a história clínica pregressa, medicamentos, alergias e testes diagnósticos prévios relacionados com a condição atual
- Avaliar a utilidade diagnóstica do exame para abordar a questão clínica específica (ou seja, compreender a sensibilidade e a especificidade do teste diagnóstico para a condição apresentada)
- Consultar diretrizes da prática baseada em evidências aceitas, especialistas e outros profissionais de saúde, conforme apropriado
- Fornecer ao paciente ou aos familiares a justificativa para o teste proposto, incluindo informações que podem beneficiar a tomada de decisão clínica ou a monitoração contínua
- Permitir discussões e questões sobre os testes
- Fornecer alternativas ao teste diagnóstico, conforme apropriado
- Considerar a disponibilidade e o custo dos testes diagnósticos e incluir o paciente e a família na discussão
- Orientar o paciente e a família sobre o que esperar do teste diagnóstico
- Ter um sistema em funcionamento para assegurar que os resultados dos testes sejam recebidos na data esperada
- Identificar um método que assegure uma comunicação precisa de data, horário e local de realização do teste para o paciente ou cuidador
- Orientar o paciente e a família sobre a data, o horário e o local de realização do teste e como esperar que os resultados do teste sejam informados
- Utilizar um sistema que forneça o retorno em tempo oportuno dos resultados dos testes diagnósticos e a garantia de que os resultados perdidos ou atrasados serão registrados ou acompanhados
- Monitorar os efeitos adversos do teste diagnóstico
- Atualizar o conhecimento dos testes diagnósticos utilizados na prática (p. ex., sensibilidade ou especificidade, indicações, alternativas, padrões de atendimento, prática baseada em evidências, efeitos adversos, monitoração e regulações estaduais ou questões políticas)

6ª edição 2013

Prescrição: tratamento não farmacológico 8086

Definição: prescrição de tratamento não farmacológico para um problema de saúde

Atividades:
- Determinar os sinais e os sintomas do problema de saúde atual
- Revisar a história clínica pregressa, medicamentos, alergias e testes diagnósticos prévios relacionados com a condição apresentada
- Revisar os tratamentos terapêuticos anteriores e atuais empregados para o problema de saúde, incluindo os motivos da interrupção do tratamento
- Documentar os efeitos de outros tratamentos sobre o problema de saúde
- Identificar os tratamentos não farmacológicos (p. ex., exercícios, dieta, fisioterapia, terapia ocupacional, tratamento com calor e frio) que estejam indicados para os problemas de saúde atuais
- Consultar diretrizes de práticas baseadas em evidências aceitas, especialistas e outros profissionais de saúde, conforme apropriado
- Considerar a disponibilidade e o custo do tratamento recomendado e incluir o paciente e a família na discussão
- Orientar o paciente e os familiares sobre os motivos para o tratamento proposto, resultados esperados e duração do tratamento
- Permitir perguntas e discussões relacionadas com o diagnóstico e o tratamento e oferecer alternativas ao tratamento
- Encaminhar para o profissional de saúde apropriado
- Monitorar a ocorrência de efeitos adversos do tratamento
- Assegurar o acompanhamento para avaliar a resposta ao tratamento
- Manter-se atualizado sobre os conhecimentos a respeito dos tratamentos comumente utilizados na prática, incluindo motivos, alternativas, padrões de cuidados, prática baseada em evidências, efeitos adversos, monitoração e regulações estaduais ou questões políticas

6ª edição 2013

Presença 5340

Definição: fazer companhia, tanto física quanto psicologicamente, durante períodos de necessidade

Atividades:
- Estabelecer intenção de transmitir consideração positiva incondicional em relação ao indivíduo e sua situação
- Cultivar e comunicar carinho, empatia, compaixão e compreensão
- Ser sensível às tradições, crenças e práticas culturais do paciente
- Esforçar-se para conhecer o indivíduo como um ser humano único
- Transmitir senso de conhecimento que permita ao indivíduo se sentir valorizado e compreendido
- Transmitir abertura, autenticidade e genuinidade
- Ouvir atenta e ativamente as preocupações
- Utilizar o silêncio, quando apropriado
- Oferecer toque delicado e de forma cuidadosa para expressar preocupação, conforme apropriado
- Estar fisicamente disponível para oferecer assistência, quando necessário
- Permanecer fisicamente presente sem esperar respostas de interação
- Fornecer privacidade, quando necessário
- Oferecer-se para permanecer com o paciente, conforme necessário
- Informar disponibilidade
- Promover segurança e reduzir o medo
- Tranquilizar e auxiliar os pais sobre o seu papel de apoio a outras pessoas significativas
- Oferecer-se para entrar em contato com outras pessoas que possam dar apoio, conforme apropriado

1ª edição 1992; revisada em 1996, 2000, 2024

Preservação da fertilidade 7160

Definição: fornecimento de informações, aconselhamento e tratamento que facilitem a saúde reprodutiva e a capacidade de conceber

Atividades:
- Discutir fatores relacionados com a infertilidade (p. ex., idade materna maior que 35 anos, infecções sexualmente transmissíveis, quimioterapia e radiação)
- Incentivar a concepção antes dos 35 anos, conforme apropriado
- Instruir o paciente sobre como prevenir infecções sexualmente transmissíveis
- Informar o paciente sobre os sinais e sintomas de infecções sexualmente transmissíveis e a importância do tratamento precoce e agressivo
- Realizar exame retal, conforme apropriado
- Obter culturas cervicais, conforme apropriado
- Prescrever tratamento para infecções sexualmente transmissíveis ou infecção vaginal, conforme indicado
- Aconselhar o paciente a procurar avaliação e tratamento para infecções sexualmente transmissíveis se o parceiro apresentar algum sintoma, mesmo que o paciente não apresente sintomas
- Aconselhar o paciente a tratar o parceiro para infecções sexualmente transmissíveis, se a cultura for positiva
- Relatar culturas positivas para infecções sexualmente transmissíveis, conforme exigido por lei
- Discutir os efeitos dos diferentes métodos contraceptivos na fertilidade futura
- Aconselhar o paciente sobre o uso de contraceptivos
- Aconselhar a paciente a evitar o uso de dispositivos intrauterinos
- Informar os pacientes sobre os riscos ocupacionais e ambientais para a fertilidade (p. ex., radiação, produtos químicos, estresse, infecções, outros fatores ambientais e rotatividade de turnos)
- Informar a paciente sobre opções mais conservadoras que provavelmente preservarão a fertilidade, quando houver indicação de cirurgia ginecológica ou abdominal
- Encaminhar a paciente para exame físico completo para investigação de problemas de saúde que afetem a fertilidade (p. ex., amenorreia, diabetes, endometriose e doença da tireoide)
- Incentivar o tratamento precoce e agressivo da endometriose
- Revisar os hábitos de estilo de vida que podem alterar a fertilidade (p. ex., tabagismo, uso de substâncias, consumo de álcool, nutrição, exercícios e comportamento sexual)
- Encaminhar para o programa de bem-estar ou modificação do estilo de vida, conforme apropriado
- Informar o paciente sobre os efeitos do álcool, tabaco, drogas e outros fatores na produção de esperma e na função sexual masculina
- Encaminhar paciente com histórico de possível distúrbio de fertilidade para diagnóstico e tratamento precoces
- Auxiliar o paciente a receber suporte ocupacional para tratamento de fertilidade
- Informar o paciente para considerar o potencial ou a ausência de reversibilidade potencial dos diferentes métodos de esterilização
- Aconselhar o paciente que está considerando a esterilização de que o procedimento é irreversível

2ª edição 1996; revisada em 2018

Prevenção de choque   4260

Definição: detecção e tratamento de um paciente com risco de choque iminente

Atividades:
- Monitorar quanto a respostas compensatórias precoces ao choque (p. ex., pressão arterial normal, pressão de pulso pinçada, hipotensão ortostática leve [15 a 25 mmHg], leve atraso do enchimento capilar, pele pálida/fria ou avermelhada, taquipneia branda, náuseas e vômitos, aumento da sede ou fraqueza)
- Monitorar os sinais iniciais de síndrome de resposta inflamatória sistêmica (p. ex., aumento da temperatura, taquicardia, taquipneia, hipocarbia, leucocitose ou leucopenia)
- Monitorar os sinais precoces de reações alérgicas (p. ex., rinite, sibilância, estridor, dispneia, prurido, urticária e pápulas, angioedema cutâneo, distúrbios gastrintestinais, dor abdominal, diarreia, ansiedade e agitação)
- Monitorar a ocorrência de sinais precoces de comprometimento cardíaco (p. ex., diminuição do débito cardíaco [DC] e do débito urinário, aumento da resistência vascular sistêmica [RVS] e da pressão capilar pulmonar em cunha [PCWP], estertores pulmonares, bulhas cardíacas B_3 e B_4 e taquicardia)
- Monitorar possíveis fontes de perda de líquidos (p. ex., dreno torácico, feridas e drenagem nasogástrica; diarreia; vômitos; e aumento da circunferência abdominal e das extremidades, hematêmese ou hematoquezia)
- Monitorar a condição circulatória (p. ex., pressão arterial, cor da pele, temperatura da pele, bulhas cardíacas, frequência e ritmo cardíacos, presença e qualidade dos pulsos periféricos, além de enchimento capilar)
- Monitorar a presença de sinais de oxigenação tecidual inadequada (p. ex., apreensão, aumento da ansiedade, alterações no estado mental, agitação, oligúria e periferia fria e com manchas)
- Monitorar a oximetria de pulso
- Monitorar a temperatura e a condição respiratória
- Monitorar o ECG
- Monitorar peso, ingestão e débito diários
- Monitorar valores laboratoriais, principalmente os níveis de hemoglobina e hematócrito, perfil de coagulação, gasometria arterial, nível de lactato, níveis de eletrólitos, culturas e perfil bioquímico
- Monitorar parâmetros hemodinâmicos invasivos (p. ex., pressão venosa central [PVC], pressão arterial média [PAM] e saturação venosa de oxigênio central/mista), conforme apropriado
- Monitorar CO_2 sublingual ou tonometria gástrica, conforme apropriado
- Observar contusões, petéquias e condição das membranas mucosas
- Observar cor, quantidade e frequência de fezes, vômito e drenagem nasogástrica
- Realizar exames de urina quanto à presença de sangue e proteína, conforme apropriado
- Monitorar a presença de sinais/sintomas de ascite e dor abdominal ou dorsal
- Colocar o paciente em decúbito dorsal, com as pernas elevadas (hipovolêmico, vasogênico) ou em decúbito dorsal, com a cabeça e os ombros elevados (cardiogênico), conforme apropriado
- Instituir e manter a desobstrução das vias aéreas, conforme apropriado
- Administrar líquidos IV e/ou por via oral, conforme apropriado
- Inserir e manter o acesso IV de grande calibre, conforme apropriado
- Administrar desafio hídrico IV com monitoração simultânea das pressões hemodinâmicas e do débito urinário, conforme apropriado
- Administrar antiarrítmicos, diuréticos e/ou vasopressores, conforme apropriado
- Administrar concentrado de hemácias, plasma fresco congelado e/ou plaquetas, conforme apropriado
- Iniciar a administração antecipada de agentes antimicrobianos e monitorar de forma rigorosa sua efetividade, conforme apropriado
- Administrar oxigênio e/ou ventilação, conforme apropriado
- Administrar agentes anti-inflamatórios e/ou broncodilatadores, conforme apropriado
- Monitorar a glicemia e administrar terapia à base de insulina, conforme apropriado
- Administrar epinefrina IV, por via intraóssea ou endotraqueal, conforme apropriado
- Orientar o paciente a evitar os alérgenos conhecidos e mostrar como usar um *kit* de anafilaxia, conforme apropriado
- Realizar testes cutâneos para determinar a presença de agentes causadores de anafilaxia e/ou reações alérgicas, conforme apropriado
- Aconselhar os pacientes com risco de reações alérgicas graves a se submeterem à terapia de dessensibilização
- Aconselhar os pacientes de risco a utilizarem ou carregarem informações de alerta médico
- Orientar o paciente e/ou seus familiares sobre os fatores precipitantes de choque
- Orientar o paciente e seus familiares acerca dos sinais/sintomas de choque iminente
- Orientar o paciente e seus familiares sobre as medidas a serem tomadas com o início dos sintomas de choque

1ª edição 1992; revisada em 2008

Prevenção de lesões por pressão   3540

Definição: prevenção de lesões localizadas na pele decorrentes de pressão ou fricção

Atividades:
- Realizar inspeção completa e detalhada da pele
- Identificar fatores de risco (p. ex., diabetes, sistema imunológico deprimido, doença vascular, deficiências nutricionais, tabagismo, imobilidade)
- Documentar quaisquer incidências prévias de lesões por pressão
- Documentar o estado da pele na admissão, diariamente e de acordo com o protocolo da instituição

- Utilizar uma ferramenta preditora de risco estabelecida para monitorar os fatores de risco (p. ex., escala de Braden, escala de Norton)
- Utilizar diretrizes estabelecidas ou os protocolos da instituição para atividades preventivas específicas (p. ex., *bundles* ou pacote de boas práticas)
- Aplicar métodos de medir a temperatura da pele para determinar o risco, conforme o protocolo da instituição
- Monitorar os sinais vitais com foco na pressão arterial média (PAM)
- Monitorar de forma rigorosa quaisquer áreas de preocupação
- Examinar a pele sob dispositivos de saúde regularmente (p. ex., máscaras faciais, cânulas nasais, tubos de alimentação, cateteres, colar cervical, tubos de traqueostomia)
- Remover a umidade excessiva da pele (p. ex., transpiração, drenagem de feridas, fezes, urina)
- Aplicar barreiras protetoras (p. ex., cremes, compressas que absorvem a umidade), conforme prescrito
- Virar o paciente a cada 1 a 2 horas ou mais frequentemente, conforme apropriado
- Evitar atrito ao mudar a posição do paciente para prevenir ferimentos na pele frágil
- Incentivar alterações de posição frequentes para a distribuição do peso corporal
- Colocar o roteiro de mudanças de posição do paciente ao lado do leito, conforme apropriado
- Utilizar dispositivos de posicionamento e proteção do paciente, conforme apropriado
- Evitar massagens sobre as proeminências ósseas
- Manter as roupas de cama limpas, secas e sem vincos
- Fornecer controle adequado da dor (p. ex., medicamentos, musicoterapia, distração, massagem)
- Utilizar camas e colchões especiais, conforme apropriado
- Monitorar a mobilidade e a atividade
- Assegurar uma ingestão alimentar adequada, principalmente proteínas, vitaminas B e C, ferro e calorias, utilizando suplementos, conforme apropriado
- Consultar um nutricionista, conforme apropriado
- Consultar a sociedade internacional de enfermagem Wound Ostomy Continence Nurse (WOCN) e a equipe multiprofissional de prevenção de lesões por pressão Skin Champions, ou a Associação Brasileira de Estomaterapia: Estomias, Feridas e Incontinências (SOBEST), conforme apropriado
- Orientar sobre sinais de ruptura da pele, conforme apropriado
- Utilizar a técnica *teach-back* (paciente é solicitado a repetir a informação que recebeu) para garantir a compreensão

1ª edição 1992; revisada em 1996, 2000, 2004, 2024

Prevenção de quedas 6490

Definição: instituição de precauções para pacientes em risco de queda

Atividades:
- Identificar déficits cognitivos ou físicos que podem aumentar o risco de queda
- Identificar comportamentos e fatores que afetam o risco de quedas
- Revisar o histórico de quedas
- Identificar características do ambiente que aumentam o potencial de quedas (p. ex., pisos escorregadios, tapetes, escadas abertas)
- Instituir diretrizes de segurança contra quedas (p. ex., sinalização, roupas coloridas, pulseira), de acordo com a política da instituição
- Auxiliar na ida ao banheiro em intervalos frequentes e programados
- Avaliar a marcha, o equilíbrio e o nível de fadiga durante a deambulação
- Consultar fisioterapia conforme necessário
- Auxiliar o indivíduo sem firmeza durante a deambulação
- Encorajar o uso de bengala, andador ou cinto de marcha, conforme apropriado
- Orientar sobre o uso de bengala, andador ou cinto de marcha, conforme apropriado
- Travar as rodas da cadeira de rodas, cama ou maca durante a transferência
- Colocar os artigos em local de fácil acesso
- Orientar para solicitar assistência com o movimento, conforme apropriado
- Colocar placas para lembrar de solicitar auxílio ao sair da cama, conforme apropriado
- Monitorar a capacidade de transferência da cama para a cadeira e vice-versa
- Fornecer assento sanitário elevado para fácil transferência, conforme necessário
- Fornecer cadeiras de altura adequada com encostos e apoio de braços para facilitar a transferência
- Fornecer colchão de cama com bordas firmes para fácil transferência
- Colocar a cama mecanizada na posição mais baixa
- Fornecer uma superfície para dormir próximo ao chão, conforme necessário
- Usar alarmes de cama e cadeira conforme apropriado
- Marcar os limites das portas e as bordas dos degraus, conforme necessário
- Remover móveis baixos (p. ex., pufes, mesas) e objetos espalhados na superfície do piso
- Fornecer iluminação adequada para maior visibilidade
- Fornecer corrimãos e barras de apoio visíveis
- Fornecer superfícies antiderrapantes em banheiras, chuveiros e superfícies de piso
- Fornecer degraus resistentes e antiderrapantes para facilitar o alcance
- Fornecer móveis pesados que não tombem se usados como suporte
- Evitar a reorganização desnecessária do ambiente físico
- Garantir que os sapatos se ajustem corretamente, fechem com segurança e tenham solas antiderrapantes
- Instruir para usar óculos graduados, conforme apropriado
- Educar sobre os fatores de risco que contribuem para quedas e maneiras de diminuir os riscos
- Sugerir adaptações na casa para aumentar a segurança
- Instruir sobre a importância dos corrimãos para escadas, banheiros e passarelas
- Auxiliar na identificação e modificação de perigos em casa
- Instruir para evitar andar no gelo e outras superfícies escorregadias ao ar livre

- Desenvolver formas de participar com segurança em atividades de lazer
- Instituir programa de exercícios físicos de rotina que inclua caminhadas
- Colaborar com a equipe multiprofissional para minimizar os efeitos colaterais dos medicamentos que contribuem para quedas (p. ex., hipotensão ortostática, marcha instável)
- Fornecer supervisão rigorosa e dispositivos de segurança
- Estabelecer um acordo de segurança contra quedas, conforme apropriado
- Manter as grades laterais do berço em posição elevada quando o cuidador não estiver presente, conforme apropriado
- Apertar as travas firmemente no painel de acesso da incubadora ao deixar a beira do leito do neonato na incubadora
- Utilizar a técnica *teach-back* (paciente é solicitado a repetir a informação que recebeu) para garantir a compreensão

1ª edição 1992; revisada em 2000, 2004, 2024

Prevenção de readmissão 7470

Definição: redução das admissões repetidas em instituições de cuidados agudos para pacientes de alto risco

Atividades:
- Identificar indivíduos com alto risco de readmissão com base na condição, hospitalizações prévias, consultas à unidade de emergência e determinantes sociais de saúde (p. ex., critérios LACE [*Length of stay* – tempo de permanência durante a admissão, *Acute* – admissão de urgência, *Charlson comorbity index* – comorbidades presentes, *Emergency department visits* – número de consultas em unidades de emergência])
- Iniciar um plano de alta flexível e contínuo durante todo o período de cuidados
- Avaliar os recursos domiciliares, incluindo a disponibilidade da família ou do cuidador, o mais breve possível
- Encorajar o envolvimento precoce em todas as interações relacionadas com os cuidados domiciliares e às necessidades de alta
- Estabelecer metas para a alta
- Assegurar que as metas do profissional de saúde responsável pela alta coincidam com as metas do paciente
- Concentrar esforços no planejamento da alta em diferentes pontos durante os períodos de pré e pós-alta, assegurando o envolvimento contínuo da família ou do cuidador
- Avaliar a prontidão para alta como um processo contínuo
- Desenvolver um plano de alta que considere o letramento em saúde, cuidados de saúde, necessidades sociais, culturais e financeiras
- Auxiliar no planejamento do ambiente de apoio necessário para fornecer cuidados pós-hospitalares
- Fornecer a descrição de possíveis sinais e sintomas da condição clínica pós-alta, incluindo intervenções úteis
- Avaliar quais condutas tomar se o problema surgir no ambiente domiciliar
- Identificar o grau de compreensão do plano geral de alta, incluindo medicamentos, recomendações alimentares, tratamentos e cuidados ambulatoriais, conforme indicado
- Orientar sobre pontos possíveis necessários para evitar a readmissão (p. ex., adesão e manejo de medicamentos, necessidades alimentares, monitoração e relato de sintomas e manter-se fisicamente ativo)
- Fornecer um calendário de medicamentos que liste os nomes de medicamentos de referência e genéricos, além de quando e como tomá-los
- Incentivar a trazer o calendário de medicamentos durante o acompanhamento com o profissional de saúde
- Obter informações sobre o que constitui uma emergência
- Orientar sobre o que fazer em casos de emergência (p. ex., quando ligar para o 192 em vez de ligar para um prestador de cuidados de saúde particular)
- Avaliar quaisquer pontos de má compreensão durante as orientações
- Fornecer cópias por escrito de todas as informações no idioma de preferência do paciente
- Fornecer números de contato apropriados ou informações de contato do profissional de saúde ou da instituição com orientações da alta do paciente
- Desenvolver um plano de ação para saber quando é necessário alertar o profissional sobre o declínio na saúde
- Relatar ao profissional de saúde quaisquer pontos que estejam causando preocupação para a orientação ou planejamento de alta, antes da alta do paciente
- Disponibilizar orientações para a alta em um portal eletrônico de fácil acesso, se apropriado
- Assegurar um ambiente de cuidados para a alta, adequado para indivíduos em risco
- Envolver uma equipe de saúde apropriada para pessoas selecionadas de alto risco (p. ex., oferta de medicamentos gratuitos por meio de programas como o Farmácia Popular, serviços sociais para pessoas em situação de rua)
- Considerar consultas pós-alta para reconciliação de medicamentos e verificação de adesão para pacientes em risco (p. ex., insuficiência cardíaca com altos escores LACE)
- Inscrever pessoas qualificadas em programa de prevenção de readmissão de 30 dias ou programa de cuidado de transição
- Assegurar um fluxo de informações adequado e contínuo com profissionais de saúde primários e equipe de cuidados interdisciplinares
- Assegurar a indicação de um responsável pela alta, para coordenar com a equipe interdisciplinar e o paciente em risco, se indicado
- Compilar um resumo de alta detalhado e preciso
- Agilizar a transmissão do resumo de alta para profissionais de saúde que aceitam os cuidados do paciente
- Planejar os resultados de acompanhamento dos exames laboratoriais ou daqueles que estão pendentes na alta
- Organizar os serviços ambulatoriais pós-alta e os equipamentos de saúde
- Promover a assistência de saúde domiciliar ou a orientação de saúde para pessoas em áreas de seu interesse
- Fornecer reforço telefônico do plano de alta no período de 48 horas após a alta
- Fornecer *feedback* positivo por telefone durante os contatos para reforçar a confiança e a capacidade
- Coordenar com as instituições de saúde domiciliar a ampliação das informações da alta, acompanhamento ou cuidados pós-hospitalares, conforme indicado

- Considerar as técnicas de monitoração domiciliar para pessoas consideradas em risco (p. ex., telegestão, sensores sem fio, teleconsulta, monitoração por áudio e ausculta)
- Determinar a necessidade de cuidados paliativos ou encaminhamento para a instituição de cuidados paliativos, se indicado
- Utilizar a técnica *teach-back* (paciente é solicitado a repetir a informação que recebeu) para garantir a compreensão
- Registrar o plano de prevenção de readmissão e suas atualizações, de acordo com a política institucional

8ª edição 2024

Prevenção de recaídas 5235

Definição: redução do risco de recorrência de comportamentos, sinais e sintomas de uma condição de saúde mental durante o período de manutenção, estabilização ou recuperação

Atividades:
- Identificar a natureza e a gravidade dos sinais e sintomas, conforme necessário
- Verificar o nível atual de conhecimento do tratamento, doença, autocuidado e recursos disponíveis
- Estabelecer a capacidade física, mental e cognitiva para realizar o processo de recuperação de forma independente
- Verificar a vontade de participar do plano de tratamento
- Explorar lapsos passados ou episódios de recaída e sonhos ou fantasias de recaída, conforme necessário
- Explorar a percepção, a conscientização e as atitudes em relação à doença, bem como as atitudes e a motivação para mudar o quadro de saúde
- Identificar a origem étnica e cultural, assim como o apoio comunitário, o ambiente social, a acomodação, a religião, as crenças espirituais e os fatores relacionados com o estilo de vida
- Explorar os protetores pessoais (p. ex., mecanismos de enfrentamento, autoeficácia em situações de alto risco) e protetores e potencializadores ambientais, conforme a necessidade
- Explorar os fatores de vulnerabilidade pessoal, comportamentos de alto risco e fatores cognitivos (p. ex., pensamento negativo, padrões autodestrutivos, racionalização, negação, desejo de gratificação imediata)
- Identificar situações, estressores e eventos de crise (p. ex., de desenvolvimento, circunstanciais, fortuitas) que podem levar à recaída
- Determinar expectativas irrealistas em situações de alto risco (p. ex., esperar que o uso de substâncias ajude a lidar com emoções negativas)
- Explorar sinais de alerta para a recaída, conforme necessário
- Explicar o processo de recaída, conforme necessário
- Examinar a extensão da rede social, prontidão e capacidades reais para participar do plano de reconhecimento de sintomas e qualquer característica da rede (p. ex., nível de emoção expressa)
- Estabelecer o plano de prevenção de recaída com a pessoa, família e rede social (p. ex., informações, detecção precoce, colaboração, acordos, ações, monitoração, objetivos realistas para curto, médio e longo prazo), conforme necessário
- Utilizar estratégias de intervenção específicas para melhorar o enfrentamento de situações de alto risco (p. ex., melhorar a autoeficácia, controle das recaídas, reestruturação cognitiva)
- Considerar recomendar a participação em programa de autogerenciamento baseado em evidências com os usuários do serviço
- Focar as intervenções específicas no aprimoramento da autoconsciência cognitiva, emocional e comportamental
- Promover a participação em programas de prevenção de doenças, promoção da saúde, tratamento e reabilitação, conforme apropriado
- Realizar a psicoeducação para pessoas, famílias ou rede social (p. ex., evolução da doença, sinais precoces de recaída, comorbidades, tratamento, sono, habilidades de enfrentamento, gerenciamento de relacionamentos), conforme necessário
- Administrar os medicamentos, conforme apropriado
- Utilizar a abordagem interdisciplinar, promovendo a coordenação entre diferentes níveis de cuidado
- Oferecer equipes de resolução de crises e de tratamento domiciliar como serviço especializado se a gravidade do episódio ou o nível de risco para si ou para outros exceder a capacidade dos serviços ou de outras equipes comunitárias
- Fornecer assistência domiciliar e monitoração, conforme necessário
- Manter contato e acompanhamento, conforme necessário
- Evitar culpar ou usar julgamentos de valor
- Facilitar a esperança para o futuro, conforme necessário
- Realizar a intervenção familiar, quando necessário
- Encorajar a manifestação de sentimentos, percepções e medos, conforme necessário
- Facilitar a expressão de dificuldades para adesão ao tratamento e plano terapêutico, conforme necessário
- Incentivar a assumir a responsabilidade pelas atividades de vida diária (AVDs) e autocuidado
- Incentivar um estilo de vida saudável (p. ex., prática de exercício físico adaptado à condição, dieta saudável, participação em atividades de lazer, higiene do sono), conforme necessário
- Promover concordância no tratamento, conforme necessário
- Discutir os efeitos do álcool, tabaco, medicamentos prescritos e não prescritos, além de substâncias ilícitas e sua possível interferência no tratamento
- Promover estratégias de promoção da abstinência do uso de substâncias ao longo do tempo
- Discutir quaisquer terapias não prescritas, incluindo terapias complementares (p. ex., segurança e eficácia das terapias, possível interferência com os efeitos terapêuticos do medicamento prescrito, intervenções psicológicas)
- Promover o uso de estratégias de enfrentamento adequadas em situações de alto risco (ou seja, estratégia comportamental, como afastar-se da situação; estratégia cognitiva, tal como a conversa interna positiva ou autoconfiança), conforme apropriado
- Fornecer treinamento em habilidades de comunicação e resolução de problemas, conforme a necessidade

- Orientar o paciente para reconhecer e monitorar os sinais de alerta (p. ex., estresse, falta de equilíbrio no estilo de vida, fortes expectativas positivas)
- Orientar a família e a rede social sobre a monitoração de sinais de alerta precoce, conforme necessário
- Orientar e encorajar o paciente em técnicas para controle da ansiedade e do estresse (p. ex., técnicas baseadas em *mindfulness* [atenção plena], técnicas de relaxamento, técnicas de controle de estímulo), conforme necessário
- Orientar e encorajar o paciente em técnicas motivacionais, conforme necessário
- Auxiliar a identificar e utilizar pontos fortes e habilidades
- Conectar-se aos recursos da comunidade, conforme necessário
- Conectar-se aos grupos de autocuidado ou apoio, conforme necessário
- Monitorar os sinais vitais, se necessário
- Monitorar os níveis séricos, urinários e de ar expirado, conforme necessário
- Realizar a monitoração farmacológica, conforme a necessidade
- Monitorar os lapsos ocasionais que podem precipitar a recaída, conforme necessário
- Monitorar regularmente os sinais e sintomas de recaída (p. ex., intensificação de comportamentos, modificação ou interrupção de medicamentos), particularmente quando os sinais de alerta precoce já estiverem presentes
- Utilizar a técnica *teach-back* (paciente é solicitado a repetir a informação que recebeu) para garantir a compreensão

8ª edição 2024

Prevenção do olho seco 1350

Definição: prevenção e detecção precoce de ressecamento ocular em um indivíduo em risco

Atividades:
- Monitorar os sinais e sintomas de ressecamento ocular (p. ex., hiperemia, ardor, prurido, drenagem, dor em torno do olho, dificuldade para abrir os olhos ao caminhar e para movimentar as pálpebras, visão embaçada)
- Identificar características pessoais (p. ex., idade, gênero, hormônios, doenças autoimunes, queimadura química) e fatores ambientais (p. ex., ar seco, ar-condicionado, luz solar) que podem aumentar o potencial de ressecamento do olho
- Monitorar o reflexo de piscar
- Identificar a posição das pálpebras
- Monitorar a quantidade de lágrimas usando tiras para teste lacrimal
- Investigar danos epiteliais da córnea usando um teste padrão
- Monitorar a capacidade do paciente de colocar, remover e limpar lentes de contato, conforme apropriado
- Orientar o paciente a evitar leitura e uso prolongado do computador
- Garantir que a fixação endotraqueal não esteja muito apertada em pacientes ventilados por meio de um tubo endotraqueal
- Monitorar o modo e a pressão do ventilador em pacientes em ventilação mecânica
- Identificar a frequência e o tipo de cuidado de acordo com a posição da pálpebra no lagoftalmo (p. ex., em caso de pacientes comatosos, sob sedação profunda e bloqueio neuromuscular, paralisia facial, paralisia de Bell, exoftalmia tireotóxica, ectrópio paralítico)
- Realizar cuidados com os olhos pelo menos duas vezes ao dia, conforme apropriado
- Aplicar lubrificantes (p. ex., colírios, pomadas) para auxiliar a produção de lágrimas, conforme apropriado
- Cobrir os olhos com dispositivos eficazes (p. ex., cobertura de polietileno, gel de poliacrilamida, fita hipoalergênica), conforme apropriado
- Certificar-se de que as pálpebras estejam fechadas
- Preparar o paciente para uma tarsorrafia para proteger a córnea
- Inspecionar a superfície ocular e a córnea quanto a efeitos do cuidado e do tratamento profilático
- Relatar sinais e sintomas anormais ao médico

6ª edição 2013

Prevenção do suicídio 6340

Definição: redução do risco de dano autoinduzido com a intenção de dar fim à vida

Atividades:
- Determinar a presença de risco de suicídio usando uma escala válida de avaliação de suicídio
- Verificar se há um plano de suicídio
- Verificar se o paciente dispõe de meios para executar o plano de suicídio
- Considerar internação de qualquer indivíduo com grave risco de comportamento suicida
- Tratar e controlar qualquer doença ou sintoma psiquiátrico que possa estar colocando o indivíduo em risco de suicídio (p. ex., transtorno de humor, alucinações, delírios, pânico, uso abusivo de substâncias, luto, transtorno de personalidade, comprometimento orgânico, crise)
- Administrar medicamentos para reduzir ansiedade, agitação ou psicose e estabilizar o humor, conforme apropriado
- Advogar sobre questões relacionadas com qualidade de vida e controle da dor
- Checar a boca do paciente após a administração do medicamento para garantir que ele não o tenha escondido para tentativa posterior de intoxicação
- Providenciar pequenas quantidades de medicamentos prescritos que possam ser letais aos pacientes em risco, reduzindo, assim, a oportunidade de suicídio, conforme apropriado
- Monitorar a ocorrência dos efeitos adversos e os desfechos desejados dos medicamentos

- Envolver o paciente no planejamento do próprio tratamento, conforme apropriado
- Orientar sobre estratégias de enfrentamento (p. ex., treinamento da assertividade, controle de impulsos, relaxamento muscular progressivo), conforme apropriado
- Interagir com o paciente em intervalos regulares para transmitir cuidado e abertura, além de fornecer uma oportunidade para conversar sobre os sentimentos
- Utilizar uma abordagem direta e sem julgamentos ao discutir o suicídio
- Encorajar o paciente a procurar profissionais de saúde para conversar quando sentir vontade de se machucar
- Evitar discussões repetidas sobre a história de suicídio anterior, mantendo as discussões focadas no presente e no futuro
- Discutir planos para lidar com ideias suicidas no futuro (p. ex., fatores precipitantes, quem contatar, onde buscar ajuda, maneiras de aliviar os sentimentos de autolesão)
- Auxiliar o paciente na identificação de uma rede de pessoas e recursos de apoio (p. ex., religiosos, familiares, prestadores de cuidado)
- Iniciar precauções contra suicídio (p. ex., observar e monitorar continuamente o paciente, proporcionar um ambiente protetor) em paciente com risco grave de suicídio
- Colocar o paciente em um ambiente menos restritivo que permita um nível necessário de observação
- Continuar a avaliação regular do risco de suicídio (pelo menos diariamente) para ajustar adequadamente as precauções contra suicídio
- Consultar a equipe de tratamento antes de modificar as precauções de suicídio
- Revistar o paciente recém-internado e seus pertences pessoais em busca de armas ou armas em potencial, durante o procedimento de admissão de internação, conforme apropriado
- Fazer revistas de rotina no ambiente e remover itens perigosos para mantê-lo livre de ameaças
- Limitar o acesso às janelas, exceto quando trancadas e à prova de arrombamento, conforme apropriado
- Limitar o uso de armas potenciais (p. ex., objetos cortantes ou semelhantes a cordas)
- Monitorar o paciente durante o uso de armas em potencial (p. ex., lâmina de barbear)
- Utilizar intervenções de proteção (p. ex., restrições de área, isolamento, contenções físicas) se o paciente precisar de restrição para evitar danos a si mesmo, conforme necessário
- Relatar o risco e aspectos relevantes relacionados com a segurança aos demais profissionais de assistência à saúde
- Encaminhar o paciente para um quarto localizado perto do posto de enfermagem para facilitar a observação, conforme apropriado
- Aumentar a vigilância nos momentos em que a equipe estiver previsivelmente com número menor de funcionários (p. ex., reuniões de equipe, passagem de plantão, horários de refeições dos funcionários, no período noturno, nos fins de semana, em momentos caóticos na unidade de enfermaria)
- Considerar estratégias para reduzir o isolamento e a oportunidade de agir com base em pensamentos lesivos (p. ex., um acompanhante para vigiar)
- Observar, registrar e relatar qualquer alteração de humor ou comportamento que possa implicar aumento do risco de suicídio
- Registrar os resultados das verificações regulares de vigilância
- Explicar as precauções contra suicídio e aspectos de segurança relevantes (p. ex., propósito, duração, expectativas comportamentais, consequências comportamentais)
- Facilitar o apoio da família e dos amigos
- Envolver a família no planejamento de alta (p. ex., ensino sobre doenças e medicamentos, reconhecimento do aumento do risco de suicídio, plano para lidar com ideias de autolesão, recursos comunitários)
- Encaminhar ao profissional de saúde mental (p. ex., psiquiatra, enfermeiro de prática avançada em psiquiatria ou saúde mental) para avaliação e tratamento de ideias e comportamentos suicidas, conforme necessário
- Fornecer informações sobre recursos da comunidade e programas de enfrentamento disponíveis
- Utilizar a técnica *teach-back* (paciente é solicitado a repetir a informação que recebeu) para determinar a compreensão
- Melhorar o acesso aos serviços de saúde mental
- Aumentar a conscientização do público sobre o suicídio como um problema de saúde que pode ser evitado

1ª edição 1992; revisada em 2000, 2004, 2024

Prevenção do uso de substâncias 4500

Definição: dissuasão do uso abusivo de álcool e drogas

Atividades:
- Identificar fatores de risco para o uso de substâncias (p. ex., comportamentos inadequados, eventos negativos da vida, conflito familiar, abuso infantil e negligência)
- Explicar as causas e consequências do uso indevido de substâncias
- Aconselhar como lidar com níveis aumentados de estresse
- Auxiliar o indivíduo a utilizar estratégias de redução da ansiedade
- Aconselhar como se preparar, enfrentar ou evitar eventos difíceis ou emocionalmente dolorosos ou situações irritantes ou frustrantes
- Auxiliar na redução do isolamento social, conforme apropriado
- Encorajar a tomada de decisões responsáveis sobre opções de estilo de vida
- Envolver-se em programas de prevenção ao uso abusivo de substâncias baseados em evidências (p. ex., treinamento de habilidades para a vida, treinamento de habilidades sociais, programa de aprimoramento de competência, treinamento de habilidades de resistência social)
- Incentivar os pais sobre a importância de um bom modelo de comportamento
- Orientar pais e professores na identificação de sinais e sintomas de dependência
- Apoiar os pais em relação ao desenvolvimento de habilidades parentais, comportamentos de apoio, estabelecimento de limites ou regras claras e controle parental

- Orientar os pais a apoiarem as políticas escolares que proíbem o consumo de álcool e outras substâncias em atividades extracurriculares
- Incentivar os pais a participarem das atividades dos filhos, da pré-escola à adolescência
- Recomendar mudanças responsáveis nos currículos sobre álcool e outras substâncias para as séries do ensino fundamental
- Incentivar programas escolares para evitar o uso de substâncias e de álcool como atividades recreativas
- Apoiar ou organizar grupos comunitários para redução de lesões associadas ao consumo de álcool
- Promover campanhas na mídia sobre questões relacionadas com o uso de substâncias
- Realizar pesquisas com os alunos sobre o uso de álcool e outras substâncias e comportamentos associados ao álcool, se indicado
- Auxiliar na organização de atividades destinadas aos adolescentes, após eventos como baile de formatura e recepção de alunos em instituições de ensino
- Facilitar a coordenação de esforços entre vários grupos comunitários preocupados com o uso de substâncias
- Envolver famílias em programas de prevenção
- Apoiar crenças e práticas religiosas, bem como a participação em programas espirituais inspirados pela fé

1ª edição 1992; revisada em 2000, 2024

Primeiros socorros 6240

Definição: fornecimento de atendimento imediato para queimaduras leves, ferimentos, envenenamento, mordeduras e picadas

Atividades:
- Instruir outras pessoas a pedir ajuda, se necessário
- Empregar medidas de precaução para reduzir o risco de infecção ao prestar cuidados
- Monitorar os sinais vitais, conforme apropriado
- Observar as características da ferida ou queimadura, incluindo drenagem, cor, tamanho e odor
- Instituir cuidados adequados para feridas ou queimaduras
- Instituir medidas para reduzir ou minimizar o sangramento (p. ex., pressão, curativo compressivo, posicionamento)
- Utilizar repouso, gelo, compressão e elevação para lesões nos ossos, articulações e músculos das extremidades
- Colocar tala em extremidade acometida
- Limpar a pele exposta à hera carvalho ou sumagre venenosa (ou seja, usar água e sabão ou uma quantidade generosa de álcool isopropílico) e urtiga (ou seja, usar água e sabão)
- Lavar o tecido exposto a produtos químicos (exceto soda cáustica ou fósforo branco) com água
- Remover o ferrão e a bolsa de veneno incrustados na picada de inseto ou os tentáculos da picada por animal marinho, raspando o local com um objeto duro (p. ex., unha, cartão de crédito ou pente)
- Remover o carrapato da pele usando uma pinça ou um instrumento específico para remoção de carrapatos
- Administrar medicamentos (p. ex., antibiótico profilático, vacinação, anti-histamínicos, anti-inflamatórios e analgésicos), conforme apropriado
- Aliviar a coceira (ou seja, administrar medicamentos, aplicar loção de calamina ou pasta de bicarbonato de sódio e instruir o paciente a tomar banho com aveia coloidal)
- Relatar mordeduras de animais à autoridade competente (p. ex., polícia ou controle de animais)
- Fornecer instruções para os cuidados de acompanhamento necessários
- Instruir o paciente sobre os cuidados com a lesão
- Coordenar o transporte médico, conforme necessário

1ª edição 1992; revisada em 2013

Promoção da esperança 5310

Definição: melhora da crença na capacidade de iniciar e sustentar ações

Atividades:
- Auxiliar o paciente e a família a identificar áreas de esperança na vida
- Informar o paciente se a situação atual é um estado temporário
- Demonstrar esperança reconhecendo o valor intrínseco do paciente e vendo a sua doença apenas como uma faceta do indivíduo
- Ampliar o repertório de mecanismos de enfrentamento do paciente
- Orientar o reconhecimento de realidade por meio do estudo da situação e da elaboração de planos de contingência
- Auxiliar o paciente a elaborar e revisar metas relacionadas com o objeto de esperança
- Ajudar o paciente a expandir-se espiritualmente
- Evitar mascarar a verdade
- Facilitar a incorporação pelo paciente de uma preconcebidas corporal
- Facilitar a recordação e a apreciação de conquistas e experiências passadas pelo paciente/família
- Enfatizar a manutenção dos relacionamentos, como mencionar os nomes de entes queridos ao paciente irresponsivo
- Empregar revisão guiada da vida e/ou reminiscência, conforme apropriado
- Envolver o paciente ativamente nos seus próprios cuidados
- Desenvolver um plano de cuidados que envolva o grau de alcance de metas, passando de metas simples para metas mais complexas
- Incentivar relacionamentos terapêuticos com outras pessoas significativas

- Orientar a família sobre os aspectos positivos da esperança (p. ex., desenvolver temas de conversação significativos que reflitam o amor e a necessidade do paciente)
- Proporcionar ao paciente/família a oportunidade de se envolver com grupos de apoio
- Criar um ambiente que facilite a prática religiosa do paciente, conforme apropriado

1ª edição 1992; revisada em 2008

Promoção da integridade familiar 7100

Definição: promoção da coesão e unidade familiar

Atividades:
- Ser um ouvinte para os membros da família
- Estabelecer relacionamento de confiança com os familiares
- Determinar a compreensão familiar sobre a condição
- Determinar os sentimentos da família em relação à sua situação
- Auxiliar a família a resolver sentimentos irrealistas de culpa ou responsabilidade, conforme necessário
- Determinar relacionamentos familiares típicos para cada família
- Monitorar os relacionamentos familiares atuais
- Identificar mecanismos típicos de enfrentamento familiar
- Identificar prioridades conflitantes entre os membros da família
- Auxiliar a família na resolução de conflitos
- Aconselhar os membros da família sobre habilidades de enfrentamento adicionais eficazes para seu próprio uso
- Respeitar a privacidade de cada membro da família
- Proporcionar privacidade à família
- Orientar aos familiares que é seguro e aceitável usar expressões típicas de afeição em um ambiente hospitalar
- Facilitar um tom de união dentro/entre a família
- Fornecer aos familiares informações sobre a condição do paciente, regularmente, de acordo com a preferência do paciente
- Colaborar com a família na resolução de problemas e na tomada de decisões
- Incentivar a família a manter relacionamentos positivos
- Facilitar a comunicação aberta entre os membros da família
- Favorecer a prestação de cuidados ao paciente pelos familiares, conforme apropriado
- Facilitar a visitação familiar
- Encaminhar a família para um grupo de apoio com outras famílias que lidam com problemas semelhantes
- Encaminhar para terapia familiar, conforme indicado

1ª edição 1992; revisada em 2008

Promoção da integridade familiar: processo perinatológico 7104

Definição: facilitação ao amadurecimento de indivíduos ou famílias que estão recebendo um neonato à unidade familiar

Atividades:
- Estabelecer uma relação de confiança com os pais
- Ouvir as preocupações, sentimentos e perguntas da família
- Respeitar e apoiar o sistema de valores culturais da família
- Identificar padrões de interação familiar
- Auxiliar a família a identificar pontos fortes e fracos
- Identificar mecanismos normais de enfrentamento familiar
- Auxiliar a família a desenvolver mecanismos adaptativos de enfrentamento para lidar com a transição para a paternidade
- Monitorar a adaptação dos pais à parentalidade
- Preparar os pais para as mudanças de papéis esperadas e envolvidas na paternidade/maternidade
- Educar os pais sobre o potencial conflito e sobrecarga de papéis
- Promover a autoeficácia no desempenho do papel parental
- Preparar os pais para as responsabilidades da paternidade/maternidade
- Incentivar os pais a articularem os seus valores, crenças e expectativas em relação à paternidade/maternidade
- Ajudar os pais a terem expectativas realistas sobre a paternidade/maternidade
- Auxiliar os pais a lidarem com sugestões, críticas e preocupações sobre as expectativas do papel parental e o desempenho de outras pessoas (p. ex., pais, avós, colegas de trabalho, amigos)
- Orientar os pais sobre os efeitos da privação do sono no funcionamento familiar
- Reforçar comportamentos parentais positivos
- Auxiliar os pais a adquirirem as habilidades necessárias para executar tarefas adequadas ao estágio de desenvolvimento da família
- Auxiliar os pais a equilibrarem os papéis profissionais, parentais e conjugais
- Auxiliar a mãe a fazer planos para retornar ao trabalho, conforme apropriado
- Proporcionar aos pais uma oportunidade de expressarem seus sentimentos sobre a paternidade/maternidade
- Identificar o efeito do recém-nascido na dinâmica e no equilíbrio familiar
- Incentivar os pais a passarem tempo juntos como casal para manter a satisfação conjugal
- Incentivar os pais a discutirem as responsabilidades da função de manutenção da casa
- Incentivar a verbalização de sentimentos, percepções e preocupações sobre a experiência do parto
- Explicar as causas e manifestações da depressão pós-parto
- Incentivar os pais a manterem *hobbies* individuais ou interesses externos

- Incentivar a família a frequentar aulas de preparação para irmãos, conforme apropriado
- Fornecer informações sobre a preparação dos irmãos, conforme apropriado
- Fornecer informações à família sobre rivalidade entre irmãos, conforme apropriado
- Discutir a reação do(s) irmão(s) ao recém-nascido, conforme apropriado
- Auxiliar a família a identificar sistemas de apoio
- Incentivar a família a usar sistemas de apoio, conforme apropriado
- Auxiliar a família no desenvolvimento de novas redes de apoio, conforme apropriado
- Oferecer-se para ser um defensor da família

1ª edição 1992; revisada em 2008

Promoção da mecânica corporal 0140

Definição: facilitação do uso de postura e movimentos nas atividades diárias para prevenir fadiga e tensão ou lesão musculoesquelética

Atividades:
- Determinar o compromisso do paciente em aprender e adotar postura correta
- Colaborar com o fisioterapeuta no desenvolvimento de um plano de promoção da mecânica corporal, conforme indicado
- Determinar a compreensão do paciente sobre a mecânica corporal e os exercícios (p. ex., demonstração de técnicas corretas ao realizar atividades/exercícios)
- Orientar o paciente sobre a estrutura e função da coluna e postura ideal para se movimentar e utilizar o corpo
- Orientar o paciente sobre a necessidade de postura correta para prevenir fadiga, tensão ou lesões
- Orientar o paciente sobre como usar a postura e a mecânica corporal para evitar lesões ao realizar qualquer atividade física
- Determinar a percepção que o paciente tem das próprias alterações musculoesqueléticas e dos potenciais efeitos da postura e do tecido muscular
- Orientar sobre o uso de colchão/cadeira ou travesseiro firmes, se apropriado
- Orientar para evitar dormir em decúbito ventral
- Auxiliar na demonstração de posições adequadas para dormir
- Auxiliar para evitar sentar-se na mesma posição por períodos prolongados
- Demonstrar como alternar o peso de um pé para o outro quando em pé
- Orientar o paciente a mover primeiramente os pés e depois o corpo ao se virar para caminhar a partir da posição em pé
- Utilizar os princípios da mecânica corporal junto com o manuseio seguro do paciente e dispositivos auxiliares para movimentação
- Auxiliar o paciente/família a identificar exercícios de postura apropriados
- Auxiliar o paciente a selecionar atividades de aquecimento antes de iniciar o exercício ou tarefa que não sejam rotineiros
- Auxiliar o paciente a realizar exercícios de flexão para facilitar a mobilidade das costas, conforme indicado
- Orientar o paciente/família sobre frequência e número de repetições de cada exercício
- Monitorar a melhora de postura/mecânica corporal do paciente
- Fornecer informações sobre possíveis causas posicionais de dor muscular ou articular

1ª edição 1992; revisada em 2008

Promoção da normalidade 7200

Definição: assistência aos pais e a outros familiares de crianças com doenças crônicas ou deficiências a fim de proporcionar experiências de vida normal a seus filhos e famílias

Atividades:
- Auxiliar a família a aceitar a condição de saúde da criança
- Promover o desenvolvimento da criança como parte do sistema familiar sem permitir que ela se torne o foco central da família
- Auxiliar a família a ver a criança primeiramente como criança, em vez de como um indivíduo com doença crônica ou deficiência
- Oferecer oportunidades para que a criança tenha experiências normais da infância
- Incentivar a interação com pares saudáveis
- Não enfatizar a peculiaridade da condição da criança
- Incentivar os pais a fazerem a criança parecer o mais normal possível
- Auxiliar a família a evitar situações potencialmente embaraçosas com a criança
- Incentivar a família a modificar expectativas preconcebidas de desenvolvimento, focando mais em conquistas menores inesperadas
- Auxiliar a família a fazer mudanças no ambiente doméstico que diminuam os lembretes das necessidades especiais da criança
- Determinar a acessibilidade de uma atividade e a capacidade da criança para participar dessa atividade
- Identificar as adaptações necessárias para acomodar as limitações da criança para que ela possa participar de atividades normais
- Comunicar informações sobre a condição da criança àqueles que precisam dessas informações para fornecer supervisão segura ou oportunidades educacionais apropriadas à criança

- Auxiliar a família a alterar o esquema terapêutico prescrito para se adequar à rotina normal, quando apropriado
- Auxiliar a família na defesa da criança no sistema escolar para garantir o acesso a programas educacionais apropriados
- Incentivar a criança a participar de atividades escolares e comunitárias apropriadas ao nível de desenvolvimento e de habilidades
- Incentivar os pais a terem as mesmas expectativas e práticas parentais para todos os filhos na família
- Incentivar os pais a passarem tempo em família com todos os filhos
- Envolver os irmãos nos cuidados e atividades da criança, conforme apropriado
- Determinar a necessidade de folgas para os pais ou outros prestadores de cuidados de saúde
- Identificar recursos na comunidade para períodos de folga dos pais ou prestadores de cuidados de saúde
- Incentivar os pais a dedicarem tempo para cuidar de suas necessidades pessoais
- Fornecer informações à família sobre a condição da criança, tratamento e grupos de apoio associados para as famílias
- Incentivar os pais a equilibrarem o envolvimento em programas especiais para as necessidades especiais da criança e atividades normais em família e na comunidade
- Incentivar a família a manter uma rede social e um sistema de apoio habituais
- Incentivar a família a manter os hábitos familiares comuns, além de seus rituais e rotinas

2ª edição 1996; revisada em 2018

Promoção da parentalidade 8300

Definição: fornecimento de informações de parentalidade, suporte e coordenação de serviços abrangentes para famílias de alto risco

Atividades:
- Avaliar a estrutura do ambiente familiar (p. ex., fornecimento adequado de insumos e de espaço seguro para a criança e a família)
- Identificar e inscrever famílias de alto risco no programa de acompanhamento
- Encorajar as mães a receberem cuidados pré-natais precoces e regulares
- Visitar as mães no hospital antes da alta para iniciar a estabelecer uma relação de confiança e agendar visitas de acompanhamento
- Fazer visitas domiciliares, de acordo com o nível de risco
- Auxiliar os pais com expectativas realistas adequadas ao nível de desenvolvimento e habilidades da criança
- Auxiliar os pais com a transição de papéis e as expectativas da paternidade
- Encaminhar visitantes domiciliares do sexo masculino para trabalharem com os pais, conforme apropriado
- Fornecer informações de acordo com o nível de conhecimento da família
- Fornecer panfletos, livros e outros materiais para o desenvolvimento de habilidades da paternidade
- Discutir estratégias para lidar com comportamentos apropriados para a idade da criança
- Auxiliar os pais a identificarem o temperamento do lactente
- Orientar os pais a responderem aos sinais comportamentais exibidos pelo seu lactente
- Modelar e encorajar a interação dos pais com seus filhos
- Encaminhar os pais para grupos de apoio, conforme apropriado
- Auxiliar os pais ao desenvolvimento, manutenção e uso de sistemas de suporte social
- Ouvir os problemas e preocupações dos pais sem pré-julgamentos
- Fornecer *feedback* positivo e sucessos estruturados nas habilidades parentais para promover a autoestima
- Auxiliar os pais ao desenvolvimento de habilidades sociais
- Orientar e modelar habilidades de enfrentamento
- Aprimorar as habilidades de resolução de problemas por meio de exemplos, práticas e reforços dos papéis
- Fornecer brinquedos por meio de centros de empréstimo de brinquedos
- Monitorar a condição de saúde, os exames de puericultura e o estado de imunização da criança
- Monitorar o estado de saúde dos pais e as atividades de manutenção da saúde
- Providenciar o transporte para as consultas de puericultura ou outros serviços, conforme necessário
- Encaminhar para recursos comunitários, conforme apropriado
- Coordenar instituições comunitárias que trabalham junto à família
- Fornecer encaminhamento para treinamento profissional ou para agências de emprego, conforme necessário
- Informar aos pais os locais onde podem receber orientações sobre planejamento familiar
- Monitorar o uso consistente e correto de contraceptivos, conforme apropriado
- Auxiliar na busca por creches, conforme necessário
- Encaminhar para cuidados paliativos, conforme apropriado
- Encaminhar para centros de apoio às vítimas de violência doméstica, conforme necessário
- Encaminhar para tratamento contra uso abusivo de substâncias, conforme necessário
- Coletar e registrar dados conforme indicado para acompanhamento e avaliação do programa

3ª edição 2000; revisada em 2024

Promoção da perfusão cerebral 2550

Definição: promoção de perfusão adequada e limitação de complicações para paciente com ou em risco de perfusão cerebral inadequada

Atividades:
- Consultar o médico para determinar os parâmetros hemodinâmicos
- Administrar e titular medicamentos vasoativos, conforme prescritos, para manter os parâmetros hemodinâmicos
- Induzir hipertensão com expansores de volume ou agentes inotrópicos ou vasoconstritores, conforme prescrito, para manter os parâmetros hemodinâmicos e manter ou otimizar a pressão de perfusão cerebral (PPC)
- Monitorar o tempo de protrombina (TP) e o tempo de tromboplastina parcial (TPT) do paciente para manter um ou dois tempos normais, conforme apropriado
- Monitorar efeitos colaterais da terapia com anticoagulante (p. ex., teste de sangue nas fezes e na drenagem do cateter nasogástrico)
- Administrar agentes reológicos (p. ex., manitol em baixa dose ou dextrana de baixo peso molecular), conforme prescrito
- Obter amostra de sangue para monitorar o nível de hematócrito, os eletrólitos e a glicemia
- Manter o nível de hematócrito para terapia de hemodiluição hipervolêmica conforme protocolo
- Monitorar crises convulsivas
- Consultar o médico para determinar nível ideal da cabeceira da cama (p. ex., 0, 15 ou 30 graus) e monitorar as respostas do paciente ao posicionamento da cabeça
- Evitar flexão do pescoço ou flexão extrema do quadril ou do joelho
- Manter o nível de PCO_2 em 25 mmHg ou acima
- Administrar bloqueadores dos canais de cálcio e vasopressores, conforme prescrito
- Administrar e monitorar os efeitos de diuréticos osmóticos e de alça ativa e de corticoides
- Administrar medicamentos para dor, conforme apropriado
- Administrar medicamentos anticoagulantes, antiplaquetários e trombolíticos, conforme prescrito
- Monitorar o estado neurológico
- Calcular e monitorar a pressão de perfusão cerebral (PPC)
- Monitorar a PIC e a resposta neurológica do paciente às atividades de cuidado
- Monitorar pressão arterial média (PAM)
- Monitorar pressão venosa central (PVC)
- Monitorar pressão de oclusão da artéria pulmonar (POAP) e a pressão de artéria pulmonar (PAP)
- Monitorar os valores laboratoriais quanto a alterações na oxigenação ou no equilíbrio ácido-base, conforme apropriado
- Monitorar o estado respiratório (p. ex., frequência, ritmo e profundidade das respirações; pressão parcial de oxigênio, PCO_2, pH e níveis de bicarbonato)
- Monitorar os determinantes de oferta de oxigênio aos tecidos (p. ex., $PaCO_2$, SaO_2 e níveis de hemoglobina e débito cardíaco), se disponível
- Auscultar sons pulmonares para detecção de estertores ou outros sons adventícios
- Monitorar quanto a sinais de sobrecarga hídrica (p. ex., roncos, estase jugular, edema e aumento de secreções pulmonares)
- Monitorar ingestão e eliminação

2ª edição 1996; revisada em 2018

Promoção da resiliência 8340

Definição: facilitação do desenvolvimento, uso e fortalecimento de estratégias de enfrentamento de estressores ambientais e sociais

Atividades:
- Determinar estratégias de enfrentamento atuais
- Facilitar o uso crescente de estratégias de enfrentamento positivas
- Encorajar a prática da atenção plena (p. ex., registro em diário, ioga, meditação) e recursos para gerenciar o estresse (p. ex., sala da tranquilidade)
- Promover um estilo de vida positivo (p. ex., nutrição adequada, sono abundante, hidratação, exercícios regulares) para o bem-estar do corpo, para se adaptar ao estresse e reduzir o impacto de emoções como ansiedade ou depressão
- Estimular a prevenção de atividades prejudiciais à saúde física ou mental (ou seja, mascarar a dor com álcool, drogas ou substâncias nocivas)
- Facilitar o desenvolvimento de relacionamentos significativos e saudáveis com pessoas empáticas e compreensivas
- Encorajar o desenvolvimento de rotinas e tradições (p. ex., aniversários, feriados)
- Facilitar a aceitação de apoio de pessoas preocupadas
- Incentivar conexões e interações regulares com pessoas de apoio (p. ex., conselheiros, assistência aos funcionários, capelães)
- Encorajar o envolvimento ativo em grupos, comunidades religiosas ou outras organizações locais
- Facilitar o uso de metas pessoais saudáveis, utilizando experiências passadas
- Incentivar a busca de ajuda para o progresso em direção às metas
- Incentivar a aceitação e a adoção de mudanças
- Auxiliar no desenvolvimento de habilidades interpessoais, conforme necessário
- Fornecer modelos de comportamento, conforme necessário
- Auxiliar no desenvolvimento de otimismo para o futuro
- Auxiliar na identificação de recursos para o aconselhamento e suporte
- Incentivar atividades em grupo familiar
- Auxiliar a família a fornecer uma atmosfera propícia ao aprendizado

- Encorajar comportamentos positivos pela busca da saúde
- Orientar sobre expectativas apropriadas para a idade
- Incentivar a família a estabelecer regras
- Auxiliar na aquisição de habilidades de assertividade
- Auxiliar na prática de habilidades para tomada de decisões
- Encorajar a participação em serviços ou atividades
- Utilizar a técnica *teach-back* (paciente é solicitado a repetir a informação que recebeu) para garantir a compreensão

3ª edição 2000; revisada em 2024

Promoção da resiliência: comunidade — 8720

Definição: facilitação do uso de recursos para fortalecer a saúde pública e os sistemas de saúde, a fim de melhorar a saúde física, comportamental e social

Atividades:
- Determinar a presença de desemprego, falta de moradia, nível de escolaridade, encarceramento e problemas de saúde mental e física na população ou na comunidade
- Utilizar documentos disponíveis para identificar prioridades na comunidade (p. ex., o guia para profissionais de saúde *Community Health Needs Assessment*)
- Promover o desenvolvimento de serviços comunitários adequados para auxiliar na redução de áreas de preocupação (p. ex., promover o acesso à saúde pública, a cuidados de saúde e serviços sociais, seguro-desemprego, serviços de saúde comportamental, moradia)
- Fortalecer o acesso a saúde pública, assistência a cuidados de saúde e serviços sociais
- Assegurar que os membros da comunidade saibam como acessar os cuidados nos serviços e não sejam limitados por barreiras reais ou percebidas
- Promover o acesso a cuidados de saúde física e psicológica
- Fornecer aos membros da comunidade eventos e recursos educacionais regulares para saber o que fazer para cuidar de si mesmos e dos outros em situações de rotina e de emergência
- Encorajar os indivíduos a fortalecerem a saúde e a resiliência (p. ex., desenvolver estilos de vida saudáveis, manter conexões com grupos significativos, criar planos de evacuação e resposta a desastres para si e para a família)
- Encorajar a conexão social na qual os membros da comunidade estão regularmente envolvidos na vida uns dos outros
- Fornecer programas que atendam os indivíduos em risco (p. ex., conselheiros, serviços sociais, assistência a empregados) e permitir que eles participem ativamente da proteção de sua saúde
- Incentivar os programas que atendam indivíduos em risco a desenvolver planos robustos de desastres e continuidade das operações
- Promover o desenvolvimento de grupos de saúde e bem-estar, comunidades religiosas ou outras organizações locais
- Construir redes que incluam serviços sociais (p. ex., serviços de saúde comportamental, organizações comunitárias, empresas, universidades, indivíduos em risco e associações religiosas, além dos parceiros tradicionais de saúde pública, cuidados de saúde e gerenciamento de emergências)
- Apoiar programas educacionais contínuos relacionados com medidas de saúde pública e saúde comportamental, preparação para emergências e intervenções de resiliência em saúde comunitária

8ª edição 2024

Promoção da saúde oral — 1720

Definição: promoção da higiene oral e dos cuidados dentários para um paciente com saúde oral e dentária normais

Atividades:
- Monitorar a condição da boca do paciente (p. ex., lábios, língua, membranas mucosas, dentes, gengivas, aparelhos dentários e sua adaptação)
- Fornecer exames regulares da saúde oral e avaliação de risco
- Determinar a rotina habitual de higiene dentária do paciente, com a identificação de áreas a serem tratadas, se necessário
- Orientar sobre a frequência e a qualidade dos cuidados adequados com a saúde oral (p. ex., uso de fio dental, escovação e enxágue; nutrição adequada; uso de água fluoretada, suplemento ou outro produto preventivo; outras considerações baseadas no nível de desenvolvimento e capacidade de autocuidado)
- Auxiliar o paciente na escovação dos dentes, gengivas e língua, no enxágue e no uso de fio dental, se necessário
- Auxiliar com próteses dentárias nos cuidados orais, conforme necessário (p. ex., remoção, limpeza e reinserção das próteses dentárias; escovação das gengivas, dos dentes restantes e da língua; e massagem das gengivas com a escova ou com os dedos)
- Fornecer cuidados orais utilizando precauções apropriadas (p. ex., girar a cabeça para o lado ou posicionar para o lado em que está deitado, quando possível, introduzir um bloqueador de mordida ou um abaixador de língua acolchoado; evitar colocar os dedos na boca; utilizar pequenas quantidades de líquido; e utilizar uma seringa com bulbo ou outros dispositivos de aspiração)
- Limpar a boca do lactente com gaze ou pano seco
- Aplicar lubrificante para umedecer os lábios e a mucosa oral, conforme necessário
- Auxiliar na identificação e obtenção de produtos para cuidados orais mais adequados para atender às necessidades (p. ex., escova de dentes com cabo fácil de segurar, escova de dentes elétrica, suporte para fio dental, solução de imersão para próteses dentárias e protetor bucal para atletas)

- Orientar o paciente sobre o papel do açúcar no desenvolvimento de cáries (p. ex., incentivar a limitar o consumo de açúcar natural; sugerir o uso de adoçantes artificiais na dieta, principalmente xilitol; e orientar os pais sobre o uso apropriado de mamadeiras e copos de transição ou treinamento para crianças e seus conteúdos)
- Desestimular o tabagismo e o hábito de mascar tabaco (p. ex., orientar sobre os efeitos do uso do tabaco, implementar medidas de prevenção do uso de tabaco e fornecer assistência para a cessação do tabagismo)
- Discutir a importância de consultas odontológicas regulares, incluindo a programação da primeira consulta da criança ao dentista
- Fornecer serviços em nível comunitário (p. ex., auxiliar o paciente no atendimento às necessidades de transporte e serviços de translado, utilizar feiras de saúde e eventos culturais como oportunidades de educação e desenvolver anúncios de serviços públicos)
- Fornecer encaminhamento, conforme necessário
- Utilizar a técnica *teach-back* (paciente é solicitado a repetir a informação que recebeu) para garantir a compreensão

1ª edição 1992; revisada em 2013, 2024

Promoção da segurança em veículos — 9050

Definição: aumento da conscientização sobre medidas para reduzir lesões não intencionais causadas por veículos motorizados e não motorizados

Atividades:
- Determinar a conscientização atual sobre a segurança veicular, conforme apropriado
- Identificar as necessidades de segurança do público-alvo
- Identificar indivíduos e grupos em alto risco para lesões veiculares
- Identificar os riscos à segurança no ambiente
- Eliminar os riscos à segurança no ambiente, quando possível
- Fornecer informações sobre os riscos associados ao uso de veículos motorizados ou não motorizados, conforme indicado
- Orientar as populações de alto risco sobre os danos e riscos relacionados com os veículos (p. ex., ingestão de bebidas alcoólicas, comportamentos de risco, descumprimento das leis)
- Colaborar com agências comunitárias (p. ex., escolas, polícia, departamento local de saúde, coalizões de segurança infantil) em esforços educacionais para promover a segurança veicular
- Fornecer literatura sobre a importância e os métodos para aumentar a segurança veicular
- Orientar sobre as regras de trânsito para motoristas de veículos motorizados e não motorizados
- Orientar sobre a importância do uso adequado e regular de equipamentos de proteção para diminuir o risco de lesões (p. ex., assentos infantis para carros, cintos de segurança, capacetes)
- Enfatizar a importância de sempre utilizar cintos de segurança
- Incentivar os motoristas a não ligarem o automóvel até que todos os passageiros estejam acomodados e certificar-se de que o carro esteja estacionado e desligado antes que os passageiros saiam do veículo
- Incentivar os motoristas adultos a trancarem as portas e o porta-malas quando o veículo não estiver em uso e a guardarem as chaves fora do alcance das crianças
- Incentivar os adultos a servirem de modelo para o uso de cintos de segurança e práticas de direção segura
- Incentivar os adultos a nunca deixarem crianças sozinhas dentro ou ao redor de veículos estacionados
- Fornecer informações sobre como vestir adequadamente a criança para obter um ajuste seguro ideal no assento de carro
- Monitorar a temperatura da fivela do cinto de segurança para evitar queimaduras durante o clima quente
- Monitorar o uso de assentos de segurança infantil e cintos de segurança aprovados pelos responsáveis
- Orientar sobre a instalação adequada de assentos de segurança infantil, de acordo com as diretrizes do fabricante
- Orientar sobre a data de validade e as recomendações de substituição do assento do carro
- Orientar os responsáveis a colocarem os lactentes em assentos de segurança infantil e as crianças menores de 13 anos no banco traseiro do veículo
- Orientar os responsáveis a manterem os assentos de segurança para lactentes e crianças pequenas na posição voltada para trás o máximo possível, até o limite de altura e peso do assento, conforme instruções do fabricante
- Orientar os responsáveis a acomodarem as crianças em assentos de segurança voltados para a frente, com o cinto pelo máximo de tempo possível, até o limite de peso ou altura permitido pelo fabricante do assento
- Orientar os responsáveis para que as crianças, cujo peso ou altura exceda o limite de posição voltada para frente para o assento de segurança do carro, utilizem um assento elevatório com cinto de segurança até que o cinto de ombro e o cinto abdominal do veículo se encaixem adequadamente
- Orientar os responsáveis sobre o uso e posicionamento adequados da alça de ombro do veículo e do cinto de segurança do colo apropriados ao tamanho da criança
- Incentivar os responsáveis a usarem assentos de segurança infantis durante as viagens (p. ex., avião, trem, ônibus)
- Demonstrar as estratégias que os pais possam utilizar para manter as crianças ocupadas enquanto estiverem contidas com cintos de segurança ou assentos de segurança infantil
- Elogiar as crianças e as famílias pelo uso adequado e regular das práticas de segurança nos veículos
- Orientar os passageiros a não andarem em veículos com capacidade superior à dos assentos ou em áreas sem assentos
- Fornecer assentos de segurança infantil para todas as famílias por meio de recursos comunitários
- Avaliar a necessidade de assentos de carro especializados para o transporte seguro de lactentes com baixo peso ao nascer ou prematuros e crianças com necessidades especiais de saúde

- Comunicar o plano de cuidados especiais para qualquer criança com problemas de saúde, inclusive como proceder durante o transporte se houver uma emergência médica
- Orientar sobre os riscos de dirigir distraído ou com a capacidade reduzida e os métodos para diminuir a incidência em veículos motorizados e não motorizados (p. ex., envio de mensagens de texto, uso de substâncias ou álcool, limitar o número de passageiros para motoristas jovens, colocar as duas mãos no volante ou no guidão, prender objetos soltos)
- Informar aos responsáveis da importância de escolher uma bicicleta que se ajuste adequadamente à criança e reajustá-la periodicamente de acordo com o crescimento da criança
- Incentivar o uso de dispositivos adaptáveis para aumentar a visibilidade da bicicleta (p. ex., espelhos, buzinas, dispositivos refletivos, luzes)
- Enfatizar a importância de sempre usar capacete adequadamente ajustado e roupas brilhantes ou refletivas em bicicletas, motocicletas e outros veículos motorizados (p. ex., quadriciclos, veículos para neve)
- Enfatizar a importância de utilizar calçados e roupas de proteção em veículos motorizados e não motorizados
- Orientar a não andar de bicicleta na calçada
- Orientar a andar na mesma direção do tráfego e a obedecer às placas e aos sinais de trânsito
- Incentivar o uso de sinais manuais ao dirigir veículos não motorizados
- Monitorar os índices de lesões na comunidade para determinar futuras necessidades educacionais
- Apoiar iniciativas legislativas que promovam e reforcem a segurança veicular
- Utilizar a técnica *teach-back* (paciente é solicitado a repetir a informação que recebeu) para garantir a compreensão

3ª edição 2000; revisada em 2024

Promoção de vínculo 6710

Definição: facilitação do desenvolvimento de uma relação afetiva duradoura entre os pais e o lactente

Atividades:
- Discutir com o(a) paciente as expressões culturais de vínculo antes e depois do nascimento
- Discutir a reação da paciente à gravidez
- Verificar a imagem que o(a) paciente tem do feto
- Discutir a experiência do(a) paciente ao ouvir os batimentos cardíacos fetais
- Discutir a experiência do(a) paciente ao visualizar a imagem do feto por meio do ultrassom
- Discutir a experiência do(a) paciente aos movimentos fetais
- Incentivar a paciente a frequentar aulas de pré-natal
- Orientar o(a) parceiro(a) da paciente sobre as formas de participação durante o trabalho de parto e o parto
- Colocar o recém-nascido em contato pele a pele com os pais imediatamente após o nascimento
- Proporcionar aos pais a oportunidade de ver, segurar e examinar o recém-nascido imediatamente após o nascimento (ou seja, adiar procedimentos desnecessários e proporcionar privacidade)
- Facilitar o contato visual entre os pais e o recém-nascido imediatamente após o nascimento (ou seja, demonstrar posicionamento frente a frente; diminuir as luzes do ambiente e proporcionar um ambiente tranquilo e privado)
- Completar as avaliações maternas e do recém-nascido enquanto possibilita que os pais segurem o recém-nascido
- Compartilhar com os pais as informações do exame físico do neonato
- Informar aos pais sobre os cuidados que estão sendo prestados ao recém-nascido
- Proporcionar alívio da dor à mãe
- Incentivar a mãe a amamentar, se apropriado
- Fornecer educação e apoio adequados à amamentação, se apropriado
- Orientar os pais sobre os sinais que o neonato dá para se alimentar (p. ex., voltar a face em direção a um estímulo, sucção dos dedos, choro)
- Orientar os pais sobre a importância da amamentação como atividade nutritiva, pois proporciona oportunidade para contato visual prolongado e proximidade física
- Auxiliar os pais a identificarem as necessidades do neonato quando ele chora (p. ex., fome, dor, fadiga, agitação)
- Incentivar uma resposta consistente e rápida ao choro do recém-nascido
- Demonstrar aos pais técnicas de acalmar o neonato
- Discutir as características comportamentais do recém-nascido com os pais
- Mostrar as pistas que o neonato fornece em resposta aos pais
- Orientar os pais sobre os sinais de estimulação excessiva
- Incentivar a proximidade física frequente e sustentada entre o recém-nascido e os pais (p. ex., contato pele a pele, amamentação, carregar a criança ao colo e dormir próximo a ela)
- Orientar aos pais sobre várias maneiras de fornecer contato pele a pele (p. ex., método canguru, massagens e banhos compartilhados)
- Orientar aos pais sobre os cuidados com o neonato (p. ex., troca de fraldas, alimentação, maneira de segurá-lo, massageá-lo)
- Incentivar a participação de familiares e amigos nos cuidados com o recém-nascido
- Reforçar os comportamentos do papel de cuidador
- Incentivar os pais a identificarem as características familiares observadas no neonato
- Oferecer assistência no autocuidado para maximizar o foco no recém-nascido
- Auxiliar os pais de múltiplos a reconhecerem a individualidade de cada criança
- Facilitar o acesso completo dos pais ao berçário e aos cuidados com o neonato hospitalizado
- Explicar o equipamento utilizado para monitorar o recém-nascido hospitalizado
- Orientar os pais sobre como transferir o neonato da incubadora, cama aquecida ou berço enquanto manuseia o equipamento e a sonda
- Demonstrar maneiras de tocar o recém-nascido que não pode sair da incubadora
- Fornecer objetos visuais que representem o neonato (p. ex., fotografia, impressão do pé) aos pais do recém-nascido hospitalizado

- Atualizar os pais frequentemente sobre o estado do recém-nascido hospitalizado
- Orientar os pais sobre o desenvolvimento do vínculo, enfatizando sua complexidade, natureza contínua e oportunidades
- Fornecer orientação antecipada sobre os marcos de desenvolvimento que ocorrerão
- Verificar como a família está lidando com as transições
- Proporcionar aos pais a oportunidade de discutir tópicos de preocupação (p. ex., medos, questões relativas aos cuidados com o neonato, sentimentos de exaustão, controle da dor e maneiras de interagir e responder ao recém-nascido)
- Monitorar fatores que possam interferir no vínculo ideal (p. ex., transtornos de saúde mental nos pais, dificuldades financeiras, separação entre os pais e a criança devido a intervenção clínica ou cirúrgica, dificuldades com a amamentação, encontro de lar adotivo e adoção)
- Fornecer encaminhamento a serviços (p. ex., financeiro, assistência social e aconselhamento), se apropriado

1ª edição 1992; revisada em 2013

Promoção do envolvimento familiar 7110

Definição: facilitação da participação dos familiares nos cuidados emocionais e físicos do paciente

Atividades:
- Estabelecer um relacionamento pessoal com o paciente e os familiares que estarão envolvidos no cuidado
- Identificar as capacidades dos familiares para envolvimento no cuidado do paciente
- Criar uma cultura de flexibilidade para a família
- Determinar os recursos físicos, emocionais e educacionais do cuidador principal
- Identificar os déficits de autocuidado do paciente
- Identificar as preferências dos familiares para o envolvimento com o paciente
- Identificar as expectativas dos familiares em relação ao paciente
- Prever e identificar as necessidades da família
- Encorajar os familiares e o paciente a auxiliar no desenvolvimento de um plano de cuidados, incluindo desfechos esperados e a implementação do plano de cuidados
- Encorajar os familiares e o paciente a serem assertivos nas interações com os profissionais de saúde
- Monitorar a estrutura e os papéis familiares
- Monitorar o envolvimento dos familiares no cuidado do paciente
- Encorajar o cuidado por parte dos familiares durante a hospitalização ou o cuidado em uma unidade de cuidados de longa duração
- Fornecer informações cruciais aos familiares sobre o paciente de acordo com a preferência do paciente
- Facilitar a compreensão dos familiares sobre os aspectos de saúde relacionados com a condição do paciente
- Fornecer o apoio necessário e informações para que a família tome decisões
- Identificar a percepção dos familiares sobre a situação, os eventos precipitantes, os sentimentos e os comportamentos do paciente
- Identificar outros fatores estressores situacionais para os membros da família
- Identificar os sintomas físicos individuais dos membros da família relacionados com o estresse (p. ex., choro, náusea, vômito, distração)
- Determinar o nível de dependência do paciente em relação aos familiares devido a idade ou doença, conforme apropriado
- Incentivar o foco em quaisquer aspectos positivos da situação do paciente
- Identificar e respeitar os mecanismos de enfrentamento utilizados pelos familiares
- Identificar com os familiares as dificuldades de enfrentamento do paciente
- Identificar com os familiares os pontos fortes e as habilidades do paciente com a família
- Informar os familiares sobre os fatores que podem melhorar a condição do paciente
- Incentivar os membros da família a manterem ou conservarem as relações familiares, conforme apropriado
- Discutir opções para o tipo de assistência domiciliar, como moradia em grupo, assistência residencial ou assistência temporária, conforme apropriado
- Facilitar o gerenciamento dos aspectos médicos da doença pelos familiares

1ª edição 1992; revisada em 2000, 2004, 2024

Promoção do exercício 0200

Definição: facilitação da atividade física regular para manter ou avançar para um nível mais elevado de aptidão física e saúde

Atividades:
- Obter aprovação do profissional de saúde para instituir um plano de exercícios, conforme necessário
- Avaliar crenças e desejos de saúde sobre exercícios físicos
- Explorar experiências anteriores de exercícios
- Determinar a motivação para iniciar ou continuar o programa de exercícios
- Explorar barreiras ao exercício
- Incentivar a verbalização de sentimentos sobre exercícios ou necessidade de exercícios
- Incentivar a começar ou continuar o exercício
- Auxiliar na identificação de um modelo positivo para manter o programa de exercícios
- Auxiliar no desenvolvimento de um programa de exercícios adequado para atender às necessidades

- Auxiliar a definir metas de curto e longo prazo para o programa de exercícios
- Auxiliar a programar períodos regulares para o programa de exercícios na rotina semanal
- Aconselhar o uso de roupas, calçados e meias confortáveis
- Orientar sobre a ingestão de água pelo menos 2 horas antes do início da atividade
- Realizar atividades físicas com o indivíduo, conforme apropriado
- Incluir a família ou cuidadores no planejamento e manutenção do programa de exercícios
- Informar sobre os benefícios para a saúde e os efeitos fisiológicos do exercício
- Orientar sobre o tipo apropriado de exercício para o nível de saúde, em colaboração com o profissional de saúde ou fisiologista do exercício
- Orientar sobre frequência, duração e intensidade desejadas do programa de exercícios
- Monitorar a adesão ao programa de exercícios ou atividade
- Auxiliar na preparação e manutenção de gráfico ou tabela de progresso para motivar a adesão ao programa de exercícios
- Orientar sobre as condições que justificam a suspensão ou a alteração do programa de exercícios
- Orientar sobre exercícios adequados de aquecimento e relaxamento
- Orientar sobre técnicas para evitar lesões durante o exercício
- Orientar sobre técnicas de respiração adequadas para maximizar a captação de oxigênio durante o exercício físico
- Fornecer um cronograma de reforço para aumentar a motivação (p. ex., aumento da estimativa de resistência, pesagem semanal)
- Monitorar a resposta ao programa de exercícios
- Fornecer *feedback* positivo
- Utilizar a técnica *teach-back* (paciente é solicitado a repetir a informação que recebeu) para garantir a compreensão

1ª edição 1992; revisada em 2000, 2004, 2024

Promoção do exercício: alongamento 0202

Definição: facilitação de exercícios musculares sistemáticos de alongamento lento de sustentação

Atividades:
- Obter a aprovação do profissional de saúde para instituir um plano de exercícios de alongamento, conforme necessário
- Auxiliar a explorar crenças, motivação e nível de aptidão neuromusculoesquelética
- Auxiliar no desenvolvimento de metas realistas de curto e longo prazos, com base no nível de aptidão física atual e no estilo de vida
- Explicar os propósitos do alongamento (p. ex., relaxamento, preparação muscular e articular para exercícios mais vigorosos, flexibilidade, equilíbrio, independência funcional)
- Fornecer informações sobre mudanças relacionadas com a idade na estrutura neuromusculoesquelética e os efeitos do desuso
- Fornecer informações sobre opções de sequência, atividades de alongamento específicas, local e horário
- Auxiliar no desenvolvimento de um cronograma de exercícios compatível com a idade, condições físicas, metas, motivação e estilo de vida
- Auxiliar no desenvolvimento de um plano de exercícios que incorpore uma sequência ordenada de movimentos de alongamento, incrementos na duração da fase de sustentação do movimento e incrementos no número de repetições para cada movimento de alongamento lento e sustentação, consistente com o nível de aptidão musculoesquelética ou presença de patologia
- Orientar para começar a rotina de exercícios em grupos musculares ou articulares que estejam menos rígidos ou doloridos e gradualmente passar para grupos musculares ou articulares mais restritos
- Alongar os principais grupos musculares, incluindo extensores do quadril, extensores do joelho, flexores plantares do tornozelo, bíceps, tríceps, ombros, extensores do dorso e músculos abdominais
- Orientar a estender lentamente o músculo ou a articulação até o ponto de alongamento total (ou desconforto razoável) e segurar por um tempo específico e liberar lentamente os músculos alongados
- Orientar a evitar movimentos rápidos, forçados ou saltitantes para evitar a hiperestimulação do reflexo miotático ou dor muscular excessiva
- Orientar sobre maneiras de monitorar a própria adesão ao programa e o progresso em direção às metas (p. ex., incrementos na amplitude de movimento articular; consciência de liberação da tensão muscular; aumento da duração da fase de "retenção" e número de repetições sem dor e fadiga; aumento da tolerância a exercícios vigorosos)
- Fornecer instruções ilustradas e por escrito para levar para casa, para cada componente do movimento
- Monitorar a adesão à técnica e ao programa no horário e local de acompanhamento especificados
- Monitorar a tolerância ao exercício (ou seja, presença de falta de ar, pulso rápido, palidez, tontura, dor nas articulações ou músculos ou edema) durante o exercício
- Reavaliar o plano de exercícios se os sintomas de baixa tolerância ao exercício persistirem após a interrupção do exercício
- Colaborar com os familiares no planejamento, ensino e monitoração do plano de exercícios
- Utilizar a técnica *teach-back* (paciente é solicitado a repetir a informação que recebeu) para garantir a compreensão

2ª edição 1996; revisada em 2018, 2024

Promoção do exercício: treino de força 0201

Definição: facilitação do treinamento regular de resistência muscular para manter ou aumentar a força muscular

Atividades:
- Realizar exames de saúde pré-exercício para identificar os riscos de exercitar-se usando escalas padronizadas de preparo para atividade física ou histórico de saúde e exame físico
- Obter aprovação do profissional de saúde para iniciar um programa de treinamento de força, conforme apropriado
- Auxiliar a expressar as próprias crenças, valores e objetivos para a saúde e aptidão muscular
- Fornecer informações sobre a função muscular, fisiologia do exercício e consequências do desuso
- Determinar os níveis de aptidão muscular usando testes de campo ou de laboratório (p. ex., levantamento máximo, número de levantamentos por unidade de tempo)
- Fornecer informações sobre os tipos de resistência muscular que podem ser usados (p. ex., pesos livres, aparelhos de musculação, faixas elásticas de borracha, objetos pesados, exercícios aquáticos)
- Auxiliar a definir metas realistas de curto e longo prazo e a assumir a responsabilidade pelo plano de exercícios
- Auxiliar no desenvolvimento de formas de minimizar os efeitos das barreiras de procedimento, emocionais, atitudinais, financeiras ou de conforto no treinamento de resistência muscular
- Auxiliar na obtenção dos recursos necessários para o treinamento muscular progressivo
- Auxiliar no desenvolvimento de um ambiente domiciliar ou no trabalho que facilite o envolvimento no plano de exercícios
- Orientar a usar roupas que evitem o superaquecimento ou o resfriamento e não restritivas
- Auxiliar no desenvolvimento de um programa de treinamento de força compatível com o nível de aptidão muscular, restrições musculoesqueléticas, metas de saúde funcional, recursos de equipamentos de exercícios, preferência pessoal e apoio social
- Fornecer programa de treinamento de força compatível com a idade e a condição de saúde
- Utilizar escalas ou instrumentos padronizados para avaliação funcional antes do treinamento de força
- Especificar o nível de resistência, número de repetições, número de séries e frequência das sessões de "treinamento" de acordo com o nível de condicionamento físico e a presença ou ausência de fatores de risco do exercício
- Orientar para descansar brevemente após cada série, conforme necessário
- Especificar o tipo e a duração da atividade de aquecimento e relaxamento (p. ex., alongamentos, caminhadas, calistenia)
- Demonstrar alinhamento corporal adequado, postura e forma de elevação para exercitar cada grupo muscular principal
- Usar movimentos recíprocos para evitar lesões durante exercícios selecionados
- Auxiliar a conversar sobre executar os padrões de movimento prescritos sem pesos até que a forma correta seja aprendida
- Modificar movimentos e métodos de aplicação de resistência para pessoas cadeirantes ou acamadas
- Orientar a reconhecer sinais e sintomas de tolerância ou intolerância ao exercício durante e após as sessões de exercício (p. ex., tontura; dispneia; dor muscular, esquelética ou articular mais do que o normal; fraqueza; fadiga extrema; angina; suor abundante; palpitações)
- Orientar a conduzir sessões de exercícios para grupos musculares específicos em dias alternados para facilitar a adaptação muscular ao treinamento
- Orientar a evitar exercícios de fortalecimento durante temperaturas extremas
- Auxiliar a determinar a taxa de aumento progressivo do trabalho muscular (ou seja, quantidade de resistência e número de repetições e séries)
- Fornecer instruções ilustradas e por escrito, para levar para casa, com orientações gerais e tipos de movimento para cada grupo muscular
- Auxiliar no desenvolvimento de um sistema de registros que inclua a quantidade de resistência e o número de repetições e séries juntamente, para monitorar o progresso na aptidão muscular
- Reavaliar os níveis de aptidão muscular mensalmente
- Estabelecer um cronograma de acompanhamento para manter a motivação, auxiliar na resolução de problemas e monitorar o progresso
- Auxiliar na alteração de programas ou no desenvolvimento de outras estratégias para evitar o tédio e a desistência
- Colaborar com a família e outros profissionais de saúde (p. ex., terapeuta de atividades, fisiologista do exercício, terapeuta ocupacional, terapeuta recreativo, fisioterapeuta) no planejamento, ensino e monitoração do programa de treinamento muscular
- Utilizar a técnica *teach-back* (paciente é solicitado a repetir a informação que recebeu) para garantir a compreensão

3ª edição 2000; revisada em 2024

Proteção contra infecção 6550

Definição: prevenção e detecção precoce da infecção em paciente de risco

Atividades:
- Verificar o nível de risco usando perguntas sobre o histórico de saúde, como viagens locais e internacionais
- Determinar o nível atual de conhecimento relacionado com a aquisição e a transmissão de agentes infecciosos
- Monitorar aspectos de condições preexistentes que aumentam o risco de infecção do paciente (p. ex., pancitopenia, medicamentos imunossupressores)
- Monitorar os sinais e sintomas sistêmicos e localizados de infecção

- Monitorar a vulnerabilidade à infecção (p. ex., diminuição da capacidade de autocuidado, feridas abertas, cirurgia recente)
- Monitorar contagem absoluta de granulócitos, leucócitos e resultados diferenciais
- Seguir as precauções neutropênicas, conforme apropriado
- Limitar o número de visitantes, se necessário
- Evitar contato próximo entre animais de estimação e hospedeiros imunocomprometidos
- Rastrear todos os visitantes para detectar doenças transmissíveis
- Manter assepsia para pessoa em risco
- Manter técnicas de isolamento adequadas
- Fornecer cuidados adequados com a pele em áreas edematosas
- Inspecionar a pele e as membranas mucosas para verificar se há vermelhidão, calor extremo ou drenagem
- Inspecionar a condição de qualquer incisão cirúrgica ou ferida em intervalos regulares
- Obter culturas conforme necessário
- Promover repouso suficiente, ingestão nutricional e de líquidos, conforme apropriado
- Monitorar mudanças no nível de energia ou mal-estar
- Incentivar o aumento da mobilidade e do exercício, conforme apropriado
- Incentivar a respiração profunda e a tosse, conforme apropriado
- Administrar o agente imunizante, conforme apropriado
- Instruir a tomar antibióticos, conforme prescrito
- Manter o uso criterioso dos antibióticos
- Evitar o tratamento com antibióticos para infecções virais
- Instruir sobre as diferenças entre infecções virais e bacterianas
- Orientar sobre sinais e sintomas de infecção e quando relatar ao profissional de saúde
- Instruir sobre como evitar infecções
- Promover imunizações e vacinações como medidas preventivas de infecção, conforme apropriado
- Eliminar frutas frescas, vegetais e pimenta da dieta de pessoas com neutropenia
- Remover flores e plantas frescas das áreas de cuidado, conforme apropriado
- Fornecer quarto privativo conforme indicado
- Garantir a segurança da água instituindo a hipercloração e o hiperaquecimento, conforme apropriado
- Relatar suspeitas de infecções à equipe de controle de infecções
- Relatar culturas positivas à equipe de controle de infecções
- Utilizar a técnica *teach-back* (paciente é solicitado a repetir a informação que recebeu) para garantir a compreensão

1ª edição 1992; revisada em 2013, 2024

Proteção contra riscos ambientais 8880

Definição: prevenção e detecção de doenças e lesões em populações em risco de perigos ambientais

Atividades:
- Examinar o ambiente em busca de riscos
- Analisar o nível de risco (p. ex., hábitos de vida, trabalho, atmosfera, água, habitação, alimentos, resíduos, radiação, violência)
- Realizar avaliação periódica de exposição para populações ou locais de risco
- Informar as populações em risco sobre os perigos ambientais
- Monitorar incidentes de doenças e ferimentos relacionados com riscos ambientais
- Manter conhecimento associado a padrões ambientais específicos (p. ex., Agência de Proteção Ambiental e do Ministério do Trabalho e Emprego)
- Colaborar com agências para melhorar a segurança ambiental
- Defender projetos ambientais mais seguros, sistemas de proteção e uso de dispositivos de proteção
- Apoiar programas para divulgação de riscos ambientais
- Rastrear populações em risco quanto a evidências de exposição a perigos ambientais
- Participar da coleta de dados relacionados com a incidência e a prevalência de exposição a riscos ambientais
- Incentivar recursos adequados para eliminar e reduzir o uso ou a formação de agentes nocivos
- Garantir que medidas regulares de avaliação e controle estejam em vigor
- Orientar na identificação de situações que envolvam riscos ambientais
- Documentar populações, situações e locais em risco
- Notificar as agências autorizadas a proteger o meio ambiente sobre os perigos conhecidos

3ª edição 2000; revisada em 2024

Proteção dos direitos do paciente 7460

Definição: fornecimento de respeito, privacidade, confidencialidade, consentimento informado e tratamento sem discriminação, coerção ou abuso

Atividades:
- Fornecer declaração por escrito dos direitos do paciente, no idioma de sua preferência (p. ex., Declaração dos Direitos do Paciente da American Hospital Association)
- Providenciar um intérprete se não for possível compreender explicações escritas ou verbais sobre os direitos
- Fornecer ambiente propício para conversas privadas
- Proteger a privacidade do paciente durante todas as atividades de cuidados
- Determinar se os desejos sobre os cuidados de saúde são conhecidos (p. ex., testamento em vida, poder duradouro do representante para cuidados com a saúde)

- Determinar quem é legalmente responsável por dar o consentimento para tratamento ou pesquisa
- Trabalhar com profissionais de saúde para honrar os desejos do paciente
- Evitar forçar o tratamento
- Assegurar o respeito às preferências culturais e religiosas do paciente
- Conhecer o estado legal dos testamentos em vida na condição atual
- Honrar os desejos expressos pelo paciente em um testamento em vida ou poder duradouro do representante para cuidados com a saúde, além de determinações para "não reanimar"
- Registrar no prontuário do paciente a competência mental do paciente para tomar decisões, conforme apropriado
- Fornecer tratamento adequado para dor em condições agudas, crônicas e terminais
- Intervir em situações que envolvam cuidados inseguros ou inadequados
- Estar ciente dos requisitos para os registros mandatórios no prontuário do paciente
- Manter a privacidade e a confidencialidade das informações de saúde
- Documentar problemas relacionados com os direitos do paciente, conforme política da instituição

1ª edição 1992; revisada em 2004, 2024

Punção de vaso: amostra de sangue arterial 4232

Definição: obtenção de amostra de sangue de uma artéria para avaliar os níveis de oxigênio, de dióxido de carbono e o equilíbrio acidobásico

Atividades:
- Determinar se o sangue está sendo coletado da artéria ou do acesso arterial
- Explicar o procedimento e as expectativas
- Palpar a artéria radial, braquial ou femoral à procura de pulso
- Realizar o teste de Allen antes da punção da artéria radial
- Obter uma seringa com medicamento anticoagulante
- Limpar a área da pele com uma solução apropriada
- Posicionar a extremidade adequadamente para o acesso (p. ex., hiperextensão da mão sobre um pano enrolado; hiperabdução da extremidade e rotação externa)
- Palpar a artéria proximal à entrada da agulha com a mão não dominante
- Estabilizar a artéria, tensionando a pele
- Inserir a agulha em um ângulo de 45 a 60 graus na artéria com a mão dominante até que apareça um jato de sangue
- Deixar a seringa encher até o nível apropriado; evitar puxar o êmbolo para trás
- Puxar a seringa ligeiramente para trás e reposicionar a agulha se o fluxo arterial for perdido
- Obter uma amostra de sangue
- Retirar a agulha e aplicar pressão imediatamente no local da punção com gaze estéril
- Aplicar pressão até que a hemostasia seja alcançada, de acordo com o protocolo da instituição
- Aplicar uma bandagem compressiva sobre o local, conforme apropriado
- Expulsar todo o ar da seringa segurando a amostra na vertical e batendo suavemente
- Rolar lentamente a seringa entre as mãos
- Rotular a amostra de acordo com o protocolo da instituição
- Providenciar o transporte imediato da amostra para o laboratório
- Colocar a seringa no gelo se houver atraso no transporte
- Descartar os materiais e todos os equipamentos de proteção individual adequadamente
- Registrar temperatura, percentual de oxigênio, método de liberação, sítio de punção e avaliação circulatória após a punção

2ª edição 1996; revisada em 2004, 2024

Punção de vaso: amostra de sangue venoso 4238

Definição: retirada de uma amostra de sangue venoso de uma veia não canulada

Atividades:
- Providenciar um ambiente privado
- Revisar a solicitação médica para a coleta da amostra
- Verificar a identificação correta do paciente
- Minimizar a ansiedade do paciente explicando o procedimento e o seu motivo, conforme apropriado
- Avaliar as experiências anteriores de punção venosa e as preferências do paciente em relação ao sítio da punção venosa
- Selecionar a veia, considerando a quantidade de sangue necessária, estado mental, conforto, idade, disponibilidade e condição dos vasos sanguíneos, assim como a presença de fístulas ou derivações arteriovenosas
- Determinar possíveis riscos associados à punção venosa (p. ex., terapia anticoagulante, distúrbios hemorrágicos)
- Determinar a presença de alergias à fita adesiva, ao látex ou a agentes de limpeza
- Evitar áreas com risco de lesões nervosas
- Selecionar o tubo, o tamanho e o tipo de agulha apropriados para a coleta da amostra de sangue
- Posicionar a extremidade alvo da punção venosa abaixo do nível do coração
- Promover a dilatação vascular por meio do uso de um torniquete, gravidade, aplicação de calor, ordenha da veia, ou fechando e abrindo a mão do paciente
- Evitar a aplicação de torniquete por um período superior a 1 minuto para minimizar a hemólise da amostra
- Limpar a área com uma solução apropriada, conforme protocolo da instituição

- Limpar o local com movimentos circulares, começando no ponto de punção venosa e movendo para fora em círculos
- Manter uma técnica asséptica rigorosa
- Solicitar para o paciente ficar parado ao realizar a punção venosa
- Inserir a agulha na direção do retorno do sangue venoso
- Observar o retorno do sangue na agulha
- Remover a amostra de sangue
- Remover a agulha da veia e aplicar pressão sobre o curativo
- Recomendar ao paciente manter o curativo no lugar por pelo menos 1 hora
- Verificar se as amostras têm o nome do paciente, a data e a hora corretos da coleta, de acordo com o protocolo da instituição
- Enviar a amostra etiquetada para o laboratório apropriado
- Descartar adequadamente todos os materiais utilizados para a punção venosa

2ª edição 1996, revisada em 2018, 2024

Punção de vaso: doação de sangue 4234

Definição: captação de sangue e hemoderivados de doadores

Atividades:
- Cumprir o protocolo da instituição para triagem e aceitação de doadores (p. ex., uso abusivo de substâncias, *status* de HIV, tatuagens)
- Obter informações demográficas e consentimento por escrito do doador
- Determinar os riscos relacionados com a punção venosa (p. ex., terapia com anticoagulante, distúrbios hemorrágicos)
- Certificar-se de que o doador tenha se alimentado de 4 a 6 horas antes da doação de sangue
- Determinar os níveis de hemoglobina e hematócrito, o peso e sinais vitais
- Assegurar a disponibilidade de equipamento de emergência
- Certificar-se do sítio apropriado para a punção (p. ex., evitar o braço no lado da mastectomia ou derivação de hemodiálise)
- Determinar a presença de alergias à fita adesiva, ao látex ou a agentes de limpeza
- Certificar-se de que a pele no sítio da punção venosa esteja livre de lesões
- Manter uma técnica asséptica rigorosa
- Montar o equipamento
- Colocar o doador em posição semirreclinada durante o processo de doação
- Garantir privacidade e confidencialidade
- Limpar a pele antes da punção venosa, de acordo com o protocolo da instituição
- Certificar-se de que os hemoderivados coletados na bolsa sejam misturados com o aditivo correto
- Manter o fluxo contínuo de hemoderivados
- Orientar o indivíduo a elevar o braço e aplicar uma pressão firme por 2 a 3 minutos após o término do processo de doação de sangue ou de hemoderivados
- Colocar uma bandagem ou curativo compressivo sobre o local da punção venosa, conforme apropriado
- Orientar o doador a permanecer reclinado, de acordo com a política da instituição, após a doação ou por mais tempo se sentir fraqueza ou desmaio
- Incentivar o doador a permanecer sentado após a doação, conforme a política da instituição
- Orientar o indivíduo a se alimentar e beber imediatamente após a doação, com o aumento da ingestão de líquidos nos próximos dias
- Rotular e armazenar o sangue, de acordo com o protocolo da instituição
- Manter-se ao lado do doador durante e imediatamente após a coleta de sangue
- Orientar o doador a manter o curativo compressivo e seco por várias horas após a doação
- Orientar o doador para evitar atividades extenuantes ou levantamento de peso por várias horas após a doação
- Orientar o doador a deitar-se com os pés para cima, se tiver tontura, até que a sensação passe
- Orientar o doador para em caso de sangramento após a remoção do curativo, pressionar o local e levantar o braço até a interrupção do sangramento
- Orientar o doador a aplicar compressa fria na área periodicamente durante as primeiras 24 horas, caso apareçam hematomas
- Recomendar a adição de alimentos ricos em ferro à dieta para repor o ferro perdido com a doação de sangue
- Utilizar a técnica *teach-back* (paciente é solicitado a repetir a informação que recebeu) para determinar a compreensão

2ª edição 1996; revisada em 2004, 2024

Punção venosa 4190

Definição: inserção de agulha canulada em uma veia periférica com a finalidade de administrar líquidos, sangue ou medicamentos

Atividades:
- Verificar a prescrição para terapia IV
- Orientar o paciente sobre o procedimento
- Manter técnica asséptica rigorosa
- Identificar alergias a quaisquer medicamentos, iodo ou fita
- Identificar se o paciente tem problemas de coagulação ou se está tomando algum medicamento que possa afetar a coagulação
- Fornecer apoio emocional, conforme apropriado
- Colocar o paciente em decúbito dorsal

- Pedir aos pais que segurem e confortem a criança, conforme apropriado
- Garantir conforto no posicionamento
- Pedir para o paciente permanecer imóvel durante a punção venosa
- Remover a roupa da extremidade-alvo
- Selecionar a veia apropriada para punção venosa, considerando a preferência, suas experiências anteriores com punções e sua mão não dominante
- Considerar os fatores de avaliação ao examinar as veias para inserção de cânula (p. ex., idade, finalidade do cateter, calibre da cânula, material da cânula, proximidade da cânula às articulações, condição da extremidade, condição, habilidade do profissional)
- Realizar punções no braço oposto de fístulas ou derivações arteriovenosas, ou condições que contraindiquem a canulação (p. ex., linfedema, mastectomia, radioterapia)
- Escolher a agulha com base na finalidade e na duração do uso (p. ex., furo maior para administração de sangue)
- Aplicar compressas quentes se necessário para aumentar o fluxo sanguíneo para visualização das veias (p. ex., toalhas quentes e secas)
- Aplicar analgesia tópica conforme indicado pelo protocolo da instituição
- Administrar lidocaína a 1 ou 2% no local de inserção com base no protocolo da instituição
- Cumprir os requisitos de tempo para a eficácia da analgesia tópica (ou seja, alguns medicamentos analgésicos tópicos requerem 2 horas para fazer efeito)
- Aplicar o torniquete de 3 a 4 polegadas acima do local da punção previsto, conforme apropriado
- Aplicar pressão de torniquete suficiente para impedir a circulação venosa, mas não o fluxo arterial
- Orientar para segurar a extremidade abaixo do coração para permitir o fluxo sanguíneo máximo para o local selecionado
- Massagear o braço da extremidade proximal para a distal, conforme apropriado
- Bater levemente na área da punção após aplicar o torniquete, conforme apropriado
- Solicitar para abrir e fechar a mão várias vezes, conforme apropriado
- Limpar a área com solução apropriada com base no protocolo da instituição
- Usar a inserção de cateter IV periférico guiado por ultrassom para indivíduos com acesso IV difícil, conforme protocolo da instituição
- Inserir a agulha de acordo com as instruções do fabricante, usando apenas agulhas com recursos de prevenção de ferimentos por materiais cortantes
- Determinar o posicionamento correto observando se há sangue na câmara ou no equipo
- Obter amostra de sangue da veia canulada, se solicitado
- Remover o torniquete o mais rápido possível
- Prender a cânula com fita adesiva firmemente no lugar
- Conectar a cânula ao tubo IV ou lavar e conectar à linha de solução salina, conforme apropriado e de acordo com o protocolo da instituição
- Aplicar um pequeno curativo transparente sobre o local de inserção
- Etiquetar o local do curativo da punção com data, calibre e iniciais de acordo com o protocolo da instituição

1ª edição 1992; revisada em 2013, 2024

Reanimação cardiopulmonar 6320

Definição: realização de medidas de emergência para a manutenção da vida

Atividades:
- Avaliar a ausência de resposta do paciente para determinar a ação apropriada
- Pedir ajuda em caso de ausência de respiração ou de respiração normal e ausência de resposta
- Disparar um código, de acordo com o padrão da instituição
- Obter o desfibrilador externo automático (DEA)
- Conectar o DEA e implementar as ações especificadas
- Assegurar rápida desfibrilação, quando apropriado
- Realizar a reanimação cardiopulmonar (RCP) com foco em compressões torácicas em adultos e compressões com esforços respiratórios para crianças, conforme apropriado
- Iniciar 30 compressões torácicas em frequência e profundidade especificadas, permitir o retorno completo do tórax entre as compressões, minimizar as interrupções nas compressões e evitar a ventilação excessiva
- Assegurar que as vias aéreas do paciente estejam desobstruídas
- Realizar duas ventilações após as 30 compressões torácicas iniciais concluídas
- Minimizar o intervalo entre a interrupção das compressões torácicas e a aplicação de um choque, se indicado
- Adaptar as ações de resgate para a causa mais provável da parada (p. ex., parada cardíaca ou respiratória)
- Monitorar a qualidade da RCP realizada
- Monitorar a resposta do paciente aos esforços de reanimação
- Utilizar a manobra de inclinação da cabeça ou de tração da mandíbula para manter as vias aéreas desobstruídas, conforme apropriado
- Limpar as secreções orais, nasais e traqueais, quando possível e sem interferir nas compressões torácicas, conforme apropriado
- Administrar a ventilação manual, quando possível e sem interromper as compressões torácicas, conforme apropriado
- Solicitar assistência médica, conforme necessário
- Conectar o paciente a um monitor de ECG, se disponível após a desfibrilação
- Inserir um acesso IV e administrar líquidos IV, conforme indicado
- Verificar se o equipamento eletrônico está funcionando corretamente
- Fornecer um equipamento de reserva
- Providenciar os medicamentos apropriados
- Aplicar monitor cardíaco ou de apneia
- Obter o eletrocardiograma
- Interpretar o ECG e realizar cardioversão ou desfibrilação, conforme indicado
- Avaliar alterações na dor torácica
- Auxiliar na inserção do tubo endotraqueal (TE), conforme indicado
- Avaliar os sons respiratórios após a intubação para o posicionamento adequado do TE
- Auxiliar na realização do exame de raios X de tórax após a intubação
- Assegurar os cuidados organizados após a parada cardíaca (p. ex., transporte seguro para uma unidade de emergência ou terapia intensiva)
- Oferecer oportunidades aos familiares de estarem presentes durante a reanimação, quando for melhor para o paciente
- Apoiar os familiares presentes durante a reanimação (p. ex., assegurar um ambiente seguro, fornecer explicações e comentários, permitir a comunicação apropriada com o paciente, avaliar continuamente as necessidades, dar oportunidades de refletir sobre os esforços de reanimação após o evento)
- Fornecer oportunidades para que os membros da equipe se envolvam em reuniões de esclarecimento do grupo ou reflitam sobre os esforços de reanimação após o evento
- Documentar a sequência de eventos

1ª edição 1992; revisada em 2013

Reanimação cardiopulmonar: feto 6972

Definição: realização de medidas de emergência para melhorar a perfusão placentária ou corrigir o estado acidobásico do feto

Atividades:
- Monitorar os sinais vitais do feto, utilizando ausculta e palpação ou monitor fetal eletrônico, conforme apropriado
- Observar os sinais de frequência cardíaca fetal não tranquilizadora (anormal) (p. ex., bradicardia, taquicardia, não reatividade, desacelerações variáveis, desacelerações tardias, desacelerações prolongadas, diminuição da variabilidade a longo ou curto prazo, padrão sinusoidal)
- Incluir a mãe e a pessoa de apoio na explicação das medidas necessárias para aumentar a oxigenação fetal
- Adotar precauções universais
- Interromper o uso de ocitocina para diminuir a atividade uterina
- Realocar a mãe na posição lateral ou na posição com as mãos sobre os joelhos
- Reavaliar a frequência cardíaca fetal
- Aplicar oxigênio a 10 a 15 ℓ/min, se o posicionamento for ineficaz na correção do padrão não tranquilizador (anormal) de frequência cardíaca fetal
- Iniciar o acesso IV, conforme apropriado
- Administrar um *bolus* de 1 ℓ de líquido cristaloide IV, conforme prescrição médica
- Monitorar os sinais vitais maternos
- Administrar vasopressor IV se a pressão arterial estiver baixa, conforme prescrição médica
- Realizar um exame vaginal com estimulação do couro cabeludo fetal
- Avisar a obstetriz ou o médico sobre o desfecho das medidas de reanimação
- Documentar a interpretação da tira, as atividades realizadas, o desfecho fetal e a resposta materna

- Aplicar monitores internos assim que as membranas amnióticas forem rompidas para obter mais informações sobre a resposta da frequência cardíaca fetal à atividade uterina
- Utilizar o eletrodo de couro cabeludo fetal se o traçado da frequência cardíaca fetal estiver subótimo
- Tranquilizar a mãe e a(s) pessoa(s) que dá(dão) apoio a ela
- Administrar o medicamento tocolítico para reduzir as contrações, quando apropriado
- Realizar a amnioinfusão para reduzir as variações anormais na frequência cardíaca fetal ou líquido amniótico meconial
- Colocar a paciente em posição lateral esquerda para contrair durante o segundo estágio do trabalho de parto, a fim de melhorar a perfusão placentária, quando indicado
- Orientar para diminuir os esforços de contração pela mãe, em caso de sinais cardíacos fetais anormais, para permitir o restabelecimento da perfusão placentária
- Consultar o obstetra para obter uma amostra de sangue fetal, conforme apropriado
- Antecipar as necessidades para o tipo de parto e apoio neonatal, com base nas respostas fetais às técnicas de reanimação

2ª edição 1996; revisada em 2018

Reanimação cardiopulmonar: recém-nascido 6974

Definição: realização de medidas de emergência em apoio à adaptação do recém-nascido à vida extrauterina

Atividades:
- Preparar o equipamento para reanimação antes do nascimento
- Testar o equipamento de reanimação, aspiração e o fluxo de oxigênio para assegurar o funcionamento adequado
- Colocar o recém-nascido sob um aquecedor por radiação
- Inserir o laringoscópio para visualizar a traqueia para aspiração de líquido com mecônio, conforme apropriado
- Intubar o paciente com um tubo endotraqueal para remover o mecônio das vias aéreas inferiores, conforme apropriado
- Intubar novamente e aspirar até que o retorno esteja livre de mecônio
- Utilizar a aspiração mecânica para remover o mecônio das vias aéreas inferiores
- Secar com um cobertor preaquecido para remover o líquido amniótico, a fim de reduzir a perda de calor e estimular o recém-nascido
- Posicionar o recém-nascido em decúbito dorsal, com o pescoço ligeiramente estendido para desobstruir as vias aéreas
- Abrir as vias aéreas estendendo levemente o pescoço, colocando na posição de "farejar"
- Aspirar as secreções do nariz e da boca com uma seringa de pera
- Fornecer estimulação tátil, esfregando as solas dos pés ou o dorso do recém-nascido
- Monitorar as respirações
- Monitorar a frequência cardíaca
- Monitorar a saturação de oxigênio colocando um oxímetro no punho direito
- Iniciar a ventilação com pressão positiva se houver apneia, respiração ofegante ou frequência cardíaca inferior a 100 bpm
- Ajustar o misturador de oxigênio para 21% com 5 a 8 ℓ para encher o ambu de reanimação e titular com base nas saturações de oxigênio, conforme a necessidade
- Ajustar o equipamento para encher corretamente
- Obter vedação firme com uma máscara que cubra o queixo, a boca e o nariz
- Ventilar a uma frequência de 40 a 60 respirações por minuto, usando 20 a 40 cm de água para as respirações iniciais e 15 a 20 cm de água para as pressões subsequentes
- Auscultar para garantir ventilação adequada
- Verificar a frequência cardíaca depois de 15 a 30 segundos de ventilação
- Realizar compressão torácica para frequência cardíaca abaixo de 60 bpm ou se acima de 80 bpm sem aumento
- Comprimir o esterno 1,3 a 2,0 cm utilizando uma proporção de 3:1 para fazer 90 compressões e 30 respirações por minuto
- Verificar a frequência cardíaca depois de 30 segundos de compressões
- Continuar as compressões até que a frequência cardíaca seja maior ou igual a 60 bpm
- Continuar as ventilações até que as respirações espontâneas adequadas comecem e a cor se torne rósea
- Inserir o tubo endotraqueal em caso de ventilação prolongada ou resposta inadequada à ventilação com ambu e máscara
- Auscultar os sons respiratórios bilaterais para confirmação da posição do tubo endotraqueal
- Observar a elevação do tórax sem distensão gástrica para verificar o posicionamento correto
- Fixar o tubo de ventilação à face com uma fita adesiva
- Inserir uma sonda orogástrica se a ventilação for administrada por mais de 2 minutos
- Preparar os medicamentos (p. ex., antagonistas de narcóticos, epinefrina, expansores de volume e bicarbonato de sódio), conforme necessário
- Administrar os medicamentos, conforme a prescrição
- Documentar o horário, a sequência e as respostas neonatais a todas as etapas da reanimação
- Fornecer explicações aos pais, conforme apropriado
- Auxiliar na transferência ou transporte neonatal, conforme apropriado

2ª edição 1996; revisada em 2018

Reclusão 663

Definição: contenção solitária em um ambiente totalmente protegido, sob rigorosa vigilância da equipe de enfermagem para fins de segurança ou manejo comportamental

Atividades:
- Obter a prescrição médica, quando requisitada pela política institucional, para utilizar uma intervenção de contenção física
- Indicar um membro da equipe de enfermagem para se comunicar com o paciente e orientar outros funcionários
- Identificar, para o paciente e outras pessoas significativas, os comportamentos que requeiram intervenção
- Explicar ao paciente e a outras pessoas significativas o procedimento, o propósito e o período de intervenção, em termos compreensíveis e não punitivos
- Explicar ao paciente e a outras pessoas significativas os comportamentos necessários à suspensão da intervenção
- Estabelecer com o paciente (conforme sua capacidade) o compromisso de manter o controle do comportamento
- Orientar sobre métodos de autocontrole, conforme apropriado
- Auxiliar a vestir roupas seguras e a remover joias e óculos
- Remover todos os itens da área de reclusão que o paciente possa usar para prejudicar a si ou a outros
- Auxiliar nas necessidades relacionadas com a nutrição, excreção, hidratação e higiene pessoal
- Fornecer alimentos e líquidos em recipientes inquebráveis
- Fornecer nível apropriado de supervisão e vigilância para monitorar o paciente e permitir ações terapêuticas, conforme necessário
- Informar ao paciente quanto à existência de vigilância por vídeo, conforme apropriado
- Explicar os motivos do monitoramento por vídeo
- Considerar cuidadosamente quem é responsável por auxiliar ou monitorar o vídeo para analisar alterações na condição do paciente
- Tranquilizar o paciente sobre a segurança na área de reclusão, durante a monitoração
- Distinguir entre inspeção visual direta e verificação realizadas por meio de monitoração de vídeo e registrar adequadamente
- Reafirmar sua presença ao paciente, periodicamente
- Administrar medicamentos para ansiedade ou agitação, conforme necessário
- Providenciar conforto psicológico ao paciente, conforme a necessidade
- Monitorar a área de reclusão quanto a temperatura, limpeza e segurança
- Reduzir os estímulos sensoriais ao redor da área de reclusão
- Organizar limpeza de rotina da área de reclusão
- Avaliar, em intervalos regulares, a necessidade do paciente de intervenção de contenção contínua
- Envolver o paciente na tomada de decisões para mudar para uma intervenção mais ou menos restritiva, quando apropriado
- Determinar a necessidade do paciente de reclusão contínua
- Registrar a justificativa da intervenção restritiva, a resposta do paciente à intervenção, a condição física do paciente, os cuidados de enfermagem fornecidos durante a intervenção e a justificativa para o término da intervenção
- Discutir com o paciente e a equipe, no término da intervenção restritiva, as circunstâncias que levaram ao uso da intervenção, bem como quaisquer preocupações do paciente sobre a intervenção em si
- Instituir o próximo nível apropriado de intervenção restritiva (p. ex., contenção física ou área de restrição), conforme necessário

1ª edição 1992; revisada em 2013

Reconciliação de medicamentos 2395

Definição: criação de uma lista precisa de todos os medicamentos que um paciente está tomando

Atividades:
- Ajustar os medicamentos em todos os pontos de transição, incluindo admissão, transferência e alta
- Ajustar os medicamentos às mudanças na condição do paciente ou com mudanças de medicamento
- Utilizar uma ferramenta padronizada para obter todas as informações sobre os medicamentos, incluindo medicamentos prescritos, medicamentos isentos de prescrição e suplementos alimentares e fitoterápicos
- Eliminar distrações e usar cautela ao ajustar os medicamentos
- Reunir a lista de medicamentos quando o paciente estiver internado em instituição de saúde, for atendido em ambiente ambulatorial ou for transferido entre unidades ou instituições
- Obter a história completa de medicamento a partir da avaliação dos frascos ou lista de medicamentos, verificação com o paciente/família e comunicação com os profissionais de saúde e a farmácia, quando necessário
- Documentar nome do medicamento, dosagem, frequência e via em lista de medicamentos
- Determinar quando os medicamentos foram tomados pela última vez
- Comparar a lista de medicamentos com as indicações e a história médica para garantir uma lista completa e precisa
- Comparar os medicamentos tomados atualmente, ou que deveriam ser tomados, com os medicamentos solicitados recentemente, para discutir duplicações, omissões, interações e necessidade de continuar os medicamentos atuais
- Comparar a lista inicial de medicamentos domiciliares, os pedidos de medicamentos atuais e os pedidos de medicamentos de alta, para garantir que os medicamentos sejam continuados, retomados ou descontinuados adequadamente após a alta
- Comunicar discrepâncias aos profissionais que realizaram a solicitação, conforme necessário
- Fornecer informações por escrito sobre medicamentos a serem tomados na alta, para cada medicamento

- Explicar a importância de gerenciar informações sobre os medicamentos no momento da alta
- Orientar o paciente e a família a manter uma lista de medicamentos atualizada e ajustá-la com o profissional de saúde a cada consulta ou admissão hospitalar
- Orientar o paciente e a família a obter todos os medicamentos de uma farmácia para diminuir o risco de erro
- Orientar o paciente e a família a ter um papel ativo na administração de medicamentos
- Utilizar a técnica *teach-back* (paciente é solicitado a repetir a informação que recebeu) para garantir a compreensão

5ª edição 2008; revisada em 2024

Redução da ansiedade — 5820

Definição: redução da apreensão, medo, pressentimento ou desconforto relacionados com uma fonte não identificada de perigo antecipado

Atividades:
- Identificar sinais verbais e não verbais de ansiedade
- Utilizar uma abordagem calma e reconfortante
- Estabelecer claramente as expectativas para o comportamento
- Explicar todos os procedimentos, incluindo as sensações que podem ser experimentadas durante os procedimentos
- Procurar entender a perspectiva da pessoa sobre situações estressantes
- Proporcionar informações sobre o diagnóstico, tratamento e prognóstico
- Permanecer com a pessoa para promover a segurança e reduzir a ansiedade
- Incentivar a família a permanecer com a pessoa, conforme apropriado
- Fornecer objetos que simbolizem segurança
- Massagear as costas e o pescoço, conforme apropriado
- Incentivar atividades não competitivas, conforme apropriado
- Manter equipamentos de tratamento fora do campo de visão
- Escutar atentamente
- Reforçar o comportamento, conforme apropriado
- Criar uma atmosfera que facilite a confiança
- Incentivar a verbalização de sentimentos, percepções e medos
- Identificar mudanças no nível de ansiedade
- Proporcionar atividades de diversão voltadas para a redução da tensão
- Orientar respiração lenta e profunda
- Ajudar a identificar situações que precipitam a ansiedade
- Controlar os estímulos conforme as necessidades
- Apoiar o uso de mecanismos de defesa psicológica adequados
- Auxiliar a articular uma descrição realista do evento futuro
- Determinar a capacidade de tomada de decisão
- Orientar sobre o uso de técnicas de relaxamento (p. ex., imagens guiadas, música, massagem, aromaterapia, arteterapia, ioga, Tai Chi)
- Sugerir o uso de aplicativos de celular e tecnologia de realidade virtual imersiva que promova relaxamento
- Administrar medicamentos para reduzir a ansiedade, conforme apropriado

1ª edição 1992; revisada em 2004, 2024

Redução da flatulência — 0470

Definição: prevenção da formação de flatos e facilitação da passagem do excesso de gás

Atividades:
- Orientar o paciente sobre como o flato é produzido e métodos para alívio
- Orientar o paciente que é normal eliminar gases de 13 a 21 vezes por dia
- Orientar o paciente a evitar situações que causem deglutição excessiva de ar (p. ex., mascar chiclete, beber refrigerantes, comer rapidamente, ingerir bebidas com canudos, mastigar com a boca aberta, falar com a boca cheia, usar dentaduras soltas)
- Orientar o paciente a evitar alimentos que causam flatulência (p. ex., feijão, repolho, couve-de-bruxelas, rabanete, cebola, couve-flor, pepino, cerveja, ameixas, peras, maçãs, produtos de trigo integral)
- Discutir o uso de produtos lácteos
- Recomendar a descontinuação do uso de adoçantes artificiais encontrados em alguns produtos sem açúcar, gomas de mascar e doces
- Recomendar a redução de alimentos fritos e gordurosos
- Discutir a redução temporária de alimentos ricos em fibras e adicioná-los lentamente de volta à dieta, monitorando o aumento dos gases
- Recomendar a tomar suplementos de fibras com um copo de água e beber bastante líquido ao longo do dia
- Monitorar a sensação de inchaço, distensão abdominal, cólicas e passagem excessiva de gases pela boca ou ânus
- Monitorar os ruídos hidroaéreos intestinais
- Recomendar o paciente a manter um diário dos alimentos e bebidas consumidos e dos horários do dia em que os gases são eliminados
- Proporcionar exercício adequado (p. ex., deambular)
- Inserir sonda retal lubrificada no reto; prender a sonda com fita adesiva; inserir a extremidade distal da sonda em um frasco, conforme apropriado
- Administrar um laxante, supositório ou enema, conforme apropriado
- Monitorar os efeitos colaterais da administração de medicamentos

- Limitar a ingestão oral, se o sistema gastrintestinal inferior estiver inativo
- Posicionar o paciente do lado esquerdo, com os joelhos flexionados, conforme apropriado
- Oferecer medicamentos antiflatulência, conforme apropriado
- Discutir o uso de alimentos probióticos (p. ex., molho de soja, iogurte, vegetais em conserva) e probióticos para diminuir gases intestinais anormais
- Notificar o profissional de saúde se o gás for acompanhado de dor abdominal prolongada, fezes com sangue, perda de peso, dor no peito ou náusea ou vômito persistentes

1ª edição 1992; revisada em 1996, 2018

Redução do estresse por mudança 5350

Definição: assistência ao indivíduo no preparo e enfrentamento de mudança de um ambiente para outro

Atividades:
- Informar o indivíduo sobre a necessidade de mudança
- Responder a todas as questões pronta e completamente
- Apresentar uma atitude otimista, apontando os aspectos positivos da mudança
- Explorar o contexto da mudança, incluindo idade e gênero do indivíduo, mudanças anteriores, percepção da mudança, capacidade de adaptação
- Incluir o indivíduo nos planos de mudança, conforme apropriado
- Explorar o que é mais importante para a vida do indivíduo (p. ex., família, amigos, pertences pessoais)
- Analisar cuidadosamente todas as necessidades e preferências e incluir todas as opções disponíveis para a mudança
- Encorajar o indivíduo e a família a discutir preocupações sobre a mudança
- Reservar tempo para pensar e fornecer oportunidades para fazer perguntas ou expressar preocupações
- Validar e reconhecer sentimentos positivos e negativos em torno da mudança
- Auxiliar o indivíduo a lidar com o luto e a superar as perdas associadas à mudança
- Ouvir atentamente e responder honestamente
- Resolver as preocupações prontamente, sempre que possível
- Estar ciente da ansiedade durante a transferência, relacionada com a perda de monitoração próxima, ambiente seguro e equipe dedicada quando em ambientes de cuidados intensivos
- Avaliar os sintomas psicológicos da síndrome do estresse por mudança (p. ex., ansiedade, confusão, desamparo, solidão, retraimento, anorexia, preocupação contínua, pessimismo, depressão, aumento de demandas)
- Monitorar os sintomas fisiológicos da mudança (p. ex., mudança de peso, mudança nos sinais vitais, diminuição da capacidade cognitiva, incapacidade de dormir)
- Apoiar durante o processo de mudança
- Assegurar a autonomia pessoal durante a mudança com respeito às preferências individuais
- Apoiar a tomada de decisão compartilhada entre a família e o indivíduo
- Encorajar a participação nos preparativos para a mudança a fim de reduzir incertezas
- Facilitar a comunicação e a coordenação do evento antes da mudança
- Selecionar a data e a hora ideais para a mudança
- Planejar para que os itens pessoais do indivíduo estejam no local antes da mudança
- Criar espaço pessoal e sensação de lar
- Estabelecer rotinas que sejam preferidas pelo indivíduo
- Evitar interrupções extremas na rotina
- Encorajar o indivíduo e a família a discutir preocupações em relação à mudança
- Avaliar os sistemas de suporte disponíveis (p. ex., família estendida, envolvimento comunitário, filiações religiosas)
- Considerar a saúde mental, as finanças, a história pessoal e o histórico cultural ao tomar decisões
- Encorajar o indivíduo e a família a buscar aconselhamento, conforme apropriado
- Evitar suposições negativas sobre a função e o *status* cognitivo do indivíduo
- Evitar a condescendência do indivíduo
- Providenciar atividades recreativas (p. ex., envolvimento em *hobbies*, atividades habituais)
- Facilitar a integração social e incentivar a busca por novos relacionamentos (p. ex., escolher um "novo amigo" para ajudar o indivíduo a familiarizar-se com o novo ambiente)
- Facilitar as visitas durante a primeira semana de mudança
- Facilitar a manutenção dos relacionamentos entre o indivíduo, amigos e familiares
- Assegurar o acesso à tecnologia para dar suporte às conexões de comunicação (p. ex., telefones, *tablets*, computadores, internet)
- Avaliar o impacto da ruptura do estilo de vida, perda de seu lar e adaptação ao novo ambiente
- Orientar toda a equipe com relação à síndrome do estresse por mudança e seus tratamentos
- Garantir o estabelecimento de políticas relativas ao momento da transferência de áreas de cuidados intensivos, tais como evitar transferências noturnas ou prematuras sempre que possível
- Providenciar a disponibilidade de uma equipe adequada para garantir uma mudança tranquila
- Registrar a resposta à mudança

4ª edição 2004; revisada em 2024

Redução do sangramento   4020

Definição: limitação da perda de volume de sangue durante um episódio de sangramento

Atividades:
- Identificar a causa do sangramento
- Monitorar atentamente o paciente quanto ao sangramento
- Aplicar pressão direta ou curativo compressivo, se apropriado
- Aplicar compressa de gelo na área acometida, conforme apropriado
- Monitorar a quantidade e a natureza da perda de sangue
- Monitorar o tamanho e o caráter do hematoma, se presente
- Observar os níveis de hemoglobina/hematócrito antes e depois da perda de sangue
- Monitorar as tendências na pressão arterial e parâmetros hemodinâmicos, se disponíveis (p. ex., pressão venosa central e pressão capilar pulmonar)
- Monitorar a condição hídrica, incluindo ingestão e eliminação
- Monitorar os testes de coagulação, incluindo tempo de protrombina (TP), tempo de tromboplastina parcial (TTP), fibrinogênio, produtos de degradação/divisão da fibrina e contagens de plaquetas, conforme apropriado
- Monitorar os determinantes de distribuição de oxigênio aos tecidos (p. ex., PaO_2, SaO_2 e níveis de hemoglobina e débito cardíaco), se disponível
- Monitorar o funcionamento neurológico
- Inspecionar quanto a sangramento de mucosas, hematomas após trauma pequeno, exsudação de locais de punção e presença de petéquias
- Monitorar sinais e sintomas de sangramento persistente (p. ex., verificar todas as secreções em busca de sangue vivo ou oculto)
- Providenciar hemoderivados para transfusão, se necessário
- Manter acesso IV pérvio
- Administrar hemoderivados (p. ex., plaquetas e plasma fresco congelado), conforme apropriado
- Realizar teste quanto à presença de sangue em todas as excreções e observar se há sangue no vômito, no escarro, nas fezes, na urina, na drenagem nasogástrica e na drenagem de feridas, conforme apropriado
- Tomar as precauções adequadas ao manusear hemoderivados, hemocomponentes ou secreções com sangue
- Avaliar a resposta psicológica do paciente à hemorragia e sua percepção quanto aos eventos
- Orientar paciente e/ou familiares sobre sinais de sangramento e ações apropriadas (p. ex., notificar o enfermeiro), caso ocorra sangramento
- Orientar o paciente sobre limitações às atividades
- Orientar o paciente e a família sobre a gravidade da perda de sangue e as ações apropriadas que estão sendo implementadas

1ª edição 1992; revisada em 2008, 2013

Redução do sangramento: ferida   4028

Definição: limitação da perda de sangue de um ferimento em consequência de trauma, incisões ou passagem de uma sonda ou cateter

Atividades:
- Aplicar pressão manual sobre o sangramento ou potencial área de sangramento
- Aplicar uma compressa gelada na área afetada
- Aplicar curativo compressivo no local do sangramento
- Usar dispositivo mecânico (p. ex., pinça do tipo C) para aplicar pressão por períodos mais longos, conforme apropriado
- Substituir ou reforçar o curativo compressivo, conforme apropriado
- Monitorar sinais vitais, conforme apropriado
- Monitorar de maneira acurada a ingestão e a eliminação
- Elevar a extremidade que esteja sangrando
- Manter irrigação vesical contínua, se apropriado
- Monitorar o tamanho e o caráter do hematoma, se presente
- Monitorar os pulsos distais ao local do sangramento
- Orientar o paciente a aplicar pressão no local ao espirrar, tossir e assim por diante
- Orientar o paciente sobre restrições à atividade, se apropriado
- Orientar o paciente e/ou familiares sobre sinais de sangramento e providências apropriadas (p. ex., notificar o enfermeiro), caso ocorra novo sangramento

1ª edição 1992; revisada em 2008

Redução do sangramento: gastrintestinal   4022

Definição: limitação da quantidade de perda de sangue do sistema gastrintestinal superior e inferior e complicações relacionadas

Atividades:
- Avaliar a resposta psicológica do paciente à hemorragia e a sua percepção dos eventos
- Manter uma via aérea desobstruída, se necessário
- Monitorar determinantes de oferta de oxigênio aos tecidos (p. ex., PaO_2, SaO_2 e níveis de hemoglobina e débito cardíaco), se disponível

- Monitorar sinais e sintomas de sangramento persistente (p. ex., verificar todas as secreções para sangue vivo ou oculto)
- Monitorar o estado hídrico, incluindo ingestão e débito, conforme apropriado
- Administrar líquidos IV, conforme apropriado
- Monitorar a ocorrência de choque hipovolêmico (p. ex., diminuição da pressão arterial; pulso rápido e filiforme; aumento da frequência respiratória; sudorese; inquietação; pele fria e pegajosa)
- Medir a circunferência abdominal, conforme apropriado
- Realizar teste para verificar a presença de sangue em todas as excreções e observar se há sangue em vômito, escarro, fezes, urina, drenagem nasogástrica e drenagem de feridas, conforme apropriado
- Documentar a cor, a quantidade e as características das fezes
- Monitorar testes de coagulação e hemograma completo com contagem diferencial de leucócitos, conforme apropriado
- Evitar a administração de anticoagulantes
- Monitorar os testes de coagulação, incluindo tempo de protrombina (TP), tempo de tromboplastina parcial (TTP), fibrinogênio, produtos de degradação/divisão da fibrina e contagens de plaquetas, conforme apropriado
- Administrar medicamentos (p. ex., lactulose ou vasopressina), conforme apropriado
- Evitar extremos no nível do pH gástrico administrando medicamentos adequados (p. ex., antiácidos ou bloqueadores dos receptores H2 da histamina), conforme apropriado
- Passar cateter nasogástrico para aspirar e monitorar as secreções, conforme apropriado
- Manter a pressão no cateter com balão esofágico, conforme apropriado
- Realizar lavagem nasogástrica, conforme apropriado
- Promover a redução do estresse
- Avaliar o estado nutricional do paciente
- Estabelecer uma relação de apoio com o paciente e a família
- Orientar o paciente e/ou família sobre restrição de atividades e progressão das atividades
- Orientar o paciente e/ou a família sobre os procedimentos (p. ex., endoscopia, escleroterapia e cirurgia), se apropriado
- Orientar o paciente e/ou família sobre a necessidade de reposição de sangue, conforme apropriado
- Orientar o paciente e/ou a família a evitar o uso de medicamentos anti-inflamatórios (p. ex., ácido acetilsalicílico e ibuprofeno)
- Coordenar o aconselhamento para o paciente e/ou família (p. ex., religiosos, Alcoólicos Anônimos), se apropriado

1ª edição 1992; revisada em 2008

Redução do sangramento: nasal 4024

Definição: limitação da quantidade da perda de sangue da cavidade nasal

Atividades:
- Aplicar pressão manual acima da ponte nasal
- Identificar a causa do sangramento
- Monitorar a quantidade e a natureza da perda de sangue
- Monitorar a quantidade de sangramento na orofaringe
- Aplicar compressa de gelo na área afetada
- Colocar tampão na cavidade nasal, se apropriado
- Administrar hemoderivados ou hemocomponentes (p. ex., plaquetas e plasma fresco congelado), conforme apropriado
- Observar os níveis de hemoglobina/hematócrito antes e depois da perda de sangue, conforme indicado
- Promover redução do estresse
- Proporcionar alívio da dor/medidas de conforto
- Manter as vias aéreas desobstruídas
- Auxiliar o paciente com cuidados orais, conforme apropriado
- Administrar oxigênio umidificado, conforme apropriado
- Monitorar sinais vitais, conforme apropriado
- Colocar o paciente em posição semi-Fowler, conforme apropriado
- Orientar o paciente sobre restrições de atividade, conforme apropriado
- Orientar o paciente a evitar trauma nas narinas (p. ex., evitar coçar, assoar ou tocar o nariz)
- Orientar o paciente e/ou a família sobre os sinais de sangramento e providências apropriadas (notificar o enfermeiro), caso ocorra sangramento novamente

1ª edição 1992; revisada em 2008

Redução do sangramento: útero pós-parto 4026

Definição: limitação da quantidade de perda de sangue do útero após o parto

Atividades:
- Rever história obstétrica e os registros de trabalho de parto em busca de fatores de risco para e hemorragia pós-parto (p. ex., antecedentes de hemorragia pós-parto, distensão excessiva do útero, trabalho de parto rápido, terceiro estágio prolongado, infecção uterina, lacerações, retenção da placenta, parto, indução, uso de anestesia, pré-eclâmpsia, segundo estágio prolongado, parto assistido, parto cesáreo ou parto precipitado)
- Realizar massagem do fundo do útero para assegurar-se de uma consistência firme
- Aumentar a frequência de massagem no fundo do útero até que o útero se torne firme
- Observar episiotomia quanto à perda de sangue

- Aplicar gelo no períneo
- Inspecionar a placenta quanto à integridade e possíveis fragmentos que estejam faltando
- Avaliar quanto à distensão vesical
- Incentivar a micção ou sondar a bexiga distendida
- Observar as características dos lóquios (cor, coágulos e volume)
- Quantificar a perda de sangue
- Notificar o provedor primário de cuidados sobre perda de sangue excessiva
- Solicitar ajuda de outros enfermeiros nos procedimentos de emergência e para assumir o cuidado do recém-nascido
- Elevar as pernas da paciente
- Iniciar infusão IV com agulhas adequadas para transfusão de sangue
- Inserir segunda linha de acesso IV, conforme apropriado
- Administrar ocitócitos IV ou IM, conforme protocolo ou solicitação médica
- Monitorar os sinais vitais maternos a cada 15 minutos ou mais frequentemente, conforme apropriado
- Cobrir a paciente com cobertores aquecidos
- Monitorar coloração, nível de consciência e dor da paciente
- Iniciar oxigenoterapia com 6 a 8 ℓ por máscara facial
- Instalar cateter Foley com coletor de urina para monitorar débito urinário, conforme apropriado
- Solicitar exames laboratoriais de emergência ou unidades de sangue
- Administrar hemoderivados ou hemocomponentes, conforme apropriado
- Identificar as crenças da mãe sobre transfusões sanguíneas
- Auxiliar o provedor primário de cuidados no tamponamento do útero, eliminação de hematomas ou sutura de lacerações, conforme apropriado
- Manter a paciente e a família informados sobre a condição clínica e a conduta
- Providenciar cuidados perineais, conforme necessário
- Preparar a mulher para transferência ao centro cirúrgico para intervenção cirúrgica
- Discutir eventos com a equipe de enfermagem para oferecimento de vigilância pós-parto adequada ao estado materno

2ª edição 1996; revisada em 2018

Redução do sangramento: útero pré-parto 4021

Definição: limitação da quantidade de perda de sangue do útero gravídico durante o terceiro trimestre da gestação

Atividades:
- Obter história da paciente de perda de sangue por via vaginal (p. ex., início, quantidade, frequência de troca de absorventes, cor do sangramento, presença e localização da dor e presença de coágulos)
- Revisar ocorrência de fatores de risco relativos a sangramento tardio na gestação (p. ex., descolamento prematuro da placenta, tabagismo, uso de cocaína, hipertensão, diabetes, multiparidade, parto cesáreo prévio, placenta prévia anterior e atual, tratamento de infertilidade, gestações múltiplas, intervalo curto entre gestações, idade superior a 35 anos)
- Obter uma estimativa acurada da idade fetal pelo relato da data do último período menstrual, pelos laudos de estimativas e datas de ultrassonografias prévias ou pela história obstétrica, se disponível
- Examinar o períneo, as roupas, os lençóis ou absorventes para verificar a quantidade e a característica do sangramento
- Pesar os materiais encharcados de sangue e os coágulos para quantificar a perda de sangue
- Monitorar continuamente a característica e a quantidade de sangramento
- Monitorar os sinais vitais maternos frequentemente
- Iniciar a monitoração eletrônica contínua do feto
- Palpar o útero para perceber contrações uterinas ou aumento do tônus uterino
- Monitorar o traçado fetal eletrônico quanto a evidências de insuficiência uteroplacentária (p. ex., desacelerações tardias, diminuição da variabilidade a longo prazo e ausência de acelerações)
- Monitorar o rompimento de membranas
- Relatar o estado da paciente e qualquer alteração na quantidade e frequência do sangramento, conforme apropriado
- Iniciar a reanimação fetal quando houver sinais anormais (não tranquilizadores) de insuficiência uteroplacentária
- Adiar o exame cervical digital até que se tenha verificado a localização da placenta por ultrassonografia
- Auxiliar nos testes de vigilância fetal
- Realizar ou auxiliar o exame com espéculo para visualizar a perda de sangue e o estado do colo uterino
- Iniciar o acesso IV para reposição de fluidos
- Administrar oxigênio, conforme prescrito
- Coletar sangue para testes diagnósticos (p. ex., hemograma completo, estudos de coagulação, Rh, tipo e compatibilidade cruzada, teste de Kleihauer-Betke), conforme prescrição
- Monitorar ingestão e eliminação
- Elevar as extremidades inferiores para aumentar a perfusão para órgãos vitais e feto
- Administrar hemoderivados ou hemocomponentes, conforme apropriado
- Iniciar medidas de segurança (p. ex., repouso restrito na cama e posição lateral)
- Orientar a paciente a relatar aumentos no sangramento vaginal (p. ex., fluxos repentinos, coágulos e gotejamentos) durante a hospitalização
- Oferecer empatia, compreensão e apoio emocional
- Fornecer informações sobre os procedimentos, exames diagnósticos e tratamentos
- Orientar a mulher a diferenciar entre sangramento antigo e recente
- Orientar a mulher monitorar o movimento fetal para avaliar o bem-estar fetal
- Orientar a paciente sobre mudanças no estilo de vida para reduzir a chance de outros sangramentos (p. ex., assistência para cessação do tabagismo, abstinência sexual, repouso no leito, controle da constipação intestinal,

controle nutricional e melhora do enfrentamento), conforme apropriado
- Fornecer o planejamento de alta, incluindo encaminhamento para enfermagem de cuidados domiciliares
- Agendar o seguimento para vigilância fetal pré-parto
- Discutir as razões para retornar ao hospital
- Discutir o uso do sistema médico de emergências para transporte, conforme apropriado

2ª edição 1996; revisada em 2018

Reestruturação cognitiva 4700

Definição: uso de técnicas terapêuticas projetadas para ajudar uma pessoa a alterar padrões de pensamento distorcidos e perceber a si mesmo e o mundo de forma mais realista

Atividades:
- Apresentar-se e garantir conforto, privacidade e confidencialidade
- Transmitir autenticidade, cordialidade, genuinidade, interesse e cuidado incondicional
- Determinar o propósito, as metas e a agenda da sessão
- Estabelecer metas mutuamente
- Discutir e compreender preocupações, problemas e dificuldades
- Determinar como os problemas podem interferir na vida diária
- Identificar quais pensamentos estão associados ao problema
- Determinar há quanto tempo o problema vem persistindo
- Identificar qualquer padrão de eventos que possam estar associados ao problema
- Auxiliar na aceitação de que as autoafirmações são mediadoras do despertar emocional
- Auxiliar na compreensão de autodeclarações irracionais que causam incapacidade de atingir comportamentos desejáveis
- Auxiliar na identificação de estilos de pensamento disfuncional (p. ex., pensamento polarizado, generalização excessiva, ampliação, personalização)
- Incentivar a identificação e a rotulação de emoções dolorosas (p. ex., raiva, ansiedade, desesperança)
- Auxiliar na identificação de estressores percebidos (p. ex., situações, eventos, interações com outras pessoas) que contribuíram para o estresse
- Ajudar a identificar interpretações errôneas sobre estressores percebidos
- Auxiliar no reconhecimento da irracionalidade de certas crenças em comparação com a realidade
- Auxiliar na transformação de autodeclarações irracionais em autodeclarações racionais
- Auxiliar na substituição de interpretações errôneas por interpretações baseadas na realidade de situações, eventos e interações estressantes
- Aplicar técnicas e estratégias terapêuticas para facilitar a mudança de padrões de pensamento (p. ex., questionamento socrático, visualização de eventos de vida, foco em sentimentos, resumo e reformulação, registros de pensamentos, técnica de descatastrofização ou "e se", registros de crenças positivas)
- Fazer afirmações e perguntas que desafiem a percepção e o comportamento, conforme apropriado
- Fazer afirmações que descrevam uma maneira alternativa de encarar a situação
- Auxiliar na identificação do sistema de crenças que afeta o estado de saúde
- Fazer uso de sistema de crenças do paciente para perceber a situação de modo diferente
- Reforçar a aprendizagem e o uso de novos padrões de pensamento
- Avaliar o progresso em direção ao alcance das metas desejadas
- Preparar-se para o final da sessão terapêutica

1ª edição 1992; revisada em 2000, 2004, 2024

Reflexão guiada 4730

Definição: auxílio a uma pessoa a examinar e explorar cuidadosamente uma experiência para obter uma visão, significado e compreensão mais profundos

Atividades:
- Determinar a vontade de se envolver em processos de reflexão
- Determinar se a preocupação ou experiência é apropriada para o processo de reflexão guiada
- Selecionar estratégias para se envolver em atividades de reflexão (p. ex., pessoalmente, internet, telessaúde, reflexão escrita)
- Estabelecer relacionamento terapêutico baseado em confiança e respeito
- Demonstrar empatia, cordialidade e genuinidade
- Identificar o foco da reflexão guiada com a pessoa
- Determinar um tempo aceitável
- Monitorar sentimentos e emoções expressos durante a reflexão
- Auxiliar a descrever o que ocorreu (p. ex., o que, onde e quando isso aconteceu? O que você fez? Em que ordem as coisas ocorreram? Qual foi o resultado?)
- Pedir para descrever o que eles estavam pensando e sentindo sobre o evento (p. ex., qual foi sua reação inicial? O que você estava pensando ou sentindo durante e depois da situação? O que você pensa sobre isso agora?)
- Apoiar a expressão de pensamentos e sentimentos por meio do uso do silêncio e da escuta ativa
- Incentivar a pensar em voz alta enquanto examina a experiência para aumentar a clareza
- Evitar barreiras à escuta ativa (p. ex., minimizando sentimentos, oferecendo soluções fáceis, interrompendo, falando sobre si mesmo, encerramento prematuro)

- Auxiliar na avaliação da experiência (p. ex., o que correu bem? Quais foram os desafios? Quem ou o que não ajudou? O que precisa de melhoria?)
- Auxiliar no esclarecimento de informações incorretas ou imprecisões, se indicado
- Auxiliar na busca de informações e recursos necessários
- Auxiliar na busca de significado na situação (p. ex., quais semelhanças ou diferenças existem entre essa experiência e as outras? Que escolhas você fez e que efeito elas tiveram? O que você fez bem? O que deu errado ou não aconteceu como deveria?)
- Explorar outras ações ou escolhas que poderiam ter sido tomadas (p. ex., quais fatores você acredita que afetaram o resultado? Quais são algumas ações ou abordagens alternativas?)
- Explorar diferentes escolhas para ocorrências futuras da mesma situação (p. ex., se uma situação ou experiência semelhante surgisse novamente, o que você faria? O que você pode fazer para aumentar a probabilidade de resultados positivos e minimizar a probabilidade de resultados indesejáveis? O que você aprendeu com essa experiência?)
- Explorar o progresso em direção à resolução em intervalos apropriados
- Terminar a sessão incentivando a reflexão sobre a discussão e o que foi aprendido, conforme apropriado
- Encaminhar para aconselhamento, grupo de apoio ou outros profissionais de saúde no final da sessão, se indicado
- Documentar conforme apropriado

8ª edição 2024

Registro de ações 4740

Definição: promoção da escrita como meio de proporcionar oportunidades de reflexão e análise de eventos, experiências, pensamentos e sentimentos passados

Atividades:
- Discutir experiências com intervenções semelhantes e receptividade à intervenção
- Estabelecer objetivos e metas
- Explicar várias abordagens para o registro de ações e decidir sobre uma técnica de registro no diário (p. ex., registro de ações de fluxo livre, tópicas ou intensivas)
- Determinar um prazo para concluir a tarefa
- Incentivar a escrita, sem interrupção, pelo menos três vezes por semana durante 20 minutos
- Assegurar que o ambiente seja ideal para a conclusão da tarefa (p. ex., o paciente esteja em uma posição confortável, a sala esteja bem iluminada, o paciente use óculos)
- Minimizar as distrações emocionais, visuais, auditivas, olfativas e viscerais
- Manter a privacidade e a confidencialidade
- Possibilitar que a pessoa selecione a mídia e o método (p. ex., caneta, lápis, marcador, diário, computador, gravador etc.)
- Reunir todos os suprimentos necessários
- Orientar a pessoa a datar o registro no diário para referência e reflexão futuras
- Incentivar a escrita na ordem em que as coisas ocorrem, sem restrições de tópicos
- Incentivar a descrição e a narração de eventos no formato de histórias, imagens, pensamentos e sentimentos associados
- Descrever experiências considerando os cinco sentidos, conforme aplicável
- Promover a expressão dos pensamentos e sentimentos mais profundos
- Orientar para não prestar atenção a pontuação, ortografia, estrutura da sentença e/ou gramática
- Determinar a capacidade de continuar com a intervenção de maneira independente no futuro
- Revisar o diário em intervalos definidos
- Monitorar o alcance das metas estabelecidas

5ª edição 2008

Regulação da temperatura 3900

Definição: obtenção ou manutenção da normotermia (temperatura corporal dentro de uma variação normal)

Atividades:
- Determinar a causa da alteração de temperatura (p. ex., exposição excessiva ao calor, depleção de volume, esforço, induzida por medicamentos, radiação, evaporação, condução, convecção, infecção)
- Monitorar os valores laboratoriais para eletrólitos séricos, urinálise, hemoculturas e hemograma completo
- Instituir um dispositivo de monitoração contínua da temperatura central, conforme apropriado
- Monitorar a temperatura de acordo com as diretrizes para leituras da temperatura corporal (p. ex., normotermia por meio da monitoração a cada 30 minutos por duas vezes e depois conforme o protocolo; nos casos de hipotermia e hipertermia, realizar a monitoração contínua por dispositivo de monitoramento da temperatura central), conforme apropriado
- Monitorar pressão arterial, pulso e respiração, conforme apropriado
- Monitorar a cor da pele e a temperatura
- Relatar sinais e sintomas de hipotermia e hipertermia
- Tratar a hipertermia de acordo com o protocolo (p. ex., cobertores de resfriamento, líquidos IV resfriados, ventilador, compressas frias, colocar em água gelada)
- Utilizar colchão de resfriamento, cobertores com água circulante, banhos mornos, aplicação de bolsa de gelo ou gel e cateterismo para resfriamento intravascular para diminuir a temperatura corporal, conforme apropriado
- Tratar a hipotermia de acordo com o protocolo (p. ex., cobertores de aquecimento, líquidos IV aquecidos, oxigenoterapia aquecida)

- Utilizar colchão de aquecimento, cobertores quentes e ambiente aquecido para elevar a temperatura corporal, conforme apropriado
- Ajustar a temperatura ambiente às necessidades do paciente
- Administrar medicamento apropriado para prevenir ou controlar tremores
- Administrar medicamento antipirético, conforme apropriado
- Administrar antibióticos, conforme apropriado
- Monitorar a presença de complicações (p. ex., insuficiência renal, desequilíbrio acidobásico, coagulopatia, edema pulmonar, edema cerebral, síndrome da disfunção de múltiplos órgãos)
- Promover a ingestão adequada de líquidos e nutrientes, se apropriado
- Orientar como prevenir a exaustão pelo calor e insolação
- Discutir a importância da termorregulação e os possíveis efeitos negativos do excesso de calafrios, conforme apropriado
- Orientar sobre ações para prevenir a hipotermia por exposição ao frio
- Informar sobre indícios de exaustão pelo calor e o tratamento de emergência apropriado, conforme apropriado
- Informar sobre indícios de hipotermia e tratamento de emergência apropriado, conforme apropriado
- Utilizar a técnica *teach-back* (paciente é solicitado a repetir a informação que recebeu) para garantir a compreensão

1ª edição 1992; revisada em 2013, 2024

Regulação da temperatura: perioperatório 3902

Definição: obtenção ou manutenção da temperatura corporal desejada durante o procedimento cirúrgico

Atividades:
- Identificar e discutir o tipo de anestesia planejado para o paciente com a equipe cirúrgica
- Identificar os fatores de risco do paciente para apresentar anormalidades na temperatura corporal (p. ex., anestesia geral ou regional importante, idade, trauma grave, queimaduras, baixo peso corporal, risco pessoal ou familiar para hipertermia maligna)
- Preaquecer o paciente com dispositivo de aquecimento ativo (p. ex., ar aquecido) durante pelo menos 15 minutos antes do início da anestesia, conforme apropriado
- Transportar o paciente usando o dispositivo de aquecimento (p. ex., incubadora aquecida), conforme apropriado
- Instalar e regular o dispositivo de aquecimento ativo (p. ex., ar aquecido)
- Ajustar a temperatura ambiente para minimizar o risco de hipotermia (p. ex., além do aquecimento de ar, quando grandes áreas de superfície do corpo forem expostas, manter a temperatura ambiente superior ou igual a 23° C)
- Minimizar a exposição do paciente durante o preparo e o procedimento cirúrgico, quando possível
- Fornecer soluções irrigadoras quentes ou frias, conforme apropriado
- Monitorar a temperatura das soluções irrigadoras
- Aquecer ou resfriar os líquidos IV, conforme apropriado
- Providenciar e regular o aquecimento do sangue
- Providenciar ou auxiliar no fornecimento de gases anestésicos aquecidos e umidificados, conforme apropriado
- Fornecer gases intraperitoneais aquecidos (p. ex., dióxido de carbono) para a laparoscopia
- Interromper as atividades de aquecimento ativo (p. ex., aquecimento de ar), quando apropriado
- Monitorar sinais vitais, incluindo temperatura corporal central contínua
- Monitorar aumentos ou diminuições anormais ou não intencionais da temperatura corporal
- Monitorar os resultados do eletrocardiograma
- Monitorar o dióxido de carbono expirado (capnografia)
- Monitorar os resultados laboratoriais (p. ex., gasometria arterial, eletrólitos)
- Certificar-se de que o equipamento e os suprimentos de aquecimento ativo estejam no lugar e em bom estado de funcionamento
- Manter equipamentos e suprimentos de emergência para hipertermia maligna, conforme o protocolo, incluindo dantroleno sódico, em áreas perioperatórias e de perianestesia
- Iniciar o protocolo para hipertermia maligna, conforme apropriado
- Preparar ou administrar dantroleno sódico
- Realizar a transferência de cuidado comunicando sobre a responsabilidade pelo paciente em risco de anormalidades na temperatura (p. ex., risco pessoal ou familiar para hipertermia maligna)
- Assegurar a temperatura corporal adequada até que o paciente esteja acordado e alerta

2ª edição 1996; revisada em 2013

Regulação da temperatura: recém-nascido 3910

Definição: obtenção ou manutenção da normotermia, desde o nascimento à vida extrauterina e o período subsequente de estabilização

Atividades:
- Monitorar a temperatura pelo menos a cada 30 minutos até que esteja estável, conforme apropriado
- Instituir um dispositivo de monitoração contínua da temperatura central, conforme apropriado
- Monitorar pressão arterial, pulso e respiração, conforme apropriado
- Monitorar a cor da pele e a temperatura
- Monitorar e relatar sinais e sintomas de hipotermia e hipertermia

- Promover a ingestão adequada de líquidos e nutrientes
- Enrolar o lactente imediatamente após o nascimento para evitar a perda de calor
- Enrolar o lactente com baixo peso ao nascer em plástico (p. ex., polietileno, poliuretano) imediatamente após o nascimento, enquanto ainda estiver coberto pelo líquido amniótico, conforme apropriado e de acordo com o protocolo da instituição
- Colocar um gorro ou touca no recém-nascido para evitar a perda de calor
- Colocar o recém-nascido na incubadora (ou berço aquecido, conforme necessário
- Manter a umidade na incubadora em 50% ou mais para reduzir a perda de calor por evaporação
- Preaquecer itens (p. ex., cobertores, protetores acolchoados) colocados ao lado do recém-nascido na incubadora
- Ajustar a temperatura ambiente às necessidades do recém-nascido
- Orientar os pais sobre os métodos para manter a temperatura corporal do recém-nascido adequada
- Utilizar a técnica *teach-back* (solicitar aos pais que repitam a informação que receberam) para garantir a compreensão

8ª edição 2024

Regulação hemodinâmica 4150

Definição: otimização da frequência cardíaca, pré-carga, pós-carga e contratilidade

Atividades:
- Realizar uma avaliação abrangente do estado hemodinâmico (p. ex., verificar pressão arterial, frequência cardíaca, pulsos, pressão venosa jugular, pressão venosa central, pressões atriais e ventriculares direitas e esquerdas e pressão da artéria pulmonar), conforme apropriado
- Utilizar múltiplos parâmetros para determinar o estado clínico do paciente (p. ex., a pressão de pulso proporcional é considerada o parâmetro definitivo)
- Monitorar e documentar a pressão de pulso proporcional (p. ex., pressão arterial sistólica menos pressão arterial diastólica dividida pela pressão arterial sistólica, resultando em uma proporção ou porcentagem)
- Fornecer exame físico frequente em populações de risco (p. ex., pacientes com insuficiência cardíaca)
- Aliviar a ansiedade dos pacientes fornecendo informações precisas e corrigindo quaisquer equívocos
- Orientar o paciente e a família sobre o monitoramento hemodinâmico (p. ex., medicamentos, terapias, finalidades do equipamento)
- Explicar os objetivos do atendimento e como o progresso será medido
- Reconhecer a presença de sinais e sintomas de alerta precoce de comprometimento do sistema hemodinâmico (p. ex., dispneia, diminuição da capacidade de fazer exercícios, ortopneia, fadiga profunda, tontura, vertigem, edema, palpitações, dispneia paroxística noturna, ganho de peso repentino)
- Determinar o estado do volume (p. ex., o paciente está hipervolêmico, hipovolêmico ou com nível de líquidos equilibrado?)
- Monitorar sinais e sintomas de problemas de estado de volume (p. ex., distensão da veia do pescoço, pressão elevada na veia jugular interna direita, reflexo abdominal positivo da veia jugular cervical, edema, ascite, crepitações, dispneia, ortopneia, dispneia paroxística noturna)
- Determinar o estado de perfusão (p. ex., o paciente está frio, morno ou quente?)
- Monitorar sinais e sintomas de problemas no estado de perfusão (p. ex., hipotensão sintomática; extremidades frias, como braços e pernas; obnubilação mental ou sonolência constante; elevação nos níveis séricos de creatinina e ureia; hiponatremia; pressão de pulso estreita e pressão de pulso proporcional de 25% ou menos)
- Auscultar os sons pulmonares em busca de crepitações ou outros sons adventícios
- Reconhecer que os sons pulmonares adventícios não são o único indicador de problemas hemodinâmicos
- Auscultar sons cardíacos
- Monitorar e documentar pressão arterial, frequência cardíaca, ritmo e pulsos
- Monitorar o funcionamento do marca-passo, se apropriado
- Monitorar a resistência vascular sistêmica e pulmonar, conforme apropriado
- Monitorar o débito cardíaco, o índice cardíaco e o índice de trabalho sistólico do ventrículo esquerdo, conforme apropriado
- Administrar medicamentos inotrópicos positivos e de contratilidade
- Administrar medicamentos antiarrítmicos, conforme apropriado
- Monitorar os efeitos dos medicamentos
- Monitorar pulsos periféricos, enchimento capilar, temperatura e cor das extremidades
- Elevar a cabeceira da cama, conforme apropriado
- Elevar os pés da cama, conforme apropriado
- Monitorar edema periférico; distensão da veia jugular; sons cardíacos B_3 e B_4; dispneia; ganho de peso e distensão de órgãos, especialmente nos pulmões ou fígado
- Monitorar a capilaridade pulmonar, a pressão de oclusão da artéria pulmonar, a pressão venosa central e a pressão atrial direita, conforme apropriado
- Monitorar os níveis de eletrólitos
- Manter o equilíbrio hídrico administrando líquidos IV ou diuréticos, conforme apropriado
- Administrar medicamentos vasodilatadores e vasoconstritores, conforme apropriado
- Monitorar a ingestão e a eliminação, o débito urinário e o peso do paciente, conforme apropriado
- Avaliar os efeitos da hidratação
- Inserir cateter urinário, se apropriado
- Minimizar os estressores ambientais
- Colaborar com o profissional, conforme indicado

1ª edição 1992; revisada em 2013

Reiki 1520

Definição: uso de uma sequência específica de posições das mãos e símbolos para canalizar a energia vital universal para recarregar, realinhar e reequilibrar o campo energético humano

Atividades:
- Criar um ambiente calmo e confortável
- Utilizar aromas ou músicas suaves para criar uma atmosfera de cura
- Lavar as mãos
- Perguntar sobre as principais queixas, como a presença de dor em certas áreas ou presença de doenças específicas
- Fazer com que a pessoa receptora do Reiki esteja em posição confortável sentada ou deitada sobre uma mesa de massagem, totalmente vestida, em decúbito dorsal
- Limitar quaisquer distrações desnecessárias
- Relaxar sua mente e respirar profundamente algumas vezes para se concentrar
- Lembrar-se de que o Reiki faz o trabalho, não o profissional
- Começar enviando Reiki a aproximadamente 90 cm de distância, como uma forma suave de iniciar a sessão, se possível
- Seguir uma série específica de posicionamentos das mãos: sobre os olhos, sobre as orelhas, uma mão na testa e a outra no topo da cabeça, mãos sob a cabeça, sobre o pescoço, parte superior do tórax, abdome superior, abdome inferior, coxas (uma de cada vez), joelhos (um de cada vez), parte inferior das pernas, tornozelos, pés, regiões plantares, pedir para o paciente rolar sobre o abdome, ombros, área da cintura, região lombar, parte posterior das pernas e parte anterior das pernas
- Desenhar ou visualizar os símbolos do Reiki (p. ex., força, mental ou emocional, distância), conforme orientado pela sua intuição
- Permitir que sua intuição guie seus movimentos, colocando as mãos sobre (ou alguns centímetros acima) a parte do corpo que requer mais cuidados
- Permanecer em cada área durante 5 a 15 minutos ou até sentir a energia fluir mais lentamente ou sua intuição informar que é o momento de mover a posição das mãos
- Pedir permissão específica durante a sessão para trabalhar sobre órgãos sexuais ou partes do corpo que seriam consideradas inapropriadas
- Mover uma das mãos de cada vez de modo a manter o máximo de contato possível
- Observar se o paciente experimentou uma resposta de relaxamento e quaisquer alterações relacionadas

6ª edição 2013

Relaxamento muscular progressivo 1460

Definição: facilitação do tensionamento e liberação de sucessivos grupos musculares ao mesmo tempo que alivia as diferenças resultantes na sensação

Atividades:
- Explicar a finalidade e o processo da técnica ao paciente
- Orientar o paciente a utilizar roupas confortáveis e não apertadas
- Rastrear a presença de lesões ortopédicas no pescoço ou dorso nas quais a hiperextensão da coluna vertebral superior possa aumentar o desconforto e resultar em complicações
- Rastrear o aumento da pressão intracraniana, fragilidade capilar, tendências de sangramento, graves dificuldades cardíacas agudas com hipertensão ou outras condições nas quais a tensão muscular pode produzir lesão fisiológica mais intensa e modificar a técnica, conforme apropriado
- Escolher um ambiente calmo e confortável
- Diminuir a iluminação
- Tomar precauções para evitar interrupções
- Solicitar ao paciente para afrouxar qualquer roupa apertada
- Orientar o paciente a sentar-se em uma cadeira reclinável ou a deitar-se em uma superfície confortável
- Orientar o paciente a assumir uma atitude passiva, concentrando-se em obter relaxamento em músculos específicos do corpo e evitar concentrar-se em quaisquer outros pensamentos
- Orientar o paciente a respirar profundamente pelo abdome e segurar por alguns segundos e depois expirar lentamente
- Solicitar ao paciente para repetir a respiração profunda várias vezes, pedindo a ele para imaginar a tensão que está sendo liberada do corpo a cada expiração
- Solicitar ao paciente para tensionar sistematicamente, por 5 a 10 segundos, cada um dos 8 a 16 principais grupos musculares progressivamente da cabeça aos dedos dos pés
- Orientar o paciente a concentrar-se nas sensações nos músculos quando estiver tensionando
- Orientar o paciente a concentrar-se nas sensações nos músculos quando estiver relaxando
- Solicitar ao paciente que inicie uma respiração profunda para contrair os músculos da fronte, elevando as sobrancelhas o mais alto possível por 5 a 10 segundos e depois liberar a tensão, concentrando-se na sensação de relaxamento dos músculos à medida que ele expira
- Verificar periodicamente com o paciente para assegurar que o grupo muscular esteja relaxado
- Solicitar ao paciente para tensionar o grupo muscular novamente, se não experimentar o relaxamento
- Realizar uma pausa por 10 segundos antes de mudar para o próximo grupo muscular
- Monitorar indicadores de falta de relaxamento, como movimento, respiração difícil, fala e tosse
- Orientar o paciente a respirar profundamente e a deixar a respiração e a tensão saírem lentamente
- Desenvolver um "padrão" de relaxamento pessoal que ajude o paciente a se concentrar e se sentir confortável
- Encerrar a sessão de relaxamento gradualmente
- Oferecer tempo ao paciente para expressar seus sentimentos sobre a intervenção
- Incentivar o paciente a praticar a técnica entre as sessões regulares com o enfermeiro

1ª edição 1992; revisada em 1996, 2018

Reposição volêmica 4140

Definição: administração rápida de líquidos intravenosos (IV) prescritos

Atividades:
- Obter e manter um acesso IV de grande calibre
- Colaborar com os profissionais de saúde para garantir a administração de cristaloides (p. ex., solução salina normal e Ringer lactato) e coloides, conforme apropriado
- Administrar líquidos IV, conforme prescrito
- Obter amostras de sangue para compatibilidade cruzada, conforme apropriado
- Administrar hemoderivados, conforme prescrito
- Monitorar a resposta hemodinâmica
- Monitorar o estado do oxigênio
- Monitorar sobrecarga de líquidos
- Monitorar a saída de vários líquidos corporais (p. ex., urina, drenagem nasogástrica e tubo torácico)
- Monitorar os níveis séricos de ureia, creatinina, proteína total e albumina
- Monitorar edema pulmonar e terceiro espaço

1ª edição 1992; revisada em 2008

Restauração da saúde oral 1730

Definição: promoção da cura para um paciente com lesão na mucosa oral ou lesão dentária

Atividades:
- Monitorar a condição da boca (p. ex., lábios, língua, membranas mucosas, dentes, gengivas, aparelhos dentários e sua adaptação), incluindo o caráter das anormalidades (p. ex., tamanho, cor, localização das lesões internas ou externas ou inflamação, sinais de infecção)
- Monitorar alterações em paladar, deglutição, qualidade da voz e conforto
- Obter a prescrição de um profissional de saúde especializado para realizar higiene oral de rotina, se aplicável
- Incentivar a manutenção de um programa de saúde oral identificado
- Orientar o paciente a usar escova de dentes com cerdas macias ou esponja bucal descartável
- Orientar o paciente sobre a seleção adequada do uso e do tipo de fio dental (ou seja, evitar o uso se houver risco de sangramento; utilizar fio dental encerado para evitar traumas nos tecidos)
- Administrar enxaguante bucal (p. ex., solução anestésica, efervescente, salina, de revestimento, antifúngica ou antibacteriana)
- Administrar medicamentos (p. ex., agentes analgésicos, anestésicos, antimicrobianos, anti-inflamatórios), se necessário
- Remover as próteses dentárias, incentivando o paciente a usar apenas para as refeições
- Aplicar lubrificante para umedecer os lábios e a mucosa oral, conforme necessário
- Desestimular o tabagismo, o hábito de mascar tabaco, o uso de cigarro eletrônico ou o consumo de álcool
- Orientar o paciente sobre a frequência e a qualidade dos cuidados da saúde oral adequados
- Orientar o paciente a evitar produtos de higiene bucal que contenham glicerina, álcool ou outros agentes desidratantes
- Orientar o paciente a manter a escova de dentes e outros equipamentos orais limpos
- Discutir a importância do consumo nutricional adequado (p. ex., tratar a desnutrição causada por deficiências de ácido fólico, zinco, ferro e vitaminas do complexo B; incentivar o consumo de alimentos ricos em proteínas e contendo vitamina C)
- Evitar alimentos apimentados, salgados, ácidos, secos, ásperos ou duros
- Evitar alimentos que causem resposta alergênica (p. ex., café, queijo, nozes, frutas cítricas, glúten e batatas), se aplicável
- Incentivar o paciente a aumentar a ingestão de água
- Orientar o paciente a evitar alimentos e líquidos quentes
- Orientar o paciente sobre sinais e sintomas de estomatite, incluindo quando relatar ao profissional de saúde especializado
- Fornecer o encaminhamento, conforme indicado
- Utilizar a técnica *teach-back* (paciente é solicitado a repetir a informação que recebeu) para garantir a compreensão

1ª edição 1992; revisada em 2013, 2024

Restrição de área 6420

Definição: uso da limitação menos restritiva da mobilidade do paciente para uma área específica para fins de segurança ou gerenciamento de comportamento

Atividades:
- Estabelecer que a medida menos restritiva seja iniciada (se um nível inferior foi usado, comprovar que realmente tenha sido ineficaz antes de avançar ao próximo nível de restrição)
- Obter uma prescrição de profissional independente licenciado (LIP; do inglês, *licensed independent practitioner*) conforme exigido para seleção de medidas com base na política institucional e nas agências estaduais, federais e reguladoras

- Identificar para o paciente e pessoas significativas os comportamentos que necessitaram da intervenção
- Explicar o procedimento, a finalidade e o período da intervenção ao paciente e a outras pessoas significativas em termos compreensíveis e não punitivos
- Identificar para o paciente e pessoas significativas os comportamentos apropriados necessários para o término da intervenção, repetir conforme necessário
- Restringir à área designada apropriada
- Controlar estímulos sensoriais humanos e ambientais (p. ex., sessões de visita, imagens, sons, iluminação, temperatura etc.) na área designada, conforme necessário
- Utilizar dispositivos e medidas de proteção (p. ex., detectores de movimento, alarmes, cercas, portões, grades laterais, luvas, cadeiras com mecanismos de tranca, portas trancadas, restrições)
- Proporcionar nível apropriado de supervisão/vigilância para monitorar o paciente e possibilitar ações terapêuticas, conforme necessário
- Administrar medicamentos prescritos "se necessário" (p. ex., ansiolíticos, antipsicóticos, sedativos), conforme apropriado
- Monitorar a resposta do paciente ao procedimento
- Atender às necessidades físicas e à segurança do paciente (p. ex., cardiovascular, respiratória, neurológica, eliminação, nutrição e integridade da pele), conforme apropriado
- Proporcionar conforto psicológico e segurança ao paciente
- Oferecer atividades estruturadas dentro da área designada, conforme apropriado
- Fornecer *feedback* imediato sobre comportamentos inadequados que o paciente possa controlar e que contribuam para a necessidade de medidas restritivas contínuas
- Fornecer lembretes verbais para permanecer na área designada, conforme necessário
- Auxiliar o paciente a modificar comportamentos inadequados, quando possível
- Fornecer reforço positivo para comportamento apropriado
- Monitorar a necessidade de mudanças (p. ex., medida de nível inferior/superior, continuar, interromper) da medida restritiva em intervalos regulares
- Envolver o paciente na decisão de alterar uma medida restritiva (p. ex., medida de nível inferior/superior, continuar, interromper), quando apropriado
- Promover uma sessão de esclarecimento (p. ex., abordando comportamentos que levaram às medidas e preocupações do paciente sobre a intervenção) com o paciente e a equipe após o término da intervenção
- Documentar (p. ex., justificativa para a medida restritiva, condição física e psicológica do paciente, cuidados de enfermagem prestados e a justificativa para encerrar a intervenção) em momentos de cuidado apropriados de acordo com a política institucional, requisitos estaduais, federais e/ou de agências reguladoras

1ª edição 1992; revisada em 2008

Reunião para avaliação dos cuidados multidisciplinares 8020

Definição: planejamento e avaliação do cuidado do paciente com os profissionais de saúde de outras disciplinas

Atividades:
- Designar um líder que planeje e programe reuniões regulares e conforme necessário sobre o cuidado do paciente, envolvendo os profissionais de saúde centrais no atendimento
- Providenciar para que os membros da equipe de saúde se encontrem pessoalmente ou por videoconferência
- Facilitar a comunicação e a colaboração entre os membros da equipe multidisciplinar para garantir discussões eficazes e focadas que permitam aos membros da equipe que resolvam problemas e atendam com eficiência às necessidades do paciente
- Resumir os dados do estado de saúde pertinentes ao planejamento do atendimento ao paciente
- Identificar os diagnósticos de enfermagem atuais
- Estabelecer metas mutuamente aceitáveis
- Envolver os familiares do paciente no planejamento dos cuidados, conforme apropriado
- Descrever as intervenções de enfermagem que estão sendo implementadas
- Utilizar os protocolos clínicos apropriados e diretrizes práticas baseadas em evidências no planejamento de opções de tratamento e cuidados
- Esclarecer as responsabilidades relacionadas com a implementação do plano de cuidados do paciente
- Buscar a opinião de todos os membros da equipe multidisciplinar envolvidos na conferência de planejamento
- Descrever as respostas do paciente e da família às intervenções de enfermagem
- Buscar informações sobre a eficácia das intervenções de enfermagem
- Fornecer dados para facilitar a avaliação do plano de cuidados do paciente
- Discutir o progresso em direção aos resultados desejados do paciente
- Recomendar mudanças no plano de tratamento, conforme necessário
- Revisar as vias críticas ou os planos de cuidados do paciente, conforme necessário
- Revisar os planos de alta
- Discutir encaminhamentos, conforme apropriado
- Documentar os planos de tratamento nas anotações de progresso interdisciplinar

2ª edição 1996; revisada em 2018

Revisão por pares 7700

Definição: avaliação sistemática do desempenho de pares em comparação com os padrões profissionais da prática

Atividades:
- Desenvolver e utilizar políticas para orientar a função do comitê de revisão por pares e dos processos de revisão, conforme necessário
- Participar do estabelecimento de protocolos e padronização da prática profissional
- Participar de reuniões de comitês, conforme apropriado
- Coordenar os processos de avaliação, conforme necessário
- Observar seus pares durante o desempenho do serviço conforme necessário para a avaliação
- Concentrar a avaliação na qualidade, segurança e resultados de satisfação do paciente
- Considerar o estágio de desenvolvimento do enfermeiro (iniciante a especialista) ao conduzir a avaliação
- Identificar o desempenho que requer o suporte de pares
- Fornecer informações em áreas de pontos fortes e necessidades de desenvolvimento, conforme indicado
- Revisar as credenciais do par selecionado, conforme necessário
- Recomendar a promoção ou avanços clínicos, conforme apropriado
- Fornecer supervisão e orientação, conforme apropriado
- Fornecer oportunidades para *feedback*
- Desenvolver responsabilidade compartilhada para mudanças ou melhorias, conforme necessário
- Coordenar educação e treinamento continuados apropriados, conforme necessário
- Participar em procedimentos de queixas, conforme necessário

2ª edição 1996; revisada em 2018

Sucção não nutritiva 6900

Definição: oferecimento de oportunidades de sucção para o lactente

Atividades:
- Selecionar uma chupeta macia ou um substituto de chupeta que atenda aos padrões para prevenir obstrução das vias aéreas
- Utilizar uma chupeta limpa (p. ex., esterilizada diariamente e usada apenas por um lactente, sem contato com áreas contaminadas)
- Colocar a maior chupeta macia que o lactente consiga tolerar no topo de sua língua
- Posicionar o lactente de modo que a língua caia para o assoalho da boca
- Posicionar o polegar e o indicador sob a mandíbula do lactente para apoiar o reflexo de sucção, se necessário
- Movimentar a língua do lactente ritmicamente com a chupeta para estimular a sucção, se necessário
- Friccionar levemente a bochecha do lactente para estimular o reflexo de sucção
- Oferecer a chupeta ou o dedo enluvado para incentivar a sucção durante a alimentação por sonda e por 5 minutos depois da alimentação por sonda
- Oferecer a chupeta ou o dedo enluvado para incentivar a sucção pelo menos a cada 4 horas para os lactentes que recebem hiperalimentação em longo prazo
- Utilizar a chupeta ou o dedo enluvado depois da alimentação, se o lactente demonstrar necessidade contínua de sugar
- Embalar e segurar o lactente enquanto suga a chupeta ou o dedo enluvado, quando possível
- Tocar música suave apropriada
- Posicionar o lactente para prevenir a perda da chupeta
- Informar aos pais a importância de atender às necessidades de sucção do lactente
- Incentivar a mãe que amamenta a permitir a sucção não nutritiva da mama após completar a alimentação
- Informar os pais das alternativas à sucção do mamilo (p. ex., polegar, dedo indicador, chupeta)
- Orientar os pais sobre o uso da sucção não nutritiva
- Utilizar a técnica *teach-back* (paciente é solicitado a repetir a informação que recebeu) para garantir a compreensão

1ª edição 1992; revisada em 2000, 2024

Supervisão 6650

Definição: monitoração, aquisição, interpretação e síntese de informações propositais e contínuas

Atividades:
- Determinar riscos à saúde e percepções do estado de saúde, incluindo informações sobre comportamento e rotinas normais, conforme apropriado
- Perguntar sobre sinais, sintomas ou problemas recentes
- Selecionar índices adequados para monitoração contínua, com base na condição do paciente
- Ajustar a frequência de coleta e interpretação de dados, conforme indicado pela condição do paciente
- Providenciar monitoração contínua para pacientes instáveis ou gravemente doentes
- Monitorar continuamente a presença de gatilhos para acionamento do time de resposta rápida (p. ex., baixos níveis de oxigenação, frequência cardíaca baixa ou elevada, pressão arterial baixa ou elevada, alarme de cama)
- Ativar o time de resposta rápida, quando indicada pela presença de áreas de acionamento, conforme protocolo da instituição
- Monitorar estratégias de enfrentamento
- Comparar o estado atual com o anterior para detectar melhoras e deterioração da condição do paciente (p. ex., padrões de comportamento, tendência a sangramento, estado neurológico, estado de oxigenação, sinais vitais)
- Facilitar a aquisição e a interpretação de exames diagnósticos, incluindo os dados laboratoriais, conforme apropriado
- Monitorar os equipamentos para aprimorar a aquisição de dados confiáveis
- Notificar o profissional de saúde sobre alterações significativas
- Iniciar ou mudar o tratamento de saúde para manter os parâmetros dentro dos limites solicitados pelos prestadores de cuidados de saúde, utilizando os protocolos estabelecidos ou vigentes
- Priorizar as ações baseadas na condição do paciente
- Obter consulta com profissional de saúde quando os dados do paciente indicarem a necessidade de modificação no tratamento
- Analisar as solicitações médicas em conjunto com a condição do paciente para garantir a sua segurança
- Obter consulta com o profissional de saúde adequado para iniciar um novo tratamento ou alterar os tratamentos existentes
- Providenciar ambiente adequado para resultados desejáveis ao paciente (p. ex., adequar a competência do enfermeiro às necessidades de cuidado; providenciar a proporção necessária de pacientes por enfermeiro; providenciar equipe auxiliar adequada; e assegurar a continuidade dos cuidados)
- Explicar os resultados dos exames diagnósticos ao paciente e seus familiares
- Envolver o paciente e seus familiares nas atividades de monitoração, conforme apropriado
- Facilitar a aquisição de serviços interdisciplinares, conforme apropriado

1ª edição 1992; revisada em 2004, 2013, 2024

Supervisão da pele 3590

Definição: coleta e análise de dados do paciente para manter a integridade da pele e das membranas mucosas

Atividades:
- Inspecionar a pele e as membranas mucosas quanto à presença de vermelhidão, calor extremo, edema ou drenagem
- Observar as extremidades dos membros em relação a cor, calor, inchaço, pulsos, textura, edema e ulcerações
- Inspecionar a condição da incisão cirúrgica, conforme apropriado
- Utilizar uma ferramenta de avaliação para identificar pacientes com risco de ruptura da pele (p. ex., Escala de Braden)
- Monitorar a cor e a temperatura da pele
- Monitorar a pele e as membranas mucosas para detecção de áreas descoradas, contusões e ruptura
- Monitorar a pele quanto à presença de erupções cutâneas e abrasões
- Monitorar a pele quanto ao excesso de ressecamento e umidade
- Monitorar as fontes de pressão e atrito
- Monitorar infecções, especialmente de áreas edematosas
- Inspecionar as roupas para verificar se estão apertadas
- Registrar as alterações na pele ou nas membranas mucosas
- Instituir medidas para prevenir deterioração adicional (p. ex., colchões sobrepostos, esquema de reposicionamento)
- Orientar familiares/cuidadores acerca dos sinais de ruptura da pele, conforme apropriado

1ª edição 1992; revisada em 2008

Supervisão de funcionários 7830

Definição: facilitação da prestação de cuidados altamente qualificados ao paciente por outras pessoas

Atividades:
- Criar um ambiente de trabalho que valide a importância de cada funcionário para a organização
- Reconhecer a área de especialidade do funcionário
- Certificar-se de que os membros da equipe ofereçam cuidados dentro de sua *expertise* de prática habilitada
- Certificar-se de que os membros da equipe tenham diploma atualizado, conforme apropriado
- Selecionar um estilo de gerenciamento apropriado para a situação de trabalho e as características do funcionário
- Incentivar a comunicação aberta
- Identificar oportunidades para participação na tomada de decisões
- Fornecer uma descrição do trabalho para todos os novos funcionários
- Fornecer expectativas claras para o desempenho do trabalho
- Compartilhar métodos de avaliação utilizados com o funcionário
- Promover trabalho em equipe e um sentido de finalidade para o grupo de trabalho
- Estabelecer metas para a equipe, quando apropriado
- Considerar o crescimento do funcionário nas atribuições de tarefas
- Compartilhar informações sobre a organização e planos futuros
- Ouvir as preocupações e sugestões dos funcionários
- Fornecer *feedback* sobre o desempenho no trabalho em intervalos regulares
- Fornecer treinamento e incentivo
- Reforçar o bom desempenho
- Facilitar as oportunidades para o funcionário estar entre os "vencedores"
- Oferecer reconhecimento por comportamento que apoie as metas organizacionais
- Manter uma atitude de confiança nos outros
- Procurar recomendações dos funcionários, quando apropriado
- Utilizar redes informais para atingir as metas
- Oferecer desafios e oportunidades para o crescimento dos funcionários
- Monitorar a qualidade do desempenho no trabalho
- Monitorar a qualidade das relações entre os funcionários com outros profissionais de saúde
- Incorporar a compreensão das diferenças entre gerações ao atribuir e avaliar o trabalho
- Documentar os pontos fortes e fracos do funcionário
- Buscar informações sobre as preocupações do funcionário em relação à assistência ao paciente e ao ambiente de trabalho
- Buscar *feedback* dos pacientes com referência ao cuidado fornecido
- Incentivar a equipe a resolver seus próprios problemas
- Iniciar ação disciplinar, quando apropriado, seguindo as políticas e os procedimentos
- Aconselhar o funcionário sobre como melhorar seu desempenho, conforme apropriado
- Estabelecer prazos para as mudanças de comportamento necessárias, conforme apropriado
- Fornecer reeducação para melhorar o desempenho, conforme necessário
- Preencher os instrumentos de avaliação em intervalos de tempo apropriados
- Discutir os resultados da avaliação de modo privado

2ª edição 1996; revisada em 2018

Supervisão: comunidade 6652

Definição: monitoração, aquisição, interpretação, comunicação e síntese proposital e contínua de dados para tomada de decisões na comunidade

Atividades:
- Identificar finalidade, procedimentos e mecanismos de relato para os sistemas de informação de dados de saúde necessários e voluntários
- Focar a vigilância nas necessidades da comunidade, conforme identificadas por instituições locais e profissionais de saúde (p. ex., avaliação das necessidades de saúde da comunidade)
- Coletar dados relacionados com eventos de saúde, como doenças e lesões a serem relatadas
- Envolver membros da comunidade na coleta de informações de saúde para indivíduos que têm acesso limitado ou barreiras aos serviços de saúde
- Estabelecer a frequência da coleta e análise de dados
- Informar os dados para a instituição adequada, utilizando mecanismos de relato-padrão
- Acompanhar os relatórios para garantir a precisão e a utilidade das informações
- Utilizar os relatórios para o reconhecimento da necessidade de coleta adicional de dados, análise e interpretação
- Adaptar as ferramentas e abordagens para coleta de dados, elaboração de relatórios e comunicação
- Orientar sobre a importância de acompanhar o tratamento de doenças contagiosas
- Participar do desenvolvimento de programas (p. ex., ensino, formulação de políticas, atividades de *lobby*), associados à coleta e à elaboração de relatórios de dados da comunidade
- Providenciar treinamento regular, supervisão e incentivos para promover a sustentabilidade
- Reforçar a vigilância comunitária para a sustentabilidade
- Estabelecer mecanismos para *feedback* de informações e comunicação com a comunidade
- Fornecer relatórios regulares sobre os benefícios observáveis para a comunidade

3ª edição 2000; revisada em 2024

Supervisão: gravidez tardia 6656

Definição: aquisição, interpretação e síntese propositais e contínuas de dados materno-fetais para tratamento, observação ou admissão

Atividades:
- Revisar a história obstétrica, se disponível
- Determinar os riscos à saúde materno-fetal por meio da entrevista com a paciente
- Estabelecer a idade gestacional revisando a história ou calculando a data provável do parto (DPP) a partir do último ciclo menstrual
- Monitorar os sinais vitais maternos e fetais
- Monitorar o comportamento da paciente e da pessoa de apoio
- Implementar a monitoração fetal eletrônica, conforme apropriado
- Perguntar sobre a presença e a qualidade do movimento fetal
- Monitorar os sinais de trabalho de parto prematuro (p. ex., menos de quatro contrações por hora, lombalgia, cãibras, exposição e pressão pélvica no período de 20 a 37 semanas de gestação), conforme apropriado
- Monitorar o aparecimento de sinais de hipertensão induzida pela gravidez (p. ex., hipertensão, cefaleia, visão turva, náusea, vômito, alterações visuais, hiper-reflexia, edema e proteinúria), conforme apropriado
- Monitorar os padrões de eliminação, conforme apropriado
- Monitorar o aparecimento de sinais de infecção do sistema urinário, conforme apropriado
- Facilitar a aquisição de exames diagnósticos, conforme apropriado
- Interpretar os resultados dos exames diagnósticos, conforme apropriado
- Recuperar e interpretar os dados laboratoriais e entrar em contato com o profissional de saúde, conforme apropriado
- Explicar os resultados dos exames diagnósticos à paciente e aos seus familiares
- Iniciar intervenções para terapia IV, reposição volêmica e administração de medicamentos, conforme necessário
- Promover medidas de conforto, conforme necessário
- Monitorar o estado nutricional, conforme apropriado
- Monitorar as alterações dos padrões de sono, conforme apropriado
- Obter história de infecções sexualmente transmissíveis e frequência de relações sexuais, conforme apropriado
- Monitorar a atividade uterina (p. ex., frequência, duração e intensidade das contrações)
- Realizar a manobra de Leopold para determinar a posição fetal
- Observar o tipo, a quantidade e o início da secreção vaginal
- Realizar o exame com espéculo para diagnóstico de ruptura espontânea das membranas amnióticas, a menos que haja evidência de sangramento franco
- Examinar o líquido amniótico (p. ex., nitrazina, muco cervical em forma de folha de samambaia e acumulação de líquido [*pooling*], conforme apropriado
- Obter culturas cervicais, conforme apropriado (p. ex., história de infecção por β-estreptococos, herpes ou ruptura prolongada de membranas)
- Examinar o colo do útero para dilatação, obliteração, amolecimento, posição e estação
- Realizar ultrassonografia para determinar a apresentação fetal ou a posição da placenta, conforme apropriado
- Instituir o tratamento adequado utilizando protocolos vigentes
- Priorizar as ações com base na condição da paciente (p. ex., tratar, continuar o acompanhamento, internar ou dar alta)

2ª edição 1996; revisada em 2018

Supervisão: monitoração por vídeo 6660

Definição: monitoração visual contínua da atividade para melhorar a segurança

Atividades:
- Determinar os motivos da vigilância com os profissionais de saúde
- Orientar sobre o propósito, processo e riscos da monitoração por vídeo
- Obter consentimento por escrito
- Limitar o acesso ao equipamento de monitoração e aos dados a pessoas treinadas e autorizadas
- Certificar-se de que o equipamento de tecnologia seja montado e conectado por pessoal autorizado e treinado
- Assegurar que todos os técnicos de vídeo e cuidadores tenham treinamento nos equipamentos e em respostas às atividades observadas
- Providenciar relatório aos técnicos de vídeo antes do início de cada turno
- Assegurar que o técnico de vídeo compreenda a finalidade da monitoração (p. ex., risco de queda, comprometimento cognitivo, risco de fuga, potencial para convulsão, abstinência de substâncias, problemas comportamentais)
- Responder às notificações do técnico de vídeo a respeito de atividades inseguras
- Informar os técnicos de vídeo para não se comunicarem com o paciente por meio de microfone de vídeo, mas, em vez disso, contatar primeiro o enfermeiro quando os pacientes tiverem dificuldades de comunicação, confusão ou delírio
- Orientar os técnicos de vídeo a notificarem o enfermeiro sempre que observarem uma atividade de risco
- Proporcionar privacidade (p. ex., desligar a monitoração ao realizar cuidados, solicitar monitoração não gravada sempre que possível, limitar o número de técnicos de vídeo)
- Registrar o uso da monitoração por vídeo, de acordo com a política da instituição
- Determinar a necessidade de monitoração contínua a cada turno e interromper quando não for mais necessário

8ª edição 2024

Supervisão: monitoração remota 6658

Definição: coleta, transmissão e avaliação de dados de saúde de um paciente usando a tecnologia

Atividades:
- Determinar os motivos para monitoração do paciente com o profissional de saúde
- Certificar-se de que as permissões e autorizações apropriadas para coleta de dados sejam obtidas
- Informar o paciente de quaisquer riscos do método de vigilância remota utilizado
- Limitar o acesso ao equipamento de monitoração e aos dados pessoais do paciente à equipe treinada e autorizada
- Certificar-se de que o equipamento de tecnologia seja montado e conectado por pessoal autorizado e treinado
- Certificar-se do nível de conforto com o uso da tecnologia
- Orientar sobre o uso do equipamento, se indicado (p. ex., dispositivos portáteis, dispositivos móveis, aplicativos de *smartphone*)
- Estabelecer a frequência de coleta e interpretação dos dados, conforme indicado
- Orientar o paciente ou o cuidador sobre o papel na coleta de dados (p. ex., aplicação do equipamento, resposta a perguntas, registro de dados no mesmo horário diariamente)
- Certificar-se da compreensão sobre a importância da transmissão de dados
- Certificar-se de que os dados sejam obtidos do paciente, sempre que possível (ou seja, evitar que o cuidador fale pelo paciente ou relate os dados, se apropriado)
- Monitorar os dados recebidos para validação e confiabilidade
- Determinar os riscos à saúde a partir da interpretação dos dados (p. ex., sinais vitais, leituras dos dados de glicose, ECGs), conforme apropriado
- Obter informações sobre comportamentos e rotinas usuais do paciente
- Monitorar a condição para detectar melhorias ou deterioração
- Colaborar e consultar com o cuidador principal, conforme a necessidade
- Iniciar ou alterar o tratamento, conforme prescrito pelo profissional de saúde principal
- Analisar as prescrições médicas em conjunto com a condição atual do paciente para garantir sua segurança
- Explicar os resultados dos exames e intervenções para o paciente
- Solucionar todos os problemas dos equipamentos e sistemas para melhorar a aquisição de dados confiáveis
- Coordenar a colocação, substituição ou ajuste de equipamentos e suprimentos
- Obter consulta com profissional de saúde apropriado, para iniciar um novo tratamento ou modificar os tratamentos existentes, conforme indicado
- Manter a confidencialidade e a segurança dos dados
- Fornecer ao indivíduo acesso aos seus próprios dados, conforme apropriado
- Registrar avaliações, conselhos, instruções ou outras informações fornecidas ao paciente, de acordo com as diretrizes específicas
- Verificar como o paciente ou os membros da família podem ser acessados para vigilância futura, conforme apropriado
- Identificar ou agrupar dados que tenham implicações com programas ou populações

3ª edição 2000; revisada em 2024

Supressão da lactação 6870

Definição: facilitação da cessação da produção de leite, minimizando o ingurgitamento doloroso

Atividades:
- Discutir as opções para a extração do leite (p. ex., bombeamento com a mão, dispositivo manual e elétrico)
- Orientar a paciente a extrair leite suficiente por meio de bombeamento com a mão, dispositivo manual ou elétrico para reduzir a pressão na mama, mas não o suficiente para esvaziar a mama
- Auxiliar a paciente a garantir uma bomba de boa qualidade para uso
- Auxiliar a paciente a determinar o cronograma (p. ex., frequência e duração) para a extração do leite com base em fatores individuais (p. ex., tempo após o parto, frequência de esvaziamento das mamas e quantidade de leite atualmente produzida)
- Monitorar o ingurgitamento mamário e o desconforto ou dor associados
- Orientar a paciente sobre medidas para reduzir o desconforto ou a dor (p. ex., compressas de gelo ou folhas de repolho frias aplicadas nos seios; analgésicos)
- Administrar medicamento para supressão da lactação, se apropriado
- Incentivar a paciente a usar sutiã de suporte e bem ajustado continuamente até que a lactação seja suprimida
- Fornecer orientação antecipada sobre alterações fisiológicas (ou seja, cólicas uterinas e presença de leite escasso após a supressão da lactação)
- Discutir sentimentos, preocupações ou questões que a paciente possa ter com a supressão da lactação

1ª edição 1992; revisada em 2013

Supressão do trabalho de parto 6860

Definição: controle das contrações uterinas antes das 37 semanas de gestação para prevenir o parto prematuro

Atividades:
- Revisar o histórico para fatores de risco comumente relacionados com o trabalho de parto prematuro (p. ex., histórico anterior da paciente ou da família de parto prematuro ou aborto; gestação multifetal; anomalias cervicais uterinas; alteração cervical precoce; irritabilidade uterina; infecção, como doença periodontal; intervalo curto entre gestações; concepção induzida por tecnologia; histórico de sangramento vaginal no primeiro e/ou segundo trimestre; resultados positivos de fibronectina fetal; extremos de peso corporal pré-gestacional)
- Determinar a idade fetal com base no último período menstrual, primeira ultrassonografia, medidas da altura do fundo uterino, data da aceleração e data dos batimentos cardíacos fetais audíveis
- Entrevistar a paciente sobre o início e a duração dos sintomas do trabalho de parto prematuro
- Perguntar à paciente sobre atividades que antecederam o início dos sintomas do trabalho de parto prematuro
- Determinar o padrão das membranas amnióticas
- Obter culturas de urina e cervicais
- Documentar a atividade uterina, utilizando palpação e monitoração fetal eletrônica
- Obter peso materno basal
- Posicionar a mãe lateralmente para otimizar a perfusão placentária
- Iniciar hidratação oral ou IV
- Observar as contraindicações ao uso de tocolíticos (p. ex., corioamnionite, pré-eclâmpsia, hemorragia, morte fetal ou retardo grave do crescimento intrauterino)
- Iniciar tocolíticos orais, subcutâneos ou IV, conforme prescrição ou protocolo médico, se a hidratação não reduzir a atividade uterina
- Monitorar os sinais vitais maternos, a frequência cardíaca fetal e a atividade uterina a cada 15 minutos durante o início da tocólise IV
- Monitorar os efeitos colaterais da terapia tocolítica, incluindo perda dos reflexos tendinosos profundos e depressão respiratória, se o sulfato de magnésio for administrado
- Orientar a paciente e a família sobre os efeitos colaterais tocolíticos normais (p. ex., tremores, cefaleia, palpitações, ansiedade, náusea, vômito, rubor, calor)
- Fornecer intervenções para reduzir o desconforto dos efeitos colaterais normais (p. ex., terapia de relaxamento, redução da ansiedade, toque terapêutico)
- Orientar a paciente e a família sobre os efeitos colaterais tocolíticos anormais (p. ex., dor no peito, falta de ar, taquicardia ou contrações recorrentes) para relatar ao profissional de saúde
- Obter ECG basal, conforme apropriado
- Monitorar a ingesta e eliminação
- Auscultar os pulmões
- Administrar terapia com corticoides, se indicado e prescrito para acelerar a maturidade dos pulmões fetais
- Determinar o conhecimento da paciente e da família sobre o desenvolvimento fetal e o parto prematuro, bem como a motivação para prolongar a gravidez
- Envolver a paciente e a família no plano de cuidados domiciliares
- Orientar a paciente e a família para a alta em relação aos cuidados domiciliares, incluindo esquemas medicamentosos, restrições de atividades, dieta e hidratação, abstinência sexual e maneiras de evitar constipação
- Ensinar técnicas de palpação da contração
- Fornecer material educativo escrito para a família da paciente
- Fornecer encaminhamentos para auxiliar a família com cuidados infantis, manutenção da casa e atividades de diversão, conforme apropriado
- Discutir sinais de trabalho de parto prematuro recorrente e reforçar a necessidade de procurar atendimento imediatamente se os sintomas retornarem e persistirem por 1 hora
- Fornecer instruções de alta por escrito, incluindo orientações explícitas para procurar instituição de saúde

2ª edição 1996; revisada em 2018

Suspensão de medicamentos 2370

Definição: redução gradual, descontinuação ou retirada intencional de medicamentos para controlar a polifarmácia ou reduzir o risco de efeitos colaterais e adversos

Atividades:
- Determinar os objetivos da terapia medicamentosa
- Obter história completa de medicamento (ou seja, examinar frascos ou lista de medicamentos, comunicar-se com os profissionais de saúde e a farmácia)
- Verificar a história de medicamento com o paciente e a família
- Reconciliar lista de medicamentos para prescrições duplicadas
- Documentar o nome atual do medicamento, dosagem, frequência e via na lista de medicamentos
- Verificar se o medicamento prescrito ainda é indicado e clinicamente apropriado
- Consultar outros profissionais de saúde para minimizar o número e a frequência dos medicamentos necessários para o efeito terapêutico
- Avaliar os riscos e benefícios da redução gradual ou descontinuação de qualquer medicamento da lista
- Consultar as diretrizes publicadas sobre a adequação do uso de medicamentos (ou seja, Critérios de Beers para uso de medicamentos potencialmente inapropriados em idosos)
- Priorizar medicamentos a serem descontinuados com base nas diretrizes clínicas
- Seguir recomendações baseadas em evidências publicadas para orientar a descontinuação ou redução gradual do medicamento
- Compartilhar a tomada de decisões com outros profissionais de saúde, paciente e familiares
- Fornecer instruções escritas para o paciente e a família sobre a descontinuação do medicamento ou cronograma de redução gradual, conforme apropriado
- Monitorar possíveis eventos adversos decorrentes da descontinuação do medicamento
- Avaliar a necessidade de reiniciar a terapia

8ª edição 2024

Sutura 3620

Definição: aproximação das bordas de uma ferida usando material de sutura estéril e uma agulha

Atividades:
- Identificar alergias do paciente a anestésicos, materiais de sutura, tiras adesivas estéreis, esparadrapo e iodopovidona ou outras soluções tópicas
- Identificar história de formação de queloide, conforme apropriado
- Encaminhar feridas profundas, faciais, articulares ou potencialmente infectadas a um profissional de saúde
- Imobilizar uma criança assustada ou um adulto confuso, conforme apropriado
- Realizar tricotomia do local imediato da ferida usando a técnica adequada
- Higienizar a pele ao redor com água e sabão ou outra solução antisséptica suave
- Utilizar técnica estéril durante o procedimento de sutura
- Administrar um anestésico tópico ou injetável na área, conforme apropriado
- Proporcionar tempo suficiente para que o anestésico tenha efeito na área
- Selecionar uma agulha de sutura com o calibre apropriado e o material de sutura
- Determinar o método de sutura (contínua ou interrompida) mais apropriado para a ferida
- Posicionar a agulha de modo que entre e saia perpendicularmente à superfície da pele
- Puxar a agulha pela pele, seguindo a linha ou a curva da própria agulha
- Puxar a sutura com firmeza suficiente para não dobrar a pele
- Prender a linha de sutura com nós quadrados
- Aplicar tiras adesivas estéreis para melhorar o fechamento da ferida (p. ex., colocar perpendicularmente à linha de incisão; colocar nas extremidades da sutura para prevenir deslizamento ou tração excessiva), quando apropriado
- Limpar a área suturada antes de aplicar um antisséptico ou curativo
- Aplicar o curativo, conforme apropriado
- Orientar o paciente sobre os cuidados com a linha de sutura ou tiras adesivas estéreis, incluindo sinais e sintomas de infecção
- Orientar o paciente sobre a remoção das suturas ou tiras adesivas estéreis
- Remover as suturas em 1 a 2 semanas de sua colocação, dependendo da localização anatômica (na face, remover em 5 a 7 dias; no pescoço, 7 dias; no couro cabeludo, 10 dias; no tronco e extremidades superiores, 10 a 14 dias; e nas extremidades inferiores, 14 a 21 dias), conforme a indicação
- Utilizar a técnica adequada para remover as suturas (ou seja, elevar delicadamente com pinças, cortar, prender o nó, puxando em direção à linha da sutura)
- Agendar consulta de retorno, conforme apropriado

1ª edição 1992; revisada em 1996, 2018

Técnica para acalmar 5880

Definição: redução da ansiedade em pacientes com sofrimento agudo

Atividades:
- Manter atitudes calmas e deliberadas
- Manter contato visual com o paciente
- Reduzir ou eliminar estímulos geradores de medo ou ansiedade
- Ficar com o paciente
- Tranquilizar o paciente quanto à sua segurança
- Identificar pessoas significativas cuja presença pode ajudar o paciente
- Segurar e consolar um lactente ou criança
- Embalar o lactente, conforme apropriado
- Falar de maneira suave ou cantar para o lactente ou criança
- Oferecer chupeta ao lactente, conforme apropriado
- Orientar o paciente sobre as técnicas a serem usadas para acalmar um lactente (p. ex., falar com ele, colocar sua mão sobre o abdome, segurar os braços, pegar no colo, segurar e embalar)
- Proporcionar tempo e espaço para ficar sozinho, conforme apropriado
- Sentar-se e conversar com o paciente
- Facilitar a expressão de raiva do paciente de maneira construtiva
- Massagear a fronte, conforme apropriado
- Oferecer líquidos ou leite mornos
- Massagear as costas, conforme apropriado
- Oferecer banho morno de imersão ou em chuveiro
- Orientar o paciente sobre métodos para diminuir a ansiedade (p. ex., técnicas de respiração lenta, distração, visualização, meditação, relaxamento muscular progressivo, ouvir música calma), conforme apropriado
- Fornecer medicamentos ansiolíticos, conforme apropriado

1ª edição 1992; revisada em 2013

Terapia com animais 4320

Definição: uso intencional de animais para proporcionar conforto e apoio emocional, controlar a ansiedade e melhorar o humor

Atividades:
- Determinar a aceitação de animais como agentes terapêuticos por parte da pessoa
- Verificar se há alguma alergia a animais
- Explicar o propósito e a justificativa para ter animais em um ambiente de cuidado
- Aplicar padrões para triagem, treinamento, manutenção da saúde e cuidados com os animais no programa de terapia
- Cumprir as normas do departamento de saúde relativas aos animais na instituição
- Desenvolver uma política ou protocolo que descreva a resposta apropriada a acidentes ou ferimentos resultantes do contato com animais
- Providenciar animais de terapia conforme necessário
- Lavar as mãos antes e depois de manusear animais de estimação
- Evitar visitas de animais com pessoas imprevisíveis ou violentas
- Monitorar visitas de animais com pessoas com condições especiais (p. ex., feridas abertas, pele delicada, múltiplas linhas IV, outros equipamentos)
- Facilitar para a pessoa o segurar e acariciar animais de terapia
- Incentivar interações com animais de terapia (p. ex., acariciar, alimentar, escovar)
- Observar a resposta às interações com animais de terapia
- Proporcionar oportunidade de relembrar e compartilhar experiências anteriores com animais de estimação ou outros animais

1ª edição 1992; revisada em 2000, 2024

Terapia com exercício: controle muscular 0226

Definição: uso de protocolos específicos de atividade ou exercício para melhorar ou restaurar o controle muscular

Atividades:
- Determinar a prontidão para se envolver na atividade ou protocolo de exercício
- Obter aprovação do profissional de saúde para instituir um plano de exercícios, conforme necessário
- Colaborar com fisioterapeutas, terapeutas ocupacionais e recreativos no desenvolvimento e execução do programa de exercícios, conforme apropriado
- Consultar fisioterapia para determinar a posição ideal durante o exercício e o número de repetições para cada padrão de movimento
- Avaliar funções sensoriais (p. ex., visão, audição, propriocepção)
- Explicar a razão para o tipo de exercício e protocolo
- Fornecer privacidade para os exercícios, se desejado

- Ajustar a iluminação, a temperatura ambiente e o nível de ruído para aumentar a concentração na atividade física
- Realizar as atividades de cuidados diários em sequência para aumentar os efeitos da terapia de exercícios específicos
- Iniciar medidas de controle da dor antes de começar o exercício ou atividade
- Vestir-se com roupas não restritivas
- Auxiliar a manter a estabilidade do tronco e da articulação proximal durante a atividade motora
- Aplicar talas para obter estabilidade das articulações proximais envolvidas nas habilidades motoras finas, conforme prescrito
- Reavaliar a necessidade de dispositivos auxiliares em intervalos regulares em colaboração com fisioterapeuta, terapeuta ocupacional ou fisioterapeuta respiratório
- Auxiliar na posição sentada ou em pé para o protocolo de exercícios, conforme apropriado
- Reforçar as orientações sobre a execução adequada dos exercícios para minimizar lesões e maximizar a eficácia
- Identificar quaisquer percepções errôneas sobre a imagem corporal
- Reorientar para a consciência corporal e funções de movimento do corpo
- Incentivar a varredura visual do lado acometido do corpo ao realizar as atividades de vida diária (AVD) ou exercícios, se indicado
- Fornecer dicas passo a passo para cada atividade motora durante exercícios ou AVD
- Orientar a narrar cada movimento conforme executado
- Usar recursos visuais para facilitar métodos de aprendizagem para realizar AVD ou movimentos de exercícios, conforme apropriado
- Proporcionar um ambiente tranquilo após períodos de exercício
- Auxiliar no desenvolvimento de protocolos de exercícios para força, resistência e flexibilidade
- Auxiliar na formulação de metas realistas e mensuráveis
- Realizar atividades motoras que exijam atenção e uso de ambos os lados do corpo
- Incorporar as AVD no protocolo de exercícios, se apropriado
- Incentivar a prática de exercícios de forma independente, conforme indicado
- Incentivar o uso de atividades de aquecimento e relaxamento antes e depois do protocolo de exercícios
- Usar estímulos táteis (p. ex., batidas) para minimizar o espasmo muscular
- Auxiliar na preparação e manutenção de gráfico ou tabela de progresso para adesão ao protocolo de exercícios
- Monitorar as respostas emocionais, cardiovasculares e funcionais ao protocolo de exercícios
- Monitorar o autoexercício para um desempenho correto
- Avaliar o progresso em direção à melhoria e restauração do movimento e função do corpo
- Fornecer reforço positivo para esforços em exercícios e atividades físicas
- Colaborar com cuidadores domiciliares em relação ao protocolo de exercícios e às AVD
- Auxiliar a fazer as revisões prescritas no plano de exercícios em casa, conforme indicado
- Utilizar a técnica *teach-back* (paciente é solicitado a repetir a informação que recebeu) para garantir a compreensão

1ª edição 1992; revisada em 2000, 2024

Terapia com exercício: deambulação 0221

Definição: promoção e assistência com caminhada para manter ou restaurar funções corporais autônomas e voluntárias durante o tratamento e a recuperação de doenças ou lesões

Atividades:
- Obter aprovação do profissional de saúde para instituir um plano de exercícios, conforme necessário
- Vestir-se com roupas não restritivas
- Auxiliar no uso de calçados que facilitem a caminhada e evitem lesões
- Fornecer cama baixa, conforme apropriado
- Monitorar o perfil da marcha e as condições clínicas antes de iniciar a terapia de deambulação
- Incentivar a sentar-se na cama, na lateral da cama ou na cadeira, conforme tolerado
- Consultar o fisioterapeuta sobre o plano de deambulação, conforme necessário
- Orientar sobre a disponibilidade de dispositivos de assistência, se apropriado
- Orientar como se posicionar durante o processo de transferência
- Utilizar o cinto de marcha para auxiliar na transferência e na deambulação, conforme necessário
- Auxiliar na transferência, conforme necessário
- Garantir a remoção de barreiras ambientais ao longo da rota
- Fornecer cartões de orientação na cabeceira da cama para facilitar o aprendizado da transferência
- Aplicar e fornecer dispositivo de assistência (p. ex., bengala, andador, cadeira de rodas) para deambulação, se instável
- Auxiliar na deambulação inicial e conforme necessário
- Orientar sobre técnicas seguras de transferência e deambulação
- Monitorar o uso de muletas, bengalas ou outros dispositivos auxiliares para caminhar
- Auxiliar a ficar de pé e a caminhar a uma distância específica e com um número apropriado de pessoas da equipe de saúde
- Auxiliar a estabelecer incrementos realistas na distância para deambulação
- Incentivar a deambulação independente dentro de limites seguros
- Utilizar a técnica *teach-back* (paciente é solicitado a repetir a informação que recebeu) para garantir a compreensão

1ª edição 1992; revisada em 2000, 2024

Terapia com exercício: equilíbrio   0222

Definição: uso de atividades, posturas e movimentos específicos para manter, melhorar ou restaurar o equilíbrio

Atividades:
- Determinar a capacidade de participar de atividades que exijam equilíbrio
- Obter aprovação do profissional de saúde para instituir um plano de exercícios, conforme necessário
- Colaborar com fisioterapeutas, terapeutas ocupacionais e recreativos no desenvolvimento e execução de programas de exercícios, conforme apropriado
- Avaliar funções sensoriais (p. ex., visão, audição, propriocepção)
- Monitorar as funções motoras por meio do uso de instrumentos padronizados, conforme necessário
- Monitorar situações que promovam perda de equilíbrio
- Proporcionar oportunidade para discutir fatores que influenciam o medo de cair
- Proporcionar ambiente seguro para a prática de exercícios
- Orientar sobre a importância da terapia com exercícios para manter e melhorar o equilíbrio
- Incentivar programas de exercícios de baixa intensidade com oportunidades de compartilhar sentimentos
- Orientar sobre exercícios de equilíbrio, como ficar em pé sobre uma perna, inclinar-se para a frente, alongamento e resistência, conforme apropriado
- Auxiliar no fortalecimento do tornozelo e em programas de caminhada
- Fornecer informações sobre terapias alternativas, como ioga e *Tai Chi*
- Adaptar o ambiente para facilitar a concentração
- Providenciar dispositivos auxiliares (p. ex., bengala, andador, travesseiros, almofadas) para auxiliar na realização de exercícios
- Auxiliar o paciente na formulação de metas realistas e mensuráveis
- Reforçar ou orientar sobre como se posicionar e realizar movimentos para manter ou melhorar o equilíbrio durante exercícios ou atividades da vida diária
- Auxiliar na participação em exercícios de alongamento quando estiver deitado, sentado ou em pé
- Auxiliar na mudança para a posição sentada, estabilizar o tronco com os braços nas laterais da cama ou cadeira e balançar o tronco sobre os braços de apoio
- Auxiliar a ficar de pé ou sentado e balançar o corpo de um lado para o outro para estimular os mecanismos de equilíbrio
- Incentivar a manutenção de uma ampla base de apoio, se necessário
- Auxiliar na prática de ficar em pé com os olhos fechados por curtos períodos em intervalos regulares para estimular a propriocepção
- Monitorar a resposta aos exercícios de equilíbrio
- Realizar avaliação domiciliar para identificar riscos ambientais e comportamentais existentes, se aplicável
- Fornecer recursos para programas de equilíbrio, exercícios ou orientação contra quedas
- Encaminhar para fisioterapia e terapia ocupacional para exercícios de treinamento de habituação vestibular
- Utilizar a técnica *teach-back* (paciente é solicitado a repetir a informação que recebeu) para garantir a compreensão

1ª edição 1992; revisada em 2008, 2024

Terapia com exercício: mobilidade articular   0224

Definição: uso de movimento corporal ativo ou passivo para manter ou restaurar a flexibilidade das articulações

Atividades:
- Determinar as limitações do movimento articular e o efeito sobre a função articular
- Obter aprovação do profissional de saúde para instituir um plano de exercícios, conforme necessário
- Colaborar com a fisioterapia no desenvolvimento e execução do programa de exercícios
- Determinar o nível de motivação para manter ou restaurar o movimento articular
- Explicar a finalidade e planejar os exercícios conjuntos
- Monitorar a localização e a natureza do desconforto ou dor durante o movimento/atividade
- Monitorar o padrão de respiração durante a execução do exercício
- Iniciar medidas de controle da dor antes de começar o exercício articular
- Vestir-se com roupas não restritivas
- Proteger-se contra traumas durante o exercício
- Auxiliar na posição corporal ideal para movimento articular passivo e ativo
- Incentivar exercícios ativos de amplitude de movimento (ADM), de acordo com um cronograma regular e planejado
- Realizar exercícios passivos de amplitude de movimento, conforme indicado
- Orientar sobre como realizar sistematicamente exercícios de amplitude de movimento passivos, assistidos ou ativos
- Fornecer instruções por escrito para o exercício
- Auxiliar no desenvolvimento de cronograma para exercícios de amplitude de movimento ativa
- Incentivar a visualização do movimento do corpo antes de começar o movimento
- Auxiliar no movimento articular rítmico regular dentro dos limites de dor, resistência e mobilidade articular
- Incentivar a sentar-se na cama, na lateral da cama ou na cadeira, conforme tolerância
- Incentivar a deambulação, se apropriado
- Determinar o progresso em direção ao alcance da meta
- Fornecer reforço positivo para a realização de exercícios articulares
- Utilizar a técnica *teach-back* (paciente é solicitado a repetir a informação que recebeu) para garantir a compreensão

1ª edição 1992; revisada em 2000, 2024

Terapia com sanguessugas   3460

Definição: aplicação de sanguessugas medicinais para melhorar o fluxo sanguíneo venoso

Atividades:
- Garantir que a terapia com sanguessugas é compatível com o tratamento de saúde
- Obter consentimento livre e esclarecido
- Obter hemograma completo e outros exames laboratoriais, de acordo com o protocolo da instituição
- Administrar antibiótico profilático, conforme prescrito
- Limpar o local do tratamento com água e sabão e enxaguar
- Direcionar a cabeça da sanguessuga para o local do tratamento e permitir que ela se fixe
- Usar vaselina ou curativo adesivo transparente para cobrir o local de tratamento, conforme prescrito
- Cercar o local com toalhas ou gaze para evitar que a sanguessuga migre
- Colocar uma gota de sangue no local do tratamento se a aderência for lenta
- Manter o animal no local por 30 a 90 minutos ou conforme prescrito
- Realizar os descartes nos lixos para resíduos biológicos perigosos, de acordo com a política da instituição
- Monitorar reações adversas (p. ex., sangramento excessivo, reações de hipersensibilidade, infecção)
- Orientar para não tocar ou remover sanguessugas depois de aplicadas
- Remover as sanguessugas que não se soltaram esfregando suavemente com uma compressa embebida em álcool
- Refrigerar as sanguessugas não utilizadas em recipientes cheios de solução salina (usando água mineral ou destilada) cobertos com rede
- Manusear as sanguessugas com cuidado após a alimentação para evitar a regurgitação do conteúdo intestinal
- Colocar as sanguessugas em um pequeno recipiente com álcool para incineração
- Limpar a área tratada a cada 1 a 2 horas com uma solução meio a meio de peróxido de hidrogênio e água esterilizada para evitar que a drenagem sanguínea resseque e restrinja o fluxo sanguíneo
- Monitorar a hemoglobina e o hematócrito pelo menos diariamente, conforme apropriado
- Documentar resposta do paciente ao tratamento

2ª edição 1996; revisada 2004, 2024

Terapia da dependência religiosa   5422

Definição: promoção de um estilo de vida religioso saudável

Atividades:
- Identificar a dependência excessiva de líderes religiosos e práticas religiosas
- Reconhecer influências culturais e contextuais na dependência religiosa
- Buscar orientação de pessoas com conhecimento da cultura ou contexto religioso
- Examinar as práticas religiosas em termos de relações e crenças equilibradas
- Encorajar comportamentos que contribuam para o crescimento e o desenvolvimento da fé, consistentes com a cultura ou sistema de crenças
- Explorar os vários elementos do fanatismo religioso
- Explorar a liberdade para as formações religiosas benéficas
- Orientar sobre os métodos para se defender de processos religiosos ou outros processos de dependência
- Oferecer-se para rezar por relacionamentos saudáveis e positivos consigo mesmo, com Deus ou Força Superior e outras pessoas, conforme apropriado
- Explorar o processo de desenvolvimento contínuo da fé com o indivíduo
- Orientar sobre os perigos de utilizar a religião para controlar outras pessoas
- Promover a formação de grupos de autoajuda ou de grupos de apoio que sejam relevantes para o indivíduo para desenvolver o equilíbrio religioso
- Identificar e compartilhar recursos de grupos e serviços de aconselhamento profissional dentro da comunidade
- Utilizar a técnica *teach-back* (paciente é solicitado a repetir a informação que recebeu) para garantir a compreensão

3ª edição 2000; revisada em 2024

Terapia de deglutição   1860

Definição: facilitação da deglutição e prevenção de complicações de uma deglutição comprometida

Atividades:
- Determinar o tipo de dificuldade com a deglutição (p. ex., inflamação, estenose, disfunção neurológica)
- Colaborar com outros membros da equipe de cuidado interprofissional (p. ex., terapeuta ocupacional, fonoaudiólogo, nutricionista) para fornecer continuidade no plano de reabilitação
- Determinar a capacidade de concentrar a atenção no aprendizado e na execução das tarefas de alimentação e deglutição
- Remover as distrações do ambiente antes de iniciar os exercícios
- Proporcionar privacidade ao paciente, conforme desejado ou indicado
- Posicionar-se de forma que o indivíduo possa ver e escutar as instruções
- Explicar as razões do regime de deglutição
- Colaborar com o fonoaudiólogo para orientar sobre o regime de exercícios de deglutição

- Fornecer e utilizar dispositivos auxiliares, conforme apropriado
- Evitar o uso de canudos para beber
- Auxiliar a sentar-se em posição ereta (ou seja, o mais próximo possível de 90 graus) para alimentação ou exercícios de deglutição
- Auxiliar a posicionar a cabeça em flexão para frente, em preparação para a deglutição (p. ex., "contração do queixo dobrado")
- Auxiliar o paciente a se manter sentado por 30 minutos após terminar a refeição
- Orientar o paciente a abrir e fechar a boca, preparando-se para a manipulação de alimentos
- Orientar para não conversar durante a alimentação, se apropriado
- Orientar o paciente na fonação de sons em *staccato* para promover a elevação do palato mole, se apropriado
- Aplicar exercícios com a mandíbula, a língua e de deglutição para aumentar a força, conforme indicado
- Fornecer um pirulito para o paciente chupar, para aumentar a força da língua, se apropriado
- Auxiliar o paciente hemiplégico a sentar-se com o braço afetado para frente sobre a mesa
- Auxiliar o paciente a colocar os alimentos na parte de trás da boca e no lado não afetado
- Monitorar a presença de sinais e sintomas de aspiração
- Monitorar os movimentos da língua durante a alimentação
- Monitorar o fechamento dos lábios do paciente, durante a alimentação, ingestão de líquidos e deglutição
- Monitorar os sinais de fadiga durante alimentação, consumo de líquidos e deglutição
- Proporcionar um período de descanso antes de o paciente se alimentar ou exercitar, evitando fadiga excessiva
- Checar se há acúmulo de alimentos na boca após comer
- Orientar o paciente a alcançar partículas de alimento nos lábios ou no queixo usando a língua
- Auxiliar a remover partículas de alimento dos lábios e do queixo, se não conseguir estender a língua
- Monitorar a consistência dos alimentos e líquidos, com base nos achados dos estudos de deglutição
- Consultar o terapeuta e o profissional de saúde para aumentar gradualmente a consistência dos alimentos
- Auxiliar a manter a ingestão adequada de calorias e líquidos
- Monitorar o peso corporal
- Monitorar a hidratação corporal (p. ex., ingestão, eliminação, turgor da pele, membranas mucosas)
- Fornecer cuidados bucais, conforme necessário
- Orientar os cuidadores sobre como posicionar, alimentar e monitorar o paciente
- Orientar sobre os requisitos nutricionais e modificações na dieta em colaboração com o nutricionista
- Orientar sobre medidas de emergência para asfixia
- Orientar como checar a presença de alimentos armazenados na bochecha após a refeição
- Fornecer instruções por escrito, conforme apropriado
- Providenciar sessões de prática agendadas para os familiares ou cuidador, conforme necessário
- Utilizar a técnica *teach-back* (paciente é solicitado a repetir a informação que recebeu) para garantir a compreensão

1ª edição 1992; revisada em 2000, 2024

Terapia de diálise peritoneal 2150

Definição: administração e monitoração da solução de diálise dentro e fora da cavidade peritoneal

Atividades:
- Explicar o procedimento de diálise peritoneal selecionado e sua finalidade
- Aquecer o líquido de diálise antes da infusão
- Avaliar a permeabilidade do cateter, observando a dificuldade no influxo/efluxo
- Manter o registro dos volumes de influxo/efluxo e do balanço individual/cumulativo de líquido
- Solicitar ao paciente para esvaziar a bexiga antes da inserção do cateter peritoneal
- Evitar o excesso de tensão mecânica nos cateteres de diálise peritoneal (p. ex., tosse, troca de curativos, infusão de grandes volumes)
- Monitorar a pressão arterial, o pulso, a respiração, a temperatura e a resposta do paciente durante a diálise
- Assegurar a manipulação asséptica do cateter peritoneal e das conexões
- Coletar as amostras laboratoriais e examinar a bioquímica do sangue (p. ex., nitrogênio da ureia sanguínea, creatinina sérica e níveis séricos de Na, K e PO_4)
- Obter culturas com contagem de células do efluente peritoneal, se indicado
- Registrar os sinais vitais basais: peso, temperatura, pulso, respiração e pressão arterial
- Medir e registrar a circunferência abdominal
- Medir e registrar o peso diário
- Fixar as conexões e os tubos de modo seguro
- Checar o equipamento e as soluções, de acordo com o protocolo
- Administrar as trocas de diálise (influxo, manutenção e efluxo), de acordo com o protocolo
- Monitorar sinais de infecção (p. ex., peritonite e inflamação/secreção no local de saída)
- Monitorar sinais de desconforto respiratório
- Monitorar a ocorrência de perfuração intestinal ou vazamentos de líquidos
- Trabalhar em colaboração com o paciente para ajustar a duração da diálise, as regulações da dieta e as necessidades relacionadas com a dor e a diversão para obter benefício ideal do tratamento
- Orientar o paciente a monitorar sinais e sintomas que indiquem necessidade de tratamento médico (p. ex., febre, sangramento, desconforto respiratório, pulso irregular, efluxo turvo e dor abdominal)
- Orientar sobre o procedimento para o paciente que necessita de diálise domiciliar

1ª edição 1992; revisada em 1996, 2004

Terapia de grupo   5450

Definição: aplicação de técnicas psicoterapêuticas a um grupo, incluindo a utilização de interações de seus membros

Atividades:
- Determinar a finalidade do grupo (p. ex., manutenção do teste de realidade, facilitação da comunicação, exame de habilidades interpessoais e apoio) e da natureza do processo do grupo
- Formar um grupo de tamanho ideal: 5 a 12 membros
- Criar regras e diretrizes específicas para o grupo (p. ex., confidencialidade, comunicação e comportamento respeitosos, frequência, socialização dos membros fora do grupo, participação) para assegurar que todos os membros estejam em conformidade
- Fornecer uma sessão de orientação individualizada para cada novo membro do grupo antes da primeira sessão em grupo
- Fornecer um manual que inclua as regras e diretrizes do grupo para todos os membros
- Escolher os membros do grupo que estejam dispostos a participar ativamente e assumir a responsabilidade pelos próprios problemas
- Determinar se o nível de motivação é alto o suficiente para se beneficiar da terapia de grupo
- Utilizar um colíder, conforme apropriado
- Abordar a questão da presença obrigatória
- Abordar a questão de que novos membros podem se associar a qualquer momento
- Estabelecer um horário e local para a reunião do grupo
- Realizar sessões de 1 a 2 horas, conforme apropriado
- Iniciar e terminar no horário correto e esperar que os participantes permaneçam até a conclusão
- Organizar as cadeiras em um círculo próximo
- Levar o grupo para a fase de trabalho o mais rapidamente possível
- Auxiliar o grupo na formação de normas terapêuticas
- Ajudar o grupo a trabalhar sua resistência à mudança
- Dar ao grupo um senso de direção que lhes permita identificar e resolver cada etapa do desenvolvimento
- Utilizar a técnica de "iluminação do processo" para incentivar a exploração do significado importante da mensagem
- Incentivar a autorrevelação e a discussão do passado apenas no que se refere à função e aos objetivos do grupo
- Utilizar a técnica de "ativação aqui e agora" para mudar o foco do geral para o pessoal, do abstrato para o específico
- Incentivar os membros a compartilharem coisas que eles têm em comum entre si
- Incentivar os membros a compartilharem a sua raiva, tristeza, humor, desconfiança e outros sentimentos uns com os outros
- Auxiliar os membros no processo de exploração e aceitação de qualquer raiva sentida em relação ao líder do grupo e outros
- Enfrentar comportamentos que ameacem a coesão do grupo (p. ex., atrasos, ausências, perturbação da socialização, subgrupos e bode expiatório)
- Fornecer reforço social (p. ex., verbal e não verbal) para comportamentos/respostas desejáveis
- Fornecer exercícios estruturados de grupo, conforme apropriado, para promover a função e a percepção do grupo
- Utilizar o desempenho de papéis e resolução de problemas, conforme apropriado
- Auxiliar os membros a fornecer *feedback* uns aos outros para que eles desenvolvam percepções sobre seu próprio comportamento
- Incorporar as sessões sem liderança, quando apropriadas para os objetivos e função do grupo
- Finalizar a sessão com um resumo dos procedimentos
- Reunir-se individualmente com o membro que deseja o término antecipado para avaliar a justificativa disso
- Auxiliar o membro a sair do grupo, se apropriado
- Auxiliar o grupo a rever a história passada e o relacionamento de um membro com o grupo quando alguém sai
- Recrutar novos membros, conforme apropriado, para manter a integridade do grupo

1ª edição 1992; revisada em 1996, 2018

Terapia de jardinagem   4368

Definição: uso da jardinagem para promover a saúde e o bem-estar físico, psicológico, social ou espiritual

Atividades:
- Determinar a mudança desejada na dinâmica social, física, comportamental, espiritual ou de grupo (p. ex., relaxamento, estimulação, concentração, redução do estresse, atividade física)
- Descrever o propósito da jardinagem e as habilidades necessárias para uma experiência bem-sucedida, incluindo ritmo de atividade física, habilidades de observação e tarefas necessárias para o crescimento ideal das plantas e tempo das atividades
- Identificar preferências de jardinagem (p. ex., interno, externo, sazonal, localização, compromisso de tempo)
- Escolher as plantas (p. ex., vegetais, flores, ervas) e as preferências de localização do jardim (p. ex., interno, externo, canteiros elevados)
- Limitar a exposição ao estresse físico externo (p. ex., calor excessivo, frio, chuva, raios)
- Adaptar as atividades de jardinagem aos níveis de resistência e habilidades
- Disponibilizar equipamentos de jardinagem, fertilizantes e água
- Fornecer aconselhamento contínuo sobre jardinagem
- Fornecer materiais educacionais para o nível de aprendizagem apropriado

- Reservar tempo para autorreflexão, intercâmbio em grupo e avaliação terapêutica
- Incentivar ativamente a participação com outros para promover a interação social
- Monitorar a qualidade, a transformação e a quantidade de plantas e produtos
- Monitorar a resposta física, social e terapêutica
- Conversar regularmente sobre os desafios e benefícios da jardinagem

8ª edição 2024

Terapia de oxigenação por membrana extracorpórea 4115

Definição: fornecimento de oxigenação e remoção de dióxido de carbono do sangue usando uma máquina de pulmão artificial

Atividades:
- Determinar o estado hemodinâmico usando vários parâmetros para avaliar o estado clínico e a adequação da terapia de oxigenação por membrana extracorpórea (ECMO) (p. ex., pressão arterial, frequência cardíaca, pulsos, pressão venosa jugular, pressão venosa central, pressões atriais e ventriculares direita e esquerda, pressão da artéria pulmonar), conforme apropriado
- Coletar amostra de sangue pré-tratamento e revisar a bioquímica sanguínea (p. ex., ureia, creatinina sérica, níveis séricos de Na, K, PO_4)
- Registrar os sinais vitais básicos (p. ex., temperatura, pulso, respiração, pressão arterial, peso)
- Explicar o procedimento de ECMO e obter consentimento livre e esclarecido
- Determinar o tipo de ECMO necessário (ou seja, usar uma veia e uma artéria [ECMO VA] para problemas no coração e nos pulmões, ou usar uma ou mais veias perto do coração [ECMO VV] para problemas apenas nos pulmões)
- Verificar equipamentos e soluções, conforme protocolo
- Auxiliar conforme necessário no início da canulação da ECMO, garantindo tempo para o procedimento e a presença de equipe devidamente treinada (p. ex., terapeuta respiratório, equipe cirúrgica, enfermeiros)
- Garantir sedação, paralisia, anticoagulação e ventilação adequadas, conforme prescrito
- Obter estudos radiológicos pós-canulação (p. ex., tórax posterior anterior ou abdome ou ambos)
- Iniciar ECMO, conforme protocolo, aumentando o fluxo sanguíneo até que as metas respiratórias e hemodinâmicas sejam atingidas
- Manter o fluxo sanguíneo na taxa definida determinada pelo alcance das metas respiratórias e hemodinâmicas, ao mesmo tempo que fornece oximetria venosa contínua
- Manter a anticoagulação com infusão IV contínua de heparina não fracionada ou inibidor direto da trombina para atingir um tempo de coagulação ativado (TCA) de 180 a 210 segundos
- Reduzir a meta de TCA se ocorrer sangramento, conforme prescrito
- Monitorar a contagem de plaquetas e manter o nível acima de 50.000/mℓ, conforme protocolo
- Monitorar a hemoglobina e manter o nível dentro da faixa normal
- Ajustar as configurações do ventilador para evitar barotrauma, lesão pulmonar induzida pelo ventilador e toxicidade de oxigênio, conforme prescrito
- Monitorar o débito urinário e os valores laboratoriais para determinar a adequação da função renal
- Monitorar sinais de infecção e má perfusão, como aumento do nível de ácido láctico, acidose metabólica, diminuição da produção de urina e aumento das enzimas hepáticas
- Monitorar os membros inferiores em busca de sinais de isquemia, extremidade gelada ou manchas nos pés
- Realizar verificações diárias de despertar e de hora em hora das pupilas para monitorar o estado neurológico
- Praticar o reposicionamento diligente para evitar a deterioração da pele
- Prestar cuidados com uma equipe de dois membros (p. ex., especialista em ECMO, enfermeiro)
- Garantir que a equipe inclua enfermeiro especialista em ECMO, fornecendo cuidados de ECMO 24 horas por dia, 7 dias por semana, e apoiado por um perfusionista de apoio para aspectos técnicos do gerenciamento do circuito
- Garantir que os conjuntos de pedidos de ECMO estejam disponíveis para preparação da máquina, parâmetros diários, configurações do circuito, parâmetros para transfusões de sangue e pedidos de radiologia (p. ex., ecocardiograma para sintomas)
- Garantir que as instruções estejam disponíveis para todos os perfusionistas ou enfermeiros responsáveis pela máquina de ECMO
- Monitorar valores laboratoriais diários e de rotina conforme protocolo
- Monitorar o *status* da anticoagulação e ajustar as configurações de acordo com o protocolo e conjuntos de pedidos
- Garantir que as instruções estejam disponíveis para alertar os profissionais de saúde que realizam ECMO, conforme necessário
- Fixar as conexões e a tubulação com segurança
- Verificar as interações pessoa-circuito de acordo com os protocolos e conjuntos de pedidos (p. ex., vazão, pressão, temperatura, nível de pH, condutividade, coágulos, detector de ar, pressão negativa para ultrafiltração, sensor de sangue) para garantir a segurança
- Gerenciar as necessidades clínicas por meio de vigilância contínua e solução de problemas para prevenir e gerenciar emergências de circuito
- Monitorar a pressão arterial, o pulso, a respiração, a temperatura e a resposta continuamente durante a terapia com ECMO
- Garantir que a equipe multiprofissional esteja envolvida no plano de cuidados (p. ex., fisioterapia, terapia ocupacional, nutricionista, gerenciamento de casos)
- Interromper ECMO, conforme protocolo
- Comparar os sinais vitais e exames bioquímicos do sangue pós-ECMO com os valores pré-ECMO
- Documentar a tolerância do procedimento e a obtenção de resultados, conforme apropriado

8ª edição 2024

Terapia de recordações 4860

Definição: uso de lembranças de eventos, sentimentos e pensamentos do passado para facilitar o prazer, a qualidade de vida ou a adaptação às circunstâncias atuais

Atividades:
- Escolher um ambiente confortável
- Reservar um período adequado
- Identificar, com o paciente, um tema para cada sessão (p. ex., vida profissional)
- Selecionar um número apropriadamente pequeno de participantes para o grupo de terapia de memórias (ou de reminiscências)
- Utilizar efetivamente habilidades de escuta e atenção
- Determinar qual método de recordações (p. ex., autobiografia gravada, diário, revisão de vida estruturada, álbum de recortes, discussão aberta e narração de histórias) é mais eficiente
- Introduzir estímulos (p. ex., músicas, álbuns de fotografia, perfume) direcionados aos cinco sentidos para estimular as lembranças
- Encorajar a expressão verbal de sentimentos positivos e negativos de eventos passados
- Observar a linguagem corporal, a expressão facial e o tom de voz para identificar a importância das lembranças para o paciente
- Formular questões abertas sobre eventos passados
- Encorajar a escrita de eventos passados
- Manter o foco das sessões, mais no processo do que no produto final
- Fornecer apoio, incentivo e empatia para o(s) participante(s)
- Utilizar acessórios, temas e técnicas culturalmente sensíveis e relacionadas com o paciente
- Auxiliar o indivíduo a lidar com memórias dolorosas, que desencadeiem a raiva ou outras memórias negativas
- Utilizar álbuns de fotografias ou álbum de recortes do paciente para estimular as memórias
- Auxiliar o paciente a criar ou aumentar uma árvore genealógica ou a escrever sua história oral
- Encorajar o paciente a escrever para parentes ou amigos antigos
- Utilizar as capacidades de comunicação, como foco, reflexões e reforço para desenvolver o relacionamento
- Comentar sobre a qualidade afetiva que acompanha as memórias de um modo empático
- Utilizar questões diretas para voltar a se concentrar eventos da vida, conforme necessário
- Informar os membros da família sobre os benefícios do estímulo das memórias
- Avaliar a duração da sessão de acordo com a capacidade de atenção do paciente
- Oferecer *feedback* positivo imediato a pacientes com deficiência cognitiva
- Reconhecer habilidades prévias de enfrentamento de problemas
- Repetir semanalmente as sessões ou de modo mais frequente por períodos prolongados
- Avaliar o número de sessões de acordo com a resposta do paciente e o desejo de continuar

1ª edição 1992; revisada em 1996, 2000, 2004

Terapia de relaxamento 6040

Definição: uso de técnicas de encorajamento e promoção de relaxamento com o objetivo de reduzir sinais e sintomas indesejados, como dor, tensão muscular ou ansiedade

Atividades:
- Descrever o motivo para o relaxamento e os benefícios, limites e tipos de relaxamento disponíveis (p. ex., música, meditação, respiração rítmica, relaxamento de mandíbula e relaxamento muscular progressivo)
- Investigar a diminuição do nível de energia atual, incapacidade de concentração ou outros sintomas simultâneos que possam interferir na capacidade cognitiva de se concentrar na técnica de relaxamento
- Determinar se alguma intervenção de relaxamento no passado foi útil
- Considerar o desejo do indivíduo em participar, capacidade de participar, preferência, experiências passadas e contraindicações, antes de selecionar uma estratégia específica de relaxamento
- Fornecer uma descrição detalhada da intervenção de relaxamento escolhida
- Criar um ambiente calmo e sem interrupções com luzes fracas e temperatura confortável, quando possível
- Sugerir que o indivíduo assuma uma posição confortável, com roupas folgadas e olhos fechados
- Individualizar o conteúdo da intervenção de relaxamento (p. ex., solicitar sugestões de mudanças)
- Desencadear comportamentos que sejam condicionados a produzir relaxamento, como respiração profunda, bocejo, respiração abdominal ou uso de imagens pacíficas
- Convidar o paciente a relaxar e deixar as sensações acontecerem
- Utilizar um tom de voz suave com um ritmo lento e pausado das palavras
- Demonstrar e praticar a técnica de relaxamento com o paciente
- Encorajar demonstrações de retorno das técnicas, se possível
- Antecipar a necessidade de uso do relaxamento
- Fornecer informações por escrito sobre a preparação e a participação nas técnicas de relaxamento
- Encorajar a repetição frequente ou a prática da(s) técnica(s) selecionada(s)
- Proporcionar um horário sem perturbações, pois o paciente pode dormir
- Encorajar o controle quando a técnica de relaxamento for realizada

- Avaliar regularmente o relato do indivíduo sobre o relaxamento obtido e monitorar periodicamente a tensão muscular, a frequência cardíaca, a pressão arterial e a temperatura da pele, conforme apropriado
- Criar uma gravação para a técnica de relaxamento para o indivíduo utilizar, conforme apropriado
- Utilizar o relaxamento como uma estratégia adjuvante com medicamentos para a dor ou em conjunto com outras medidas, conforme apropriado
- Avaliar e documentar a resposta à terapia de relaxamento

1ª edição 1992; revisada em 2008

Terapia de reposição hormonal — 2280

Definição: facilitação do uso seguro e eficaz da terapia de reposição hormonal

Atividades:
- Determinar o motivo da escolha da terapia de reposição hormonal
- Revisar alternativas à terapia de reposição hormonal
- Monitorar os efeitos terapêuticos e adversos
- Revisar o conhecimento sobre os efeitos benéficos e adversos dos diferentes componentes hormonais (p. ex., estrogênio, progesterona, androgênio)
- Revisar o conhecimento sobre os efeitos de interação das terapias adjuvantes (p. ex., suplementação de cálcio e vitamina D, exercícios, uso de tiazídicos)
- Revisar o conhecimento sobre diferentes métodos e vias de administração (p. ex., oral contínua combinada, oral sequencial, dérmica, vaginal)
- Revisar a dieta e sugerir limitar a cafeína, as gorduras saturadas e o açúcar
- Facilitar a decisão de continuar ou descontinuar
- Facilitar as mudanças na terapia de reposição hormonal com o profissional de saúde primário, conforme apropriado
- Garantir que a dose e o esquema terapêutico sejam individualizados, escolhendo a menor dose apropriada em relação à gravidade dos sintomas e à idade de início da menopausa
- Recomendar decisões anuais de curto prazo sobre a continuação
- Ajustar os medicamentos ou a dose dos medicamentos, conforme apropriado
- Utilizar a técnica *teach-back* (paciente é solicitado a repetir a informação que recebeu) para garantir a compreensão

4ª edição 2004; revisada em 2024

Terapia de validação — 6670

Definição: uso de um método de comunicação terapêutica com pessoas idosas com demência, que se concentra no conteúdo emocional e não nos fatos

Atividades:
- Determinar o estágio de comprometimento cognitivo do paciente (p. ex., desorientação, confusão no tempo, movimentos repetitivos ou estado vegetativo)
- Evitar o uso de estratégias de validação quando a confusão for resultante de causas agudas e reversíveis ou no estágio vegetativo de confusão
- Ouvir com empatia
- Evitar corrigir ou contradizer as percepções e experiências do paciente
- Aceitar a realidade do paciente
- Evitar o uso de palavras de "sentimento"
- Fazer perguntas factuais não ameaçadoras (p. ex., Quem? O quê? Onde? Quando? Como?)
- Evitar a pergunta "Por quê?"
- Refazer as declarações, repetindo as palavras-chave do paciente, enquanto acelera o ritmo
- Manter o contato visual enquanto acompanha o olhar do paciente
- Combinar e expressar as emoções do paciente (p. ex., amor, medo, tristeza)
- Cantar e interagir com músicas familiares ao paciente
- Observar e espelhar os movimentos corporais
- Utilizar o toque de apoio (toque suave nas bochechas, ombros, braços ou mãos)
- Empregar a linguagem do paciente, ouvindo atentamente os verbos utilizados, bem como usar o sentido preferido do paciente (auditivo, visual, cinestésico)
- Associar o comportamento às necessidades como amor, segurança, atividade e utilidade
- Recordar com o paciente, revisitando seu passado
- Auxiliar o paciente a encontrar um método familiar de enfrentamento

5ª edição 2008

Terapia familiar — 7150

Definição: auxílio aos membros da família a levar a sua família para um modo de vida mais produtivo

Atividades:
- Utilizar a história da família para incentivar a discussão familiar
- Determinar padrões de comunicação familiar
- Identificar como a família resolve problemas
- Determinar como a família toma decisões
- Determinar se há abuso ocorrendo na família
- Identificar os pontos fortes/recursos da família

Identificar papéis usuais dentro do sistema familiar
Identificar perturbações específicas relacionadas com as expectativas de papéis
Determinar se algum membro da família está lidando com uso abusivo de substâncias
Determinar alianças familiares
Identificar áreas de insatisfação e/ou conflito
Determinar eventos recentes ou iminentes que ameaçaram a família
Auxiliar os membros da família a se comunicarem de maneira mais eficaz
Facilitar a discussão familiar
Auxiliar os membros a priorizar e selecionar a questão familiar mais imediata a ser abordada
Auxiliar os membros da família a esclarecer o que eles precisam e esperam uns dos outros
Facilitar estratégias para reduzir o estresse
Fornecer educação e informação
Auxiliar a família a melhorar as estratégias de enfrentamento positivas existentes

- Compartilhar o plano de terapia com a família
- Solicitar aos membros da família que participem de tarefas domésticas e atividades experienciais, como fazer algumas refeições juntos
- Proporcionar desafios dentro da discussão familiar para incentivar novos comportamentos
- Discutir a relação hierárquica dos membros do subsistema
- Auxiliar os membros da família a mudar a forma como se relacionam com outros membros da família
- Facilitar a reestruturação dos subsistemas familiares, conforme apropriado
- Auxiliar a família a definir metas para lidar com comportamentos disfuncionais de maneira mais competente
- Monitorar os limites familiares
- Monitorar respostas terapêuticas adversas
- Planejar estratégias de término e avaliação

1ª edição 1992; revisada em 2008

Terapia hormonal para transgênero 2430

Definição: prestação de cuidados a pessoas que buscam mudar fisicamente seus corpos para que correspondam ao senso de identidade de gênero

Atividades:
- Aconselhar sobre os riscos e benefícios conhecidos da terapia hormonal exógena
- Confirmar o consentimento informado para a terapia hormonal
- Explorar queixas agudas e ativas de saúde mental que podem ser afetadas negativamente pela terapia hormonal
- Discutir com a família sobre adolescentes em terapia hormonal
- Determinar o nível de apoio e compreensão da família sobre o tratamento hormonal e a aceitação de gênero
- Explorar e fornecer apoios psicossociais e encaminhamentos, conforme indicado
- Comunicar a avaliação e os achados clínicos ao profissional de saúde que irá prescrever a terapia hormonal
- Avaliar os objetivos e a compreensão do paciente sobre a terapia hormonal, a fim de assegurar a concordância com a natureza geral e o propósito da terapia hormonal
- Avaliar a compreensão dos benefícios e riscos físicos, sociais e para a saúde mental relacionados com a terapia hormonal
- Discutir alternativas à terapia hormonal, quando aplicável
- Discutir a respeito dos encaminhamentos cirúrgicos alternativos, se a pessoa pretende continuar com a redesignação sexual
- Aconselhar a pessoa sobre os efeitos psicoativos dos hormônios (p. ex., alguns problemas de humor e de saúde mental, como depressão e ansiedade)
- Reunir informações sobre humor e saúde mental com o propósito de prever sintomas que podem ser intensificados pela terapia hormonal
- Orientar para discutir esses sintomas com o profissional de saúde que prescreverá a terapia hormonal
- Explorar as necessidades de transição social (p. ex., apoio de colegas, psicoterapia, mudanças de documentação, coordenação de cuidados, advocacia jurídica)
- Confirmar o uso de medicamentos, conforme prescrito
- Incentivar a conversar sobre dúvidas, medos e aceitação da terapia hormonal
- Monitorar as alterações corporais e efeitos adversos a cada 3 meses no primeiro ano, depois a cada 6 a 12 meses
- Solicitar a dosagem de testosterona sérica para homens transgênero nas consultas de acompanhamento com alvo ideal na faixa masculina (300 a 1.000 ng/dℓ)
- Solicitar a dosagem de testosterona sérica e de estrógeno para mulheres transgênero em consultas de acompanhamento com alvo ideal na faixa feminina (testosterona 30 a 100 ng/dℓ; estrógeno <200 ng/mℓ)
- Monitorar os níveis hormonais, hematócrito e perfil lipídico em homens transgênero antes de iniciar a terapia com hormônios e nas consultas de acompanhamento
- Monitorar os níveis hormonais, prolactina e triglicerídeos em mulheres transgênero antes de iniciar a terapia com hormônios e nas consultas de acompanhamento
- Realizar, de acordo com a prescrição de assistência à saúde, o exame de rastreamento da densidade mineral óssea antes de iniciar a terapia hormonal para pessoas em risco de osteoporose
- Orientar sobre os riscos de câncer (p. ex., colo do útero ou mamas de homens transgênero, mamas e próstata de mulheres transgênero)
- Orientar sobre os riscos do nível de hormônio (p. ex., um nível muito alto é perigoso, um nível baixo resulta em reversão sexual)
- Assegurar o aconselhamento de acompanhamento relacionado com o efeito social da mudança decorrente da transição de gênero
- Utilizar a técnica *teach-back* (paciente é solicitado a repetir a informação que recebeu) para garantir a compreensão

8ª edição 2024

Terapia intravenosa (IV) 4200

Definição: administração e monitoração de líquidos e medicamentos IV

Atividades:
- Verificar a precisão e a integridade de cada registro de administração de medicamentos (RAM) antes de administrar qualquer medicamento, se indicado
- Seguir seis passos certos na administração de medicamentos
- Identificar usando pelo menos dois identificadores (p. ex., nome, data de nascimento do paciente)
- Anotar o histórico de saúde e as alergias
- Determinar o conhecimento do medicamento e a compreensão do método de administração
- Realizar avaliações pré-medicação ou pré-procedimento necessárias (p. ex., pressão arterial, pulso)
- Seguir as diretrizes da instituição em relação aos requisitos para monitoração especial do paciente enquanto o medicamento é administrado (p. ex., telemetria com medicamentos cardíacos)
- Usar concentrações e dosagens padronizadas de líquidos e medicamentos IV, de preferência preparados e dispensados em farmácias ou preparados comercialmente, quando possível
- Orientar o paciente sobre o procedimento
- Identificar se o paciente está tomando medicamentos incompatíveis com os prescritos
- Revisar as informações sobre como administrar a solução com segurança, conforme necessário
- Calcular taxa de fluxo de infusão
- Verificar os cálculos e taxas com outro enfermeiro, se indicado
- Selecionar e preparar a bomba de infusão IV, conforme indicado
- Manter uma técnica asséptica rigorosa com suprimentos que potencialmente estarão em contato com a corrente sanguínea (p. ex., cânula IV, local de inserção IV, conexões de tubos IV, portas de acesso a tubos IV, líquidos IV)
- Examinar a solução quanto ao tipo, quantidade, data de validade, características da solução e recipiente intacto
- Perfurar recipiente com equipo apropriado
- Apertar a câmara de gotejamento uma ou duas vezes
- Abrir a braçadeira do tubo lentamente para preparar o equipo
- Verificar a permeabilidade da via IV antes da administração do medicamento
- Administrar medicamentos IV conforme prescrito, monitorar durante a infusão e os resultados
- Rastrear todos os cateteres ou dispositivos complementares entre o paciente e o recipiente de líquidos antes de conectar ou reconectar qualquer dispositivo de infusão
- Rotular os conjuntos de administração com solução de infusão ou medicamento próximo à conexão do paciente e próximo ao recipiente da solução
- Orientar o paciente e os cuidadores a obter assistência de funcionários sempre que houver necessidade real ou percebida de conectar ou desconectar dispositivos ou infusões, a menos que a pessoa ou o cuidador administrem medicamentos de infusão de maneira independente (p. ex., em ambiente de atendimento domiciliar)
- Documentar quais soluções e medicamentos estão sendo infundidos por meio de qual dispositivo ou lúmen, quando vários dispositivos de acesso vascular (DAVs) ou lumens de cateter são usados
- Direcionar os tubos com diferentes propósitos em diferentes direções (p. ex., cateteres IV direcionados para a cabeça, tubos de alimentação direcionados para os pés)
- Usar a tecnologia de acordo com as políticas e procedimentos organizacionais (p. ex., código de barras, bomba inteligente com *software* de redução de erro de dose, conjunto de administração de controle de volume, conjunto de administração de mini-infusão), quando disponível
- Monitorar a taxa de fluxo IV e o local IV durante a infusão
- Monitorar possíveis complicações da terapia IV (p. ex., sobrecarga de líquidos, reação alérgica, desconforto no local, flebite por infusão, infecção local)
- Monitorar os sinais vitais conforme indicado
- Manter curativo estéril e oclusivo para locais IV
- Realizar verificações e cuidados no local da via IV de acordo com o protocolo da agência
- Realizar troca de local, troca de cateter e troca de curativo, conforme o protocolo da instituição
- Seguir as diretrizes rígidas de administração de medicamentos IV de alta vigilância (p. ex., heparina, dopamina, dobutamina, nitroglicerina, potássio, antibióticos, magnésio)
- Lavar as linhas IV entre a administração de soluções incompatíveis
- Interromper a infusão e fechar o fluxo da linha IV se o medicamento IV for considerado incompatível com os líquidos IV durante a administração (ou seja, se o líquido IV estiver turvo no equipo)
- Reiniciar os líquidos IV com novos equipos se houver medicamentos incompatíveis nos atuais
- Registrar a entrada e a saída de líquidos, conforme apropriado
- Documentar terapia prescrita de acordo com o protocolo da agência
- Documentar condição do local da punção antes, durante e depois da terapia de infusão
- Manter precauções universais ao fornecer tratamento do local IV ou terapia IV
- Fornecer orientação ao paciente e ao cuidador sobre a administração da infusão e sinais e sintomas a serem relatados, incluindo aqueles que podem ocorrer após a pessoa deixar o ambiente de assistência à saúde

1ª edição 1992; revisada em 2004, 2024

Terapia nutricional 1120

Definição: administração de alimentos e líquidos para apoiar os processos metabólicos de um paciente com condição crônica

Atividades:
- Revisar as informações sobre o estado nutricional
- Identificar os riscos nutricionais
- Medir o peso, a altura e o comprimento conforme indicado para pacientes pediátricos
- Medir a circunferência da cabeça para crianças com menos de 36 meses
- Verificar a ingestão de líquidos para detectar desidratação
- Iniciar o suporte nutricional o mais rápido possível, conforme apropriado
- Monitorar os alimentos e líquidos ingeridos e calcular a ingestão calórica diária, conforme apropriado
- Monitorar a adequação da dieta prescrita para atender às necessidades nutricionais diárias, conforme apropriado
- Eliminar as causas potenciais de desnutrição e desidratação, o mais rápido possível
- Avaliar a necessidade de líquidos IV
- Iniciar a quantidade prescrita de calorias e o tipo de nutrientes necessários para atender aos requisitos, conforme apropriado
- Determinar as preferências alimentares
- Considerar as preferências culturais e religiosas
- Considerar a terapia nutricional para pacientes com ingestão limitada de alimentos e líquidos
- Oferecer suplementos nutricionais, conforme apropriado
- Avaliar a concordância com o consumo de suplementos nutricionais rotineiramente
- Incentivar a seleção de alimentos pastosos, se a falta de saliva dificultar a deglutição
- Assegurar que a dieta inclua alimentos ricos em fibras para prevenir a constipação intestinal, conforme apropriado
- Oferecer assistência na hora das refeições para apoiar a ingestão alimentar adequada, conforme apropriado
- Determinar a necessidade de nutrição enteral ou parenteral
- Administrar a alimentação enteral ou a nutrição parenteral, conforme necessário
- Avaliar os benefícios e riscos potenciais da nutrição enteral rotineiramente
- Interromper o uso de alimentação por sonda quando a ingestão oral for tolerada
- Administrar líquidos para hiperalimentação, conforme apropriado
- Incentivar a trazer alimentos preparados em casa para a instituição, conforme apropriado
- Oferecer ervas e especiarias como alternativa ao sal
- Estruturar o ambiente para criar uma atmosfera agradável e relaxante
- Incentivar a compartilhar as refeições com outras pessoas, conforme apropriado
- Apresentar o alimento de forma atraente e agradável, levando em consideração cor, textura e variedade
- Modificar a consistência dos alimentos, como papas que exigem pouca mastigação, conforme necessário
- Incentivar cuidados dentários e orais adequados
- Auxiliar o paciente a ficar em uma posição sentada antes de comer ou se alimentar
- Medir a glicemia inicialmente após o início da nutrição artificial e pelo menos a cada 4 horas, nos primeiros 2 dias, conforme apropriado
- Monitorar os valores laboratoriais, como eletrólitos, conforme apropriado
- Orientar sobre as informações nutricionais e a dieta prescrita
- Encaminhar para ensino e planejamento da dieta, conforme necessário
- Fornecer exemplos da dieta prescrita por escrito
- Verificar os medicamentos e alterá-los, quando possível, para minimizar efeitos adversos
- Oferecer o aconselhamento nutricional por meio de sessões individuais, sessões em grupo, contatos telefônicos e aconselhamento por escrito, conforme apropriado
- Incentivar a atividade física para manter ou melhorar a massa e a função muscular
- Utilizar a técnica *teach-back* (paciente é solicitado a repetir a informação que recebeu) para garantir a compreensão

1ª edição 1992; revisada em 2004, 2024

Terapia ocupacional 4310

Definição: prescrição e assistência com atividades físicas, cognitivas, sociais e espirituais específicas para aumentar o alcance, a frequência ou a duração de uma atividade individual ou grupal

Atividades:
- Verificar a capacidade do paciente de participar de atividades específicas
- Colaborar com terapeutas ocupacionais, fisioterapeutas ou terapeutas recreacionais no planejamento e na monitoração de um programa de atividades, conforme apropriado
- Verificar o comprometimento do paciente em aumentar a frequência e a amplitude da atividade
- Auxiliar o paciente a explorar o significado pessoal da atividade habitual (p. ex., trabalho) e das atividades de lazer favoritas
- Auxiliar o paciente a escolher atividades e metas para as atividades que sejam compatíveis com as capacidades físicas, psicológicas e sociais
- Ajudar o paciente a se concentrar nas habilidades e não nas deficiências
- Auxiliar o paciente a identificar e obter os recursos necessários para a atividade desejada
- Incentivar atividades criativas, conforme apropriado
- Auxiliar o paciente a obter transporte para as atividades, conforme apropriado
- Auxiliar o paciente a identificar preferências por atividades
- Auxiliar o paciente a identificar atividades significativas

- Auxiliar o paciente a programar períodos específicos para atividades na rotina diária
- Auxiliar o paciente e a família a identificar déficits no nível de atividade
- Identificar estratégias para promover a participação do paciente nas atividades desejadas
- Orientar o paciente e a família sobre o papel da atividade física, social, espiritual e cognitiva na manutenção da função e da saúde
- Orientar o paciente e a família sobre como realizar a atividade desejada ou prescrita
- Coordenar a seleção de atividades adequadas para a idade do paciente
- Auxiliar o paciente e a família a adaptar o ambiente para acomodar a atividade desejada
- Proporcionar atividades para aumentar o nível de atenção na consulta com o terapeuta ocupacional
- Facilitar a substituição de atividades quando o paciente tiver limitações de tempo, energia ou movimento, em consulta com terapeutas ocupacionais, fisioterapeuta ou terapeuta recreacional
- Incentivar o envolvimento em atividades de grupo ou terapias, conforme apropriado
- Encaminhar para centros comunitários ou programas de atividades, conforme apropriado
- Auxiliar nas atividades físicas regulares (p. ex., deambulação, transferências, mudanças de decúbito e cuidados pessoais), conforme necessário
- Promover atividades motoras grossas para pacientes hiperativos
- Promover um estilo de vida fisicamente ativo para evitar ganho de peso desnecessário, conforme apropriado
- Sugerir métodos para aumentar a atividade física diária conforme apropriado
- Tornar o ambiente seguro para movimentos musculares contínuos e amplos, conforme indicado
- Promover atividade motora para aliviar a tensão muscular
- Promover atividades com componentes implícitos e emocionais da memória (p. ex., atividades religiosas especialmente selecionadas) para pacientes com demência conforme apropriado
- Promover jogos de grupo não competitivos, estruturado e ativos
- Promover a participação em atividades recreativas e de diversão destinadas a reduzir a ansiedade (p. ex., canto em grupo; voleibol; tênis de mesa; caminhadas; natação; tarefas simples e concretas; jogos simples; tarefas de rotina tarefas domésticas; cuidados pessoais; quebra-cabeças e jogos de cartas)
- Empregar programas de atividades assistidas por animais conforme apropriado
- Fornecer reforço positivo para participação em atividades
- Orientar a família a fornecer reforço positivo para a participação nas atividades
- Possibilitar a participação da família nas atividades, conforme apropriado
- Auxiliar o paciente a desenvolver automotivação e reforço
- Monitorar a resposta emocional, física, social e espiritual à atividade
- Auxiliar o paciente e a família a monitorar o próprio progresso em direção à realização de metas

1ª edição 1992; revisada em 2013

Terapia para trauma: infantil 5410

Definição: uso de um processo de ajuda interativo para resolver um trauma vivenciado por uma criança

Atividades:
- Orientar sobre técnicas específicas de controle de estresse antes da investigação do trauma, a fim de restaurar uma sensação de controle sobre os pensamentos e sentimentos
- Investigar o trauma e seu significado para a criança
- Utilizar linguagem apropriada ao desenvolvimento para efetuar perguntas sobre o trauma
- Aplicar procedimentos de relaxamento e dessensibilização para ajudar a criança a descrever o evento
- Estabelecer confiança, segurança e direito de obter acesso ao material armazenado cuidadosamente com relação ao trauma, monitorando as reações à revelação
- Prosseguir com a terapia no próprio ritmo da criança
- Estabelecer um sinal que a criança possa fazer, se o trabalho focado no trauma a sobrecarregar
- Concentrar-se na terapia de autorregulação e reconstrução de um senso de segurança
- Utilizar arte e brincadeiras para promover a expressão
- Envolver os pais ou cuidadores na terapia, conforme apropriado
- Orientar os pais sobre a reação de seus filhos ao trauma e o processo de terapia
- Auxiliar os pais a resolverem seu próprio sofrimento emocional em relação ao trauma
- Auxiliar outras pessoas significativas a fornecerem apoio
- Evitar envolver os pais ou responsáveis se eles forem a causa do trauma
- Auxiliar a criança a reconsiderar declarações feitas sobre o evento traumático com a análise passo a passo de quaisquer distorções de percepção e cognição
- Investigar e corrigir atribuições imprecisas sobre o trauma, incluindo formação de presságios e culpa do sobrevivente
- Auxiliar a identificar e lidar com os sentimentos
- Explicar o processo de pesar para a criança e os pais, conforme apropriado
- Auxiliar a criança a examinar quaisquer suposições e conclusões distorcidas
- Auxiliar a criança a restabelecer um senso de segurança e previsibilidade em sua vida
- Auxiliar a criança a integrar os eventos de trauma reestruturados à história e à experiência de vida
- Abordar o funcionamento de papéis na vida familiar, relações com pares e desempenho escolar pós-trauma

4ª edição 2004

Terapia por hemofiltração 2110

Definição: limpeza do sangue de pacientes com doença aguda por meio de um hemofiltro controlado pela pressão hidrostática do paciente

Atividades:
- Determinar os sinais vitais basais e o peso
- Coletar amostra de sangue e analisar a bioquímica sanguínea (p. ex., ureia, creatinina sérica, níveis séricos de Na, Ca, K e PO_4) antes da terapia
- Determinar e registrar a função hemodinâmica do paciente
- Explicar o procedimento ao paciente e outras pessoas significativas, conforme apropriado
- Obter consentimento por escrito
- Ajustar a tecnologia para levar em conta as patologias de múltiplos sistemas do paciente (p. ex., colocá-lo em uma cama de fluxo de ar rotativo)
- Utilizar técnica estéril para lavar e preparar o tubo arterial, o tubo venoso e o hemofiltro com soro fisiológico heparinizado e conectar a outros tubos conforme necessário
- Remover todas as bolhas de ar do sistema de hemofiltração
- Administrar dose de ataque de heparina conforme protocolo ou ordem médica
- Usar máscara, luvas e avental para evitar contato com sangue
- Usar técnica estéril para iniciar o acesso venoso e arterial conforme protocolo
- Fixar as conexões e os tubos com segurança
- Aplicar contenções, conforme apropriado
- Monitorar a taxa de ultrafiltração, ajustando a taxa conforme protocolo ou ordem médica
- Monitorar o sistema de hemofiltração quanto a vazamentos nas conexões e coagulação do filtro ou tubulação
- Monitorar vários parâmetros do sistema do paciente por protocolo
- Monitorar e cuidar dos locais e linhas de acesso, conforme protocolo
- Monitorar os sinais e sintomas de infecção
- Orientar o paciente/família sobre as precauções pós-tratamento

3ª edição 2000

Terapia recreacional 5360

Definição: uso intencional de atividades recreacionais para melhorar a independência e as habilidades sociais, bem como reduzir ou eliminar os efeitos da doença ou incapacidade

Atividades:
- Identificar quaisquer déficits que possam limitar a participação em atividades recreacionais (p. ex., de mobilidade, cognitivos, econômicos)
- Auxiliar o paciente a identificar atividades recreacionais significativas (p. ex., esportes, teatro, jogos, artes e artesanato)
- Auxiliar o paciente a explorar o significado pessoal das atividades recreacionais favoritas
- Incluir o paciente no planejamento das atividades recreacionais
- Auxiliar o paciente a escolher atividades recreacionais compatíveis com sua capacidade física, psicológica e social
- Auxiliar na obtenção de recursos necessários para a atividade recreacional
- Fornecer equipamento recreacional seguro
- Observar as precauções de segurança
- Supervisionar as sessões recreacionais, quando apropriado
- Monitorar as capacidades físicas e mentais do paciente, enquanto participa das atividades recreacionais
- Fornecer novas atividades recreacionais que sejam apropriadas para a idade e a capacidade
- Fornecer atividades recreacionais destinadas a reduzir a ansiedade (p. ex., jogos de cartas ou quebra-cabeças), conforme apropriado
- Auxiliar na obtenção de transporte para as atividades recreacionais
- Fornecer reforço positivo para a participação nas atividades
- Monitorar a resposta emocional, física e social à atividade recreacional

1ª edição 1992; revisada em 1996, 2018

Terapia socioambiental 4390

Definição: uso de pessoas, recursos e eventos no ambiente imediato do paciente para promover o funcionamento psicossocial ideal

Atividades:
- Determinar fatores no ambiente que contribuam para o comportamento do paciente
- Regular os fatores ambientais que maximizem o comportamento adaptativo e minimizem o comportamento mal-adaptado
- Considerar as necessidades dos outros, além das necessidades de um indivíduo em particular
- Fornecer recursos de autocuidado para uso pelo paciente
- Melhorar a normalidade do ambiente pelo uso de relógios, calendários, corrimãos, móveis etc.
- Facilitar a comunicação aberta entre pacientes, enfermeiros e outros funcionários
- Construir uma relação de confiança terapêutica com os indivíduos, transmitindo genuíno interesse, respeito, cuidado e compaixão

- Estabelecer modelos de habilidades interpessoais eficazes, de tolerância ao sofrimento e de regulação das emoções
- Evitar ser rígido demais, nem flexível demais com as regras
- Definir regras e políticas claras e consistentes para os pacientes, familiares e a equipe
- Observar e reforçar novos comportamentos adaptativos
- Fornecer descrições do comportamento problemático em termos objetivos, sem julgamento e não pejorativos, evitando rótulos estigmatizantes
- Incluir o paciente nas decisões sobre seus próprios cuidados
- Definir metas de tratamento em colaboração com o paciente, ligando privilégios ao progresso e cumprimento das metas, quando apropriado
- Comunicar as metas individuais de tratamento do paciente a todos os membros da equipe
- Fornecer cuidados de enfermagem personalizados, quando apropriado
- Checar o paciente regularmente
- Apoiar atividades formais e informais em grupo para promover compartilhamento, cooperação, compromisso e liderança
- Oferecer tempo e espaço para ensaio dos novos comportamentos, a fim de desenvolver o domínio e adaptação a futuros ambientes
- Examinar as próprias atitudes em relação a problemas de direitos dos pacientes, autodeterminação, controle social e desvios
- Usar empatia ao interpretar os comportamentos dos pacientes e colegas
- Certificar-se da presença e supervisão da equipe
- Minimizar as restrições que diminuam a privacidade ou o autocontrole, quando apropriado
- Incentivar o uso de propriedade pessoal
- Minimizar tanto quanto possível o uso de portas trancadas, medicamentos e regulamentações rígidas de atividade ou propriedade
- Fornecer um telefone em espaço privado, quando apropriado
- Incentivar as interações apropriadas entre pacientes
- Oferecer áreas com decoração atraente para conversas privadas com outros pacientes, familiares e amigos
- Fornecer livros, revistas e materiais de artesanato, de acordo com a formação e as necessidades recreativas, culturais e educacionais do paciente
- Monitorar o comportamento individual que seja disruptivo ou prejudicial ao bem-estar geral de outras pessoas
- Responder a comportamentos disruptivos ou prejudiciais de maneira segura, utilizando medidas menos restritivas
- Evitar o uso de contenção física, mecânica e química, quando possível
- Limitar o número de pacientes psicóticos não medicados em qualquer momento, por meio de admissões controladas e períodos variáveis de tentativas sem medicamento, conforme apropriado

1ª edição 1992; revisada em 1996, 2018

Testes laboratoriais no local de cuidado 7610

Definição: realização de exames laboratoriais no local de atendimento ao paciente

Atividades:
- Obter treinamento ou orientação adequada antes de realizar o teste
- Participar da avaliação do daltonismo para determinado teste e de acordo com as exigências da instituição, conforme necessário
- Participar de programas de proficiência em testes, conforme exigido pela instituição
- Seguir os procedimentos institucionais para a coleta e conservação de amostras, conforme apropriado
- Etiquetar as amostras imediatamente para minimizar trocas de amostras, conforme apropriado
- Utilizar espécime apropriado para o teste a ser realizado
- Realizar os testes nas amostras coletadas em tempo hábil
- Utilizar precauções universais ao manusear amostras para os testes
- Armazenar os reagentes de acordo com os requisitos do fabricante ou conforme indicado no manual de procedimentos da instituição
- Verificar a data de validade de qualquer reagente, incluindo tiras de testes e conteúdo de *kits* comerciais para evitar o uso de reagentes vencidos
- Seguir as diretrizes do fabricante e os procedimentos institucionais para calibração do instrumento
- Documentar a calibração do instrumento, conforme necessário
- Executar verificações de controle de qualidade de acordo com a recomendação do fabricante ou conforme indicado nos procedimentos da instituição
- Documentar as verificações de controle de qualidade, conforme exigido
- Realizar o teste de acordo com as instruções do fabricante ou conforme indicado nos procedimentos da instituição
- Certificar-se do momento preciso para o exame que exige horários prescritos
- Documentar os resultados dos testes, conforme procedimentos da instituição
- Verificar os resultados do teste no local do atendimento com o uso de um laboratório central, quando uma decisão clínica crítica precisar ser tomada
- Informar resultados anormais ou críticos ao médico, conforme apropriado
- Realizar a limpeza e a manutenção dos instrumentos, de acordo com as instruções do fabricante ou conforme os procedimentos da instituição
- Documentar a limpeza e a manutenção, conforme exigido
- Estabelecer uma equipe multidisciplinar, incluindo representação de grupos laboratoriais relevantes para supervisionar os recursos apropriados (p. ex., equipamento, espaço disponível, necessidades de documentação) e a capacitação do pessoal, conforme necessário em contextos específicos
- Estabelecer equipes operacionais para supervisionar as operações no dia a dia, incluindo capacitação, testes de proficiência, garantia de qualidade, controle de estoque, necessidades de computadores e conectividade com a internet, bem como segurança, conforme a necessidade em contextos específicos
- Informar os resultados dos testes ao paciente, conforme apropriado

2ª edição 1996; revisada em 2018

Toque 5460

Definição: oferecimento de conforto e comunicação por meio de contato tátil intencional

Atividades:
- Avaliar o próprio conforto pessoal ao usar o toque com pacientes e familiares
- Avaliar a prontidão do paciente ao oferecer o toque
- Avaliar o contexto do ambiente antes de oferecer o toque
- Determinar qual parte do corpo é a melhor para o toque e a duração do toque que produz as respostas mais positivas ao receptor
- Observar tabus culturais sobre o toque
- Abraçar de forma tranquilizadora, quando apropriado
- Colocar o braço ao redor dos ombros do paciente, conforme apropriado
- Segurar a mão do paciente para fornecer apoio emocional
- Aplicar pressão leve no pulso, mão ou ombro do paciente gravemente doente
- Esfregar as costas em sincronia com a respiração do paciente, conforme apropriado
- Acariciar a parte do corpo de forma lenta e rítmica, conforme apropriado
- Massagear ao redor da área dolorida, conforme apropriado
- Obter dos pais ações comuns utilizadas para acalmar e tranquilizar seus filhos
- Segurar o lactente ou a criança com firmeza e carinhosamente
- Incentivar os pais a tocarem o filho recém-nascido ou a criança doente
- Envolver o lactente prematuro com rolos de manta (ninhos)
- Envolver o lactente confortavelmente em um cobertor para manter braços e pernas próximos ao corpo
- Posicionar o lactente sobre o corpo da mãe imediatamente após o nascimento
- Incentivar a mãe a segurar, tocar e examinar o lactente enquanto o cordão umbilical estiver sendo cortado
- Incentivar os pais a segurarem o lactente
- Incentivar os pais a massagearem o lactente
- Demonstrar técnicas para acalmar os lactentes
- Fornecer chupeta apropriada para sucção não nutritiva em recém-nascidos
- Fornecer exercícios de estimulação oral antes da alimentação por sonda em lactentes prematuros
- Avaliar o efeito do uso do toque

1ª edição 1992; revisada em 2008

Toque curativo 1390

Definição: fornecimento de uma terapia de biocampo não invasiva usando toque e intencionalidade compassiva para influenciar o sistema energético de uma pessoa, afetando sua saúde física, emocional, mental e espiritual e sua cura

Atividades:
- Criar um ambiente confortável e privativo, sem distrações
- Determinar a disposição de ter o corpo tocado
- Identificar objetivos comuns para a sessão
- Aconselhar o paciente a fazer perguntas sempre que surgirem dúvidas
- Colocar o paciente em uma posição confortável e segura que facilite o relaxamento (p. ex., cadeira, poltrona reclinável ou mesa de massagem podem ser usadas se o corpo puder ser apoiado com segurança)
- Remover itens restritivos (p. ex., óculos, sapatos e cinto)
- Manter o paciente vestido confortavelmente
- Cobrir apenas para proporcionar conforto térmico
- Centralizar-se concentrando a consciência no eu interior
- Conectar-se sintonizando-se com a energia da Terra
- Sintonizar-se com o campo energético do paciente
- Estabelecer intenção de trabalhar para o bem maior do paciente
- Realizar uma avaliação do campo energético (aura) e dos centros de energia do paciente para determinar se técnicas de limpeza, equilíbrio ou energização devem ser utilizadas
- Determinar a abordagem específica do toque curativo para promover a cura (p. ex., suavizar ou desobstruir o campo energético, conexão de corpo inteiro, vitalidade etérica, relaxamento magnético, drenagem magnética da dor, meditação em espiral, técnica de pirâmide)
- Usar as mãos para limpar, equilibrar e energizar o campo do paciente
- Continuar até sentir que os campos de energia e os centros de energia estejam equilibrados, suaves, conectados, simétricos e fluindo
- Repetir uma avaliação energética para identificar quais mudanças ocorreram
- Orientar o paciente a movimentar suavemente o corpo e alongar-se antes de se levantar
- Tocar o corpo do paciente para ajudá-lo a se aterrar ou se conectar com a energia da terra se ele sentir tontura ao se levantar
- Oferecer ao paciente um copo de água para repor a perda de água com a energia do movimento
- Fornecer *feedback* ao paciente sobre o trabalho energético em termos que ele entenda
- Pedir ao paciente para descrever o que ele sentiu ou percebeu durante ou após a sessão
- Registrar as características do trabalho energético
- Registrar as respostas físicas, mentais e emocionais à sessão

6ª edição 2013

Toque terapêutico 5465

Definição: sintonia com o campo de energia universal, buscando agir como uma influência de cura pelo uso da sensibilidade natural das mãos e passando-as sobre o corpo do paciente para concentrar, direcionar e modular suavemente o campo de energia humano

Atividades:
- Criar um ambiente confortável, sem distrações
- Determinar a vontade de realizar a intervenção
- Identificar objetivos mútuos para a sessão
- Aconselhar o paciente a fazer perguntas sempre que surgirem
- Colocar o paciente em uma posição confortável sentada ou em decúbito dorsal
- Centrar-se, concentrando a consciência no eu interior
- Concentrar-se na intenção de facilitar a plenitude e a cura em todos os níveis de consciência
- Colocar as palmas das mãos voltadas para o paciente entre 8 e 13 cm do seu corpo
- Começar a avaliação de 1 a 2 minutos, movendo as mãos de forma lenta e firmemente sobre a maior parte possível do paciente, da cabeça aos pés e da frente para trás
- Mover as mãos em movimentos descendentes muito suaves através do campo de energia do paciente, pensando nele como um todo e facilitando o fluxo de energia aberto e equilibrado
- Observar o padrão geral do fluxo de energia, principalmente nas áreas de distúrbios, como congestão ou irregularidade, que podem ser percebidas por meio de sinais muito sutis nas mãos (p. ex., mudança de temperatura, formigamento ou outras sensações sutis de movimento)
- Concentrar a intenção em facilitar a simetria e a cura das áreas perturbadas
- Continuar o tratamento, facilitando muito suavemente o fluxo de energia de cura nas áreas de distúrbios
- Finalizar quando for considerado que a quantidade adequada de mudança ocorreu (p. ex., para um lactente, 1 a 2 minutos; para um adulto, 5 a 10 minutos), tendo em mente a importância da delicadeza
- Incentivar o paciente a repousar por 20 minutos ou mais após o tratamento
- Observar se o paciente apresentou resposta de relaxamento e quaisquer alterações relacionadas

1ª edição 1992; revisada em 2000, 2013

Transcrição de prescrições 8060

Definição: transferência de informações das folhas de prescrições ao planejamento da assistência de enfermagem e sistema de documentação

Atividades:
- Certificar-se de que a folha de prescrição esteja etiquetada com a identificação precisa do paciente
- Certificar-se de que a folha de prescrição esteja no prontuário do paciente certo
- Certificar-se de que as prescrições sejam escritas ou assinadas por um profissional de saúde licenciado com privilégios clínicos
- Repetir a prescrição verbal ao médico para garantir sua precisão
- Evitar aceitar prescrições verbais de ou por meio de outros profissionais de saúde não qualificados
- Certificar-se de que as prescrições verbais sejam documentadas de acordo com a política da instituição antes de anotar
- Auxiliar o médico que não tenha habilidades com computadores a fazer a entrada no sistema de prescrição computadorizada utilizando o *login* do médico e a confirmação de que a prescrição esteja correta
- Esclarecer prescrições confusas ou ilegíveis
- Esclarecer abreviações pouco claras nas prescrições
- Avaliar a adequação das prescrições e assegurar que todas as informações necessárias sejam fornecidas
- Consultar um farmacêutico sempre que tiver dúvidas sobre um medicamento desconhecido ou uma dose prescrita
- Documentar qualquer discordância com a prescrição depois de sua discussão com o médico e um supervisor
- Assinar o nome e anotar o título, a data e o horário de cada prescrição
- Transferir a prescrição para o documento eletrônico, a folha de evolução, o formulário de medicamento, o comprovante de laboratório, o plano de cuidados ou o Kardex apropriados
- Agendar os compromissos, conforme apropriado
- Anotar as datas de início e de término dos medicamentos, conforme a política da instituição
- Anotar as alergias do paciente ao transcrever prescrições de medicamentos
- Informar os membros da equipe para iniciarem o tratamento
- Participar do desenvolvimento e aprimoramento de um sistema computadorizado de entrada de prescrições para médicos e outros profissionais que escrevam as prescrições

2ª edição 1996; revisada em 2018

Transferência 0970

Definição: movimentação de paciente com limitação de movimentos independentes

Atividades:
- Revisar o prontuário do paciente acerca das prescrições de atividades
- Determinar o nível de mobilidade e as limitações de movimento
- Determinar o nível de consciência e a capacidade de cooperar
- Planejar o tipo e o método de movimentação
- Determinar a quantidade e o tipo de assistência necessária
- Certificar-se de que o equipamento funcione antes de usá-lo
- Discutir a necessidade de realocação com o paciente e/ou a família
- Discutir com o paciente e os assistentes como o movimento será feito
- Auxiliar o paciente a receber todos os cuidados necessários (p. ex., higiene pessoal, recolhimento de pertences) antes de realizar a transferência, conforme apropriado
- Fornecer privacidade, evitar correntes de ar e preservar o recato do paciente
- Certificar-se de que as novas acomodações do paciente estejam prontas
- Ajustar o equipamento para a altura de trabalho e travar todas as rodas, conforme necessário
- Levantar a grade lateral no lado oposto do enfermeiro para evitar que o paciente caia da cama
- Utilizar a mecânica corporal adequada durante os movimentos
- Manter o corpo do paciente em alinhamento adequado durante os movimentos
- Levantar e movimentar o paciente com o elevador hidráulico, conforme necessário
- Mover o paciente utilizando a prancha/tábua de transferência, conforme necessário
- Transferir o paciente da cama para a maca ou vice-versa, utilizando um lençol como auxílio no procedimento, conforme apropriado
- Utilizar uma prancha/tábua de transferência, conforme apropriado
- Utilizar um cinto para auxiliar o paciente que consegue ficar em pé com assistência, conforme apropriado
- Utilizar uma incubadora, maca ou cama para mover o paciente cirúrgico, debilitado ou ferido de uma área para outra
- Utilizar uma cadeira de rodas para mover um paciente incapaz de andar
- Embalar e carregar um lactente ou criança pequena
- Auxiliar o paciente a deambular, usando seu corpo como uma muleta humana, conforme apropriado
- Manter os dispositivos de tração durante o movimento, conforme apropriado
- Avaliar o paciente no fim da transferência quanto ao alinhamento corporal adequado, desobstrução de tubos, roupas de cama sem dobras, pele desnecessariamente exposta, nível adequado de conforto do paciente, grades laterais levantadas e campainha de chamada ao alcance

5ª edição 2008

Transporte: inter-hospitalar 7890

Definição: mudança de um paciente de uma instituição para outra

Atividades:
- Assegurar-se de que o exame de triagem médica tenha sido realizado e documentado
- Assegurar-se de que o paciente tenha sido estabilizado de acordo com as capacidades da instituição de transferência ou tenha preenchido as condições sob as quais pacientes instáveis podem ser transferidos, considerando a Lei de Tratamento Médico de Emergência e de Trabalho de Parto Ativo (EMTALA; do inglês, *Emergency Treatment and Labor Act*)
- Determinar a necessidade de transferência do paciente, garantindo que o paciente obtenha tratamento na instituição que o receberá e que os benefícios da transferência superem os riscos
- Obter a prescrição médica por escrito para transportar o paciente
- Identificar a preferência do paciente ou outra(s) pessoa(s) significativa(s) em relação à instituição e ao médico que os receberá, conforme apropriado
- Documentar que a instituição aceitará o paciente e tem o equipamento e a equipe necessários para lidar com a situação clínica
- Obter o termo de consentimento por escrito para a transferência do paciente assinado por ele ou por outra(s) pessoa(s) significativa(s)
- Obter o termo de consentimento por escrito para transferência de menores, conforme apropriado
- Obter o termo de consentimento por escrito para liberação de informações do paciente para a instituição que o receberá
- Facilitar o contato do médico da instituição de recepção do paciente pelo médico assistente, conforme indicado pela EMTALA e documentar esse contato
- Providenciar o tipo de transporte requerido
- Fornecer a passagem de caso de enfermeiro para enfermeiro sobre o paciente para a instituição receptora e documentar esse contato
- Mobilizar e fornecer pessoal, equipamentos de transferência e produtos farmacêuticos necessários
- Copiar os registros de saúde para a instituição que recebe o paciente, incluindo o registro de eventos atuais
- Assegurar que os registros de saúde acompanhem o paciente até a instituição receptora

- Preencher a certificação de transferência assinada pelo médico, com data e horário
- Documentar a justificativa médica para a transferência, bem como os benefícios clínicos e riscos da transferência, conforme indicado pela EMTALA
- Documentar todas as informações relativas aos pacientes que recusem a transferência
- Tentar obter uma declaração por escrito de recusa de transferência do paciente, se indicado
- Continuar o tratamento dos pacientes que recusam a transferência dentro da capacidade da instituição

5ª edição 2008

Transporte: intra-hospitalar   7892

Definição: mudança de um paciente de uma área da instituição para outra

Atividades:
- Facilitar a coordenação e a comunicação pré-transporte
- Obter prescrição médica antes do transporte, conforme apropriado
- Determinar a quantidade e o tipo de assistência necessários
- Providenciar pessoal adequado para auxiliar no transporte
- Fornecer equipamento apropriado para auxiliar no transporte
- Discutir a necessidade de realocação com o paciente e outras pessoas significativas
- Auxiliar o paciente a receber todos os cuidados necessários (p. ex., higiene pessoal, recolhimento de pertences) antes de realizar a transferência, conforme apropriado
- Certificar-se de que as novas acomodações para o paciente estejam prontas
- Mover o paciente utilizando os equipamentos requeridos, quando necessário
- Utilizar incubadora, maca ou cama para mover o paciente cirúrgico, debilitado ou ferido de uma área para outra
- Utilizar uma cadeira de rodas para mover um paciente incapaz de andar
- Embalar e carregar um lactente ou criança pequena
- Auxiliar o paciente a deambular, usando seu corpo como uma muleta humana, conforme apropriado
- Fornecer companhia durante o transporte, conforme necessário
- Monitorar, conforme apropriado, durante o transporte
- Fornecer a passagem de caso clínico sobre o paciente até o local de recepção, conforme apropriado
- Documentar informações pertinentes relacionadas com o transporte
- Remover os pacientes em situações de emergência, como incêndio, furacão ou tornado, de acordo com o plano de desastre da instituição

5ª edição 2008

Tratamento da hipotermia   3800

Definição: prevenção da perda de calor, reaquecimento e monitoração de um paciente cuja temperatura corporal central esteja anormalmente baixa como resultado de circunstâncias não induzidas

Atividades:
- Monitorar a temperatura do paciente, utilizando o dispositivo de medição e a via de aferência mais apropriados
- Remover o paciente do ambiente frio
- Remover as roupas frias e molhadas do paciente
- Posicionar o paciente em decúbito dorsal, minimizando as alterações ortostáticas
- Minimizar a estimulação do paciente (p. ex., manuseá-lo com cuidado e evitar movimentos excessivos) para evitar a precipitação de fibrilação ventricular
- Incentivar o paciente com hipotermia não complicada a consumir líquidos quentes e ricos em carboidratos, sem álcool ou cafeína
- Compartilhar aquecimento por meio do calor do corpo, usando o mínimo de roupas para facilitar a transferência de calor entre a vítima e o socorrista
- Aplicar reaquecimento passivo (p. ex., cobertor, touca e roupas quentes)
- Aplicar reaquecimento externo ativo (p. ex., manta térmica colocada na área do tronco próximo das extremidades, bolsas de água quente, aquecedor de ar forçado, cobertor aquecido, luz radiante, compressas aquecidas e aquecedores de ar convectivos)
- Evitar o reaquecimento externo ativo para o paciente com hipotermia grave
- Aplicar reaquecimento interno ativo ou "reaquecimento central" (p. ex., líquidos IV aquecidos, oxigênio úmido aquecido, *bypass* cardiopulmonar, hemodiálise, reaquecimento arteriovenoso contínuo e lavagem morna de cavidades corporais)
- Monitorar complicações associadas ao reaquecimento extracorpóreo (p. ex., síndrome do desconforto respiratório agudo, insuficiência renal aguda e pneumonia)
- Iniciar reanimação cardiopulmonar para pacientes sem circulação espontânea, permanecendo ciente de que as tentativas de desfibrilação podem ser ineficazes até que a temperatura central seja superior a 30°C
- Administrar medicamentos com cautela (p. ex., estar ciente para metabolismo imprevisível, monitorar o aumento da ação ou toxicidade e considerar suspender os medicamentos IV até que a temperatura interna seja superior a 30°C)
- Monitorar os sintomas associados à hipotermia leve (p. ex., taquipneia, disartria, tremores, hipertensão e diurese), hipotermia moderada (p. ex., arritmias atriais, hipotensão, apatia, coagulopatia e diminuição dos reflexos) e hipotermia grave (p. ex., oligúria, ausência de reflexos neurológicos, edema pulmonar e anormalidades ácido-base)
- Monitorar choque de reaquecimento
- Monitorar a cor e a temperatura da pele

- Identificar fatores clínicos, ambientais e outros que podem propiciar a hipotermia (p. ex., imersão em água fria, doença, lesão traumática, estado de choque, imobilização, clima, extremos de idade, medicamentos, intoxicação alcoólica, desnutrição, hipotireoidismo, diabetes e desnutrição)

1ª edição 1992; revisada em 2013

Tratamento do uso de substâncias 4510

Definição: cuidados ao paciente e familiares que demonstram disfunção em decorrência do uso abusivo ou dependência de substâncias

Atividades:
- Estabelecer um relacionamento de confiança, e ao mesmo tempo, definir limites claros (p. ex., fornecer evidências sutis, mas firmes, de disfunção; permanecer focado no uso abusivo ou dependência de substâncias; e promover esperança)
- Considerar a presença de comorbidade ou transtorno psiquiátrico ou médico concomitante, fazendo alterações condizentes no tratamento
- Auxiliar o paciente a entender o distúrbio como uma doença relacionada com vários fatores (p. ex., circunstâncias genéticas, psicológicas e situacionais)
- Informar ao paciente que o volume e a frequência do uso de substâncias que levam à dependência variam amplamente entre as pessoas
- Orientar o paciente quanto aos efeitos da substância usada (p. ex., físicos, psicológicos e sociais)
- Discutir as necessidades de tratamento para dificuldades clínicas, psicológicas, sociais, vocacionais, habitacionais e legais associadas
- Incentivar ou elogiar os esforços do paciente para aceitar a responsabilidade pela dependência relacionada com o uso de substâncias e seu tratamento
- Proporcionar o controle dos sintomas durante o período de desintoxicação
- Administrar medicamentos (p. ex., dissulfiram, acamprosato, metadona, naltrexona, adesivos ou goma de nicotina ou buprenorfina), conforme indicado
- Orientar o paciente ou seus familiares sobre os medicamentos utilizados no tratamento
- Fornecer terapia (p. ex., terapia cognitiva, terapia motivacional, aconselhamento, apoio familiar, terapia familiar ou abordagem de reforço comunitário para adolescentes), conforme indicado
- Estabelecer programas multidisciplinares (p. ex., terapia de internação residencial de curta duração, programa de desintoxicação ou tratamento terapêutico residencial comunitário), se apropriado
- Incentivar o paciente a participar de um programa de apoio de autoajuda durante e após o tratamento (p. ex., programas de 12 passos, *Women for Sobriety* ou *Rational Recovery* [Mulheres pela Sobriedade, Recuperação Racional])
- Discutir a importância de se abster do uso de substâncias, identificando a meta terapêutica mais apropriada (p. ex., abstinência total, sobriedade no dia a dia ou uso moderado de substâncias)
- Coordenar e facilitar a estratégia de confrontação do grupo para abordar o uso e o papel que as defesas desempenham no uso de substâncias (p. ex., negação)
- Orientar o paciente sobre as técnicas de controle de estresse (p. ex., exercícios, meditação e terapia de relaxamento)
- Auxiliar o paciente a desenvolver mecanismos de enfrentamento saudáveis e efetivos
- Identificar e abordar os padrões de relacionamento disfuncionais nos laços familiares ou sociais do paciente (p. ex., codependência e permissão)
- Auxiliar na identificação e facilitação de conexões com pessoas de apoio
- Auxiliar na ressocialização, reconstrução de relacionamentos e diminuição da autocentralização ou egocentrismo
- Monitorar o uso de substâncias durante o tratamento (p. ex., exames de triagem de urina e análise da respiração)
- Monitorar a ocorrência de doenças infecciosas (p. ex., HIV/AIDS, hepatites B e C e tuberculose), tratando e fornecendo assistência para modificar comportamentos, se necessário
- Auxiliar o paciente a desenvolver a autoestima, incentivando os esforços positivos e a motivação
- Incentivar o paciente a manter uma tabela ou gráfico detalhado do uso da substância para avaliar o progresso
- Auxiliar o paciente a avaliar quanto tempo passou usando a substância e os padrões usuais ao longo do dia
- Participar de esforços para se manter atualizado sobre os programas, recursos e legislação disponíveis voltados para educação, prevenção e tratamento dos transtornos de uso de substâncias
- Orientar o paciente quanto aos sintomas ou comportamentos que aumentem as chances de recidiva (p. ex., exaustão, depressão, desonestidade e complacência)
- Desenvolver um plano de prevenção de recidivas (p. ex., acordo, identificação de recursos para várias necessidades em situações estressantes e identificação de atividades de promoção da saúde para substituir o uso de substâncias)
- Orientar a família sobre o transtorno por uso de substâncias e disfunções associadas e incluir nas atividades e planejamento terapêutico
- Incentivar a família a participar dos esforços de recuperação
- Fornecer encaminhamento

1ª edição 1992; revisada em 2013

Tratamento do uso de substâncias: abstinência de álcool   4512

Definição: cuidados com a pessoa que está enfrentando a interrupção repentina do consumo de álcool

Atividades:
- Determinar o nível de consumo de álcool, condição mental e física
- Monitorar a concentração de álcool no sangue e marcadores úteis, como hemograma completo, ureia, eletrólitos e exames de função hepática
- Monitorar a gravidade da síndrome de abstinência com escalas validadas (p. ex., *Clinical Institute Withdrawal Assessment of Alcohol Scale – Revised* [CIWA–AR])
- Incentivar a ingestão de líquidos (p. ex., água, bebidas eletrolíticas)
- Criar um ambiente com baixa estimulação para desintoxicação
- Monitorar os sinais vitais durante a abstinência
- Monitorar a ocorrência de delírio por abstinência de álcool (*delirium tremens*)
- Proporcionar orientação para a realidade, conforme apropriado
- Administrar medicamentos para o tratamento da dependência do álcool ou prevenção de recidivas, conforme apropriado
- Medicar para o alívio do desconforto físico, se necessário
- Abordar o comportamento abusivo do paciente de maneira neutra
- Tratar as alucinações de modo terapêutico
- Manter ingestão adequada de nutrientes e líquidos
- Administrar terapia com vitaminas, conforme apropriado
- Monitorar o consumo escondido de álcool durante a desintoxicação
- Ouvir as preocupações do paciente e da família sobre a abstinência do álcool
- Orientar sobre os sinais e sintomas que podem ocorrer durante a abstinência (p. ex., fadiga, depressão)
- Providenciar intervenções psicossociais, como entrevista motivacional e aconselhamento breve, conforme apropriado
- Fornecer suporte emocional ao paciente e à família, conforme apropriado
- Recomendar acompanhamento e aconselhamento adequados

1ª edição 1992; revisada em 2000, 2024

Tratamento do uso de substâncias: abstinência de drogas   4514

Definição: cuidados ao paciente em processo de desintoxicação por uso de drogas

Atividades:
- Monitorar sinais vitais
- Monitorar alterações respiratórias e cardíacas (p. ex., hipertensão, taquicardia e bradipneia)
- Monitorar alterações do nível de consciência
- Monitorar ingestão e eliminação
- Monitorar tendências suicidas
- Implementar precauções para pacientes com risco de suicídio
- Monitorar sintomas de abstinência (p. ex., fadiga, perturbações sensoriais, irritabilidade, violência, depressão, ataques de pânico, desejo ou "fissura" (*craving*), insônia, agitação, dor muscular, alterações de apetite, bocejos, fraqueza, cefaleia, rinorreia, pupilas dilatadas, calafrios, ansiedade, sudorese, náusea, vômito, tremores, psicose e ataxia)
- Promover controle dos sintomas
- Administrar medicamentos (p. ex., benzodiazepínicos, clorpromazina, diazepam, reposição de nicotina, fenobarbital, clonidina, trazodona, metadona, agonistas α-2 adrenérgicos e antipsicóticos), permanecendo ciente da possibilidade de tolerância cruzada
- Implementar precauções para pacientes com risco de convulsões
- Fornecer nutrição adequada (p. ex., pequenas quantidades de líquidos com frequência e alimentos ricos em calorias)
- Auxiliar nas atividades da vida diária
- Implementar precauções para pacientes com risco de queda
- Manter um ambiente com pouca estimulação (p. ex., conversar em voz baixa e calma; fornecer garantias da segurança; e assegurar um ambiente confortável, escuro, tranquilo e não ameaçador)
- Reorientar o paciente para a realidade
- Incentivar o paciente a participar do suporte de seguimento (p. ex., terapia em grupo de pares, aconselhamento individual ou familiar e programas educacionais de recuperação do uso de substâncias)
- Oferecer assistência de apoio (p. ex., fornecimento de alimentos e abrigo, psicoterapia estruturada)
- Fornecer encaminhamento
- Facilitar o apoio da família e de outras pessoas importantes
- Fornecer apoio à família ou a outras pessoas relevantes, conforme apropriado
- Orientar o paciente e seus familiares sobre o processo de uso e dependência de substâncias

1ª edição 1992; revisada em 2013

Tratamento do uso de substâncias: intoxicação 4516

Definição: cuidado ao paciente que apresenta os efeitos tóxicos resultantes do consumo de uma ou mais substâncias

Atividades:
- Estabelecer ou manter uma via aérea desobstruída
- Monitorar as condições respiratória, cardíaca, gastrintestinal, renal e neurológica
- Monitorar sinais vitais
- Colocar o paciente na posição mais apropriada (p. ex., posição de semi-Fowler, se o paciente estiver acordado; posição inclinada para a lateral esquerda, se o paciente for irresponsivo)
- Proporcionar um ambiente seguro (ou seja, acolchoar as grades laterais, manter o leito na posição mais baixa, remover objetos perigosos e manter um agente de segurança próximo ao quarto do paciente)
- Estabelecer conexão com o paciente ou seus familiares (p. ex., adotar uma abordagem sem julgamentos; não repreender)
- Realizar a triagem toxicológica necessária e provas de função de sistemas (p. ex., triagem de substâncias na urina e no soro, gasometria arterial, níveis de eletrólitos, enzimas hepáticas, ureia e creatinina)
- Entrar em contato com o centro de controle de intoxicações para obter assistência na determinação do tratamento definitivo
- Estabelecer acesso IV, administrando as infusões, conforme a prescrição
- Monitorar os sintomas específicos da substância consumida (p. ex., contração das pupilas, hipotensão e bradicardia para *overdose* ou intoxicação por opiáceo; náusea, vômito, diaforese e dor no quadrante superior direito em 48 a 72 horas após a intoxicação por paracetamol; e pupilas dilatadas, taquicardia, convulsões e dor torácica para intoxicação por cocaína)
- Administrar agentes específicos para a substância consumida e os sintomas do paciente (p. ex., antieméticos, naloxona, tiamina, glicose, flumazenil, cálcio, vasopressores, antiarrítmicos e inotrópicos)
- Administrar agentes ou realizar procedimentos para impedir a absorção de medicamentos e aumentar a excreção de medicamentos (p. ex., ipeca, carvão ativado, lavagem gástrica, hemodiálise, catárticos, transfusão de troca, alteração do pH urinário e sérico e irrigação intestinal total)
- Comunicar-se com o paciente, proporcionando tranquilidade, abordando as alucinações ou delírios e transmitindo compreensão dos temores ou outros sentimentos
- Monitorar a ingestão e a eliminação
- Tratar a hipertermia (ou seja, aplicar compressas de gelo para febre causada por intoxicação por anfetamina ou cocaína)
- Oferecer apoio emocional ao paciente e seus familiares
- Monitorar tendências suicidas
- Fornecer instruções sobre o uso adequado de substâncias
- Auxiliar o paciente a identificar maneiras de minimizar o potencial de intoxicação acidental (p. ex., armazenar os medicamentos no frasco original, abordar problemas com confusão ou memória e armazenar medicamentos fora do alcance das crianças)
- Orientar a família ou o cuidador acerca das necessidades do paciente de cuidados de seguimento
- Orientar a família ou o cuidador sobre as precauções contra aspiração e convulsões
- Fornecer encaminhamento (p. ex., instituição de saúde domiciliar, assistente social, psiquiatria ou programa de tratamento para dependência de substâncias)

1ª edição 1992; revisada em 2013

Tratamento hemodialítico 2100

Definição: controle da passagem extracorpórea do sangue do paciente por um dialisador

Atividades:
- Coletar amostra de sangue e revisar a análise química do sangue (p. ex., ureia, creatinina sérica, níveis séricos de Na, K, PO$_4$) pré-tratamento
- Registrar os sinais vitais básicos: peso, temperatura, pulso, respiração e pressão arterial
- Explicar o procedimento de hemodiálise e sua finalidade
- Verificar equipamentos e soluções, conforme protocolo
- Usar técnica estéril para iniciar a hemodiálise e para inserções de agulhas e conexões de cateteres
- Usar luvas, protetor ocular e roupas para evitar contato direto com o sangue
- Iniciar hemodiálise, conforme protocolo
- Fixar as conexões e a tubulação com segurança
- Verificar o sistema dos monitores (p. ex., vazão, pressão, temperatura, nível de pH, condutividade, coágulos, detector de ar, pressão negativa para ultrafiltração, sensor de sangue) para garantir a segurança do paciente
- Monitorar a pressão arterial, o pulso, a respiração, a temperatura e a resposta do paciente durante a diálise
- Administrar heparina, conforme protocolo
- Monitorar os tempos de coagulação e ajustar a administração de heparina adequadamente
- Ajustar as pressões de filtração para remover uma quantidade apropriada de fluido
- Instituir protocolo apropriado se o paciente ficar hipotenso
- Interromper hemodiálise, conforme protocolo
- Comparar os sinais vitais e análise química do sangue pós-diálise e pré-diálise
- Evitar aferir a pressão arterial ou fazer punções IV no braço com fístula
- Fornecer cuidados ao cateter ou fístula, de acordo com o protocolo
- Trabalhar em colaboração com o paciente para ajustar as regulações da dieta, as limitações de líquidos e os

medicamentos para regular as mudanças de líquidos e eletrólitos entre os tratamentos
- Orientar o paciente a automonitorar sinais e sintomas que indiquem necessidade de tratamento clínico (p. ex., febre, sangramento, fístula coagulada, tromboflebite e pulso irregular)
- Trabalhar em colaboração com o paciente para aliviar o desconforto dos efeitos colaterais da doença e do tratamento (p. ex., cólicas, cefaleias, prurido, anemia, desmineralização óssea, alterações na imagem corporal e interrupção de papéis)
- Trabalhar em colaboração com o paciente para ajustar a duração da diálise, as regulações da dieta e dor e as necessidades de distrações para atingir o benefício ideal do tratamento

1ª edição 1992; revisada em 1996, 2004

Treinamento da assertividade 4340

Definição: assistência na expressão efetiva de sentimentos, necessidades e ideias, respeitando os direitos dos outros

Atividades:
- Verificar barreiras à assertividade (p. ex., estágio de desenvolvimento, condição clínica ou psiquiátrica crônica, falta de conhecimento e socialização feminina)
- Auxiliar o paciente a reconhecer e reduzir distorções cognitivas que bloqueiam a assertividade
- Diferenciar comportamentos assertivos, agressivos, passivos e passivo-agressivos
- Auxiliar a identificar direitos pessoais, responsabilidades e normas conflitantes
- Auxiliar a esclarecer áreas problemáticas em relacionamentos interpessoais
- Promover a expressão de pensamentos e sentimentos, tanto positivos como negativos
- Auxiliar a identificar pensamentos autodestrutivos
- Auxiliar o paciente a distinguir entre pensamento e realidade
- Orientar o paciente sobre as diferentes maneiras de agir de forma assertiva
- Orientar o paciente sobre estratégias para praticar comportamento assertivo (p. ex., fazer pedidos, dizer não a pedidos que não sejam razoáveis e iniciar e concluir conversas)
- Facilitar oportunidades de prática, usando discussão, modelagem e dramatização
- Auxiliar na prática de habilidades de comunicação e sociais (p. ex., uso de frases na primeira pessoa, comportamentos não verbais, franqueza e aceitação de elogios)
- Auxiliar a identificar a comunicação não verbal (p. ex., sorriso, contato visual, tom e volume de voz) que ajudará ou dificultará a assertividade
- Auxiliar a desenvolver habilidades de comunicação que permitirão ao paciente articular informações com precisão
- Elogiar os esforços para expressar sentimentos e pensamentos
- Monitorar o nível de ansiedade e desconforto relacionado com a mudança de comportamento

1ª edição 1992; revisada em 1996, 2018

Treinamento de autossugestão 5840

Definição: auxílio na autossugestão sobre sensações de peso e calor com o propósito de induzir relaxamento

Atividades:
- Escolher um ambiente tranquilo e confortável
- Preparar um ambiente silencioso
- Tomar precauções para evitar interrupções
- Orientar o paciente sobre a finalidade da intervenção
- Sentar o paciente em uma cadeira reclinável ou colocá-lo em posição recostada
- Pedir ao paciente que use roupas confortáveis e que não limitem os movimentos
- Ler um roteiro preparado para o paciente, fazendo pausas suficientes para que a declaração seja repetida internamente
- Utilizar afirmações no roteiro que provoquem sentimentos de peso, leveza ou flutuação de partes específicas do corpo
- Orientar o paciente a repetir as afirmações para si mesmo e a provocar a sensação na parte do corpo que está sendo direcionada
- Ensaiar o roteiro por cerca de 15 a 20 minutos
- Incentivar o paciente a permanecer relaxado por cerca de 15 a 20 minutos
- Prosseguir para provocar sensações de calor depois que as sensações de peso forem dominadas
- Seguir o procedimento para provocar sensação de peso utilizando um roteiro ou uma gravação de áudio preparado para provocar calor
- Providenciar instruções com um roteiro ou gravação de áudio para o paciente utilizar em casa
- Incentivar o paciente a praticar a sessão três vezes ao dia
- Orientar o paciente a manter um diário para registrar o progresso obtido em cada sessão

1ª edição 1992; revisada em 2008

Treinamento de memória 4760

Definição: facilitação da memória

Atividades:
- Discutir com o paciente e família quaisquer problemas de memória experimentados
- Estimular a memória, repetindo o último pensamento expresso pelo paciente, conforme apropriado
- Relembrar experiências passadas, conforme apropriado
- Desenvolver mutuamente um plano de treinamento de memória (p. ex., tipo de técnicas de treinamento de memória, frequência, duração das sessões, duração do programa)
- Implementar técnicas de memória (p. ex., imagens visuais, dispositivos mnemônicos, jogos de memória, pistas para a memória, técnicas de associação, criação de listas)
- Fornecer e auxiliar no uso de aplicativos, *sites* ou programas de computador para treinamento de memória
- Auxiliar nas tarefas de aprendizagem associada (ou seja, aprendizagem prática e recordação de informações verbais e pictóricas apresentadas)
- Fornecer treinamento de orientação (p. ex., ensaio de informações pessoais e datas), conforme apropriado
- Proporcionar oportunidade para a concentração (ou seja, combinar pares de cartas, como um jogo de memória), conforme apropriado
- Oferecer oportunidade para usar a memória para eventos recentes (ou seja, perguntas sobre passeios recentes)
- Fornecer memória de reconhecimento de imagem, conforme apropriado
- Estruturar métodos de ensino, de acordo com a organização das informações do paciente
- Encaminhar para testes neurológicos, quando apropriado
- Encaminhar para terapia ocupacional e de atividades, conforme apropriado
- Incentivar a participação em programas de treinamento de memória em grupo, conforme apropriado
- Monitorar o comportamento do paciente durante o treinamento
- Identificar e corrigir erros na orientação, conforme apropriado
- Monitorar as alterações na memória com o treinamento

1ª edição 1992; revisada em 2004, 2024

Treinamento do hábito urinário 0600

Definição: estabelecimento de uma programação individualizada de uso do vaso sanitário para prevenir o esvaziamento vesical involuntário para pessoas com habilidade cognitiva ou física limitada

Atividades:
- Envolver os cuidadores no processo de desenvolvimento da programação individualizada para uso do vaso sanitário
- Manter um registro de especificação de continência durante 3 dias para estabelecer um padrão miccional
- Utilizar um dispositivo de monitoração eletrônica para estabelecer episódios de incontinência, conforme apropriado
- Estabelecer o intervalo da programação inicial do uso do vaso sanitário, com base no padrão miccional e na rotina habitual (p. ex., comer, levantar-se e deitar-se)
- Estabelecer os horários de início e término para a rotina de uso do vaso sanitário, se não for durar 24 horas
- Estabelecer o intervalo para uso do vaso sanitário, de preferência não inferior a 2 horas
- Auxiliar o paciente a usar o vaso sanitário e incentivá-lo a urinar nos intervalos prescritos
- Fornecer adaptações especiais do vaso sanitário, como um assento elevado ou um corrimão, se necessário
- Fornecer privacidade para o uso do vaso sanitário
- Utilizar o poder da sugestão (p. ex., água corrente ou descarga do vaso sanitário) para auxiliar o paciente a urinar
- Evitar deixar o paciente no vaso sanitário por mais de 5 minutos
- Reduzir o intervalo do uso do vaso sanitário em meia hora, se houver mais de dois episódios de incontinência em 24 horas
- Manter o intervalo de uso do vaso sanitário, se houver dois ou menos episódios de incontinência em 24 horas
- Aumentar o intervalo de uso do vaso em meia hora, se o paciente não tiver episódios de incontinência em 48 horas até que seja atingido o intervalo ideal de 4 horas
- Discutir o registro diário de continência com os cuidadores para dar reforço e incentivar a colaboração com a programação do uso do vaso sanitário
- Manter o uso programado do vaso sanitário para auxiliar no estabelecimento e manutenção do hábito de urinar
- Fornecer *feedback* positivo ou reforço positivo (p. ex., 5 minutos de conversa social) ao paciente quando ele urinar nos horários programados de uso do vaso sanitário e não fazer comentários quando o paciente for incontinente

2ª edição 1996; revisada em 2018

Treinamento para controle de impulsos 4370

Definição: auxiliar o paciente a mediar o comportamento impulsivo por meio da aplicação de estratégias de resolução de problemas em situações sociais e interpessoais

Atividades:
- Escolher uma estratégia de resolução de problemas que seja apropriada ao nível de desenvolvimento e ao funcionamento cognitivo do paciente
- Usar um plano de modificação de comportamento para reforçar a estratégia de resolução de problemas que está sendo ensinada, conforme apropriado
- Auxiliar o paciente a identificar o problema ou situação que requeira uma ação cuidadosa
- Orientar o paciente a dar a si mesmo a dica de "parar e pensar" antes de agir impulsivamente
- Orientar o paciente a considerar seus próprios pensamentos e sentimentos antes de agir impulsivamente
- Demonstrar as etapas da estratégia de resolução de problemas no contexto de situações significativas para o paciente
- Auxiliar o paciente a identificar cursos de ações possíveis, seus custos e benefícios
- Auxiliar o paciente a escolher o curso de ação mais benéfico
- Fornecer reforço positivo (p. ex., elogios, recompensas) para resultados de sucesso
- Incentivar o paciente a se autorrecompensar pelos resultados bem-sucedidos
- Auxiliar o paciente a avaliar a maneira como os desfechos malsucedidos poderiam ter sido evitados por diferentes escolhas comportamentais
- Oferecer oportunidades para o paciente praticar a resolução de problemas (p. ex., dramatização) dentro do ambiente terapêutico
- Incentivar o paciente a praticar estratégias de controle de impulsos em situações sociais e interpessoais fora do ambiente terapêutico, seguido de avaliação de resultados

2ª edição 1996; revisada em 2018

Treinamento vesical 0570

Definição: melhora do funcionamento da bexiga para pessoas com incontinência de urgência, aumentando a capacidade da bexiga de reter a urina e a capacidade do paciente de suprimir a micção

Atividades:
- Determinar a capacidade de reconhecer a urgência miccional
- Incentivar o paciente a manter um diário sobre sua micção
- Manter um registro de especificação da continência durante 3 dias para estabelecer o padrão de micção
- Auxiliar a identificar padrões de incontinência
- Revisar o diário miccional com o paciente
- Estabelecer o intervalo de programação inicial do uso do vaso sanitário, com base no padrão miccional
- Estabelecer os horários de início e término para a rotina de uso do vaso sanitário, se não for durar 24 horas
- Estabelecer um intervalo para uso do vaso sanitário não inferior a 1 hora e, de preferência, não inferior a 2 horas
- Levar o paciente ao banheiro ou lembrá-lo de urinar nos intervalos prescritos
- Fornecer privacidade ao paciente para uso do vaso sanitário
- Utilizar o poder da sugestão (p. ex., água corrente, dar descarga no vaso sanitário) para ajudar o paciente a urinar
- Utilizar óleo essencial de hortelã-pimenta em uma bola de algodão ou colocar no vaso sanitário para ajudar a urinar
- Evitar deixar o paciente no vaso sanitário por mais de 5 minutos
- Reduzir o intervalo de uso do banheiro em 1/2 hora, se houver mais de três episódios de incontinência em 24 horas
- Manter o intervalo de idas ao vaso sanitário, em caso de três ou menos episódios de incontinência em 24 horas
- Aumentar o intervalo das idas ao vaso sanitário em meia hora se o paciente não for capaz de urinar em dois ou mais horários previamente programados
- Aumentar o intervalo de ida ao banheiro em 1 hora se não houver episódios de incontinência por 3 dias, até que o intervalo ideal de 4 horas seja alcançado
- Utilizar o *scanner* de bexiga (ultrassonografia da bexiga), conforme indicado
- Implementar o protocolo de cateterismo intermitente, conforme indicado
- Expressar confiança de que a incontinência pode ser controlada
- Orientar o paciente a conter a urina conscientemente até o horário programado de ida ao vaso sanitário
- Discutir os registros diários da continência para fornecer reforço

2ª edição 1996; revisada em 2004, 2024

Triagem: catástrofe comunitária 6362

Definição: estabelecimento de prioridades de tratamento urgente no local do evento, ao mesmo tempo que são alocados recursos escassos

Atividades:
- Adquirir informações atualizadas sobre a natureza do problema (p. ex., número de vítimas, gravidade dos ferimentos, área envolvida)
- Comunicar-se com a autoridade central (p. ex., centro de comando)
- Assegurar que o pessoal adequado seja alertado (p. ex., liderança de enfermagem, liderança da sala de emergência, liderança administrativa)
- Considerar os recursos disponíveis
- Entrar em contato com profissionais de saúde suplementar (p. ex., cirurgiões, dentistas, veterinários, enfermeiros de cuidados paliativos, clínicos aposentados, voluntários), conforme indicado
- Configurar as áreas de preparo de recepção e triagem com recursos de descontaminação perto do local do evento, conforme indicado
- Notificar as unidades de cuidado intensivo na área sobre a previsão de transferências
- Utilizar corredores, áreas de estacionamento, saguões, gramados ou telhados para atendimento médico, conforme necessário
- Aumentar a equipe de segurança para manter a ordem e proteger as instalações físicas
- Determinar o risco de contato com as vítimas (p. ex., gás venenoso, radiação, risco biológico)
- Obter equipamento de proteção individual (EPI) e garantir que todos os colegas de trabalho estejam protegidos, se indicado
- Alertar todo o pessoal sobre a possibilidade de vítimas acessarem o sistema de saúde sem contato com o atendimento médico prévio (p. ex., feridos ambulantes)
- Garantir medidas adequadas de triagem e contaminação utilizadas com feridos ambulantes
- Iniciar as etapas para obter recursos adicionais (p. ex., EPI, equipamento de saúde)
- Obter pessoal adicional para cuidar das vítimas após a conclusão da triagem
- Atribuir pessoal para auxiliar no local do evento, se indicado
- Participar da priorização de pessoas para o tratamento
- Avaliar primeiramente as pessoas em situação crítica do campo
- Identificar a queixa principal do paciente
- Obter informações sobre a história de saúde
- Verificar as etiquetas de alerta de saúde, conforme apropriado
- Realizar pesquisa primária de todos os sistemas do corpo, conforme apropriado
- Monitorar e tratar lesões com risco à vida ou necessidades agudas
- Utilizar a sinalização codificada por cores para auxiliar na comunicação, garantindo a rápida categorização de todos os indivíduos
- Utilizar o sistema de prioridade de etiquetas de triagem, conforme indicado pela condição do paciente (p. ex., vermelho para prioridade imediata, para indivíduos que necessitam de primeira atenção; amarelo para segunda prioridade, para aqueles que requerem atendimento rápido, mas devem aguardar os casos com maior prioridade; verde para prioridade baixa, para os indivíduos com lesões menos graves e que não necessitam de atendimento imediato; e preto para última prioridade, em casos de sobrevivência improvável)
- Considerar realocar pessoas com ferimentos leves
- Considerar medidas de cuidados paliativos para pessoas com sobrevivência improvável (p. ex., notificar um membro do clero)
- Estabelecer o necrotério
- Remover ou transportar feridos que requeiram cuidados de nível superior
- Iniciar medidas de emergência apropriadas para cada paciente após a triagem concluída para todos, conforme indicado
- Realizar a investigação secundária do sistema corporal após a triagem concluída para todos, conforme apropriado
- Assegurar que todo o pessoal tenha permissão para conversar com pares ou conselheiros após o evento
- Avaliar a resposta ao evento, incluindo a contribuição do pessoal-chave envolvido (p. ex., relatório pós-ação)
- Realizar simulações anuais de desastres para a equipe do pronto-socorro
- Realizar simulações regulares de desastres na comunidade para treinar a equipe de assistência

3ª edição 2000; revisada em 2024

Triagem: centro de emergência 6364

Definição: estabelecimento de prioridades e início do tratamento de pacientes em um centro de emergência

Atividades:
- Assegurar o uso de equipamento de proteção individual (EPI), se indicado
- Utilizar a avaliação pré-triagem durante surtos de doenças infecciosos
- Isolar os pacientes na pré-triagem, se indicado
- Realizar avaliação breve, rápida e precisa em todos os pacientes que chegam, utilizando diretrizes institucionais e padrões de cuidado
- Examinar os sinais e sintomas simultaneamente durante a avaliação inicial rápida
- Utilizar perguntas específicas sobre sintomas, histórico de viagem e contatos nas estações de pré-triagem
- Determinar a temperatura com o uso da tecnologia sem contato
- Obter dados adicionais sobre os pacientes para determinar o nível de acuidade (p. ex., sinais vitais, classificação

do nível de dor, exame físico, história médica pertinente, medicamentos atuais)
- Atribuir a classificação de acuidade/risco nos serviços de emergência utilizando padrões sistemáticos (p. ex., sistema de classificação de acuidade/risco em cinco níveis, classificações ABCD)
- Mover a pessoa para a área determinada pela classificação de acuidade/risco e condição de infecção
- Assegurar o atendimento necessário, conforme indicado pela classificação de acuidade/risco e condição de infecção
- Fornecer informações ao profissional de saúde que recebe o paciente
- Avaliar e transferir mulheres em trabalho de parto
- Explicar o processo de triagem para aqueles que se apresentam no serviço
- Certificar-se de que os requisitos legais sejam atendidos (p. ex., Lei de Tratamento Médico de Emergência e de Trabalho de Parto Ativo [EMTALA])
- Fornecer avaliação de saúde para todos os pacientes por profissional habilitado (p. ex., triagem não é considerado procedimento médico)
- Realizar a intervenção em crise, conforme apropriado
- Reduzir a escalada da violência, conforme apropriado
- Encaminhar pacientes não urgentes para clínicas, outros prestadores de cuidados de saúde primária ou departamento de saúde
- Monitorar os pacientes que estão à espera de serem atendidos
- Servir como elo entre a equipe de saúde e as pessoas na área de espera
- Responder às perguntas e tranquilizar os pacientes e familiares
- Assegurar o apoio psicológico para o paciente e prestadores de cuidados
- Controlar o fluxo de pessoas, incluindo visitantes

3ª edição 2000; revisada em 2024

Triagem: telecomunicação 6366

Definição: uso das telecomunicações para identificar a natureza e a urgência dos problemas de saúde

Atividades:
- Identificar-se com nome e credenciais, organização
- Informar que a chamada pode ser gravada (p. ex., para a monitoração da qualidade)
- Demonstrar a vontade de ajudar (p. ex., "Como posso ajudar?")
- Obter informações sobre a finalidade da chamada (p. ex., natureza da crise, sintomas, diagnóstico clínico, história de saúde, regime de tratamento atual)
- Identificar as preocupações do paciente sobre o estado de saúde
- Falar diretamente com a pessoa, sempre que possível
- Ouvir os sintomas não verbais (p. ex., falta de ar, respiração sibilante, pausas longas, fala arrastada)
- Utilizar um intérprete, quando necessário
- Avaliar as barreiras culturais e socioeconômicas às respostas do paciente (p. ex., barreiras linguísticas, falta de seguro de saúde, falta de compreensão dos termos de assistência à saúde)
- Acessar o prontuário eletrônico do paciente para obter história de saúde complementar, conforme disponível
- Direcionar, facilitar e acalmar o ouvinte, dando orientações simples para a ação, conforme necessário
- Utilizar diretrizes padronizadas com base nos sintomas ou protocolos de enfermagem baseados em evidências, a fim de identificar e avaliar dados significativos e classificar a urgência dos sintomas
- Priorizar os sintomas relatados, determinando o maior risco possível, de acordo com as diretrizes
- Obter dados relacionados com a efetividade dos tratamentos atuais, se houver
- Determinar se as preocupações exigem avaliação adicional, aplicando-se diretrizes padronizadas
- Fornecer orientações de primeiros socorros ou instruções de emergência para crises (p. ex., instruções de RCP, orientações de parto), utilizando diretrizes padronizadas
- Manter-se conectado ao entrar em contato com os serviços de emergência, de acordo com o protocolo da organização
- Fornecer orientações claras sobre o transporte para o hospital, conforme necessário
- Aconselhar o paciente a respeito das opções de encaminhamento e intervenção
- Fornecer informações sobre o regime de tratamento e as responsabilidades de autocuidado resultantes, conforme necessário, de acordo com o escopo das práticas e diretrizes estabelecidas
- Confirmar a compreensão do paciente quanto aos conselhos ou orientações por meio de verbalização (p. ex., pedir para repetir o que foi discutido)
- Perguntar se algo os impediria de seguir os conselhos ou as orientações que foram dadas
- Determinar a necessidade e estabelecer intervalos de tempo para avaliação intermitente adicional
- Documentar quaisquer avaliações, conselhos, orientações ou outras informações fornecidas ao paciente, de acordo com as diretrizes específicas
- Determinar como o paciente ou membro da família pode ser contatado para telefonema de retorno, conforme apropriado
- Documentar a permissão para retornar a chamada e identificar as pessoas aptas ao recebimento de informações por telefone
- Acompanhar para determinar a disposição e documentar a disposição e a ação pretendida do paciente, conforme necessário
- Manter a confidencialidade, conforme as diretrizes estaduais e legais (p. ex., a maioria varia de acordo com o estado)
- Seguir as diretrizes legais (ou seja, pessoas que viajam podem estar fora do estado de licenciamento do enfermeiro)
- Discutir e resolver ligações problemáticas com o auxílio de um supervisor ou colegas de trabalho
- Utilizar a técnica *teach-back* (paciente é solicitado a repetir a informação que recebeu) para garantir a compreensão

3ª edição 2000; revisada em 2024

Troca de informações sobre cuidados de saúde 7960

Definição: fornecimento de informações sobre cuidados ao paciente a outros profissionais de saúde

Atividades:
- Identificar-se ou identificar outro profissional para encaminhamento e local
- Obter ordem médica para encaminhamento, se necessário
- Identificar os dados demográficos essenciais do paciente
- Descrever o histórico de saúde pertinente
- Identificar diagnósticos médicos e de enfermagem atuais
- Identificar diagnósticos médicos e de enfermagem resolvidos, conforme apropriado
- Descrever o plano de cuidados, como dieta, medicamentos e exercícios
- Descrever as intervenções de enfermagem que estão sendo implementadas
- Identificar equipamentos e suprimentos necessários para o atendimento
- Resumir o progresso do paciente em direção às metas
- Identificar a data prevista de alta ou transferência, conforme apropriado
- Identificar a consulta de retorno planejada para cuidados de acompanhamento, conforme apropriado
- Discutir os pontos fortes e os recursos do paciente
- Descrever o papel da família na continuidade dos cuidados
- Identificar outras instituições que prestam cuidados
- Solicitar informações de profissionais de saúde de outras instituições
- Coordenar os cuidados com outros profissionais de saúde
- Compartilhar as preocupações do paciente ou da família com outros profissionais de saúde
- Compartilhar informações de outros profissionais de saúde com o paciente e a família, conforme apropriado
- Transferir informações por meio de tecnologia eletrônica, se disponível
- Participar do desenvolvimento e aprimoramento de prontuários eletrônicos de pacientes
- Manter a educação relacionada com o conhecimento de tecnologia da informação em saúde

2ª edição 1996; revisada 2004, 2018

Ultrassonografia: bexiga 0565

Definição: realização de exames por ultrassonografia para determinar a função ou a estrutura da bexiga

Atividades:
- Determinar indicação para ultrassonografia de bexiga (p. ex., retenção urinária, avaliação do volume residual pós-micção, exame diagnóstico)
- Orientar sobre indicações, procedimentos, finalidade e limitações do exame
- Aplicar protocolo apropriado para avaliação por ultrassonografia da bexiga (p. ex., revisão da avaliação pós-operatória ou pós-parto para retenção urinária, avaliação da diminuição do débito urinário com ou sem cateter vesical, medição do volume residual pós-micção)
- Selecionar o transdutor adequado para exame da bexiga
- Identificar cirurgias abdominais anteriores, cicatrizes, tumores, ascite, distensão visceral ou outras características anatômicas com potencial para confundir a avaliação da bexiga
- Aplicar gel de ultrassonografia na região suprapúbica ou diretamente no transdutor
- Posicionar o transdutor corretamente logo acima da sínfise púbica
- Obter imagem nítida da bexiga e centralizar no monitor
- Realizar medições do volume da bexiga, conforme apropriado
- Utilizar a função Doppler colorida, conforme apropriado
- Identificar a posição da ponta distal do cateter urinário, função do cateter e volume do balão na imagem de ultrassonografia, conforme apropriado
- Identificar e mensurar o volume residual pós-micção com a ultrassonografia, 10 a 20 minutos após esvaziar a bexiga
- Realizar avaliação sistemática da bexiga por ultrassonografia, se necessário
- Discutir a avaliação da bexiga com o profissional de referência, consultores e o paciente, conforme apropriado
- Auxiliar na remoção do gel, se apropriado
- Limpar o equipamento de ultrassonografia
- Documentar os achados, incluindo o motivo da ultrassonografia da bexiga, o volume urinário mensurado, a resposta ao procedimento e quaisquer achados incomuns

8ª edição 2024

Ultrassonografia: obstétrica e ginecológica 6982

Definição: realização de exames por ultrassonografia para determinar o estado ovariano, endometrial, uterino ou fetal

Atividades:
- Determinar a indicação clínica para o exame de ultrassonografia (p. ex., obstétrica ou ginecológica)
- Configurar equipamento necessário para o procedimento não invasivo ou invasivo (p. ex., transdutor, transdutor vaginal)
- Orientar a paciente e a família sobre as indicações e o procedimento do exame, sua finalidade e limitações
- Preparar a paciente física e emocionalmente para o procedimento
- Aplicar protocolo apropriado para avaliação por ultrassonografia (p. ex., avaliação da gravidez, avaliação de sangramento pós-menopausa, avaliação de procedimentos obstétricos especializados)
- Aquecer o gel do transdutor para conforto da paciente
- Orientar a paciente a esvaziar a bexiga antes da ultrassonografia transvaginal
- Posicionar o transdutor no abdome ou na vagina, conforme apropriado
- Permitir que a paciente insira a sonda transvaginal, se desejado pela paciente
- Obter imagem nítida das estruturas anatômicas no monitor
- Identificar posição e tamanho do útero e espessura do endométrio, conforme apropriado
- Identificar a localização e o tamanho dos ovários, conforme apropriado
- Monitorar o crescimento folicular durante a ovulação, conforme apropriado
- Monitorar o crescimento e a localização do saco gestacional
- Monitorar os parâmetros fetais, incluindo número, tamanho, atividade cardíaca, apresentação e posição
- Identificar a localização da placenta
- Observar anormalidades placentárias, conforme apropriado
- Mensurar os índices de líquido amniótico
- Monitorar os movimentos respiratórios fetais, movimentos grosseiros e tônus
- Identificar as estruturas fetais para os pais, conforme apropriado
- Fornecer uma imagem do feto, conforme apropriado
- Obter múltiplas medidas da espessura endometrial de vários ângulos para mulheres que apresentam sangramento pós-menopausa
- Considerar a histerossonografia com infusão de solução salina como método adicional de avaliação de um eco endometrial mal definido para sangramento pós-menopausa
- Discutir os resultados dos exames com o profissional de referência, consultores e paciente, conforme apropriado
- Agendar exames ou procedimentos adicionais, conforme necessário
- Auxiliar a paciente a remover o gel e a vestir as roupas, conforme indicado
- Limpar o equipamento
- Documentar os achados, de acordo com a política institucional, incluindo que a paciente foi informada e tomou conhecimento dos achados
- Fornecer toda a documentação ao profissional de saúde de referência da paciente

2ª edição 1996; revisada em 2018

Verificação de carrinho de emergência   7660

Definição: revisão e manutenção sistemáticas do conteúdo de um carrinho de emergência em intervalos de tempo estabelecidos

Atividades:
- Garantir a facilidade de utilização dos equipamentos e suprimentos de acordo com o *design* adequado do carrinho e a localização dos suprimentos durante a montagem inicial do carrinho e com todas as verificações
- Comparar o equipamento do carrinho com a lista de equipamentos designados
- Localizar todos os equipamentos e suprimentos designados no carrinho
- Repor suprimentos e equipamentos ausentes ou desatualizados
- Garantir que os produtos sem látex estejam em estoque quando disponíveis, conforme o protocolo da instituição
- Garantir que o equipamento esteja operacional por meio de teste (p. ex., montar o laringoscópio e verificar o funcionamento da lâmpada), conforme indicado
- Certificar-se de que o desfibrilador permaneça conectado e carregando entre todos os usos
- Testar o desfibrilador de acordo com os protocolos do aparelho e da instituição, incluindo uma descarga de teste de baixa energia (menos de 200 J)
- Limpar o equipamento, conforme necessário
- Verificar a data de validade de todos os suprimentos e medicamentos
- Documentar a verificação do carrinho, conforme política da instituição
- Substituir equipamentos, suprimentos e medicamentos conforme a tecnologia e as diretrizes sejam atualizadas
- Garantir a proteção dos suprimentos do carrinho, equipamentos e informações do paciente de acordo com o protocolo da instituição e regulamentações governamentais
- Orientar a nova equipe de enfermagem sobre os procedimentos adequados de verificação do carrinho de emergência

2ª edição 1996; revisada em 2008

Vestir   1630

Definição: auxílio na escolha, colocação e retirada de roupas de uma pessoa que não consegue se vestir sozinha

Atividades:
- Considerar a cultura e a idade do paciente ao auxiliar a se vestir
- Programar a troca de roupa em um horário em que não esteja cansado, geralmente próximo do banho
- Oferecer analgesia, se necessário
- Disponibilizar tempo suficiente para prestar cuidados no auxílio no momento de a pessoa se vestir
- Preservar a privacidade do paciente não a despindo desnecessariamente
- Fechar a porta ou as cortinas ao despir a pessoa
- Manter o ambiente aquecido para maior conforto
- Monitorar a capacidade do paciente de se vestir de maneira independente
- Incentivar a fazer o máximo possível para aumentar a independência e elevar o moral, conforme apropriado
- Conversar com o paciente enquanto está se vestindo com o objetivo de aliviar ansiedades e constrangimentos
- Utilizar orientações claras e simples para pessoas com déficits cognitivos
- Reservar tempo e não ter pressa para vestir o paciente
- Informar sobre as roupas disponíveis para seleção, fornecendo opções pessoais para escolha, conforme apropriado
- Incentivar a participação na escolha das roupas
- Disponibilizar roupas em área acessível (p. ex., ao lado da cama)
- Dispor as roupas em ordem e colocá-las em locais de fácil acesso
- Estar disponível para ajudar a se vestir conforme necessário
- Identificar áreas em que o paciente precise de assistência para se vestir
- Monitorar a capacidade de o paciente se vestir sozinho
- Vestir o paciente depois de terminada a higiene pessoal
- Encorajar o uso de dispositivos auxiliares para se vestir (p. ex., bastão para se vestir, calçadeira de cabo longo, aparelho de alcance de cabo longo), conforme apropriado
- Vestir primeiro a extremidade afetada, conforme apropriado
- Colocar a manga da camisa o mais alto possível no ombro do braço acometido para facilitar a troca de roupa
- Vestir roupas largas, confortáveis e não restritivas, conforme apropriado
- Ter suavidade durante os movimentos de colocação das roupas, evitando puxar o paciente
- Encorajar o uso do tipo de roupa normalmente usada (ou seja, pijama quando for dormir, roupas íntimas e vestimentas de uso pessoal quando estiver acordado), conforme apropriado
- Selecionar calçados ou chinelos que facilitem a caminhada e a deambulação segura
- Evitar fechos nas costas e roupas justas se o movimento dos braços for limitado
- Oferecer roupas com bolso frontal para que sejam mais acessíveis ao sentar-se
- Oferecer o uso de sutiãs com fecho frontal para mulheres com artrite/artrose nas mãos ou em recuperação após acidente vascular encefálico
- Utilizar roupas de algodão sempre que possível para absorver melhor a transpiração
- Auxiliar com cadarços, botões e zíperes, conforme necessário
- Utilizar equipamento de extensão para vestir roupas, se apropriado
- Colocar as roupas removidas na lavanderia
- Oferecer-se para pendurar roupas ou colocá-las na cômoda
- Oferecer-se para enxaguar peças de roupa especiais, como meias de náilon
- Incentivar esforços para se vestir
- Dar assistência até que o paciente seja inteiramente capaz de assumir a responsabilidade de se vestir

1ª edição 1992; revisada em 2000, 2024

Visitas para escuta 5328

Definição: escuta empática para compreender genuinamente a situação de um indivíduo e trabalhar de maneira colaborativa ao longo de uma série de visitas domiciliares para identificar e gerar soluções para reduzir os sintomas depressivos

Atividades:
- Investigar a depressão para estabelecer a linha de base
- Estabelecer o propósito e o número de visitas
- Estabelecer um local e horário agradáveis para as visitas
- Demonstrar interesse pelo paciente
- Manter a privacidade e a confidencialidade do paciente
- Usar pontos fortes pessoais para estabelecer relacionamento com o paciente
- Usar perguntas abertas para incentivar a expressão de sentimentos, pensamentos e preocupações
- Usar o silêncio para encorajar a expressão de sentimentos, pensamentos e preocupações
- Evitar barreiras à escuta ativa (ou seja, minimizar sentimentos, oferecer soluções fáceis, interromper, falar sobre si mesmo, encerramento prematuro)
- Concentrar-se completamente na interação, suprimindo preconceitos, parcialidades, suposições, problemas pessoais preocupantes e outras distrações
- Usar comportamento não verbal para facilitar a comunicação (ou seja, estar ciente da postura física que transmite mensagens não verbais)
- Ouvir mensagens e sentimentos não expressos, bem como o conteúdo da conversa
- Explorar o comportamento, os sentimentos e a cognição do paciente sobre uma situação
- Auxiliar o paciente a nomear sentimentos e emoções associados à situação
- Esclarecer a mensagem por meio de perguntas e *feedback*
- Identificar os temas predominantes
- Auxiliar o paciente a gerar uma lista abrangente de problemas atuais
- Auxiliar o paciente a identificar o problema mais importante
- Auxiliar o paciente a gerar uma lista de soluções
- Auxiliar o paciente a avaliar as desvantagens e vantagens da lista gerada
- Incentivar o paciente a selecionar as soluções desejadas
- Auxiliar o paciente a desenvolver um plano para executar a solução
- Explorar o progresso em direção à resolução do problema na visita subsequente
- Avaliar os sintomas de depressão em intervalos apropriados
- Encaminhar o paciente para outros profissionais de saúde, conforme necessário

6ª edição 2013

Acesse as referências bibliográficas da Parte 3

PARTE 4

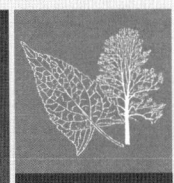

Intervenções Essenciais para as Áreas de Especialidades de Enfermagem

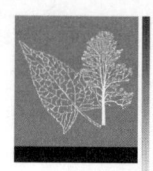

Intervenções Essenciais para as Áreas de Especialidades de Enfermagem

Nesta seção, listamos em ordem alfabética as intervenções essenciais para 57 áreas de especialidades. As intervenções essenciais são definidas como um conjunto central e limitado de intervenções que definem a natureza da especialidade. Ao ler a lista de intervenções essenciais, o indivíduo será capaz de determinar a área de atuação da especialidade. O conjunto de intervenções essenciais *não* inclui todas as intervenções utilizadas pelos enfermeiros em determinada especialidade, em vez disso, inclui as intervenções utilizadas com mais frequência ou predominantemente pelos enfermeiros na especialidade ou as que são essenciais para a função do enfermeiro especialista.

Essa lista de intervenções essenciais para as especialidades é o resultado de uma pesquisa realizada com enfermeiros pertencentes a organizações de especialidades, aos quais foi solicitada a validação do seu uso. A pesquisa e uma lista inicial de intervenções essenciais para 39 áreas de especialidades foram publicadas na terceira edição da Classificação de Intervenções de Enfermagem (NIC; do inglês, Nursing Interventions Classification). Novas especialidades e atualizações, incluindo novas intervenções, foram acrescentadas em edições subsequentes.

Para esta edição, cada lista de especialidades foi revisada e atualizada com intervenções essenciais novas e ausentes, e quatro novas especialidades foram incluídas: Enfermagem em catástrofes, Enfermagem em informática, Enfermagem legal e Enfermagem em saúde em viagens. A lista completa das 57 especialidades para as quais as intervenções essenciais são identificadas é a seguinte:

1. Enfermagem clínica e cirúrgica
2. Enfermagem de bordo
3. Enfermagem em acampamento
4. Enfermagem em anestesiologia e cuidados pós-anestesia
5. Enfermagem em catástrofes
6. Enfermagem em cirurgia plástica
7. Enfermagem em controle de infecção e epidemiológica
8. Enfermagem em cuidados ambulatoriais
9. Enfermagem em cuidados de HIV/AIDS
10. Enfermagem em deficiência do desenvolvimento
11. Enfermagem em dependência química
12. Enfermagem em dermatologia
13. Enfermagem em diabetes
14. Enfermagem em emergência
15. Enfermagem em feridas, estomias e continências
16. Enfermagem em gastrenterologia
17. Enfermagem em genética
18. Enfermagem em gerontologia
19. Enfermagem em hematologia e oncologia pediátrica
20. Enfermagem em informática
21. Enfermagem em instituições de longa permanência e cuidados paliativos
22. Enfermagem em lesão de medula espinal
23. Enfermagem em nefrologia
24. Enfermagem em neonatologia
25. Enfermagem em neurologia
26. Enfermagem em obstetrícia
27. Enfermagem em oftalmologia
28. Enfermagem em oncologia
29. Enfermagem em ortopedia
30. Enfermagem em otorrinolaringologia e cabeça/pescoço
31. Enfermagem em pediatria
32. Enfermagem em psiquiatria de crianças e adolescentes
33. Enfermagem em queimaduras
34. Enfermagem em radiologia
35. Enfermagem em reabilitação
36. Enfermagem em saúde domiciliar
37. Enfermagem em saúde em viagens
38. Enfermagem em saúde escolar
39. Enfermagem em saúde mental e psiquiátrica
40. Enfermagem em saúde ocupacional
41. Enfermagem em saúde pública comunitária
42. Enfermagem em sistema prisional
43. Enfermagem em terapia infusional
44. Enfermagem em terapia intensiva
45. Enfermagem em transplante
46. Enfermagem em urologia
47. Enfermagem em violência doméstica
48. Enfermagem escolar
49. Enfermagem forense
50. Enfermagem holística
51. Enfermagem legal
52. Enfermagem materno-infantil
53. Enfermagem no controle da dor
54. Enfermagem no parto
55. Enfermagem paroquial
56. Enfermagem perioperatória
57. Enfermagem vascular.

A identificação das intervenções essenciais por especialidade auxilia no processo de comunicação da natureza da enfermagem em diferentes áreas de atuação. A lista de intervenções essenciais por áreas de atuação especializadas é muito útil no desenvolvimento de sistemas de informação de enfermagem, nos programas de educação para a equipe, nas avaliações de competências da equipe, para as redes de encaminhamentos, nos exames de certificação ou licenciamento, para o currículo escolar de enfermagem e para o desenvolvimento de pesquisas e teorias. Incentivamos os membros de organizações de especialidades interessados em construir bancos de dados clínicos a utilizarem as intervenções contidas na NIC, para que os enfermeiros possam obter os benefícios inerentes à linguagem padronizada. Aceitamos o envio de novas intervenções à medida que as necessidades forem identificadas pelos usuários, bem como a submissão de novas organizações de especialidades, conforme elas surgirem.

Enfermagem clínica e cirúrgica

- Administração de enema
- Administração de hemocomponentes e hemoderivados
- Administração de medicamentos
- Administração de medicamentos: infusão subcutânea contínua
- Administração de nutrição parenteral total (NPT)
- Alimentação
- Alimentação por cateter enteral
- Apoio emocional
- Aspiração de vias aéreas
- Assistência à analgesia controlada pelo paciente (PCA)
- Assistência no autocuidado
- Aumento da capacidade funcional
- Banho
- Cateterismo nasogástrico
- Cateterismo vesical: externo
- Coleta de amostra de sangue capilar
- Contenção física
- Contenção química
- Controle acidobásico
- Controle da asma
- Controle da eliminação urinária
- Controle da hiperglicemia
- Controle da hiperlipidemia
- Controle da hipertensão
- Controle da hipoglicemia
- Controle da hipotensão
- Controle da quimioterapia
- Controle da ventilação mecânica: não invasiva
- Controle de choque
- Controle de convulsões
- Controle de dispositivo de acesso venoso central: inserção central
- Controle de dispositivo de acesso venoso central: inserção periférica (PICC)
- Controle de dor: aguda
- Controle de dor: crônica
- Controle de eletrólitos
- Controle de infecção
- Controle de medicamentos
- Controle de medicamentos: dispositivo de infusão portátil
- Controle de náusea
- Controle de qualidade
- Controle de vias aéreas artificiais
- Controle de volume de líquidos e eletrólitos
- Controle do marca-passo: definitivo
- Controle do vômito
- Controle intestinal
- Controle nutricional
- Cuidados circulatórios: insuficiência arterial
- Cuidados circulatórios: insuficiência venosa
- Cuidados com cateteres: gastrintestinal
- Cuidados com cateteres: urinário
- Cuidados com drenos: torácico
- Cuidados com estomias
- Cuidados com lesões
- Cuidados com lesões por pressão
- Cuidados com lesões: lesão que não cicatriza
- Cuidados com lesões: proteção
- Cuidados com o local da incisão
- Cuidados com o repouso no leito
- Cuidados com tração/imobilização
- Cuidados da pele: uso de produtos absorventes
- Cuidados na incontinência intestinal
- Cuidados na incontinência urinária
- Cuidados pós-morte
- Desenvolvimento de caminho crítico
- Documentação
- Ensino: indivíduo
- Ensino: medicamento prescrito
- Ensino: procedimentos ou tratamentos
- Ensino: processo de doença
- Facilitação da presença da família
- Gerenciamento do código de emergência
- Identificação do paciente
- Interpretação de dados laboratoriais
- Melhora do letramento em saúde
- Monitoração de sinais vitais
- Monitoração neurológica
- Monitoração respiratória
- Oxigenoterapia
- Planejamento da dieta
- Planejamento de alta
- Precauções contra aspiração
- Precauções contra convulsões
- Prevenção de choque
- Prevenção de lesões por pressão
- Prevenção de quedas
- Prevenção de readmissão
- Promoção do envolvimento familiar
- Proteção dos direitos do paciente
- Punção venosa
- Reconciliação de medicamentos
- Redução do sangramento: gastrintestinal

- Reunião para avaliação dos cuidados multidisciplinares
- Supervisão
- Supervisão da pele
- Supervisão de funcionários
- Supervisão: monitoração por vídeo
- Suspensão de medicamentos
- Terapia intravenosa (IV)
- Ultrassonografia: bexiga
- Vestir

Enfermagem de bordo

- Administração de hemocomponentes e hemoderivados
- Administração de medicamentos
- Apoio ao cuidador
- Assistência ventilatória
- Consulta por telecomunicação
- Controle da anafilaxia
- Controle da hipovolemia
- Controle da sedação
- Controle da tecnologia
- Controle da ventilação mecânica: invasiva
- Controle da ventilação mecânica: não invasiva
- Controle de choque
- Controle de choque: cardiogênico
- Controle de choque: hipovolêmico
- Controle de choque: séptico
- Controle de choque: vasogênico
- Controle de dor: aguda
- Controle de terapia trombolítica
- Controle de vias aéreas artificiais
- Controle do desfibrilador: externo
- Controle do desfibrilador: interno
- Cuidados cardíacos: fase aguda
- Cuidados com lactente: pré-termo
- Cuidados com lesões
- Cuidados de emergência
- Facilitação da presença da família
- Gerenciamento do código de emergência
- Identificação do paciente
- Indução e intubação em sequência rápida
- Interpretação de dados laboratoriais
- Monitoração de sinais vitais
- Monitoração hemodinâmica invasiva
- Monitoração respiratória
- Oxigenoterapia
- Prevenção de choque
- Punção venosa
- Reanimação cardiopulmonar
- Redução do sangramento
- Terapia intravenosa (IV)
- Transporte: inter-hospitalar
- Triagem: catástrofe comunitária

Enfermagem em acampamento

- Aconselhamento
- Administração de medicamentos: oral
- Aplicação de calor/frio
- Apoio emocional
- Consulta por telecomunicação
- Controle da hipertermia
- Controle de alergias
- Controle de dor: aguda
- Controle de infecção
- Controle de medicamentos
- Cuidados com lesões
- Cuidados de emergência
- Documentação
- Encaminhamento
- Ensino: desenvolvimento do adolescente de 12 a 21 anos
- Ensino: desenvolvimento na meia infância de 6 a 12 anos
- Ensino: nutrição do adolescente de 12 a 21 anos
- Ensino: nutrição na meia infância de 6 a 12 anos
- Ensino: prevenção de lesões desportivas
- Ensino: segurança do adolescente de 12 a 21 anos
- Ensino: segurança na meia infância de 6 a 12 anos
- Estabelecimento de limites
- Humor
- Identificação de risco
- Mediação de conflitos
- Melhora de habilidades da vida
- Modificação do comportamento: habilidades sociais
- Monitoração de sinais vitais
- Prevenção do suicídio
- Primeiros socorros
- Redução da ansiedade
- Redução do sangramento
- Supervisão da pele

Enfermagem em anestesiologia e cuidados pós-anestesia

- Administração de analgésicos
- Administração de analgésicos: intraespinal
- Administração de anestesia
- Administração de hemocomponentes e hemoderivados
- Administração de medicamentos
- Administração de medicamentos: intravenosa (IV)
- Aspiração de vias aéreas
- Assistência à analgesia controlada pelo paciente (PCA)
- Assistência ventilatória
- Autotransfusão
- Checagem de substâncias controladas
- Colaboração com prestadores de cuidados de saúde
- Controle acidobásico
- Controle da anafilaxia
- Controle da hiperglicemia
- Controle da hipervolemia
- Controle da hipoglicemia
- Controle da hipovolemia

- Controle da sedação
- Controle da tecnologia
- Controle da ventilação mecânica: invasiva
- Controle de arritmias
- Controle de choque
- Controle de dispositivo de acesso venoso central: inserção central
- Controle de dispositivo de acesso venoso central: inserção periférica (PICC)
- Controle de dor: aguda
- Controle de eletrólitos
- Controle de infecção: intraoperatório
- Controle de medicamentos
- Controle de náusea
- Controle de qualidade
- Controle de vias aéreas
- Controle de vias aéreas artificiais
- Controle de volume de líquidos
- Controle do desfibrilador: externo
- Controle do desfibrilador: interno
- Controle do marca-passo: definitivo
- Controle do marca-passo: temporário
- Controle no uso do torniquete pneumático
- Coordenação pré-operatória
- Cuidados circulatórios: equipamento de suporte circulatório mecânico
- Cuidados com os olhos
- Cuidados de emergência
- Cuidados pós-anestesia
- Documentação
- Encaminhamento
- Ensino: pré-operatório
- Estimulação elétrica nervosa transcutânea (TENS)
- Extubação endotraqueal
- Gerenciamento do código de emergência
- Identificação do paciente
- Indução de hipotermia
- Indução e intubação em sequência rápida
- Inserção e estabilização de vias aéreas
- Interpretação de dados laboratoriais
- Monitoração da pressão intracraniana (PIC)
- Monitoração de eletrólitos
- Monitoração de sinais vitais
- Monitoração do volume de líquidos
- Monitoração respiratória
- Monitoração acidobásica
- Oxigenoterapia
- Posicionamento: intraoperatório
- Precauções cirúrgicas
- Precauções contra hipertermia maligna
- Precauções no uso de artigos de látex
- Precauções no uso do *laser*
- Preparo cirúrgico
- Prescrição de medicamentos
- Prescrição: testes diagnósticos
- Punção de vaso: amostra de sangue arterial
- Punção de vaso: amostra de sangue venoso
- Punção de vaso: doação de sangue
- Punção venosa
- Reanimação cardiopulmonar
- Relato de incidentes
- Reposição volêmica
- Terapia intravenosa (IV)
- Tratamento da hipotermia
- Triagem: centro de emergência

Enfermagem em catástrofes

- Aconselhamento
- Apoio emocional
- Apoio espiritual
- Avaliação de saúde
- Controle do ambiente: comunidade
- Controle do ambiente: segurança
- Cuidados de emergência
- Cuidados na admissão
- Defesa da saúde comunitária
- Desenvolvimento de saúde comunitária
- Facilitação da justiça social
- Facilitação da presença da família
- Facilitação da quarentena
- Facilitação do processo de pesar
- Grupo de apoio
- Identificação de risco
- Intervenção na crise
- Melhora do enfrentamento
- Melhora do sistema de apoio
- Monitoração de políticas de saúde
- Precauções contra pandemia
- Preparo contra o bioterrorismo
- Preparo da comunidade para catástrofes
- Primeiros socorros
- Promoção da esperança
- Promoção da resiliência: comunidade
- Proteção contra riscos ambientais
- Técnica para acalmar
- Terapia para trauma: infantil
- Transferência
- Triagem: catástrofe comunitária
- Triagem: centro de emergência
- Triagem: telecomunicação

Enfermagem em cirurgia plástica

- Aconselhamento
- Administração de analgésicos
- Administração de medicamentos
- Administração de medicamentos: intraocular
- Aplicação de calor/frio
- Apoio à tomada de decisão
- Apoio emocional
- Assistência à analgesia controlada pelo paciente (PCA)
- Assistência no autocuidado
- Autorização do seguro
- Controle da instrumentação cirúrgica
- Controle da sedação
- Controle de dor: aguda
- Controle de infecção

- Controle de prurido
- Coordenação pré-operatória
- Cuidados com lesões
- Cuidados com lesões: proteção
- Cuidados com o local da incisão
- Cuidados da pele: local da doação
- Cuidados da pele: local do enxerto
- Cuidados da pele: tratamento tópico
- Ensino: indivíduo
- Ensino: pré-operatório
- Esclarecimento de valores
- Identificação do paciente
- Imaginação guiada
- Informações sensoriais preparatórias
- Melhora da imagem corporal
- Melhora do sono
- Monitoração de sinais vitais
- Precauções contra sangramento
- Precauções no uso do *laser*
- Proteção contra infecção
- Registro de ações
- Supervisão da pele
- Terapia intravenosa (IV)

Enfermagem em controle de infecção e epidemiológica

- Avaliação de produto
- Controle da vacinação
- Controle de doenças transmissíveis
- Controle de infecção
- Controle de infecção: intraoperatório
- Controle de qualidade
- Controle do ambiente: segurança
- Defesa da saúde comunitária
- Desenvolvimento de programa de saúde
- Documentação: reuniões
- Educação em saúde
- Ensino: controle de infecção
- Ensino: sexo seguro
- Facilitação da aprendizagem
- Facilitação da distância física
- Facilitação da quarentena
- Gerenciamento de protocolo de pesquisa
- Identificação de risco
- Identificação de risco: doenças infecciosas
- Monitoração de políticas de saúde
- Precauções contra pandemia
- Precauções no uso de artigos de látex
- Precauções para neutropenia
- Preparo contra o bioterrorismo
- Proteção contra infecção
- Proteção contra riscos ambientais
- Reunião para avaliação dos cuidados multidisciplinares
- Supervisão

Enfermagem em cuidados ambulatoriais

- Acompanhamento da alta
- Aconselhamento nutricional
- Administração de medicamentos: intradérmica
- Administração de medicamentos: intramuscular (IM)
- Administração de medicamentos: intravenosa (IV)
- Administração de medicamentos: oral
- Apoio à tomada de decisão
- Apoio emocional
- Assistência em exames
- Assistência para acesso ao prontuário eletrônico de saúde
- Avaliação da visão
- Avaliação de saúde
- *Coaching* em saúde
- Colaboração com prestadores de cuidados de saúde
- Coleta de amostra de sangue capilar
- Consulta por telecomunicação
- Controle da vacinação
- Controle de medicamentos
- Cuidados com lesões: proteção
- Delegação
- Documentação
- Documentação: reuniões
- Educação em saúde
- Encaminhamento
- Ensino: desenvolvimento do adolescente de 12 a 21 anos
- Ensino: desenvolvimento do lactente de 0 a 3 meses
- Ensino: desenvolvimento do lactente de 4 a 6 meses
- Ensino: desenvolvimento do lactente de 7 a 9 meses
- Ensino: desenvolvimento do lactente de 10 a 12 meses
- Ensino: desenvolvimento na meia infância de 6 a 12 anos
- Ensino: desenvolvimento na primeira infância de 1 a 5 anos
- Ensino: dieta prescrita
- Ensino: indivíduo
- Ensino: medicamento prescrito
- Ensino: nutrição do adolescente de 12 a 21 anos
- Ensino: nutrição na meia infância de 6 a 12 anos
- Ensino: nutrição na primeira infância de 1 a 5 anos
- Ensino: procedimentos ou tratamentos
- Ensino: processo de doença
- Ensino: segurança do adolescente de 12 a 21 anos
- Ensino: segurança na meia infância de 6 a 12 anos
- Ensino: segurança na primeira infância de 1 a 5 anos
- Gerenciamento de caso
- Identificação de risco
- Melhora do enfrentamento
- Melhora do letramento em saúde
- Modificação do comportamento
- Monitoração de sinais vitais
- Orientação quanto ao sistema de saúde
- Prescrição de medicamentos
- Prescrição: testes diagnósticos
- Prescrição: tratamento não farmacológico
- Redução da ansiedade
- Supervisão
- Supervisão de funcionários
- Terapia hormonal para transgênero
- Terapia intravenosa (IV)
- Testes laboratoriais no local de cuidado
- Transporte: inter-hospitalar
- Triagem: centro de emergência
- Triagem: telecomunicação

Enfermagem em cuidados de HIV/AIDS

- Aconselhamento
- Administração de medicamentos
- Apoio à família
- Apoio à tomada de decisão
- Apoio ao cuidador
- Apoio emocional
- Assistência no autocuidado
- Assistência quanto a recursos financeiros
- Aumento da capacidade funcional
- Autorização do seguro
- Avaliação de saúde
- Controle acidobásico
- Controle da diarreia
- Controle da hipertermia
- Controle de doenças transmissíveis
- Controle de dor: crônica
- Controle de eletrólitos
- Controle de energia
- Controle de infecção
- Controle de medicamentos
- Controle de medicamentos: *cannabis* medicinal
- Controle de náusea
- Controle de volume de líquidos
- Controle do humor
- Cuidados com lesões
- Cuidados com repouso no leito
- Cuidados no processo de morrer
- Educação em saúde
- Ensino: indivíduo
- Ensino: medicamento prescrito
- Ensino: procedimentos ou tratamentos
- Ensino: processo de doença
- Esclarecimento de valores
- Facilitação da justiça social
- Gerenciamento de caso
- Identificação de risco: doenças infecciosas
- Melhora do enfrentamento
- Monitoração de eletrólitos
- Monitoração de sinais vitais
- Monitoração do volume de líquidos
- Orientação quanto ao sistema de saúde
- Precauções para neutropenia
- Promoção da integridade familiar
- Promoção da resiliência
- Promoção da resiliência: comunidade
- Promoção do envolvimento familiar
- Promoção do exercício
- Proteção contra infecção
- Proteção dos direitos do paciente
- Reconciliação de medicamentos
- Redução da ansiedade
- Reestruturação cognitiva
- Reunião para avaliação dos cuidados multidisciplinares
- Treinamento de memória

Enfermagem em deficiência do desenvolvimento

- Acompanhamento da alta
- Administração de medicamentos
- Apoio à proteção contra abuso
- Assistência no autocuidado
- Assistência quanto a recursos financeiros
- Aumento da capacidade funcional
- Avaliação de saúde
- *Coaching* em saúde
- Consulta por telecomunicação
- Controle de convulsões
- Controle de infecção
- Controle de medicamentos
- Controle de situação perigosa
- Controle do ambiente: segurança
- Controle do comportamento
- Controle do comportamento: autoagressão
- Controle do peso
- Controle intestinal
- Controle nutricional
- Cuidado ao adolescente
- Cuidado infantil
- Documentação
- Educação em saúde
- Ensino: medicamento prescrito
- Ensino: sexo seguro
- Facilitação da justiça social
- Gerenciamento de caso
- Identificação de risco: genético
- Melhora da comunicação: déficit auditivo
- Melhora da comunicação: déficit da fala
- Melhora da comunicação: déficit visual
- Melhora de habilidades da vida
- Melhora do desenvolvimento: lactente
- Melhora do letramento em saúde
- Modificação do comportamento: habilidades sociais
- Precauções contra aspiração
- Precauções contra convulsões
- Promoção da normalidade
- Promoção do envolvimento familiar
- Proteção dos direitos do paciente
- Redução da ansiedade
- Redução do estresse por mudança
- Relato de incidentes
- Reunião para avaliação dos cuidados multidisciplinares
- Supervisão de funcionários

Enfermagem em dependência química

- Aconselhamento
- Acordo para mudança de comportamento
- Administração de medicamentos
- Apoio espiritual
- Assistência no controle da raiva
- Assistência para parar de fumar
- Atribuição de mérito
- Avaliação de saúde

- *Coaching* em saúde
- Coleta de amostra de sangue capilar
- Contenção química
- Controle de dor: crônica
- Controle de medicamentos
- Controle de situação perigosa
- Controle de transtornos alimentares
- Controle de volume de líquidos e eletrólitos
- Controle do ambiente: segurança
- Controle do comportamento
- Controle do delírio
- Controle nutricional
- Educação em saúde
- Encaminhamento
- Ensino: grupo
- Ensino: processo de doença
- Ensino: sexo seguro
- Escuta ativa
- Estabelecimento de limites
- Facilitação da autorresponsabilidade
- Facilitação do perdão
- Facilitação do processo de culpa
- Grupo de apoio
- Identificação de risco
- Inspeção corporal
- Mediação de conflitos
- Melhora da autoestima
- Melhora da autopercepção
- Melhora da socialização
- Melhora de habilidades da vida
- Melhora do enfrentamento
- Modificação do comportamento: habilidades sociais
- Monitoração de sinais vitais
- Orientação antecipada
- Planejamento de alta
- Precauções contra fuga
- Prevenção de recaídas
- Prevenção do uso de substâncias
- Promoção da esperança
- Registro de ações
- Terapia de grupo
- Terapia familiar
- Terapia recreacional
- Tratamento do uso de substâncias
- Tratamento do uso de substâncias: abstinência de álcool
- Tratamento do uso de substâncias: abstinência de drogas
- Tratamento do uso de substâncias: intoxicação
- Treinamento da assertividade
- Treinamento para controle de impulsos

Enfermagem em dermatologia

- Administração de medicamentos: tópica
- Apoio à tomada de decisão
- Apoio emocional
- Assistência cirúrgica
- Assistência em exames
- Avaliação de saúde
- Colaboração com prestadores de cuidados de saúde
- Consulta por telecomunicação
- Controle de infecção
- Controle de prurido
- Controle do ambiente: comunidade
- Cuidados com lesões
- Cuidados com lesões por pressão
- Cuidados com o local da incisão
- Cuidados da pele: local da doação
- Cuidados da pele: local do enxerto
- Cuidados da pele: tratamento tópico
- Cuidados da pele: uso de produtos absorventes
- Documentação
- Educação em saúde
- Ensino: medicamento prescrito
- Ensino: procedimentos ou tratamentos
- Ensino: processo de doença
- Facilitação da aprendizagem
- Facilitação da autorresponsabilidade
- Fototerapia: pele
- Irrigação de lesões
- Melhora da imagem corporal
- Melhora do enfrentamento
- Melhora do sistema de apoio
- Modificação do comportamento
- Precauções no uso do *laser*
- Supervisão da pele

Enfermagem em diabetes

- Acompanhamento da alta
- Aconselhamento nutricional
- Acordo para mudança de comportamento
- Administração de medicamentos: infusão subcutânea contínua
- Apoio à tomada de decisão
- Apoio ao cuidador
- Assistência para parar de fumar
- Assistência para redução de peso
- Assistência quanto a recursos financeiros
- Avaliação de saúde
- *Coaching* em saúde
- Consulta por telecomunicação
- Controle da hiperglicemia
- Controle da hiperlipidemia
- Controle da hipertensão
- Controle da hipoglicemia
- Controle de infecção
- Controle de medicamentos
- Controle de medicamentos: dispositivo de infusão portátil
- Controle do peso
- Controle nutricional
- Cuidados com lesões por pressão
- Cuidados com lesões: lesão que não cicatriza
- Cuidados com os pés
- Cuidados na amputação
- Educação em saúde
- Ensino: dieta prescrita
- Ensino: medicamento prescrito
- Ensino: procedimentos ou tratamentos

- Ensino: processo de doença
- Estabelecimento de metas mútuas
- Gerenciamento de caso
- Grupo de apoio
- Identificação de risco
- Monitoração das extremidades inferiores
- Monitoração nutricional
- Orientação quanto ao sistema de saúde
- Prevenção de lesões por pressão
- Promoção do envolvimento familiar
- Promoção do exercício
- Reunião para avaliação dos cuidados multidisciplinares
- Supervisão da pele

Enfermagem em emergência

- Administração de hemocomponentes e hemoderivados
- Administração de medicamentos
- Apoio à proteção contra abuso: criança
- Apoio à proteção contra abuso: parceiro no lar
- Coleta de dados forenses
- Controle da anafilaxia
- Controle da hipertermia
- Controle da hipovolemia
- Controle da ventilação mecânica: não invasiva
- Controle de arritmias
- Controle de choque
- Controle de choque: séptico
- Controle de convulsões
- Controle de dor: aguda
- Controle de eletrólitos
- Controle de terapia trombolítica
- Controle de vias aéreas
- Controle de volume de líquidos e eletrólitos
- Controle do desfibrilador: externo
- Controle do desfibrilador: interno
- Controle do marca-passo: temporário
- Cuidados cardíacos: fase aguda
- Cuidados circulatórios: insuficiência arterial
- Cuidados circulatórios: insuficiência venosa
- Cuidados com lesões
- Cuidados com trauma por abuso sexual
- Cuidados de emergência
- Cuidados no luto
- Detecção de tráfico humano
- Documentação
- Ensino: indivíduo
- Extubação endotraqueal: paliativo
- Facilitação da distância física
- Facilitação da presença da família
- Facilitação da quarentena
- Gerenciamento do código de emergência
- Identificação de risco: doenças infecciosas
- Identificação do paciente
- Indução e intubação em sequência rápida
- Intervenção na crise
- Monitoração de sinais vitais
- Monitoração neurológica
- Monitoração respiratória
- Oxigenoterapia
- Planejamento antecipado de cuidados
- Precauções contra pandemia
- Preparo contra o bioterrorismo
- Prescrição: testes diagnósticos
- Prevenção de readmissão
- Primeiros socorros
- Punção de vaso: amostra de sangue venoso
- Punção venosa
- Reanimação cardiopulmonar
- Reposição volêmica
- Terapia intravenosa (IV)
- Transporte: inter-hospitalar
- Transporte: intra-hospitalar
- Triagem: centro de emergência
- Triagem: telecomunicação

Enfermagem em feridas, estomias e continências

- Administração de medicamentos: tópica
- Apoio emocional
- Assistência no autocuidado
- Cateterismo vesical: externo
- Controle acidobásico
- Controle da eliminação urinária
- Controle de dor: crônica
- Controle de eletrólitos
- Controle de infecção
- Controle de medicamentos
- Controle de volume de líquidos e eletrólitos
- Controle nutricional
- Cuidados circulatórios: insuficiência arterial
- Cuidados circulatórios: insuficiência venosa
- Cuidados com estomias
- Cuidados com lesões
- Cuidados com lesões por pressão
- Cuidados com lesões: lesão que não cicatriza
- Cuidados com lesões: proteção
- Cuidados com o local da incisão
- Cuidados da pele: tratamento tópico
- Cuidados da pele: uso de produtos absorventes
- Cuidados na incontinência intestinal
- Cuidados na incontinência urinária
- Ensino: procedimentos ou tratamentos
- Ensino: processo de doença
- Massagem abdominal
- Monitoração das extremidades inferiores
- Prevenção de lesões por pressão
- Promoção do envolvimento familiar
- Reunião para avaliação dos cuidados multidisciplinares
- Supervisão da pele

Enfermagem em gastrenterologia

- Aconselhamento nutricional
- Administração de anestesia
- Administração de enema
- Administração de medicamentos: intramuscular (IM)
- Administração de medicamentos: intravenosa (IV)
- Administração de medicamentos: oral
- Administração de medicamentos: retal
- Administração de nutrição parenteral total (NPT)
- Alimentação por cateter enteral
- Apoio emocional
- Aspiração de vias aéreas
- Cateterismo nasogástrico
- Controle da diarreia
- Controle da sedação
- Controle da tecnologia
- Controle de amostras para exames
- Controle de constipação
- Controle de dor: aguda
- Controle de dor: crônica
- Controle de infecção
- Controle de náusea
- Controle de vias aéreas
- Controle do vômito
- Controle intestinal
- Cuidados com cateteres: gastrintestinal
- Cuidados com estomias
- Cuidados com lesões
- Cuidados na incontinência intestinal: encoprese
- Distração
- Massagem abdominal
- Melhora da autoeficácia
- Monitoração de sinais vitais
- Planejamento da dieta
- Planejamento da dieta: cirurgia para perda de peso
- Precauções contra aspiração
- Punção venosa
- Redução da flatulência
- Supervisão
- Técnica para acalmar
- Terapia de deglutição
- Terapia intravenosa (IV)

Enfermagem em genética

- Aconselhamento
- Aconselhamento à preconcepção
- Aconselhamento genético
- Apoio à família
- Apoio emocional
- Avaliação de saúde
- *Coaching* em saúde
- Controle do ambiente: comunidade
- Cuidados na interrupção da gravidez
- Documentação
- Encaminhamento
- Ensino: processo de doença
- Esclarecimento de valores
- Escuta ativa
- Facilitação do processo de pesar
- Grupo de apoio
- Identificação de risco: genético
- Interpretação de dados laboratoriais
- Intervenção na crise
- Melhora da autoeficácia
- Melhora do enfrentamento
- Melhora do letramento em saúde
- Mobilização familiar
- Monitoramento de políticas de saúde
- Orientação antecipada
- Orientação aos pais: cuidados com os filhos
- Orientação aos pais: lactente
- Promoção da integridade familiar
- Promoção da normalidade
- Proteção contra riscos ambientais
- Proteção dos direitos do paciente
- Redução da ansiedade
- Reunião para avaliação dos cuidados multidisciplinares
- Troca de informações sobre cuidados de saúde

Enfermagem em gerontologia

- Acompanhamento da alta
- Administração de enema
- Administração de medicamentos
- Apoio à proteção contra abuso: idoso
- Apoio ao cuidador
- Apoio emocional
- Assistência no autocuidado
- Assistência quanto a recursos financeiros
- Aumento da capacidade funcional
- Autorização do seguro
- Biblioterapia
- Controle da demência
- Controle da demência: banho
- Controle da demência: perambulação
- Controle de constipação
- Controle de dor: crônica
- Controle de volume de líquidos e eletrólitos
- Controle do comportamento
- Controle do conforto
- Controle do delírio
- Controle do prolapso retal
- Controle intestinal
- Controle nutricional
- Cuidados com lesões: lesão que não cicatriza
- Cuidados com o cabelo e o couro cabeludo
- Cuidados com os pés
- Cuidados da pele: uso de produtos absorventes
- Cuidados durante o repouso do cuidador
- Cuidados na incontinência intestinal
- Cuidados na incontinência urinária
- Cuidados no processo de morrer
- Escuta ativa

Intervenções Essenciais para as Áreas de Especialidades de Enfermagem

- Facilitação da justiça social
- Facilitação do processo de pesar
- Gerenciamento de caso
- Lavagem auricular
- Melhora da autoeficácia
- Melhora da comunicação: déficit auditivo
- Melhora da comunicação: déficit visual
- Melhora do enfrentamento
- Melhora do letramento em saúde
- Micção induzida
- Monitoração das extremidades inferiores
- Planejamento de alta: preparo do lar
- Posicionamento
- Prescrição de medicamentos
- Prescrição: testes diagnósticos
- Prescrição: tratamento não farmacológico
- Prevenção de lesões por pressão
- Promoção do envolvimento familiar
- Promoção do exercício
- Proteção dos direitos do paciente
- Reconciliação de medicamentos
- Redução do estresse por mudança
- Suspensão de medicamentos
- Terapia com exercício: deambulação
- Terapia de recordações
- Terapia de validação
- Terapia ocupacional
- Treinamento do hábito urinário
- Vestir

Enfermagem em hematologia e oncologia pediátrica

- Aconselhamento genético
- Administração de analgésicos
- Administração de hemocomponentes e hemoderivados
- Administração de medicamentos: infusão subcutânea contínua
- Administração de medicamentos: intramuscular (IM)
- Administração de medicamentos: intravenosa (IV)
- Administração de medicamentos: oral
- Administração de nutrição parenteral total (NPT)
- Apoio a irmãos
- Apoio a procedimento: lactente
- Apoio à tomada de decisão
- Apoio ao cuidador
- Brinquedo terapêutico
- Controle da hipertermia
- Controle da quimioterapia
- Controle da radioterapia
- Controle da sedação
- Controle de dispositivo de acesso venoso central: inserção central
- Controle de dispositivo de acesso venoso central: inserção periférica (PICC)
- Controle de dor: aguda
- Controle de dor: crônica
- Controle de náusea
- Controle de volume de líquidos e eletrólitos
- Controle do vômito
- Cuidado ao adolescente
- Cuidado infantil
- Cuidados no luto
- Cuidados no processo de morrer
- Ensino: desenvolvimento do adolescente de 12 a 21 anos
- Ensino: desenvolvimento do lactente de 0 a 3 meses
- Ensino: desenvolvimento do lactente de 4 a 6 meses
- Ensino: desenvolvimento do lactente de 7 a 9 meses
- Ensino: desenvolvimento do lactente de 10 a 12 meses
- Ensino: desenvolvimento na meia infância de 6 a 12 anos
- Ensino: desenvolvimento na primeira infância de 1 a 5 anos
- Ensino: medicamento prescrito
- Ensino: nutrição do adolescente de 12 a 21 anos
- Ensino: nutrição do lactente de 0 a 3 meses
- Ensino: nutrição do lactente de 4 a 6 meses
- Ensino: nutrição do lactente de 7 a 9 meses
- Ensino: nutrição do lactente de 10 a 12 meses
- Ensino: nutrição na meia infância de 6 a 12 anos
- Ensino: nutrição na primeira infância de 1 a 5 anos
- Ensino: processo de doença
- Ensino: segurança do adolescente de 12 a 21 anos
- Ensino: segurança do lactente de 0 a 3 meses
- Ensino: segurança do lactente de 4 a 6 meses
- Ensino: segurança do lactente de 7 a 9 meses
- Ensino: segurança do lactente de 10 a 12 meses
- Ensino: segurança na meia infância de 6 a 12 anos
- Ensino: segurança na primeira infância de 1 a 5 anos
- Escuta ativa
- Facilitação da presença da família
- Facilitação do processo de pesar
- Gerenciamento de caso
- Infusão de células-tronco
- Manutenção do processo familiar
- Melhora do enfrentamento
- Mobilização familiar
- Orientação aos pais: cuidados com os filhos
- Planejamento antecipado de cuidados
- Precauções contra sangramento
- Precauções para neutropenia
- Promoção da esperança
- Promoção da integridade familiar
- Promoção da normalidade
- Promoção do envolvimento familiar
- Proteção contra infecção
- Punção venosa
- Redução da ansiedade
- Reunião para avaliação dos cuidados multidisciplinares
- Técnica para acalmar
- Terapia intravenosa (IV)
- Terapia para trauma: infantil

Enfermagem em informática

- Apoio à tomada de decisão
- Assistência para acesso ao prontuário eletrônico de saúde
- Avaliação de produto
- Avaliação de saúde
- Colaboração com prestadores de cuidados de saúde
- Coleta de dados forenses

- Consulta por telecomunicação
- Contenção de custos
- Controle da cadeia de suprimentos
- Controle da tecnologia
- Controle de qualidade
- Controle do ambiente: segurança
- Controle do ambiente: segurança do trabalhador
- Desenvolvimento de caminho crítico
- Desenvolvimento de programa de saúde
- Documentação
- Documentação: reuniões
- Gerenciamento de protocolo de pesquisa
- Gerenciamento de recursos financeiros
- Gestão por competências
- Identificação de risco
- *Marketing* social
- Melhora da colaboração
- Melhora do letramento em saúde
- Monitoração de políticas de saúde
- Orientação quanto ao sistema de saúde
- Proteção contra riscos ambientais
- Relato de incidentes
- Reunião para avaliação dos cuidados multidisciplinares
- Supervisão
- Supervisão: monitoração por vídeo
- Supervisão: monitoração remota
- Transcrição de prescrições
- Troca de informações sobre cuidados de saúde

Enfermagem em instituições de longa permanência e cuidados paliativos

- Administração de analgésicos
- Administração de medicamentos: infusão subcutânea contínua
- Apoio à tomada de decisão
- Apoio ao cuidador
- Apoio emocional
- Apoio espiritual
- Aromaterapia
- Assistência no autocuidado
- Assistência quanto a recursos financeiros
- Consulta por telecomunicação
- Controle da eliminação urinária
- Controle de constipação
- Controle de dor: aguda
- Controle de dor: crônica
- Controle de energia
- Controle de medicamentos
- Controle de medicamentos: *cannabis* medicinal
- Controle de volume de líquidos e eletrólitos
- Controle do ambiente
- Controle do delírio
- Controle intestinal
- Controle nutricional
- Cuidados com o repouso no leito
- Cuidados durante o repouso do cuidador
- Cuidados no luto
- Cuidados no processo de morrer
- Esclarecimento de valores
- Escuta ativa
- Estímulo para rituais religiosos
- Extubação endotraqueal: paliativo
- Facilitação da visita
- Facilitação do perdão
- Facilitação do processo de pesar
- Fitoterapia
- Gerenciamento de caso
- Melhora do enfrentamento
- Melhora do sistema de apoio
- Melhora do sono
- Monitoração neurológica
- Monitoração respiratória
- Orientação antecipada
- Orientação quanto ao sistema de saúde
- Planejamento antecipado de cuidados
- Posicionamento
- Presença
- Prevenção de lesões por pressão
- Promoção da integridade familiar
- Promoção do envolvimento familiar
- Proteção dos direitos do paciente
- Redução da ansiedade
- Reunião para avaliação dos cuidados multidisciplinares
- Supervisão da pele
- Suspensão de medicamentos
- Terapia de recordações
- Toque
- Toque curativo
- Troca de informações sobre cuidados de saúde

Enfermagem em lesão de medula espinal

- Alimentação
- Apoio ao cuidador
- Apoio emocional
- Aspiração de vias aéreas
- Assistência no autocuidado
- Assistência no autocuidado: transferências
- Assistência no autocuidado: uso do vaso sanitário
- Assistência quanto a recursos financeiros
- Aumento da capacidade funcional
- Banho
- Cateterismo vesical
- Cateterismo vesical: externo
- Cateterismo vesical: intermitente
- Controle da disreflexia
- Controle da sensibilidade periférica
- Controle da termorregulação
- Controle da ventilação mecânica: invasiva
- Controle da ventilação mecânica: não invasiva
- Controle da ventilação mecânica: prevenção de pneumonia
- Controle de dor: aguda
- Controle de dor: crônica
- Controle de medicamentos
- Controle de vias aéreas artificiais
- Controle de volume de líquidos
- Controle do comportamento
- Controle intestinal
- Controle nutricional
- Cuidados com cateteres: urinário

- Cuidados com lesões por pressão
- Cuidados com lesões: lesão que não cicatriza
- Cuidados com tração/imobilização
- Ensino: grupo
- Ensino: habilidades psicomotoras
- Ensino: indivíduo
- Ensino: medicamento prescrito
- Ensino: processo de doença
- Escuta ativa
- Estabelecimento de metas mútuas
- Facilitação de licença
- Fisioterapia respiratória
- Gerenciamento de caso
- Melhora da imagem corporal
- Melhora do enfrentamento
- Monitoração das extremidades inferiores
- Planejamento de alta
- Posicionamento
- Posicionamento: cadeira de rodas
- Precauções circulatórias
- Prevenção de lesões por pressão
- Promoção da esperança
- Promoção do envolvimento familiar
- Proteção contra infecção
- Redução do estresse por mudança
- Reunião para avaliação dos cuidados multidisciplinares
- Transferência
- Treinamento vesical
- Troca de informações sobre cuidados de saúde
- Ultrassonografia: bexiga
- Vestir

Enfermagem em neonatologia

- Aconselhamento para lactação
- Administração de analgésicos
- Administração de hemocomponentes e hemoderivados
- Administração de medicamentos
- Administração de medicamentos: enteral
- Administração de medicamentos: intramuscular (IM)
- Administração de medicamentos: intravenosa (IV)
- Administração de medicamentos: oftálmica
- Administração de medicamentos: oral
- Administração de nutrição parenteral total (NPT)
- Alimentação
- Alimentação por cateter enteral
- Alimentação por mamadeira
- Apoio à família
- Apoio a irmãos
- Apoio ao cuidador
- Apoio ao procedimento: lactente
- Aspiração de vias aéreas
- Assistência ventilatória
- Cateterismo vesical
- Cateterismo vesical: intermitente
- Controle acidobásico
- Controle da hipovolemia
- Controle da tecnologia
- Controle da ventilação mecânica: invasiva
- Controle da ventilação mecânica: não invasiva
- Controle de choque: hipovolêmico
- Controle de dispositivo de acesso venoso central: inserção central
- Controle de dor: aguda
- Controle de eletrólitos
- Controle de eletrólitos: hipercalcemia
- Controle de eletrólitos: hiperfosfatemia
- Controle de eletrólitos: hipermagnesemia
- Controle de eletrólitos: hipernatremia
- Controle de eletrólitos: hiperpotassemia
- Controle de eletrólitos: hipocalcemia
- Controle de eletrólitos: hipofosfatemia
- Controle de eletrólitos: hipomagnesemia
- Controle de eletrólitos: hiponatremia
- Controle de eletrólitos: hipopotassemia
- Controle de medicamentos
- Controle de vias aéreas
- Controle de vias aéreas artificiais
- Controle de volume de líquidos
- Controle do ambiente
- Controle do conforto
- Controle nutricional
- Cuidados com cateteres: gastrintestinal
- Cuidados com cateteres: linha umbilical
- Cuidados com cateteres: urinário
- Cuidados com circuncisão
- Cuidados com drenos: torácico
- Cuidados com estomias
- Cuidados com lactente
- Cuidados com lactente: apoio ao exame oftalmológico
- Cuidados com lactente: pré-termo
- Cuidados com lactente: recém-nascido
- Cuidados com lesões
- Cuidados com os olhos
- Cuidados da pele: tratamento tópico
- Desenvolvimento de caminho crítico
- Desmame da ventilação mecânica
- Documentação
- Ensino: desenvolvimento do lactente de 0 a 3 meses
- Ensino: nutrição do lactente de 0 a 3 meses
- Ensino: segurança do lactente de 0 a 3 meses
- Extubação endotraqueal
- Facilitação da visita
- Fototerapia: recém-nascido
- Identificação do paciente
- Inserção e estabilização de vias aéreas
- Interpretação de dados laboratoriais
- Melhora do sono
- Método canguru
- Monitoração de sinais vitais
- Monitoração do volume de líquidos
- Monitoração nutricional
- Monitoração respiratória
- Orientação aos pais: lactente
- Oxigenoterapia
- Planejamento de alta
- Posicionamento
- Promoção de vínculo
- Promoção do envolvimento familiar
- Proteção contra infecção
- Punção venosa
- Reanimação cardiopulmonar
- Reanimação cardiopulmonar: recém-nascido
- Regulação da temperatura
- Regulação da temperatura: recém-nascido
- Reunião para avaliação dos cuidados multidisciplinares

- Sucção não nutritiva
- Supervisão
- Supervisão da pele
- Terapia de oxigenação por membrana extracorpórea
- Terapia intravenosa (IV)
- Terapia nutricional
- Transporte: inter-hospitalar
- Transporte: intra-hospitalar
- Troca de informações sobre cuidados de saúde

Enfermagem em nefrologia

- Administração de medicamentos
- Apoio à tomada de decisão
- Apoio emocional
- Assistência quanto a recursos financeiros
- Captação de órgãos
- Colaboração com prestadores de cuidados de saúde
- Coleta de amostra de sangue capilar
- Consulta por telecomunicação
- Controle acidobásico
- Controle da hiperglicemia
- Controle da hipertensão
- Controle da hipervolemia
- Controle da hipoglicemia
- Controle da hipotensão
- Controle da hipovolemia
- Controle da tecnologia
- Controle de amostras para exames
- Controle de constipação
- Controle de eletrólitos
- Controle de infecção
- Controle de medicamentos
- Controle de náusea
- Controle de prurido
- Controle de volume de líquidos
- Controle de volume de líquidos e eletrólitos
- Controle do ambiente: segurança
- Controle do conforto
- Controle do vômito
- Delegação
- Ensino: dieta prescrita
- Ensino: habilidades psicomotoras
- Ensino: indivíduo
- Ensino: medicamento prescrito
- Ensino: procedimentos ou tratamentos
- Ensino: processo de doença
- Esclarecimento de valores
- Gerenciamento de caso
- Interpretação de dados laboratoriais
- Manutenção de acesso para diálise
- Melhora da autoeficácia
- Melhora do letramento em saúde
- Monitoração de eletrólitos
- Monitoração de sinais vitais
- Monitoração do volume de líquidos
- Monitoração nutricional
- Negociação de cuidados culturais
- Promoção do envolvimento familiar
- Proteção contra infecção
- Redução do sangramento: ferida
- Reunião para avaliação dos cuidados multidisciplinares
- Terapia de diálise peritoneal
- Terapia intravenosa (IV)
- Testes laboratoriais no local de cuidado
- Tratamento hemodialítico
- Ultrassonografia: bexiga

Enfermagem em neurologia

- Administração de medicamentos
- Aumento da capacidade funcional
- Cateterismo vesical: externo
- Cateterismo vesical: intermitente
- Contenção química
- Controle da demência
- Controle da demência: perambulação
- Controle da disreflexia
- Controle da eliminação urinária
- Controle da negligência unilateral
- Controle da termorregulação
- Controle de convulsões
- Controle de dor: aguda
- Controle de dor: crônica
- Controle de edema cerebral
- Controle de energia
- Controle de ideias delirantes
- Controle de medicamentos
- Controle de terapia trombolítica
- Controle de vias aéreas
- Controle do ambiente: segurança
- Controle do comportamento
- Controle do delírio
- Controle intestinal
- Cuidados com cateteres/drenos: ventriculostomia/dreno lombar
- Estimulação cognitiva
- Indução de hipotermia
- Melhora da autoeficácia
- Melhora da comunicação: déficit da fala
- Melhora da comunicação: déficit visual
- Melhora da imagem corporal
- Melhora do sono
- Monitoração da pressão intracraniana (PIC)
- Monitoração neurológica
- Posicionamento: neurológico
- Precauções contra convulsões
- Precauções contra hemorragia subaracnoide
- Prevenção de quedas
- Promoção da segurança em veículos
- Promoção de perfusão cerebral
- Redução da ansiedade
- Regulação de temperatura
- Supervisão
- Supervisão: monitoração por vídeo
- Supervisão: pele
- Terapia de deglutição
- Ultrassonografia: bexiga

Enfermagem em obstetrícia

- Aconselhamento para lactação
- Administração de medicamentos
- Administração de medicamentos: intraespinal
- Alimentação por mamadeira
- Apoio a procedimento: lactente
- Controle da dor no trabalho de parto
- Controle da hipertensão
- Controle de dor: aguda
- Cuidados com circuncisão
- Cuidados com lactente
- Cuidados com lactente: recém-nascido
- Cuidados durante o parto
- Cuidados durante o parto: parto de alto risco
- Cuidados na gravidez de alto risco
- Cuidados na interrupção da gravidez
- Cuidados no parto cesáreo
- Cuidados no pré-natal
- Cuidados pós-parto
- Ensino: desenvolvimento do lactente de 0 a 3 meses
- Ensino: indivíduo
- Ensino: nutrição do lactente de 0 a 3 meses
- Ensino: segurança do lactente de 0 a 3 meses
- Facilitação do processo de pesar: morte perinatal
- Fototerapia: recém-nascido
- Identificação de risco: perinatológico
- Indução do trabalho de parto
- Melhora do letramento em saúde
- Monitoração eletrônica do feto: intraparto
- Monitoração eletrônica do feto: pré-parto
- Monitoração hemodinâmica invasiva
- Orientação aos pais: lactente
- Parto
- Planejamento familiar: contracepção
- Preparo para o nascimento
- Promoção da integridade familiar: processo perinatológico
- Promoção da parentalidade
- Promoção de vínculo
- Reanimação cardiopulmonar: feto
- Reanimação cardiopulmonar: recém-nascido
- Redução do sangramento: útero pós-parto
- Redução do sangramento: útero pré-parto
- Regulação da temperatura: recém-nascido
- Supervisão: gravidez tardia
- Supressão do trabalho de parto
- Terapia intravenosa (IV)
- Tratamento do uso de substâncias

Enfermagem em oftalmologia

- Acompanhamento da alta
- Administração de medicamentos
- Administração de medicamentos: intramuscular (IM)
- Administração de medicamentos: intraocular
- Administração de medicamentos: oftálmica
- Administração de medicamentos: oral
- Apoio emocional
- Assistência cirúrgica
- Assistência no autocuidado
- Avaliação da visão
- Consulta
- Consulta por telecomunicação
- Controle da hipoglicemia
- Controle da sedação
- Controle de dor: aguda
- Controle de infecção
- Controle de infecção: intraoperatório
- Coordenação pré-operatória
- Cuidados com lentes de contato
- Cuidados com o local da incisão
- Cuidados com os olhos
- Ensino: habilidades psicomotoras
- Ensino: indivíduo
- Ensino: medicamento prescrito
- Ensino: pré-operatório
- Ensino: procedimentos ou tratamentos
- Ensino: processo de doença
- Escuta ativa
- Irrigação ocular
- Melhora da comunicação: déficit visual
- Monitoração de sinais vitais
- Planejamento de alta
- Precauções no uso do *laser*
- Preparo cirúrgico
- Prevenção de olho seco
- Prevenção de quedas
- Promoção do envolvimento familiar
- Punção venosa
- Supervisão
- Terapia intravenosa (IV)

Enfermagem em oncologia

- Acompanhamento da alta
- Administração de analgésicos
- Administração de medicamentos
- Apoio ao cuidador
- Apoio espiritual
- Assistência quanto a recursos financeiros
- Controle da eliminação urinária
- Controle da hipertermia
- Controle da quimioterapia
- Controle da radioterapia
- Controle da sensibilidade periférica
- Controle de dispositivo de acesso venoso central: inserção central
- Controle de dispositivo de acesso venoso central: inserção periférica (PICC)
- Controle de dor: aguda
- Controle de dor: crônica
- Controle de energia
- Controle de infecção
- Controle de medicamentos

- Controle de medicamentos: *cannabis* medicinal
- Controle de medicamentos: dispositivo de infusão portátil
- Controle de náusea
- Controle de volume de líquidos
- Controle do conforto
- Controle do vômito
- Controle intestinal
- Controle nutricional
- Cuidados com lesões: lesão que não cicatriza
- Cuidados no luto
- Cuidados no processo de morrer
- Dançaterapia
- Ensino: procedimentos ou tratamentos
- Ensino: processo de doença
- Fitoterapia
- Grupo de apoio
- Informações sensoriais preparatórias
- Infusão de células-tronco
- Interpretação de dados laboratoriais
- Massagem
- Melhora da autoeficácia
- Melhora do enfrentamento
- Monitoração nutricional
- Musicoterapia
- Planejamento antecipado de cuidados
- Precauções contra sangramento
- Precauções para neutropenia
- Promoção da esperança
- Promoção do envolvimento familiar
- Proteção contra infecção
- Punção venosa
- Redução da ansiedade
- Reiki
- Terapia de relaxamento
- Toque curativo
- Toque terapêutico

Enfermagem em ortopedia

- Administração de analgésicos
- Administração de hemocomponentes e hemoderivados
- Administração de medicamentos
- Administração de medicamentos: intramuscular (IM)
- Administração de medicamentos: intravenosa (IV)
- Administração de medicamentos: oral
- Aplicação de calor/frio
- Assistência à analgesia controlada pelo paciente (PCA)
- Assistência no autocuidado
- Assistência no autocuidado: transferências
- Aumento da capacidade funcional
- Autotransfusão
- Banho
- Checagem de substâncias controladas
- Contenção física
- Controle de constipação
- Controle de dor: aguda
- Controle de dor: crônica
- Controle de infecção
- Controle do delírio
- Cuidados com aparelho gessado: manutenção
- Cuidados com aparelho gessado: úmido
- Cuidados com cateteres: urinário
- Cuidados com lesões
- Cuidados com lesões: drenagem fechada
- Cuidados com lesões: proteção
- Cuidados com o local da incisão
- Cuidados com o repouso no leito
- Cuidados com tração/imobilização
- Cuidados da pele: tratamento tópico
- Cuidados na amputação
- Cuidados na embolia: periférica
- Cuidados na retenção urinária
- Desenvolvimento de caminho crítico
- Ensino: exercício prescrito
- Ensino: indivíduo
- Ensino: medicamento prescrito
- Ensino: pré-operatório
- Ensino: procedimentos ou tratamentos
- Estimulação da tosse
- Imobilização
- Informações sensoriais preparatórias
- Monitoração das extremidades inferiores
- Planejamento de alta
- Posicionamento
- Posicionamento: cadeira de rodas
- Prevenção de lesões por pressão
- Prevenção de quedas
- Promoção do exercício
- Punção venosa
- Supervisão da pele
- Terapia com exercício: deambulação
- Terapia com exercício: mobilidade articular
- Terapia intravenosa (IV)

Enfermagem em otorrinolaringologia e cabeça/pescoço

- Administração de analgésicos
- Administração de medicamentos
- Administração de medicamentos: inalatória
- Administração de medicamentos: nasal
- Aspiração de vias aéreas
- Assistência cirúrgica
- Assistência para parar de fumar
- Consulta por telecomunicação
- Controle da asma
- Controle da quimioterapia
- Controle da radioterapia
- Controle da ventilação mecânica: não invasiva
- Controle de alergias
- Controle de dor: aguda
- Controle de dor: crônica
- Controle de infecção: intraoperatório
- Controle de vias aéreas
- Controle de vias aéreas artificiais
- Coordenação pré-operatória
- Cuidados com as orelhas
- Cuidados com cateteres/drenos
- Cuidados com lesões
- Cuidados pós-anestesia
- Desenvolvimento de caminho crítico

Ensino: dieta prescrita
Ensino: exercício prescrito
Ensino: medicamento prescrito
Ensino: pré-operatório
Ensino: procedimentos ou tratamentos
Inserção e estabilização de vias aéreas
Irrigação nasal
Lavagem auricular
Manutenção da saúde oral
Melhora da autoeficácia
Melhora da comunicação: déficit auditivo
Melhora da comunicação: déficit da fala
Melhora da imagem corporal

- Monitoração da pressão intracraniana (PIC)
- Planejamento de alta
- Posicionamento: intraoperatório
- Precauções cirúrgicas
- Precauções contra aspiração
- Preparo cirúrgico
- Promoção da saúde oral
- Redução da ansiedade
- Redução do sangramento: nasal
- Restauração da saúde oral
- Terapia com exercício: equilíbrio
- Terapia de deglutição
- Terapia intravenosa (IV)

Enfermagem em pediatria

Aconselhamento genético
Administração de medicamentos
Administração de nutrição parenteral total (NPT)
Alimentação
Apoio a procedimento: lactente
Apoio à proteção contra abuso: criança
Apoio ao cuidador
Apoio emocional
Brinquedo terapêutico
Controle da asma
Controle da hipertermia
Controle da tecnologia
Controle da vacinação
Controle de dor: aguda
Controle de dor: crônica
Controle de medicamentos: dispositivo de infusão portátil
Controle de volume de líquidos e eletrólitos
Controle do ambiente: segurança
Controle nutricional
Cuidado ao adolescente
Cuidado infantil
Cuidados com lactente
Cuidados com lactente: pré-termo
Cuidados com lactente: recém-nascido
Detecção de tráfico humano
Documentação
Educação em saúde
Ensino: desenvolvimento do adolescente de 12 a 21 anos
Ensino: desenvolvimento do lactente de 0 a 3 meses
Ensino: desenvolvimento do lactente de 4 a 6 meses
Ensino: desenvolvimento do lactente de 7 a 9 meses
Ensino: desenvolvimento do lactente de 10 a 12 meses
Ensino: desenvolvimento na meia infância de 6 a 12 anos
Ensino: desenvolvimento na primeira infância de 1 a 5 anos
Ensino: nutrição do adolescente de 12 a 21 anos
Ensino: nutrição do lactente de 0 a 3 meses
Ensino: nutrição do lactente de 4 a 6 meses
Ensino: nutrição do lactente de 7 a 9 meses
Ensino: nutrição do lactente de 10 a 12 meses

- Ensino: nutrição infantil de 13 a 18 meses
- Ensino: nutrição infantil de 19 a 24 meses
- Ensino: nutrição infantil de 25 a 36 meses
- Ensino: nutrição na meia infância de 6 a 12 anos
- Ensino: nutrição na primeira infância de 1 a 5 anos
- Ensino: prevenção de lesões desportivas
- Ensino: segurança do adolescente de 12 a 21 anos
- Ensino: segurança do lactente de 0 a 3 meses
- Ensino: segurança do lactente de 4 a 6 meses
- Ensino: segurança do lactente de 7 a 9 meses
- Ensino: segurança do lactente de 10 a 12 meses
- Ensino: segurança infantil de 13 a 18 meses
- Ensino: segurança infantil de 19 a 24 meses
- Ensino: segurança infantil de 25 a 36 meses
- Ensino: segurança na meia infância de 6 a 12 anos
- Ensino: segurança na primeira infância de 1 a 5 anos
- Ensino: treinamento dos esfíncteres
- Facilitação da presença da família
- Identificação de risco
- Identificação de risco: genético
- Irrigação ocular
- Lavagem auricular
- Melhora do desenvolvimento: lactente
- Monitoração de sinais vitais
- Monitoração respiratória
- Orientação aos pais: adolescente
- Orientação aos pais: cuidados com os filhos
- Orientação aos pais: lactente
- Oxigenoterapia
- Planejamento de alta
- Promoção da normalidade
- Promoção da parentalidade
- Promoção da segurança em veículos
- Promoção do envolvimento familiar
- Regulação da temperatura: recém-nascido
- Reunião para avaliação dos cuidados multidisciplinares
- Supervisão
- Terapia intravenosa (IV)
- Terapia para trauma: infantil

Enfermagem em psiquiatria de crianças e adolescentes

Acompanhamento físico
Apoio à proteção contra abuso: criança
Arteterapia
Consulta por telecomunicação

- Controle de ideias delirantes
- Controle de medicamentos
- Controle de situação perigosa
- Controle do ambiente: comunidade

- Controle do comportamento: autoagressão
- Controle do comportamento: desatenção e hiperatividade
- Controle do comportamento: sexual
- Controle do humor
- Cuidado ao adolescente
- Cuidado infantil
- Cuidados na incontinência intestinal: encoprese
- Cuidados na incontinência urinária: enurese
- Dançaterapia
- Desenvolvimento de interação nos cuidados
- Detecção de tráfico humano
- Educação em saúde
- Ensino: desenvolvimento do adolescente de 12 a 21 anos
- Ensino: desenvolvimento na meia infância de 6 a 12 anos
- Ensino: desenvolvimento na primeira infância de 1 a 5 anos
- Ensino: medicamento prescrito
- Ensino: nutrição do adolescente de 12 a 21 anos
- Ensino: nutrição na meia infância de 6 a 12 anos
- Ensino: nutrição na primeira infância de 1 a 5 anos
- Ensino: segurança do adolescente de 12 a 21 anos
- Ensino: segurança na meia infância de 6 a 12 anos
- Ensino: segurança na primeira infância de 1 a 5 anos
- Gerenciamento de caso
- Inspeção corporal
- Manutenção do processo familiar
- Mediação de conflitos
- Melhora de habilidades da vida
- Melhora do letramento em saúde
- Mobilização familiar
- Modificação do comportamento: habilidades sociais
- Precauções contra fuga
- Prescrição de medicamentos
- Promoção da normalidade
- Promoção da parentalidade
- Promoção da resiliência
- Promoção do envolvimento familiar
- Reflexão guiada
- Reunião para avaliação dos cuidados multidisciplinares
- Supervisão de funcionários
- Terapia familiar
- Terapia hormonal para transgênero
- Terapia ocupacional
- Terapia para trauma: infantil
- Treinamento para controle de impulsos

Enfermagem em queimaduras

- Administração de medicamentos
- Administração de medicamentos: intravenosa (IV)
- Administração de medicamentos: tópica
- Apoio emocional
- Assistência no autocuidado
- Banho
- Controle de choque: séptico
- Controle de dor: aguda
- Controle de dor: crônica
- Controle de eletrólitos
- Controle de infecção
- Controle de medicamentos
- Controle de volume de líquidos
- Controle do conforto
- Cuidados com lesões
- Cuidados com lesões: proteção
- Cuidados com lesões: queimaduras
- Cuidados com o repouso no leito
- Cuidados da pele: local da doação
- Cuidados da pele: local do enxerto
- Ensino: procedimentos ou tratamentos
- Facilitação do processo de pesar
- Melhora da imagem corporal
- Melhora do enfrentamento
- Monitoração de sinais vitais
- Monitoração do volume de líquidos
- Posicionamento
- Promoção da esperança
- Promoção do envolvimento familiar
- Regulação da temperatura
- Supervisão da pele
- Terapia intravenosa (IV)
- Terapia nutricional

Enfermagem em radiologia

- Administração de analgésicos
- Administração de hemocomponentes e hemoderivados
- Administração de medicamentos
- Administração de medicamentos: intravenosa (IV)
- Apoio emocional
- Aspiração de vias aéreas
- Assistência em exames
- Assistência para parar de fumar
- Assistência ventilatória
- Avaliação de saúde
- Cateterismo vesical
- Consulta por telecomunicação
- Controle da radioterapia
- Controle da sedação
- Controle da tecnologia
- Controle de alergias
- Controle de arritmias
- Controle de dor: aguda
- Controle de dor: crônica
- Controle de infecção
- Controle de qualidade
- Controle de vias aéreas
- Controle de volume de líquidos
- Controle de volume de líquidos e eletrólitos
- Controle do ambiente: segurança
- Controle do marca-passo: definitivo
- Controle do risco cardíaco
- Cuidados com cateteres/drenos
- Cuidados com cateteres: gastrintestinal
- Cuidados com cateteres: urinário
- Cuidados com drenos: torácico
- Cuidados de emergência
- Cuidados na embolia: periférica
- Cuidados na embolia: pulmonar

- Encaminhamento
- Ensino: indivíduo
- Ensino: procedimentos ou tratamentos
- Gerenciamento de protocolo de pesquisa
- Gerenciamento do código de emergência
- Informações sensoriais preparatórias
- Monitoração de sinais vitais
- Monitoração do volume de líquidos
- Monitoração neurológica
- Monitoração respiratória
- Oxigenoterapia
- Planejamento de alta
- Precauções circulatórias
- Precauções contra aspiração
- Precauções contra embolia
- Precauções contra sangramento
- Precauções no uso de artigos de látex
- Precauções no uso do *laser*
- Prevenção de choque
- Promoção de perfusão cerebral
- Proteção contra infecção
- Punção venosa
- Reanimação cardiopulmonar
- Redução da ansiedade
- Redução do sangramento
- Relato de incidentes
- Reposição volêmica
- Supervisão de funcionários
- Técnica para acalmar
- Terapia de relaxamento
- Terapia intravenosa (IV)
- Toque
- Troca de informações sobre cuidados de saúde
- Ultrassonografia: bexiga

Enfermagem em reabilitação

- Apoio à família
- Apoio à tomada de decisão
- Apoio emocional
- Assistência no autocuidado
- Aumento da capacidade funcional
- Cateterismo vesical: externo
- *Coaching* em saúde
- Controle da eliminação urinária
- Controle da negligência unilateral
- Controle de dor: crônica
- Controle de energia
- Controle de medicamentos
- Controle do ambiente: segurança
- Controle do comportamento
- Controle intestinal
- Controle nutricional
- Cuidados com lesões por pressão
- Cuidados com lesões: lesão que não cicatriza
- Cuidados na amputação
- Educação em saúde
- Ensino: indivíduo
- Estabelecimento de metas mútuas
- Facilitação da aprendizagem
- Facilitação da autorresponsabilidade
- Gerenciamento de caso
- Gerenciamento de recursos financeiros
- Melhora da autoeficácia
- Melhora da comunicação: déficit da fala
- Melhora da imagem corporal
- Melhora da socialização
- Melhora de habilidades da vida
- Melhora do enfrentamento
- Planejamento de alta
- Planejamento de alta: preparo do lar
- Posicionamento
- Posicionamento: cadeira de rodas
- Precauções contra embolia
- Prevenção de lesões por pressão
- Prevenção de recaídas
- Promoção da esperança
- Promoção da mecânica corporal
- Promoção da normalidade
- Promoção do envolvimento familiar
- Promoção do exercício: treino de força
- Redução do estresse por mudança
- Reunião para avaliação dos cuidados multidisciplinares
- Terapia de deglutição
- Treinamento de memória
- Ultrassonografia: bexiga
- Vestir

Enfermagem em saúde domiciliar

- Aconselhamento para lactação
- Administração de medicamentos: infusão subcutânea contínua
- Apoio a irmãos
- Apoio ao cuidador
- Apoio emocional
- Assistência no autocuidado
- Assistência no autocuidado: uso do vaso sanitário
- Assistência para acesso ao prontuário eletrônico de saúde
- Assistência para manutenção do lar
- Assistência para parar de fumar
- Aumento da capacidade funcional
- Banho
- Cateterismo vesical
- Cateterismo vesical: externo
- *Coaching* em saúde
- Consulta por telecomunicação
- Controle da demência: perambulação
- Controle da vacinação
- Controle de dor: crônica
- Controle de medicamentos
- Controle de medicamentos: dispositivo de infusão portátil
- Controle do conforto
- Controle intestinal
- Cuidados com estomias
- Cuidados com lesões
- Cuidados com o cabelo e o couro cabeludo
- Cuidados com o repouso no leito
- Cuidados da pele: uso de produtos absorventes
- Cuidados no luto

- Cuidados no processo de morrer
- Educação em saúde
- Encaminhamento
- Ensino: desenvolvimento do adolescente de 12 a 21 anos
- Ensino: desenvolvimento do lactente de 0 a 3 meses
- Ensino: desenvolvimento do lactente de 4 a 6 meses
- Ensino: desenvolvimento do lactente de 7 a 9 meses
- Ensino: desenvolvimento do lactente de 10 a 12 meses
- Ensino: desenvolvimento na meia infância de 6 a 12 anos
- Ensino: desenvolvimento na primeira infância de 1 a 5 anos
- Ensino: dieta prescrita
- Ensino: grupo
- Ensino: indivíduo
- Ensino: medicamento prescrito
- Ensino: nutrição do adolescente de 12 a 21 anos
- Ensino: nutrição do lactente de 0 a 3 meses
- Ensino: nutrição do lactente de 4 a 6 meses
- Ensino: nutrição do lactente de 7 a 9 meses
- Ensino: nutrição do lactente de 10 a 12 meses
- Ensino: nutrição infantil de 13 a 18 meses
- Ensino: nutrição infantil de 19 a 24 meses
- Ensino: nutrição infantil de 25 a 36 meses
- Ensino: nutrição na meia infância de 6 a 12 anos
- Ensino: nutrição na primeira infância de 1 a 5 anos
- Ensino: procedimentos ou tratamentos
- Ensino: segurança do adolescente de 12 a 21 anos
- Ensino: segurança do lactente de 0 a 3 meses
- Ensino: segurança do lactente de 4 a 6 meses
- Ensino: segurança do lactente de 7 a 9 meses
- Ensino: segurança do lactente de 10 a 12 meses
- Ensino: segurança infantil de 13 a 18 meses
- Ensino: segurança infantil de 19 a 24 meses
- Ensino: segurança infantil de 25 a 36 meses
- Ensino: segurança na meia infância de 6 a 12 anos
- Ensino: segurança na primeira infância de 1 a 5 anos
- Ensino: sexo seguro
- Facilitação da distância física
- Facilitação da quarentena
- Identificação de risco
- Melhora do desenvolvimento: lactente
- Monitoração de sinais vitais
- Orientação aos pais: cuidados com os filhos
- Orientação aos pais: lactente
- Planejamento antecipado de cuidados
- Planejamento de alta: preparo do lar
- Prescrição: tratamento não farmacológico
- Prevenção de quedas
- Promoção da parentalidade
- Promoção da segurança em veículos
- Promoção do envolvimento familiar
- Supervisão: monitoração remota
- Suspensão de medicamentos
- Terapia intravenosa (IV)
- Vestir

Enfermagem em saúde em viagens

- Acompanhamento da alta
- Aconselhamento nutricional
- Administração de medicamentos: intradérmica
- Administração de medicamentos: intramuscular (IM)
- Administração de medicamentos: oral
- Administração de medicamentos: subcutânea
- Apoio à tomada de decisão
- Apoio emocional
- Assistência em exames
- Assistência para acesso ao prontuário eletrônico de saúde
- Avaliação da visão
- Avaliação de saúde
- *Coaching* em saúde
- Colaboração com prestadores de cuidados de saúde
- Coleta de amostra de sangue capilar
- Controle da vacinação
- Controle de doenças transmissíveis
- Controle de medicamentos
- Delegação
- Detecção de tráfico humano
- Documentação
- Documentação: reuniões
- Educação em saúde
- Encaminhamento
- Ensino: dieta prescrita
- Ensino: indivíduo
- Ensino: medicamento prescrito
- Ensino: procedimentos ou tratamentos
- Ensino: processo de doença
- Facilitação da distância física
- Facilitação da quarentena
- Identificação de risco
- Identificação de risco: doenças infecciosas
- Melhora do enfrentamento
- Melhora do letramento em saúde
- Melhora do sono
- Modificação do comportamento
- Monitoração de sinais vitais
- Orientação quanto ao sistema de saúde
- Precauções contra pandemia
- Prescrição de medicamentos
- Prescrição: testes diagnósticos
- Prescrição: tratamento não farmacológico
- Primeiros socorros
- Redução da ansiedade
- Supervisão
- Testes laboratoriais no local de cuidado
- Transporte: inter-hospitalar
- Triagem: centro de emergência
- Triagem: telecomunicação

Enfermagem em saúde escolar

- Aconselhamento
- Aconselhamento sexual
- Administração de medicamentos: subcutânea
- Apoio à tomada de decisão

- Apoio emocional
- Assistência para parar de fumar
- Avaliação da visão
- Avaliação de saúde
- *Coaching* em saúde
- Controle da asma
- Controle da vacinação
- Controle de doenças transmissíveis
- Controle de medicamentos
- Controle de transtornos alimentares
- Controle do peso
- Controle nutricional
- Cuidados com trauma por abuso sexual
- Educação em saúde
- Encaminhamento
- Ensino: indivíduo
- Ensino: prevenção de lesões desportivas
- Ensino: sexo seguro
- Ensino: sexualidade
- Escuta ativa
- Intervenção na crise
- Melhora da autoestima
- Melhora do enfrentamento
- Melhora do sono
- Orientação quanto ao sistema de saúde
- Prescrição de medicamentos
- Prescrição: testes diagnósticos
- Prescrição: tratamento não farmacológico
- Prevenção do suicídio
- Prevenção do uso de substâncias
- Primeiros socorros
- Promoção da segurança em veículos
- Redução da ansiedade

Enfermagem em saúde mental e psiquiátrica

- Acompanhamento físico
- Aconselhamento
- Administração de medicamentos
- Apoio à proteção contra abuso
- Assistência no autocuidado
- Assistência no controle da raiva
- Biblioterapia
- Brinquedo terapêutico
- *Coaching* em saúde
- Consulta
- Contenção física
- Contenção química
- Controle da demência
- Controle da demência: banho
- Controle da demência: perambulação
- Controle da eletroconvulsoterapia (ECT)
- Controle de alucinações
- Controle de ideias delirantes
- Controle de medicamentos
- Controle de situação perigosa
- Controle de transtornos alimentares
- Controle do ambiente: prevenção de violência
- Controle do comportamento: autoagressão
- Controle do comportamento: desatenção e hiperatividade
- Controle do comportamento: sexual
- Controle do humor
- Dançaterapia
- Desenvolvimento de interação nos cuidados
- Detecção de tráfico humano
- Entrevista motivacional
- Escuta ativa
- Estabelecimento de limites
- Facilitação da justiça social
- Facilitação de licença
- Facilitação do processo de culpa
- Facilitação do processo de pesar
- Fototerapia: regulação do humor
- Gerenciamento de caso
- Grupo de apoio
- Inspeção corporal
- Intervenção na crise
- Massagem abdominal
- Melhora da autoestima
- Melhora da autopercepção
- Melhora da imagem corporal
- Melhora de habilidades da vida
- Melhora do enfrentamento
- Melhora do letramento em saúde
- Modificação do comportamento
- Modificação do comportamento: habilidades sociais
- Orientação para a realidade
- Precauções contra fuga
- Precauções contra incêndio
- Prescrição de medicamentos
- Prescrição: testes diagnósticos
- Prevenção de readmissão
- Prevenção de recaídas
- Prevenção do suicídio
- Prevenção do uso de substâncias
- Promoção da resiliência
- Promoção da resiliência: comunidade
- Promoção do envolvimento familiar
- Reclusão
- Redução da ansiedade
- Reestruturação cognitiva
- Reflexão guiada
- Registro de ações
- Restrição de área
- Supervisão: monitoração por vídeo
- Técnica para acalmar
- Terapia de grupo
- Terapia de jardinagem
- Terapia de recordações
- Terapia familiar
- Terapia hormonal para transgênero
- Terapia socioambiental
- Tratamento de uso de substâncias: abstinência de drogas
- Tratamento do uso de substâncias: abstinência de álcool
- Treinamento da assertividade
- Treinamento para controle de impulsos
- Visitas para escuta

Enfermagem em saúde ocupacional

- Acompanhamento da alta
- Aconselhamento
- Aconselhamento nutricional
- Apoio à família
- Apoio à tomada de decisão
- Apoio emocional
- Assistência para parar de fumar
- Assistência para redução de peso
- Autorização do seguro
- Avaliação da visão
- Avaliação de saúde
- *Coaching* em saúde
- Consulta por telecomunicação
- Controle da asma
- Controle da tecnologia
- Controle da vacinação
- Controle de alergias
- Controle de doenças transmissíveis
- Controle do ambiente: comunidade
- Controle do ambiente: prevenção de violência
- Controle do ambiente: segurança
- Controle do ambiente: segurança do trabalhador
- Controle do desfibrilador: externo
- Controle do peso
- Cuidados cardíacos: reabilitação
- Cuidados com as orelhas
- Cuidados com lesões
- Cuidados de emergência
- Cuidados no pré-natal
- Educação em saúde
- Encaminhamento
- Ensino: controle de infecção
- Ensino: grupo
- Ensino: indivíduo
- Escuta ativa
- Facilitação da quarentena
- Gerenciamento de caso
- Identificação de risco
- Intervenção na crise
- *Marketing* social
- Melhora do letramento em saúde
- Monitoração respiratória
- Orientação antecipada
- Orientação aos pais: adolescente
- Orientação aos pais: cuidados com os filhos
- Orientação quanto ao sistema de saúde
- Precauções contra pandemia
- Preparo contra o bioterrorismo
- Prevenção de quedas
- Prevenção do uso de substâncias
- Promoção da segurança em veículos
- Promoção do exercício
- Proteção contra infecção
- Proteção contra riscos ambientais
- Redução da ansiedade
- Tratamento do uso de substâncias
- Triagem: catástrofe comunitária

Enfermagem em saúde pública comunitária

- Administração de medicamentos
- Apoio à proteção contra abuso
- Apoio ao sustento
- Assistência para manutenção do lar
- Avaliação de saúde
- Colaboração com prestadores de cuidados de saúde
- Consulta
- Controle da vacinação
- Controle do ambiente: comunidade
- Controle do ambiente: segurança do trabalhador
- Defesa da saúde comunitária
- Desenvolvimento de programa de saúde
- Desenvolvimento de saúde comunitária
- Detecção de tráfico humano
- Educação em saúde
- Encaminhamento
- Ensino: desenvolvimento do adolescente de 12 a 21 anos
- Ensino: desenvolvimento do lactente de 0 a 3 meses
- Ensino: desenvolvimento do lactente de 4 a 6 meses
- Ensino: desenvolvimento do lactente de 7 a 9 meses
- Ensino: desenvolvimento do lactente de 10 a 12 meses
- Ensino: desenvolvimento na meia infância de 6 a 12 anos
- Ensino: desenvolvimento na primeira infância de 1 a 5 anos
- Ensino: grupo
- Ensino: nutrição do adolescente de 12 a 21 anos
- Ensino: nutrição do lactente de 0 a 3 meses
- Ensino: nutrição do lactente de 4 a 6 meses
- Ensino: nutrição do lactente de 7 a 9 meses
- Ensino: nutrição do lactente de 10 a 12 meses
- Ensino: nutrição infantil de 13 a 18 meses
- Ensino: nutrição infantil de 19 a 24 meses
- Ensino: nutrição infantil de 25 a 36 meses
- Ensino: nutrição na meia infância de 6 a 12 anos
- Ensino: nutrição na primeira infância de 1 a 5 anos
- Ensino: segurança do adolescente de 12 a 21 anos
- Ensino: segurança do lactente de 0 a 3 meses
- Ensino: segurança do lactente de 4 a 6 meses
- Ensino: segurança do lactente de 7 a 9 meses
- Ensino: segurança do lactente de 10 a 12 meses
- Ensino: segurança infantil de 13 a 18 meses
- Ensino: segurança infantil de 19 a 24 Meses
- Ensino: segurança infantil de 25 a 36 meses
- Ensino: segurança na meia infância de 6 a 12 anos
- Ensino: segurança na primeira infância de 1 a 5 anos
- Ensino: sexo seguro
- Facilitação da justiça social
- Facilitação da quarentena
- Gerenciamento de caso
- Gerenciamento de recursos financeiros
- Identificação de risco
- Identificação de risco: doenças infecciosas
- *Marketing* social
- Melhora da colaboração
- Melhora do letramento em saúde
- Monitoração de políticas de saúde
- Negociação de cuidados culturais
- Orientação quanto ao sistema de saúde

- Planejamento de alta: preparo do lar
- Planejamento familiar: contracepção
- Precauções contra pandemia
- Preparo contra o bioterrorismo
- Preparo da comunidade para catástrofes
- Prevenção de readmissão
- Promoção da parentalidade
- Promoção da resiliência: comunidade
- Promoção da segurança em veículos
- Proteção contra riscos ambientais
- Supervisão: comunidade
- Troca de informações sobre cuidados de saúde

Enfermagem em sistema prisional

- Acompanhamento físico
- Aconselhamento
- Acordo para mudança de comportamento
- Administração de medicamentos
- Apoio emocional
- Assistência no controle da raiva
- Atribuição de mérito
- Avaliação de saúde
- Controle de medicamentos
- Controle de situação perigosa
- Controle do ambiente: prevenção de violência
- Controle nutricional
- Cuidados com lesões
- Cuidados de emergência
- Desenvolvimento de interação nos cuidados
- Desenvolvimento de programa de saúde
- Encaminhamento
- Ensino: grupo
- Ensino: indivíduo
- Ensino: medicamento prescrito
- Ensino: sexo seguro
- Escuta ativa
- Estabelecimento de limites
- Facilitação do perdão
- Humor
- Inspeção corporal
- Melhora de habilidades da vida
- Melhora do enfrentamento
- Monitoração de políticas de saúde
- Negociação de cuidados culturais
- Presença
- Prevenção de recaídas
- Prevenção do suicídio
- Prevenção do uso de substâncias
- Primeiros socorros
- Promoção da esperança
- Promoção da integridade familiar
- Proteção contra riscos ambientais
- Restrição de área
- Supervisão
- Supervisão da pele
- Tratamento do uso de substâncias
- Tratamento do uso de substâncias: abstinência de álcool
- Tratamento do uso de substâncias: abstinência de drogas
- Tratamento do uso de substâncias: intoxicação
- Troca de informações sobre cuidados de saúde

Enfermagem em terapia infusional

- Administração de analgésicos: intraespinal
- Administração de hemocomponentes e hemoderivados
- Administração de medicamentos: infusão subcutânea contínua
- Administração de medicamentos: intraespinal
- Administração de medicamentos: intraóssea
- Administração de medicamentos: intravenosa (IV)
- Administração de medicamentos: reservatório ventricular
- Administração de nutrição parenteral total (NPT)
- Apoio ao cuidador
- Assistência à analgesia controlada pelo paciente (PCA)
- Avaliação de produto
- Coleta de amostra de sangue capilar
- Controle acidobásico
- Controle acidobásico: acidose metabólica
- Controle acidobásico: acidose respiratória
- Controle acidobásico: alcalose metabólica
- Controle acidobásico: alcalose respiratória
- Controle da cadeia de suprimentos
- Controle da hiperglicemia
- Controle da hipertensão
- Controle da hipervolemia
- Controle da hipotensão
- Controle da hipovolemia
- Controle da quimioterapia
- Controle da tecnologia
- Controle de alergias
- Controle de dispositivo de acesso venoso central: inserção central
- Controle de dispositivo de acesso venoso central: inserção periférica (PICC)
- Controle de dor: aguda
- Controle de dor: crônica
- Controle de eletrólitos
- Controle de eletrólitos: hipercalcemia
- Controle de eletrólitos: hiperfosfatemia
- Controle de eletrólitos: hipermagnesemia
- Controle de eletrólitos: hipernatremia
- Controle de eletrólitos: hiperpotassemia
- Controle de eletrólitos: hipocalcemia
- Controle de eletrólitos: hipofosfatemia
- Controle de eletrólitos: hipomagnesemia
- Controle de eletrólitos: hiponatremia
- Controle de eletrólitos: hipopotassemia
- Controle de infecção
- Controle de medicamentos: dispositivo de infusão portátil
- Controle de qualidade
- Controle de terapia trombolítica
- Controle de volume de líquidos
- Controle de volume de líquidos e eletrólitos
- Controle do ambiente: segurança
- Controle nutricional
- Cuidados com cateteres/drenos: ventriculostomia/dreno lombar

- Cuidados com cateteres: linha umbilical
- Educação em saúde
- Ensino: medicamento prescrito
- Ensino: procedimentos ou tratamentos
- Identificação de risco
- Interpretação de dados laboratoriais
- Manutenção de acesso para diálise
- Monitoração de eletrólitos
- Monitoração do volume de líquidos
- Monitoração hemodinâmica invasiva
- Monitoração nutricional
- Monitoração acidobásica

- Proteção contra infecção
- Punção de vaso: amostra de sangue arterial
- Punção de vaso: amostra de sangue venoso
- Punção de vaso: doação de sangue
- Punção venosa
- Relato de incidentes
- Terapia de diálise peritoneal
- Terapia intravenosa (IV)
- Terapia nutricional
- Tratamento da hipotermia
- Troca de informações sobre cuidados de saúde

Enfermagem em terapia intensiva

- Administração de analgésicos
- Administração de medicamentos
- Administração de medicamentos: intravenosa (IV)
- Apoio à tomada de decisão
- Apoio ao cuidador
- Apoio emocional
- Aspiração de vias aéreas
- Colaboração com prestadores de cuidados de saúde
- Controle da sedação
- Controle da tecnologia
- Controle da termorregulação
- Controle da ventilação mecânica: invasiva
- Controle da ventilação mecânica: não invasiva
- Controle da ventilação mecânica: prevenção de pneumonia
- Controle de choque
- Controle de choque: séptico
- Controle de dispositivo de acesso venoso central: inserção central
- Controle de dispositivo de acesso venoso central: inserção periférica (PICC)
- Controle de dor: aguda
- Controle de dor: crônica
- Controle de eletrólitos
- Controle de náusea
- Controle de terapia trombolítica
- Controle de vias aéreas
- Controle de vias aéreas artificiais
- Controle de volume de líquidos
- Controle de volume de líquidos e eletrólitos
- Controle do desfibrilador: externo
- Controle do desfibrilador: interno
- Controle do marca-passo: definitivo
- Controle do marca-passo: temporário
- Controle do risco cardíaco
- Controle do vômito
- Cuidados cardíacos: fase aguda

- Cuidados circulatórios: equipamento de suporte circulatório mecânico
- Cuidados no luto
- Delegação
- Desmame da ventilação mecânica
- Documentação
- Ensino: procedimentos ou tratamentos
- Extubação endotraqueal: paliativo
- Facilitação da presença da família
- Facilitação da visita
- Gerenciamento do código de emergência
- Indução e intubação em sequência rápida
- Monitoração acidobásica
- Monitoração da pressão intracraniana (PIC)
- Monitoração de eletrólitos
- Monitoração de sinais vitais
- Monitoração do volume de líquidos
- Monitoração hemodinâmica invasiva
- Monitoração neurológica
- Monitoração respiratória
- Oxigenoterapia
- Planejamento antecipado de cuidados
- Planejamento de alta
- Posicionamento
- Posicionamento: prona
- Prevenção de readmissão
- Promoção do envolvimento familiar
- Proteção dos direitos do paciente
- Redução da ansiedade
- Regulação da temperatura
- Regulação hemodinâmica
- Reunião para avaliação dos cuidados multidisciplinares
- Terapia de oxigenação por membrana extracorpórea
- Terapia intravenosa (IV),
- Transporte: inter-hospitalar
- Transporte: intra-hospitalar

Enfermagem em transplante

- Aconselhamento
- Administração de medicamentos
- Apoio à família
- Apoio à tomada de decisão
- Apoio emocional
- Assistência quanto a recursos financeiros
- Autorização do seguro
- Captação de órgãos
- Controle acidobásico

- Controle da hiperglicemia
- Controle da hipertensão
- Controle da hipoglicemia
- Controle da hipotensão
- Controle de dor: crônica
- Controle de eletrólitos
- Controle de infecção
- Controle de medicamentos
- Controle de volume de líquidos

- Cuidados com lesões
- Ensino: indivíduo
- Ensino: medicamento prescrito
- Ensino: procedimentos ou tratamentos
- Ensino: processo de doença
- Esclarecimento de valores
- Gerenciamento de caso
- Grupo de apoio
- Identificação do paciente
- Infusão de células-tronco
- Interpretação de dados laboratoriais
- Melhora do enfrentamento
- Monitoração de eletrólitos
- Monitoração de sinais vitais
- Monitoração do volume de líquidos
- Precauções para neutropenia
- Promoção da integridade familiar
- Promoção do envolvimento familiar
- Proteção contra infecção
- Proteção dos direitos do paciente
- Reconciliação de medicamentos
- Reunião para avaliação dos cuidados multidisciplinares
- Supervisão
- Terapia intravenosa (IV)

Enfermagem em urologia

- Administração de analgésicos
- Administração de medicamentos
- Apoio ao cuidador
- Assistência cirúrgica
- *Biofeedback*
- Cateterismo vesical
- Cateterismo vesical: externo
- Cateterismo vesical: intermitente
- Controle da eliminação urinária
- Controle da quimioterapia
- Controle da radioterapia
- Controle de amostras para exames
- Controle de infecção: intraoperatório
- Controle de medicamentos
- Controle de volume de líquidos e eletrólitos
- Controle do pessário
- Coordenação pré-operatória
- Cuidados com cateteres/drenos
- Cuidados com cateteres: urinário
- Cuidados com estomias
- Cuidados com lesões
- Cuidados da pele: uso de produtos absorventes
- Cuidados na incontinência urinária
- Cuidados na retenção urinária
- Ensino: indivíduo
- Ensino: medicamento prescrito
- Ensino: pré-operatório
- Ensino: procedimentos ou tratamentos
- Ensino: processo de doença
- Escuta ativa
- Exercício para a musculatura pélvica
- Gerenciamento de caso
- Informações sensoriais preparatórias
- Irrigação vesical
- Manutenção de acesso para diálise
- Melhora da imagem corporal
- Micção induzida
- Modificação do comportamento
- Posicionamento: intraoperatório
- Precauções cirúrgicas
- Precauções no uso de artigos de látex
- Preparo cirúrgico
- Regulação da temperatura: perioperatório
- Terapia intravenosa (IV)
- Treinamento do hábito urinário
- Treinamento vesical
- Ultrassonografia: bexiga

Enfermagem em violência doméstica

- Aconselhamento
- Apoio à proteção contra abuso: criança
- Apoio à proteção contra abuso: idoso
- Apoio à proteção contra abuso: parceiro no lar
- Apoio à tomada de decisão
- Apoio emocional
- Apoio espiritual
- Avaliação de saúde
- Coleta de dados forenses
- Consulta
- Controle de doenças transmissíveis
- Controle de situação perigosa
- Controle do ambiente: prevenção de violência
- Cuidados com trauma por abuso sexual
- Cuidados de emergência
- Depoimento
- Detecção de tráfico humano
- Documentação
- Encaminhamento
- Ensino: indivíduo
- Escuta ativa
- Facilitação da justiça social
- Facilitação do processo de pesar
- Grupo de apoio
- Identificação de risco
- Identificação do paciente
- Intervenção na crise
- Mediação de conflitos
- Melhora da autoestima
- Melhora de habilidades da vida
- Melhora do enfrentamento
- Orientação quanto ao sistema de saúde
- Prevenção do uso de substâncias
- Primeiros socorros
- Promoção da esperança
- Promoção da integridade familiar
- Promoção da resiliência: comunidade
- Redução da ansiedade
- Relato de incidentes
- Técnica para acalmar

- Terapia de grupo
- Terapia familiar
- Treinamento da assertividade
- Triagem: telecomunicação
- Troca de informações sobre cuidados de saúde

Enfermagem escolar

- Aconselhamento
- Aconselhamento nutricional
- Administração de analgésicos
- Administração de medicamentos: oral
- Aplicação de calor/frio
- Apoio à família
- Apoio à proteção contra abuso: criança
- Apoio à tomada de decisão
- Apoio ao cuidador
- Apoio emocional
- Apoio espiritual
- Assistência no controle da raiva
- Atribuição de mérito
- Avaliação da visão
- Avaliação de saúde
- *Coaching* em saúde
- Consulta por telecomunicação
- Controle da asma
- Controle da hipertermia
- Controle da vacinação
- Controle de alergias
- Controle de dor: aguda
- Controle de dor: crônica
- Controle de infecção
- Controle de medicamentos
- Controle de medicamentos: dispositivo de infusão portátil
- Cuidado ao adolescente
- Cuidado infantil
- Cuidados com lentes de contato
- Cuidados com lesões
- Cuidados com os olhos
- Cuidados de emergência
- Delegação
- Documentação
- Educação em saúde
- Encaminhamento
- Ensino: desenvolvimento do adolescente de 12 a 21 anos
- Ensino: desenvolvimento na meia infância de 6 a 12 anos
- Ensino: desenvolvimento na primeira infância de 1 a 5 anos
- Ensino: indivíduo
- Ensino: nutrição do adolescente de 12 a 21 anos
- Ensino: nutrição na meia infância de 6 a 12 anos
- Ensino: nutrição na primeira infância de 1 a 5 anos
- Ensino: prevenção de lesões desportivas
- Ensino: segurança do adolescente de 12 a 21 anos
- Ensino: segurança na meia infância de 6 a 12 anos
- Ensino: segurança na primeira infância de 1 a 5 anos
- Esclarecimento de valores
- Escuta ativa
- Facilitação da aprendizagem
- Facilitação do processo de pesar
- Grupo de apoio
- Humor
- Intervenção na crise
- *Marketing* social
- Melhora da autoeficácia
- Melhora da autoestima
- Melhora da socialização
- Melhora do enfrentamento
- Melhora do letramento em saúde
- Monitoração de sinais vitais
- Orientação antecipada
- Orientação aos pais: adolescente
- Orientação aos pais: cuidados com os filhos
- Orientação quanto ao sistema de saúde
- Prevenção do suicídio
- Prevenção do uso de substâncias
- Primeiros socorros
- Promoção da integridade familiar
- Promoção da resiliência
- Promoção da resiliência: comunidade
- Promoção da segurança em veículos
- Promoção do envolvimento familiar
- Proteção dos direitos do paciente
- Redução da ansiedade
- Redução do sangramento
- Redução do sangramento: ferida
- Reunião para avaliação dos cuidados multidisciplinares
- Supervisão da pele
- Técnica para acalmar
- Toque
- Troca de informações sobre cuidados de saúde

Enfermagem forense

- Aconselhamento
- Apoio à proteção contra abuso
- Apoio emocional
- Assistência em exames
- Avaliação de saúde
- Coleta de dados forenses
- Consulta
- Controle de amostras para exames
- Controle de doenças transmissíveis
- Controle do ambiente: prevenção de violência
- Cuidados com trauma por abuso sexual
- Cuidados de emergência
- Cuidados pós-morte
- Depoimento
- Detecção de tráfico humano
- Documentação
- Documentação: reuniões
- Encaminhamento
- Facilitação do processo de pesar
- Identificação de risco
- Identificação do paciente
- Interpretação de dados laboratoriais
- Intervenção na crise
- Orientação quanto ao sistema de saúde

- Prevenção do uso de substâncias
- Promoção da integridade familiar
- Proteção dos direitos do paciente
- Redução da ansiedade
- Relato de incidentes
- Técnica para acalmar
- Troca de informações sobre cuidados de saúde

Enfermagem holística

- Aconselhamento
- Aconselhamento nutricional
- Acupressão
- Apoio à tomada de decisão
- Apoio ao cuidador
- Apoio emocional
- Apoio espiritual
- Aromaterapia
- Arteterapia
- Assistência na automodificação
- Avaliação de saúde
- Biblioterapia
- *Biofeedback*
- *Coaching* em saúde
- Controle de energia
- Controle de medicamentos: *cannabis* medicinal
- Controle do ambiente
- Dançaterapia
- Dizer a verdade
- Educação em saúde
- Ensino: grupo
- Ensino: indivíduo
- Esclarecimento de valores
- Escuta ativa
- Estabelecimento de metas mútuas
- Facilitação da autorresponsabilidade
- Facilitação da meditação
- Facilitação do crescimento espiritual
- Fitoterapia
- Humor
- Imaginação guiada
- Ioga
- Ioga do riso
- Massagem
- Massagem abdominal
- Melhora da autoeficácia
- Melhora da autoestima
- Melhora da autopercepção
- Melhora da imagem corporal
- Melhora do enfrentamento
- Musicoterapia
- Orientação antecipada
- Presença
- Promoção da esperança
- Promoção do envolvimento familiar
- Promoção do exercício
- Redução da ansiedade
- Reestruturação cognitiva
- Registro de ações
- Reiki
- Relaxamento muscular progressivo
- Técnica para acalmar
- Terapia com animais
- Terapia de jardinagem
- Terapia de relaxamento
- Toque
- Toque curativo
- Toque terapêutico
- Treinamento autogênico

Enfermagem legal

- Apoio à tomada de decisão
- Assistência para acesso ao prontuário eletrônico de saúde
- Avaliação de produto
- Avaliação de saúde
- Coleta de dados forenses
- Consulta
- Consulta por telecomunicação
- Controle da tecnologia
- Controle de qualidade
- Defesa da saúde comunitária
- Depoimento
- Detecção de tráfico humano
- Documentação
- Documentação: reuniões
- Identificação de risco
- Melhora da colaboração
- Melhora do letramento em saúde
- Monitoração de políticas de saúde
- Proteção contra riscos ambientais
- Proteção dos direitos do paciente
- Relato de incidentes
- Reunião para avaliação dos cuidados multidisciplinares
- Supervisão
- Troca de informações sobre cuidados de saúde

Enfermagem materno-infantil

- Aconselhamento
- Aconselhamento à preconcepção
- Aconselhamento nutricional
- Apoio à proteção contra abuso
- Apoio à proteção contra abuso: parceiro no lar
- Apoio à tomada de decisão
- Apoio emocional
- Assistência para redução de peso
- Avaliação de saúde
- *Coaching* em saúde
- Consulta por telecomunicação
- Controle da dor no trabalho de parto

- Controle da síndrome pré-menstrual (SPM)
- Controle de medicamentos
- Controle do peso
- Controle do pessário
- Cuidados na interrupção da gravidez
- Educação em saúde
- Ensino: indivíduo
- Ensino: processo de doença
- Ensino: sexo seguro
- Exame das mamas
- Exercício para a musculatura pélvica
- Facilitação da justiça social
- Identificação de risco
- Melhora da autoeficácia
- Melhora da imagem corporal
- Melhora do enfrentamento
- Melhora do letramento em saúde
- Modificação do comportamento
- Orientação antecipada
- Orientação quanto ao sistema de saúde
- Planejamento familiar: contracepção
- Planejamento familiar: gravidez não planejada
- Planejamento familiar: infertilidade
- Preservação da fertilidade
- Promoção do exercício
- Terapia de reposição hormonal
- Treinamento vesical
- Visitas para escuta

Enfermagem no controle da dor

- Acordo para mudança de comportamento
- Administração de analgésicos
- Administração de analgésicos: intraespinal
- Administração de medicamentos
- Administração de medicamentos: infusão subcutânea contínua
- Aplicação de calor/frio
- Apoio à tomada de decisão
- Apoio espiritual
- Assistência à analgesia controlada pelo paciente (PCA)
- Assistência cirúrgica
- Autorização do seguro
- Avaliação de produto
- *Biofeedback*
- Checagem de substâncias controladas
- *Coaching* em saúde
- Colaboração com prestadores de cuidados de saúde
- Controle da sedação
- Controle de dispositivo de acesso venoso central: inserção central
- Controle de dispositivo de acesso venoso central: inserção periférica (PICC)
- Controle de dor: aguda
- Controle de dor: crônica
- Controle de energia
- Controle de infecção
- Controle de medicamentos
- Controle de medicamentos: *cannabis* medicinal
- Controle de medicamentos: dispositivo de infusão portátil
- Controle de qualidade
- Controle do conforto
- Cuidados no processo de morrer
- Distração
- Educação em saúde
- Encaminhamento
- Ensino: medicamento prescrito
- Ensino: procedimentos ou tratamentos
- Estabelecimento de metas mútuas
- Estimulação elétrica nervosa transcutânea (TENS)
- Facilitação da meditação
- Fitoterapia
- Gerenciamento de caso
- Grupo de apoio
- Humor
- Imaginação guiada
- Ioga
- Ioga do riso
- Massagem
- Massagem abdominal
- Melhora da autoeficácia
- Melhora da autoestima
- Melhora do enfrentamento
- Monitoração de políticas de saúde
- Musicoterapia
- Planejamento de alta
- Preparo cirúrgico
- Promoção do exercício
- Reconciliação de medicamentos
- Reiki
- Relaxamento muscular progressivo
- Reunião para avaliação dos cuidados multidisciplinares
- Supervisão
- Terapia de relaxamento
- Terapia intravenosa (IV)
- Toque
- Toque curativo
- Toque terapêutico
- Troca de informações sobre cuidados de saúde

Enfermagem no parto

- Aconselhamento à preconcepção
- Aconselhamento nutricional
- Aconselhamento para lactação
- Aconselhamento sexual
- Administração de medicamentos: intraespinal
- Amnioinfusão
- Apoio a procedimento: lactente
- Apoio à proteção contra abuso
- Apoio à tomada de decisão
- Apoio emocional
- Avaliação de saúde
- *Coaching* em saúde
- Colaboração com prestadores de cuidados de saúde
- Consulta por telecomunicação
- Controle da dor no trabalho de parto
- Controle da síndrome pré-menstrual (SPM)
- Controle de dor: aguda
- Controle de medicamentos

- Controle do ambiente
- Cuidados com lactente: pré-termo
- Cuidados com lactente: recém-nascido
- Cuidados durante o parto
- Cuidados na admissão
- Cuidados na gravidez de alto risco
- Cuidados pós-parto
- Delegação
- Documentação
- Educação em saúde
- Encaminhamento
- Ensino: desenvolvimento do lactente de 0 a 3 meses
- Ensino: indivíduo
- Ensino: nutrição do lactente de 0 a 3 meses
- Ensino: segurança do lactente de 0 a 3 meses
- Escuta ativa
- Exame das mamas
- Fototerapia: recém-nascido
- Identificação de risco: perinatológico
- Melhora da autoeficácia
- Orientação antecipada
- Orientação aos pais: lactente
- Parto
- Planejamento de alta
- Planejamento familiar: contracepção
- Planejamento familiar: gravidez não planejada
- Preparo para o nascimento
- Prescrição de medicamentos
- Prescrição: testes diagnósticos
- Preservação da fertilidade
- Promoção da integridade familiar: processo perinatológico
- Promoção de vínculo
- Regulação da temperatura: recém-nascido
- Supervisão: gravidez tardia
- Supressão da lactação
- Sutura
- Terapia de reposição hormonal

Enfermagem paroquial

- Apoio à família
- Apoio à proteção contra abuso
- Apoio à tomada de decisão
- Apoio ao cuidador
- Apoio ao sustento
- Apoio emocional
- Apoio espiritual
- Assistência no autocuidado
- Consulta por telecomunicação
- Controle de medicamentos
- Controle do ambiente: comunidade
- Educação em saúde
- Encaminhamento
- Ensino: grupo
- Ensino: indivíduo
- Esclarecimento de valores
- Escuta ativa
- Estímulo para rituais religiosos
- Facilitação da justiça social
- Facilitação do crescimento espiritual
- Facilitação do perdão
- Facilitação do processo de culpa
- Facilitação do processo de pesar
- Humor
- Intervenção na crise
- Melhora da socialização
- Melhora do enfrentamento
- Melhora do letramento em saúde
- Negociação de cuidados culturais
- Orientação antecipada
- Orientação quanto ao sistema de saúde
- Presença
- Promoção da esperança
- Promoção da integridade familiar
- Promoção da resiliência
- Promoção da resiliência: comunidade
- Redução do estresse por mudança
- Supervisão
- Terapia da dependência religiosa
- Toque
- Troca de informações sobre cuidados de saúde
- Visitas para escuta

Enfermagem perioperatória

- Administração de hemocomponentes e hemoderivados
- Apoio emocional
- Assistência cirúrgica
- Assistência no autocuidado: transferências
- Autotransfusão
- Avaliação de produto
- Colaboração com prestadores de cuidados de saúde
- Controle da anafilaxia
- Controle da cadeia de suprimentos
- Controle da instrumentação cirúrgica
- Controle da sedação
- Controle da tecnologia
- Controle de amostras para exames
- Controle de choque
- Controle de dor: aguda
- Controle de eletrólitos
- Controle de infecção: intraoperatório
- Controle de qualidade
- Controle do ambiente: segurança
- Controle do ambiente: segurança do trabalhador
- Controle do conforto
- Controle no uso do torniquete pneumático
- Coordenação pré-operatória
- Cuidados com lesões
- Cuidados da pele: local da doação
- Cuidados da pele: local do enxerto
- Cuidados pós-anestesia
- Delegação
- Desenvolvimento de caminho crítico
- Documentação
- Ensino: pré-operatório
- Escuta ativa
- Identificação do paciente
- Indução de hipotermia

- Indução e intubação em sequência rápida
- Monitoração de sinais vitais
- Monitoração do volume de líquidos
- Oxigenoterapia
- Planejamento de alta
- Posicionamento: intraoperatório
- Precauções cirúrgicas
- Precauções contra hipertermia maligna
- Precauções no uso de artigos de látex
- Precauções no uso do *laser*
- Preceptor: funcionário
- Preparo cirúrgico
- Presença
- Prevenção de lesões por pressão
- Proteção dos direitos do paciente
- Punção venosa
- Redução da ansiedade
- Regulação da temperatura: perioperatório
- Supervisão da pele
- Sutura
- Terapia intravenosa (IV)
- Toque
- Transporte: intra-hospitalar

Enfermagem vascular

- Assistência no autocuidado
- Assistência para parar de fumar
- Avaliação de saúde
- Controle da hipertensão
- Controle da hipotensão
- Controle da negligência unilateral
- Controle da sensibilidade periférica
- Controle de dor: aguda
- Controle de dor: crônica
- Controle de medicamentos
- Controle nutricional
- Cuidados circulatórios: insuficiência arterial
- Cuidados circulatórios: insuficiência venosa
- Cuidados com as unhas
- Cuidados com lesões
- Cuidados com lesões por pressão
- Cuidados com lesões: lesão que não cicatriza
- Cuidados com o local da incisão
- Cuidados com os pés
- Cuidados da pele: local da doação
- Cuidados da pele: local do enxerto
- Cuidados da pele: tratamento tópico
- Cuidados na amputação
- Cuidados na embolia: periférica
- Cuidados na embolia: pulmonar
- Ensino: exercício prescrito
- Ensino: indivíduo
- Facilitação do processo de pesar
- Identificação de risco
- Monitoração das extremidades inferiores
- Planejamento de alta
- Precauções circulatórias
- Precauções contra embolia
- Prevenção de lesões por pressão
- Promoção do exercício: treino de força
- Proteção contra infecção
- Terapia com exercício: controle muscular
- Terapia com exercício: deambulação
- Terapia com exercício: mobilidade articular
- Terapia com sanguessugas

PARTE 5

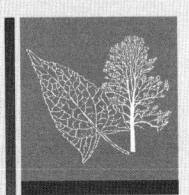

Tempo Estimado e Nível de Formação Necessários para Realizar as Intervenções NIC

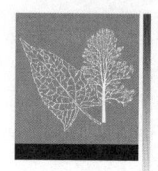

Tempo Estimado e Nível de Formação Necessários para Realizar as Intervenções NIC

Nesta seção, listamos o tempo estimado e o tipo de profissional para realizar cada uma das 614 intervenções desta edição da Classificação (ver Tabela 5.1). As estimativas foram obtidas da seguinte maneira:

Etapa 1: as 433 intervenções incluídas na segunda edição da NIC foram classificadas em 1999, em resposta à solicitação de um usuário que estava incorporando a NIC a um manual de códigos/reembolso.[1] Pequenos grupos de membros de equipes de pesquisa classificaram as intervenções selecionadas em sua área de especialidade, considerando a (1) formação necessária para cada intervenção e o (2) tempo necessário para a realização de cada intervenção. Os membros do grupo que fizeram a classificação consultaram a segunda edição da NIC[4] para as definições e atividades das intervenções. Cada grupo de avaliadores encaminhou seu trabalho aos pesquisadores principais, os quais, com dois outros membros da equipe de pesquisa, revisaram todas as classificações para todas as intervenções, de modo a obter uma coerência geral.

Etapa 2: no segundo semestre de 2000, foram classificadas as 53 novas intervenções incluídas na terceira edição da NIC publicada em 2000,[5] seguindo a mesma metodologia usada anteriormente. As alterações nas intervenções da segunda para a terceira edição também foram examinadas quanto ao seu impacto nas classificações. Em seguida, todas as 486 intervenções foram analisadas em conjunto e algumas delas foram modificadas para se tornarem coerentes com outras da mesma classe. Essas informações foram publicadas em uma monografia intitulada *"Estimated time and educational requirements to perform 486 nursing interventions"*,[2] produzida pelo Center for Nursing Classification and Clinical Effectiveness na College of Nursing, University of Iowa. Partes da monografia foram publicadas na revista *Nursing Economic$* (*"Determining cost of nursing interventions: a beginning"*).[3]

Etapa 3 em diante: desde 2002, para cada uma das novas edições da classificação, estimamos o tempo e a formação necessários para cada uma das novas intervenções utilizando os mesmos critérios.

A *formação necessária* é definida como o nível de formação mínimo necessário para realizar a intervenção na maioria dos casos e dos estados, e é classificada como: (1) técnico de enfermagem; (2) enfermeiro registrado (educação básica, seja bacharelado ou graduado); ou (3) enfermeiro de prática avançada (ou seja, as Práticas Avançadas em Enfermagem [PAE] definidas como a educação ou o treinamento especializado além da educação básica do enfermeiro registrado, incluindo mestrado com ou sem título, certificado ou certificação em uma área especializada ou em nível de doutorado (formação doutoral em enfermagem [DNP; do inglês, *Doctor of Nursing Practice*] ou doutorado acadêmico [PhD; do inglês, *Doctor of Philosophy*]). Essas categorias foram selecionadas após uma ampla discussão e foram escolhidas entre diversas outras possibilidades, pois isso, permitiu que fossem diferenciadas entre si pelos avaliadores, mas sem um grau de refinamento de maneira que os impedissem de ser coerentes. Os tipos básicos de formação do enfermeiro registrado foram agrupados em uma única categoria, uma vez que refletem a realidade da situação prática que, em geral, não diferencia as responsabilidades do trabalho pelo nível de formação do enfermeiro registrado. É enfatizado que esses requisitos educacionais são baseados em práticas nos EUA.

Define-se *tempo necessário* como o tempo médio necessário para iniciar e concluir a intervenção. Esse é um tempo médio que pode ser utilizado para determinar os valores de reembolso e auxiliar no desenvolvimento de níveis de precisão. Os tempos estimados estão agrupados em cinco categorias: (1) 15 minutos ou menos, (2) 16 a 30 minutos, (3) 31 a 45 minutos, (4) 46 a 60 minutos e (5) mais de 1 hora.

É importante ressaltar que as estimativas se baseiam nos julgamentos dos profissionais que estão familiarizados com a intervenção e a área de especialização. As classificações incluídas aqui podem variar de acordo com o local e o prestador do cuidado. As estimativas fornecem um ponto de partida para estimar o tempo requerido, o nível de formação necessário do prestador e o custo dos cuidados de enfermagem.

Tabela 5.1 — Tempo e nível de formação para as 614 intervenções NIC listadas em ordem alfabética.

Intervenção	Código	Nível de formação	Tempo necessário
Acompanhamento da alta	8190	Enfermeiro registrado	15 min ou menos
Acompanhamento físico	6576	Técnico de enfermagem	16 a 30 min
Aconselhamento	5240	Enfermeiro de prática avançada	46 a 60 min
Aconselhamento à preconcepção	5247	Enfermeiro de prática avançada	Mais de 1 h
Aconselhamento genético	5242	Enfermeiro de prática avançada	46 a 60 min
Aconselhamento nutricional	5246	Enfermeiro registrado	16 a 30 min
Aconselhamento para lactação	5244	Enfermeiro registrado	31 a 45 min
Aconselhamento sexual	5248	Enfermeiro de prática avançada	46 a 60 min
Acordo para mudança de comportamento	4420	Enfermeiro registrado	46 a 60 min
Acupressão	1320	Enfermeiro de prática avançada	16 a 30 min
Administração de analgésicos	2210	Enfermeiro registrado	16 a 30 min
Administração de analgésicos: intraespinal	2214	Enfermeiro de prática avançada	16 a 30 min
Administração de anestesia	2840	Enfermeiro de prática avançada	Mais de 1 h
Administração de enema	0466	Técnico de enfermagem	16 a 30 min
Administração de hemocomponentes e hemoderivados	4030	Enfermeiro registrado	Mais de 1 h
Administração de medicamentos	2300	Enfermeiro registrado	15 min ou menos
Administração de medicamentos: enteral	2301	Técnico de enfermagem	15 min ou menos
Administração de medicamentos: inalatória	2311	Técnico de enfermagem	15 min ou menos
Administração de medicamentos: infusão subcutânea contínua	2321	Enfermeiro registrado	16 a 30 min
Administração de medicamentos: interpleural	2302	Enfermeiro de prática avançada	15 min ou menos
Administração de medicamentos: intradérmica	2312	Enfermeiro registrado	15 min ou menos
Administração de medicamentos: intraespinal	2319	Enfermeiro registrado	15 min ou menos
Administração de medicamentos: intramuscular (IM)	2313	Enfermeiro registrado	15 min ou menos
Administração de medicamentos: intraocular	2322	Técnico de enfermagem	15 min ou menos
Administração de medicamentos: intraóssea	2303	Enfermeiro de prática avançada	15 min ou menos
Administração de medicamentos: intravenosa (IV)	2314	Enfermeiro registrado	15 min ou menos
Administração de medicamentos: nasal	2320	Técnico de enfermagem	15 min ou menos
Administração de medicamentos: oftálmica	2310	Técnico de enfermagem	15 min ou menos
Administração de medicamentos: oral	2304	Técnico de enfermagem	15 min ou menos
Administração de medicamentos: otológica	2308	Técnico de enfermagem	15 min ou menos
Administração de medicamentos: reservatório ventricular	2307	Enfermeiro de prática avançada	15 min ou menos
Administração de medicamentos: retal	2315	Técnico de enfermagem	15 min ou menos
Administração de medicamentos: subcutânea	2317	Enfermeiro registrado	15 min ou menos
Administração de medicamentos: tópica	2316	Técnico de enfermagem	15 min ou menos
Administração de medicamentos: vaginal	2318	Técnico de enfermagem	15 min ou menos
Administração de nutrição parenteral total (NPT)	1200	Enfermeiro registrado	16 a 30 min
Alimentação	1050	Técnico de enfermagem	16 a 30 min
Alimentação com copo: recém-nascido	8240	Técnico de enfermagem	31 a 45 min

(continua)

Tabela 5.1 — Tempo e nível de formação para as 614 intervenções NIC listadas em ordem alfabética. (*Continuação*)

Intervenção	Código	Nível de formação	Tempo necessário
Alimentação por cateter enteral	1056	Enfermeiro registrado	16 a 30 min
Alimentação por mamadeira	1052	Técnico de enfermagem	31 a 45 min
Amnioinfusão	6700	Enfermeiro de prática avançada	31 a 45 min
Aplicação de calor/frio	1380	Enfermeiro registrado	15 min ou menos
Apoio à família	7140	Enfermeiro registrado	Mais de 1 h
Apoio a irmãos	7280	Enfermeiro registrado	16 a 30 min
Apoio a procedimento: lactente	6965	Enfermeiro registrado	16 a 30 min
Apoio à proteção contra abuso	6400	Enfermeiro registrado	Mais de 1 h
Apoio à proteção contra abuso: criança	6402	Enfermeiro registrado	Mais de 1 h
Apoio à proteção contra abuso: idoso	6404	Enfermeiro registrado	Mais de 1 h
Apoio à proteção contra abuso: parceiro no lar	6403	Enfermeiro registrado	Mais de 1 h
Apoio à proteção contra abuso: religioso	6408	Enfermeiro registrado	Mais de 1 h
Apoio à tomada de decisão	5250	Enfermeiro registrado	16 a 30 min
Apoio ao cuidador	7040	Enfermeiro registrado	Mais de 1 h
Apoio ao sustento	7500	Enfermeiro registrado	31 a 45 min
Apoio emocional	5270	Enfermeiro registrado	16 a 30 min
Apoio espiritual	5420	Enfermeiro registrado	16 a 30 min
Aromaterapia	1330	Enfermeiro registrado	15 min ou menos
Arteterapia	4330	Enfermeiro de prática avançada	46 a 60 min
Aspiração de vias aéreas	3160	Enfermeiro registrado	15 min ou menos
Assistência à analgesia controlada pelo paciente (PCA)	2400	Enfermeiro registrado	16 a 30 min
Assistência cirúrgica	2900	Enfermeiro registrado	Mais de 1 h
Assistência em exames	7680	Técnico de enfermagem	16 a 30 min
Assistência na automodificação	4470	Enfermeiro registrado	46 a 60 min
Assistência no autocuidado	1800	Técnico de enfermagem	16 a 30 min
Assistência no autocuidado: transferência	1806	Técnico de enfermagem	15 min ou menos
Assistência no autocuidado: uso do vaso sanitário	1804	Técnico de enfermagem	15 min ou menos
Assistência no controle da raiva	4640	Enfermeiro de prática avançada	16 a 30 min
Assistência para acesso ao prontuário eletrônico de saúde	8070	Técnico de enfermagem	16 a 30 min
Assistência para ganho de peso	1240	Enfermeiro registrado	16 a 30 min
Assistência para manutenção do lar	7180	Enfermeiro registrado	31 a 45 min
Assistência para parar de fumar	4490	Enfermeiro registrado	46 a 60 min
Assistência para redução de peso	1280	Enfermeiro registrado	16 a 30 min
Assistência quanto a recursos financeiros	7380	Enfermeiro registrado	46 a 60 min
Assistência ventilatória	3390	Enfermeiro registrado	15 min ou menos
Atribuição de mérito	4364	Técnico de enfermagem	15 min ou menos
Aumento da capacidade funcional	1665	Enfermeiro registrado	31 a 45 min
Autorização do seguro	7410	Enfermeiro registrado	16 a 30 min
Autotransfusão	2860	Enfermeiro registrado	46 a 60 min

(*continua*)

Tabela 5.1 Tempo e nível de formação para as 614 intervenções NIC listadas em ordem alfabética. (*Continuação*)

Intervenção	Código	Nível de formação	Tempo necessário
Avaliação da visão	6675	Enfermeiro registrado	31 a 45 min
Avaliação de produto	7760	Enfermeiro registrado	Mais de 1 h
Avaliação de saúde	6520	Enfermeiro registrado	46 a 60 min
Banho	1610	Técnico de enfermagem	16 a 30 min
Biblioterapia	4680	Enfermeiro de prática avançada	46 a 60 min
Biofeedback	5860	Enfermeiro de prática avançada	46 a 60 min
Brinquedo terapêutico	4430	Enfermeiro registrado	46 a 60 min
Captação de órgãos	6260	Enfermeiro registrado	46 a 60 min
Cateterismo nasogástrico	1080	Enfermeiro registrado	15 min ou menos
Cateterismo vesical	0580	Técnico de enfermagem*	15 min ou menos
Cateterismo vesical: externo	0581	Técnico de enfermagem*	16 a 30 min
Cateterismo vesical: intermitente	0582	Técnico de enfermagem*	15 min ou menos
Checagem de substâncias controladas	7620	Enfermeiro registrado	15 min ou menos
Coaching em saúde	5305	Enfermeiro registrado	31 a 45 min
Colaboração com prestadores de cuidados de saúde	7685	Enfermeiro registrado	16 a 30 min
Coleta de amostra de sangue capilar	4035	Enfermeiro registrado	15 min ou menos
Coleta de dados forenses	7940	Enfermeiro de prática avançada	Mais de 1 h
Consulta	7910	Enfermeiro registrado	46 a 60 min
Consulta por telecomunicação	8180	Enfermeiro registrado	16 a 30 min
Contenção de custos	7630	Enfermeiro registrado	31 a 45 min
Contenção física	6580	Enfermeiro registrado	15 min ou menos
Contenção química	6430	Enfermeiro registrado	15 min ou menos
Controle acidobásico	1910	Enfermeiro registrado	Mais de 1 h
Controle acidobásico: acidose metabólica	1911	Enfermeiro registrado	31 a 45 min
Controle acidobásico: acidose respiratória	1913	Enfermeiro registrado	31 a 45 min
Controle acidobásico: alcalose metabólica	1912	Enfermeiro registrado	31 a 45 min
Controle acidobásico: alcalose respiratória	1914	Enfermeiro registrado	31 a 45 min
Controle da anafilaxia	6412	Enfermeiro registrado	46 a 60 min
Controle da asma	3210	Enfermeiro registrado	16 a 30 min
Controle da cadeia de suprimentos	7840	Técnico de enfermagem	16 a 30 min
Controle da demência	6460	Enfermeiro registrado	Mais de 1 h
Controle da demência: banho	6462	Técnico de enfermagem	31 a 45 min
Controle da demência: perambulação	6466	Técnico de enfermagem	Mais de 1 h
Controle da diarreia	0460	Enfermeiro registrado	15 min ou menos
Controle da disreflexia	2560	Enfermeiro registrado	16 a 30 min
Controle da dor no trabalho de parto	6855	Enfermeiro registrado	46 a 60 min
Controle da eletroconvulsoterapia (ECT)	2570	Enfermeiro registrado	Mais de 1 h
Controle da eliminação urinária	0590	Enfermeiro de prática avançada	31 a 45 min
Controle da hiperglicemia	2120	Enfermeiro registrado	Mais de 1 h
Controle da hiperlipidemia	2125	Enfermeiro de prática avançada	31 a 45 min

(*continua*)

Tabela 5.1 Tempo e nível de formação para as 614 intervenções NIC listadas em ordem alfabética. (*Continuação*)

Intervenção	Código	Nível de formação	Tempo necessário
Controle da hipertensão	4162	Enfermeiro registrado	31 a 45 min
Controle da hipertermia	3786	Enfermeiro registrado	16 a 30 min
Controle da hipervolemia	4170	Enfermeiro registrado	16 a 30 min
Controle da hipoglicemia	2130	Enfermeiro registrado	Mais de 1 h
Controle da hipotensão	4175	Enfermeiro registrado	31 a 45 min
Controle da hipovolemia	4180	Enfermeiro registrado	16 a 30 min
Controle da instrumentação cirúrgica	2910	Enfermeiro registrado	Mais de 1 h
Controle da negligência unilateral	2760	Enfermeiro registrado	31 a 45 min
Controle da quimioterapia	2240	Enfermeiro de prática avançada	46 a 60 min
Controle da radioterapia	6600	Enfermeiro registrado	46 a 60 min
Controle da sedação	2260	Enfermeiro de prática avançada	Mais de 1 h
Controle da sensibilidade periférica	2660	Enfermeiro registrado	15 min ou menos
Controle da síndrome pré-menstrual (SPM)	1440	Enfermeiro de prática avançada	16 a 30 min
Controle da tecnologia	7880	Enfermeiro registrado	15 min ou menos
Controle da tecnologia reprodutiva	7886	Enfermeiro de prática avançada	Mais de 1 h
Controle da termorregulação	3920	Enfermeiro registrado	31 a 45 min
Controle da vacinação	6530	Enfermeiro registrado	16 a 30 min
Controle da ventilação mecânica: invasiva	3300	Enfermeiro registrado	Mais de 1 h
Controle da ventilação mecânica: não invasiva	3302	Enfermeiro registrado	Mais de 1 h
Controle da ventilação mecânica: prevenção de pneumonia	3304	Enfermeiro registrado	Mais de 1 h
Controle de alergias	6410	Enfermeiro registrado	31 a 45 min
Controle de alucinações	6510	Enfermeiro registrado	Mais de 1 h
Controle de amostras para exames	7820	Técnico de enfermagem	15 min ou menos
Controle de arritmias	4090	Enfermeiro registrado	16 a 30 min
Controle de choque	4250	Enfermeiro registrado	16 a 30 min
Controle de choque: cardiogênico	4254	Enfermeiro registrado	16 a 30 min
Controle de choque: hipovolêmico	4258	Enfermeiro registrado	31 a 45 min
Controle de choque: séptico	4255	Enfermeiro registrado	31 a 45 min
Controle de choque: vasogênico	4256	Enfermeiro registrado	31 a 45 min
Controle de constipação	0450	Enfermeiro registrado	16 a 30 min
Controle de convulsões	2680	Enfermeiro registrado	16 a 30 min
Controle de dispositivo de acesso venoso central: inserção central	4054	Enfermeiro de prática avançada	31 a 45 min
Controle de dispositivo de acesso venoso central: inserção periférica (PICC)	4220	Enfermeiro de prática avançada	31 a 45 min
Controle de doenças transmissíveis	8820	Enfermeiro registrado	46 a 60 min
Controle de dor: aguda	1410	Enfermeiro registrado	31 a 45 min
Controle de dor: crônica	1415	Enfermeiro registrado	Mais de 1 h
Controle de edema cerebral	2540	Enfermeiro registrado	Mais de 1 h
Controle de eletrólitos	2000	Enfermeiro registrado	31 a 45 min

(*continua*)

Parte 5 Tempo Estimado e Nível de Formação Necessários para Realizar as Intervenções NIC **461**

Tabela 5.1 Tempo e nível de formação para as 614 intervenções NIC listadas em ordem alfabética. (*Continuação*)

Intervenção	Código	Nível de formação	Tempo necessário
Controle de eletrólitos: hipercalcemia	2001	Enfermeiro registrado	16 a 30 min
Controle de eletrólitos: hiperfosfatemia	2005	Enfermeiro registrado	16 a 30 min
Controle de eletrólitos: hipermagnesemia	2003	Enfermeiro registrado	16 a 30 min
Controle de eletrólitos: hipernatremia	2004	Enfermeiro registrado	16 a 30 min
Controle de eletrólitos: hiperpotassemia	2002	Enfermeiro registrado	16 a 30 min
Controle de eletrólitos: hipocalcemia	2006	Enfermeiro registrado	16 a 30 min
Controle de eletrólitos: hipofosfatemia	2010	Enfermeiro registrado	16 a 30 min
Controle de eletrólitos: hipomagnesemia	2008	Enfermeiro registrado	16 a 30 min
Controle de eletrólitos: hiponatremia	2009	Enfermeiro registrado	16 a 30 min
Controle de eletrólitos: hipopotassemia	2007	Enfermeiro registrado	16 a 30 min
Controle de energia	0180	Enfermeiro registrado	16 a 30 min
Controle de ideias delirantes	6450	Enfermeiro registrado	Mais de 1 h
Controle de infecção	6540	Enfermeiro registrado	31 a 45 min
Controle de infecção: intraoperatório	6545	Enfermeiro registrado	Mais de 1 h
Controle de medicamentos	2380	Enfermeiro registrado	16 a 30 min
Controle de medicamentos: *cannabis* medicinal	2385	Enfermeiro de prática avançada	16 a 30 min
Controle de medicamentos: dispositivo de infusão portátil	2398	Enfermeiro registrado	15 min ou menos
Controle de náusea	1450	Enfermeiro registrado	16 a 30 min
Controle de prurido	3550	Enfermeiro registrado	16 a 30 min
Controle de qualidade	7800	Enfermeiro registrado	Mais de 1 h
Controle de situação perigosa	6170	Enfermeiro registrado	16 a 30 min
Controle de terapia trombolítica	4270	Enfermeiro registrado	Mais de 1 h
Controle de transtornos alimentares	1030	Enfermeiro de prática avançada	31 a 45 min
Controle de vias aéreas	3140	Enfermeiro registrado	16 a 30 min
Controle de vias aéreas artificiais	3180	Enfermeiro registrado	15 min ou menos
Controle de volume de líquidos	4120	Enfermeiro registrado	31 a 45 min
Controle de volume de líquidos e eletrólitos	2080	Enfermeiro registrado	15 min ou menos
Controle do ambiente	6480	Técnico de enfermagem	31 a 45 min
Controle do ambiente: comunidade	6484	Enfermeiro registrado	Mais de 1 h
Controle do ambiente: prevenção de violência	6487	Técnico de enfermagem	Mais de 1 h
Controle do ambiente: segurança	6486	Enfermeiro registrado	31 a 45 min
Controle do ambiente: segurança do trabalhador	6489	Enfermeiro registrado	Mais de 1 h
Controle do comportamento	4350	Enfermeiro registrado	46 a 60 min
Controle do comportamento: autoagressão	4354	Enfermeiro registrado	31 a 45 min
Controle do comportamento: desatenção e hiperatividade	4352	Enfermeiro registrado	31 a 45 min
Controle do comportamento: sexual	4356	Enfermeiro registrado	31 a 45 min
Controle do conforto	6482	Técnico de enfermagem	15 min ou menos
Controle do delírio	6440	Enfermeiro registrado	Mais de 1 h
Controle do desfibrilador: externo	4095	Enfermeiro registrado	31 a 45 min

(*continua*)

Tabela 5.1 Tempo e nível de formação para as 614 intervenções NIC listadas em ordem alfabética. (*Continuação*)

Intervenção	Código	Nível de formação	Tempo necessário
Controle do desfibrilador: interno	4096	Enfermeiro registrado	31 a 45 min
Controle do humor	5330	Enfermeiro registrado	31 a 45 min
Controle do marca-passo: definitivo	4091	Enfermeiro registrado	31 a 45 min
Controle do marca-passo: temporário	4092	Enfermeiro registrado	31 a 45 min
Controle do peso	1260	Enfermeiro registrado	31 a 45 min
Controle do pessário	0630	Enfermeiro registrado	16 a 30 min
Controle do prolapso retal	0490	Enfermeiro de prática avançada	16 a 30 min
Controle do risco cardíaco	4050	Enfermeiro registrado	31 a 45 min
Controle do vômito	1570	Enfermeiro registrado	16 a 30 min
Controle intestinal	0430	Enfermeiro registrado	31 a 45 min
Controle no uso do torniquete pneumático	2865	Enfermeiro registrado	46 a 60 min
Controle nutricional	1100	Enfermeiro de prática avançada	31 a 45 min
Coordenação pré-operatória	2880	Enfermeiro registrado	31 a 45 min
Cuidado ao adolescente	8272	Enfermeiro registrado	46 a 60 min
Cuidado infantil	8274	Enfermeiro registrado	46 a 60 min
Cuidados cardíacos	4040	Enfermeiro registrado	31 a 45 min
Cuidados cardíacos: fase aguda	4044	Enfermeiro registrado	31 a 45 min
Cuidados cardíacos: reabilitação	4046	Enfermeiro registrado	Mais de 1 h
Cuidados circulatórios: equipamento de suporte circulatório mecânico	4064	Enfermeiro registrado	31 a 45 min
Cuidados circulatórios: insuficiência arterial	4062	Enfermeiro registrado	15 min ou menos
Cuidados circulatórios: insuficiência venosa	4066	Enfermeiro registrado	15 min ou menos
Cuidados com aparelho gessado: manutenção	0762	Técnico de enfermagem	15 min ou menos
Cuidados com aparelho gessado: úmido	0764	Enfermeiro registrado	16 a 30 min
Cuidados com as orelhas	1640	Enfermeiro registrado	16 a 30 min
Cuidados com as unhas	1680	Técnico de enfermagem	16 a 30 min
Cuidados com cateteres/drenos	1870	Técnico de enfermagem	15 min ou menos
Cuidados com cateteres/drenos: ventriculostomia/dreno lombar	1878	Enfermeiro registrado	15 min ou menos
Cuidados com cateteres: gastrintestinal	1874	Enfermeiro registrado	15 min ou menos
Cuidados com cateteres: linha umbilical	1875	Enfermeiro de prática avançada	46 a 60 min
Cuidados com cateteres: urinário	1876	Técnico de enfermagem	15 min ou menos
Cuidados com circuncisão	3000	Enfermeiro registrado	46 a 60 min
Cuidados com drenos: torácico	1872	Enfermeiro registrado	15 min ou menos
Cuidados com estomias	0480	Enfermeiro de prática avançada	16 a 30 min
Cuidados com lactente	6820	Enfermeiro registrado	Mais de 1 h
Cuidados com lactente: apoio ao exame oftalmológico	6810	Enfermeiro registrado	16 a 30 min
Cuidados com lactente: pré-termo	6826	Enfermeiro de prática avançada	Mais de 1 h
Cuidados com lactente: recém-nascido	6824	Enfermeiro registrado	Mais de 1 h
Cuidados com lentes de contato	1620	Técnico de enfermagem	15 min ou menos

(*continua*)

Tabela 5.1 Tempo e nível de formação para as 614 intervenções NIC listadas em ordem alfabética. *(Continuação)*

Intervenção	Código	Nível de formação	Tempo necessário
Cuidados com lesões	3660	Enfermeiro registrado	31 a 45 min
Cuidados com lesões por pressão	3520	Técnico de enfermagem	16 a 30 min
Cuidados com lesões: drenagem fechada	3662	Enfermeiro registrado	31 a 45 min
Cuidados com lesões: lesão que não cicatriza	3664	Enfermeiro registrado	31 a 45 min
Cuidados com lesões: proteção	3670	Técnico de enfermagem	16 a 30 min
Cuidados com lesões: queimaduras	3661	Enfermeiro registrado	Mais de 1 h
Cuidados com o cabelo e o couro cabeludo	1670	Técnico de enfermagem	16 a 30 min
Cuidados com o local da incisão	3440	Enfermeiro registrado	31 a 45 min
Cuidados com o repouso no leito	0740	Técnico de enfermagem	16 a 30 min
Cuidados com os olhos	1650	Enfermeiro registrado	15 min ou menos
Cuidados com os pés	1660	Enfermeiro registrado	16 a 30 min
Cuidados com tração/imobilização	0940	Enfermeiro registrado	15 min ou menos
Cuidados com trauma por abuso sexual	6300	Enfermeiro registrado	Mais de 1 h
Cuidados da pele: local da doação	3582	Enfermeiro registrado	16 a 30 min
Cuidados da pele: local do enxerto	3583	Enfermeiro registrado	16 a 30 min
Cuidados da pele: tratamento tópico	3584	Enfermeiro registrado	16 a 30 min
Cuidados da pele: uso de produtos absorventes	3570	Técnico de enfermagem	15 min ou menos
Cuidados de emergência	6200	Técnico de enfermagem	16 a 30 min
Cuidados durante o parto	6830	Enfermeiro registrado	Mais de 1 h
Cuidados durante o parto: parto de alto risco	6834	Enfermeiro de prática avançada	Mais de 1 h
Cuidados durante o repouso do cuidador	7260	Enfermeiro registrado	Mais de 1 h
Cuidados na admissão	7310	Enfermeiro registrado	16 a 30 min
Cuidados na amputação	3420	Enfermeiro registrado	31 a 45 min
Cuidados na embolia: periférica	4104	Enfermeiro registrado	16 a 30 min
Cuidados na embolia: pulmonar	4106	Enfermeiro registrado	16 a 30 min
Cuidados na gravidez de alto risco	6800	Enfermeiro de prática avançada	Mais de 1 h
Cuidados na incontinência intestinal	0410	Enfermeiro registrado	16 a 30 min
Cuidados na incontinência intestinal: encoprese	0412	Enfermeiro registrado	16 a 30 min
Cuidados na incontinência urinária	0610	Enfermeiro registrado	31 a 45 min
Cuidados na incontinência urinária: enurese	0612	Enfermeiro registrado	16 a 30 min
Cuidados na interrupção da gravidez	6950	Enfermeiro de prática avançada	Mais de 1 h
Cuidados na retenção urinária	0620	Enfermeiro registrado	15 min ou menos
Cuidados no luto	5215	Enfermeiro registrado	Mais de 1 h
Cuidados no parto cesáreo	6750	Enfermeiro registrado	31 a 45 min
Cuidados no pré-natal	6960	Enfermeiro registrado	Mais de 1 h
Cuidados no processo de morrer	5260	Enfermeiro registrado	16 a 30 min
Cuidados perineais	1750	Técnico de enfermagem	15 min ou menos
Cuidados pós-anestesia	2870	Enfermeiro registrado	46 a 60 min
Cuidados pós-morte	1770	Técnico de enfermagem	16 a 30 min
Cuidados pós-parto	6930	Enfermeiro registrado	Mais de 1 h

(continua)

Tabela 5.1 Tempo e nível de formação para as 614 intervenções NIC listadas em ordem alfabética. (*Continuação*)

Intervenção	Código	Nível de formação	Tempo necessário
Dançaterapia	4367	Enfermeiro registrado	46 a 60 min
Defesa da saúde comunitária	8510	Enfermeiro registrado	Mais de 1 h
Delegação	7650	Enfermeiro registrado	15 min ou menos
Depoimento	7930	Enfermeiro registrado	Mais de 1 h
Desenvolvimento de caminho crítico	7640	Enfermeiro registrado	Mais de 1 h
Desenvolvimento de interação nos cuidados	5000	Enfermeiro registrado	Mais de 1 h
Desenvolvimento de programa de saúde	8700	Enfermeiro de prática avançada	Mais de 1 h
Desenvolvimento de saúde comunitária	8500	Enfermeiro registrado	Mais de 1 h
Desmame da ventilação mecânica	3310	Enfermeiro registrado	Mais de 1 h
Detecção de tráfico humano	6525	Técnico de enfermagem	16 a 30 min
Distração	5900	Técnico de enfermagem	31 a 45 min
Dizer a verdade	5470	Enfermeiro registrado	16 a 30 min
Documentação	7920	Enfermeiro registrado	15 min ou menos
Documentação: reuniões	7926	Enfermeiro registrado	Mais de 1 h
Educação em saúde	5510	Enfermeiro registrado	16 a 30 min
Encaminhamento	8100	Enfermeiro registrado	16 a 30 min
Ensino: controle de infecção	5649	Enfermeiro registrado	16 a 30 min
Ensino: desenvolvimento do adolescente de 12 a 21 anos	5670	Enfermeiro registrado	16 a 30 min
Ensino: desenvolvimento do lactente de 0 a 3 meses	5655	Enfermeiro registrado	16 a 30 min
Ensino: desenvolvimento do lactente de 4 a 6 meses	5658	Enfermeiro registrado	16 a 30 min
Ensino: desenvolvimento do lactente de 7 a 9 meses	5656	Enfermeiro registrado	16 a 30 min
Ensino: desenvolvimento do lactente de 10 a 12 meses	5657	Enfermeiro registrado	16 a 30 min
Ensino: desenvolvimento na meia-infância de 6 a 12 anos	5650	Enfermeiro registrado	16 a 30 min
Ensino: desenvolvimento na primeira infância de 1 a 5 anos	5680	Enfermeiro registrado	16 a 30 min
Ensino: dieta prescrita	5614	Enfermeiro registrado	16 a 30 min
Ensino: exercício prescrito	5612	Enfermeiro registrado	16 a 30 min
Ensino: grupo	5604	Enfermeiro registrado	Mais de 1 h
Ensino: habilidades psicomotoras	5620	Enfermeiro registrado	16 a 30 min
Ensino: indivíduo	5606	Enfermeiro registrado	31 a 45 min
Ensino: medicamento prescrito	5616	Enfermeiro registrado	16 a 30 min
Ensino: nutrição do adolescente de 12 a 21 anos	5672	Enfermeiro registrado	16 a 30 min
Ensino: nutrição do lactente de 0 a 3 meses	5640	Enfermeiro registrado	16 a 30 min
Ensino: nutrição do lactente de 4 a 6 meses	5641	Enfermeiro registrado	16 a 30 min
Ensino: nutrição do lactente de 7 a 9 meses	5642	Enfermeiro registrado	16 a 30 min
Ensino: nutrição do lactente de 10 a 12 meses	5643	Enfermeiro registrado	16 a 30 min
Ensino: nutrição infantil de 13 a 18 meses	5660	Enfermeiro registrado	16 a 30 min
Ensino: nutrição infantil de 19 a 24 meses	5661	Enfermeiro registrado	16 a 30 min
Ensino: nutrição infantil de 25 a 36 meses	5662	Enfermeiro registrado	16 a 30 min

(*continua*)

Tabela 5.1 Tempo e nível de formação para as 614 intervenções NIC listadas em ordem alfabética. (*Continuação*)

Intervenção	Código	Nível de formação	Tempo necessário
Ensino: nutrição na meia-infância de 6 a 12 anos	5652	Enfermeiro registrado	16 a 30 min
Ensino: nutrição na primeira infância de 1 a 5 anos	5682	Enfermeiro registrado	16 a 30 min
Ensino: pré-operatório	5610	Enfermeiro registrado	16 a 30 min
Ensino: prevenção de lesões desportivas	6648	Enfermeiro registrado	46 a 60 min
Ensino: procedimentos ou tratamentos	5618	Enfermeiro registrado	16 a 30 min
Ensino: processo de doença	5602	Enfermeiro registrado	16 a 30 min
Ensino: segurança do adolescente de 12 a 21 anos	5674	Enfermeiro registrado	16 a 30 min
Ensino: segurança do lactente de 0 a 3 meses	5645	Enfermeiro registrado	16 a 30 min
Ensino: segurança do lactente de 4 a 6 meses	5646	Enfermeiro registrado	16 a 30 min
Ensino: segurança do lactente de 7 a 9 meses	5647	Enfermeiro registrado	16 a 30 min
Ensino: segurança do lactente de 10 a 12 meses	5648	Enfermeiro registrado	16 a 30 min
Ensino: segurança infantil de 13 a 18 meses	5665	Enfermeiro registrado	16 a 30 min
Ensino: segurança infantil de 19 a 24 meses	5666	Enfermeiro registrado	16 a 30 min
Ensino: segurança infantil de 25 a 36 meses	5667	Enfermeiro registrado	16 a 30 min
Ensino: segurança na meia-infância de 6 a 12 anos	5654	Enfermeiro registrado	16 a 30 min
Ensino: segurança na primeira infância de 1 a 5 anos	5684	Enfermeiro registrado	16 a 30 min
Ensino: sexo seguro	5622	Enfermeiro registrado	16 a 30 min
Ensino: sexualidade	5624	Enfermeiro registrado	16 a 30 min
Ensino: treinamento dos esfíncteres	5634	Enfermeiro registrado	16 a 30 min
Entrevista motivacional	4395	Enfermeiro registrado	46 a 60 min
Esclarecimento de valores	5480	Enfermeiro registrado	16 a 30 min
Escuta ativa	4920	Enfermeiro registrado	16 a 30 min
Estabelecimento de limites	4380	Enfermeiro registrado	16 a 30 min
Estabelecimento de metas mútuas	4410	Enfermeiro registrado	46 a 60 min
Estimulação cognitiva	4720	Enfermeiro de prática avançada	16 a 30 min
Estimulação cutânea	1340	Enfermeiro registrado	16 a 30 min
Estimulação da tosse	3250	Técnico de enfermagem	15 min ou menos
Estimulação elétrica nervosa transcutânea (TENS)	1540	Enfermeiro de prática avançada	16 a 30 min
Estímulo para rituais religiosos	5424	Enfermeiro registrado	31 a 45 min
Exame das mamas	6522	Enfermeiro registrado	15 min ou menos
Exercício para a musculatura pélvica	0560	Enfermeiro de prática avançada	16 a 30 min
Extubação endotraqueal	3270	Enfermeiro registrado	15 min ou menos
Extubação endotraqueal: paliativo	1360	Enfermeiro registrado	15 min ou menos
Facilitação da aprendizagem	5520	Enfermeiro registrado	16 a 30 min
Facilitação da auto-hipnose	5922	Enfermeiro de prática avançada	46 a 60 min
Facilitação da autorresponsabilidade	4480	Enfermeiro registrado	46 a 60 min
Facilitação da distância física	6594	Enfermeiro registrado	15 min ou menos
Facilitação da justiça social	8740	Enfermeiro registrado	Mais de 1 h
Facilitação da meditação	5960	Enfermeiro registrado	16 a 30 min
Facilitação da presença da família	7170	Enfermeiro registrado	Mais de 1 h

(*continua*)

Tabela 5.1 Tempo e nível de formação para as 614 intervenções NIC listadas em ordem alfabética. (*Continuação*)

Intervenção	Código	Nível de formação	Tempo necessário
Facilitação da quarentena	6596	Enfermeiro registrado	15 min ou menos
Facilitação da visita	7560	Técnico de enfermagem	15 min ou menos
Facilitação de licença	7440	Enfermeiro registrado	15 min ou menos
Facilitação do crescimento espiritual	5426	Enfermeiro registrado	31 a 45 min
Facilitação do desenvolvimento profissional	7770	Enfermeiro registrado	Mais de 1 h
Facilitação do perdão	5280	Enfermeiro registrado	16 a 30 min
Facilitação do processo de culpa	5300	Enfermeiro registrado	31 a 45 min
Facilitação do processo de pesar	5290	Enfermeiro registrado	31 a 45 min
Facilitação do processo de pesar: morte perinatal	5294	Enfermeiro registrado	31 a 45 min
Fisioterapia respiratória	3230	Enfermeiro registrado	16 a 30 min
Fitoterapia	2420	Enfermeiro registrado	31 a 45 min
Fototerapia: pele	3510	Enfermeiro registrado	16 a 30 min
Fototerapia: recém-nascido	6924	Enfermeiro registrado	Mais de 1 h
Fototerapia: regulação do humor	6926	Enfermeiro registrado	31 a 45 min
Gerenciamento de caso	7320	Enfermeiro de prática avançada	Mais de 1 h
Gerenciamento de protocolo de pesquisa	8130	Enfermeiro registrado	31 a 45 min
Gerenciamento de recursos financeiros	8550	Enfermeiro de prática avançada	Mais de 1 h
Gerenciamento do código de emergência	6140	Enfermeiro registrado	31 a 45 min
Gestão por competências	7850	Enfermeiro registrado	Mais de 1 h
Grupo de apoio	5430	Enfermeiro de prática avançada	46 a 60 min
Hipnose	5920	Enfermeiro de prática avançada	46 a 60 min
Huddle de segurança	7810	Enfermeiro registrado	15 min ou menos
Humor	5320	Técnico de enfermagem	15 min ou menos
Identificação de risco	6610	Enfermeiro registrado	46 a 60 min
Identificação de risco: doenças infecciosas	6620	Enfermeiro registrado	16 a 30 min
Identificação de risco: genético	6614	Enfermeiro de prática avançada	Mais de 1 h
Identificação de risco: perinatológico	6612	Enfermeiro registrado	Mais de 1 h
Identificação do paciente	6574	Enfermeiro registrado	15 min ou menos
Imaginação guiada	6000	Enfermeiro registrado	31 a 45 min
Imobilização	0910	Enfermeiro registrado	15 min ou menos
Indução de hipotermia	3790	Enfermeiro registrado	Mais de 1 h
Indução do trabalho de parto	6850	Enfermeiro de prática avançada	Mais de 1 h
Indução e intubação em sequência rápida	3340	Enfermeiro de prática avançada	16 a 30 min
Informações sensoriais preparatórias	5580	Enfermeiro registrado	31 a 45 min
Infusão de células-tronco	4266	Enfermeiro de prática avançada	Mais de 1 h
Inserção e estabilização de vias aéreas	3120	Enfermeiro registrado	16 a 30 min
Inspeção corporal	6425	Técnico de enfermagem	15 min ou menos
Interpretação de dados laboratoriais	7690	Enfermeiro registrado	15 min ou menos
Intervenção na crise	6160	Enfermeiro de prática avançada	46 a 60 min
Ioga	6050	Enfermeiro registrado	46 a 60 min

(*continua*)

Parte 5 Tempo Estimado e Nível de Formação Necessários para Realizar as Intervenções NIC **467**

Tabela 5.1 Tempo e nível de formação para as 614 intervenções NIC listadas em ordem alfabética. (*Continuação*)

Intervenção	Código	Nível de formação	Tempo necessário
Ioga do riso	5930	Enfermeiro registrado	46 a 60 min
Irrigação de lesões	3680	Enfermeiro registrado	31 a 45 min
Irrigação nasal	3316	Técnico de enfermagem	15 min ou menos
Irrigação ocular	1655	Técnico de enfermagem	15 min ou menos
Irrigação vesical	0550	Enfermeiro registrado	16 a 30 min
Lavagem auricular	1645	Técnico de enfermagem	15 min ou menos
Manutenção da saúde oral	1710	Enfermeiro registrado	15 min ou menos
Manutenção de acesso para diálise	4240	Enfermeiro registrado	15 min ou menos
Manutenção do processo familiar	7130	Enfermeiro registrado	Mais de 1 h
Marketing social	8750	Enfermeiro de prática avançada	Mais de 1 h
Massagem	1480	Enfermeiro registrado	15 min ou menos
Massagem abdominal	1310	Enfermeiro registrado	16 a 30 min
Mediação de conflitos	5020	Enfermeiro de prática avançada	46 a 60 min
Melhora da autoeficácia	5395	Enfermeiro registrado	31 a 45 min
Melhora da autoestima	5400	Enfermeiro registrado	16 a 30 min
Melhora da autopercepção	5390	Enfermeiro registrado	16 a 30 min
Melhora da colaboração	7615	Enfermeiro registrado	Mais de 1 h
Melhora da comunicação: déficit auditivo	4974	Técnico de enfermagem	16 a 30 min
Melhora da comunicação: déficit da fala	4976	Enfermeiro registrado	31 a 45 min
Melhora da comunicação: déficit visual	4978	Técnico de enfermagem	16 a 30 min
Melhora da imagem corporal	5220	Enfermeiro registrado	31 a 45 min
Melhora da socialização	5100	Enfermeiro registrado	31 a 45 min
Melhora de habilidades para da vida	5326	Enfermeiro de prática avançada	46 a 60 min
Melhora do desenvolvimento: lactente	8278	Enfermeiro registrado	46 a 60 min
Melhora do enfrentamento	5230	Enfermeiro registrado	31 a 45 min
Melhora do letramento em saúde	5515	Enfermeiro registrado	16 a 30 min
Melhora do papel	5370	Enfermeiro registrado	16 a 30 min
Melhora do sistema de apoio	5440	Enfermeiro registrado	31 a 45 min
Melhora do sono	1850	Enfermeiro registrado	16 a 30 min
Método canguru	6840	Enfermeiro registrado	46 a 60 min
Micção induzida	0640	Técnico de enfermagem	15 min ou menos
Mobilização familiar	7120	Enfermeiro registrado	Mais de 1 h
Modificação do comportamento	4360	Enfermeiro registrado	Mais de 1 h
Modificação do comportamento: habilidades sociais	4362	Enfermeiro registrado	Mais de 1 h
Monitoração acidobásica	1920	Enfermeiro registrado	15 min ou menos
Monitoração da pressão intracraniana (PIC)	2590	Enfermeiro registrado	Mais de 1 h
Monitoração das extremidades inferiores	3480	Enfermeiro registrado	15 min ou menos
Monitoração de eletrólitos	2020	Enfermeiro registrado	15 min ou menos
Monitoração de políticas de saúde	7970	Enfermeiro registrado	Mais de 1 h
Monitoração de sinais vitais	6680	Enfermeiro registrado	15 min ou menos

(*continua*)

Tabela 5.1 Tempo e nível de formação para as 614 intervenções NIC listadas em ordem alfabética. (*Continuação*)

Intervenção	Código	Nível de formação	Tempo necessário
Monitoração do volume de líquidos	4130	Enfermeiro registrado	16 a 30 min
Monitoração eletrônica do feto: intraparto	6772	Enfermeiro de prática avançada	Mais de 1 h
Monitoração eletrônica do feto: pré-parto	6771	Enfermeiro de prática avançada	Mais de 1 h
Monitoração hemodinâmica invasiva	4210	Enfermeiro registrado	46 a 60 min
Monitoração neurológica	2620	Enfermeiro registrado	16 a 30 min
Monitoração nutricional	1160	Enfermeiro registrado	15 min ou menos
Monitoração respiratória	3350	Enfermeiro registrado	15 min ou menos
Musicoterapia	4400	Enfermeiro registrado	15 min ou menos
Negociação de cuidados culturais	7330	Enfermeiro registrado	16 a 30 min
Orientação antecipada	5210	Enfermeiro registrado	31 a 45 min
Orientação aos pais: adolescente	5562	Enfermeiro registrado	16 a 30 min
Orientação aos pais: cuidados com os filhos	5566	Enfermeiro registrado	16 a 30 min
Orientação aos pais: lactente	5568	Enfermeiro registrado	31 a 45 min
Orientação para a realidade	4820	Técnico de enfermagem	15 min ou menos
Orientação quanto ao sistema de saúde	7400	Enfermeiro registrado	16 a 30 min
Oxigenoterapia	3320	Enfermeiro registrado	15 min ou menos
Parto	6720	Enfermeiro de prática avançada	Mais de 1 h
Passagem de caso	8140	Enfermeiro registrado	31 a 45 min
Planejamento antecipado de cuidados	7300	Enfermeiro registrado	16 a 30 min
Planejamento da dieta	1020	Enfermeiro registrado	15 min ou menos
Planejamento da dieta: cirurgia para perda de peso	1024	Enfermeiro de prática avançada	31 a 45 min
Planejamento de alta	7370	Enfermeiro registrado	46 a 60 min
Planejamento de alta: preparo do lar	6485	Enfermeiro registrado	Mais de 1 h
Planejamento familiar: contracepção	6784	Enfermeiro registrado	31 a 45 min
Planejamento familiar: gravidez não planejada	6788	Enfermeiro registrado	46 a 60 min
Planejamento familiar: infertilidade	6786	Enfermeiro de prática avançada	46 a 60 min
Posicionamento	0840	Técnico de enfermagem	16 a 30 min
Posicionamento: cadeira de rodas	0846	Enfermeiro registrado	15 min ou menos
Posicionamento: intraoperatório	0842	Enfermeiro registrado	16 a 30 min
Posicionamento: neurológico	0844	Técnico de enfermagem	16 a 30 min
Posicionamento: prona	3330	Enfermeiro registrado	16 a 30 min
Precauções circulatórias	4070	Enfermeiro registrado	16 a 30 min
Precauções cirúrgicas	2920	Enfermeiro registrado	Mais de 1 h
Precauções contra aspiração	3200	Técnico de enfermagem	15 min ou menos
Precauções contra convulsões	2690	Enfermeiro registrado	15 min ou menos
Precauções contra embolia	4110	Enfermeiro registrado	16 a 30 min
Precauções contra fuga	6470	Técnico de enfermagem	Mais de 1 h
Precauções contra hemorragia subaracnoide	2720	Enfermeiro registrado	15 min ou menos
Precauções contra hipertermia maligna	3840	Enfermeiro registrado	Mais de 1 h
Precauções contra incêndio	6500	Técnico de enfermagem	Mais de 1 h

(*continua*)

Tabela 5.1 Tempo e nível de formação para as 614 intervenções NIC listadas em ordem alfabética. (*Continuação*)

Intervenção	Código	Nível de formação	Tempo necessário
Precauções contra pandemia	6592	Enfermeiro registrado	16 a 30 min
Precauções contra sangramento	4010	Enfermeiro registrado	31 a 45 min
Precauções no uso de artigos de látex	6570	Enfermeiro registrado	31 a 45 min
Precauções no uso do *laser*	6560	Enfermeiro de prática avançada	31 a 45 min
Precauções para neutropenia	6581	Enfermeiro registrado	16 a 30 min
Preceptor: estudante	7726	Enfermeiro registrado	Mais de 1 h
Preceptor: funcionário	7722	Enfermeiro registrado	Mais de 1 h
Preparo cirúrgico	2930	Enfermeiro registrado	46 a 60 min
Preparo contra o bioterrorismo	8810	Enfermeiro de prática avançada	Mais de 1 h
Preparo da comunidade para catástrofes	8840	Enfermeiro registrado	Mais de 1 h
Preparo para o nascimento	6760	Enfermeiro registrado	Mais de 1 h
Prescrição de medicamentos	2390	Enfermeiro de prática avançada	15 min ou menos
Prescrição: testes diagnósticos	8080	Enfermeiro de prática avançada	16 a 30 min
Prescrição: tratamento não farmacológico	8086	Enfermeiro de prática avançada	16 a 30 min
Presença	5340	Técnico de enfermagem	16 a 30 min
Preservação da fertilidade	7160	Enfermeiro de prática avançada	31 a 45 min
Prevenção de choque	4260	Enfermeiro registrado	16 a 30 min
Prevenção de lesões por pressão	3540	Enfermeiro registrado	16 a 30 min
Prevenção de olho seco	1350	Enfermeiro registrado	16 a 30 min
Prevenção de quedas	6490	Enfermeiro registrado	Mais de 1 h
Prevenção de readmissão	7470	Enfermeiro registrado	16 a 30 min
Prevenção de recaídas	5235	Enfermeiro registrado	31 a 45 min
Prevenção do suicídio	6340	Enfermeiro registrado	Mais de 1 h
Prevenção do uso de substâncias	4500	Enfermeiro registrado	46 a 60 min
Primeiros socorros	6240	Técnico de enfermagem	16 a 30 min
Promoção da esperança	5310	Enfermeiro registrado	16 a 30 min
Promoção da integridade familiar	7100	Enfermeiro registrado	Mais de 1 h
Promoção da integridade familiar: processo perinatológico	7104	Enfermeiro registrado	Mais de 1 h
Promoção da mecânica corporal	0140	Enfermeiro registrado	16 a 30 min
Promoção da normalidade	7200	Enfermeiro registrado	Mais de 1 h
Promoção da parentalidade	8300	Enfermeiro registrado	31 a 45 min
Promoção da resiliência	8340	Enfermeiro registrado	Mais de 1 h
Promoção da resiliência: comunidade	8720	Enfermeiro registrado	Mais de 1 h
Promoção da saúde oral	1720	Enfermeiro registrado	15 min ou menos
Promoção da segurança em veículos	9050	Enfermeiro registrado	Mais de 1 h
Promoção de perfusão cerebral	2550	Enfermeiro registrado	31 a 45 min
Promoção de vínculo	6710	Enfermeiro registrado	Mais de 1 h
Promoção do envolvimento familiar	7110	Enfermeiro registrado	Mais de 1 h
Promoção do exercício	0200	Enfermeiro registrado	31 a 45 min

(*continua*)

Tabela 5.1 Tempo e nível de formação para as 614 intervenções NIC listadas em ordem alfabética. (*Continuação*)

Intervenção	Código	Nível de formação	Tempo necessário
Promoção do exercício: alongamento	0202	Enfermeiro registrado	31 a 45 min
Promoção do exercício: treino de força	0201	Enfermeiro registrado	31 a 45 min
Proteção contra infecção	6550	Enfermeiro registrado	31 a 45 min
Proteção contra riscos ambientais	8880	Enfermeiro registrado	46 a 60 min
Proteção dos direitos do paciente	7460	Técnico de enfermagem	15 min ou menos
Punção de vaso: amostra de sangue arterial	4232	Enfermeiro registrado	15 min ou menos
Punção de vaso: amostra de sangue venoso	4238	Enfermeiro registrado	15 min ou menos
Punção de vaso: doação de sangue	4234	Enfermeiro registrado	Mais de 1 h
Punção venosa	4190	Enfermeiro registrado	15 min ou menos
Reanimação cardiopulmonar	6320	Enfermeiro registrado	16 a 30 min
Reanimação cardiopulmonar: feto	6972	Enfermeiro de prática avançada	Mais de 1 h
Reanimação cardiopulmonar: recém-nascido	6974	Enfermeiro de prática avançada	46 a 60 min
Reclusão	6630	Enfermeiro registrado	Mais de 1 h
Reconciliação de medicamentos	2395	Enfermeiro registrado	16 a 30 min
Redução da ansiedade	5820	Técnico de enfermagem	31 a 45 min
Redução da flatulência	0470	Enfermeiro registrado	15 min ou menos
Redução do estresse por mudança	5350	Enfermeiro registrado	16 a 30 min
Redução do sangramento	4020	Enfermeiro registrado	46 a 60 min
Redução do sangramento: ferida	4028	Enfermeiro registrado	46 a 60 min
Redução do sangramento: gastrintestinal	4022	Enfermeiro registrado	46 a 60 min
Redução do sangramento: nasal	4024	Enfermeiro registrado	16 a 30 min
Redução do sangramento: útero pós-parto	4026	Enfermeiro registrado	46 a 60 min
Redução do sangramento: útero pré-parto	4021	Enfermeiro registrado	46 a 60 min
Reestruturação cognitiva	4700	Enfermeiro de prática avançada	16 a 30 min
Reflexão guiada	4730	Enfermeiro registrado	46 a 60 min
Registro de ações	4740	Enfermeiro registrado	46 a 60 min
Regulação da temperatura	3900	Enfermeiro registrado	31 a 45 min
Regulação da temperatura: perioperatório	3902	Enfermeiro registrado	Mais de 1 h
Regulação da temperatura: recém-nascido	3910	Enfermeiro registrado	31 a 45 min
Regulação hemodinâmica	4150	Enfermeiro registrado	16 a 30 min
Reiki	1520	Enfermeiro de prática avançada	46 a 60 min
Relato de incidentes	7980	Enfermeiro registrado	16 a 30 min
Relaxamento muscular progressivo	1460	Enfermeiro de prática avançada	16 a 30 min
Reposição volêmica	4140	Enfermeiro registrado	15 min ou menos
Restauração da saúde oral	1730	Enfermeiro registrado	15 min ou menos
Restrição de área	6420	Técnico de enfermagem	Mais de 1 h
Reunião para avaliação dos cuidados multidisciplinares	8020	Enfermeiro registrado	Mais de 1 h
Revisão por pares	7700	Enfermeiro registrado	Mais de 1 h
Sucção não nutritiva	6900	Técnico de enfermagem	16 a 30 min

(*continua*)

Tabela 5.1 — Tempo e nível de formação para as 614 intervenções NIC listadas em ordem alfabética. (*Continuação*)

Intervenção	Código	Nível de formação	Tempo necessário
Supervisão	6650	Enfermeiro registrado	Mais de 1 h
Supervisão da pele	3590	Enfermeiro registrado	16 a 30 min
Supervisão de funcionários	7830	Enfermeiro registrado	Mais de 1 h
Supervisão: comunidade	6652	Enfermeiro registrado	Mais de 1 h
Supervisão: gravidez tardia	6656	Enfermeiro de prática avançada	Mais de 1 h
Supervisão: monitoração por vídeo	6660	Técnico de enfermagem	Mais de 1 h
Supervisão: monitoração remota	6658	Enfermeiro registrado	31 a 45 min
Supressão da lactação	6870	Enfermeiro registrado	16 a 30 min
Supressão do trabalho de parto	6860	Enfermeiro de prática avançada	Mais de 1h
Suspensão de medicamentos	2370	Enfermeiro de prática avançada	16 a 30 min
Sutura	3620	Enfermeiro registrado	16 a 30 min
Técnica para acalmar	5880	Técnico de enfermagem	31 a 45 min
Terapia com animais	4320	Técnico de enfermagem	16 a 30 min
Terapia com exercício: controle muscular	0226	Enfermeiro de prática avançada	16 a 30 min
Terapia com exercício: deambulação	0221	Técnico de enfermagem	15 min ou menos
Terapia com exercício: equilíbrio	0222	Enfermeiro registrado	16 a 30 min
Terapia com exercício: mobilidade articular	0224	Enfermeiro registrado	16 a 30 min
Terapia com sanguessugas	3460	Enfermeiro registrado	46 a 60 min
Terapia da dependência religiosa	5422	Enfermeiro registrado	46 a 60 min
Terapia de deglutição	1860	Enfermeiro registrado	31 a 45 min
Terapia de diálise peritoneal	2150	Enfermeiro registrado	Mais de 1 h
Terapia de grupo	5450	Enfermeiro de prática avançada	46 a 60 min
Terapia de jardinagem	4368	Enfermeiro registrado	Mais de 1 h
Terapia de oxigenação por membrana extracorpórea (ECMO)	4115	Enfermeiro de prática avançada	Mais de 1 h
Terapia de recordações	4860	Enfermeiro de prática avançada	46 a 60 min
Terapia de relaxamento	6040	Enfermeiro registrado	31 a 45 min
Terapia de reposição hormonal	2280	Enfermeiro de prática avançada	16 a 30 min
Terapia de validação	6670	Enfermeiro de prática avançada	46 a 60 min
Terapia familiar	7150	Enfermeiro de prática avançada	Mais de 1 h
Terapia hormonal para transgênero	2430	Enfermeiro registrado	31 a 45 min
Terapia intravenosa (IV)	4200	Enfermeiro registrado	15 min ou menos
Terapia nutricional	1120	Enfermeiro registrado	16 a 30 min
Terapia ocupacional	4310	Enfermeiro registrado	46 a 60 min
Terapia para trauma: infantil	5410	Enfermeiro de prática avançada	46 a 60 min
Terapia por hemofiltração	2110	Enfermeiro registrado	Mais de 1 h
Terapia recreacional	5360	Técnico de enfermagem	16 a 30 min
Terapia socioambiental	4390	Enfermeiro registrado	Mais de 1 h
Testes laboratoriais no local de cuidado	7610	Técnico de enfermagem	15 min ou menos
Toque	5460	Técnico de enfermagem	15 min ou menos

(*continua*)

Tabela 5.1 Tempo e nível de formação para as 614 intervenções NIC listadas em ordem alfabética. (Continuação)

Intervenção	Código	Nível de formação	Tempo necessário
Toque curativo	1390	Enfermeiro de prática avançada	46 a 60 min
Toque terapêutico	5465	Enfermeiro de prática avançada	46 a 60 min
Transcrição de prescrições	8060	Enfermeiro registrado	15 min ou menos
Transferência	0970	Técnico de enfermagem	15 min ou menos
Transporte: inter-hospitalar	7890	Enfermeiro registrado	16 a 30 min
Transporte: intra-hospitalar	7892	Enfermeiro registrado	31 a 45 min
Tratamento da hipotermia	3800	Enfermeiro registrado	Mais de 1 h
Tratamento do uso de substâncias	4510	Enfermeiro registrado	46 a 60 min
Tratamento do uso de substâncias: abstinência de álcool	4512	Enfermeiro de prática avançada	Mais de 1 h
Tratamento do uso de substâncias: abstinência de drogas	4514	Enfermeiro de prática avançada	Mais de 1 h
Tratamento do uso de substâncias: intoxicação	4516	Enfermeiro de prática avançada	Mais de 1 h
Tratamento hemodialítico	2100	Enfermeiro de prática avançada	Mais de 1 h
Treinamento da assertividade	4340	Enfermeiro registrado	46 a 60 min
Treinamento de autossugestão	5840	Enfermeiro de prática avançada	46 a 60 min
Treinamento de memória	4760	Enfermeiro de prática avançada	31 a 45 min
Treinamento do hábito urinário	0600	Enfermeiro de prática avançada	31 a 45 min
Treinamento para controle de impulsos	4370	Enfermeiro de prática avançada	Mais de 1 h
Treinamento vesical	0570	Enfermeiro de prática avançada	16 a 30 min
Triagem: catástrofe comunitária	6362	Enfermeiro registrado	15 min ou menos
Triagem: centro de emergência	6364	Enfermeiro registrado	15 min ou menos
Triagem: telecomunicação	6366	Enfermeiro registrado	15 min ou menos
Troca de informações sobre cuidados de saúde	7960	Enfermeiro registrado	15 min ou menos
Ultrassonografia: bexiga	0565	Técnico de enfermagem*	16 a 30 min
Ultrassonografia: obstétrica e ginecológica	6982	Enfermeiro de prática avançada	31 a 45 min
Verificação do carrinho de emergência	7660	Técnico de enfermagem	15 min ou menos
Vestir	1630	Técnico de enfermagem	15 min ou menos
Visitas para escuta	5328	Enfermeiro registrado	46 a 60 min

*N.R.T.: No Brasil, essa intervenção é de competência do enfermeiro, respaldada em resoluções do Conselho Federal de Enfermagem (Cofen).

Acesse as referências bibliográficas da Parte 5

PARTE 6

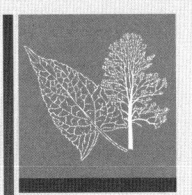

Intervenções de Enfermagem e Resultados de Enfermagem Ligados a Condições Clínicas

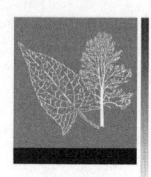

Intervenções de Enfermagem e Resultados de Enfermagem Ligados a Condições Clínicas

Esta seção fornece ligações entre seis condições clínicas, os resultados da Nursing Outcomes Classification (NOC) e as intervenções da Nursing Interventions Classification (NIC) (ver Tabelas 6.1 a 6.6). A presente seção ilustra como os resultados da NOC e as intervenções da NIC podem ser ligados a condições clínicas e utilizados para formar um plano de cuidados para uma pessoa com uma dessas condições. Conforme observado por Bulechek et al.:

> "Uma *ligação* é definida como uma relação ou associação entre uma condição clínica, um resultado de enfermagem e uma intervenção de enfermagem que faz com que ocorram juntos para obter um resultado desejado ou resolução do problema de uma pessoa. As ligações facilitam o raciocínio diagnóstico e a tomada de decisão clínica do enfermeiro ao identificar intervenções e resultados de enfermagem que são opções de tratamento para a resolução da condição clínica. Elas também podem auxiliar aqueles que estão desenvolvendo sistemas de informação de enfermagem clínica para estruturar seus bancos de dados"[4] (p. 462).

As condições clínicas apresentadas nesta seção são Câncer de pulmão, Colite ulcerativa/doença de Crohn, Doença arterial coronariana, Doença por coronavírus 2019, Hiperlipidemia e Transtorno por uso de substâncias. Cada condição contém uma descrição da condição, incluindo prevalência e mortalidade, além de recomendações de tratamento baseadas em evidências. Todas as condições nesta seção estão listadas nas 10 principais condições de saúde que afetam pessoas nos Estados Unidos[29] e a maioria é observada nas principais preocupações de saúde dispendiosas no *website* dos Center for Disease Control and Prevention (CDC) para o National Center for Chronic Disease Prevention and Health Promotion (NCCDPHP).[6]

As condições são apresentadas em ordem alfabética usando os nomes identificados nas seções anteriores. É apresentado um plano de tratamento genérico, com profundidade e número variável de resultados e intervenções. Em geral, os planos não abordam questões de idade, gênero, condição socioeconômica ou cultura, pois esses aspectos podem diferir de uma instituição para outra. Eles demonstram as várias maneiras pelas quais os resultados da NOC e as intervenções da NIC podem ser aplicados no desenvolvimento de planos de cuidados genéricos e individuais para pessoas com qualquer uma dessas seis condições clínicas.

Os resultados da NOC são apresentados em ordem alfabética e não em ordem de importância ou em uma sequência específica em que possam ser utilizados. A NIC é abrangente e inclui diversas intervenções, novamente em ordem alfabética, mas também indicando prioridades. Os dois níveis de intervenções a seguir são fornecidos para cada condição clínica em colunas separadas:

1. Intervenções principais: "essas são as intervenções mais prováveis ou mais óbvias para impactar o resultado listado"[4] (p. 462).
2. Intervenções sugeridas: "São intervenções que provavelmente abordarão o resultado, mas não tão prováveis quanto a intervenção prioritária, para a maioria das pessoas com a condição. Também são intervenções que podem se aplicar apenas a algumas pessoas com a condição, permitindo que o enfermeiro adapte ainda mais o plano individual de cuidados"[4] (p. 462).

As etapas a seguir são sugeridas para o uso da lista de ligações:

1. Os fatores a serem considerados ao selecionar os resultados incluem: "o tipo de problema de saúde, os diagnósticos médicos ou de enfermagem, as características do paciente, os recursos disponíveis, as preferências do paciente e o potencial de tratamento"[28] (p. 9-10). Moorhead et al. também observam que, quando a seleção de resultados se baseia em diagnósticos médicos (ou condições clínicas), "os enfermeiros devem considerar os sinais e sintomas do diagnóstico clínico, bem como os fatores causais e outros fatores relacionados"[28] (p. 9-10).
2. Analisar as intervenções de enfermagem principais para esse resultado, para a primeira consideração como tratamento de escolha para a resolução de uma condição.[4]
3. Analisar as intervenções sugeridas para aquelas que também podem ser utilizadas para a resolução da condição.[4]

Câncer de pulmão

O câncer de pulmão é definido como qualquer câncer que se origina no tecido pulmonar. Entre os tipos de câncer, é o que mais causa mortes e é o segundo mais diagnosticado tanto em homens quanto em mulheres nos Estados Unidos, representando 1,8 milhão de mortes e 2,21 milhões de casos em 2020.[2] Os homens afro-americanos apresentam maior incidência, ao passo que as mulheres hispânicas, a menor incidência.[2] Em todo o mundo, o número de fumantes aumentou entre 1980 e 2012 à medida que as taxas de câncer de pulmão subiram nos países em desenvolvimento com o aumento do tabagismo.[2] As opções de tratamento estão melhorando, mas a sobrevida continua baixa. Portanto, o cuidado de enfermagem se concentra nos efeitos nocivos do tratamento, na adaptação à doença crônica e nas medidas preventivas.[8,12,22,24,44]

Tabela 6.1 Ligações NIC e NOC no câncer de pulmão.

Resultado	Principais intervenções	Intervenções sugeridas
Adaptação à deficiência física	Assistência na automodificação Ensino: processo de doença Estabelecimento de metas mútuas	Aconselhamento Apoio à tomada de decisão *Coaching* em saúde Ensino: controle de infecção Ensino: dieta prescrita Ensino: exercício prescrito Ensino: habilidades psicomotoras Ensino: medicamento prescrito Ensino: procedimentos ou tratamentos Ensino: processo de doença Melhora do enfrentamento Negociação de cuidados culturais Reflexão guiada
Autocontrole: câncer	Ensino: procedimentos ou tratamentos Ensino: processo de doença	Assistência para parar de fumar Controle da vacinação Controle de energia Controle de medicamentos Controle de volume de líquidos Ensino: controle de infecção Ensino: dieta prescrita Ensino: exercício prescrito Ensino: indivíduo Ensino: medicamento prescrito Estimulação da tosse Facilitação da meditação Grupo de apoio Identificação de risco Melhora do enfrentamento Melhora do sono Negociação de cuidados culturais Orientação quanto ao sistema de saúde Oxigenoterapia Posicionamento Redução da ansiedade Terapia de relaxamento
Comportamento de manutenção do peso	Aconselhamento nutricional Controle do peso	Assistência para ganho de peso *Coaching* em saúde Ensino: dieta prescrita Ensino: exercício prescrito Modificação do comportamento Promoção do exercício
Comportamento de promoção da saúde	Assistência na automodificação Educação em saúde	Avaliação de saúde *Coaching* em saúde Ensino: controle de infecção Grupo de apoio Identificação de risco Melhora da autopercepção Melhora do sistema de apoio

(continua)

Tabela 6.1 Ligações NIC e NOC no câncer de pulmão. (*Continuação*)

Resultado	Principais intervenções	Intervenções sugeridas
Conhecimento: controle do câncer	Ensino: procedimentos ou tratamentos Ensino: processo de doença	Assistência para parar de fumar Controle da vacinação Controle de energia Controle de medicamentos Controle de volume de líquidos Ensino: controle de infecção Ensino: dieta prescrita Ensino: exercício prescrito Ensino: indivíduo Ensino: medicamento prescrito Estimulação da tosse Fisioterapia respiratória Grupo de apoio Identificação de risco Melhora do enfrentamento Melhora do sono Negociação de cuidados culturais Orientação antecipada Orientação quanto ao sistema de saúde Oxigenoterapia Posicionamento Posicionamento: prona Terapia de relaxamento
Controle de risco: câncer	Identificação de risco	Assistência para parar de fumar Avaliação de saúde Educação em saúde Ensino: dieta prescrita Ensino: exercício prescrito Ensino: medicamento prescrito
Controle de sintomas	Ensino: processo de doença	Aconselhamento nutricional Aconselhamento sexual Assistência para parar de fumar Controle de energia Controle do peso Ensino: controle de infecção Ensino: dieta prescrita Ensino: exercício prescrito Ensino: medicamento prescrito Ensino: procedimentos ou tratamentos Grupo de apoio Identificação de risco Ioga Negociação de cuidados culturais Orientação quanto ao sistema de saúde Promoção da resiliência Promoção do envolvimento familiar Terapia de relaxamento
Crenças de saúde: controle percebido	Apoio à tomada de decisão Melhora da autoeficácia	Aconselhamento *Coaching* em saúde Facilitação da autorresponsabilidade Melhora do enfrentamento Planejamento antecipado de cuidados Registro de ações
Enfrentamento	Melhora do enfrentamento	Apoio à tomada de decisão Apoio emocional Atribuição de mérito Melhora do sistema de apoio Promoção da resiliência Terapia de grupo

(continua)

Tabela 6.1 Ligações NIC e NOC no câncer de pulmão. (*Continuação*)

Resultado	Principais intervenções	Intervenções sugeridas
Equilíbrio do volume de líquidos	Controle de volume de líquidos	Controle de volume de líquidos e eletrólitos Controle do peso Monitoração de sinais vitais Monitoração do volume de líquidos
Equilíbrio eletrolítico	Controle de eletrólitos	Controle acidobásico Controle de volume de líquidos e eletrólitos Monitoração de eletrólitos
Esperança	Apoio espiritual Promoção da esperança	Apoio à tomada de decisão Apoio emocional Cuidados no processo de morrer Facilitação do processo de pesar Melhora do enfrentamento Presença Redução da ansiedade Toque
Estado de conforto	Controle do conforto	Controle de dor: aguda Controle de medicamentos Facilitação da meditação Melhora do enfrentamento Monitoração respiratória Relaxamento muscular progressivo Técnica para acalmar Terapia de relaxamento
Estado nutricional	Aconselhamento nutricional Monitoração nutricional	Controle do peso Controle nutricional Ensino: dieta prescrita Terapia nutricional
Função respiratória	Assistência ventilatória Monitoração respiratória	Controle da ventilação mecânica: não invasiva Controle de energia Controle de vias aéreas Estimulação da tosse Fisioterapia respiratória Monitoração de sinais vitais Oxigenoterapia Precauções contra aspiração Redução da ansiedade
Gravidade de náusea e vômito	Controle de náusea Controle do vômito	Controle do conforto Controle do peso Controle nutricional Supervisão
Nível de depressão	Controle do humor Melhora da autoestima Melhora do enfrentamento	Aconselhamento Administração de medicamentos Apoio emocional Escuta ativa Facilitação do perdão Facilitação do processo de culpa Terapia de grupo
Nível de fadiga	Controle de energia Prevenção de quedas	Assistência no autocuidado Controle de medicamentos Controle do ambiente Controle do humor Melhora do sono Supervisão

(*continua*)

Tabela 6.1 Ligações NIC e NOC no câncer de pulmão. (*Continuação*)

Resultado	Principais intervenções	Intervenções sugeridas
Qualidade de vida	Esclarecimento de valores Promoção da esperança	Apoio ao sustento Apoio emocional Apoio espiritual Apoio familiar Controle do humor Melhora da socialização Melhora do enfrentamento Melhora do papel Melhora do sistema de apoio Promoção da resiliência
Quimioterapia: efeitos físicos nocivos	Controle do conforto	Controle da diarreia Controle da quimioterapia Controle de dor: aguda Controle de dor: crônica Controle de medicamentos Controle de náusea Controle do vômito Ensino: controle de infecção Precauções para neutropenia Relaxamento muscular progressivo
Recuperação pós-procedimento	Controle de dor: aguda Controle de energia	Administração de analgésicos Assistência no autocuidado Controle da eliminação urinária Controle de náusea Controle de volume de líquidos Controle intestinal Cuidados com lesões: drenagem fechada Cuidados com o local da incisão Cuidados com o repouso no leito Estimulação da tosse Manutenção da saúde oral Melhora da autoeficácia Melhora do sono Monitoração de sinais vitais Monitoração nutricional Monitoração respiratória Posicionamento Proteção contra infecção Regulação da temperatura
Resiliência pessoal	Promoção da resiliência	Apoio à tomada de decisão Apoio emocional Aumento da capacidade funcional *Coaching* em saúde Controle do humor Estabelecimento de metas mútuas Facilitação da autorresponsabilidade Grupo de apoio Identificação de risco Melhora da autoeficácia Melhora da autoestima Melhora do enfrentamento Melhora do letramento em saúde Melhora do papel Orientação quanto ao sistema de saúde Treinamento da assertividade

(*continua*)

Tabela 6.1	Ligações NIC e NOC no câncer de pulmão. (*Continuação*)	
Resultado	**Principais intervenções**	**Intervenções sugeridas**
Resposta ao medicamento	Ensino: indivíduo Ensino: medicamento prescrito	Controle da diarreia Controle da quimioterapia Controle de medicamentos Controle de náusea Controle do vômito Ensino: processo de doença Facilitação da aprendizagem Supervisão Terapia nutricional
Saúde espiritual	Apoio espiritual	Apoio emocional Cuidados no processo de morrer Esclarecimento de valores Escuta ativa Estímulo para rituais religiosos Facilitação do crescimento espiritual Facilitação do perdão Facilitação do processo de culpa Facilitação do processo de pesar Melhora da autoestima Melhora do enfrentamento Melhora do sistema de apoio Musicoterapia Promoção da esperança Técnica para acalmar Terapia de recordações
Tolerância à atividade	Controle de energia Monitoração respiratória Terapia ocupacional	Assistência no autocuidado Aumento da capacidade funcional Controle de medicamentos Controle do ambiente Controle do conforto Controle do peso Controle nutricional Ensino: exercício prescrito Facilitação da meditação Melhora do sono Oxigenoterapia Promoção da mecânica corporal Promoção do exercício Relaxamento muscular progressivo

Colite ulcerativa/doença de Crohn

A doença de Crohn (DC) e a colite ulcerativa (CU) são duas das principais doenças inflamatórias intestinais (DIIs). A DC pode afetar qualquer parte do trato gastrintestinal, enquanto a CU ocorre no intestino grosso ou no reto.[31] A CU afeta o revestimento do cólon, enquanto a DC pode afetar as camadas da parede do cólon do trato alimentar em qualquer lugar, desde a boca até o ânus, podendo até mesmo pular segmentos (p. 11).[31] Às vezes, é difícil distinguir entre CU ou DC. Cerca de 3 milhões de adultos nos Estados Unidos apresentam DC ou CU, sendo que aproximadamente 80.000 são crianças.[10] A DC é encontrada em todas as etnias do mundo, mas as taxas de prevalência mais altas foram relatadas em populações brancas, principalmente na América do Norte e na Europa, com taxas significativamente mais baixas observadas em populações negras e asiáticas.[10] A CU é mais comum em pessoas de ascendência judaica da Europa Central e Oriental (Ashkenazi) e menos comum em afro-americanos, asiáticos, hispânicos e nativos americanos. As metas de tratamento concentram-se na remissão completa, embora isso não seja tão fácil na DC quanto na CU, o que leva a um cuidado de enfermagem centrado no controle dos sintomas,[5] na adaptação à doença crônica[23] e em medidas preventivas.[10]

Tabela 6.2   Ligações NIC e NOC na colite ulcerativa/doença de Crohn.

Resultado	Principais intervenções	Intervenções sugeridas
Adaptação à deficiência física	Assistência na automodificação Ensino: processo de doença Estabelecimento de metas mútuas	Aconselhamento *Coaching* em saúde Ensino: dieta prescrita Ensino: exercício prescrito Ensino: indivíduo Ensino: medicamento prescrito Ensino: processo de doença Melhora do enfrentamento Negociação de cuidados culturais
Adaptação psicossocial: mudança de vida	Melhora do enfrentamento	Apoio à tomada de decisão Apoio emocional Apoio espiritual Controle do humor Grupo de apoio Melhora da autoestima Melhora de habilidades da vida Melhora do papel Modificação do comportamento Negociação de cuidados culturais Orientação antecipada Promoção da esperança Promoção da resiliência Terapia de relaxamento
Autocontrole: doença inflamatória intestinal	Ensino: exercício prescrito Ensino: medicamento prescrito Ensino: processo de doença	Aconselhamento sexual Assistência na automodificação Assistência para parar de fumar Controle de energia Controle de medicamentos Controle do conforto Controle do peso Controle nutricional Facilitação da meditação Melhora do sono Monitoração de sinais vitais Promoção do exercício
Comportamento de manutenção do peso	Aconselhamento nutricional Controle do peso	Assistência para ganho de peso Assistência para redução de peso Ensino: dieta prescrita Ensino: exercício prescrito Modificação do comportamento Promoção do exercício
Conhecimento: controle da doença inflamatória intestinal	Ensino: exercício prescrito Ensino: medicamento prescrito Ensino: processo de doença	Aconselhamento sexual Assistência na automodificação Assistência para parar de fumar Controle de energia Controle de medicamentos Controle do conforto Controle do peso Controle nutricional Grupo de apoio Melhora do sono Negociação de cuidados culturais Promoção do exercício

(continua)

Tabela 6.2 Ligações NIC e NOC na colite ulcerativa/doença de Crohn. (*Continuação*)

Resultado	Principais intervenções	Intervenções sugeridas
Controle de sintomas	Ensino: processo de doença	Aconselhamento nutricional Aconselhamento sexual Assistência para parar de fumar *Coaching* em saúde Controle de energia Controle do peso Ensino: dieta prescrita Ensino: exercício prescrito Ensino: medicamento prescrito Grupo de apoio Identificação de risco Negociação de cuidados culturais Promoção da resiliência Terapia de relaxamento
Crenças de saúde: controle percebido	Apoio à tomada de decisão Melhora da autoeficácia	Aconselhamento *Coaching* em saúde Facilitação da autorresponsabilidade Melhora do enfrentamento Registro de ações Treinamento da assertividade
Eliminação intestinal	Controle intestinal	Administração de enema Controle da diarreia Controle de constipação Controle de dor: aguda Controle de medicamentos Controle de náusea Controle do vômito Controle nutricional Massagem abdominal
Envolvimento social	Melhora da socialização Modificação do comportamento: habilidades sociais	Apoio à família Apoio espiritual Encaminhamento Entrevista motivacional Facilitação da visita Grupo de apoio Melhora do papel Melhora do sistema de apoio Promoção do envolvimento familiar Terapia recreacional
Equilíbrio do volume de líquidos	Controle de volume de líquidos	Controle de volume de líquidos e eletrólitos Controle do peso Monitoração de sinais vitais Monitoração do volume de líquidos
Estado de conforto	Controle do conforto	Apoio emocional Controle de dor: aguda Controle de medicamentos Facilitação da meditação Monitoração de sinais vitais Relaxamento muscular progressivo Técnica para acalmar Terapia de relaxamento
Estado nutricional	Aconselhamento nutricional Monitoração nutricional	Assistência para ganho de peso Assistência para redução de peso Controle do peso Controle nutricional Ensino: dieta prescrita Terapia nutricional

(*continua*)

Tabela 6.2 Ligações NIC e NOC na colite ulcerativa/doença de Crohn. (*Continuação*)

Resultado	Principais intervenções	Intervenções sugeridas
Nível de depressão	Controle do humor Melhora da autoestima Melhora do enfrentamento	Aconselhamento Apoio emocional Controle de medicamentos Facilitação do perdão Facilitação do processo de culpa Terapia de grupo
Resposta ao medicamento	Controle de medicamentos Ensino: indivíduo Ensino: medicamento prescrito	Aconselhamento nutricional Controle da diarreia Controle de constipação Controle de náusea Controle do vômito Supervisão
Tolerância à atividade	Controle de energia	Assistência no autocuidado Aumento da capacidade funcional Controle do ambiente: segurança Ensino: exercício prescrito Monitoração de sinais vitais Terapia ocupacional

Doença arterial coronariana

A doença arterial coronariana (DAC) ocorre quando as artérias que fornecem sangue ao coração são lesionadas, causando a formação de placas ateroscleróticas nas artérias. Isso, por sua vez, leva à obstrução do fluxo sanguíneo por essas artérias endurecidas e estreitas. É o tipo mais comum de cardiopatia e a principal causa de morte nos Estados Unidos, tanto para homens quanto para mulheres.[25] Em todo o mundo, a DAC é uma das principais causas de morte, afetando negativamente os indivíduos, pois reduz suas habilidades funcionais e de autocuidado e prejudica a qualidade de vida.[46] Os tratamentos incluem auxiliar as pessoas afetadas a adotarem ajustes no estilo de vida,[46] desenvolver a autoeficácia e aumentar a capacidade de autocuidado por meio da continuidade dos cuidados de enfermagem.[7,36]

Tabela 6.3 Ligações NIC e NOC na doença arterial coronariana.

Resultado	Principais intervenções	Intervenções sugeridas
Autocontrole: doença arterial coronariana	Ensino: processo de doença	Aconselhamento nutricional Assistência para redução de peso Assistência na automodificação Assistência para parar de fumar *Coaching* em saúde Controle de energia Controle da hiperlipidemia Controle da hipertensão Controle de medicamentos Controle do risco cardíaco Ensino: dieta prescrita Ensino: exercício prescrito Ensino: medicamento prescrito Ensino: procedimentos ou tratamentos Manutenção do processo familiar Melhora da autoeficácia Melhora do sono Negociação de cuidados culturais Promoção do exercício Terapia de relaxamento

(*continua*)

Tabela 6.3 Ligações NIC e NOC na doença arterial coronariana. (*Continuação*)

Resultado	Principais intervenções	Intervenções sugeridas
Comportamento de cessação do tabagismo	Assistência para parar de fumar	Assistência na automodificação *Coaching* em saúde Educação em saúde Ensino: processo de doença Facilitação da autorresponsabilidade Melhora do enfrentamento
Comportamento de manutenção do peso	Controle do peso	Aconselhamento nutricional Assistência para redução de peso *Coaching* em saúde Controle de medicamentos Ensino: dieta prescrita Ensino: exercício prescrito Modificação do comportamento Promoção do exercício
Comportamento de promoção da saúde	Educação em saúde	Assistência na automodificação *Coaching* em saúde Ensino: dieta prescrita Ensino: exercício prescrito Ensino: medicamento prescrito Ensino: processo de doença Ensino: procedimentos ou tratamentos Identificação de risco Melhora do sistema de apoio Negociação de cuidados culturais
Controles de sintomas	Ensino: processo de doença	Aconselhamento nutricional Assistência para parar de fumar *Coaching* em saúde Controle da hiperlipidemia Controle da hipertensão Controle de energia Controle do peso Controle do risco cardíaco Ensino: dieta prescrita Ensino: exercício prescrito Ensino: medicamento prescrito Ensino: procedimentos ou tratamentos Grupo de apoio Negociação de cuidados culturais Terapia de relaxamento
Função respiratória	Monitoração respiratória	Assistência ventilatória Controle de energia Controle de vias aéreas Estimulação da tosse Fisioterapia respiratória Monitoração de sinais vitais Oxigenoterapia
Gravidade da hipertensão	Controle da hipertensão	Assistência para parar de fumar Assistência para redução de peso Controle da hiperlipidemia Controle de medicamentos Ensino: dieta prescrita Ensino: exercício prescrito Ensino: medicamento prescrito Melhora do sono Monitoração do volume de líquidos Promoção do exercício

(*continua*)

Tabela 6.3 Ligações NIC e NOC na doença arterial coronariana. (*Continuação*)

Resultado	Principais intervenções	Intervenções sugeridas
Nível de estresse	Terapia de relaxamento	Facilitação da auto-hipnose Facilitação da meditação Ioga Ioga do riso Massagem Redução da ansiedade Reflexão guiada Reiki Terapia de jardinagem
Participação nas decisões sobre cuidados de saúde	Apoio à tomada de decisão Facilitação da autorresponsabilidade Melhora do enfrentamento	*Coaching* em saúde Melhora da autoeficácia Melhora do letramento em saúde Orientação quanto ao sistema de saúde Treinamento da assertividade
Tolerância à atividade	Controle de energia Terapia ocupacional	Aumento da capacidade funcional Controle de medicamentos Controle do peso Ensino: exercício prescrito Oxigenoterapia Promoção da mecânica corporal Promoção do exercício

Doença por coronavírus 2019

A doença por coronavírus 2019 (covid-19) é uma doença respiratória infecciosa causada pelo vírus SARS-CoV-2, com sintomas que variam de doença respiratória leve a moderada à doença grave e morte. Pessoas idosas e aqueles com problemas de saúde subjacentes, como doenças cardiovasculares, diabetes, doenças respiratórias crônicas ou câncer, têm maior probabilidade de desenvolverem doenças graves. Em 2021, foram notificados 179 milhões de casos confirmados em todo o mundo[11] e 6,9 milhões de mortes.[45] Os dados iniciais indicam uma proporção maior de infecção em populações não brancas e de baixa renda.[33] Os tratamentos incluem focar nas necessidades psicológicas e fisiológicas,[13,20] atender às necessidades respiratórias e às sequelas inesperadas,[3,38,41] abordar as preocupações relacionadas com a idade, particularmente em populações vulneráveis,[15] e incentivar a vacinação e as práticas de controle de infecções.[42]

Tabela 6.4 Ligações NIC e NOC na doença por coronavírus 2019.

Resultado	Principais intervenções	Intervenções sugeridas
Adaptação psicossocial: mudança de vida	Melhora do enfrentamento	Apoio à tomada de decisão Apoio emocional Apoio espiritual *Coaching* em saúde Esclarecimento de valores Grupo de apoio Melhora de habilidades da vida Melhora do papel Negociação de cuidados culturais Promoção da esperança Promoção da resiliência
Comportamento de autocuidado: atividades de vida diária (AVD)	Assistência no autocuidado	Alimentação Assistência no autocuidado: transferências Assistência no autocuidado: uso do vaso sanitário Banho Vestir

(continua)

Tabela 6.4 Ligações NIC e NOC na doença por coronavírus 2019. (*Continuação*)

Resultado	Principais intervenções	Intervenções sugeridas
Comportamento de imunização	Controle da vacinação	Ensino: procedimentos ou tratamentos Ensino: processo de doença Identificação de risco
Conhecimento: controle da doença	Ensino: processo de doença	*Coaching* em saúde Controle da vacinação Controle de medicamentos Ensino: dieta prescrita Ensino: exercício prescrito Ensino: indivíduo Ensino: medicamento prescrito Ensino: procedimentos ou tratamentos Identificação de risco Orientação quanto ao sistema de saúde
Conservação de energia	Controle de energia	Assistência na automodificação Aumento da capacidade funcional Controle de dor: aguda Ensino: exercício prescrito Melhora do sono Promoção da mecânica corporal
Controle de risco: processo infeccioso	Identificação de risco: doenças infecciosas	Facilitação da autorresponsabilidade Identificação de risco Proteção contra infecção
Controle de sintomas	Controle da hipertermia Estimulação da tosse	Administração de medicamentos Controle de energia Controle de volume de líquidos Controle do conforto Fisioterapia respiratória Melhora do sono Monitoração nutricional Monitoração respiratória Posicionamento: prona Supervisão
Equilíbrio do volume de líquidos	Controle de volume de líquidos	Controle de volume de líquidos e eletrólitos Controle do peso Monitoração de sinais vitais Monitoração do volume de líquidos
Estado de conforto	Controle do conforto	Controle de dor: aguda Controle de medicamentos Redução da ansiedade Relaxamento muscular progressivo Técnica para acalmar Terapia de relaxamento
Estado nutricional	Aconselhamento nutricional Monitoração nutricional	Controle nutricional Ensino: dieta prescrita Terapia nutricional
Função neurológica: consciência	Monitoração neurológica	Controle de medicamentos Monitoração de sinais vitais Monitoração respiratória Promoção da perfusão cerebral Supervisão

(*continua*)

Tabela 6.4 Ligações NIC e NOC na doença por coronavírus 2019. (*Continuação*)

Resultado	Principais intervenções	Intervenções sugeridas
Função respiratória* Função respiratória: troca gasosa* Função respiratória: ventilação* Função respiratória: vias aéreas desobstruídas*	Controle de vias aéreas Monitoração respiratória Oxigenoterapia	Aspiração de vias aéreas Assistência para parar de fumar Assistência ventilatória Controle acidobásico: acidose respiratória Controle da ventilação mecânica: não invasiva Controle da ventilação mecânica: prevenção de pneumonia Controle de eletrólitos Controle de energia Controle de medicamentos Controle de vias aéreas Controle de vias aéreas artificiais Controle do conforto Ensino: procedimentos ou tratamentos Estimulação da tosse Fisioterapia respiratória Monitoração acidobásica Monitoração de sinais vitais Monitoração do volume de líquidos Monitoração neurológica Posicionamento Posicionamento: prona Precauções contra aspiração Supervisão Terapia de oxigenação por membrana extracorpórea (ECMO)
Gravidade da acidose respiratória aguda	Controle acidobásico: acidose respiratória	Assistência ventilatória Controle acidobásico: alcalose respiratória Controle da ventilação mecânica: não invasiva Controle da ventilação mecânica: prevenção de pneumonia Monitoração acidobásica Monitoração respiratória Oxigenoterapia Posicionamento: prona
Gravidade da infecção	Identificação de risco: doenças infecciosas	Avaliação de saúde Controle da vacinação Ensino: processo de doença Identificação de risco *Marketing* social Proteção contra infecção
Gravidade da solidão	Melhora do enfrentamento	Apoio emocional Apoio familiar Controle do humor Consulta por telecomunicação Facilitação do processo de pesar Melhora da socialização Melhora do sistema de apoio Presença Terapia ocupacional Terapia recreacional Toque curativo
Nível de fadiga	Melhora do sono	Controle de energia Controle de medicamentos Massagem Posicionamento

(*continua*)

Parte 6 Intervenções de Enfermagem e Resultados de Enfermagem Ligados a Condições Clínicas   **487**

Tabela 6.4 Ligações NIC e NOC na doença por coronavírus 2019. (*Continuação*)

Resultado	Principais intervenções	Intervenções sugeridas
Nível de medo	Melhora do enfrentamento	Apoio emocional Apoio espiritual Facilitação da meditação Presença Promoção da esperança Redução da ansiedade Terapia de relaxamento Toque curativo
Resposta à ventilação mecânica: adulto	Controle da ventilação mecânica: invasiva Controle da ventilação mecânica: não invasiva	Assistência ventilatória Controle de vias aéreas Controle de vias aéreas artificiais Desmame da ventilação mecânica Monitoração acidobásica Monitoração de sinais vitais Monitoração respiratória Oxigenoterapia
Resposta ao medicamento	Ensino: indivíduo Ensino: medicamento prescrito	Educação em saúde Controle de medicamentos Facilitação da aprendizagem Supervisão
Saúde espiritual	Apoio espiritual	Apoio emocional Cuidados no processo de morrer Esclarecimento de valores Estímulo para rituais religiosos Facilitação do crescimento espiritual Facilitação do perdão Facilitação do processo de culpa Facilitação do processo de pesar Promoção da esperança Terapia de recordações
Termorregulação	Controle da hipertermia	Administração de medicamentos Controle de volume de líquidos Monitoração do volume de líquidos Proteção contra infecção Regulação da temperatura

*Mais de um resultado pode se aplicar a uma condição clínica.

Hiperlipidemia

A hiperlipidemia é definida como níveis elevados de lipídios no corpo, como colesterol ou triglicerídeos. Níveis elevados de lipídios podem predispor uma pessoa a doenças graves que podem levar à morte, como a DAC.[19] Há mais de 3 milhões de adultos nos Estados Unidos e na Europa que atualmente apresentam hiperlipidemia e esse número continua a aumentar.[18] O grau de hiperlipidemia é mais alto em pessoas com DAC prematura, assim denominada quando diagnosticada em homens antes dos 55 a 60 anos e em mulheres antes dos 65 anos.[18] A prevalência é significativamente maior entre os brancos quando comparada à prevalência entre os negros, assim como é maior e entre os homens que entre as mulheres.[18] Em países com taxas gerais mais baixas de obesidade e consumo de gordura saturada, a prevalência de hiperlipidemia e de DAC subsequente é menor comparada às taxas na Europa e nos Estados Unidos.[21] O tratamento é mais eficaz quando o cuidado de enfermagem inclui medidas não farmacológicas e farmacológicas, com foco em mudanças no estilo de vida.[17,26,35]

Tabela 6.5 — Ligações NIC e NOC na hiperlipidemia.

Resultado	Principais intervenções	Intervenções sugeridas
Autocontrole: distúrbio lipídico	Facilitação da autorresponsabilidade Melhora da autoeficácia	*Coaching* em saúde Controle da hiperlipidemia Controle de medicamentos Controle do peso Controle nutricional Ensino: dieta prescrita Ensino: exercício prescrito Ensino: medicamento prescrito Melhora do sono Promoção do exercício
Comportamento de manutenção do peso	Aconselhamento nutricional Controle do peso	Assistência para redução de peso Controle de medicamentos Ensino: dieta prescrita Ensino: exercício prescrito Modificação do comportamento Promoção do exercício
Comportamento de promoção da saúde	Assistência na automodificação Educação em saúde Ensino: processo de doença	Atribuição de mérito Avaliação de saúde *Coaching* em saúde Controle de medicamentos Controle nutricional Ensino: dieta prescrita Ensino: exercício prescrito Ensino: medicamento prescrito Facilitação da autorresponsabilidade Identificação de risco Modificação do comportamento Negociação de cuidados culturais Orientação quanto ao sistema de saúde Promoção de exercício
Conhecimento: controle do distúrbio lipídico	Ensino: processo de doença	Aconselhamento nutricional Assistência para parar de fumar *Coaching* em saúde Controle do peso Educação em saúde Ensino: dieta prescrita Ensino: exercício prescrito Ensino: medicamento prescrito Facilitação da aprendizagem Melhora do sono Negociação de cuidados culturais Promoção do exercício
Controle de risco: distúrbio lipídico	Controle da hiperlipidemia	Ensino: dieta prescrita Ensino: exercício prescrito Ensino: medicamento prescrito Interpretação de dados laboratoriais
Controle de sintomas	Ensino: processo de doença	Aconselhamento nutricional Assistência para parar de fumar Controle do peso Ensino prescrito: procedimentos ou tratamentos Ensino: dieta prescrita Ensino: exercício prescrito Ensino: medicamento prescrito Grupo de apoio Identificação de risco Negociação de cuidados culturais Promoção do exercício Terapia de relaxamento

(continua)

Tabela 6.5 — Ligações NIC e NOC na hiperlipidemia. (*Continuação*)

Resultado	Principais intervenções	Intervenções sugeridas
Estado nutricional	Aconselhamento nutricional Monitoração nutricional	Controle do peso Controle nutricional Ensino: dieta prescrita Terapia nutricional
Nível de estresse	Facilitação da meditação Redução da ansiedade Terapia de relaxamento	Controle do conforto Facilitação da auto-hipnose Grupo de apoio Ioga Melhora do sono Promoção do exercício Reflexão guiada Reiki Terapia de jardinagem
Participação nas decisões sobre cuidados de saúde	Apoio à tomada de decisão Facilitação da autorresponsabilidade	Estabelecimento de metas mútuas Melhora da autoeficácia Melhora do letramento em saúde
Resposta ao medicamento	Ensino: indivíduo Ensino: medicamento prescrito	Controle da hiperlipidemia Controle de medicamentos Supervisão

Transtorno por uso de substâncias

O transtorno por uso de substâncias é definido como o uso excessivo de drogas psicoativas, como álcool, analgésicos ou drogas ilegais. As substâncias ou classes de substâncias para as quais os transtornos de dependência são reconhecidos incluem álcool, cafeína, *cannabis*, alucinógenos, inalantes, opioides (p. ex., sedativos, hipnóticos, ansiolíticos), estimulantes e tabaco.[14] As estatísticas são alarmantes em relação a esse transtorno. Por exemplo, em 2018, mais de 139 milhões de americanos com 12 anos ou mais relataram o uso de álcool e 31 milhões relataram o uso de drogas ilícitas.[40] Os opioides estiveram envolvidos em quase 68% de todas as mortes por intoxicação com drogas, com o uso de substâncias custando aos EUA mais de 600 bilhões de dólares por ano.[32] Os homens têm maior probabilidade de desenvolverem transtorno por uso de drogas do que as mulheres, assim como as etnias branca e hispânica.[40] Os americanos nativos têm a maior prevalência de distúrbios relacionados com substâncias, seguidos por adolescentes de várias etnias, adolescentes brancos, hispânicos, afro-americanos e asiáticos ou das ilhas do Pacífico.[40] O tratamento inclui medidas de desintoxicação[39] com foco na promoção de melhores hábitos de autocuidado para evitar recaídas,[16,43] construção de resiliência pessoal[1,27,37] e medidas preventivas.[9,30,34]

Tabela 6.6 — Ligações NIC e NOC no transtorno por uso de substâncias.

Resultado	Principais intervenções	Intervenções sugeridas
Apoio social	Melhora do sistema de apoio Promoção do envolvimento familiar	Apoio à família Apoio ao cuidador Apoio espiritual Cuidados durante o repouso do cuidador Encaminhamento Facilitação da justiça social Grupo de apoio Melhora da socialização Prevenção de recaídas

(*continua*)

490 Parte 6 Intervenções de Enfermagem e Resultados de Enfermagem Ligados a Condições Clínicas

Tabela 6.6 Ligações NIC e NOC no transtorno por uso de substâncias. (*Continuação*)

Resultado	Principais intervenções	Intervenções sugeridas
Autocontrole do comportamento impulsivo	Esclarecimento de valores Treinamento para controle de impulsos	Assistência na automodificação *Coaching* em saúde Controle de situação perigosa Dizer a verdade Ensino: procedimentos ou tratamentos Ensino: processo de doença Entrevista motivacional Esperança Estabelecimento de metas mútuas Facilitação da autorresponsabilidade Grupo de apoio Modificação do comportamento
Comportamento de adesão	Acordo para mudança de comportamento Estabelecimento de metas mútuas	Aconselhamento Assistência na automodificação Atribuição de mérito Ensino: habilidades psicomotoras Ensino: procedimentos ou tratamentos Ensino: processo de doença Esclarecimento de valores Facilitação da autorresponsabilidade Grupo de apoio Modificação do comportamento Prevenção de recaídas
Comportamento de autocuidado	Assistência no autocuidado	Banho Vestir
Comportamento de cessação do abuso de álcool	Tratamento do uso de substâncias	Assistência na automodificação Ensino: processo de doença Entrevista motivacional Facilitação da autorresponsabilidade Tratamento do uso de substâncias: abstinência de álcool Treinamento para controle de impulsos
Comportamento de cessação do abuso de drogas	Tratamento do uso de substâncias	Assistência na automodificação Controle de medicamentos Facilitação da autorresponsabilidade Grupo de apoio Melhora da autoeficácia Melhora da autopercepção Tratamento do uso de substâncias: abstinência de drogas Tratamento do uso de substâncias: intoxicação Treinamento para controle de impulsos
Conhecimento: controle do estresse	Ensino: processo de doença Redução da ansiedade	Assistência para parar de fumar Controle do conforto Grupo de apoio Ioga Melhora do sono Promoção do exercício
Conhecimento: estilo de vida saudável	Assistência na automodificação Educação em saúde	Aconselhamento nutricional Assistência para parar de fumar Avaliação de saúde Controle do peso Grupo de apoio Identificação de risco Melhora da autopercepção Melhora do enfrentamento Melhora do sistema de apoio Prevenção do uso de substâncias Promoção do exercício

(*continua*)

Tabela 6.6 Ligações NIC e NOC no transtorno por uso de substâncias. (*Continuação*)

Resultado	Principais intervenções	Intervenções sugeridas
Consequências da dependência de substâncias	Tratamento do uso de substâncias	Aconselhamento Acordo para mudança de comportamento Apoio à tomada de decisão Apoio espiritual Assistência na automodificação Controle de situação perigosa Desenvolvimento de interação nos cuidados Dizer a verdade Ensino: processo de doença Facilitação da autorresponsabilidade Grupo de apoio Inspeção corporal Melhora da autoestima Melhora da autopercepção Melhora da socialização Melhora do enfrentamento Melhora do papel Prevenção do uso de substâncias Promoção do envolvimento familiar Promoção do exercício Proteção contra infecção Terapia de grupo Treinamento para controle de impulsos
Controle de risco: uso de álcool	Melhora do enfrentamento Prevenção do uso de substâncias	Apoio espiritual Assistência na automodificação Controle do comportamento: autoagressão Facilitação da autorresponsabilidade Grupo de apoio Identificação de risco Melhora da autoestima Treinamento para controle de impulsos
Controle de risco: uso de drogas	Melhora do enfrentamento Prevenção do uso de substâncias	Apoio espiritual Assistência na automodificação Controle do comportamento: autoagressão Facilitação da autorresponsabilidade Grupo de apoio Identificação de risco Melhora da autoestima Treinamento para controle de impulsos
Controle de risco: uso de tabaco	Melhora do enfrentamento Prevenção do uso de substâncias	Apoio espiritual Assistência na automodificação Assistência para parar de fumar Controle do comportamento: autoagressão Facilitação da autorresponsabilidade Identificação de risco Melhora da autoestima
Nível de depressão	Controle do humor Melhora da autoestima Melhora do enfrentamento	Aconselhamento Administração de medicamentos Apoio emocional Escuta ativa Esperança Facilitação do perdão Facilitação do processo de culpa Terapia de grupo

(*continua*)

Tabela 6.6 Ligações NIC e NOC no transtorno por uso de substâncias. (*Continuação*)

Resultado	Principais intervenções	Intervenções sugeridas
Resiliência pessoal	Promoção da resiliência	Apoio à tomada de decisão Apoio emocional Controle do humor Facilitação da autorresponsabilidade Facilitação da justiça social Grupo de apoio Melhora da autoestima Melhora do enfrentamento Melhora do papel
Resposta ao medicamento	Ensino: indivíduo Ensino: medicamento prescrito	Controle de medicamentos Educação em saúde Facilitação da aprendizagem Supervisão

Acesse as referências bibliográficas da Parte 6

PARTE 7

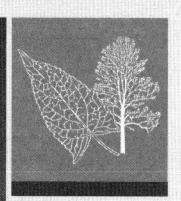

Apêndices

APÊNDICE A
Intervenções: Novas, Revisadas e Retiradas Desde a Sétima Edição

INTERVENÇÕES NOVAS PARA A OITAVA EDIÇÃO (N = 60)

Acompanhamento físico
Administração de medicamentos: infusão subcutânea contínua
Administração de medicamentos: intraocular
Assistência para acesso ao prontuário eletrônico de saúde
Cateterismo vesical: externo
Colaboração com prestadores de cuidados de saúde
Controle da dor no trabalho de parto
Controle da termorregulação
Controle de choque: séptico
Controle de medicamentos: *Cannabis* medicinal
Controle de medicamentos: dispositivo de infusão portátil
Controle de situação perigosa
Cuidados com lactente: apoio ao exame oftalmológico
Cuidados com lesões: proteção
Cuidados da pele: uso de produtos absorventes
Cuidados no luto
Detecção de tráfico humano
Ensino: controle de infecção
Ensino: desenvolvimento do adolescente de 12 a 21 anos
Ensino: desenvolvimento do lactente de 4 a 6 meses
Ensino: desenvolvimento na meia-infância de 6 a 12 anos
Ensino: desenvolvimento na primeira infância de 1 a 5 anos
Ensino: nutrição do adolescente de 12 a 21 anos
Ensino: nutrição na meia-infância de 6 a 12 anos
Ensino: nutrição na primeira infância de 1 a 5 anos
Ensino: segurança do adolescente de 12 a 21 anos
Ensino: segurança na meia-infância de 6 a 12 anos
Ensino: segurança na primeira infância de 1 a 5 anos
Entrevista motivacional
Extubação endotraqueal: paliativo
Facilitação da distância física
Facilitação da justiça social
Facilitação da quarentena
Facilitação do desenvolvimento profissional
Fototerapia: pele
Gerenciamento de protocolo de pesquisa
Huddle de segurança
Identificação de risco: doenças infecciosas
Indução e intubação em sequência rápida
Inspeção corporal
Ioga
Ioga do riso
Irrigação ocular
Lavagem auricular
Massagem abdominal
Planejamento antecipado de cuidados
Posicionamento: prona
Precauções contra pandemia
Precauções para neutropenia
Prevenção de readmissão
Prevenção de recaídas
Promoção da resiliência: comunidade
Reflexão guiada
Regulação da temperatura: recém-nascido
Supervisão: monitoração por vídeo
Suspensão de medicamentos
Terapia de jardinagem
Terapia de oxigenação por membrana extracorpórea
Terapia hormonal para transgênero
Ultrassonografia: bexiga

INTERVENÇÕES REVISADAS PARA A OITAVA EDIÇÃO
Alterações do título (n = 32)

Acompanhamento de alta (anteriormente, "Acompanhamento por telefone", 8190)
Acordo para mudança de comportamento (anteriormente, "Contrato com o paciente", 4420)
Consulta por telecomunicação (anteriormente, "Consulta por telefone", 8180)
Controle da hipertermia (anteriormente, "Tratamento da hipertermia", 3786)
Controle da vacinação (anteriormente, "Controle de imunização/vacinação", 6530)
Controle de constipação (anteriormente, "Controle de constipação intestinal/impactação", 0450)
Controle de dispositivo de acesso venoso central: inserção central (anteriormente, "Controle de dispositivo de acesso venoso central", 4054)

Controle de dispositivo de acesso venoso central: inserção periférica (PICC) [anteriormente, "Cuidados com o cateter central de inserção periférica (PICC)", 4220]

Controle do comportamento: desatenção e hiperatividade (anteriormente, "Controle do comportamento: hiperatividade/desatenção", 4352)

Controle do conforto (anteriormente, "Controle do ambiente: conforto", 6482)

Cuidado ao adolescente (anteriormente, "Melhora do desenvolvimento: adolescente", 8272)

Cuidado infantil (anteriormente, "Melhora do desenvolvimento: criança", 8274)

Cuidados com lesões por pressão (anteriormente, "Cuidados com lesões por pressão", 3520)[a]

Cuidados com trauma por abuso sexual (anteriormente, "Tratamento do trauma por estupro", 6300)

Depoimento (anteriormente, "Depoimento/testemunho", 7930)

Desenvolvimento de interação nos cuidados (anteriormente, "Construção de relação complexa", 5000)

Ensino: desenvolvimento do lactente de 0 a 3 meses (anteriormente, "Ensino: estimulação do lactente de 0 a 4 meses", 5655)

Ensino: desenvolvimento do lactente de 7 a 9 meses (anteriormente, "Ensino: estimulação do lactente de 5 a 8 meses", 5656)

Ensino: desenvolvimento do lactente de 10 a 12 meses (anteriormente, "Ensino: estimulação do lactente de 9 a 12 meses", 5657)

Ensino: prevenção de lesões desportivas (anteriormente, "Prevenção de lesões desportivas: jovens", 6648)

Ensino: procedimentos ou tratamentos (anteriormente, "Ensino: procedimento/tratamento", 5618)

Fototerapia: regulação do humor (anteriormente, "Fototerapia: regulação do humor/sono", 6926)

Gestão por competências (anteriormente, "Desenvolvimento de funcionário", 7850)

Negociação de cuidados culturais (anteriormente, "Intermediação cultural", 7330)

Planejamento de alta: preparo do lar (anteriormente, "Controle do ambiente: preparo do lar", 6485)

Prevenção de lesões por pressão (anteriormente, "Prevenção de lesões por pressão", 3540)[b]

Promoção da resiliência (anteriormente, "Promoção da resiliência", 8340)[c]

Punção de vaso: doação de sangue (anteriormente, "Punção de vaso: doação de sangue", 4234)[d]

Supervisão: monitoração remota (anteriormente, "Supervisão: eletrônica remota", 6658)

Terapia da dependência religiosa (anteriormente, "Prevenção de dependência religiosa", 5422)

Triagem: catástrofe comunitária (anteriormente, "Triagem: catástrofe", 6362)

Triagem: telecomunicação (anteriormente, "Triagem: telefone", 6366)

Alterações nas intervenções: maiores (n = 159)

As intervenções nessa categoria têm alterações substanciais na definição ou acréscimo/revisão de múltiplas atividades que explicam melhor as ações de enfermagem associadas à intervenção.

Acompanhamento da alta 8190
Aconselhamento 5240
Aconselhamento à preconcepção 5247
Aconselhamento genético 5242
Acordo para mudança de comportamento 4420
Administração de hemocomponentes e hemoderivados 4030
Administração de medicamentos 2300
Administração de medicamentos: enteral 2301
Administração de medicamentos: intraespinal 2319
Administração de medicamentos: intramuscular (IM) 2313
Administração de medicamentos: intraóssea 2303
Administração de medicamentos: intravenosa (IV) 2314
Administração de medicamentos: nasal 2320
Administração de medicamentos: oftálmica 2310
Administração de medicamentos: oral 2304
Administração de medicamentos: otológica 2308
Administração de medicamentos: reservatório ventricular 2307
Administração de medicamentos: retal 2315
Administração de medicamentos: subcutânea 2317
Administração de medicamentos: tópica 2316

---

[a]N.R.T.: Essa intervenção teve seu título modificado na edição em inglês, passando de "Pressure Ulcer Care" para "Pressure Injury Care". Todavia, não houve modificação na tradução para o português.

[b]N.R.T.: Essa intervenção teve seu título modificado na edição em inglês, passando de "Pressure Ulcer Prevention" para "Pressure Injury Prevention". Todavia, não houve modificação na tradução para o português.

[c]N.R.T.: O título dessa intervenção teve uma pequena alteração na obra em inglês, passando de "Resiliency Promotion" para "Resilience Promotion". Todavia, não houve modificação na tradução para o português.

[d]N.R.T.: O título dessa intervenção teve uma pequena alteração na obra em inglês, passando de "Phlebotomy: Blood Unit Acquisition" para "Phlebotomy: Blood Acquisition". Todavia, não houve modificação na tradução para o português.

Administração de medicamentos: vaginal 2318
Alimentação 1050
Alimentação por sonda enteral 1056
Apoio ao cuidador 7040
Apoio espiritual 5420
Assistência no autocuidado 1800
Assistência para ganho de peso 1240
Assistência para manutenção do lar 7180
Assistência para parar de fumar 4490
Assistência quanto a recursos financeiros 7380
Banho 1610
Cateterismo vesical: intermitente 0582
Coleta de amostra de sangue capilar 4035
Consulta 7910
Consulta por telecomunicação 8180
Contenção química 6430
Controle da anafilaxia 6412
Controle da demência 6460
Controle da demência: banho 6462
Controle da demência: perambulação 6466
Controle da diarreia 0460
Controle da eletroconvulsoterapia (ECT) 2570
Controle da eliminação urinária 0590
Controle da hiperglicemia 2120
Controle da hipertermia 3786
Controle da sedação 2260
Controle da tecnologia 7880
Controle da vacinação 6530
Controle de alergias 6410
Controle de constipação 0450
Controle de dispositivo de acesso venoso central: inserção central 4054
Controle de dispositivo de acesso venoso central: inserção periférica (PICC) 4220
Controle de doenças transmissíveis 8820
Controle de infecção 6540
Controle de medicamentos 2380
Controle de náusea 1450
Controle de prurido 3550
Controle de volume de líquidos 4120
Controle do ambiente 6480
Controle do ambiente: comunidade 6484
Controle do ambiente: segurança 6486
Controle do comportamento 4350
Controle do comportamento: autoagressão 4354
Controle do comportamento: desatenção e hiperatividade 4352
Controle do conforto 6482
Controle do humor 5330
Controle do vômito 1570
Controle intestinal 0430
Cuidado ao adolescente 8272
Cuidado infantil 8274
Cuidados circulatórios: equipamento de suporte circulatório mecânico 4064
Cuidados circulatórios: insuficiência arterial 4062
Cuidados circulatórios: insuficiência venosa 4066
Cuidados com as unhas 1680
Cuidados com cateteres: gastrintestinal 1874
Cuidados com circuncisão 3000
Cuidados com estomias 0480
Cuidados com lactente: recém-nascido 6824
Cuidados com lesões 3660
Cuidados com lesões por pressão 3520
Cuidados com os olhos 1650
Cuidados com os pés 1660
Cuidados com trauma por abuso sexual 6300
Cuidados da pele: tratamento tópico 3584
Cuidados durante o parto 6830
Cuidados na admissão 7310
Cuidados na incontinência intestinal 0410
Depoimento 7930
Desenvolvimento de interação nos cuidados 5000
Desenvolvimento de programa de saúde 8700
Desenvolvimento de saúde comunitária 8500
Documentação 7920
Educação em saúde 5510
Ensino: desenvolvimento do lactente de 0 a 3 meses 5655
Ensino: desenvolvimento do lactente de 7 a 9 meses 5656
Ensino: desenvolvimento do lactente de 10 a 12 meses 5657
Ensino: grupo 5604
Ensino: medicamento prescrito 5616
Ensino: prevenção de lesões desportivas 6648
Ensino: procedimentos ou tratamentos 5618
Ensino: processo de doença 5602
Escuta ativa 4920
Estimulação da tosse 3250
Estímulo para rituais religiosos 5424
Facilitação da aprendizagem 5520
Facilitação do crescimento espiritual 5426
Fototerapia: recém-nascido 6924
Fototerapia: regulação do humor 6926
Gerenciamento de caso 7360
Gerenciamento de recursos financeiros 8550
Gestão por competências 7830
Intervenção na crise 6160
Manutenção da saúde oral 1710
Mediação de conflitos 5020
Melhora da imagem corporal 5220
Micção induzida 0640
Modificação do comportamento: habilidades sociais 4362
Monitoração das extremidades inferiores 3480
Monitoração de sinais vitais 6680
Monitoração hemodinâmica invasiva 4210
Negociação de cuidados culturais 7330
Orientação quanto ao sistema de saúde 7400

Oxigenoterapia 3320
Planejamento de alta 7370
Planejamento de alta: preparo do lar 6485
Posicionamento 0840
Prescrição de medicamentos 2390
Presença 5340
Prevenção de lesões por pressão 3540
Prevenção de quedas 6490
Prevenção do uso de substâncias 4500
Promoção da resiliência 8340
Promoção da saúde oral 1720
Promoção da segurança em veículos 9050
Promoção do exercício: alongamento 0202
Proteção contra infecção 6550
Proteção dos direitos do paciente 7460
Punção de vaso: amostra de sangue arterial 4232
Punção de vaso: doação de sangue 4234
Reconciliação de medicamentos 2395
Redução do estresse por mudança 5350

Reestruturação cognitiva 4700
Regulação da temperatura 3900
Restauração da saúde oral 1730
Supervisão 6650
Supervisão: comunidade 6652
Supervisão: monitoração remota 6658
Terapia com animais 4320
Terapia com exercício: controle muscular 0226
Terapia com sanguessugas 6430
Terapia da dependência religiosa 5422
Terapia intravenosa (IV) 4200
Terapia nutricional 1120
Tratamento do uso de substâncias: abstinência de álcool 4512
Treinamento vesical 0570
Triagem: catástrofe comunitária 6362
Triagem: centro de emergência 6364
Triagem: telecomunicação 6366
Vestir 1630

Alterações nas intervenções: menores (n = 61)

As intervenções nessa categoria têm acréscimos ou revisões de algumas atividades que melhoram a aplicação clínica da intervenção.

Administração de medicamentos: inalatória 2311
Administração de medicamentos: interpleural 2302
Administração de medicamentos: intradérmica 2312
Alimentação por mamadeira 1052
Amnioinfusão 6700
Apoio a irmãos 7280
Apoio à proteção contra abuso 6400
Apoio à proteção contra abuso: religioso 6408
Apoio emocional 5270
Aromaterapia 1330
Assistência ventilatória 3390
Cateterismo vesical 0580
Contenção de custos 7630
Controle da asma 3210
Controle da hipoglicemia 2130
Controle da síndrome pré-menstrual (SPM) 1440
Controle de infecção: intraoperatório 6545
Controle de transtornos alimentares 1030
Controle de vias aéreas 3140
Controle do comportamento: sexual 4356
Controle do peso 1260
Controle do pessário 0630
Cuidados com o local da incisão 3440
Cuidados da pele: local da doação 3582
Cuidados da pele: local do enxerto 3583
Ensino: nutrição do lactente de 0 a 3 meses 5640
Ensino: nutrição do lactente de 4 a 6 meses 5641
Ensino: nutrição do lactente de 7 a 9 meses 5642
Ensino: nutrição do lactente de 10 a 12 meses 5643
Ensino: segurança do lactente de 0 a 3 meses 5645
Ensino: segurança do lactente de 4 a 6 meses 5646

Ensino: segurança do lactente de 7 a 9 meses 5647
Ensino: segurança do lactente de 10 a 12 meses 5648
Exame das mamas 6522
Exercício para a musculatura pélvica 0560
Facilitação da presença da família 7170
Facilitação do processo de pesar 5290
Identificação de risco: genético 6614
Informações sensoriais preparatórias 5580
Melhora do sono 1850
Modificação do comportamento 4360
Musicoterapia 4400
Orientação aos pais: lactente 5568
Precauções no uso de artigos de látex 6570
Preparo contra o bioterrorismo 8810
Preparo da comunidade para catástrofes 8840
Prevenção do suicídio 6340
Promoção da parentalidade 8300
Promoção do exercício 0200
Promoção do exercício: treino de força 0201
Proteção contra riscos ambientais 8880
Punção de vaso: amostra de sangue venoso 4238
Punção venosa 4190
Redução da ansiedade 5820
Sucção não nutritiva 6900
Terapia com exercício: deambulação 0221
Terapia com exercício: equilíbrio 0222
Terapia com exercício: mobilidade articular 0224
Terapia de deglutição 1860
Terapia de reposição hormonal 2280
Treinamento de memória 4760

INTERVENÇÕES DA SÉTIMA EDIÇÃO RETIRADAS NESTA EDIÇÃO (N = 11)

Apoio ao médico 7710 (a nova NIC criada, "Colaboração com prestadores de cuidados de saúde", está mais contextualizada com a prática atual)

Assistência no autocuidado: alimentação 1803 (redundante com "Alimentação")

Assistência no autocuidado: atividades essenciais da vida diária (AEVD) 1805 (redundante com "Assistência no autocuidado")

Assistência no autocuidado: banho/higiene 1801 (redundante com "Banho")

Assistência no autocuidado: vestir/arrumar-se 1802 (redundante com "Banho")

Coleta de dados de pesquisa 8120 (foi retirada e uma nova NIC, com enfoque no "Gerenciamento de protocolo de pesquisa", foi inserida)

Ensino: cuidados com os pés 5603 (conteúdo adicionado à intervenção "Cuidados com os pés")

Melhora da disposição para aprender 5540 (redundante com "Facilitação da aprendizagem")

Punção de vaso cateterizado: amostra de sangue 4235 (não é mais um cuidado de enfermagem apropriado. O conteúdo está nas NICs de "Controle de dispositivo de acesso venoso central" e na NIC de "Punção venosa")

Tratamento da febre 3740 (redundante com "Controle da hipertermia")

Treinamento intestinal 0440 (redundante com "Controle intestinal")

APÊNDICE B

Diretrizes para Submissão de uma Intervenção NIC Nova ou Revisada

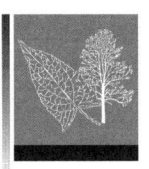

Este apêndice contém materiais para auxiliar na preparação de uma intervenção a ser submetida à análise ou sugerir alteração de uma intervenção existente. É importante que o solicitante esteja familiarizado com a NIC e com as diretrizes para desenvolvimento e refinamento de intervenções, conforme descrito adiante, antes de desenvolver ou revisar uma intervenção.

As novas intervenções ou aquelas que foram modificadas devem ser enviadas por *e-mail* para: classification-center@uiowa.edu. As submissões serão avaliadas e a decisão final para inclusão será feita pelos editores. O solicitante receberá uma carta informando o resultado do processo de análise. Se a decisão for pela inclusão na NIC, o solicitante será notificado e reconhecido na próxima edição.

NOVA INTERVENÇÃO

Cada submissão de uma **nova intervenção proposta** deve incluir um título, uma definição, as atividades listadas em ordem lógica, de quatro a seis referências para leituras sugeridas que apoiem a intervenção e uma fundamentação para a inclusão. Todas as submissões devem ser feitas em inglês (EUA) e formatadas no mesmo estilo que aparece atualmente na NIC. Os materiais que forem muito difíceis de ler ou estiverem incompletos serão devolvidos ao solicitante.

Passo 1. Pesquisar a literatura relevante e selecionar as leituras sugeridas. Currículos centrais, padrões de prática publicados e declarações de diretrizes baseadas em evidências de grupos de autoridade oficiais são fontes preferíveis para uso no desenvolvimento de uma nova intervenção. Livros-texto reconhecidos (edição atual), artigos de periódicos, pesquisas publicadas e revisões narrativas, sistemáticas ou integrativas publicadas; metassínteses ou metanálises (as mais recentes possíveis) podem ser submetidas como evidências que deem apoio à intervenção e às atividades. Trabalhos clássicos relevantes podem ser incluídos. Listar as referências das leituras sugeridas nas normas da APA. Se for empregada uma fonte do *website*, seguir o formato de referência mais atual fornecido pela APA.

Passo 2. Criar o **título da intervenção** usando os seguintes **princípios gerais para os títulos de intervenções**. Os títulos das intervenções são conceitos.

Utilizar os princípios a seguir ao selecionar os nomes para os conceitos:
- Os nomes devem ser declarações com substantivos; não devem ser usados verbos
- Os nomes devem conter, de preferência, três palavras ou menos; não mais do que cinco palavras
- Quando for necessário um título em duas partes, utilizar dois-pontos para separar as palavras (p. ex., Redução do sangramento: nasal). Evitar o uso de dois-pontos, a menos que seja indicado e desejado pela prática clínica; utilizar dois-pontos para indicar uma área mais especializada de prática apenas quando houver atividades diferentes que exijam uma nova intervenção
- Colocar as primeiras letras de cada palavra em maiúscula
- Os títulos incluirão modificadores que representem as ações da enfermagem. Escolher modificadores para representar as ações da enfermagem (p. ex., Administração, Assistência, Controle/Gerenciamento, Promoção). O modificador deve ser selecionado com base em seu significado, em como soa em relação às outras palavras no título e sua aceitabilidade na prática geral. Alguns dos possíveis modificadores estão relacionados aqui:

Administração: direcionar o movimento ou o comportamento de, estar encarregado de; ver também Gerenciamento ou Controle

Assistência: auxiliar ou ajudar

Cuidado: prestar muita atenção, dar proteção, estar interessado em

Gerenciamento/Controle: direcionar o movimento ou o comportamento de, estar encarregado; ver também Administração

Manutenção: continuar ou seguir em frente com, dar apoio

Melhora ou Aumento: tornar maior, aumentar, incrementar; ver também Promoção

Monitoração: observar e checar

Precaução: tomar cuidado antecipadamente em relação a um possível perigo; ver também Proteção

Promoção: avançar; ver também Melhora ou Aumento

Proteção: defender contra lesões; ver também Precaução

Redução: reduzir, diminuir

Restauração: restabelecer, trazer de volta ao estado de normalidade ou sem comprometimento
Terapia: ter natureza terapêutica, curativa.
OBSERVAÇÃO: alguns desses termos significam a mesma coisa; a escolha de qual usar dependerá de qual soa melhor no contexto e se um já é mais familiar e mais aceito na prática.

Passo 3. Criar uma **definição**. A definição para um título de intervenção é uma frase que define o conceito. É um resumo das características mais distintivas. Juntas, a definição e as atividades definidoras delineiam os limites do comportamento da enfermagem circunscritos pelo título. Os seguintes **princípios gerais para as definições das intervenções** auxiliam no desenvolvimento de definições de intervenções:

1. Utilizar frases (não sentenças completas) que descrevam o comportamento da enfermagem e que possam ser utilizadas sozinhas sem exemplos.
2. Evitar o uso de termos para o paciente e o enfermeiro, mas quando um termo precisar ser usado, *pessoa* ou indivíduo é preferível a *cliente* ou *paciente*.
3. Evitar iniciar a frase com um verbo, considerar a situação e utilizar substantivo ou gerúndio (p. ex., limitação ou limitando).
4. Evitar o uso de quaisquer termos do título da intervenção na definição.

Passo 4. Criar **atividades** e listá-las em ordem lógica. As atividades são ações que um enfermeiro faz para implementar a intervenção. Utilizar os seguintes **princípios gerais para as atividades**:

- Começar cada atividade com um verbo. Os possíveis verbos incluem auxiliar, administrar, explicar, evitar, inspecionar, facilitar, monitorar e utilizar. Empregar o verbo mais ativo que seja apropriado para a situação. Utilizar o termo *monitorar* em vez de *avaliar*. A monitoração é um tipo de avaliação, mas é feita após o diagnóstico como parte de uma intervenção e não como a preparação para realizar um diagnóstico. Evitar os termos *observar* e *avaliar*
- Utilizar o termo *orientar* em vez de *ensinar*
- Manter as atividades as mais genéricas possíveis (p. ex., em vez de dizer "posicionar no leito Kinair", dizer "posicionar no leito terapêutico"). Eliminar marcas comerciais
- Evitar combinar duas ideias diferentes em uma atividade, a menos que ilustrem o mesmo ponto
- Evitar repetir uma ideia; quando duas atividades estão dizendo a mesma coisa, mesmo que com palavras diferentes, eliminar uma delas
- Concentrar-se nas atividades críticas; não se preocupar em incluir todas as atividades de apoio. O número de atividades depende da intervenção, mas, em média, utilizar lista de uma página
- Formular atividades semelhantes da mesma forma em todas as intervenções
- Formular atividades de forma que fiquem claras, sem se referir à pessoa ou ao enfermeiro. Se precisarem ser referidos, utilizar o termo *pessoa* em vez de *cliente*, *paciente* ou outros termos. Utilizar os termos *familiares* ou *membros da família* ou *pessoas significativas* em lugar de *cônjuge*. Utilizar a palavra *profissional de saúde* em vez de *médico*
- Acrescentar os termos "conforme apropriado", "conforme necessário" ou "conforme prescrito" ao final das atividades que sejam importantes, porém utilizadas apenas em algumas ocasiões
- Verificar a consistência entre as atividades e a definição do título
- Organizar as atividades na ordem em que sejam geralmente realizadas, quando apropriado
- Listar as atividades de orientação por último

Passo 5. Descrever uma **fundamentação para inclusão** de uma nova intervenção e incluí-la na submissão. O solicitante deve *observar como a nova intervenção proposta difere das intervenções existentes*. Se uma nova intervenção exigir alterações nas intervenções existentes, essas alterações também devem ser submetidas.

INTERVENÇÃO REVISADA

Cada submissão de uma **intervenção revisada** deve incluir um título, uma definição, atividades, leituras sugeridas e uma fundamentação para revisão. Todas as submissões devem estar em inglês (EUA) e formatadas no mesmo estilo que aparece na NIC. Cada submissão de uma intervenção revisada deve indicar como as alterações propostas se relacionam com a intervenção existente. Para fazer isso, utilizar um recurso de **controle de alterações** de um *software* de processamento de texto. Se uma revisão significativa for feita, digitar novamente com as alterações claramente identificadas e certificar-se de que sua submissão seja fácil de compreender. Materiais que sejam muito difíceis de ler ou que estejam incompletos serão devolvidos ao solicitante.

Passo 1. Atualizar as **Leituras Sugeridas** com quatro a seis referências. Currículos centrais, padrões de prática publicados e declarações de diretrizes baseadas em evidências de grupos autorizados são preferíveis. Livros-texto reconhecidos (edição atual), artigos de periódicos, pesquisas publicadas e revisões narrativas, sistemáticas e integrativas publicadas; metassínteses ou metanálises (as mais recentes possíveis) podem ser submetidas como evidências que apoiam a intervenção e as atividades. Trabalhos clássicos relevantes podem ser incluídos. Listar as referências das leituras sugeridas no formato APA. Se a fonte de um *website* for utilizada, seguir o formato de referência mais atual fornecido pela APA.

Passo 2. Considerar o **título e a definição**. O objetivo é fazer o *mínimo* possível de alterações nas definições ou títulos. No entanto, se a prática aceita ou as declarações oficiais de padrões mudarem, essas alterações precisam ser refletidas na terminologia. Ao revisar os títulos e/ou definições, utilizar os **princípios gerais para os títulos de intervenções** e os **princípios gerais para definições de intervenções,** descritos anteriormente.

Passo 3. Atualizar as **atividades**. A maioria das alterações na prática será refletida nesta seção. Atualizar as atividades inclui excluir uma atividade se não for mais relevante, editar uma atividade para atualizá-la ou adicionar clareza e escrever uma nova atividade. Para atualizar as atividades, utilizar os seguintes **princípios gerais para as atividades:**

- Começar cada atividade com um verbo. Os possíveis verbos incluem auxiliar, administrar, explicar, evitar, inspecionar, facilitar, monitorar e utilizar. Empregar o verbo mais ativo que seja apropriado para a situação. Utilizar o termo *monitorar* em vez de *avaliar*. A monitoração é um tipo de avaliação, mas é feita após o diagnóstico como parte de uma intervenção e não como a preparação para fazer um diagnóstico. Evitar os termos *observar* e *avaliar*
- Manter as atividades as mais genéricas possíveis (p. ex., em vez de dizer "posicionar no leito *Kinair*", dizer "posicionar no leito terapêutico"). Eliminar marcas comerciais
- Evitar combinar duas ideias diferentes em uma atividade, a menos que ilustrem o mesmo ponto

- Evitar repetir uma ideia; quando duas atividades dizem a mesma coisa, mesmo em palavras diferentes, eliminar uma delas
- Concentrar-se nas atividades críticas; não se preocupar em incluir todas as atividades de apoio. O número de atividades depende das intervenções, mas, em média, utilizar lista de uma página
- Formular atividades semelhantes da mesma forma em todas as intervenções
- Utilizar a palavra *orientar* em vez de *ensinar*
- Formular atividades de forma que sejam claras, sem se referir ao paciente ou ao enfermeiro. Se o paciente precisar ser encaminhado, utilizar o termo *pessoa* em vez de *cliente, paciente* ou outros termos. Utilizar os termos *familiares* ou *membros da família* ou *pessoas significativas* em vez de *cônjuge*. Utilizar a palavra *profissional de saúde* em vez de *médico*
- Acrescentar os termos "conforme apropriado", "conforme necessário" ou "conforme prescrito" ao final das atividades que sejam importantes, mas utilizadas apenas em algumas ocasiões
- Verificar a consistência entre as atividades e a definição do título
- Organizar as atividades na ordem em que sejam normalmente realizadas, quando apropriado. Em geral, as atividades de orientação ocorrem no final da intervenção.

Passo 4. Fornecer uma **fundamentação** para as revisões que você está submetendo. Cada submissão para uma **intervenção revisada** deve indicar como as alterações propostas se relacionam com a intervenção existente. Fornecer uma **fundamentação convincente** se forem propostas quaisquer alterações da definição ou do título.

Por favor, fornecer as seguintes informações, conforme você deseja que apareçam no livro.

Preencher seu nome e credenciais: _____
Ocupação:_____
Local de trabalho: _____
Endereço: _____
Cidade, estado, código de endereçamento postal, país:_____
E-mail: _____

Favor enviar este formulário com a(s) intervenção(ões) nova(s) ou revisada(s) proposta(s) para:

Center for Nursing Classification & Clinical Effectiveness
NIC Review
The University of Iowa
College of Nursing 407 CNB
Iowa City, IA 52242-1121
(319) 335-7051
classification-center@uiowa.edu

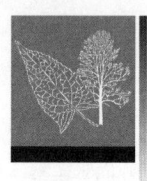

APÊNDICE C
Linha do Tempo e Destaques da NIC

1985

Nursing Interventions: Treatments for Nursing Diagnoses, editado por Bulechek e McCloskey e publicado por W.B. Saunders, é um dos dois primeiros livros a definir intervenções de enfermagem independentes.

1987

A equipe de pesquisa das intervenções é formada por Joanne McCloskey e Gloria Bulechek na University of Iowa.

1990

A Equipe de Pesquisa de Iowa liderada por Joanne McCloskey e Gloria Bulechek, incluindo Mary F. Clarke, é financiada com uma bolsa de pesquisa do National Institute of Nursing Research (1990-1993).

A primeira publicação impressa sobre a Classificação das Intervenções de Enfermagem (NIC) aparece no *Journal of Professional Nursing*.

1991

A American Nurses Association (ANA) reconhece a NIC.

1992

A primeira edição da *Classificação das Intervenções de Enfermagem* (NIC) é publicada pela Mosby.

O periódico *Nursing Clinics of North America* publica um volume inteiro (Nursing Interventions, 27[2]. Philadelphia: W.B. Saunders) com base na pesquisa com levantamento inicial sobre as intervenções da primeira edição da NIC.

Nursing Interventions: Essential Nursing Treatments, editado por Bulechek e McCloskey, é publicado pela W.B. Saunders.

1993

A NIC é adicionada ao *Unified Medical Language System Meta thesaurus* da National Library of Medicine.

O segundo financiamento de pesquisa para as intervenções NIC é concedido pelo NINR (junho 1993-1997; estendido até 1998), com Joanne McCloskey e Gloria Bulechek como pesquisadoras principais.

A NIC é incluída na *Classificação Internacional para Práticas de Enfermagem* (versão Alfa) do International Council of Nurses (ICN).

A publicação de *The NIC Letter* começa na University of Iowa.

1994

O *Cumulative Index to Nursing and Health Care Literature* (CINAHL) e a Silver Platter adicionam a NIC aos seus índices.

A Joint Commission on Accreditation of Health Care Organizations (JCAHO) inclui a NIC como um meio para seguir o padrão de coleta uniforme de dados.

A National League for Nursing (NLN) cria um vídeo que descreve o desenvolvimento e a realização de testes da NIC.

São concedidos recursos financeiros de eficiência institucional, para o preparo de candidatos a doutorado e pós-doutorado na University of Iowa, com Joanne McCloskey e Meridean Maas como diretoras.

O Nursing Classifications Fund é estabelecido na University of Iowa, com o objetivo de fornecer apoio financeiro contínuo para o desenvolvimento e aplicação da NIC e da NOC.

1995

O Center for Nursing Classification (o Centro) na University of Iowa é aprovado (13 de dezembro) pelo Iowa Board of Regents (sem financiamento) para facilitar a pesquisa e aplicação contínuas da NIC e da NOC. Um conselho consultivo de arrecadação de fundos para o Centro é instituído e seus membros são nomeados.

1996

A Mosby publica a segunda edição da *Classificação das Intervenções de Enfermagem* (NIC).

A primeira reunião do conselho consultivo de arrecadação de fundos para o Centro é realizada.

A *Social Policy Statement* da ANA inclui a definição das intervenções da NIC.

O primeiro fornecedor assina um contrato de licença para a NIC e a NOC.

A NIC é vinculada ao Sistema de Omaha e distribuída em uma monografia publicada pelo Centro.

1997

A *NIC Letter* torna-se *The NIC/NOC Letter*.

A primeira conferência internacional conjunta da North American Nursing Diagnosis Association (NANDA), NIC, NOC é realizada em St. Charles, Illinois.

1998

A NIC submete informações para o American National Standards Institute Health Informatics Standards Board (ANSI HISB) para o Inventory of Clinical Information Standards.

The NIC/NOC Letter é financiada pelo Mosby-Yearbook.

A NIC é traduzida em vários idiomas (holandês, coreano, chinês, francês, japonês, alemão e espanhol).

O Center for Nursing Classification recebe 3 anos de apoio do College of Nursing da University of Iowa (1998-2001) e ganha um espaço físico no quarto andar do College of Nursing, com Joanne McCloskey nomeada diretora.

As intervenções da NIC são associadas aos resultados da NOC em uma monografia publicada pelo Centro.

1999

O First Institute on Informatics and Classification é realizado na University of Iowa.

Nursing Interventions: Effective Nursing Treatments, editado por Bulechek e McCloskey, é publicado pela W.B. Saunders.

2000

A Mosby publica a terceira edição da *Classificação das Intervenções de Enfermagem (NIC)*.

A NNN Alliance é criada, tendo Dorothy Jones e Joanne Dochterman[*] como copresidentes.

A NIC e a NOC são associadas aos *Resident Asssment Protocols* (RAP) e ao *Outcome and Assessment Information Set* (OASIS).

O Second Institute on Informatics and Classification é realizado.

2001

O livro que associa as três linguagens – *Nursing Diagnoses, Outcomes, Interventions: NANDA, NOC e NIC Linkages* – é de autoria dos principais pesquisadores da NIC e da NOC e publicado pela Mosby.

A NNN Invitational Common Structure Conference é fundada pela National Library of Medicine (tendo Joanne Dochterman e Dorothy Jones como pesquisadoras principais) e realizada em Utica, Illinois, em agosto.

Um subsídio de financiamento de efetividade institucional (NINR & Agency for Healthcare Research and Quality [AHRQ]) é concedido para uma grande pesquisa em bancos de dados com o uso da NIC (Marita Titler e Joanne Dochterman). É o primeiro financiamento dessa modalidade para pesquisas de efetividade em enfermagem, nas quais se utiliza um banco de dados clínicos com linguagem de enfermagem padronizada. Mary F. Clarke é nomeada para a equipe de pesquisa.

A NIC é registrada no Health Level Seven (HL7).

O Third Institute on Informatics and Classification é realizado.

2002

A NNN Alliance realiza uma conferência internacional sobre linguagem, classificação e informática em enfermagem em Chicago, Illinois. Essa é uma substituição para a conferência bienal da NANDA. Um White Paper sobre o desenvolvimento de uma estrutura comum para NANDA, NIC e NOC é apresentado aos participantes da conferência.

A *Systematized Nomenclature of Medicine* (SNOMED) licencia a NIC para inclusão em seu banco de dados.

O Center for Nursing Classification expande seu nome para Center for Nursing Classification and Clinical Effectiveness; as doações chegam a US$ 600 mil.

O Fourth Institute on Informatics and Classification é realizado.

Um curso *online* de 4 horas sobre linguagens padronizadas, NANDA, NIC e NOC, é oferecido pelo Center for Nursing Classification and Clinical Effectiveness na University of Iowa.

A University of Iowa fornece, por meio de NINR, um segundo financiamento institucional para candidatos a doutorado e alunos de pós-doutorado em pesquisa sobre efetividade, com Joanne Dochterman e Martha Craft-Rosenberg como diretoras.

O cargo de Center Fellow é estabelecido (para auxiliar no desenvolvimento contínuo da NIC e da NOC) e cerca de 30 pessoas são nomeadas para um mandato de 3 anos, incluindo Mary F. Clarke.

A NIC comemora seu 10º aniversário.

2003

A ANA publica a Common Taxonomy of Nursing Practice em uma monografia, *Unifying Nursing Languages: The Harmonization of NANDA, NIC and NOC* (editada por Joanne Dochterman e Dorothy Jones).

---

[*]Joanne McCloskey mudou seu nome para Joanne Dochterman em 1999.

A primeira reunião da CNC Fellows é realizada em 11 de abril no College of Nursing da University of Iowa.

Um programa de *software* em CD-ROM sobre NANDA, NIC, NOC, com base no livro *Nursing Diagnoses, Outcomes, and Interventions: NANDA, NOC and NIC Linkages* é produzido pela Mosby.

O Center for Nursing Classification and Clinical Effectiveness recebe o Prêmio Internacional Sigma Theta Tau de conhecimento clínico com bolsa de auxílio financeiro.

O Fifth Institute on Nursing Informatics & Classification é realizado.

Elizabeth Swanson e Howard Butcher unem-se ao Conselho Executivo do CNC.

Howard Butcher aceita a nomeação como editor da NIC.

Uma versão em espanhol do curso *online*, *NIC and NOC 101: The Basics*, traduzida por Patricia Levi, é oferecida pelo Centro.

2004

A quarta edição da *Classificação das Intervenções de Enfermagem* e a terceira edição da *Classificação dos Resultados de Enfermagem* são publicadas pela Mosby.

A NNN Alliance realiza a segunda conferência internacional sobre linguagem, classificação e informática de enfermagem em Chicago, Illinois.

Joanne Dochterman se aposenta como diretora do Centro e Sue Moorhead é nomeada diretora efetiva a partir de 1º de julho.

Cheryl Wagner junta-se à equipe da NIC como doutoranda.

Uma monografia intitulada *Guideline for Conducting Effectiveness Research in Nursing and Other Health Care Services*, de autoria de Marita Titler, Joanne Dochterman e David Reed é publicada pelo Centro.

As doações ao Center for Nursing Classification and Clinical Effectiveness atingem US$ 700 mil.

2005

A NIC e a NOC são incorporadas às diretrizes para práticas baseadas em evidências do Gerontological Nursing Interventions Research Center (GNIRC) da University of Iowa.

O Sixth Institute on Nursing Informatics and Classification é realizado.

Os Center Fellows são renomeados para um mandato de 3 anos a partir de 1º de julho. Os Center Fellows adicionais são indicados e nomeados, incluindo Cheryl Wagner.

O Center for Nursing Classification & Clinical Effectiveness celebra seu 10º aniversário em dezembro.

O segundo evento *Annette Scheffel Fundraising* é realizado em 2 de dezembro com uma recepção e um leilão fechado ao vivo.

2006

A segunda edição do livro *NANDA, NOC e NIC Linkages: Nursing Diagnoses, Outcomes, and Interventions* é publicada pela Mosby.

A NNN Alliance realiza a terceira conferência internacional sobre linguagem, classificação e informática de enfermagem na Filadélfia, Pensilvânia.

Cinco novos Center Fellows são nomeados na reunião anual em abril.

O reconhecimento da NIC e da NOC pela American Nurses Association (ANA) é renovado.

2007

O Seventh Nursing Informatics and Classification é realizado entre 11 e 13 de junho.

O Centro oferece a primeira bolsa de pesquisa de US$ 10 mil.

2008

A quinta edição da *Classificação das Intervenções de Enfermagem* e a quarta edição da *Classificação dos Resultados de Enfermagem* são publicadas pela Mosby Elsevier.

Joanne Dochterman aposenta-se da Comissão Executiva do CNC.

O Eighth Institute on Nursing Informatics & Classification é realizado de 9 a 11 de junho.

O Centro torna-se um membro afiliado da Alliance for Nursing Informatics (ANI).

2009

O CNC envia materiais à ANA para o processo de Reconhecimento Bienal.

O CNC oferece a primeira bolsa de pós-doutorado de US$ 10 mil.

2010

O Centro oferece a primeira teleconferência para Ile Ife, Nigéria, realizada de 14 a 19 de março.

O Ninth Institute on Nursing Informatics and Classification é realizado de 9 a 11 de junho.

Uma grande reforma no Centro é concluída com a atualização de equipamentos eletrônicos para facilitar a manutenção das classificações.

2011

Cheryl Wagner aceita sua nomeação como editora da NIC.

A Elsevier cria uma página do *Facebook* para a NIC/NOC e um boletim informativo trimestral.

2012

A terceira edição do livro *NOC and NIC Linkages to NANDA-I and Clinical Conditions: Supporting Critical Reasoning and Quality Care* é publicada pela Elsevier Mosby.

O 20º aniversário da *Classificação das Intervenções de Enfermagem* e o 15º aniversário da *Classificação dos Resultados de Enfermagem* são comemorados com o 40º aniversário da NANDA International, na conferência NANDA-I, realizada em Houston, Texas.

2013

A sexta edição da *Classificação das Intervenções de Enfermagem* e a quinta edição da *Classificação dos Resultados de Enfermagem* são publicadas pela Mosby Elsevier.

O 10th Institute on Nursing Informatics and Classification é realizado de 13 a 14 de junho.

Sharon Sweeney, Coordenadora Administrativa, completa 10 anos de serviço ao Center for Nursing Classification and Clinical Effectiveness.

2014

Um *webinar, Transforming Nursing Education, Research, and Practice using the Nursing Interventions Classification*, é patrocinado e produzido pela Elsevier.

2015

O Center for Nursing Classification and Clinical Effectiveness comemora 20 anos como Centro do Iowa Board of Regents para facilitar a pesquisa e a implementação contínuas da NIC e da NOC.

2016

Várias traduções da NIC são disponibilizadas (chinês, holandês, alemão, italiano, francês, japonês, coreano, norueguês, português, espanhol). A Elsevier Japão começa a processar licenças para o idioma japonês.

Howard Butcher se torna Editor Supervisor do Gerontological Evidence-Based Practice Guidelines no Csomay Center da University of Iowa (anteriormente Gerontological Nursing Interventions Research Center) e integra as intervenções NIC e os resultados NOC em cada uma das diretrizes revisadas baseadas em evidências.

2017

A Elsevier expande o processo de licenciamento a outros escritórios internacionais.

2018

A sétima edição da *Classificação das Intervenções de Enfermagem* e a sexta edição da *Classificação dos Resultados de Enfermagem* são publicadas pela Elsevier (no Brasil, pelo Grupo GEN).

Noriko Abe é contratada como Coordenadora CNC (100%).

A comemoração do 120º aniversário da Enfermagem ocorre em Iowa.

2019

Joanne Dochterman se aposenta como editora da NIC, mas continua como consultora.

Howard Butcher aceita o cargo de professor na Christine E. Lynn College of Nursing na Florida Atlantic University em Boca Raton, Flórida.

Karen Dunn Lopez é contratada como diretora de pesquisa do Centro como parte de sua nomeação como professora titular associada em 1º de agosto.

Os termos da NIC e da NOC são atualizados no SNOMED Clinical Terms.

Cheryl Wagner é nomeada professora assistente adjunta no College of Nursing.

2020

Gloria Bulechek se aposenta como editora da NIC, mas continua como consultora.

Howard Butcher aceita o cargo de diretor do programa de doutorado na Christine E. Lynn College of Nursing na Florida Atlantic University em Boca Raton, Flórida.

Uma conferência de planejamento estratégico é realizada em fevereiro no College of Nursing para estabelecer um plano estratégico para os próximos 5 anos com apoio de uma consultoria externa.

Sue Moorhead deixa o cargo de diretora do Centro e Karen Dunn Lopez se torna diretora em 1º de julho.

O Centro comemora 25 anos como um Centro aprovado pelo Board of Regents no College of Nursing.

2021

Sue Moorhead se aposenta do College of Nursing em 1º de janeiro.

Três artigos que associam NANDA-I, NOC e NIC aos cuidados de pacientes, famílias e comunidades com covid-19 são publicados *no International Journal of Nursing Knowledge*.

Elspeth Adriana McMullan é contratada no CNC como Administradora/Especialista em Pesquisa do Centro em setembro.

Karen Dunn Lopez é empossada como membro da American Academy of Nursing.

Karen Dunn Lopez torna-se a representante do Centro na Alliance for Nursing Informatics.

Mary F. Clarke aceita a nomeação como editora da NIC.

2022

O 30º aniversário da *Classificação das Intervenções de Enfermagem* e o 25º aniversário da *Classificação dos Resultados de Enfermagem* são comemorados.

Howard K. Butcher é nomeado como integrante da American Academy of Nursing.

2024

A oitava edição da *Classificação das Intervenções de Enfermagem* e a sétima edição da *Classificação dos Resultados de Enfermagem* são publicadas pela Elsevier (no Brasil, pelo Grupo GEN).

Além dos eventos mencionados anteriormente, a NIC e a NOC foram apresentadas ao longo dos anos em inúmeras conferências nacionais e internacionais nos seguintes países: Andorra, Austrália, Áustria, Brasil, Canadá, Colômbia, República Tcheca, Dinamarca, Inglaterra, Estônia, França, Alemanha, Islândia, Irlanda, Itália, Japão, México, Holanda, Nigéria, Peru, Portugal, Eslováquia, Eslovênia, Espanha, Coreia do Sul, Suécia, Suíça, Taiwan, Turquia e País de Gales.

APÊNDICE D

Abreviações

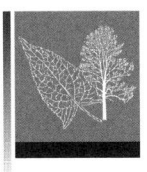

A-aDO$_2$	Diferença de pressão alveoloarterial de oxigênio (do inglês, *Alveolar arterial Oxygen Pressure Difference*)	EMG	Eletromiografia
ABG	Gasometria arterial (do inglês, *Arterial Blood Gas*)	EP	Embolia pulmonar
		EPI	Equipamento de proteção individual
		ESV	Extrassístole ventricular
ABO	Tipos de sangue A, B, O	ETI	Equivalente a tempo integral
ACLS	Suporte avançado de vida em cardiologia (do inglês, *Advanced Cardiac Life Support*)	FC	Frequência cardíaca
		FDA	Food and Drug Administration
ADM	Amplitude de movimento	FiO$_2$	Fração inspirada de oxigênio
AIDS	Síndrome da imunodeficiência adquirida (do inglês, *Acquired Immune Deficiency Syndrome*)	g	Grama
		GEP	Gastrostomia endoscópica percutânea
		GI	Gastrintestinal
AINE	Anti-inflamatório não esteroide	GSSO	Gestão de segurança e saúde ocupacional
AIVD	Atividades instrumentais da vida diária	HAD	Hormônio antidiurético
APA	Agência de Proteção Ambiental	HAPI	Lesão por pressão adquirida no hospital (do inglês, *Hospital Associated Pressure Injury*)
App	Aplicativo		
AST	Aspartato aminotransferase	Hb	Hemoglobina
AV	Atrioventricular	HC	Hemograma completo
AVD	Atividades de vida diária	HCl	Ácido clorídrico
B$_3$	3ª bulha cardíaca	HCO$_3$	Bicarbonato
B$_4$	4ª bulha cardíaca	HEPA	Ar particulado de alta eficiência (do inglês, *High Efficiency Particulate Air*)
BE	Excesso de bases (do inglês, *Base Excess*)		
C	Celsius	Hg	Mercúrio
Ca	Cálcio	HIV	Vírus da imunodeficiência humana (do inglês, *Human Immunodeficiency Virus*)
cc	Centímetro cúbico		
CDC	Centro de Controle e Prevenção de Doenças (do inglês, *Centers for Disease Control and Prevention*)	HPV	Papilomavírus humano (do inglês, *Human Papilloma Virus*)
		Ht	Hematócrito
CDIA	Cardioversor desfibrilador implantável automático	I & E	Ingestão e excreção
		IC	Índice cardíaco
CK	Creatina quinase (do inglês, *Creatinine Kinase*)	ICS-CVC	Infecção da corrente sanguínea associada ao cateter venoso central
CL	Cabeceira do leito		
cm	Centímetro	IM	Intramuscular
CO$_2$	Dióxido de carbono (do inglês, *Carbon dioxide*)	IMC	Índice de massa corporal
		IRAS	Infecção relacionada à assistência à saúde
Cr	Creatinina	IRB	Conselho de revisão institucional (do inglês, *Institutional Review Board*)
CVF	Capacidade vital forçada		
D$_5$W	Dextrose a 5% em água (do inglês, *Dextrose 5% in Water*)	IST	Infecção sexualmente transmissível
		ITU-AC	Infecção do trato urinário associada ao cateter
DAVC	Dispositivo de acesso venoso central	IV	Intravenoso(a)
DavO$_2$	Diferença arteriovenosa de oxigênio	K	Potássio
DC	Débito cardíaco	ℓ	Litro
DEA	Desfibrilador externo automático	LCR	Líquido cefalorraquidiano
DNA	Ácido desoxirribonucleico (do inglês, *Deoxyribonucleic Acid*)	LDH	Lactato desidrogenase (do inglês, *Lactate Dehydrogenase*)
DPOC	Doença pulmonar obstrutiva crônica	LDL	Lipoproteína de baixa densidade (do inglês, *Low-Density Lipoprotein*)
DST	Doença sexualmente transmissível		
DTP	Difteria, tétano e coqueluche (do inglês, *Diphtheria, Tetanus and Pertussis*)	LOC	Nível de consciência (do inglês, *Level Of Consciousness*)
DVJ	Distensão venosa jugular		
ECG	Eletrocardiograma	mA	miliAmpere
ECMO	Oxigenação por membrana extracorpórea (do inglês, *Extracorporeal Membrane Oxygenation*)	MAR	Registro de administração de medicamentos (do inglês, *Medication Administration Record*)
ECT	Eletroconvulsoterapia		
EEG	Eletroencefalograma		

MAST	Calças antichoque para militares (do inglês, *Military Antishock Trousers*)	Q_{sp}/Q_t	Fluxo sanguíneo fisiológico por minuto/débito cardíaco por minuto
MEO	Movimento extraocular	RCP	Reanimação/Ressuscitação cardiopulmonar
mEq	Miliequivalente	REM	Movimento rápido dos olhos (do inglês, *Rapid Eye Movement*)
mEq/h	Miliequivalente por hora		
mEq/ℓ	Miliequivalente por litro	Rh	Antígeno *rhesus*
mg	Miligrama	RN	Enfermeiro(a) registrado(a) (do inglês, *Registered Nurse*)
mg/dℓ	Miligrama por decilitro		
min	Minuto	RSP	Registro de saúde pessoal
MIP	Medicamento isento de prescrição (OTC; do inglês, *Over the Counter*)	RVS	Resistência vascular sistêmica
		S/N	Se necessário
mℓ	Mililitro	SaO_2	Saturação (arterial) de oxigênio
mℓ/kg/h	Mililitro por quilograma por hora	SARS-COV-2	Síndrome respiratória aguda grave por Coronavírus 2 (do inglês, *Severe Acute Respiratory Syndrome Coronavirus 2*)
mm	Milímetro		
mmHg	Milímetros de mercúrio		
mmol/ℓ	Milimoles por litro	SC	Subcutâneo(a)
MMR	Sarampo, caxumba e rubéola (do inglês, *Measles, Mumps, Rubella*)	SDRA	Síndrome do desconforto respiratório do adulto
		SIADH	Síndrome de secreção inapropriada do hormônio antidiurético (do inglês, *Syndrome of Inappropriate AntiDiuretic Hormone*)
mOsm/ℓ	Miliosmoles por litro		
Na	Sódio		
NG	Nasogástrico	SNC	Sistema nervoso central
NPO	*Non Per Os* (nada por via oral)	SPF	Fator de proteção solar (do inglês, *Sun Protection Factor*)
NPT	Nutrição parenteral total		
NUS	Nitrogênio ureico do sangue	SPM	Síndrome pré-menstrual
oz	Onça	SpO_2	Saturação (periférica) de oxigênio
PA	Pressão arterial	SvO_2	Saturação (venosa) de oxigênio
$PaCO_2$	Pressão arterial parcial de dióxido de carbono	TC	Tomografia computadorizada
PAM	Pressão arterial média	TCA	Tempo de coagulação ativada
PaO_2	Pressão arterial parcial de oxigênio	TE	Tubo endotraqueal
PAP	Pressão de artéria pulmonar	TENS	Estimulação elétrica nervosa transcutânea (do inglês, *Transcutaneous electrical nerve stimulation*)
PAPC	Pressão de artéria pulmonar em cunha		
PCA	Analgesia controlada pelo paciente (do inglês, *Patient-Controlled Analgesia*)	TFG	Taxa de filtração glomerular
		TFP	Testes de função pulmonar
pCO_2	Pressão parcial de dióxido de carbono	THC	Tetra-hidrocanabinol
PCPC	Pressão capilar pulmonar em cunha	TP	Tempo de protrombina
PEEP	Pressão expiratória final positiva (do inglês, *Positive End Expiratory Pressure*)	TTP	Tempo de tromboplastina parcial
		TVP	Trombose venosa profunda
PERRLA	Pupilas simétricas, redondas, reativas à luz e acomodação (do inglês, *Pupils Equal Round and Reactive to Light and Accommodation*)	UTI	Unidade de terapia intensiva
		V/Q scan	Cintilografia de ventilação-perfusão (VQ) pulmonar
PFE	Pico do fluxo expiratório	VAOE	Via aérea com obturador esofágico
pH	Potencial hidrogeniônico	V_d/V_t	Espaço morto fisiológico/volume corrente
PIC	Pressão intracraniana	VEF_1	Volume expiratório forçado em 1 segundo
PICC	Cateter central de inserção periférica (do inglês, *Peripherally Inserted Central Catheter*)	VO	Via oral
		VVM	Volume voluntário máximo
PO_4	Fosfato	WBC	Contagem de glóbulos brancos/leucócitos (do inglês, *White Blood Cell/White Blood Count*)
PPC	Pressão de perfusão cerebral		
PPCVA	Pressão positiva contínua nas vias aéreas (em inglês, CPAP, *Continuous Positive Airway Pressure*)	WOCN	Enfermagem em estomaterapia: ferida, estoma e continência (do inglês, *Wound Ostomy Continence Nurse*)
PVC	Pressão venosa central		

APÊNDICE E
Edições e Traduções Anteriores

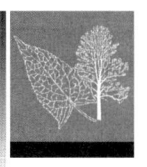

McCloskey, J. C., & Bulechek, G. M. (eds.). (1992). *Nursing Interventions Classification (NIC)*. Mosby. [336 intervenções]
- Traduzida para o francês, 1996, Décarie Éditeur.

McCloskey, J. C., & Bulechek, G. M. (eds.). (1996). *Nursing Interventions Classification (NIC)* (2. ed.). Mosby. [433 intervenções]
- Traduzida para o chinês (tradicional), 1999, Farseeing
- Traduzida para o holandês, 1997, Tijdstroom
- Traduzida para o francês, 2000, Masson
- Traduzida para o japonês, 2001, Nankodo
- Traduzida para o coreano, 1998, Hyun Moon Sa
- Traduzida para o espanhol, 1999, Editorial Sintesis.

McCloskey, J. C., & Bulechek, G. M. (eds.). (2000). *Nursing Interventions Classification (NIC)* (3. ed.). Mosby. [486 intervenções]
- Traduzida para o holandês, 2002, Elsevier
- Traduzida para o japonês, 2002, Nankodo
- Traduzida para o português, 2004, Artmed Editora S.A.
- Traduzida para o espanhol, 2001, Harcourt.

Dochterman, J. M., & Bulechek, G. M. (eds.). (2004). *Nursing Interventions Classification (NIC)* (4. ed.). Mosby [514 intervenções]
- Traduzida para o italiano, 2007, Casa Editrice Ambrosiana
- Traduzida para o japonês, 2006, Nankodo
- Traduzida para o norueguês, 2006, Akribe
- Traduzida para o português, 2008, Artmed Editora S.A.

Bulechek, G., Butcher, H., & Dochterman, J. (eds.). (2008). *Nursing Interventions Classification (NIC)* (5. ed.). Mosby/Elsevier. [542 intervenções]
- Traduzida para o chinês (simplificado), 2009, Peking University Medical Press
- Traduzida para o chinês (tradicional), 2011, Elsevier Taiwan
- Traduzida para o holandês, 2010, Elsevier Gezondheidszorg
- Traduzida para o japonês, 2009, Nankodo
- Traduzida para o português, 2010, Elsevier Editora
- Traduzida para o espanhol, 2009, Elsevier España.

Bulechek, G., Butcher, H., Dochterman, J., & Wagner, C. (eds.). (2013). *Nursing Interventions Classification (NIC)* (6. ed.). Elsevier Mosby. [554 intervenções]
- Traduzida para o holandês, 2016, Bohn Stafleu van Loghum
- Traduzida para o alemão, 2016, Hogrefe Verlag
- Traduzida para o indonésio, 2016, CV. Mocomedia/Elsevier
- Traduzida para o italiano, 2020, Casa Editrice Ambrosiana
- Traduzida para o japonês, 2015, Elsevier Japan
- Traduzida para o português, 2016, Elsevier Editora
- Traduzida para o espanhol, 2014, Elsevier España
- Traduzida para o turco, 2017, Nobel Tip Kitabevler/Elsevier.

Butcher, H., Bulechek, G., Dochterman, J., & Wagner, C. (eds.). (2018). *Nursing Interventions Classification (NIC)* (7. ed.). Elsevier. [565 intervenções]
- Traduzida para o holandês, 2020, Bohn Stafleu van Loghum
- Traduzida para o indonésio, 2019, CV. Mocomedia/Elsevier
- Traduzida para o italiano, 2020, CV. Casa Editrice Ambrosiana
- Traduzida para o japonês, 2018, Elsevier Japan
- Traduzido para o português, 2020, GEN Guanabara Koogan
- Traduzido para o espanhol, 2018, Elsevier España.

Índice Alfabético

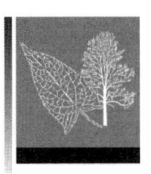

A

Abreviações, 507
Abstinência
- de álcool, 414
- de drogas, 414
Abuso
- apoio à proteção contra, 86
- de álcool, 490
- de drogas, 490
- proteção contra, 86
- sexual, 215
Aceitabilidade do paciente, 8
Acesso para diálise, 296
Acidose
- metabólica, 119
- respiratória, 120
Acompanhamento
- da alta, 54
- físico, 54
Aconselhamento, 54
- à preconcepção, 55
- genético, 56
- nutricional, 56
- para lactação, 57
- sexual, 58
Acordo para mudança de comportamento, 59
Acupressão, 59
Adaptação
- à deficiência física, 475, 480
- psicossocial, mudança de vida, 480, 484
Administração
- de analgésicos, 60, 61
- - intraespinal, 61
- de anestesia, 61
- de enema, 62
- de hemocomponentes e hemoderivados, 63
- de medicamentos, 63
- - enteral, 64
- - inalatória, 65
- - infusão subcutânea contínua, 66
- - interpleural, 67
- - intradérmica, 68
- - intraespinal, 68
- - intramuscular (IM), 69
- - intraocular, 70
- - intraóssea, 71
- - intravenosa (IV), 72
- - nasal, 73
- - oftálmica, 74
- - oral, 75
- - otológica, 76
- - reservatório ventricular, 76
- - retal, 77
- - subcutânea, 78
- - tópica, 79
- - vaginal, 80
- de nutrição parenteral total (NPT), 80
Admissão, 221
Adolescente, cuidado ao, 193
Alcalose
- metabólica, 121
- respiratória, 122
Alergias, controle de, 146
Alimentação, 81, 82
- com copo, recém-nascido, 82
- por mamadeira, 82
- por sonda enteral, 82
Alocação de recursos, 14
Alongamento, 366
Alterações nas intervenções, 495, 497
Alucinações, 147
- controle de, 147
Ambiente, controle do, 176
- comunidade, 177
- prevenção de violência, 177
- segurança, 177, 178
- - do trabalhador, 178
Amnioinfusão, 83
Amostra(s)
- de sangue
- - arterial, 369
- - venoso, 369
- para exames, controle de, 147
Amputação, 221
Anafilaxia, controle da, 122
Analgesia controlada pelo paciente (PCA), 95
Analgésicos, administração de, 60, 61
- intraespinal, 61
Análise de *big data*, 27
Anestesia, administração de, 61
Aparelho gessado
- manutenção, 198
- úmido, 199
Aplicação de calor/frio, 84
Apoio
- à família, 84
- a irmãos, 85
- a procedimento lactente, 86
- à proteção contra abuso, 86
- - criança, 87
- - idoso, 88
- - parceiro no lar, 90
- - religioso, 91

- à tomada de decisão, 91
- ao cuidador, 91
- ao sustento, 92
- emocional, 92
- espiritual, 93
- social, 489
Aprendizagem, 267
Aromaterapia, 93
Arritmias, controle de, 148
Arteterapia, 94
Artigos de látex, 341
Asma, controle da, 123
Aspiração de vias aéreas, 94
Assertividade, 416
Assistência
- à analgesia controlada pelo paciente (PCA), 95
- cirúrgica, 95
- em exames, 96
- na automodificação, 96
- no autocuidado, 97, 98, 99
- - transferências, 98
- - uso do vaso sanitário, 99
- no controle da raiva, 99
- no enfrentamento, 32, 42
- para acesso ao prontuário eletrônico de saúde, 100
- para ganho de peso, 100
- para manutenção do lar, 101
- para parar de fumar, 101
- para redução de peso, 102
- quanto a recursos financeiros, 103
- ventilatória, 103
Atribuição de mérito, 104
Aumento da capacidade funcional, 104
Autoagressão, 179
Autocontrole
- câncer, 475
- distúrbio lipídico, 488
- do comportamento impulsivo, 490
- doença
- - arterial coronariana, 482
- - inflamatória intestinal, 480
Autoeficácia, melhora da, 299
Autoestima, melhora da, 299
Auto-hipnose, 267
Autopercepção, melhora da, 300
Autorização do seguro, 105
Autorresponsabilidade, 268
Autossugestão, 416
Autotransfusão, 105
Avaliação
- da visão, 106
- de produto, 106
- de saúde, 107

B

Banho, 108
Base de pesquisa para a intervenção, 7
Biblioterapia, 108

Biofeedback, 109
Bioterrorismo, 346
Brinquedo terapêutico, 109

C

Cabelo e o couro cabeludo, 212
Cadeia de suprimentos, controle da, 124
Cadeira de rodas, 332
Caminho crítico, 234
Câncer de pulmão, 474, 475
Cannabis medicinal, 168
Capacidade do enfermeiro, 8
Captação de órgãos, 110
Características do diagnóstico de enfermagem, 7
Carga de trabalho, 26
Catástrofe(s), 347
- comunitária, 419
Cateter(es)
- gastrintestinal, 201
- linha umbilical, 202
- urinário, 202
Cateteres/drenos, 200, 201
- ventriculostomia/dreno lombar, 201
Cateterismo
- nasogástrico, 110
- vesical, 111, 112
- - externo, 111
- - intermitente, 112
Células-tronco, infusão de, 288
Center for Nursing Classification and Clinical Effectiveness (CNC), 5
Centro de emergência, 419
Checagem de substância controlada, 112
Choque
- controle de, 148
- cardiogênico, 149
- hipovolêmico, 149
- séptico, 150
- vasogênico, 151
- prevenção de, 351
Ciclo de Vida de Desenvolvimento de Sistemas (SDLC), 10
Circuncisão, 203
Cirurgia para perda de peso, 328
Classificação
- de Intervenções de Enfermagem (NIC), 2
- de Resultados de Enfermagem (NOC), 4
Coaching em saúde, 113
Colaboração
- com prestadores de cuidados de saúde, 113
- melhora da, 300
Coleta
- de amostra de sangue capilar, 114
- de dados forenses, 114
Colite ulcerativa, 479
Combinação de funcionários, 26
Comportamento
- controle do, 178

- - autoagressão, 179
- - desatenção e hiperatividade, 180
- - sexual, 180
- de adesão, 490
- de autocuidado, 490
- - atividades de vida diária (AVD), 484
- de cessação do
- - abuso de álcool, 490
- - abuso de drogas, 490
- - tabagismo, 483
- de imunização, 485
- de manutenção do peso, 475, 480, 483, 488
- de promoção da saúde, 475, 483, 488
- modificação do, 310, 311
- - habilidades sociais, 311
Comunicação, melhora da
- déficit auditivo, 301
- déficit da fala, 301
- déficit visual, 302
Comunidade, 33
Condições clínicas, 474
Conforto, controle do, 181
Conhecimento
- controle
- - da doença inflamatória intestinal, 480
- - do câncer, 476
- - do distúrbio lipídico, 488
- - do estresse, 490
- estilo de vida saudável, 490
- processo de doença, 485
Conjunto
- de Dados Mínimos de Enfermagem, 15
- de Informações de Resultados e Avaliação (OASIS – *Outcome and Assessment Information Set*), 4
Consequências da dependência de substâncias, 491
Conservação de energia, 485
Constipação, controle de, 151
Consulta, 115
- por telecomunicação, 116
Contenção
- de custos, 116
- física, 117
- química, 118
Contracepção, 330
Controle
- acidobásico, 118
- - acidose
- - - metabólica, 119
- - - respiratória, 120
- - alcalose
- - - metabólica, 121
- - - respiratória, 122
- da anafilaxia, 122
- da asma, 123
- da atividade e do exercício, 32, 34
- da cadeia de suprimentos, 124
- da demência, 124
- - banho, 125
- - perambulação, 126

- da diarreia, 126
- da disreflexia, 127
- da dor no trabalho de parto, 127
- da eletroconvulsoterapia (ECT), 128
- da eliminação, 32, 34
- - urinária, 129
- da hiperglicemia, 129
- da hiperlipidemia, 130
- da hipertensão, 131
- da hipertermia, 132
- da hipervolemia, 132
- da hipoglicemia, 133
- da hipotensão, 134
- da hipovolemia, 134
- da imobilidade, 32, 34
- da instrumentação cirúrgica, 135
- da negligência unilateral, 136
- da pele/lesões, 32, 38
- da perfusão tissular, 32
- da quimioterapia, 137
- da radioterapia, 138
- da raiva, 99
- da sedação, 139
- da sensibilidade periférica, 139
- da síndrome pré-menstrual (SPM), 140
- da tecnologia, 140
- - reprodutiva, 141
- da termorregulação, 141
- da vacinação, 142
- da ventilação mecânica
- - invasiva, 143
- - não invasiva, 144
- - prevenção de pneumonia, 145
- das informações, 33, 49
- de alergias, 146
- de alucinações, 147
- de amostras para exames, 147
- de arritmias, 148
- de choque, 148
- - cardiogênico, 149
- - hipovolêmico, 149
- - séptico, 150
- - vasogênico, 151
- de constipação, 151
- de convulsões, 152
- de crises, 33, 44
- de dispositivo de acesso venoso central
- - inserção central, 152
- - inserção periférica, 153
- de doenças transmissíveis, 153
- de dor
- - aguda, 154
- - crônica, 154
- de edema cerebral, 155
- de eletrólitos, 156
- - hipercalcemia, 156
- - hiperfosfatemia, 157
- - hipermagnesemia, 157
- - hipernatremia, 158
- - hiperpotassemia, 159

- - hipocalcemia, 160
- - hipofosfatemia, 161
- - hipomagnesemia, 161
- - hiponatremia, 162
- - hipopotassemia, 163
- de energia, 164
- de ideias delirantes, 165
- de impulsos, 418
- de infecção, 165, 167, 241
- - intraoperatório, 167
- de medicamentos, 32, 36, 167, 168
- - *cannabis* medicinal, 168
- - dispositivo de infusão portátil, 168
- de náusea, 169
- de perfusão tissular, 39
- de prurido, 170
- de qualidade, 170
- de risco(s), 33, 45
- - câncer, 476
- - da comunidade, 33, 51
- - distúrbio lipídico, 488
- - processo infeccioso, 485
- - uso de álcool, 491
- - uso de drogas, 491
- - uso de tabaco, 491
- de sintomas, 476, 481, 483, 485, 488
- de situação perigosa, 171
- de terapia trombolítica, 171
- de transtornos alimentares, 172
- de vias aéreas, 173
- - artificiais, 173
- de volume de líquidos, 174, 175
- - e eletrólitos, 175
- do ambiente, 176-178
- - comunidade, 177
- - prevenção de violência, 177
- - segurança, 177, 178
- - - do trabalhador, 178
- do comportamento, 178-180
- - autoagressão, 179
- - desatenção e hiperatividade, 180
- - sexual, 180
- do conforto, 181
- do delírio, 182
- do desfibrilador
- - externo, 182
- - interno, 183
- do humor, 184
- do marca-passo
- - definitivo, 185
- - temporário, 187
- do peso, 188
- do pessário, 188
- do prolapso retal, 189
- do risco cardíaco, 189
- do sistema de saúde, 33, 49
- do vômito, 190
- eletrolítico e acidobásico, 32, 36
- intestinal, 191
- muscular, 394

- neurológico, 32, 37
- no uso do torniquete pneumático, 191
- nutricional, 192
- respiratório, 32, 38
Convulsões, 152, 337
- controle de, 152
Coordenação pré-operatória, 193
Crenças de saúde controle percebido, 476, 481
Crescimento espiritual, 272
Cuidado(s)
- ao adolescente, 193
- ao longo da vida, 33, 47
- cardíacos, 195, 196
- - fase aguda, 195
- - reabilitação, 196
- circulatórios
- - equipamento de suporte circulatório mecânico, 197
- - insuficiência arterial, 197
- - insuficiência venosa, 198
- com aparelho gessado
- - manutenção, 198
- - úmido, 199
- com as orelhas, 199
- com as unhas, 200
- com cateter(es)
- - gastrintestinal, 201
- - linha umbilical, 202
- - urinário, 202
- com cateteres/drenos, 200, 201
- - ventriculostomia/dreno lombar, 201
- com circuncisão, 203
- com dreno torácico, 203
- com estomias, 204
- com lactente, 205-207
- - apoio ao exame oftalmológico, 206
- - pré-termo, 206
- - recém-nascido, 207
- com lentes de contato, 208
- com lesões, 209-211
- - drenagem fechada, 210
- - lesão que não cicatriza, 210
- - por pressão, 209
- - proteção, 211
- - queimaduras, 211
- com o cabelo e o couro cabeludo, 212
- com o local da incisão, 212
- com o repouso no leito, 213
- com os olhos, 213
- com os pés, 214
- com tração/imobilização, 215
- com trauma por abuso sexual, 215
- da pele
- - local da doação, 216
- - local do enxerto, 216
- - tratamento tópico, 216
- - uso de produtos absorventes, 217
- de emergência, 218
- durante o parto, 219, 220
- - parto de alto risco, 220
- durante o repouso do cuidador, 220

infantil, 194
na admissão, 221
na amputação, 221
na criação de filhos, 33, 47
na embolia
- periférica, 222
- pulmonar, 223
na gestação e no nascimento de filhos, 33, 46
na gravidez de alto risco, 224
na incontinência
- intestinal, 225
- - encoprese, 225
- urinária, 226
- - enurese, 226
- na interrupção da gravidez, 227
- na retenção urinária, 227
- no luto, 228
- no parto cesáreo, 228
- no pré-natal, 229
- no processo de morrer, 229
- perineais, 230
- perioperatórios, 32, 37
- pós-anestesia, 230
- pós-morte, 231
- pós-parto, 231
Custeio, 14
Custo, 14, 26
- do cuidado, 26

D

Dados
- da prática de enfermagem, 13
- laboratoriais, 290
Dançaterapia, 233
Data
- de admissão, 25
- de alta, 26
- de nascimento, 25
Deambulação, 395
Defesa da saúde comunitária, 233
Déficit
- auditivo, 301
- da fala, 301
- visual, 302
Deglutição, 397
Delegação, 233
Delineamento e teste de intervenções complexas, 27
Delírio, controle do, 182
Demência, controle da, 124
- banho, 125
- perambulação, 126
Dependência religiosa, 397
Depoimento, 234
Desatenção e hiperatividade, 180
Desenvolvimento
- de caminho crítico, 234
- de interação nos cuidados, 235
- de programa de saúde, 235
- de saúde comunitária, 236
- do adolescente de 12 a 21 anos, 242

- do lactente
- - de 0 a 3 meses, 242
- - de 4 a 6 meses, 243
- - de 7 a 9 meses, 243
- - de 10 a 12 meses, 244
- na meia-infância de 6 a 12 anos, 244
- na primeira infância de 1 a 5 anos, 244
- profissional, 273
Desfibrilador
- externo, 182
- interno, 183
Desmame da ventilação mecânica, 236
Detecção de tráfico humano, 237
Determinação do custo dos serviços de enfermagem prestados, 14
Diagnóstico
- da enfermagem, 25
- médico, 25
Diálise peritoneal, 398
Diarreia, controle da, 126
Dieta prescrita, 245
Diretrizes
- para abreviar atividades NIC para que caibam em um sistema informatizado, 12
- para submissão de uma intervenção NIC nova ou revisada, 499
Disposição, 26
Dispositivo
- de acesso venoso central
- - inserção central, 152
- - inserção periférica, 153
- de infusão portátil, 168
Disreflexia, controle da, 127
Distância física, 268
Distração, 238
Distribuição da equipe de enfermagem e dos suprimentos, 14
Dizer a verdade, 238
Doação de sangue, 370
Documentação, 239
- reuniões, 239
Doença(s)
- arterial coronariana, 482
- de Crohn, 479
- por coronavírus 2019, 484
- transmissíveis, controle de, 153
Dor
- aguda, 154
- crônica, 154
- no trabalho de parto, controle da, 127
Dreno torácico, 203

E

Edema cerebral, controle de, 155
Edições e traduções anteriores, 509
Educação
- da equipe, 14
- em saúde, 32, 42, 240
Elementos de dados para pesquisa de efetividade em enfermagem, 25

Eletroconvulsoterapia (ECT), controle da, 128
Eletrólitos, controle de, 156
- hipercalcemia, 156
- hiperfosfatemia, 157
- hipermagnesemia, 157
- hipernatremia, 158
- hiperpotassemia, 159
- hipocalcemia, 160
- hipofosfatemia, 161
- hipomagnesemia, 161
- hiponatremia, 162
- hipopotassemia, 163
Eliminação
- intestinal, 481
- urinária, controle da, 129
Embolia, 222, 223, 337
- periférica, 222
- pulmonar, 223
Emergência, 218
Encaminhamento, 241
Encoprese, 225
Enema, administração de, 62
Energia controle de, 164
Enfermagem
- clínica e cirúrgica, 427
- de bordo, 428
- em acampamento, 428
- em anestesiologia e cuidados pós-anestesia, 428
- em catástrofes, 429
- em cirurgia plástica, 429
- em controle de infecção e epidemiológica, 430
- em cuidados
- - ambulatoriais, 430
- - de HIV/AIDS, 431
- em deficiência do desenvolvimento, 431
- em dependência química, 431
- em dermatologia, 432
- em diabetes, 432
- em emergência, 433
- em feridas, estomias e continências, 433
- em gastrenterologia, 434
- em genética, 434
- em gerontologia, 434
- em hematologia e oncologia pediátrica, 435
- em informática, 435
- em instituições de longa permanência e cuidados paliativos, 436
- em lesão de medula espinal, 436
- em nefrologia, 438
- em neonatologia, 437
- em neurologia, 438
- em obstetrícia, 439
- em oftalmologia, 439
- em oncologia, 439
- em ortopedia, 440
- em otorrinolaringologia e cabeça/pescoço, 440
- em pediatria, 441
- em psiquiatria de crianças e adolescentes, 441
- em queimaduras, 442
- em radiologia, 442
- em reabilitação, 443
- em saúde
- - domiciliar, 443
- - em viagens, 444
- - escolar, 444
- - mental e psiquiátrica, 445
- - ocupacional, 446
- - pública comunitária, 446
- em sistema prisional, 447
- em terapia
- - infusional, 447
- - intensiva, 448
- em transplante, 448
- em urologia, 449
- em violência doméstica, 449
- escolar, 450
- forense, 450
- holística, 451
- legal, 451
- materno-infantil, 451
- no controle da dor, 452
- no parto, 452
- paroquial, 453
- perioperatória, 453
- vascular, 454
Enfrentamento, 306, 476
Ensino
- controle de infecção, 241
- desenvolvimento
- - do adolescente de 12 a 21 anos, 242
- - do lactente
- - - de 0 a 3 meses, 242
- - - de 4 a 6 meses, 243
- - - de 7 a 9 meses, 243
- - - de 10 a 12 meses, 244
- - na meia-infância de 6 a 12 anos, 244
- - na primeira infância de 1 a 5 anos, 244
- dieta prescrita, 245
- exercício prescrito, 245
- grupo, 246
- habilidades psicomotoras, 247
- indivíduo, 247
- medicamento prescrito, 248
- nutrição
- - do adolescente de 12 a 21 anos, 249
- - do lactente
- - - de 0 a 3 meses, 249
- - - de 4 a 6 meses, 249
- - - de 7 a 9 meses, 250
- - - de 10 a 12 meses, 250
- - infantil
- - - de 13 a 18 meses, 250
- - - de 19 a 24 meses, 250
- - - de 25 a 36 meses, 251
- - na meia-infância de 6 a 12 anos, 251
- - na primeira infância de 1 a 5 anos, 251
- pré-operatório, 252
- prevenção de lesões desportivas, 252
- procedimentos ou tratamentos, 253
- processo de doença, 254

segurança
- do adolescente de 12 a 21 anos, 254
- do lactente
- - de 0 a 3 meses, 255
- - de 4 a 6 meses, 255
- - de 7 a 9 meses, 255
- - de 10 a 12 meses, 256
- - infantil
- - - de 13 a 18 meses, 256
- - - de 19 a 24 meses, 256
- - - de 25 a 36 meses, 256
- - na meia-infância de 6 a 12 anos, 257
- - na primeira infância de 1 a 5 anos, 257
- sexo seguro, 258
- sexualidade, 258
- treinamento dos esfíncteres, 259
Entrevista motivacional, 259
Enurese, 226
Envolvimento social, 481
Equilíbrio, 396
- do volume de líquidos, 477, 481, 485
- eletrolítico, 477
Equipamento de suporte circulatório mecânico, 197
Escala de gravidade do paciente segundo a NIC, 16
Esclarecimento de valores, 260
Escuta ativa, 260
Esperança, 477
Estabelecimento
- de limites, 261
- de metas mútuas, 261
Estado
- civil, 25
- de conforto, 477, 481, 485
- nutricional, 477, 481, 485, 489
Estimulação
- cognitiva, 262
- cutânea, 262
- da tosse, 263
- elétrica nervosa transcutânea (TENS), 263
Estímulo para rituais religiosos, 264
Estomias, 204
Etapas para implementação da NIC
- em um ambiente educacional, 18
- em uma instituição de prática clínica, 11
Exame
- das mamas, 264
- oftalmológico, 206
Exercício
- para a musculatura pélvica, 265
- prescrito, 245
Extubação endotraqueal, 265
- paliativa, 266

F

Facilitação
- da aprendizagem, 267
- da auto-hipnose, 267
- da autorresponsabilidade, 268
- da distância física, 268
- da justiça social, 269
- da meditação, 270
- da presença da família, 270
- da quarentena, 271
- da visita, 271
- de licença, 272
- do autocuidado, 32, 35
- do crescimento espiritual, 272
- do desenvolvimento profissional, 273
- do perdão, 273
- do processo
- - de culpa, 274
- - de pesar, 274, 275
- - - morte perinatal, 275
Família, 33
Fertilidade, preservação da, 350
Fisioterapia respiratória, 275
Fitoterapia, 276
Formação necessária, 456
Fornecedores que possuem licenças para NIC, 9
Fototerapia
- pele, 276
- recém-nascido, 276
- regulação do humor, 277
Fuga, 338
Função
- neurológica, consciência, 485
- respiratória, 477, 483, 486

G

Ganho de peso, 100
Gerenciamento
- de caso, 278
- de protocolo de pesquisa, 278
- de recursos financeiros, 279
- do código de emergência, 279
Gestão por competências, 280
Gravidade
- da acidose respiratória aguda, 486
- da hipertensão, 483
- da infecção, 486
- da solidão, 486
- de náusea e vômito, 477
- do paciente, 26
Gravidez
- de alto risco, 224
- interrupção da, 227
- não planejada, 331
- tardia, 390
Grupo
- de apoio, 280
- de diagnóstico relacionado (DRG), 25

H

Habilidades
- da vida, 304
- psicomotoras, 247
- sociais, 311
Hábito urinário, 417

Hands-on Automated Nursing Data System (HANDS), 10
Hemocomponentes e hemoderivados, administração de, 63
Hemofiltração, 407
Hemorragia subaracnoide, 338
Hipercalcemia, 156
Hiperfosfatemia, 157
Hiperglicemia, controle da, 129
Hiperlipidemia, 130, 487
- controle da, 130
Hipermagnesemia, 157
Hipernatremia, 158
Hiperpotassemia, 159
Hipertensão, controle da, 131
Hipertermia
- controle da, 132
- maligna, 339
Hipervolemia, controle da, 132
Hipnose, 281
Hipocalcemia, 160
Hipofosfatemia, 161
Hipoglicemia, controle da, 133
Hipomagnesemia, 161
Hiponatremia, 162
Hipopotassemia, 163
Hipotensão, controle da, 134
Hipotermia, 286, 412
- indução de, 286
Hipovolemia, controle da, 134
Horas de cuidados de enfermagem, 26
Huddle de segurança, 281
Humor, 184, 277, 282
- controle do, 184
- regulação do, fototerapia, 277

I

Ideias delirantes, 165
Identificação
- de risco, 283, 284
- - doenças infecciosas, 283
- - genético, 283
- - perinatológico, 284
- do paciente, 285
Imagem corporal, 302
Imaginação guiada, 285
Imobilização, 286
Incêndio, 340
Incontinência
- intestinal, 225
- - encoprese, 225
- urinária, 226
- - enurese, 226
Indução
- de hipotermia, 286
- do trabalho de parto, 287
- e intubação em sequência rápida, 287
Infecção, controle de, 165, 167
- intraoperatório, 167
Infertilidade, 331

Informações sensoriais preparatórias, 287
Infusão
- de células-tronco, 288
- subcutânea contínua, 66
Inserção e estabilização de vias aéreas, 288
Inspeção corporal, 289
Instrumentação cirúrgica, controle da, 135
Insuficiência
- arterial, 197
- venosa, 198
Interação nos cuidados, 235
Interpretação de dados laboratoriais, 290
Interrupção da gravidez, 227
Intervenção(ões), 2
- da enfermagem, 25
- da sétima edição retiradas nesta edição, 498
- de enfermagem e resultados de enfermagem ligados a condições clínicas, 474
- essenciais para as áreas de especialidades de enfermagem, 426
- médica, 25
- na crise, 290
- novas para a oitava edição, 494
- principais, 474
- revisada, 500
- - para a oitava edição, 494
- sugeridas, 474
Intoxicação, 415
Intraoperatório, 333
Ioga, 291, 292
- do riso, 292
Irrigação
- de lesões, 292
- nasal, 293
- ocular, 293
- vesical, 294

J

Justiça social, 269

L

Lactação, aconselhamento para, 57
Lactente
- pré-termo, 206
- recém-nascido, 207
Laser, 342
Lavagem auricular, 295
Lentes de contato, 208
Lesões, 209-211, 351
- drenagem fechada, 210
- por pressão, 209, 351
- proteção, 211
- queimaduras, 211
Letramento em saúde, 306
Licença, 272
Ligações NIC e NOC
- na colite ulcerativa/doença de Crohn, 480
- na doença
- - arterial coronariana, 482

- por coronavírus 2019, 484
  no câncer de pulmão, 475
  no transtorno por uso de substâncias, 489
Linguagem padronizada, 12
Linha do tempo e destaques da NIC, 502
Linha umbilical, 202
Local da incisão, 212
Luto, 228

M

Mamas, exame das, 264
Manutenção
- da saúde oral, 296
- de acesso para diálise, 296
- do lar, 101
- do processo familiar, 297
Marca-passo
- definitivo, 185
- temporário, 187
Marketing social, 297
Massagem, 298
- abdominal, 298
Mediação
- de conflitos, 298
- do sistema de saúde, 33, 48
Medicamento(s), 25
- administração de, 63
- - enteral, 64
- - inalatória, 65
- - infusão subcutânea contínua, 66
- - interpleural, 67
- - intradérmica, 68
- - intraespinal, 68
- - intramuscular (IM), 69
- - intraocular, 70
- - intraóssea, 71
- - intravenosa (IV), 72
- - nasal, 73
- - oftálmica, 74
- - oral, 75
- - otológica, 76
- - reservatório ventricular, 76
- - retal, 77
- - subcutânea, 78
- - tópica, 79
- - vaginal, 80
- controle de, 167, 168
- - *cannabis* medicinal, 168
- - dispositivo de infusão portátil, 168
- prescrito, 248
Meditação, 270
Melhora
- da autoeficácia, 299
- da autoestima, 299
- da autopercepção, 300
- da colaboração, 300
- da comunicação, 32, 41
- - déficit auditivo, 301
- - déficit da fala, 301
- - déficit visual, 302

- da imagem corporal, 302
- da socialização, 304
- de habilidades da vida, 304
- do desenvolvimento, lactente, 305
- do enfrentamento, 306
- do letramento em saúde, 306
- do papel, 307
- do sistema de apoio, 308
- do sono, 308
Memória, 417
Método canguru, 309
Micção induzida, 309
Mobilidade articular, 396
Mobilização familiar, 310
Modelo *Outcome Present State Test* (OPT), 19
Modificação do comportamento, 310, 311
- habilidades sociais, 311
Monitoração
- acidobásica, 312
- da pressão intracraniana (PIC), 312
- das extremidades inferiores, 313
- de eletrólitos, 314
- de políticas de saúde, 314
- de sinais vitais, 315
- do volume de líquidos, 315
- eletrônica
- - do feto intraparto, 316
- - do feto pré-parto, 317
- hemodinâmica invasiva, 318
- neurológica, 318
- nutricional, 319
- respiratória, 319
Morte perinatal, 275
Musicoterapia, 320

N

NANDA-I, 4
Náusea, controle de, 169
Negligência unilateral, controle da, 136
Negociação de cuidados culturais, 321
Neutropenia, 343
NIC (Classificação de Intervenções de Enfermagem)
- análise de *Big Data*, 27
- como implementar em uma instituição de prática clínica, 9
- delineamento e teste de intervenções complexas, 27
- desenvolvimento da, 5
- diretrizes para abreviar atividades para que caibam em um sistema informatizado, 12
- e Center for Nursing Classification and Clinical Effectiveness, 5
- escala de gravidade do paciente segundo, 16
- etapas para implementação
- - em uma instituição de prática clínica, 11
- - em um ambiente educacional, 18
- fornecedores que possuem licenças, 9
- indicações de utilidade, 5
- pesquisa
- - de efetividade
- - - comparativa, 27

- - - das intervenções, 23
- - descritiva, 21
- processamento de linguagem natural, 28
- regras básicas de implementação em um sistema de informação de enfermagem, 12
- testes de intervenções, 21
- uso
- - em modelos de raciocínio clínico, 19
- - na educação, 17
- - na pesquisa, 20
- - na prática, 6
- visão geral da taxonomia da, 30

Nível
- de depressão, 477, 482, 491
- de estresse, 484, 489
- de fadiga, 477, 486
- de formação necessários, tempo e, 457
- de gravidade do paciente, 16
- de medo, 487

Nova intervenção, 499

Número de identificação
- do enfermeiro, 25
- do estabelecimento, 25
- do médico, 25
- do paciente, 25

Nutrição
- do adolescente de 12 a 21 anos, 249
- do lactente
- - de 0 a 3 meses, 249
- - de 4 a 6 meses, 249
- - de 7 a 9 meses, 250
- - de 10 a 12 meses, 250
- infantil
- - de 13 a 18 meses, 250
- - de 19 a 24 meses, 250
- - de 25 a 36 meses, 251
- na meia-infância de 6 a 12 anos, 251
- na primeira infância de 1 a 5 anos, 251
- parenteral total (NPT), 80

O

Olho(s), 213
- seco, 355

Orelhas, 199

Orientação
- antecipada, 322
- aos pais
- - adolescente, 322
- - cuidados com os filhos, 323
- - lactente, 323
- para a realidade, 324
- quanto ao sistema de saúde, 325

Oxigenoterapia, 325

P

Pandemia, 340
Parar de fumar, 101
Participação nas decisões sobre cuidados de saúde, 484, 489

Parto, 219, 327
- cesáreo, 228
- de alto risco, 220

Passagem de caso, 327

Pele
- local
- - da doação, 216
- - do enxerto, 216
- tratamento tópico, 216
- uso de produtos absorventes, 217

Perambulação, 126

Perdão, 273

Pés, cuidados com os, 214

Peso, controle do, 188

Pesquisa
- de efetividade, 14, 23, 27
- - comparativa, 27
- - das intervenções, 23
- descritiva, 21

Pessário, controle do, 188

Planejamento
- antecipado de cuidados, 328
- da dieta, 328
- - cirurgia para perda de peso, 328
- de alta, 329, 330
- - preparo do lar, 330
- familiar
- - contracepção, 330
- - gravidez não planejada, 331
- - infertilidade, 331

Políticas de saúde, 314

Posicionamento, 331
- cadeira de rodas, 332
- intraoperatório, 333
- neurológico, 334
- prona, 334

Precauções
- circulatórias, 335
- cirúrgicas, 335
- contra aspiração, 336
- contra convulsões, 337
- contra embolia, 337
- contra fuga, 338
- contra hemorragia subaracnoide, 338
- contra hipertermia maligna, 339
- contra incêndio, 340
- contra pandemia, 340
- contra sangramento, 340
- no uso de artigos de látex, 341
- no uso do *laser*, 342
- para neutropenia, 343

Preceptor
- estudante, 344
- funcionário, 345

Pré-natal, 229

Pré-operatório, 252

Preparo
- cirúrgico, 345
- contra o bioterrorismo, 346
- da comunidade para catástrofes, 347

- para o nascimento, 347
Prescrição
- de medicamentos, 348
- testes diagnósticos, 349
- tratamento não farmacológico, 349
Presença, 270, 350
- da família, 270
Preservação da fertilidade, 350
Pressão intracraniana (PIC), 312
Prevenção
- de choque, 351
- de lesões desportivas, 252
- de lesões por pressão, 351
- de quedas, 352
- de readmissão, 353
- de recaídas, 354
- de violência, 177
- do olho seco, 355
- do uso de substâncias, 356
Primeiros socorros, 357
Processamento de linguagem natural, 28
Processo
- de culpa, 274
- de doença, 254
- de morrer, 229
- de pesar, 274, 275
- - morte perinatal, 275
- familiar, 297
Programa de saúde, desenvolvimento de, 235
Prolapso retal, controle do, 189
Promoção
- da esperança, 357
- da integridade familiar, 358
- - processo perinatológico, 358
- da mecânica corporal, 359
- da normalidade, 359
- da parentalidade, 360
- da perfusão cerebral, 361
- da resiliência, 361, 362
- - comunidade, 362
- da saúde
- - da comunidade, 33, 50
- - oral, 362
- da segurança em veículos, 363
- de vínculo, 364
- do conforto
- - físico, 32, 35
- - psicológico, 32, 43
- do envolvimento familiar, 365
- do exercício, 365-367
- - alongamento, 366
- - treino de força, 367
Prontuário eletrônico de saúde, 100
Proteção
- contra abuso, 86-88, 90, 91
- - criança, 87
- - idoso, 88
- - parceiro no lar, 90
- - religioso, 91
- contra infecção, 367

- contra riscos ambientais, 368
- dos direitos do paciente, 368
Prurido, controle de, 170
Punção
- de vaso
- - amostra de sangue
- - - arterial, 369
- - - venoso, 369
- - doação de sangue, 370
- venosa, 370

Q

Qualidade, 14, 170, 478
- de vida, 478
Quarentena, 271
Quedas, 352
Queimaduras, 211
Quimioterapia
- controle da, 137
- efeitos físicos nocivos, 478

R

Raça, 25
Radioterapia, controle da, 138
Reanimação cardiopulmonar, 372, 373
- feto, 372
- recém-nascido, 373
Recaídas, 354
Reclusão, 374
Reconciliação de medicamentos, 374
Recuperação pós-procedimento, 478
Recursos financeiros, 103
Redução
- da ansiedade, 375
- da flatulência, 375
- de peso, 102
- do estresse por mudança, 376
- do sangramento, 377-379
- - ferida, 377
- - gastrintestinal, 377
- - nasal, 378
- - útero pós-parto, 378
- - útero pré-parto, 379
Reestruturação cognitiva, 380
Reflexão guiada, 380
Registro(s)
- de ações, 381
- eletrônicos de saúde (EHR), 9, 10
Regras básicas de implementação da NIC em um sistema de informação de enfermagem, 12
Regulação
- da temperatura, 381, 382
- - perioperatório, 382
- - recém-nascido, 382
- hemodinâmica, 383
Reiki, 384
Relaxamento muscular progressivo, 384
Reposição volêmica, 385

Repouso
- do cuidador, 220
- no leito, 213
Resiliência pessoal, 478, 492
Resposta
- à ventilação mecânica, adulto, 487
- ao medicamento, 479, 482, 487, 489, 492
Restauração da saúde oral, 385
Restrição de área, 385
Resultados
- desejados, 6
- do paciente, 25
Retenção urinária, 227
Reunião(ões), 239
- para avaliação dos cuidados multidisciplinares, 386
Revisão por pares, 387
Risco, 189, 283, 284
- cardíaco, controle do, 189
- doenças infecciosas, 283
- genético, 283
- perinatológico, 284

S

Sangramento, 340
Sanguessugas, 397
Saúde
- comunitária
- defesa da, 233
- desenvolvimento de, 236
- espiritual, 479, 487
- oral, manutenção da, 296
Sedação, controle da, 139
Segurança, 33, 177, 178
- do adolescente de 12 a 21 anos, 254
- do lactente
- - de 0 a 3 meses, 255
- - de 4 a 6 meses, 255
- - de 7 a 9 meses, 255
- - de 10 a 12 meses, 256
- do trabalhador, 178
- infantil
- - de 13 a 18 meses, 256
- - de 19 a 24 meses, 256
- - de 25 a 36 meses, 256
- na meia-infância de 6 a 12 anos, 257
- na primeira infância de 1 a 5 anos, 257
Seleção de uma intervenção, 6
Sensibilidade periférica, controle da, 139
Sexo, 25, 258
- seguro, 258
Sexualidade, 258
Sinais vitais, monitoração de, 315
Síndrome pré-menstrual (SPM), controle da, 140
Sistema(s)
- computadorizados de informações clínicas (CIS), 9, 10
- de apoio, 308
- de saúde, 33
Situação perigosa, 171
Socialização, 304
Sonda enteral, 82
Sono, melhora do, 308

Sucção não nutritiva, 388
Supervisão, 388-391
- comunidade, 390
- da pele, 389
- de funcionários, 389
- gravidez tardia, 390
- monitoração
- - por vídeo, 391
- - remota, 391
Suporte nutricional, 32, 35
Supressão
- da lactação, 392
- do trabalho de parto, 392
Suspensão de medicamentos, 393
Sutura, 393

T

Taxonomia da NIC, 30, 32
Técnica para acalmar, 394
Tecnologia
- controle da, 140
- reprodutiva, controle da, 141
Telecomunicação, 420
Tempo
- estimado, 457
- necessário, 456
Terapia
- cognitiva, 32, 40
- com animais, 394
- com exercício
- - controle muscular, 394
- - deambulação, 395
- - equilíbrio, 396
- - mobilidade articular, 396
- com sanguessugas, 397
- comportamental, 32, 40
- da dependência religiosa, 397
- de deglutição, 397
- de diálise peritoneal, 398
- de grupo, 399
- de jardinagem, 399
- de oxigenação por membrana extracorpórea, 400
- de recordações, 401
- de relaxamento, 401
- de reposição hormonal, 402
- de validação, 402
- familiar, 402
- hormonal para transgênero, 403
- intravenosa (IV), 404
- nutricional, 405
- ocupacional, 405
- para trauma infantil, 406
- por hemofiltração, 407
- recreacional, 407
- socioambiental, 407
- trombolítica, 171
Termorregulação, 32, 39, 141, 487
- controle da, 141
Testes
- de intervenções, 21

- diagnósticos, 349
- laboratoriais no local de cuidado, 408
Tipo de unidade, 26
Tolerância à atividade, 482, 484
Toque, 409, 410
- curativo, 409
- terapêutico, 410
Torniquete pneumático, 191
Trabalho de parto, indução do, 287
Tração/imobilização, 215
Tráfico humano, 237
Transcrição de prescrições, 410
Transferência(s), 98, 411
Transgênero, 403
Transporte
- inter-hospitalar, 411
- intra-hospitalar, 412
Transtorno(s)
- alimentares, 172
- por uso de substâncias, 489
Tratamento
- da hipotermia, 412
- do uso de substâncias, 413-415
- - abstinência de álcool, 414
- - abstinência de drogas, 414
- - intoxicação, 415
- hemodialítico, 415
- não farmacológico, 349
Trauma infantil, 406
Trauma por abuso sexual, 215
Treinamento
- da assertividade, 416
- de autossugestão, 416
- de memória, 417
- do hábito urinário, 417
- dos esfíncteres, 259
- para controle de impulsos, 418
- vesical, 418
Treino de força, 367
Triagem
- catástrofe comunitária, 419

- centro de emergência, 419
- telecomunicação, 420
Troca de informações sobre cuidados de saúde, 421

U

Ultrassonografia
- bexiga, 422
- obstétrica e ginecológica, 422
Unhas, 200
Uso
- de substâncias, 413
- de um modelo de linguagem padronizada, 12
- do vaso sanitário, 99

V

Vacinação, controle da, 142
Ventilação mecânica
- desmame da, 236
- invasiva, controle da, 143
- não invasiva, controle da, 144
- prevenção de pneumonia, controle da, 145
Ventriculostomia/dreno lombar, 201
Verificação de carrinho de emergência, 423
Vestir, 423
Viabilidade para realização da intervenção, 8
Vias aéreas
- aspiração de, 94
- controle de, 173
- - artificiais, 173
- inserção e estabilização de, 288
Violência, prevenção de, 177
Visão, 106
Visita(s), 271
- para escuta, 424
Volume de líquidos
- controle de, 174
- e eletrólitos, controle de, 175
- monitoração do, 315
Vômito, controle do, 190

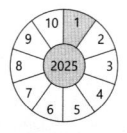